Ernestine Wohlfart

Manfred Zaumseil

(Hrsg.)

Transkulturelle Psychiatrie – Interkulturelle Psychotherapie

Interdisziplinäre Theorie und Praxis

Ernestine Wohlfart
Manfred Zaumseil
(Hrsg.)

Transkulturelle Psychiatrie – Interkulturelle Psychotherapie

Interdisziplinäre Theorie und Praxis

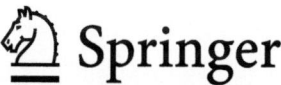

Dr. Ernestine Wohlfart
Zentrum für interkulturelle Psychiatrie, Psychotherapie und Supervision (ZIPP)
Klinik für Psychiatrie und Psychotherapie
Charité Campus Mitte
Universitätsmedizin Berlin
Charitéplatz 1
10117 Berlin

Prof. Dr. Manfred Zaumseil
Freie Universität Berlin
FB Erziehungswissenschaft und Psychologie
Klinische Psychologie und Gesundheitsförderung
Habelschwerdter Allee 45
14195 Berlin

ISBN-10   3-540-32775-4
ISBN-13   978-3-540-32775-2

Springer Medizin Verlag Heidelberg

Bibliografische Information der Deutschen Bibliothek
Die Deutsche Bibliothek verzeichnet diese Publikation in der Deutschen Nationalbibliografie;
detaillierte bibliografische Daten sind im Internet über http://dnb.ddb.de abrufbar.

Dieses Werk ist urheberrechtlich geschützt. Die dadurch begründeten Rechte, insbesondere die der Übersetzung, des Nachdrucks, des Vortrags, der Entnahme von Abbildungen und Tabellen, der Funksendung, der Mikroverfilmung oder der Vervielfältigung auf anderen Wegen und der Speicherung in Datenverarbeitungsanlagen, bleiben, auch bei nur auszugsweiser Verwertung, vorbehalten. Eine Vervielfältigung dieses Werkes oder von Teilen dieses Werkes ist auch im Einzelfall nur in den Grenzen der gesetzlichen Bestimmungen des Urheberrechtsgesetzes der Bundesrepublik Deutschland vom 9. September 1965 in der jeweils geltenden Fassung zulässig. Sie ist grundsätzlich vergütungspflichtig. Zuwiderhandlungen unterliegen den Strafbestimmungen des Urheberrechtsgesetzes.

Springer Medizin Verlag
springer.com

© Springer Medizin Verlag Heidelberg 2006

Printed in Germany

Die Wiedergabe von Gebrauchsnamen, Handelsnamen, Warenbezeichnungen usw. in diesem Werk berechtigt auch ohne besondere Kennzeichnung nicht zu der Annahme, dass solche Namen im Sinne der Warenzeichen- und Markenschutz-Gesetzgebung als frei zu betrachten wären und daher von jedermann benutzt werden dürften.

Produkthaftung: Für Angaben über Dosierungsanweisungen und Applikationsformen kann vom Verlag keine Gewähr übernommen werden. Derartige Angaben müssen vom jeweiligen Anwender im Einzelfall anhand anderer Literaturstellen auf ihre Richtigkeit überprüft werden.

Planung: Renate Scheddin
Projektmanagement: Renate Schulz
Lektorat: Birgit Albrecht, Berlin
Design: deblik Berlin
SPIN 11399766
Satz: medionet AG, Berlin
Druck: Stürtz GmbH, Würzburg
Gedruckt auf säurefreiem Papier   2126 – 5 4 3 2 1 0

Vorwort

Das Anliegen dieses Lehrbuches ist es, der transkulturellen Psychiatrie und Psychologie ein Gesicht zu geben, sie »aus einem wissenschaftlichen Niemandsland und Grenzbereich herauszuholen«, wie Erich Wulff es ausdrückte, und sie dort zu verorten, wo es möglich wird, durch die Wechselseitigkeit von Theorie und Praxis Konzepte zu entwickeln, die das Kollektive mit dem Individuellen verbinden, es erfassen und verstehbar machen.

Die Initiative und hervorragende Unterstützung der Verlages ermöglichte es, internationale Autoren aus den Wissenschaftsgebieten der Kulturwissenschaften, der Ethnologie, der englischsprachigen Anthropology, der Psychoanalyse und den Praxisfeldern der Ethnopsychiatrie und Ethnopsychoanalyse zusammenzubringen.

Studierenden, Wissenschaftlern wie klinisch tätigen Psychiatern, Psychologen und Psychotherapeuten soll das vorliegende interdisziplinäre Lehrbuch einen multiperspektivischen Blick eröffnen, der einen Erkenntniszuwachs sowohl in den Wissenschaftsgebieten, wie auch in den Praxisfeldern einer transkulturellen Psychiatrie und Psychotherapie ermöglicht. Es dient auch als Grundlage einer modernen, an internationalen Maßstäben orientierten Weiterbildungskonzeption für klinisch tätige Psychiater, Psychologen und Psychotherapeuten und vermittelt einen Überblick, wie innerhalb westlicher Konzeptionen der Psychiatrie, Psychologie und Psychoanalyse mit kulturellen Unterschieden umgegangen wird. Darüber hinaus wird dargestellt, wie sich westliche Theorie- und Praxisansätze der klinischen Psychiatrie und Psychologie in ihrer Anwendung in nicht westlichen Kontexten verändern. Notwendige Inhalte und praktizierte Ansätze einer interdisziplinären transkulturellen Psychiatrie und Psychologie in Europa, wie auch in außereuropäischen Ländern werden exemplarisch anhand von ausgewählten Institutionen und deren Vertretern aus Frankreich, Italien, Kanada, Brasilien, Senegal und Deutschland vorgestellt. Studien aus Indonesien, den USA und der Türkei geben einen Einblick in verschiedene kulturelle Kontexte.

Die interdisziplinäre Zusammenarbeit der Herausgeber entstand auf der Grundlage einer jahrelangen gemeinsamen Praxiserfahrung im Bereich der Gemeindepsychologie und einer ethnopsychiatrischen Praxis. Auf wissenschaftstheoretischer Ebene besteht eine enge Verzahnung zwischen Theorie und Praxis über eine interdisziplinäre Forschungsgruppe, ohne deren regen Forschergeist die bisher erarbeiteten Studien, die zum Teil auch Grundlage dieses Buches sind, nicht durchführbar gewesen wären. Dies gelang, obwohl leider in der heutigen Wissenschaftsförderung qualitative Ansätze neben einer naturwissenschaftlichen Forschung kaum eine finanzielle Unterstützung erfahren.

Den Autoren, die durch ihre fachliche Kompetenz zum Gelingen beigetragen haben, gebührt großer Dank für ihr Engagement und ihre Bereitschaft über die jeweiligen Wissenschaftsdisziplinen hinauszublicken. Ganz besonders hervorzuheben ist das Vertrauen, welches fremdsprachige Autoren uns und den Übersetzern entgegenbrachten, denen es gelungen ist, die jeweilige Konnotation der Texte in der sprachlichen Übertragung beizubehalten.

Wir danken allen Beteiligten und hoffen auf einen weiteren produktiven Dialog der Wissenschaften mit einer transkulturellen Praxis.

Die Herausgeber
Berlin, im Sommer 2006

Inhaltsverzeichnis

Einführung. XV

I	**Kultur, Transkulturalität, Identität**
	Psychologie, Kulturwissenschaft, Psychoanalyse, Ethnopsychoanalyse 1

1 Beiträge der Psychologie zum Verständnis des Zusammenhangs von Kultur und psychischer Gesundheit bzw. Krankheit 3
M. Zaumseil

1.1 Einleitung. 4
1.2 Die unterschiedlichen Zugänge zum Verhältnis von Kultur und Psychologie 6
1.3 Entwicklungspsychologische Verknüpfungen. . . 12
1.4 Klinische Kulturpsychologie 15
1.5 Die Psychologie interkulturellen Handelns – Kulturbedingte Irrtümer als Mittel der Selbst- und Fremdreflexion beim Umgang mit psychischer Gesundheit/Krankheit. 23
1.6 Psychische Gesundheit und Krankheit im Kontext – World Health, Gemeindepsychologie und klinische Psychologie 28

2 Kultur, Universalität und Diversität 51
J. Schlehe

2.1 Kulturkonzepte 52
2.2 Diversität von Glokalisierungen oder/und Weltkultur 53
2.3 Kulturelle Konkretisierungen. 55

3 Bildung nationaler Identitäten in der Migration als Bewältigung von Ambivalenzen 59
K. Gontovos

3.1 Der politische und subjektive Aspekt von Migration 60
3.2 Die Auseinandersetzung um das Konzept der »kulturellen Identität« in der Migrationsforschung in Deutschland 60
3.3 Das subjektive Verhältnis von Migranten zu zwei oder mehreren Nationalgesellschaften. . . . 63

4 Transkulturelle Spannungsfelder in der Migration und ihre Erforschung
Das Konzept des Raums als methodischer Rahmen für dynamische Prozesse 67
M. Nadig

4.1 Einleitung. 68
4.2 Probleme transkultureller Forschung und der Paradigmenwechsel in den Kulturwissenschaften 68
4.3 Raumkonzepte als Rahmung für transkulturelle Dynamik 70

5 Kindheit und Adoleszenz zwischen verschiedenen Kulturen und Sprachen
Eine interkulturelle Perspektive in der Psychoanalyse 81
I. Kohte-Meyer

5.1 Einleitung. 82
5.2 Zwei Welten 82
5.3 Identitätsentwicklung und Kulturwechsel 83
5.4 Kindliche Ichleistungen und transkulturelle Segmentierungen 85
5.5 Die Bedeutung von Sprache im Individuationsgeschehen 87
5.6 Sprachwelten 89
5.7 Mentalisation 90
5.8 Sprachwechsel. 91
5.9 Ausblick 91
5.10 Aufgaben der Psychoanalyse 92

6 Autonomieentwicklung und Identität im transkulturellen Alltag 95
T. Özbek

6.1 Einleitung. 96
6.2 Konzepte zur Identitätsentwicklung in globalisierten Gesellschaften 96
6.3 Die zwei Seiten einer Medaille – das Ich und das Wir. Identität und Identitätsentwicklung. . . . 96
6.4 Von ethnischer zu (trans)kultureller Identität . . . 97
6.5 Einen Schritt weiter? Eine Untersuchung zum Ablösungsprozess bikulturell sozialisierter junger Frauen 98
6.6 Darstellung der Interviews und Ergebnisse. 99
6.7 Zusammenfassende Darstellung und Diskussion aller Ergebnisse 107

II	**Interkulturelle Praxen – transkulturelle Welten**
	Transkulturelle Psychiatrie, Ethnopsychiatrie, Ethnopsychoanalyse, transkulturelle Psychoanalyse 111

7 Die Ethnopsychiatrie, eine Psychotherapie für das 21. Jahrhundert 113
T. Nathan

7.1 Migration der Menschen, Fluktuation der Konzepte 114
7.2 Epistemologie der Ethnopsychiatrie 116

7.3	Die Wesen respektieren 121	12		»Der Dritte im Raum«
7.4	Die Ethnopsychiatrie. 125			Chancen und Schwierigkeiten in der Zusammenarbeit mit Sprach- und
8	**Die therapeutische Arbeit mit einem Mediator im ethnopsychiatrischen Setting – eine Herausforderung an unsere klinische »Weltanschauung«** **127**			Kulturmittlern in einem interkulturellen psychotherapeutischen Setting . . . .**177** *U. Kluge, N. Kassim*
	H. Felici-Bach	12.1		Einleitung. 178
		12.2		Eine Beziehungstriade 181
8.1	Die Arbeitsweise am Centre Georges Devereux . . 128	12.3		Einflüsse der Sprach- und Kulturmittler auf das
8.2	Fallstudie: Alimatou – ein stummes Mädchen? . . 129			therapeutische Setting 186
8.3	Analyse der Fallstudie: Plädoyer für eine	12.4		Die Bedeutung von Sprache für Psychotherapie
	Erweiterung des therapeutischen Settings 134			und die psychotherapeutische Sprache. 188
8.4	Fazit: Die Arbeit mit einem Mediator – eine	12.5		Sprach- und Kulturmittler als Mediatoren oder
	dynamische Herausforderung an das			Vermittler von Differenzen? 191
	therapeutische Setting 134	12.6		Der Einsatz von Sprach- und Kulturmittlern 194
8.5	Perspektiven. 135	12.7		Zusammenfassung. 196
9	**Klinische Fehldiagnose in einer meta-kulturellen Situation** **137**	13		**Reflexion einer interdisziplinären Praxis von Ethnologie und transkultureller Psychotherapie aus ethnologischer Perspektive** . . .**199**
	O. Ndoyé			*C. Hardung*
9.1	Einleitung. 138			
9.2	Problematik 138	13.1		Einführung 200
9.3	Das Institut »Ethno Psy Afrique Antilles	13.2		Zur interdisziplinären Praxis 201
	(IEPAA)« 138	13.3		Schlussbetrachtung 211
9.4	Klinische Beobachtung 139			
9.5	Diskussion 141	14		**Interkulturelle Supervision**
9.6	Schlussbetrachtung 142			**Ein Modell auf ethnopsychoanalytischer Grundlage** **213**
10	**Transkulturelles Denken und trans-kulturelle Praxis in der Psychiatrie und Psychotherapie.** **143**			*M. Englisch*
	E. Wohlfart, S. Hodzic, T. Özbek	14.1		Einleitung. 214
		14.2		Interkulturelle Öffnung und Professiona-
10.1	Einleitung. 144			lisierung. 215
10.2	Psychiatrische Kategorien, Diagnosemanuale	14.3		Arbeitsgrundlagen interkultureller
	und kultureller Kontext 144			Supervision. 216
10.3	Zur Schwierigkeit interkultureller	14.4		Struktur und Arbeitsweise der interkulturellen
	Kommunikation im psychiatrischen Feld 146			Supervision 220
10.4	Wege zu einer transkulturellen Theorie und	14.5		Ablauf einer Supervisionssitzung anhand einer
	Praxis in der Psychiatrie 149			Kasuistik. 220
10.5	Ethnopsychiatrische Diagnostik und	14.6		Perspektiven: Die Gruppe als Behälter und
	Behandlung 154			transkultureller Übergangsraum 224
11	**Der transkulturelle Übergangsraum – ein Theorem und seine Funktion in der trans-kulturellen Psychotherapie am ZIPP** **169**	15		**Interkulturelle Öffnung und Professionalisierung in Europa** Reflexion zur institutionellen Einbindung. . . .**227**
	T. Özbek, E. Wohlfart			*S. G. Haufe*
11.1	Einleitung. 170	15.1		Einleitung. 228
11.2	Der intermediäre Bereich nach Winnicott. 170	15.2		Gesundheitssystem und Medizinsystem 228
11.3	Psychodynamik der Migration. 171	15.3		Die 5 Kernfunktionen eines Systems der
11.4	Konzeption und Funktion des transkulturellen			Gesundheitsfürsorge (Health Care System). . . . 232
	Übergangsraums für die klinische Praxis 173	15.4		Das Klinikum San Gallicano. 234
11.5	Zusammenfassung. 175	15.5		Probleme und Strategien der interkulturellen Öffnung und der interkulturellen Kommunikation. 235

16 Transkulturelle Psychoanalyse: Ein Psychotherapieansatz für Migranten 239
F. Güç

16.1 Einleitung. 240
16.2 Transkulturelle Psychoanalyse: Ein Psychotherapieansatz für Migranten 241
16.3 Transkulturelle Ebene 242
16.4 Persönlich-individuelle Ebene 243
16.5 Kulturelle Ebene. 247
16.6 Intersubjektive Übertragungs-Gegenübertragungs-Ebene 259
16.7 Selbstreflexivität und Schamaffekt 261
16.8 Schlussbetrachtung 273

III Traditionelle Heilformen, Spiritualität, Bewältigungsstrategien
Religionswissenschaften, Anthropologie, Ethnologie, transkulturelle Psychiatrie, kulturelle Psychologie 277

17 Grundlagen der kultursensitiven Krisenintervention. 279
A. T. Yilmaz

17.1 Einleitung. 280
17.2 Therapeutische Beziehung im interkulturellen Setting. 280
17.3 Analyse der Ressourcen 281
17.4 Kultur als Ressource: Kultursensitive Umdeutung 282
17.5. Schlussfolgerung 284

18 Vorstellung eines Besessenheitsrituals – »Ndoep« aus dem Senegal 285
O. Ndoyé

18.1 Einleitung. 286
18.2 »Ndoep«: Heilungsritual bei den Lebu (Senegal) 286
18.3 Psychoanalytische Annäherung. 288
18.4 Das Wesen der Besessenheit 289
18.5 Parallele zwischen Psychoanalyse und Besessenheitskult. 292
18.6 Der Körper im Besessenheitsanfall 293
18.7 Perspektiven der Psychoanalytiker 294
18.8 Schlussbetrachtung 296

19 Krise oder Kritik? Zur Ambiguität von weiblicher Besessenheit als translokale Strategie 299
S. Strasser

19.1 Konzepte der Reinheit und der Geschlechtersegregation. 301
19.2 Differenz und Hierarchie – von Gott geschaffen und von den Männern fortgepflanzt 303
19.3 Creatures in between – Dämonen, Heiler und besessene Frauen 303

19.4 »Cin/peri« – Erzählungen von einer anderen Gemeinschaft 304
19.5 Besessene Frauen – Strategien der Veränderung 306
19.6 »Cinci-Hoca« – die Praktiken der Reinigung 308
19.7 Zur Ambiguität der Besessenheit von Frauen ... 310

20 Ein religiöses, spirituelles Ereignis, eine neurotische Einbildung oder eine dissoziative Störung?
Kasuistik einer Stigmatisation 313
B. Romero, A. Craemer, C. Gamboa

20.1 Einleitung. 314
20.2 Psychiatrische und psychoanalytische Überlegungen zu Stigmatisation 315
20.3 Einordnung in den soziokulturellen Kontext. ... 315
20.4 Die Rolle der Charismatiker in ihrem kulturellen Kontext – Religionswissenschaftliche Aspekte .. 318
20.5 Diskussion 319

21 Spiritismus und Psychiatrie in Brasilien – eine anthropologische Analyse 323
A. J. Theissen

21.1 Einleitung. 324
21.2 Geschichte des brasilianischen Spiritismus nach Alan Kardec. 325
21.3 Geschichte der Psychiatrie in Brasilien. 325
21.4 Spiritistische Erklärungen von Geisteskrankheit . 326
21.5 Spiritistische Behandlung. 327
21.6 Diskussion 328

22 Der »alltägliche Umgang« mit Schizophrenie in Zentraljava 331
M. Zaumseil

22.1 Einleitung. 332
22.2 Das Verständnis von Schizophrenie als Gegenbild unseres Verständnisses von Normalität 333
22.3 Untersuchungen über psychisches Kranksein (sakit jiwa) in Java. 334
22.4 Besonderheiten von Java und des Untersuchungsortes Yogyakarta 337
22.5 Methoden 338
22.6 Umgang mit psychischer Erkrankung 340
22.7 Diskussion/Schlussfolgerungen. 356

IV Konzepte, Phänomene in kulturellen Kontexten
Anthropologie, transkulturelle Psychiatrie, Medical Anthropology. 361

23 Somatisierung im kulturellen Kontext 363
M. Kraus

23.1 Einleitung. 364
23.2 Bedeutungsebenen 364

23.3	Stellenwert des Somatischen bei psychischer Erkrankung.................... 364	24.5	Ichstörungen – kulturübergreifend oder zeitspezifisches Korrelat moderner Selbsterfahrungs-möglichkeiten?............... 383
23.4	Metapher, Erfahrung und Kommunikation..... 365		
23.5	Kulturelle »Idioms of Distress«.............. 367	24.6	Psychoanalytische Selbst-Modelle.......... 384
23.6	Somatisierung und kulturelle Konzepte der Person........................... 367	24.7	Dissoziation und Besessenheit............. 385
		24.8	Selbst und Körper...................... 387
23.7	Globale Veränderungsprozesse............ 372	24.9	Identität und Konstruktion................ 389

23.8 Soziale Faktoren...................... 373
23.9 Ausblick – Therapeutische Implikationen...... 374

24 Die Konzeption des »Selbst« im kulturellen Vergleich.....................377
A. Heinz

24.1 Einleitung........................... 378
24.2 Antike Selbstkonzepte und die Entdeckung des unendlichen Regresses des Selbstbewusstseins......................... 378
24.3 Klassische Thesen zum Selbstbewusstsein: Hume, Kant und die zen-buddhistische Tradition 379
24.4 Beziehungsfreier Selbstbezug und soziale Konstitution des Selbst 381

25 Trauma und Verarbeitung in den USA nach dem 11. September 2001
Ein anthropologischer Blick auf virtuelle Traumata und Resilienz...............391
A. Young

25.1 Einleitung........................... 392
25.2 Die innere Logik der PTBS................ 392
25.3 PTBS der virtuellen Form 397
25.4 Der Weg zur Resilienz................... 404
25.5 Schlussfolgerung...................... 408

Sachverzeichnis........................411

Autorenverzeichnis

Craemer, Aaron
Religionswissenschaftler
Lychener Str. 63
10437 Berlin

Englisch, Monika
Diplompsychologin
Praxis für Psychotherapie und Psychoanalyse,
klinische Ethnopsychoanalyse
Steinstr.26
10781 Berlin
monika.englisch@berlin.de

Felici- Bach, Henriette
Diplompsychologin
Centre Georges Devereux
Université de Paris 8
2, rue de la Liberté
93200 Saint-Denis
Frankreich
henriette@free.fr

Gamboa, Cecilia
FB Erziehungswissenschaft und Psychologie
Freie Universität Berlin
Habelschwerdter Allee 45
14195 Berlin
gamboa@gmx.de

Gontovos, Kostas , Dr. phil.
Diplompsychologe
Diakonisches Werk Neukölln-Oberspree e.V.
Psychosoziale Kontakt- und Beratungsstelle
Gropiusstadt, Praxis für Psychotherapie
Rudowerstr. 176
12351 Berlin
gontovos.berlin@freenet.de

Güç, Fatih
Diplompsychologe
Praxis für Psychotherapie und Psychoanalyse
Bülowstr. 90
10783 Berlin
fguec@aol.com

Hardung, Christine , Dr. phil.
Ethnologin am CNRS-GSRL Paris
CNRS-GSRL Groupe Sociétés, Religions, Laicités
59-61 rue Pouchet
75849 Paris Cedex 17
Frankreich
christinehardung@web.de

Haufe, Stefan Gabriel
Ethnologe
Institut für Europäische Ethnologie
Humboldt-Universität Berlin
Mohrenstr. 41
10117 Berlin
stephan_gabriel@gmx.de

Heinz, Andreas, Prof. Dr. med.
Klinik für Psychiatrie und Psychotherapie
Charité – Universitätsmedizin Berlin
Campus Charité – Mitte
Charitéplatz 1
10117 Berlin
andreas.heinz@charite.de
http://www.charite.de/psychiatrie

Hodzic, Sanja
Diplompsychologin
Zentrum für interkulturelle Psychiatrie, Psychotherapie und Supervision/ZIPP
Campus Charité – Mitte
Charitéplatz 1
10117 Berlin
sanja.hodzic@gmx.de

Kassim, Nadja, Dr. med.
Ärztin
Zentrum für interkulturelle Psychiatrie, Psychotherapie und Supervision/ZIPP
Klinik für Psychiatrie und Psychotherapie
Charité – Universitätsmedizin Berlin
Campus Charité – Mitte
Charitéplatz 1
10117 Berlin
nadja.kassim@charite.de

Kluge, Ulrike
Diplompsychologin
Zentrum für interkulturelle Psychiatrie,
Psychotherapie und Supervision/ZIPP
Klinik für Psychiatrie und Psychotherapie
Charité – Universitätsmedizin Berlin
Campus Charité – Mitte
Charitéplatz 1
10117 Berlin
ulrikekluge@web.de

Kohte-Meyer, Irmhild, Dr. med.
Psychotherapeutische Praxis für Medizin, Kinder-
und Jugendpsychiatrie und -psychotherapie;
Psychoanalyse, Psychotherapie
Westfälische Str.49
10711 Berlin
irmhild.kohte-meyer@berlin.de

Kraus, Michael, Dr. med.
Zentrum für Soziale Psychiatrie Mittlere Lahn
Abteilung für kulturell integrative Psychotherapie
Cappeler Str. 98
35039 Marburg
kamikra@gmx.de

Nadig, Maya, Prof. Dr. phil.
Europäische Ethnologin im Studiengang Kultur-
wissenschaft
Bremer Institut für Kulturforschung (bik)
Ethnopsychoanalyse
Universität Bremen, Fachbereich 9/SFG
Postfach 33 04 40
23334 Bremen
mnadig@uni-bremen.de

Nathan, Tobie, Prof. Dr.
Klinische Psychologie und Psychopathologie
Centre Georges Devereux
Universität Paris 8
2, Rue de la Liberte
93200 Saint- Denis
Frankreich

Ndoyé, Omar
Präsident des Instituts Ethno PSY
Enseignant Chercheur Psychotherapeute
Centre Hospitalier Universitaire de Fann
5097 Dakar
Senegal
obndoye@hotmail.com

Özbek, Tülay
Diplompsychologin
Zentrum für interkulturelle Psychiatrie,
Psychotherapie und Supervision/ZIPP
Klinik für Psychiatrie und Psychotherapie
Charité – Universitätsmedizin Berlin
Campus Charité – Mitte
Schumannstraße 20/21
10117 Berlin
tuelay.oezbek@charite.de

Romero, Berenice, Dr. med.
Ärztin
Zentrum für interkulturelle Psychiatrie, Psycho-
therapie und Supervision/ZIPP
Klinik für Psychiatrie und Psychotherapie
Charité – Universitätsmedizin Berlin
Campus Charité – Mitte
Charitéplatz 1
10117 Berlin
berenice.romero@gmx.de

Schlehe, Judith, Prof. Dr. rer. nat.
Ethnologin
Institut für Völkerkunde
Albert-Ludwig-Universität Freiburg
Werderring 10
79085 Freiburg
judith.schlehe@ethno.uni-freiburg.de

Strasser, Sabine, Univ.-Doz. Dr.
Sozial- und Kulturanthropologie
Institut für Kultur- und Sozialanthropologie,
Universität Wien, und Gender Kolleg der
Universität Wien
Universitätsstraße 7
1010 Wien
Österreich
sabine.strasser@univie.ac.at

Theissen, Anna Jessica
UCB/UCSF Joint Program in Medical Anthropology
Department of Anthropology
232 Kroeber Hall
University of California at Berkeley
Berkeley, CA 94720
USA

Wohlfart, Ernestine, Dr. med.
Transkulturelle Psychiatrie
Zentrum für interkulturelle Psychiatrie, Psychotherapie und Supervision/ZIPP
Klinik für Psychiatrie und Psychotherapie
Campus Charité – Mitte
Universitätsmedizin Berlin
Charitéplatz 1
10117 Berlin
ernstine.wohlfart@charite.de

Yilmaz, A. Tarik, Prof. Dr.
Psychiatrische Abteilung
Istanbul Bilim Universität,
Vali Konagi, Caddesi No: 173
10/4 Nisantasi Istanbul
Türkei
atarikyilmaz@superonline.com

Young, Allan, Dr.
Department of Social Studies
of Medicine
McGill University
3647 Peel Street
Montreal, Quebec H3A 1X1
Canada
allan.young@mcgill.ca

Zaumseil, Manfred, Prof. Dr.
FB Erziehungswissenschaft und Psychologie
Klinische Psychologie und Gesundheitsförderung
Freie Universität Berlin
Habelschwerdter Allee 45
14195 Berlin
zaumseil@zedat.fu-berlin.de

Einführung

> Do not seek perfection in a changing world (Meister Sengstan, chinesischer Zen-Meister, 7. Jh.)

In einer Welt der zunehmenden Globalisierung und Wanderung, in der ethnische und kulturelle Identität nicht mehr maßgeblich in einer ortständigen Gruppe mit einer gemeinsamen Sprache entwickelt wird und entsteht, sondern der »Multikulturalismus in den Städten der Industrienationen kulturelle Differenz hervorbringt« (Gupta 1992), wird es notwendig, über Differenz nachzudenken und sich des jeweils Eigenen gewahr zu werden.

Gängige Konzepte der Psychiatrie und Psychologie zur Prävention und Wiederherstellung seelischer Gesundheit berücksichtigen gesellschaftliche Veränderungen und kulturelle Implikationen und deren Auswirkungen auf die Entstehung und Expression psychischer Erkrankungen nicht ausreichend.

> Die widersprüchliche, gleichzeitige Entwicklung von Globalisierung und Regionalisierung bewirkt, dass die Begegnungen, Konfrontationen und Dialogversuche westlicher mit nicht westlichen Kulturen häufiger, intensiver und vielfältiger geworden sind. (Gingrich 1999)

In Reaktion auf diese Entwicklungen in einer globalisierten Welt ist es erforderlich, kulturelle Zugehörigkeit oder Kulturen im geisteswissenschaftlichen bzw. psychologischen Diskurs nicht mehr als abgeschlossene Entitäten zu denken. Kultur wird inzwischen mehr vom Handeln der Subjekte her verstanden, in dem Lokales und Globales in immer wieder neuen Verbindungen auftaucht. Deshalb sind wir aufgefordert in allen Bereichen des gesellschaftlichen Wirkens, den Menschen, Dingen und ihrem Wissen zu folgen, um so dem Zirkulieren von Bedeutungen, Ideen und Vorstellungen und der gegenseitigen Durchdringung verschiedener Lokalitäten, Identitäten und Perspektiven besser gerecht zu werden. Die gegenseitige Durchdringung und ein Austausch von kulturellen Implikationen werden im gegenwärtigen Wissenschaftsdiskurs und in den Praxen über den Begriff der »Transkulturalität« reflektiert.
Transkulturalität, ein zunehmend wichtigeres Thema, entsteht an vielen Orten und erfordert eine Positionierung und einen Paradigmenwechsel gerade in gesellschaftswissenschaftlichen Disziplinen und dazugehörigen Praxisfeldern wie der transkulturellen Psychiatrie und Psychotherapie.

Die gegenwärtig in den kulturwissenschaftlichen Disziplinen entwickelte Konzeption von Transkulturalität, verändert im interdisziplinären Dialog auch die bisherige Verwendung von »transkulturell« in den Subdisziplinen transkulturelle Psychiatrie und Psychologie. Es kann nicht mehr um den Nachweis universell gedachter psychiatrischer und psychologischer Kategorien und Theorieannahmen in anderen »Kulturen« gehen, um den Blick von den »Zentren in die Peripherie«, sondern um die gegenseitige Anerkennung und das Verstehen der jeweils eigenen Referenzsysteme und Bedeutungszusammenhänge. Ein so gestalteter Diskurs über Differenz und Andersheit ermöglicht interkulturelle Praxen, die den Anforderungen an die Individuen und die Gruppe – an die Patienten wie an die Professionellen – im jeweiligen Feld gewahr werden dürfen, ohne auf stereotype Zuschreibungen des »Anderen« zurückgreifen zu müssen. Betrachten wir die Auswirkung von globalen Prozessen auf lokale Kulturen, so werden nach Maya Nadig (2002) neben den positiven Aspekten von Bewegung und Mobilität eine zunehmende Auflösung sozialer Gemeinschaften und die mangelnde Einbindung der Subjekte in verpflichtende Beziehungen sichtbar. Es findet eine wachsende Abstraktion aller lebensweltlichen Prozesse statt. Die Individuen sind im transkulturellen Prozess angehalten, sich mit ständig bewegten Symbolisierungs- und Organisationsprozessen auseinander zu setzen und sich in ihnen zu verorten.

Es wird notwendig Forschungsansätze und eine transkulturelle Praxis weiter zu entwickeln, die eine Erweiterung der bisherigen Erkenntnishorizonte und einen Paradigmenwechsel zulassen.

Das Buch vermittelt einen Einblick in Methoden und Prozesse, wie transkulturelle Theorie- und Praxisansätze in einem interdisziplinären Diskurs und einem internationalen bzw. interkulturellen Dialog zwischen der sozialanthropologischen, ethnologischen, psychologischen und psychoanalytischen Disziplin und einer psychiatrischen bzw. psychotherapeutischen Praxis entstehen können.

Der interdisziplinäre Diskurs in den Beiträgen dieses Buches bedient sich einer eigenen Idiomatik, einer interdisziplinären Sprache, die anfangs für die Leser aus unterschiedlichen Disziplinen unvertraut erscheinen kann, die aber dazu dient, über die jeweils eigenen professionellen Grenzen hinauszudenken. Deshalb werden wichtige Ausdrücke einer interdisziplinären Sprache anhand der Beiträge im ersten Abschnitt geklärt.

Um das Einlesen zu erleichtern, um die vielfältigen Bezüge und die Vielstimmigkeit innerhalb der Interdisziplinarität sichtbar zu machen, geben wir im Folgenden einen kurzen Überblick.

Die Konzeption des Buches und die Auswahl der Beiträge ermöglicht es dem Leser, auf eine Reise zu gehen, ohne den Ort seines Wirkens, das Behandlungszimmer, das Klinikum, verlassen zu müssen. Drei Referenzbegriffe, die zum Thema Interkulturalität den gegenwärtigen Diskurs in kulturwissenschaftlichen und ethnologischen Disziplinen aufgreifen, sind Andersheit, Bewegung und Übersetzung. Sie durchziehen die einzelnen Abschnitte des Buches wie ein roter Faden. Denn insbesondere in den Praxisfeldern der transkulturellen Psychiatrie und Psychotherapie findet interkulturelle Kommunikation statt, wird Andersheit und Bewegung erfahren. Übersetzung ist in vielerlei Hinsicht zwischen Patienten und Behandlern, wie auch zwischen Kollegen verschiedener Herkunft und Disziplinen notwendig.

Über die Auswahl der internationalen Autoren ist es gelungen, eine Vielstimmigkeit und Interkulturalität zu erzeugen, die das Fremde und das Eigene im jeweiligen Feld verstehbar werden lässt. Durch die Texte finden interkulturelle Begegnungen von Autoren aus unterschiedlichsten kulturellen Kontexten statt, die sicherlich anders als Verstehensprozesse innerhalb der eigenen Kultur beim Leser eine Spannung zwischen Fremdheit und Vertrautheit erzeugen. Die gesteigerte Fremdheit beim interkulturellen Verstehen, (vgl. Kimmerle 2000) wie sie u.a. in den Beiträgen des zweiten Abschnittes thematisiert wird, ist nur zu überwinden, indem zeitweise oder auf Dauer Unverstandenes übrig bleiben darf. Der interkulturelle und interdisziplinäre Diskurs als Leitfaden des Buches soll dazu führen, »Gemeinsamkeiten und Unterschiede zu konstatieren und nicht Verstehbares im Kontext einer fremden Kultur gegebenenfalls stehen zu lassen und zu respektieren« (Kimmerle 2002). Er dient damit einem gegenseitigen Vorverstehen von kulturellen Implikationen, die in der Regel nicht bewusst, aber für alle Mitglieder einer Gruppe handlungsleitend sind. Sie bestimmen im Wesentlichen die subjektive Definition und die angewandten Heilmethoden von seelischer Krankheit und Gesundheit einerseits und den Umgang auf Seiten der Experten andererseits.

Ein Fokus des Buchprojektes ist es demnach, kulturellen Implikationen nachzugehen, sie bewusst werden zu lassen und in ihrer Vielfältigkeit sichtbar zu machen, Bedeutungszusammenhänge herzustellen um damit eine Grundlage zu schaffen, die hilft, gerade im Feld seelischer Erkrankungen Verzerrungen aufgrund von kulturellen Missverständnissen (cultural bias) aufzuspüren. In einem weiteren Aspekt des interdisziplinären Forschungsansatzes wird Fragen nachgegangen, in welcher Weise transkulturelle Prozesse auf die wandernden Subjekte einwirken, was ihre besonderen Anforderungen ausmacht und wie diese, wenn sie psychisch nicht bewältigt werden, zu Identitätsverlusten und Handlungsunfähigkeit führen können. Darüber hinaus wird der Umgang mit psychischen Störungen in verschiedenen Heilungskulturen beleuchtet und wie dieses Wissen in Ansätze einer transkulturellen Praxis einfließen kann.

Der Leser lernt eine kulturelle, soziale und spirituelle Verschiedenheit kennen in Bezug auf seelische Phänomene, psychische Krankheiten, deren Bedeutungszusammenhang und Behandlungszugänge in der Gruppe. Wie Kultur bisher in den Praxen verortet ist, zeigen konkrete transkulturelle Modelle psychiatrischer bzw. psychotherapeutischer Praxis in Europa, Westafrika und Brasilien auf.

In den letzten beiden Abschnitten wird ein Einblick in mögliche andere spirituelle Welten und Bewältigungsstrategien gewährt, um so den »transkulturellen Blick« schärfen zu können. Die Reise endet in einer Darstellung von gesellschaftlichen Phänomenen in Verbindung mit diagnostischen Konzepten am Beispiel von posttraumatischer Belastungsstörung und Somatisierung.

Wir hoffen, dass Sie als Leser von dieser Reise angeregt und interessiert zurückkehren.

Die Herausgeber
Berlin, im Sommer 2006

Literatur

Unter www.chambre.at/lex-epsa können sich die Leserinnen und Leser über Institutionen, wichtige Zeitschriften und anerkannte Personen der Ethnopsychoanalyse, Ethnopsychiatrie, interkulturellen Psychotherapie, und transkulturellen Psychiatrie informieren.

Gingrich (1999) Erkundungen: Themen der ethnologischen Forschung. Bühlau, Wien
Gupta A, Ferguson J (1992) Beyond culture: space, identity and the politics of difference, Cultural Anthropology 7(1): 6-23
Kimmerle H (2002) Interkulturelle Philosophie zur Einführung. Junius- Verlag, Hamburg
Nadig M (2002) Transculturality in progress. Theoretical and methodological aspects drawn from cultural studies and psychoanalysis. In: Sandkühler HJ, Hong-Bin L (eds) Transculturality – epistemology, ethics and politics. Peter Lang, Frankfurt/M, pp 9–21

Kultur, Transkulturalität, Identität

Psychologie, Kulturwissenschaft, Psychoanalyse, Ethnopsychoanalyse

1   Beiträge der Psychologie zum Verständnis des Zusammenhangs von Kultur und psychischer Gesundheit bzw. Krankheit – 3

2   Kultur, Universalität und Diversität – 51

3   Bildung nationaler Identitäten in der Migration als Bewältigung von Ambivalenzen – 59

4   Transkulturelle Spannungsfelder in der Migration und ihre Erforschung
Das Konzept des Raums als methodischer Rahmen für dynamische Prozesse – 67

5   Kindheit und Adoleszenz zwischen verschiedenen Kulturen und Sprachen
Eine interkulturelle Perspektive in der Psychoanalyse – 81

6   Autonomieentwicklung und Identität im transkulturellen Alltag – 95

Beiträge der Psychologie zum Verständnis des Zusammenhangs von Kultur und psychischer Gesundheit bzw. Krankheit

Manfred Zaumseil

1.1 Einleitung – 4

1.2 Die unterschiedlichen Zugänge zum Verhältnis von Kultur und Psychologie – 6

1.3 Entwicklungspsychologische Verknüpfungen – 12

1.4 Klinische Kulturpsychologie – 15
1.4.1 Die Situation in den USA – 15
1.4.2 Multikulturelle Psychotherapie und Beratung – 17
1.4.3 Die Entwicklung in Deutschland – 19
1.4.4 Die Kultur der klinischen Psychologie und die Kultur des Umgangs mit psychischem Leid – 20

1.5 Die Psychologie interkulturellen Handelns – Kulturbedingte Irrtümer als Mittel der Selbst- und Fremdreflexion beim Umgang mit psychischer Gesundheit/Krankheit – 23
1.5.1 Kultur als Quelle der neuen Unübersichtlichkeit? – 23
1.5.2 Psychologie interkulturellen Handelns – 24
1.5.3 Kulturelle Missverständnisse – 26

1.6 Psychische Gesundheit und Krankheit im Kontext – World Health, Gemeindepsychologie und klinische Psychologie – 28
1.6.1 Der globale Kontext von psychischer Gesundheit und Krankheit – 29
1.6.2 Der Kontextbegriff der klinischen Psychologie – 31
1.6.3 Der soziokulturelle Kontext in der Gemeindepsychologie – 39

Literatur – 45

1.1 Einleitung

Zwischen Menschen bestehen Unterschiede. Sie sind tiefgreifend oder oberflächlicher. Als Wissenschaftler, Praktiker – gleichzeitig Bürger eines europäischen Landes – haben wir eine besondere Perspektive und rechnen die Unterschiede in verschiedener Weise der persönlichen Eigenart, der sozialen Situation, dem Geschlecht, der Biologie, den Machtverhältnissen oder eben der Kultur zu. Wir sind ständig dabei, bestehende Unterschiede zu verfestigen und neue zu treffen. Wir stecken in einer alltäglichen Praxis der Unterscheidung. Sie bringt nicht nur Differenzen sondern auch Ungleichheiten hervor. (Schon dadurch, dass ich die Sprache gebrauche und die männliche Form benutze, und auch dadurch, dass ich schreibe, dass ich mir der damit verbundenen Problematik bewusst bin.) Wir treffen Unterscheidungen und rechnen diese den genannten Gründen zu, und wir schaffen Ungleichheiten, wenn wir mit psychischer Gesundheit oder Krankheit umgehen, und wir tun das notwendigerweise perspektivisch – aus unserem Blickwinkel. Eine wichtige Erkenntnis in der Ethnologie und Kulturpsychologie besteht darin, dass diese Perspektivität auch in unseren Theorien und Forschungsmethoden steckt, die wir weltweit exportieren. Wir haben auch gelernt, dass die Untersuchung von Unterschieden ein sehr problematisches Projekt ist. Unterschiede sind ein bewegliches und chamäleonhaftes Ziel. Da, wo wir versuchen sie festzumachen, haben sie sich (oder wir sie) schon wieder verändert.

Die Menschen, die sich aus unserer Perspektive von uns unterscheiden, sehen und bewerten außerdem den Unterschied zu uns aus ihrer Perspektive gänzlich anders. Im Austausch dieser Perspektiven, im Dialog müsste so etwas erreicht werden, wie ein Konsens darüber, wie die Dinge liegen und wie sie sein sollten. Das ist zum Teil Verhandlungssache. Aber einem solchen Dialog steht vieles entgegen. Es wäre notwendigerweise nicht nur einer über das, was wissenschaftlich zutrifft, sondern auch einer über ungleiche (Macht-)Verhältnisse und ungleiche Teilhabe. Die am Dialog Beteiligten müssen den Sektor des fachlichen Umgangs mit psychischer Gesundheit und Krankheit überschreiten, müssen sich seiner historischen Wurzeln und seiner gegenwärtig sich rasch wandelnden politischen und ökonomischen Dimension bewusst werden. Ich denke, es gibt keine Alternative hierzu.

Diese Orientierung soll den folgenden Überblick über den Beitrag der Psychologie und anderer Sozialwissenschaften zur Aufklärung der Beziehung zwischen Kultur und psychischer Gesundheit bzw. Krankheit leiten.

Ich möchte die Herausbildung unterschiedlicher Auffassungen im Grundlagenbereich der Psychologie und in einigen ihrer Praxisfelder an einer Unterscheidung bzw. Gegenüberstellung deutlich machen, die wie keine zweite die Diskussionen und Forschungsprogramme der mit kulturellen Differenzen befassten Psychologie beherrscht hat. Dies ist die Unterscheidung zwischen Individualismus und Kollektivismus, die zunächst als Differenz zwischen Ländern bzw. Nationen eingeführt wurde, und die dann als independente und interdependente Art der Selbstkonstruktion zur Unterscheidung von Personengruppen benutzt wurde. Diese Unterscheidung wurde bestimmend für die weitere Beschäftigung von Psychologen und transkulturell arbeitenden Psychiatern mit kulturellen Differenzen. Obwohl enorme Anstrengungen unternommen wurden und immer noch werden, mit diesem Konzept Unterschiede zwischen Kulturen und Menschen aus unterschiedlichen Kulturen empirisch zu identifizieren erwies sich diese Unterscheidung als wenig brauchbar und theoretisch inkonsistent. Sie scheint sich deshalb so hartnäckig zu halten, weil sie eng mit dem dominanten Wissenschaftsbetrieb und der damit einhergehenden Auffassung vom Menschen verbunden ist. Sie eignet sich auch deshalb als roter Faden der Darstellung, weil die Umgangsweisen mit psychischer Gesundheit und Krankheit von ihr durchdrungen sind.

> ❗ Die Auffassung des Einzelnen als unabhängiges von seiner Innerlichkeit und seiner Biologie bestimmtes Wesen, das aktiv und in eigener Verantwortung über seine Lebensbedingungen verfügt, ist für dominante soziokulturelle Kontexte offenbar eine wichtige Fiktion, es hat eine ideologische Funktion, und es scheint wichtig für das Selbstverständnis vieler Menschen zu sein. Es erzeugt immer wieder das Gegenbild des kulturell Anderen (als kollektivistisch und interdependent), welches sich in vielen Aspekten als fiktiv erwies. Die Zentrierung auf das Individuum ist zutiefst

1.1 Einleitung

verwurzelt in den Handlungskonzepten der klinischen Psychologie, die wir auf der praktischen Ebene versuchen, weltweit zu exportieren.

❗ An der Leitunterscheidung von Individualismus/Kollektivismus bzw. Independentem vs. Interdependentem Selbst hat sich die »Crosscultural Psychology« – in Deutschland Kulturvergleichende Psychologie genannt – als die dominante Forschungsrichtung etabliert. Deren Vertreter sind eher an dem Nachweis allgemeiner psychologischer Gesetzmäßigkeiten, am Vergleich großer Stichproben aus unterschiedlichen Ländern mit etablierten Messinstrumenten und an experimentellen Methoden interessiert. In der Kulturpsychologie (Cultural Psychology) ist man stattdessen an der Beschreibung und dem Verständnis kultureller Besonderheiten und an damit verbundenen Bedeutungen und Kontexten interessiert. Man versucht, psychologische Mechanismen und Entwicklungswege herauszuarbeiten, die für kulturelle Gruppen spezifisch sind. Schließlich haben sich in den letzten Jahren als Reaktion auf die Dominanz, der in alle Welt exportierten euroamerikanischen Mainstream-Psychologie, »Indigene Psychologien« herausgebildet. In indigenen Psychologien wird hervorgehoben, dass kulturell spezifische Lebensformen mit ihren alltagsweltlich verwurzelten Formen des Denkens, Fühlens und Selbstverständnisses spezielle Psychologien und psychologische Praktiken hervorbringen, die für die Bearbeitung und das Verständnis der vor Ort vorkommenden Probleme angemessener sind als von außen importierte. Die Vertreter indigener Psychologien bestehen darauf, dass auch die sogenannte »westliche Psychologie« eine indigene Psychologie darstellt, die sich selbst als universell gültige missversteht.

Entwicklungspsychologische Verknüpfungen: Nachdem die sehr disparaten und teilweise widersprüchlichen Ergebnisse der kulturvergleichenden Psychologie vor allem zum Thema Individualismus/Kollektivismus bzw. independentem/interdependentem Selbst immer mehr in die Kritik der Kulturpsychologen und der Ethnologen gerieten, haben Kulturpsychologen versucht, die Befunde neu zu ordnen, mit anderen Ergebnissen zu verknüpfen und entlang unterschiedlicher Entwicklungswege von Menschen in unterschiedlichen kulturellen Settings zu integrieren. Individualismus und independentes Selbst wurden dabei als Bestandteile euroamerikanischer Theoriebildung identifiziert.

Die reichhaltigen vorliegenden Forschungsergebnisse zu kulturellen Unterschieden müssten eigentlich – sofern sie für »psychische Gesundheit bzw. psychische Störungen« relevant sind – Eingang in das Anwendungsfach »Klinische Psychologie« finden. Eine solche »Klinische Kulturpsychologie« ist bisher erst in Ansätzen entwickelt. Es gibt auch keine an kulturell unterschiedlichen Entwicklungswegen orientierte Konzeption psychischer Störungen. Es gibt allerdings ein breites praxisorientiert ausgerichtetes Feld der multikulturellen Beratung und Therapie, besonders entwickelt in den USA, aber auch vertreten in Deutschland.

Die klinische Psychologie ist weitgehend kulturfrei konstruiert. Daher ist es interessant, sie selbst als Kultur zu betrachten – ebenso wie in der medizinischen Anthropologie Medizin bzw. Psychiatrie als Kultur untersucht werden. In diesem Exkurs geht es darum, wie der Ausschluss des soziokulturellen Kontextes aus dem akademischen Bereich der klinischen Psychologie und Psychiatrie funktioniert. Als wichtigste Mechanismen werden die Medikalisierung und die Evidenzbasierung herausgestellt. Produkt ist eine klinische Psychologie bzw. Psychiatrie des independenten Selbst, eine Verstärkung der Zentrierung auf das Individuum.

Es gibt – vorwiegend bezogen auf das Anwendungsfach Arbeits- und Organisationspsychologie – in Deutschland eine Psychologie des interkulturellen Handelns die interessant für die klinische Kulturpsychologie sein kann. Insbesondere die Möglichkeiten der Selbst- und Fremdreflexion in interkulturellen Begegnungen können aufschlussreich für klinisch psychologisches Handeln sein. Die umfangreichen für psychische Gesundheit und Krankheit interessanten Forschungsergebnisse aus der kulturvergleichenden und Kulturpsychologie sind theoretisch sehr heterogen und sowohl methodisch als auch methodologisch umstritten. Die Befunde und Konzepte haben jedoch hohen Anregungswert und könnten in der Vorläufigkeit und Begrenztheit ihrer Aussagen gleichwohl eine Heuristik – also einen inhaltlichen Rahmen für eine Such- und Entdeckungsstrategie der Selbst- und

Fremdreflexion in interkulturellen Begegnungen – bieten. Da es nicht möglich ist, kulturelle Besonderheiten in ihrer Vielfalt darzustellen, wird eine Übersicht über wichtige Irrtümer und Fehlschlüsse gegeben, die uns (auch bei diesem Nostrismus[1] nimmt man eine fehlerhafte Vereinheitlichung vor) in der Begegnung mit dem kulturell Fremden – oder dem, was wir dafür halten – unterlaufen. Während das kulturell Andere zunächst gänzlich außerhalb von uns gesucht und hergestellt wurde, wird es durch die selbstreflexive Wendung nicht nur im fremden soziokulturellen Setting, sondern auch in der eigenen Perspektive darauf entdeckt.

Den Schluss dieses Bogens bildet die Untersuchung der Formen und Konzepte von Kollektivismus und eines Selbstverständnisses in sozialer Verbundenheit in unseren Wissenschafts- und Praxiskonzepten. Dies werde ich anhand von unterschiedlichen Verständnissen des soziokulturellen Kontextes von psychischer Gesundheit und Krankheit deutlich machen.

Die Gemeinschafts- und Bevölkerungsperspektive auf globaler Ebene findet man im Bereich »Public Mental Health« und in Arbeiten aus dem Bereich von »World Mental Health« unter besonderer Berücksichtigung der Länder der dritten Welt und in den Leitlinien und Programmen, die internationale Organisationen wie WHO und UNO den Ländern etwa im Sinne einer »nachhaltigen Entwicklung von Gesundheit« vorgeben.

Ich werde den Kontextbegriff in der Klinischen und der Gesundheitspsychologie und die damit verbundenen Stress-Bewältigungsmodelle und Gesundheitsverhaltenstheorien daraufhin untersuchen, wie weit sie die Berücksichtigung kultureller Bedingungen zulassen oder ausschließen. Abschließend werde ich auf die Implikationen des weltweiten Exports entsprechender Modelle zu sprechen kommen.

Neben der klinischen Mainstream-Psychologie hat sich aus der Kritik ihres individuumzentrierten Ansatzes die Gemeindepsychologie (Community Psychology) entwickelt. Hier wird untersucht, wie soziokulturelle oe (z. B. als Settings, Nachbarschaften) Personen formen und wie Personen ihrerseits auf diese Kontexte Einfluss nehmen. Kulturelle und andere Verschiedenheiten (Diversity) sind ein zentrales Thema. Außerdem kommen durch diese Perspektive wichtige andere Themen ins Spiel, die für das Verständnis von psychischer Gesundheit und Krankheit in der heutigen Welt unerlässlich sind. Das sind soziale Ungleichheit, Armut, Marginalisierung, Flucht und Vertreibung sowie die institutionellen, gesundheits- und sozialpolitischen Bedingungen, unter denen in unterschiedlichen Regionen der Welt mit psychischer Gesundheit und Krankheit umgegangen wird.

Zum Schluss wird die Unmöglichkeit der Trennung kollektiver und individueller Erfahrung, werden die Folgen unseres individualisierenden Blicks und des Imports unserer psychopathologischen Kategorien am Beispiel der Bewältigung extremen Leids als Folgen organisierter Gewalt verdeutlicht.

1.2 Die unterschiedlichen Zugänge zum Verhältnis von Kultur und Psychologie

Der Einsatz von Spezialisten zur Erforschung der Besonderheiten von speziellen kulturellen Umgebungen und der Menschen darin war immer an bestimmte Interessen gebunden. Die Bilder, die Wissenschaftler von fremden Kulturen entwarfen, waren zum einen von den ökonomischen Machtinteressen der in der Kolonialzeit dominierenden Länder und zum anderen von Zuschreibungen bestimmt, die das Eigene zum Maßstab von Vergleichen mit dem Anderen/Fremden machte (Nostrismus). In der Ethnologie kam es zu einer seinerzeit viel diskutierten Krise der methodischen und methodologischen Grundlagen des Fachgebiets (siehe z. B. Berg u. Fuchs 1993). Bei den mit dem Verhältnis von Kultur und Psychologie befassten Psychologen hat dies zu einer Herausbildung von unterschiedlichen Forschungsrichtungen geführt.

Interessanterweise kann man den eigentlichen Aufschwung der transkulturellen (kulturvergleichenden) Psychologie als ein frühes Produkt der Globalisierung sehen. Er wurde angestoßen durch einen Organisationssoziologen (mit Ingenieurshintergrund), der in den 60er Jahren Forschungsdirektor in einem damals schon global operierenden

---

[1] Verabsolutierung des »Unseren«. Der Begriff »Ethnozentrismus« ist nicht korrekt, weil er der eigenen Perspektive eine ethnische Herkunft und Uniformität unterstellt (vgl. Straub, 2003).

Wirtschaftsunternehmen (IBM) war. Als solcher hatte er Zugang zu einer Erhebung der Arbeitsziele und -werte der Beschäftigten dieses Unternehmens in über 40 bedeutenden Nationen. Bond (2002) nennt das Werk von Hofstede (1980) eine Herkulesarbeit, mit der dieser die Sozialwissenschaften mit einer empirischen Kartographierung all dieser Länder auf vier Kulturdimensionen versorgte, und diese Ergebnisse mit den bis dahin vorliegende Theorien und den Daten (auch aus der bis dahin schon produktiven Cross-cultural Psychology) aus den nationalen Kulturen in Beziehung setzte. Wegweisend für die folgenden Jahre kulturwissenschaftlicher Forschung war die von Hofstede gewählte (und nach Bond [2002] durchaus nicht zwingende) faktorenanalytische Lösung und Benennung einer seiner bipolar konstruierten Faktoren mit der Bezeichnung »Individualismus – Kollektivismus«. Ratner et al. (2003) zeigen, dass die jeweils drei Einstellungsfragen zur Arbeit, die die ganze empirische Grundlage zur Konstruktion von »Individualismus – Kollektivismus« darstellten, relativ wenig mit dieser Benennung zu tun haben. Nach Hofstedes Ergebnissen rangierten die USA als das Paradeexemplar für Individualismus an der Spitze der Nationenskala. Hofstede (1980) hatte vor einem ökologischen Fehlschluss gewarnt. Es handele sich um ein Konstrukt, das auf der Ebene der Nation, nicht der Person angesiedelt sei. Aus dem Befund, dass die USA als Nation die höchsten Werte in Individualismus und die niedrigsten in Kollektivismus hat, könne man nicht schließen, dass Amerikaner als Personen individualistischer und weniger kollektivistisch seien als Personen aus anderen Ländern.

Daher bemühten sich viele kulturvergleichende Psychologen darum, Hofstedes Konstrukt von der Nation zur individuellen Ebene herunter zu transformieren. Man hätte dann ein Maß für kulturelle Besonderheit, das als Eigenschaft oder stabile Überzeugung an der Person haftet. Als solche kann man es mit den traditionellen Mitteln der sozialpsychologischen Forschung, d. h. mit Fragebögen erheben und mit allerlei anderen psychologischen Variablen (z. B. psychische Gesundheit, Depressivität etc.) korrelieren. Vor allem würde man sich – so Fiske (2002) – der Unbequemlichkeit entledigen, so etwas Diffuses wie Kultur erheben zu müssen. Ein Meilenstein auf diesem Wege war der vielzitierte Aufsatz von Markus und Kitayama (1991). Sie schrieben:

> People in different cultures have strikingly different construals of the self, of others, and of the interdependence of the 2. These construals can influence, and in many cases determine, the very nature of individual experience, including cognition, emotion and motivation. (S. 224)

Sie nannten die Konstruktionsweisen, die Personen im Laufe ihrer Entwicklung »abstrahieren«, die independente und die interdependente Konstruktion und gaben folgende Zusammenfassung der wichtigsten Unterschiede (◘ Tab. 1.1; Markus u. Kitayama 1991, S. 230):

Im Anschluss an die breite Rezeption dieser Konzeption wurde eine Reihe von Messinstrumenten entwickelt, um das Konstrukt durch direkte Befragung zu erfassen (vgl. Singelis 1994, Self Construal Scale, und andere, die auf weiter entwickelten Konstrukten beruhen, z. B. Gudykunst. et al. 1996, Matsumoto et al. 1997). Auf dieser Basis wurde eine enorme Zahl von Untersuchungen durchgeführt, in denen Individualismus vs. Kollektivismus oder In- vs. Interdependenz erhoben, verglichen, bzw. psychologische Implikationen dieser Konstrukte untersucht wurden. Die Metaanalyse von Oyserman et al. (2002) beinhaltet 253 Studien. Sie decken eine große Menge von methodischen Schwächen auf und fanden heraus, dass eine methodenkritische Analyse der Studien und eine präzisere Fassung der Konstrukte zu überraschenden Ergebnissen führe: So zeigte sich, dass in den USA die Einwohner mit afrikanischem und lateinamerikanischem Ursprung individualistischer sind als die euroamerikanischen. Im Ländervergleich waren Euroamerikaner kollektivistischer als z. B. Japaner und Koreaner. Individualismus erwies sich nicht als Gegensatz zum Kollektivismus, sondern beide Konstrukte sind offenbar unabhängig voneinander.

Fiske (2002) wundert sich in seinem Kommentar, warum Oyserman et al. (2002) lediglich eine implizite Kritik vorbringen und empfehlen, den Forschungsansatz mit einigen methodischen und konzeptionellen Verbesserungen weiterzuverfolgen. Mit unterschiedlichen Standardskalen – so Fiske – käme man zu sehr unterschiedlichen Ergebnis-

○ **Tab. 1.1.** Zusammenfassung der zentralen Unterschiede zwischen einer independenten und einer interdependenten Selbstkonstruktion

Verglichener Aspekt	Independent	Interdependent
Definition	Getrennt vom sozialen Kontext	Verbunden mit dem sozialen Kontext
Struktur	gebunden, einzigartig, stabil	flexibel, veränderlich
Wichtige Kennzeichen	internal, privat (Fähigkeiten, Gedanken, Gefühle)	external, öffentlich (Status, Rollen, Beziehungen)
Aufgaben	Selbstausdruck eigene Eigenschaften realisieren eigene Ziele verfolgen direkt sein: »Sag, was du denkst!«	den richtigen Platz einnehmen angemessenes Handeln die Ziele anderer verfolgen indirekt sein: »Lies die Gedanken anderer!«
Die Rolle der anderen	*Selbstbewertung:* andere sind wichtig für – sozialen Vergleich – reflektierte Bewegung	*Selbstdefinition:* Beziehungen zu anderen in spezifischen Kontexten definieren das Selbst
Basis für Selbstwertgefühl*	Fähigkeit des Selbstausdrucks Einschätzen innerer Attribute	Fähigkeit, sich anzupassen, sich zurückzuhalten und Harmonie mit dem sozialen Kontext zu wahren

* Das Selbst wertzuschätzen könnte ein vorwiegend westliches Phänomen sein, und das Konzept des Selbstwertgefühls sollte vielleicht durch Selbstzufriedenheit ersetzt werden oder durch einen Ausdruck, der die Erfüllung der kulturell übermittelten Aufgabe wiedergibt.

sen, bei fast allen Studien handele es sich um Vergleiche von Studenten (meist nordamerikanische verglichen mit nur einer japanischen, chinesischen oder koreanischen Stichprobe von Studenten), die kaum repräsentativ für die Gesamtbevölkerung seien. Geschlechtsunterschiede würden kaum beachtet, in den meisten Fällen förderten unterschiedliche Untersuchungen im selben Land ganz unterschiedliche Werte zu Tage, und die Ergebnisse von jeweils einer Nation seien sehr heterogen. Die Untersucher kümmerten sich meist nicht um die ethnische Zusammensetzung ihrer nationalen Stichproben in teilweise extrem heterogenen Ländern (wie z. B. Indonesien). Außerdem, kommentiert Fiske (2002), seien die verwendeten Skalen nur insoweit angemessen, als man Kultur als explizites, abfragbares Wissen ansehe. Der Kern der Kultur bestehe aber in Praktiken, Fähigkeiten, Bedürfnissen, Emotionen, Institutionen, Beziehungskonstellationen und psychologischen Besonderheiten, die nicht als deklaratives Wissen im Bewusstsein repräsentiert seien. Selbst wenn all diese methodischen Probleme gelöst werden könnten, bleibe das Problem, dass mit dem Konstrukt »Kollektivismus« alle Formen von sozialen Beziehungen in Dyaden mit allen Arten von Gruppen und Netzwerken in einen Topf geworfen würden, die in unterschiedlichen kulturellen Kontexten sehr unterschiedliche Bedeutungen und Bewertungen erfahren. Dasselbe gelte für »Individualismus«. Diesem stellt Fiske (2002) zehn kulturell unterschiedlich gefasste Formen von Autonomie gegenüber.

Nach Fiske ergibt die Individualismus-Kollektivismus-Gegenüberstellung für Amerikaner und einige Westeuropäer intuitiv einen Sinn, weil dieser Mischmasch (»hotchpotch«, 2002, S. 84) unser Mischmasch sei. In unserer eigenen Ideologie und Populärsoziologie identifizieren wir uns mit Individualismus. Kollektivismus sei die ideologische Repräsentation des antithetischen Anderen, die kulturelle Vision vom Rest der Welt.

Kitayama (2002) meint, dass sich Kulturen nicht in zentralen Werten unterscheiden, die abfragbar sind, sondern in Systemeigenschaften, öffentlichen

1.2 Die unterschiedlichen Zugänge zum Verhältnis von Kultur und Psychologie

Bedeutungen und Praktiken, die ständig sozusagen als »online-responses« unterschiedliche psychologische Tendenzen und Prozesse begünstigen. Ein in der letzten Zeit gängig gewordener methodischer Zugang ist die Aktualisierung solcher Tendenzen durch »priming« – die Einstimmung und Fokussierung von Versuchspersonen auf bestimmte kulturelle Bedeutungen, um dann diese »Online-Antworten« (z. B. als Bewertungen oder als Emotionen) zu messen. Kitayama (2002) warnt allerdings davor, kulturelle Bedeutungssysteme auf persönliche Wissensstrukturen zu reduzieren und allzu simple Priming-Techniken zu benutzen. Miller (2002) beklagt – wie schon vorher Fiske (2002) – die Reduktion der kulturvergleichenden Forschung auf die Individualismus-Kollektivismus-Gegenüberstellung bzw. die begierig aufgegriffene These von Markus und Kitayama (1991), dass die Existenz einer independenten Selbstkonstruktion vs. einer interdependenten jeglichem kulturell fundierten Unterschied von psychologischen Mechanismen zugrunde läge. Aus einer kulturpsychologischen Perspektive schlägt sie vor, die Dichotomie als deskriptives Etikett zu verwenden, das die Aufmerksamkeit auf ganz unterschiedliche kulturelle Muster richten kann. Miller vertritt die Position, dass Kulturpsychologie mehr ist als die Anwendung psychologischer Instrumente in unterschiedlichen kulturellen Kontexten, um die Allgemeingültigkeit existierender psychologischer Theorien zu testen. Vielmehr ginge es um die Erweiterung von Konzepten und die Entdeckung bisher unbekannter Formen psychologischer Funktionsweisen.

Die Kontroverse um Individualismus und Kollektivismus bzw. independenter und interdependenter Selbstkonstruktion findet sich in jedem Themengebiet – so auch im Umgang mit psychischer Gesundheit und Krankheit –, und sie reicht tief in die Grundlagen der Psychologie.

Nach Straub und Thomas (2003) geht es in der zeitgenössischen Psychologie um das Verhältnis von Kultur und Subjekt (bzw. dessen Erleben, Verhalten und Handeln). Setze man dessen wechselseitige Abhängigkeit voraus, so sei Kultur sowohl Bedingung und Kontext für Aktivitäten und psychische Strukturen als auch ein Handlungsprodukt. Die psychologischen Zugänge würden sich gravierend dadurch unterscheiden, wie sie das »wechselseitige Bedingungs- und Bestimmungsverhältnis genauer konzeptualisieren« (Straub u. Thomas 2003, S. 37).

❗ Straub und Thomas treffen folgende Unterscheidung:
In der **kulturvergleichenden Psychologie** werden Bedingungsverhältnisse untersucht - also kontingente Ursache-Wirkungs- bzw. Korrelationsbeziehungen zwischen Tatsachen, die als logisch voneinander unabhängige Variablen begriffen werden. Die Orientierung ist naturwissenschaftlich, nomologisch-experimentell. In den meisten kulturvergleichenden Forschungen tauchen kulturelle Bedingungen lediglich als sekundäre intervenierende Moderatorvariablen auf. Zum Beispiel beeinflussen sie die Beziehung zwischen einer Personvariablen (Eigenschaften/Werte) und einer Verhaltensweise. Es handelt sich damit um eine Verfeinerung »traditioneller« psychologischer Erklärungen.
In der eher interpretativ arbeitenden **Kulturpsychologie** werden Bestimmungsverhältnisse untersucht – es geht hier also um »innere«, hermeneutische Sinn- und Bedeutungsbeziehungen innerhalb einer symbolisch vermittelten Praxis. »Kultur erscheint hierbei als integraler Bestandteil des Subjekts und seines sinn- und bedeutungsstrukturierten Denkens, Fühlens, Wollens und Handelns« (Straub u. Thomas 2003, S. 38). Damit wollen Kulturpsychologen – ähnlich wie psychologische Anthropologen – kulturellen Besonderheiten in psychologischen Funktionsweisen auf die Spur kommen. Sie sind an Unterschieden interessiert. Sie arbeiten nicht theoriebestätigend oder -falsifizierend, sondern theorieentdeckend.

Jahoda (1996) sieht die Kulturvergleichende (cross-cultural) Psychologie in der Tradition des Positivismus und Empirismus und die Vertreter der Kulturpsychologie als Erben von Wilhelm Wundts Völkerpsychologie und Leo Wygotskys soziohistorischem Ansatz. Er meint, die theoretische Kluft, die die beiden Konzeptionen trennt, sei nicht zu überbrücken.

Wundt hatte zu Beginn des 20. Jahrhunderts in seiner auf dem Experiment basierenden Konzeption der Psychologie und seiner Völkerpsychologie zwei unverzichtbare Stränge der Psychologie gesehen. Sein Schüler Kraepelin hat in seiner

Begründung der Psychiatrie nicht nur den experimentellen Ansatz auf die Psychiatrie übertragen, sondern auch mit seinen Studien in Java (Indonesien) die Kulturvergleichende Psychiatrie begründet. Er hoffte, dass das vergleichende Studium der Psychopathologie spezifische Züge anderer Völker offenbaren könnte und verstand die kulturvergleichende Psychiatrie als »Hilfswissenschaft der Völkerpsychologie« (1904a und b). Die mit kulturellen Unterschieden befassten Psychiater teilen sich wie die Psychologen ebenfalls in zwei Lager, wobei die einen (wie Kraepelin – allerdings weniger im Dienste der Kulturpsychologie) die transkulturelle Universalität psychopathologischer Kategorien nachweisen wollen und die anderen (die sich eher am Rande sehen, wie Kleinman 1988, Littlewood 1990) die Spezifik psychopathologischer Reaktionsweisen und die kulturell spezifischen Ausdrucksweisen für erfahrene Belastungen (»idioms of distress«, siehe Kirmayer 1989) empirisch belegen wollen.

Eckensberger (2002) diskutiert die unterschiedlichen Menschenbilder, Methodologien und wissenschaftstheoretischen Positionen der Ansätze unter Einschluss der von ihm vertretenen handlungstheoretischen Orientierung und der neuerdings von der Biologie und Evolutionspsychologie herkommenden Ansätze. Er lotet Möglichkeiten aus, die von einer Unvereinbarkeit und Unvergleichbarkeit zu einer Komplementarität führen, und sieht Möglichkeiten, Gemeinsamkeiten in den Ansätzen zu finden – eine Gesamtschau sei allerdings nur möglich, wenn man die wissenschaftlichen Ansätze selbst als kulturelle Interpretationsschemata sieht. Dann wird Kulturpsychologie sogar zu einer Metatheorie, die andere Wissenschaften in ihre Anstrengungen, die Welt zu erklären, einschließt. Diese Sichtweise dürften allerdings die meisten experimentell arbeitenden Psychologen energisch zurückweisen.

> Neben der kulturvergleichenden Psychologie und der Kulturpsychologie hat sich in den letzten Jahren die Bewegung der **indigenen Psychologien** entwickelt. Die Ansätze sind sehr heterogen und stellen Antworten auf den umstandslosen Import euroamerikanischer Psychologie und Universalität beanspruchender psychopathologischer Kategorien in viele Länder der Dritten Welt, besonders im historischen Kontext einer Kolonialgeschichte, dar. Es geht bei der Indigenisierung der Psychologie um eine kulturspezifische Differenzierung. Die bislang marginalisierten Anstrengungen in den einzelnen nicht-westlichen Ländern sollen inhaltlich, in Bezug auf eigenständige Theoriebildung, und auf der Ebene der Infrastruktur gestärkt werden.

In vielen Ländern erlauben die ökonomischen Ressourcen weder einen Zugang zur Weltliteratur, noch zu Publikationsmöglichkeiten. Kim (2000) setzt sich ab von einer »Indigenisierung von außen«, bei der psychologische Methoden und Theorien nur den lokalen Verhältnissen angepasst werden. Er distanziert sich von der verbreiteten Praxis, etwa klassische, konfuzianische, buddhistische oder hinduistische Texte zur Erklärung kultureller Differenzen heranzuziehen, anstatt empirisch zu verifizieren, ob diese Texte den Alltag und die gegenwärtigen Verständnisse in der betreffenden Region widerspiegeln. Entsprechend müsse man bei einer Indigenisierung von innen die Besonderheiten vor Ort »bottom-up« rekonstruieren. Ein wichtiger Ausgangspunkt für indigene Psychologien ist die Position, dass jegliche psychologische Theorie in kulturell bestimmtem Denken wurzelt. Umgekehrt ließen sich aus kulturell bestimmten Alltagstheorien (»folk theories«) durch Formalisierung lokal gültige psychologische Theorien entwickeln. Eine Zwischenstellung haben indigene Vorstellungen von psychischen Störungen z. B. die Furchtkrankheit oder das Herzeleid im Iran (vgl. Good u. Good 1982), denen auch indigene Lehren von deren Behandlung entsprechen, die möglicherweise auch von Spezialisten praktiziert werden und eine traditionelle Heilkunde (meist mit ausgeprägten psychologisch zu nennenden Interventionsmethoden) repräsentieren. Kulturpsychologen untersuchen psychologische Alltagstheorien (»ethno-theories«) z. B. von Müttern über das, was der Entwicklung ihrer Kinder zuträglich ist, indigene Psychologen sehen diese Ethnotheorien als Quelle psychologischer Modelle (Greenfield 2000).

Triandis (2000), ein prominenter kulturvergleichender Psychologe, geht sehr pragmatisch an die Differenzen heran und stellt fest, dass kulturvergleichende Psychologen und Kulturpsychologen unterschiedlichen Fragen nachgehen und entsprechend unterschiedliche Methoden verwenden. Die ersteren würden sich mit Eigenschaften von Individuen beschäftigen, die letzteren mit Handlungen im Kontext. Kulturvergleichende psychologische Methoden seien angebracht, wenn die kulturellen Differenzen klein seien und die Untersuchten abstraktes Denken und Schreiben beherrschten, kulturpsychologische und indigene dagegen, wenn die Differenzen groß und die Untersuchten illiteral seien. Indigene Psychologien böten die Möglichkeit, ins Herz der Kultur zu gelangen und zentrale Konzepte zu identifizieren, die noch nicht bekannt seien. Kulturpsychologische Methoden würden Verstehen ermöglichen, aber selten eine Vorhersage. Mit dieser Position sieht Triandis (2000) die wissenschaftlichen Positionen in einem Ergänzungsverhältnis. Allerdings ist das Argument, dass die Untersuchung von »Handlungen im Kontext« nur in illiteralen Kulturen und bei großer kultureller Differenz zwischen Untersucher und Untersuchtem angebracht seien, wenig stichhaltig. Dies zeigt der Reichtum an wissenschaftlichen Ergebnissen, die mit Hilfe der qualitativen Sozialforschung in der je eigenen Kultur zu Tage gefördert werden.

Greenfield (2000) versucht eine interessante Brückenkonstruktion zwischen den Ansätzen: Ihr Anliegen ist es, zu einer Einbeziehung der Kultur in die »mainstream psychology« zu kommen – ein Anliegen, das bisher ohne durchschlagenden Erfolg war (vgl. Good 1996). Dies gelinge nach Greenfield nur, wenn man die universalistischen Theorien der »mainstream psychology« ernsthaft in Frage stellt. Ihre Mission sieht sie in der Einführung des Prinzips einer Tiefenstruktur der Kultur. Wie bei der Sprache sei diese Struktur generativ und erzeuge Verhaltensweisen in einem unendlichen Spektrum von Domänen, Situationen und Entwicklungsstufen. Greenfield (2002) meint, dass die Konzepte hinter Individualismus und Kollektivismus bzw. Unabhängigkeit und Verbundenheit eine solche Tiefenstruktur anzeigen (»indexing«). Sie geht davon aus, dass in allen Kulturen ein Weg gefunden werden muss, die Beziehung zwischen dem Einzelnen und der Gruppe zu gestalten. Hierbei gäbe es zwei fundamentale Alternativen: Die Priorität hat das Individuum oder die Gruppe. Die »mainstream psychology« habe implizit ein individualistisches Set an Prioritäten gesetzt. Nur durch die Beiträge der Kulturpsychologie und der indigenen Psychologien werde sichtbar, dass die herkömmliche psychologische Theorie selbst eine indigene Psychologie sei. Jenseits dieser indigenen Psychologien gäbe es einen konzeptuellen Rahmen mit tatsächlichen, universellen Eigenschaften und dies seien die beiden Entwicklungspfade, die in unterschiedlicher Weise auf evolutionspsychologisch gebahnten Bereitschaften aufbauen. In diesen »skelettartigen Rahmen« ließen sich die Befunde aller drei Ansätze einfügen (Greenfield 2002).

Es scheint eher so zu kommen, dass der kulturpsychologische Gehalt der Gegenüberstellung verloren geht und nur eine »Anregung« für die allgemeine Psychologie übrig bleibt. Hannover et al. (2002, S. 61) schreiben z. B.: »Angeregt durch die kulturvergleichende Psychologie betrachten wir heute das Individuum nicht nur als independent, sondern gleichzeitig als interdependent«. Diese Unterscheidung wäre damit eine bisher übersehene Differenz im Selbstwissen, die bei allen Menschen durch Priming in die eine oder andere Richtung aktiviert werden könne und dann nicht nur auf der Bedeutungsebene, sondern auch auf der Ebene psychologischer Mechanismen zu Unterschieden führe, wie es die Autoren in ihrem »semantisch prozeduralen Interface Modell« konzeptualisieren (vgl. Hannover et al. 2002, 2005). Die derart gefundenen Unterschiede bei kulturellen Gruppen und Geschlechtern würden bis in die kognitiven Funktionen reichen und werden damit erklärt, dass diese Gruppen systematisch unterschiedliche Lebenserfahrungen machen und sich unterschiedlichen normativen Anforderungen gegenüber sehen. Zur Untersuchung der so konzeptualisierten universellen Differenzen zwischen independenter und interdependenter Selbstkonstruktion braucht man dann gar keine kulturell differenten Gruppen mehr, sondern nur noch ein unterschiedliches Priming der meist studentischen Teilstichproben.

Neuerdings gibt es Versuche, die disparaten Befunde über die unterschiedlichen Selbstkonstruktionsweisen in einen entwicklungspsychologischen Zusammenhang zu bringen. Hierdurch entstehen zwei sehr verschiedene Folien von »angepasster« bzw. »gesunder« Entwicklung, die so etwas wie Gegenbilder zu dem darstellen, was als Fehlentwicklung gilt. Gleichzeitig wird die bisher behauptete universelle Gültigkeit der independenten Folie von Entwicklung und der diese Folie stützenden Theorien demontiert. Bei diesem anspruchsvollen Integrationsversuch, den ich im Folgenden vorstellen will, werden gleichzeitig Befunde aus der kulturvergleichenden Psychologie, der Kulturpsychologie und der Gruppe der indigenen Psychologien verknüpft.

1.3 Entwicklungspsychologische Verknüpfungen

Das Modell der unterschiedlichen Entwicklungspfade wurde von Keller und Eckensberger (1998), Rothbaum et al. (2000) und Greenfield und Keller (2003) entwickelt. Es ist interessant für die Untersuchung des Umgangs mit psychischer Gesundheit und Krankheit, weil sich viele Anknüpfungspunkte ergeben. Eine auf dem Modell der Entwicklungspfade aufbauende Entwicklungspsychopathologie ist meines Wissens bisher nicht entwickelt, hätte aber einen hohen Anregungswert für die klinische Kulturpsychologie.

Die Autoren beziehen den independenten und interdependenten Entwicklungspfad auf drei »universelle Entwicklungsaufgaben«
— Beziehungen zu gestalten,
— Wissen und Fähigkeiten zu erwerben,
— eine Balance zwischen Autonomie und sozialer Bezogenheit zu finden.

Hierbei zeigen sie, dass die entwicklungspsychologischen Theorien trotz ihres universellen Anspruchs allein den independenten Weg modellieren. Sie versuchen, diese theoretische Einseitigkeit in den Theorien von Bowlby, Piaget und Freud nachzuweisen. Die Autoren präsentieren in ihrem Überblick besonders Befunde, auf deren Grundlage sie die Art des interdependenten Entwicklungsweges herausarbeiten und berücksichtigen dabei die Einflüsse der unterschiedlichen Wertvorstellungen, der ökokulturellen Bedingungen und der Sozialisationspraktiken. Sie sehen »Independenz und Interdependenz als getrennte Dimensionen, die zur Psychologie eines jeden Menschen gehören. Diese Orientierungen werden in unterschiedlichen Kulturen über die Lebensspanne hinweg auf viele Arten und Weisen ausgehandelt, und Nuancen können entscheidend sein. Der phänotypische Ausdruck einer mehr independenten oder interdependenten Art des Selbst spiegelt die kulturellen Prioritäten, die in spezifischen ökokulturellen Umgebungen das gewünschte Ergebnis oder optimale Seinsweisen definieren« (Keller et al. 2004, S. 295). Die Art des Selbst entsteht nach dieser Konzeption in Familienumgebungen.

Im Unterschied zur Sozialpsychologie versuchen Greenfield und Keller (2003) über eine bloße Untersuchung von explizit formulierbaren Einstellungen hinauszugehen und den Gesamtzusammenhang der formierenden Bedingungen zu rekonstruieren. Die entwicklungsorientierte Forschung, auf die sie sich beziehen, beruhe zum wesentlichen Teil auf natürlicher Beobachtung, ethnographischen Methoden und kulturadaptierten Methoden, die den Kern der Kulturpsychologie und psychologischen Anthropologie ausmachen. Sie verbinden dabei verschiedene Theorieansätze, die zu erklären versuchen, wie kulturelle Besonderheiten entstehen und vermittelt werden:
— eher über Werte und Ideen im »cultural values approach« (z. B. elterliche Vorstellungen darüber, wie Kinder sich entwickeln [sollten]),
— eher über Umgebungsbedingungen (z. B. subsistenzwirtschaftliche Strukturen, die zu besonderen Sozialisationspraktiken führen),
— eher über Prozesse sozialer Konstruktion vor dem Hintergrund der historischen Entwicklung (z. B. einen kulturell bestimmten Fähigkeitserwerb, damit verbundene Praktiken und Werkzeuge).

Greenfield et al. (2003) stellen so die von ihnen identifizierten »Entwicklungspfade« als prototypische Besonderheiten heraus, die mit ökonomischen Umgebungsbedingungen, zu spezifisch geteilten Werthaltungen und zu sozialen und historisch gerahmten Konstruktionsprozessen in Zusammenhang stehen. Damit distanzieren sie sich von containerartigen Kulturvorstellungen, die mit geographischen oder gar nationalen Demarkierungen arbeiten bzw. ethnische Charakteristika an Personengruppen heften.

Die drei Entwicklungsaufgaben werden entlang ineinander greifender Etappen der jeweiligen independenten und interdependenten Entwicklungspfade beschrieben:

Die drei Entwicklungspfade

1. Die Gestaltung von Beziehungen. Die Formierung enger sozialer Beziehungen ist die erste Entwicklungsaufgabe, die Kinder und die, die sie versorgen, zu bewältigen haben. Die Bindungstheorie (vgl. Bowlby 1969) unterstellt Universalien ontogenetischer Entwicklung. Mütterliche Sensibilität, definiert als unmittelbare, adäquate und konsistente Reaktion auf kindliche Signale sei nach Bowlby kausal mit der Bindungssicherheit verknüpft und normative Grundlage für eine gesunde Entwicklung von Kindern in allen Kulturen. Kinder mit sicherer Bindung zeigen nach Bowlby bessere Entwicklungsergebnisse. Außerdem sei das Bindungssystem mit dem Explorationssystem verbunden, und zwar diene die Mutter als die sichere Basis dafür, dass das Kind die Umwelt entdecken kann. Eine gute Bindung, die neugieriges Explorieren erlaube, wird in der üblichen »Prozedur der fremden Situation« so gemessen. Dabei wird das kindliche Verhalten nach der Trennungssituation im Labor bewertet und beurteilt, wie weit sich das Baby wieder enthusiastisch mit der Mutter in Beziehung setzt und zum entdeckenden Spielen zurückkehrt. Nun halten Mütter aus einer Reihe von kulturellen Kontexten (z. B. japanischen) die beschriebene Prozedur für gänzlich unzumutbar, da dort dauernde Nähe zur Mutter als unabdingbare Entwicklungsvoraussetzung gilt und die Babys aus diesen Kontexten entsprechend verstört auf die Trennung in der fremden Laborumgebung reagieren. Die Kinder müssten nach der Bindungstheorie schlechtere Entwicklungsergebnisse zeigen, weil darin die Möglichkeit einer »gesunden« oder adäquaten Entwicklung bei dauernder Nähe zur Mutter in diesem Alter nicht vorgesehen ist.

Inzwischen wird ein System des Gesichtskontaktes beim independenten Entwicklungsweg von dem des Körperkontaktes beim interdependenten Entwicklungsweg in der frühen Kindheit unterschieden (Keller 2002). Die Bezugspersonen – in der Regel die Mütter – teilen entsprechende »Ethnotheorien« über das, was ihren Kindern zuträglich ist. Zum interdependenten Weg gehört der enge Körperkontakt am Tage (tragen) und in der Nacht (beieinander schlafen).

Die mit solchen Interaktionen verbundene Wärme wird als Vorläufer der Verbundenheit und Akzeptanz elterlicher Werte gesehen. Eine sofortige oder sogar antizipatorische Reaktion darauf, dass sich Kinder nicht wohl fühlen könnten, soll die Unterscheidung zwischen dem Selbst und dem Anderen herabsetzen. Beim System des Gesichtskontaktes achten Eltern darauf, dass Kinder früh unabhängig werden, getrenntes Schlafen, womöglich in einem anderen Raum wird geschätzt, ebenso frühe Exploration gestützt durch technische Hilfen selbstständiger Fortbewegung und in Form der Spielsachen eine frühe Orientierung auf die nicht soziale Welt der Dinge und Objekte. In der späteren Entwicklung schließt an diese Orientierung die Erwartung einer gewissen Spannung zwischen den Generationen mit einer Betonung kindlicher oder jugendlicher Autonomie an. Später erfolgt eine Bevorzugung romantischer oder ehelicher Bindungen auf Kosten der Intergenerationsbeziehungen.

Beim interdependenten Entwicklungsweg wird lebenslange Harmonie zwischen den Generationen angestrebt. Hierzu gehören eher Gehorsam als persönliche Wahl und explorative Erfahrungssuche. Bescheidenheit und gutes Benehmen wie Höflichkeit, Respekt vor Älteren und Loyalität zur Familie wird hoch geschätzt. Durchsetzungsfähigkeit wird eher als unreif und unkultiviert erlebt. Im Erwachsenenalter erfolgt eine Umkehr der Abhängigkeit der Kinder von den Eltern. Zum Beispiel Deutsche und amerikanische Eltern tendieren dagegen dazu, im Alter unabhängig zu bleiben und wollen, dass ihre Kinder mit ihnen nicht aus einer Verpflichtung heraus, sondern aus freien Stücken Zeit verbringen.

2. Der Erwerb von Wissen und Fähigkeiten. Die klassische psychologische Theorie des Fähigkeitserwerbs stammt von Piaget. Wissenschaftliche Intelligenz stellt das Entwicklungsziel dar, das konzeptuell zum individualistischen Entwicklungsweg gehört und die Person in Beziehung zu der Welt der Objekte sieht. In interdependenten Kontexten geht es dagegen weniger um das Erlernen technischer Manipulationen als um das Meistern von

▼

sozialen Rollen, also um soziale Intelligenz. Beim Fähigkeitserwerb spielen genaue Beobachtung, Aufmerksamkeit und gezieltes Zuhören eine größere Rolle als Fragen stellen und Skeptizismus. Bei der Fähigkeit, die eigenen Intentionen und die anderer festzuhalten und die sozialen Auswirkungen eigener oder fremder Handlungen zu berücksichtigen, zeigen sich wichtige Unterschiede. Einige Kulturen betonen die individuellen Eigenschaften und Absichten hinter den Handlungen, andere die sozialen Effekte und den sozialen Kontext der handelnden Person und sehen auch Herz und Verstand weniger getrennt. Die eher individualistische Orientierung findet sich auch in der gängigen Literatur über die »theory of mind«. Hier wird nach Greenfield und Keller (2003) zu wenig berücksichtigt, dass die Sozialisation in interdependenten Settings eher geteilte und weniger individuelle Perspektiven betont.

3. Die Entwicklung einer Balance zwischen Autonomie und sozialer Bezogenheit. In jeder Kultur müssen Personen eine Balance zwischen Unabhängigkeit und sozialer Verbundenheit finden. Diese Thematik spielt besonders in der Adoleszenz eine Rolle. Freud hat in seiner Entwicklungspsychologie eine notwendige Entfremdung zwischen Eltern und Kindern hervorgehoben. Greenfield und Keller (2003) sehen darin eine von der eigenen kulturellen Orientierung hervorgerufene Täuschung in Bezug auf die Universalität dieser Annahme. Sie ziehen besonders die Ergebnisse der Forschung über Verhaltensautonomie und elterliche Kontrolle und die über familiäre Verpflichtung heran. Die meisten Ergebnisse zeigen relative Unterschiede: Verhaltensautonomie werde im »westlichen« kulturellen Kontext früher gewährt (beim Ausgehen, Wahl eigener Kleidung, stärkerem Bezug auf die Gruppe Gleichaltriger als auf die Familie). Zum interdependenten Entwicklungspfad gehöre eine elterliche Haltung, die stärker auf Gehorsam und Konformität besteht. Dasselbe findet man allerdings auch bei niedrigem sozioökonomischem Status. Zur höheren familiären Verpflichtung und Loyalität im interdependenten Kontext gehört eine höhere Bereitschaft, Familienmitgliedern zu helfen, sie zu unterstützen und zu respektieren und entsprechende Opfer zu bringen.

Die Autorinnen des Modells der Entwicklungspfade weisen an vielen Stellen auf den idealtypischen Status der Konstruktion hin. Die Realität der kulturellen Settings sei im Fluss, zeige viele Mischungen und Varianten des Musters. Es gibt aber auch gute Gründe anzunehmen, dass die Konstruktion der Entwicklungspfade selbst und sicher die Befunde der herangezogenen Untersuchungen die Perspektivität der Konstruierenden enthalten. Greenfield (2002) beschreibt anschaulich, wie sehr ihr dieser heuristische und theoretische Rahmen nicht nur die Orientierung und das Verständnis bei ihrer Feldforschung in einem Maya-Dorf im Chiapas-Hochland in Mexiko erleichterte, sondern wie sehr sie dieser Rahmen auch handlungsfähig machte. Von dieser Orientierungsfunktion können sicher viele profitieren, die ihre Perspektive teilen. Dies bestätigt möglicherweise gerade die Perspektivität der Konstruktionen über die anderen, der wir wohl auch schwer bei den metatheoretischen Konstruktionen entkommen, wie Gergen und Gergen (2002) in ihrem vielzitierten Aufsatz herausarbeiten. Straub (2003) stellt fest, es gäbe keine objektiven oder definitiven Beschreibungen einer Kultur, »jede derartige Bestimmung ist im konkreten Fall als eine auf den Standpunkt des Beschreibenden und den pragmatischen Kontext bezogene, also relationale und selbstbezügliche Handlung zu konkretisieren und auszuweisen« (vgl. S. 557). Dieser in Bezug auf den eigenen Standpunkt reflektierte Ethnozentrismus (oder besser: Nostrismus), der in der Kulturpsychologie gepflegt wird, entledigt sich damit natürlich nicht seiner Perspektivität. Die darüber hinausweisende Vision weiterführender Erkenntnis (sowohl bei Gergen als auch bei Straub) ist konsenstheoretisch begründet: erst im Dialog mit der indigenen Perspektive liegen Möglichkeiten der Überwindung der Perspektivität. Greenfield versucht, die Universalität ihres Modells damit zu begründen, dass Ergebnisse dieses Dialogs darin schon enthalten sind. Gleichzeitig beschreibt sie aber auch, dass die indigenen Psychologen amerikanische oder europäische Lehrer hatten, die sie gerade wegen ihrer kollektivistischen Orientierung als Ältere und Autoritätsfiguren gewohnt sind,

▼

> besonders zu respektieren. So gesehen wäre der erhoffte Dialog erst im Entstehen begriffen. Der scheinbar direkte Weg zu den Universalien, den die kulturvergleichenden Psychologen und Psychiater versuchen zu beschreiben, operierte zunächst mit einem naiven Absolutismus, bei dem die als universell konzipierten Theorien einfach als importierte Fremdsicht übergestülpt (»imposed ethic") wurden. Straub und Thomas (2003) beschreiben, wie diese Position inzwischen durch eine methodisch und methodologisch etwas differenziertere ersetzt wurde. Darin würden Ergebnisse aus den indigenen Psychologien und der Kulturpsychologie aufgegriffen und es werde viel Mühe darauf verwandt, kulturell angepasste Instrumente zu entwickeln.

Der Universalismus in der Psychologie geht zudem häufig von der schlichten Annahme aus, dass die Natur des Menschen und damit seine psychologischen Mechanismen als »fest verdrahtet« gegeben und als solche identifizierbar und kartographierbar sind. Hier ist die Biologie und Genetik schon viel weiter, indem sie jenseits eines platten Determinismus komplexe Interaktionen zwischen biologischen Strukturen, Genen und der Umwelt annimmt und untersucht. Die Autorinnen des Modells der universellen Entwicklungspfade versuchen hier Brücken zu schlagen mit der Annahme dispositionell gebahnter Bereitschaften, die auch das Timing von Entwicklungsschritten mitbestimmen, an denen wieder kulturspezifische Entwicklungs- und Lernangebote in Form von Weichenstellungen des Entwicklungspfades anknüpfen (Keller et al. 2002).

1.4 Klinische Kulturpsychologie

1.4.1 Die Situation in den USA

Die klinische Kulturpsychologie versteht sich z. T. als ein angewandter Bereich der oben beschriebenen psychologischen Ansätze, die sich mit Kultur befassen. Da Praxis aber nicht in der Anwendung der Grundlagenfächer aufgeht, haben sich eigenständige Zugänge entwickelt, die weniger von der kulturvergleichenden als der Kulturpsychologie und der indigenen Psychologie inspiriert sind. Am weitesten entwickelt sind die klinische Kulturpsychologie und deren Teilbereich der interkulturellen Beratung und Therapie in den USA. Dies liegt an den spezifischen Problemen in diesem multiethnischen Land und den dort zur Verfügung stehenden Ressourcen für Forschung. Gleichzeitig spielen durch die Dynamik, die die extreme soziale und Machtungleichheit zwischen den ethnischen Gruppen hervorbringt, politische Faktoren eine große Rolle. Außerdem ist sowohl die interdisziplinäre Zusammenarbeit in der Bearbeitung des Feldes weiter fortgeschritten, so dass es eigentlich keinen Sinn macht, von einer Doppel-Bindestrich-Psychologie (»Klinische-« und »Kultur-«) zu reden, sondern eher von dem Feld »multicultural mental health« (Cuéllar u. Paniagua 2000). Leider haben diese Begriffe bei einer wörtlichen Übersetzung ins Deutsche andere Konnotationen. Vor allem das interdisziplinäre Flair von »mental health« – bei uns so etwas wie »psychosoziales Arbeitsfeld«, das psychische Störungen und psychische Gesundheit umfasst, – ist nicht griffig übersetzbar. In Deutschland ist es stattdessen üblich, von »psychiatrischer Versorgung« zu reden. Dies signalisiert im Unterschied zu »mental health« die Dominanz einer Berufgruppe und die Passivität der »Versorgten«.

Gleichwohl macht der Begriff »Klinische Kulturpsychologie« (Kazarian u. Evans 1997) Sinn, wenn man die starken Professionalisierungstendenzen der Psychologen in den USA berücksichtigt. So ist die American Psychological Association (APA) im Feld »multicultural mental health« äußerst engagiert vertreten (vgl. u.). Kazarian und Evans (2001) versuchen inzwischen mit einem »handbook of cultural health psychology« auch das Gebiet der Gesundheitsförderung und des Umgangs mit körperlichen Erkrankungen mit einer kulturpsychologischen Orientierung abzudecken.

Wegen der offensichtlichen sozialpolitischen Implikationen von »multicultural mental health« lassen sich weniger disziplinär als theoretisch und programmatisch zusammengehörige Gruppierungen unterscheiden, die nicht nur ein wissenschaftliches Programm, sondern ebenfalls eine Agenda für das Feld formulieren. Die Gruppe, die sich als »new culture and mental health« (Marsella u. Yamada 2000) bezeichnet, bekennt sich dazu, dass ihre Orientierung eine bestimmte Weltsicht einschließt und die Konzeption multidisziplinär, multikulturell und multisektoral sein soll. Außerdem finden sich Bekenntnisse zu sozialer Gerechtigkeit, zur Wertschätzung von »diversity« bis hin zu der freimütigen Kennzeichnung der Orientierung als »revolutionary and progressive« (vgl. S. 10). Etwas weniger emphatisch wird eine solche Orientierung auch bei Kazarian und Evans (1997) in ihrem Entwurf einer klinischen Kulturpsychologie vertreten. Sie betonen die soziale Verantwortung klinisch tätiger Psychologen und empfehlen z. B. Sprachregelungen. So wollen sie nicht von »Minderheit oder Mehrheit«, sondern von »diverse cultures, cultural groups und cultures of origin« sprechen. Dies zeigt, wie in den USA aufgrund der besonderen Geschichte und der Bevölkerungsstruktur und -entwicklung eine am weitesten fortgeschrittene Diskussion und Forschung existiert. Das Arbeitsfeld ist dort von Bekenntnissen zu bestimmten Werten und einer Reflexion der kontextuellen Bedingungen geprägt, unter denen die Arbeit mit ethnischen Minderheiten stattfindet. Teile der in Anlehnung an Marsella und Yamada (2000) skizzierten wertbestimmten Orientierung sind zur offiziellen Position des amerikanischen Berufsverbandes der Psychologen geworden.

> Die Reflexion der kontextuellen Bedingungen und die Formulierung der normativen Grundlagen des Handelns finden sich 1992 und dann 2002 ausführlich in den »Guidelines on Multicultural Education, Training, Research, Practice and Organizational Change for Psychologists« der American Psychological Association (APA). Das Papier enthält Definitionen wichtiger Begriffe.

Multiculturalism ebenso wie »diversity« werden als Aspekte der Identität bestimmt, die mit verschiedenen zusammenhängen, als da sind: Geschlecht, sexuelle Orientierung, körperliche Behinderung, religiöse und spirituelle Orientierung, Rasse und ethnische Zugehörigkeit, Rolle am Arbeitsplatz und auch die in diesem Zusammenhang problematische Kategorie des sozioökonomischen Status. Alles dies seien Dimensionen der Kultur. Die Definition des Kulturbegriffs schließe die symbolische Dimension als System, Normen, Praktiken, soziale Institutionen und psychologische Prozesse mit ein. Jeder sei ein kulturelles Wesen mit ethnischem und rassischem Erbe, mit Weltanschauungen und einem Lebensstil, der geformt sei von der ökonomischen, historischen und ökologischen Stellung der Gruppe. Kultur sei dynamisch und flüssig. Ein biologischer Rassebegriff wird zurückgewiesen, da biologische rassische Kategorien und phänotypische Charakteristika innerhalb der Gruppen mehr variieren als zwischen den Gruppen. Rasse sei eine soziale Konstruktion, bei der Individuen auf Grund physischer Charakteristika bestimmten Stereotypen zugeordnet werden. Hierdurch würden sie behandelt oder studiert, als ob sie biologisch definierbaren Gruppen zugehören. Ethnizität bedeute, dass man sich selbst mit den Werten und Praktiken seiner Ursprungskultur identifiziert und ein entsprechendes Gefühl der Zugehörigkeit hat. Individuen könnten unterschiedliche ethnische Zugehörigkeiten haben.

In den Erläuterungen der sechs Unterpunkte der APA-Richtlinien (2002) wird auch ein relativ umfassender Überblick über die aktuelle Literatur, z. B. über die Wirkung von Diskriminierung und Stigmatisierung und über multikulturelle Psychotherapie bzw. Beratung gegeben. In den entsprechenden Übersichten in der Literatur (z. B. Cuéllar u. Paniagua 2000, Sue u. Sue 1999, Hays 2001, Pedersen et al. 2002, Helms u. Cook 1999, Kazarian u. Evans 1997) wird meist von den großen in den USA vertretenen ethnischen Gruppen (wie Asian, Latino, African-American, Indian-American etc.) ausgegangen, um auf der Grundlage dieser höchst globalen Kategorien besondere Probleme bzw. psychopathologische Phänomene und spezielle Vorgehensweisen der Psychotherapie und Beratung abzuhandeln. Hierfür gibt es auch jeweils spezielle Monographien (vgl. die umfangreiche Literatur-Liste der APA-Guidelines) über die Arbeit mit den jeweiligen Bevölkerungsgruppen. In anderen Werken wird (wie bei Kazarian u. Evans 1997) der Systematik der psychopathologischen Kategorien gefolgt. Oft gibt es in der entsprechenden Literatur dann noch Kapitel über die Akkulturationsproblematik, über die besonderen Probleme der interkulturellen Diagnostik und spezielle Probleme wie das, dass traditionelle Psychotherapie Selbstöffnung und verbalen Austausch voraussetzt.

1.4.2 Multikulturelle Psychotherapie und Beratung

Lee et al. (2000) sehen »multikulturelle Psychotherapie« als vierte Kraft neben den traditionellen Schulen wie Verhaltenstherapie, Psychoanalyse und humanistischen Ansätzen. Sie halten die Verallgemeinerung der grundlegenden Erwartung, von verbalem Austausch eine Heilung psychologischer Probleme zu erwarten, für ein Beispiel eurozentristischer Wertübertragung. Auch die Vorstellung einer intrapsychischen Ätiologie psychischer Probleme und die »sonderbare« Erwartung, mit einer Person, die nicht zur Familie gehört, intime Gefühle und Gedanken teilen zu sollen und dies in eigener Autonomie, in Abtrennung von der Familie zu tun, werden als eurozentrisch identifiziert.

Sue und Sue (1999) stellen fest, dass Therapeuten, die in traditionellen oder Euro-Amerikanischen Mainstream-Modellen der Psychotherapie trainiert wurden, Werte und Annahmen teilen, die höchst unterschiedlich zu denen kulturell anders sozialisierter Menschen sind. Die gängige Strategie war oder ist immer noch der Versuch, den Klienten westliche Psychotherapieprinzipien und -ziele beizubringen und die Klienten an die Therapeuten anzupassen oder sie gar für nicht therapiefähig zu erklären. Inzwischen gebe es jedoch einen Wandel von der Perspektive, dass der Klient das Problem darstellt, zu der Sichtweise, dass der Therapeut oder Berater das Problem hat. Transkulturelle und multikulturelle Supervision sind wichtige Werkzeuge zur Überwindung bisheriger Mängel und haben bisher zu wenig Aufmerksamkeit in der Forschung gefunden. Lee et al. (2002) bilanzieren die Entwicklung im Bereich multikultureller Psychotherapie. Zunächst hatte die Dichotomie zwischen »etisch« (abgeleitet von »phonetisch«, Lautbildungen, die als universell in den Sprachen angenommen werden) und »emisch« (von »phonemisch«, spezielle Lautbildungen in einer Sprache) große Beachtung gefunden, und es ging dementsprechend darum, ob universelle oder jeweils kulturspezifische Ansätze ausgearbeitet werden sollten. Dieser Streit wurde bald als zu praxisfern empfunden – und es ging mehr um die Frage, wie es dem Therapeuten im Einzelnen gelingt, eine tragfähige Beziehung und vor allem Glaubwürdigkeit und Vertrauen zu etablieren.

Lee et al. (2000) unterscheiden bei den vielfältigen Ansätzen multikultureller Therapie 4 unterschiedliche Ansätze:

Es gibt im Rahmen der genannten Orientierung eine Vielfalt von Mischungen theoretischer und wert-basierter Herangehensweisen. Sue et al. (1996) skizzieren eine Metatheorie, die wiederum eine Einordnung der unterschiedlichen Ansätze erlaube.

> Die unterschiedlichen Orientierungen im Bereich der multikulturellen Psychotherapie und Beratung basieren weitgehend auf Setzungen theoretischer und normativer Art und sind oft in enger Verbindung zur Praxis entwickelt worden. Sie zeigen, dass beraterische und therapeutische Arbeit mit ethnischen Minderheiten in besonderer Weise zur Stellungnahme, zur Reflexion eigener Haltungen und Werte und zur Thematisierung der Person des Beraters in der therapeutischen Beziehung zwingt.

Besonders prekär scheint in diesem Zusammenhang die Glaubhaftigkeit des Therapeuten aus der Sicht der Klienten zu sein. Diesem Thema und den Präferenzen der Klienten galten besondere Forschungsbemühungen. Hierzu gehören auch Bemühungen, die Perspektiven der Klienten auf multikulturelle Beratung genauer zu erfassen (vgl. Pope-Davis et al. 2001). Außerdem stand die Entwicklung von diagnostischen Instrumenten im Vordergrund. Es mangelt bisher allerdings an Ergebnissen über die relative Wirksamkeit, den Prozess multikultureller Beratung und Therapie und über multikulturelle Supervision.

In der Beziehung zwischen Klienten und Therapeuten gibt es komplexes Bündel von Proble-

Die 4 Ansätze multikultureller Therapie nach Lee et al.

1. Kulturelle Anpassung. Wenn die kulturelle Anpassung im Vordergrund steht, müssen die Therapeuten besonders auf die kulturell bestimmte Weltsicht und Erfahrung achten. Damit ist z. B. gemeint, ob ein Klient das, was er erlebt, eher von außen kontrolliert sieht, oder ob er sich selbst als Akteur und Herr seiner Lebensgestaltung begreift (internal locus of control). Dem Klienten soll nicht mit Gewalt eine Sicht der Dinge übergestülpt werden, die seiner kulturellen Orientierung widerspricht, wenn auch eine wechselseitige Annäherung der Weltsichten im Prozess der Therapie erfolgen kann. Nur auf der Grundlage einer solchen gemeinsamen Basis sei eine konstruktive Kooperation aufzubauen.

2. »acculturation/adaptation«. Hier wird der im Alltag gegenwärtige Akkulturationsstress in den Mittelpunkt gestellt, der auf Diskriminierung und Marginalisierung von Minderheiten beruhen kann. Theoretischer Rahmen ist das Stress-Bewältigungsmodell wie es von Berry für den Prozess der Akkulturation modifiziert wurde (vgl. unten). Dieser Ansatz kann auch emische Interventionen wie die Mobilisierung von indigenen Ressourcen einschließen.

3. Rassische Identität. Es ist eine tiefgreifende Erfahrung vor allem für viele Farbige, rassische Diskriminierung zu erleben. Sie bekommen von vielen Personen und Institutionen ihrer Umgebung mehr oder weniger offen oder subtil und fortdauernd vermittelt, dass sie in irgendeiner negativen Weise als anders, minderwertig und unterlegen wahrgenommen werden. Solche Erfahrungen können in die eigene Selbstwahrnehmung inkorporiert werden und »ethnische oder rassische Identitäten« formieren. Es gäbe ausgearbeitete Phasenmodelle rassischer Identifikation bei rassischen Minoritäten, denen komplementäre Phasen rassischer Identifikation bei der dominanten euroamerikanischen Bevölkerung entsprechen. Es gehe darum, Leuten, die unter der Problematik leiden, zu helfen, sich ihrer rassischen Identität bewusst zu werden und ihren Ursprung, ihre Entwicklung und deren Einfluss auf ihr Leben zu bearbeiten. Die interpersonelle Dynamik der Klient-Therapeuten-Beziehung mit Vorgängen der rassischen Übertragung und Gegenübertragung gilt als wertvolles Instrument der Therapie.

4. Beziehung zwischen Person und Umgebung. Der Ansatz der Person-Umweltbeziehung ist politisch gemeint. Er zielt auf eine Befreiung des Bewusstseins und geht über das Ziel einer Anpassung von Personen aus kulturell unterschiedlichen Minoritäten an die dominante euroamerikanische Gesellschaft hinaus und will ihnen zu einer Art des Empowerment verhelfen, das sie befähigt, die Gesellschaft in eine mehr pluralistische zu verwandeln. Der Ansatz ist inspiriert von Ideen von Freire (2002) und Fanon (1981) und der politischen Bewegung der Farbigen in den USA. Es gehe darum, seine eigene Stimme zu finden, sich positiv mit seiner rassischen Identität zu identifizieren und soziale Veränderungen voranzutreiben.

men. Hier spielen die jeweils erlebten Akkulturationserfahrungen eine Rolle, Haltungen, die mit der eigenen Identität und sozialen Position verwoben sind, und gesellschaftlich vermittelte Rahmenbedingungen, die in tiefgreifender Weise den Kontext des beraterischen oder therapeutischen Handelns bestimmten. All dies können Berater bzw. Therapeuten ohne Reflexion und Supervision des helfenden Handelns kaum bewältigen. Nicht selten wird daher in diesem Feld eine helfende Beziehung abgebrochen oder kommt gar nicht erst zustande.

1.4.3 Die Entwicklung in Deutschland

Die klinische Kulturpsychologie ist in Deutschland wenig entwickelt. In den Textbüchern der klinischen Psychologie wird das Thema Kultur im Allgemeinen nicht als besonderer Schwerpunkt behandelt. Quekelberghe hat 1991 eine Übersicht über »Klinische Ethnopsychologie« publiziert. Er behandelt Trends in der kulturvergleichenden Psychologie, arbeitet die Dominanz der US-amerikanischen Psychologie in den Ländern der dritten Welt heraus und dortige Ansätze zur Indigenisierung der Psychologie. Neben der Depression und der Schizophrenie werden die kulturgebundenen Syndrome behandelt. Das besondere Interesse des Autors gilt kulturspezifischen Formen des Umgangs mit psychischen Störungen, Formen des traditionellen Heilens und rituellen Praktiken wie Schamanismus. Er zeigt hierbei an Hand vieler konkreter Beispiele komplexe Bezüge zu lokalspezifischen Vorstellungen auf und diskutiert interessante Parallelen der Praktiken mit »westlichen« Formen der Psychotherapie.

> Das Gros der Literatur zur interkulturellen Beratung und Psychotherapie (Mecheril 2004, Heise 2002, Hegemann et al. 2001, Varela et al. 1998, Koch 1995, Attila et al. 1995, Jaede et al. 1994, Rohner et al. 1993) ist praxisbezogen. Viele Beiträge sind aus der Perspektive von Praktikern geschrieben, die in spezifischen Settings mit Migranten oder Flüchtlingen arbeiten. Eine entsprechende Bedeutung hat die Berücksichtigung der in den letzten Jahren stark restriktiv gewordenen sozialen und rechtlichen Rahmenbedingungen und der wachsenden Mittelknappheit in diesem Arbeitsfeld.

Mecheril (2004) sieht in der neueren Diskussion um interkulturelle Beratung eine Tendenz, kulturelle Differenz anzuerkennen, ohne einfach eine Assimilation einzufordern. Er weiß um die Gefahr, dass durch die Konzentration auf die Kulturdimension sozialstrukturelle und Machtdifferenzen ausgeblendet werden. So würde durch interkulturelle Beratung gesellschaftliche Ungleichheit kulturalisiert und damit verdeckt. Diese Gefahr bestehe besonders dann, wenn man einem Kulturbegriff folge, bei dem von einer »natürlichen« wesenhaften, unveränderlichen Zugehörigkeit Einzelner zu kulturellen Gruppen ausgegangen wird, und wenn man unter Kultur vor allem ein stabiles symbolisches Deutungssystem verstehe. Mecheril bestimmt stattdessen Kultur eher als Praxis:

> Der Binnenraum eines kulturellen Kontextes kann gedacht werden als eine Praxis der Unterscheidung, in der Bedeutungen als Unterschiede und Verhältnisse zwischen Menschen als Ungleichheiten (re)produziert werden. Differenz und Ungleichheit sind die zentralen Begriffe eines Verständnisses von »Kultur«, das auch für psychosoziales Handeln bedeutsam ist. (Mecheril 2004, S. 298)

Er betont den sozial konstruierten und vereinfachend schematisierenden Charakter von fremd- oder selbstzugewiesener kultureller Besonderheit sowohl im Alltag als auch im speziellen Kontext einer Beratungssituation und -institution. Damit stellt er auch das Konzept und den Begriff der interkulturellen Beratung selbst in Frage und spricht eher von einer »interkulturellen Perspektive auf Beratung«, da sich erst in der Reflexion wechselseitiger interkultureller Deutungsprozesse von Verschiedenheiten erweisen müsse, was an der Beratung interkulturell sei. Damit findet man inzwischen in Deutschland ein sehr reflektiertes Beratungsverständnis, in dem die sozialen und politischen Dimensionen der Praxis bedacht werden.

1.4.4 Die Kultur der klinischen Psychologie und die Kultur des Umgangs mit psychischem Leid

> Die kulturpsychologische Perspektive hat ein selbstreflexives Potential, mit ihren Werkzeugen der Analyse lässt sich die eigene Kultur, etwa der klinischen Psychologen oder der Psychiater, untersuchen. Wie werden sie sozialisiert? Welchen Umgang pflegen sie unter- und miteinander, welche Institutionalisierungsformen und professionellen Selbstverständnisse haben sie gefunden? Wie grenzen sie sich von anderen ab? Welche Rituale pflegen sie, welche Kooperationsformen haben sie gefunden, wie sehen sie ihre Klienten/Patienten? Schließlich lässt sich die interprofessionelle Dynamik im gesamten psychosozialen Arbeitsfeld untersuchen.

Eine amüsante Anregung mit intellektuellem Reiz ist der Aufsatz von Miller und Hubble (2004), in dem die Geschichte des Aufkommens und des Niedergangs der Psychotherapie retrospektiv an Hand von gefundenen Dokumenten aus der Perspektive eines extraterrestrischen archäologischen Expeditionsteams rekonstruiert wird. Es müsste so etwas geben wie eine klinisch psychologische Anthropologie. Die Kultur der Medizin (Lupton 1994) und ihre Implikationen für die Patienten und die öffentlichen Diskurse und Laienvorstellungen sind besser untersucht. Dies ist u. a. Gegenstand der medizinischen Anthropologie (vgl. Ember u. Ember 2004a). Neben der Sozialisation der Mediziner und der Formierung des medizinischen Blicks (vgl. z. B. Good 1993 und verschiedene Beiträge in Albrecht et al. 2000) war auch die Psychiatrie und das settinggebundene Handeln psychiatrischer Teams (vgl. Barret 1996) Gegenstand von Untersuchungen. Ein für die klinische Psychologie wichtiges Thema ist der zunehmende Einfluss medizinischer Deutungsweisen, – sowohl in der Wissenschaft als auch in öffentlichen und Alltagsdiskursen die als »Medikalisierung« (Lock 2004, Popay et al. 1996) beschrieben wird. Medizin ist im Zuge der Modernisierung zu einer wichtigen Institution der sozialen Kontrolle geworden und ersetzt die mehr traditionellen Institutionen wie Religion und Gesetz, so dass es zu einer Medikalisierung von vielen Bereichen des täglichen Lebens im Namen der Gesundheit kommt (Lock 2004). Wichtige Übergänge und Abschnitte des Lebenslaufs sind inzwischen unter den Einfluss medizinischer Rationalität geraten. Zunächst erfolgte die Medikalisierung der Geburt – später kam es auch zum Vordringen medizinischer Deutungsweisen der Übergänge zur Adoleszenz, der Menopause und des Alters. Ebenso wurde die Sexualität Ziel medizinischer Technologie und damit die Reproduktion der Menschheit. Zunehmend wird die Regulation von Emotionen medikalisiert (vgl. Bullard 2002) und viele andere Bereiche des alltäglichen Lebens wie Hygiene, Bewegung, Stillen, Ernährung etc. Im Bereich der Gesundheitsselbsthilfebewegung gibt es in Reaktion darauf eine starke Tendenz zu einer (Wieder)-Befähigung von Laien, die teilweise ausgesprochen medizinkritisch ist. Eine solche Gegentendenz zur Medikalisierung wird von Williams und Calnan (1996) beschrieben. Die komplexe und nicht unproblematische Dynamik zwischen sogenannten »Laienvorstellungen« und Expertenwissen diskutieren Bolam et al. (2003). Guimon et al. (1999) geben einen Überblick über die sozialen Repräsentationen von psychischer Krankheit und ihrer Behandlung. Angermeyer und Matschinger (1999a, b) zeigen darin, dass bei Laien am häufigsten die Überzeugung vertreten ist, Stress nehme in der postindustriellen Gesellschaft zu und stelle die Hauptursache für psychische Krankheiten dar. Im Gegensatz zur Meinung der Psychiater wird die medikamentöse Behandlung doppelt so häufig zurückgewiesen, wie sie empfohlen wird, während Psychotherapie und auch natürliche Heilverfahren einen besseren Ruf genießen.

Im Einklang mit der Psychiatrie befindet sich auch die klinische Psychologie in einem Pro-

1.4 Klinische Kulturpsychologie

zess der Medikalisierung und der Biologisierung. Dies geschieht auf der Ebene der Wissenschaft und der Professionalisierungsbemühungen (vgl. Auckenthaler 1997). Die Deutsche Gesellschaft für Psychologie verfolgt eine Standespolitik, in der die Psychologie als Ganzes zur Naturwissenschaft erklärt wird. Entsprechende Rahmenbedingungen werden derzeit für die Neukonzeption der Ausbildungsgänge in der Psychologie verankert. Bergold (2005b) konstatiert eine Abkopplung der klinischen Psychologie von der Praxis und eine »Rückkehr in den Elfenbeinturm«. Nach Eckensberger (2002) wird bei dieser Entwicklung sowohl die Physik als auch die Biologie als Leitwissenschaft beschworen. Er setzt diese Perspektiven zu der handlungstheoretischen (selbstreflexiven) und der kulturellen Perspektive ins Verhältnis und diskutiert das Ergänzungsverhältnis und die Unvereinbarkeit der Herangehensweisen. Aus der selbstreflexiven und der kulturellen Position könne das biologische Erbe der Menschen als befähigende Bedingung gesehen werden, allerdings nicht als eine Bedingung, auf die der Mensch reduziert werden kann. Die physikalische Perspektive impliziert einen Reduktionismus, wenn man sie auf die kulturelle oder biologische Position anwendet, und ist inkompatibel mit der Perspektive des selbstreflexiven Subjekts. Eine derart vollständige Abbildung psychologischer Herangehensweisen ist selten. Laucken (2003) versucht in seinem Entwurf der theoretischen Psychologie einen ähnlich umfassenden Ansatz, beklagt aber auch auf diesem Hintergrund die einseitige Förderung von Laborforschung naturwissenschaftlicher Ausrichtung, die sich auf die Untersuchung psychologischer Vorgänge auf der Ebene neuropsychologischer Basisprozesse beschränke und die sozialwissenschaftliche Perspektive zurückdränge. Straub (vgl. Jäger et al. 2004) versucht, die Psychologie als Teil der Kulturwissenschaften zu etablieren.

Die Biologisierung bzw. die Reduktion auf naturwissenschaftliche Zugänge kann man als kulturellen Trend verstehen, der die Psychiatrie erfasst hat und die mehr und mehr in ihrem Windschatten segelnde klinische Psychologie. Die Literatur ist darauf beschränkt, einen Überblick über die Psychopathologie und die Therapien zu geben. Seit sich in Deutschland die psychologische Psychotherapie als Heilberuf etabliert hat, verstärkt sich diese Beschränkung. Dies bedeutet eine zunehmende Medikalisierung von psychischem Leiden. So zeigt Wittchen (2004), dass es in Deutschland nach der gültigen Klassifikation eine 12-Monatsprävalenz aller psychischen Störungen von 32,1% in der erwachsenen Bevölkerung gibt. Hiervon stehen 36% in Behandlung. Für Kinder und Jugendliche berichtet er eine 12-Monatsprävalenz von 17,5% und eine Behandlungsquote von 17%. (Die Zahlen wurden vor Einführung des Psychotherapeutengesetzes erhoben.) Bei vielen psychischen Störungen (z. B. der Depression) zeigen sich zudem ein Anstieg der Prävalenzrate und eine Vorverlagerung ins jüngere Alter. Angesichts dieser Zahlen kann man sich fragen, wie soziokulturelle Kontexte beschaffen sind, in denen jeder dritte Erwachsene und jedes fünfte bis sechste Kind zum psychisch Kranken erklärt wird und in denen vielen als dominante Lösung eine massenhafte Zuführung dieser Personen zu Therapeuten als plausibel erscheint. Parallel zur vermehrten Identifizierung von Personen als psychisch gestört bzw. krank wächst die Tendenz, sie u. a. aus Kostengründen weniger psychotherapeutisch als psychopharmakologisch zu behandeln.

Diese Form der Medikalisierung wird durch starke Marktkräfte vorangetrieben. Der starke Einfluss der Pharma- und Gerätehersteller auf die Forschung (vgl. Perlis et al. 2005), auf die Weiterbildung und inzwischen auch auf die Angehörigen- und Betroffenenverbände ist zu einem Teil der »Kultur der Psychiatrie« geworden. Auf wissenschaftlichen Psychiatriekongressen führt kaum ein Weg vorbei an den großen Arealen, die die Pharmaanbieter mit ihren Ständen besetzen, und das Programm enthält vielfältige »Satellitensymposia«, in denen die Firmen ihre Botschaften verbreiten. Wer Psychiaterkongresse in Drittweltländern kennt, weiß, dass dort ganze Programmteile – z. B. über Angststörungen von Pharmavertretern gestaltet werden.

❶ Äußerst folgenreich für die klinische Psychologie (und für eine kulturpsychologische Perspektive auf dieses Fach hoch problematisch) sind die Folgen der Medikalisierung in der Psychotherapie- und Versorgungsforschung. Damit ist die zunehmende Anwendung des Modells der Evidenzbasierten Medizin (EBM) und damit des »Health technology assessment« (vgl. Vogd

2002) auf Bereiche der Psychotherapie, Beratung und psychosozialen Intervention gemeint. Das Modell ist streng universalistisch konzipiert und basiert auf dem Prinzip, zur Bewertung von Interventionen nur Studien zuzulassen, die dem randomisierten doppel-blind angelegten Placebo-Kontrollgruppendesign entsprechen oder nahe kommen und aus Metaanalysen solcher Studien Empfehlungen für die Praxis abzuleiten.

Diese Strategie ist beim Vergleich von Medikamenten oder technischen Eingriffen sinnvoll, um wirksame von unwirksamen Maßnahmen zu trennen. Das Modell der evidenzbasierten Medizin setzt voraus, dass die Maßnahme als genau operationalisierbares Paket von Handlungsschritten standardisierbar ist, bei jedem und von jedem (mit entsprechender Expertise) in gleicher Weise appliziert werden kann und nicht vom Kontext abhängig ist. Mit dieser Bewertungsstrategie wird z. B. die Effektivität von Psychotherapie bei Depression mit der Effektivität von Pharmatherapie verglichen. In Deutschland wacht neuerdings das »Institut für Qualität und Wirtschaftlichkeit« (Gerst 2005) in Zusammenarbeit mit dem Gemeinsamen Bundesausschuss (G-BA) – einem Gremium der gemeinsamen Selbstverwaltung von Ärzten, Krankenkassen und Krankenhäusern – darüber, dass keine Leistungen von der Krankenversicherung finanziert werden, die sich nach den Kriterien der Evidenzbasierung als unwirtschaftlich erwiesen haben. In der klinischen Psychologie führt das dazu, dass gegenwärtig diagnostische Strategien, die darauf abzielen, die Besonderheit des Einzelfalls eingebettet in den entsprechenden soziokulturellen Kontext abzubilden, durch störungsspezifische Kategorien ersetzt werden, die den Kontext und die Besonderheiten der Geschichte und der Person vernachlässigen. Der so identifizierten Störung wird dementsprechend auch kein auf den Einzelfall zugeschnittenes Vorgehen, sondern ein standardisiertes Interventionsprogramm zugeordnet (vgl. Auckenthaler 1997). Diese Entwicklung ist immer mehr zum »Mainstream« der klinischen Psychologie und noch stärker der Psychiatrie geworden.

Doch inzwischen regt sich allerlei Kritik. Einmal wird von methodischer Seite die Anwendung der Logik der evidenz-basierten Medizin auf Psychotherapeutische Interventionen (vgl. Wampold 2005) in Frage gestellt. Außerdem heißt es in einem »Policy statement on evidence based practice« der American Psychological Association (2005): »Evidence-based practice in psychology (EBPP) is the integration of the best available research with clinical expertise in the context of patient characteristics, culture, and preferences«. Die Notwendigkeit, bei der Umsetzung der Ergebnisse aus den Studien nach dem randomisierten doppel-blind angelegten Placebo-Kontrollgruppendesign »Klinische Expertise« heranzuziehen, wird auch bei Sacket et al. (2000) genannt. Die Frage ist, wie das aussieht und ob das bei dem neuen Leitlinienwesen tatsächlich geschieht. Nach dem APA-Statement und ausführlicher nach dem Bericht der Task force der APA zu dem Thema (2005) gehört zur klinischen Expertise »understanding the influence of individual, cultural, and contextual differences on treatment«, und es wird die aktive Einbeziehung eines informierten Patienten gefordert. Tanenbaum (2005) beobachtet, dass »evidence based practice« (EBP) nicht nur eine psychosoziale Versorgungspraxis, sondern eine Bewegung geworden sei, in der es darum gehe, welcher Art von Daten Überlegenheit zugemessen würde. Es gehe um Forschungsprioritäten, Drittmittelressourcen, die Politik von wissenschaftlichen Zeitschriften und Kongressen und den Tenor von intra- und interprofessionellen Diskursen. Manche redeten von psychologischer Kriegführung zwischen Praktikern und der Wissenschaftsszene. Die Konzepte davon, was Evidenz zu bedeuten habe, ob Praxis eine Anwendung der Wissenschaft sei und wie »Effektivität« zu verstehen sei, lägen weit auseinander (Tanenbaum 2005).

Die mit der zunehmenden Medikalisierung verbundenen Transformationen der Kultur von klinischer Psychologie und Psychiatrie sind gravierend und scheinen die Tendenz, die kulturelle Dimension des Menschen eher aus den Fächern auszugrenzen gegenwärtig zu verstärken. Diese Entwicklung ist angesichts der zunehmenden Begegnung zwischen Menschen mit differentem kulturellem Hintergrund bedenklich.

> Der Kulturbegriff ist hier sehr weit gefasst. Gemeint ist die Anwendung der kulturanthropologischen Perspektive und Methodik auf Gegenstandsbereiche der »eigenen« Kultur. Hieraus sind die medizinische Anthropologie und noch spezieller die psychiatrische Anthropologie entstanden. Innerhalb dieser Gebiete ist das Konzept der Medikalisierung zu einem fruchtbaren theoretischen Konzept geworden. Es gibt Überschneidungen (auch in den Publikationen, vgl. Albrecht et al. 2000) mit der medizinischen und psychiatrischen Soziologie.

1.5 Die Psychologie interkulturellen Handelns – Kulturbedingte Irrtümer als Mittel der Selbst- und Fremdreflexion beim Umgang mit psychischer Gesundheit/Krankheit

1.5.1 Kultur als Quelle der neuen Unübersichtlichkeit?

❗ Sowohl die Modelle als auch die Befunde der unterschiedlichen Schulen der Psychologie, die sich mit Kultur befassen, sind umstritten. Es lässt sich schwer klären, wo die Grenze zwischen dem liegt, was alle Menschen gemeinsam haben und dem, was kulturell besonders ist. Wenn es so ist, dass die kulturell bestimmte Sozialisation bis in unsere grundlegenden psychologischen Verarbeitungsweisen und unsere Selbstverständnisse als Person reicht, dann bräuchte man unterschiedliche Psychologien für unterschiedliche Gruppen von Menschen.

Dann besteht auch die Gefahr, dass die dominierende (zur Zeit euroamerikanische) Scientific Community ihre Psychologie aus dem eigenen ethnozentristischen Irrtum heraus für die universelle hält und – flankiert von anderen Formen der Dominanz – dem Rest der Welt überstülpt.

Auch die Grenze zwischen dem kulturell Besonderen und dem, was auf andere Arten von Verschiedenheit (Geschlecht, Stand, Szene, Lebensstilgruppe etc.) zurückgeht, ist umstritten und damit die Bedeutung, die die kulturelle Besonderheit gegenüber anderen Arten von Zugehörigkeiten hat.

Es bleibt kontrovers, ob die kulturelle Verschiedenheit eher in den Kontextbedingungen wurzelt oder sich an Eigenschaften von Personen festmachen lässt und möglicherweise »kulturalisiert« wird.

Kulturelle Kontexte sind außerdem im Fluss. Durch machtpolitisch und ökonomisch bestimmte Einflüsse kommt es zu oft gewaltsamen gesellschaftlichen Umwälzungen und zu Flucht- und Migrationsbewegungen, immer neuen Durchmischungen nicht nur kulturell verschiedener Bevölkerungsgruppen mit entsprechenden Prozessen der Anpassung und wechselseitigen Beeinflussung oder zu blutigen Konflikten. Einflüsse aus anderen dominanten Kulturen führen zu komplizierten Dynamiken und werden assimiliert und/oder führen zu (manchmal fiktiven) Vergewisserungen und Behauptungen der eigenen kulturellen Identität. Gewaltförmige Auseinandersetzungen sind weltweit an der Tagesordnung.

Immer schwieriger wird die Bestimmung der Grenzen derer, die kulturell möglicherweise zusammengehören oder sich als kulturelle Gemeinschaft begreifen. Häufig lassen sich keine territorialen (oder gar nationalen) Grenzen mehr finden. Die intrakulturelle Verschiedenheit (in Form von Subkulturen oder Szenen) wird bisher zu wenig beachtet. Mehr oder weniger lose oder konsistente kulturelle Gemeinschaften, die sich als Minderheiten in anderen Ländern finden, unterliegen Akkulturationsprozessen und bilden oft andere hybride »Kulturen« und Selbstverständnisse im Vergleich zu ihrer Herkunftskultur.

Angesichts dieser bisher und wohl auch in Zukunft offenen Fragen muss man sich darüber auseinander setzen, was sich aus den sehr vielfältigen und reichen Ergebnissen der mit Kultur befassten Psychologie für den Umgang mit psychisch Kranken ableiten lässt. Wenn man die Geltung dieser Ergebnisse überprüft und sich deren Perspektivität vor Augen hält – d. h. sich klar macht, dass sie die kulturell Anderen nicht abbilden, sondern »unseren« Blick auf ihr Anderssein mit enthalten und zudem auch ihre unglaubliche Vielfalt gröblich vereinfachen –, so lassen sie sich meines Erachtens doch für eine Suchstrategie (Heuristik) bei »uns« verwenden. Eine solche Heuristik ließe sich über bestimmte Themenfelder auffächern, in denen die Reflexion unserer Vorannahmen lohnend erscheint, wenn wir uns in ein psychosoziales Arbeitsfeld begeben, in dem es um interkulturelle Begegnungen geht. Bevor ich einen solchen Versuch mache, möchte ich kurz auf die Psychologie interkulturellen Handelns und vor allem auf die selbstreflexive Wendung in diesem Feld eingehen. Die Psychologie interkulturellen Handelns ist Teil der angewandten Psychologie und bezieht sich eher auf Probleme des interkulturellen Austauschs in der Sphäre der Wirtschaft.

1.5.2 Psychologie interkulturellen Handelns

In der Psychologie interkulturellen Handelns geht es um psychische Bedingungen, Verlaufsprozesse und Wirkungen menschlichen Verhaltens in Sonder- und Grenzsituationen, in denen Menschen aus verschiedenen Kulturen einander begegnen.

> In interkulturellen Überschneidungssituationen, in denen Personen aufeinander treffen, die in verschiedenen Kulturen sozialisiert wurden und die sich zunächst nur an den eigenkulturellen Werten, Normen und Bewertungsmaßstäben orientieren können, da sie die fremden nicht kennen, entsteht eine höchst komplexe Interaktionssituation mit spezifischen Anforderungen an das interkulturelle Lernen und Handeln der Interaktionspartner. (Thomas 1996, S. 112)

Thomas versteht unter Kultur ein Orientierungssystem, das als zentrale Merkmale »Kulturstandards« enthält: alle Arten des Wahrnehmens, Denkens, Wertens und Handelns, die von der Mehrzahl der Mitglieder einer bestimmten Kultur für sich persönlich und andere als normal, selbstverständlich, typisch und verbindlich angesehen werden. Innerhalb der eigenen Kultur werden diese Standards nicht mehr bewusst erfahren. Sie werden erst in kritisch verlaufenden, konflikthaften interpersonellen Begegnungssituationen im interkulturellen Kontakt für beide Seiten identifizierbar. Beim »Culture assimilator training« (Fiedler et al. 1971) werden auf dieser Grundlage für die Teilnehmer über das Durchspielen kritischer Interaktionssituationen vertiefte Einblicke in Denk- und Attributionsweisen der betreffenden Kultur ermöglicht. Dies scheint ein etwas praxistauglicherer Ansatz der Vermittlung relevanter Kompetenzen interkultureller Kommunikation zu sein, als die üblichen kulturhistorischen und landeskundlichen Materialzusammenstellungen, mit denen Professionelle (vor allem aus der Wirtschaft) auf ihre Arbeit im Ausland vorbereitet werden. In diesem Zusammenhang haben Thomas und Mitarbeiter inzwischen verschiedene Publikationen von kulturspezifischen Kompetenzen für jeweils bestimmte Länder veröffentlicht (vgl. Thomas 2003a.) Für den Bereich der Medizinischen Anthropologie gibt es (Ember u. Ember 2004b) ähnliche Handreichungen bezogen auf die für Gesundheit und Krankheit relevanten Themen (inklusive indigener Krankheits- und Heilungsvorstellungen und sozioökonomischer und politischer Bedingungen) entlang des Lebenslaufs für alle wichtigen ethnischen Gruppen auf der Welt. Solche Darstellungen können für die Praxis nützlich und informativ sein, aber sie tendieren natürlich zu einer eher statischen containerartigen Darstellung von Kulturen.

Krewer (1996) sieht zwar die Vorteile solcher problembezogenen Strategien wie direkte Lösungsrelevanz, lebensnahe Herangehensweise und geringe Anforderungen an die Transferkompetenz, warnt aber vor Fehlschlüssen bei solchen zweckgebundenen Herangehensweisen. Er geht dagegen vom aktiv handelnden Subjekt aus, das das symbolische Kapital der Kultur in kreativer Weise im Sinne eigener Identitätsaspirationen verwendet. Ähnliches habe ich versucht, bei psychisch Kranken herauszuarbeiten, die heute in großstädtischen kommunalen Versorgungssettings leben (Zaumseil 1997). In krisenhaften Begegnungssituationen, die den Ausgangspunkt für die Konstruktion von Kulturstandards darstellen, werden nun – so Krewer – möglicherweise in besonderer Weise solche Identitätsaspirationen zur Quelle von Fehleinschätzungen, ohne – wie gewünscht – einfach kulturelle Automatismen abzubilden. Damit kommt er zu einer kritischen Redefinition:

1.5 Die Psychologie interkulturellen Handelns

Kulturstandards sind als spezifische Orientierungssysteme aufzufassen, die konstruiert werden, um eigenes und fremdes Wahrnehmen, Denken, Fühlen und Handeln in spezifischen interkulturellen Kontaktsituationen verständlich und kommunizierbar zu machen. Kurz gesagt, Kulturstandards sind Mittel der Selbst- und Fremdreflexion in interkulturellen Begegnungen. (Krewer 1996, S. 152)

Mit dieser kontextualisierten und konstruktivistischen Auffassung verweist er auf die Vorläufigkeit des interkulturellen Verstehens und versucht, die Gefahr der Kulturalisierung von Kommunikations- und Kooperationsproblemen zu vermeiden. Dieser Ansatz erscheint mir sehr fruchtbar und auf interkulturelle Begegnungen bei helfendem oder therapeutischem Handeln in klinischen Settings übertragbar. So könnte auch in klinischen Situationen eine Vielzahl äußerer Bedingungen des interkulturellen Kontaktes der Beteiligten beachtet werden, wie die Freiwilligkeit der Kontaktaufnahme, der soziale Status der Beteiligten und die Akkulturationsziele des therapeutischen Settings. Diese Bedingungen stehen in Verbindung zur (Sub-)Kultur des Settings oder der dominierenden Therapieszene, deren Interaktion mit den Klienten z. B. Estroff (1981) und Barret (1996) untersucht haben. Auch sollte man sich dessen bewusst sein, was Krewer (1996) »Interkulturalitätsstrategien« nennt: Wenn man diese auf therapeutische Settings anwendet, so kann man bei den Therapeuten folgende Unterschiede treffen:

- die Eroberer – Behandler, die ihre Einschätzung der Dinge umstandslos auf ihre Klienten aus einem anderen kulturellen Zusammenhang übertragen wollen,
- die Relativisten – Behandler, die von der Unvereinbarkeit ihrer Sicht mit der Innensicht des Anderen ausgehen und in der therapeutischen Begegnung wohl eher resignativ sein dürften,
- die Universalisten – Behandler, die nach einer Schnittmenge von Gemeinsamkeiten beider kulturellen Systeme suchen,
- die Synergisten – Behandler, die Interkulturalität in der therapeutischen Begegnung für ein jeweils dialogisch zu konstruierendes Produkt halten, eine »Interkultur«, die beiden Seiten Veränderung und Anpassung abverlangt. Die Wahl der Interkulturalitätsstrategie hängt mit den therapeutischen Zielen und den im therapeutischen Setting umzusetzenden Interessen (z. B. reibungsloser Ablauf auf der Station) zusammen.

Die Verwendung von Kulturstandards führt in der Interaktion zu folgenreichen gegenseitigen Antizipationen und damit verbundenen Missverständnissen: Z. B. kann sich eine Klientin sagen: »Weil sie (die Therapeutin) meine Erfahrung im Heimatland sowieso nicht versteht, blende ich das hier aus« – und die Therapeutin: »Weil sie (die Klientin) den Zusammenhang zwischen ihren Erfahrungen im Heimatland und ihrer jetzigen Symptomatik sowieso nicht sieht, antwortet sie nicht« etc. Da es bei interkulturellen Begegnungen jedoch weniger um ein automatisches Abspulen in der kulturellen Sozialisation erworbener Programme geht, sondern potentiell um ein wechselseitiges Bemühen um Verständigung, sieht Krewer hier eine Vielzahl von Möglichkeiten, die für den klinischen Bereich fruchtbar gemacht werden können und zu einem erfolgreichen »Identitätsmanagement« im Kontext von Akkulturation führen. Jenseits der Behandlung von Kulturstandards als Determinanten des Verhaltens gibt es Spielräume der Nichtbefolgung und Veränderung und ein erhebliches Ausmaß an individueller Variation. Es gehe darum, innerhalb dieser Spielräume Dialogmöglichkeiten zu erproben und zu entwickeln.

Damit ginge es bei der interkulturellen Kommunikation im psychosozialen Feld um die Aushandlung von Identitätszuschreibungen auf der Ebene der personalen, der sozialen und der kulturellen Identität – wobei zusätzlich die Frage der Beschädigung vor allem der personalen und der sozialen Identität mit ins Spiel kommt. Die Zuschreibungsprozesse müssten auf beiden Seiten für selbstreflexive Rückbezüge geöffnet werden und aus der Kulturalisierung von Problemen und wahrgenommenen Unterschieden herauskommen.

1.5.3 Kulturelle Missverständnisse

Nach einer Verdeutlichung der grundsätzlichen Probleme interkultureller Begegnung in der Diskussion der Psychologie interkulturellen Handelns, wird im Folgenden eine Übersicht über die in Frage kommenden Inhalte selbstreflexiver Bemühungen gegeben.

Diese Inhalte sind als Fragen formuliert, die man sich in interkulturellen Begegnungs- und Arbeitssituationen stellen kann, wenn man vermeiden will, eigene Vorstellungen auf Menschen zu übertragen, die möglicherweise anders sozialisiert sind.

> **Fragen für eine Orientierung in interkulturellen Begegnungs- und Arbeitssituationen**
>
> **1. Demarkierungen des Selbst – Demarkierung von anderen**
> – Sieht sich mein Gegenüber als untrennbar mit der Familie/der sozialen Gruppe verbunden?
> – Wie sehen die Vorstellungen über gesunde kindliche Entwicklung aus?
> – Wird unbedingte Nähe, andauernder Körperkontakt, zusammen Schlafen, Beziehungswärme, antizipatorische sofortige Bedürfniserfüllung und das Vermeiden von intensiven Emotionen (Erschrecken) als wichtig zur Förderung von Gesundheitsstörungen gesehen?
> – Zielt die Erziehung eher auf die Erfüllung sozialer Rollen oder den Erwerb intellektueller/technischer Fertigkeiten ab?
> – Gilt die Harmonie oder der Konflikt zwischen den Generationen als Entwicklungsfolie?
> – Wie wird die Balance zwischen Autonomie (Ablösung von den Eltern) und Wahrung der Intergenerationsbeziehung gehandhabt?
> – Wie zwingend ist die Verpflichtung gegenüber der Herkunftsfamilie?
> – Wie wichtig ist die Wahrung von Harmonie in den sozialen Beziehungen?
> – Wie sind Beziehung, Loyalität und Verpflichtungen gegenüber den Vorfahren geregelt?
>
> **2. Demarkierung der eigenen Person von magischen Bedeutungen/Orten mit beseelter Bedeutung**
> – Wird die eigene Person, das eigene Schicksal, die eigene Gesundheit (oder die anderer) in Verbindung/unter dem Einfluss magischer Kräfte gesehen?
> – Wie sind diese Kräfte beeinflussbar?
> – Spielen Orte, das Aufsuchen von Orten und die Bindung an Orte eine Rolle für das Wohlergehen?
>
> **3. Demarkierung vom Kosmos**
> – Wird das eigene Wohlergehen (und das bedeutsamer Anderer) im Zusammenhang mit einer Vorstellung von einer sinnvollen kosmischen Ordnung gesehen?
> – Hat dieser Zusammenhang eine spirituelle Dimension?
>
> **4. Selbstbestimmung und Autonomie**
> – Verstehe ich auf Grund meiner Vorstellung von Selbstbestimmung die Verbundenheit mit anderen (auch in der Dimension des Magischen) als Fremdbestimmung?
> – Wie deute ich die Vorstellung von Trance und Besessenheit?
> – Unterstelle ich eine subjektive Rechtsvorstellung, in der die Person nicht einfach dem Recht unterworfen ist, sondern Rechte individuell beansprucht?
> – Unterstelle ich eine Ordnung, die dem einzelnen das Recht zubilligt, seine Persönlichkeit frei zu entfalten?
> – Glaube ich, dass Klienten Ressourcen besitzen, über die sie aus freier Entscheidung verfügen können?
> – Gehe ich davon aus, dass mein Gegenüber seine Lebensführung nach eigenem Gutdünken selbst gestalten kann und Kontrolle über seine Lebensbedingungen ausübt?
> – Meine ich, dass der freie und direkte Ausdruck von Gefühlen zuträglich für das Wohlbefinden anderer ist?
> ▼

1.5 Die Psychologie interkulturellen Handelns

- Werte ich Abhängigkeit negativ?
- Glaube ich, dass es wichtig ist sich aktiv mit den negativen Aspekten der eigenen Vergangenheit auseinander zu setzen?

5. Welche Beziehung besteht zwischen Wohlergehen und moralischer Ordnung? (angelehnt an Argenti-Pillen 2000)
- Unterstelle ich bei Anderen eine weitgehend demystifizierte bzw. säkularisierte Beziehung zur sozialen Welt und zur moralischen Ordnung?
- Welche Rolle spielen m. E. Orte, Institutionen, wo sakrale Erfahrungen gemacht wurden, für die Gesundheit?
- Wo wird aus der Sicht meines Gegenübers die Quelle des Übels (des Bösen) und die Verantwortung dafür gesucht?
- Welche sind die Orte/Personen/Institutionen mit moralischer Autorität?
- Wem wird Legitimität in der Vertretung von Autorität zu-/abgesprochen (Beachtung [neo]-kolonialer Vorgeschichte)?
- Wird Ohnmacht/Missbrauch öffentlich gemacht oder verborgen – wenn ja, wie?
- Was gilt als Schande/ist mit Scham belegt?
- Was stellt eine Verletzung der Ehre dar, und wie kann sie wieder hergestellt werden?
- Was gilt als gut und als böse?
- Was als Heldentum?
- Wie wird Rache und Vergeltung geübt?
- Welche Mechanismen führen zu Gewaltzyklen?
- Welche Möglichkeiten stellvertretender Vergeltung gibt es? (Z. B.: Wen strafen die Götter wofür?)
- Welche Formen des Ausdrucks von Leid (idiom of distress) gelten als angemessen oder unangemessen?

6. Welche Vorstellungen gibt es von Zeit – Körper – Raum?
Zeit
- Unterstelle ich unseren Umgang mit Zeit, Erinnern und Vergessen zu Recht?
- Wie ist das Verhältnis von individuellem und kollektivem Gedächtnis?

- Wird die Erinnerung einer Person als isoliert gesehen?
- Wie ist das individuelle oder kollektive Vergessen kulturell konnotiert? War es historisch funktional? Welche Missverständnisse entstehen, wenn wir – speziell Professionelle aus dem psychosozialen Bereich – Vergessen eher negativ bewerten (als Verlust/Mangel) und in einer Kultur leben, in der – allerdings noch nicht sehr lange – eine recht ungewöhnliche Form des kollektiven (und biographischen) Erinnerns in Form eines linearen sequentiellen Geschichtsverständnisses (Idee der Chronologie) dominiert?
- Ist die Metapher einer einzigartigen konsekutiv aufgebauten dem Individuum zurechenbare Biographie für andere gültig?
- Welche Anschlüsse/Querverbindungen werden von einzelnen Mitgliedern oder größeren Gruppen der Gemeinschaft zwischen der gegenwärtigen Erfahrung und der geteilten symbolischen Ordnung hergestellt? Ist mir bewusst, dass in einigen Kulturen die Kontinuität zur Vergangenheit nicht über textförmige/verbale/narrative Formen symbolischer Praxis hergestellt wird, sondern z. B. über sich täglich wiederholende Verrichtungen, Körpertechniken, periodische Befassung mit Objekten, die Durchführung von Ritualen und über andere kollektive Inszenierungen (Umzüge/Prozessionen/Feierlichkeiten)?

Körper
- Sind für mich Körper und Psyche getrennte Einheiten? Zähle ich den Körper zur Natur? Haben Krankheiten einen körperlichen Ursprung? Kann ich mir andere als diese Konzeptionen vorstellen?
- Macht es für den anderen Sinn, Krankheiten als gestörte körperliche Vorgänge eines Individuums zu begreifen?
- Werden körperliche und seelische Vorgänge als Einheit gesehen und als solche gar nicht getrennt, so dass es z. B. unsinnig erscheint, dass »Psychisches« auf »Somatisches« wirkt? Macht das, was wir »Somatisierung« nennen,

▼

in den Augen von Angehörigen anderer Kulturen einen Sinn?

Raum
- Welche Beziehung haben ich und andere zum Raum und zu Orten?
- Was ist hier und dort, diesseits und jenseits, bei uns, bei den anderen? Wie weit sehe ich meine Geschichte, wichtige Bedeutungsdimensionen meiner Orientierung als eingeschrieben in einen vertrauten Raum? (Wir haben eine egozentrische Orientierung, wo in anderen Kulturen die gemeinsam geteilten Himmelsrichtungen oder die Orientierung an allgemein bekannten bzw. markanten Punkten verwandt werden)

7. Macht Psychotherapie für den anderen einen Sinn?
- Kann ich mir unter »Therapie« etwas anderes vorstellen, als Änderungen von Prozessen, die in der Person lokalisiert sind. Gehe ich davon aus, dass sich die Person mir als Therapeut gegenüber öffnen sollte (self disclosure)?
- Welches ist meine Vorstellung von Innerlichkeit, von dem, was innen und außen ist?

- Kann ich das Konzept der Beeinflussung innerer psychischer Prozesse, das Reden über Probleme mit dem anderen teilen? Welche Vorstellungen von dem, was privat und was öffentlich ist, existieren?
- Welche Probleme müssten im öffentlichen Raum bearbeitet werden, weil sie entgegen meiner Annahme dort lokalisiert werden? Wer ist in der Kultur für die Bearbeitung zuständig?
- Was gilt als Familiengeheimnis, das man keinem Fremden mitteilt? Was gilt als Einmischung in Familienangelegenheiten, für deren Bearbeitung man zumindest die Erlaubnis des mit der entsprechenden Autorität ausgestatteten Familienmitglieds braucht?

8. Wird Armut, Machtlosigkeit oder historische (z. B. koloniale) Erfahrung kulturalisiert?
- Was in der Präsentation des Leids durch mein Gegenüber ist nicht kultureller Besonderheit, sondern der sozialen Deprivation und möglicherweise der Recht- und Machtlosigkeit und der historischen Erfahrung geschuldet?
- Neige ich zur Romantisierung des »Einfachen, Ursprünglichen und Exotischen«?

Die Liste hat Anregungscharakter und ließe sich durch allerlei weitere Fragen ergänzen, denen man vor dem Hintergrund eigener kulturbestimmter Vorurteile ein selbstreflexives Potential zutraut.

1.6 Psychische Gesundheit und Krankheit im Kontext – World Health, Gemeindepsychologie und klinische Psychologie

Ausgegangen war ich von der Identifizierung und Katalogisierung von Unterschieden durch die kulturvergleichende Psychologie im Schema von Individualismus/Kollektivismus. Über die Zusammenführung von allerlei disparaten Befunden zu unterschiedlichen Entwicklungswegen bzw. Sozialisationsprozessen haben Kulturpsychologen zu einer Reflexion und Revision psychologischer Theoriebildung angeregt. Mit der selbstreflexiven Wendung konzentrierten sich die Kulturpsychologen weniger auf die scheinbar wesenhaft gegebenen kulturellen Unterschiede als auf die Handlung oder Praxis des Unterscheidens, was die Unterschiede zwar nicht gänzlich hervorbringt, sie aber mit den Zutaten und Bedeutungen dessen versieht, der die Unterscheidungen trifft. Diese Bedeutungen machen den Ideologiegehalt von wissenschaftlichen und von Alltagstheorien aus. Es zeigte sich, dass die Zentrierung auf die Perspektive des Individuums Aspekte einer Ideologie enthält.

Beispiel
Diese Perspektive liegt z. B. Menschen nahe, die in Deutschland sozialisiert worden sind, sie steckt schon in unserer Sprache: Stellen wir uns zwei Brüder vor, die zusammen die Straße entlang gehen und sich an einer Weggabelung trennen wollen. Der eine verabschiedet

sich mit der Mitteilung: »Ich gehe nach rechts.« In einer anderen Kultur würde er vielleicht sagen: »Der größere Bruder geht nach Osten (oder in die Richtung des heiligen Berges)«. In der letzteren Version steht statt »ich« die Positionierung in einem sozialen Beziehungsgeflecht – und gleichzeitig in einer Rangordnung. Die Positionierung im Raum ist nicht egozentrisch (rechts von mir), sondern eine Positionierung in einer geteilten und stets präsenten Ordnung des Raumes (Osten oder die Richtung des heiligen Berges). Insofern ist auch die Bezeichnung »Kontext« egozentrisch gedacht. Welches ist der »Text« zum damit einhergehenden Kontext? Es ist in unserer Denkweise die Perspektive des Individuums. Man könnte das auch umdrehen und die soziale Situation zum »Eigentlichen«, zum Text und die Perspektiven der Individuen zum Kontext erklären.

Die Privilegierung der Perspektive des Individuums hängt sicher auch mit dem besonderen Blickwinkel von Psychologen, Medizinern und Psychiatern zusammen. Auf die Einflüsse, die innerhalb der »Kultur der Psychologie und Psychiatrie« gegenwärtig diese Privilegierung noch verstärken, bin ich bereits eingegangen. Aber die individuumszentrierte Perspektive ist nicht der Gegensatz oder das Gegenteil der kollektivistischen oder der soziozentrischen Perspektive. Schon die Metaanalyse von Oyserman et al. (2002) (vgl. oben) hatte gezeigt, dass sich die Perspektiven nicht ausschließen. Es ist ein uns nahe liegender Irrtum, und in diesem Irrtum steckt ein ideologischer Anteil. Die (auch empirisch) männlich akzentuierte Selbstherrlichkeit des Individualismus ist offenbar auch sehr wesentlich auf soziale Verbundenheit angewiesen. Ich will jetzt den Bogen der Argumentation damit schließen, dass ich zeige, wie stark die alltäglichen, die wissenschaftlichen und praktischen Konzepte entwickelt sind, die sich auf das Kollektive, auf soziale Strukturen beziehen.

Hier wird es auf der globalen Ebene um die Konzepte von »Public mental health« und »World mental health« und der Medizinsoziologie gehen. Innerhalb der Psychologie lassen sich im Bereich der Gemeindepsychologie vielfältige Ansätze finden, die größere Analyse- und Interventionseinheiten (wie setting, community) als die des Individuums entwickelt haben. Im Bereich der recht individuumszentriert arbeitenden Sozialpsychologie gibt es eine »Psychologie des Sozialen« (vgl.

Flick 1995) in der kollektive Strukturen wie soziale Repräsentationen, Diskurse und z. B. sogenannte Laientheorien von Gesundheit und Krankheit untersucht werden. Außerdem werde ich die in der klinischen Psychologie und der Gesundheitspsychologie dominierenden Konzepte der Stress- und Bewältigungstheorien und der Gesundheitsverhaltenstheorien daraufhin untersuchen, welchen Kontextbegriff sie verwenden und was es bedeutet, sie weltweit zum Zwecke des Krankheitsmanagement zu exportieren.

❗ Die ideologische Funktion alltagstheoretischer oder wissenschaftlicher Konzepte kommt überall da zum Tragen, wo für die Analyse und Bearbeitung eines Problems die falsche Analyse- und Interventionseinheit gewählt wird. Hierfür gibt es im Bereich von (psychischer) Gesundheit und Krankheit vielfältige Beispiele. Vielleicht das prominenteste ist die kurative und einseitig biomedizinische Orientierung nicht nur unseres Gesundheitssystems, sondern auch der gesamten Ausbildung und Forschung. Die Ausgaben für Gesundheitsförderung und Prävention stehen in keinem sinnvollen Verhältnis zu denen für Heilbehandlung. Das Wissen über die Bedingungen für Gesundheit und Krankheit wird zu wenig genutzt und zu wenig weiterentwickelt im Vergleich zum Wissen über Krankenbehandlung. Diese Ausblendung der Bedingungen hat eine ideologische Funktion: Es kommt zur Verwendung falscher Analyse- und Interventionseinheiten und zur Übergeneralisierung kurativer Ansätze.

1.6.1 Der globale Kontext von psychischer Gesundheit und Krankheit

Fragen der Gesundheit und Krankheit sind zutiefst mit sozialen Problemen verwoben. Auf der Makroebene wird dies im Bereich Public Health (Schwartz et al. 2002) bzw. der Medizinsoziologie oder spezieller von der »Sociology of Mental Health« untersucht (z. B. Horwitz u. Scheid 1999). Soziale Ungleichheit hat Ungleichheiten in der gesundheitlichen Situation der Bevölkerung zur Folge (Mielck 2000). Das weitere Auseinanderklaffen der Schere zwischen arm und reich geht mit erhöhten Krankheitsraten einher (Coburn 2004). In vielen Ländern führt die gegenwärtige Politik zu vermehrter sozialer Ungleichheit und zu einer Verschlechterung des Zugangs von wachsenden Bevölkerungsanteilen zu Ressourcen der Gesundheitsversorgung. In den vergangenen Jahren ist es allerdings in den sogenannten Schwellenländern zu einer Anhebung des gesundheitlichen Status von breiteren Bevölkerungsanteilen gekommen. Der Anteil der alten Leute und der chronisch Kranken ist gewachsen. Es scheint einen Schwellenwert des Pro-Kopf-Einkommens (Anfang der 90er Jahre 5-10 $) zu geben, jenseits dessen chronische Krankheiten statt akuter Krankheiten zur Haupttodesursache werden (Wilkinson 1996). Die Bedeutung der psychischen Erkrankungen wächst relativ zu körperlichen Krankheiten. Dies wird besonders durch die neuen von der WHO verwandten Maße deutlich, in denen nicht einfach Morbiditäts- und Mortalitätszahlen verwandt werden, sondern eine realistischere Schätzung des Grades der Belastung für die Gesellschaft und die Betroffenen als sogenannte »Global Burden of Disease/GBD« (vgl. WHO 2001). Ein aufschlussreiches neues Maß ist das »Disability Adjusted Life Year/DALY«, ein komplex konstruiertes Maß für die Kluft zwischen Gesundheit und Behinderung (vgl. Murray et al. 2000), wobei ein DALY so etwas wie ein verlorenes »gesundes Jahr« darstellt. Psychische Erkrankungen – allen voran die Depression – machen danach 12% der »Global Burden of Disease« aus, während diese Störungen in den meisten Ländern bei den Ausgaben für Gesundheitsprobleme mit weniger als 1% zu Buche schlagen. Mehr als 40% der Länder haben keine Politik und mehr als 30% kein Programm für die psychosoziale Versorgung (vgl. WHO 2001). Eine aufrüttelnde Analyse der psychosozialen Probleme in Ländern mit geringem Einkommen stammt von Desjarlais et al. (1995). Die Autoren zeigen den Zusammenhang von Gesundheitsproblemen mit »Sozialen Pathologien« wie Substanzmissbrauch, Gewalt, Missbrauch von Frauen und Kindern und mit den »hervorrufenden Bedingungen« wie hohe Arbeitslosigkeit, Armut, fehlende Bildung, stressreiche Arbeitsbedingungen und Frauendiskriminierung. Ein wichtiges Kapitel behandelt die komplexen psychosozialen Implikationen der weltweit wachsenden Vertreibung oder Flucht aus Not (dislocation) von Bevölkerungsgruppen.

Sowohl die Studie von Desjarlais et al. als auch die der WHO formulieren die Konsequenzen aus ihren Analysen als Handlungsplan bzw. Agenda. Solche Handlungspläne enthalten mehr oder weniger explizit formulierte Zielstellungen und Wertorientierungen.

❗ Wenn man psychische und körperliche Gesundheit in internationaler und -kultureller Perspektive sieht, so ist die unentwirrbare Verquickung wissenschaftlicher Argumentationen mit normativen und politischen Fragen offensichtlich. Bei Fragen der Gesundheit geht es um die weltweit immer dramatischer werdende Ungleichheit des Zugangs zu Ressourcen, der Verteilung von Macht und der Möglichkeiten, Einfluss auf die eigenen Lebensbedingungen zu nehmen. Entsprechend wird der Rahmen für gesundheitsrelevante Interventionen und für in diesem Rahmen relevante Forschung zunehmend in Form von Leitbildern (Ottawa-Charta der WHO 1986) oder Agenden (UNO-Rio-Declaration-Agenda 21 1992, vgl. Trojan et al. 2001) erstellt.

Trojan und Legewie (2001) haben den Prozess der Herausbildung gesundheitsbezogener Leitlinien und Programme auf der Ebene der UN und WHO in unterschiedlichen Konferenzen und Programmen verfolgt. Sie schätzen diese Entwicklung als letztlich erfolgreich ein. Die Umsetzungen führten auf der lokalen Ebene zum »Healthy Cities«-Programm und zur lokalen Agenda 21. Trojan und Legewie betonen die Bedeutung internationaler Konsensbildungsprozesse und die Verständigung über global gültige Werte, auf die man sich bei Einzelvorhaben beziehen kann. Eine besondere Bedeutung als normativer und auch theoretischer Orientierungspunkt wird der Ottawa-Charta (1986) zugemessen. Danach zielt Gesundheitsförderung darauf, allen Menschen ein höheres Maß an Selbstbestimmung über ihre Gesundheit zu ermöglichen und sie damit zur Stärkung ihrer Gesundheit zu befähigen. Das Konzept enthält den inzwischen einflussreich gewordenen Settingansatz, dem zufolge das Schaffen unterstützender Umweltbedingungen als Grundlage für eine sozialökologische Gesamtstrategie für Gesundheit angesehen wird. Entsprechend sollen gesundheitsbezogene Gemeinschaftsaktionen (community action) gestärkt werden, also die Unterstützung lokaler Aktivitäten insbesondere auch von Bürgern und Patienten im Sinne der Selbsthilfe und autonomen Gestaltung der eigenen Gesundheitsbelange. Die Befestigung der Gesundheitsförderung (die auch für die Bewältigung chronischer Krankheiten zentral ist) in selbst aktiv mitgestalteten fördernden sozialen Verhältnissen (empowerment) und in sowohl gemeinschaftlich als auch persönlich zurechenbaren Kompetenzen (»enablement«) verbindet die Idee der Nachhaltigkeit mit der der Gesundheit (Trojan u. Legewie 2001). Durch diese Aktivierung und Stärkung des Einflusses und der Ressourcen von betroffenen Bevölkerungsgruppen sollen die Voraussetzungen für eine langfristige Verbesserung der Gesundheit geschaffen werden. Der Ressourcenbegriff in diesem Zusammenhang schließt notwendigerweise den kulturellen Bereich mit ein.

Bei diesen internationalen Programmen, die mit globalen Handlungsorientierungen und Wertfragen verbunden sind, finden wir heftige Diskussionen und Konsensbildungsprozesse über Fragen der universellen Gültigkeit. Dies gilt im Bereich der Menschenrechte (vgl. Bielefeldt 1998), der Entwicklung internationaler Gerichtsbarkeit und für die Sozialphilosophie, wenn z. B. Honneth und Fraser (2003) der Frage nachgehen, was als sozial gerecht zu gelten hat. Die Frage, welches Maß und welche Art von Anerkennung (im Sinne von Honneth) psychisch Kranken in unterschiedlichen kulturellen Kontexten und Traditionen zugestanden wird, ist relevant für den Umgang mit psychisch Kranken, für Stigmatisierungsprozesse (vgl. Link u. Phelan 1999) und für die stark kulturell bestimmte Veranstaltung, die man psychosoziale Versorgung nennt.

In ähnlicher Weise wie soziale Gerechtigkeit ist Gesundheit (und besonders psychische Gesundheit (vgl. Vaillant 2003)) ein Konzept mit normativen Anteilen, über das weder bei uns noch in anderen Ländern Einigkeit besteht. Die Bedeutung, die die WHO dem subjektiven Wohlbefinden zumisst, ist umstritten. Das Konzept spiegelt sich in der wachsenden Bedeutung der Messung von Gesundheit durch das Lebensqualitätskonzept, das wie im Stressbewältigungskonzept (s. u.) die subjektive Bewertung zum Maßstab macht.

Diese Überlegungen sollen den Zusammenhang zwischen soziokulturellen Bedingungen und psychischer Gesundheit und Krankheit in einem globalen Kontext deutlich machen. Wenn man den Maßstab verkleinert, kommt man auf die Bedingungen in kommunalen und kleineren regionalen Einheiten wie Nachbarschaften bis hin zu Settings und Gemeinschaften, die nicht unbedingt auf regionaler Grundlage gebildet sein müssen. Diese Strukturen sind überall von kulturellen Besonderheiten geprägt, sie lassen sich durch vielfältige soziale Charakteristika beschreiben, und sie bieten den Raum für soziale gemeinschaftliche Handlungen, die sich auf den Erhalt von (psychischer) Gesundheit und die gemeinschaftliche Bewältigung von Krankheit richten können. Dies ist das Feld der Gemeindepsychologie, der Sozial- bzw. Gemeindepsychiatrie und der Gemeinwesenarbeit. Die mit diesen Praxis- und Forschungsansätzen verbundenen Konzepte haben sich seit den 60er Jahren vorwiegend aus der Kritik der individuumszentrierten Ansätze in der klinischen Psychologie und Psychiatrie entwickelt. Insofern macht es Sinn, wenn ich die Diskussion dieser Ansätze vorziehe, wobei ich mich auf den Bereich der Psychologie beschränke.

1.6.2 Der Kontextbegriff der klinischen Psychologie

Stress-Copingmodelle

Es ist wichtig, zu verstehen, wie in der klinischen Psychologie das Verhältnis von Individuum und seiner Umwelt gefasst und untersuchbar gemacht wird, um herauszufinden, wo kulturelle Einflüsse ausgeblendet und an welchen Anschlussstellen diese Einflüsse auch stärker hineingeholt werden können. Neben den unterschiedlichen theoretischen Ingredienzien anderer Therapieansätze ist hier die den Denkmodellen der kognitiven Verhaltenstherapie nahestehende Stress- bzw. Copingforschung von Bedeutung. Sie stellt ein wichtiges Modell der Interaktion zwischen einem Individuum und seiner Umwelt dar. Der Ansatz dominiert mit seiner spezifischen ausschnitthaften Modellbildung weite Bereiche der klinischen Psychologie und Gesundheitspsychologie.

❶ Nach dem Ansatz der Stress- bzw. Copingforschung umfasst Bewältigung die Gedanken und Verhaltensweisen, die jemand benutzt, um mit inneren oder äußeren Anforderungen von Situationen umzugehen, die er als belastend einschätzt (Lazarus u. Folkman 1984). Damit basiert der Stressbewältigungsprozess auf subjektiver Wahrnehmung und Einschätzung (»appraisal«) und enthält als integraler Bestandteil sowohl negative als auch positive Emotionen. Es sind also demnach subjektive Repräsentationen von Umweltgrößen und eigenen Potentialen, die den Bewältigungsprozess bestimmen.

Bei diesen subjektiven Repräsentationen könnte man durchaus ein Einfallstor für kulturelle Bedingungen vermuten. Die Art dieser Konstrukte wird aber eher als Eigenschaft an der Person festgemacht, oder sie fallen irgendwie als »beliefs« vom Himmel – wie Good (1993) bemängelte – oder sie werden – wie Bruner (1997) analysierte – ihrer Bedeutungshaltigkeit beraubt.

Ein anderes Problem besteht darin, dass es mit diesem Ansatz schwierig ist, eine Verbindung zu der tatsächlichen materiell/physischen und soziokulturellen Situation herzustellen, da – wie Hobfoll (2001) kritisiert – das, was für belastend gehalten wird und das, was möglicherweise belastend ist, nicht differenzierbar ist. So kann es zu merkwürdigen Diskrepanzen zwischen Realität und Bewertung kommen, wenn z. B. chronisch psychisch Kranke, die unter haarsträubenden institutionellen Bedingungen leben, bekunden, sie seien mit allem zufrieden. Entsprechend ist es auch nicht möglich, zu erforschen, welche Ressourcen Individuen oder gar Gruppen benötigen, und wodurch ein angemessener Ressourceneinsatz möglicherweise verhindert wird.

Wenn man von diesen Problemen absieht, so wurden der »appraisal«-basierte Coping-Prozess und seine Ergebnisse in unzähligen Anwendungsbereichen differenziert und aufgeklärt. Folkman et al. (2004) berichten über aktuelle Entwicklungen. Interessant für die kulturelle Thematik ist, dass inzwischen narrative Erhebungsmethoden vielfältige neue Quellen des Stresserlebens zu Tage förderten und bisher nicht in den Messinstrumenten enthaltene Formen der Bewältigung.

❶ Neben Bewältigungsformen, die auf Problemlösung, den Umgang mit Gefühlen und die Mobilisierung von sozialer Unterstützung abzielen, traten Formen des sogenannten »meaning centered coping« in den Vordergrund. Die Tatsache der Sinngebung (der »Faktor: meaning making«) wurde als relevante Größe für den Bewältigungsprozess entdeckt. Auch das »benefit finding« – also das Auffinden von positiven Aspekten im eigenen Leid beeinflusst das Ergebnis des Bewältigungsprozesses. Außerdem berichten Folkman et al. (2004), dass neuerdings vermehrt über religiöses und spirituelles Coping gearbeitet wird, bei dem man Effekte auf die psychische und körperliche Gesundheit nachweisen kann. Auch hier gibt es inzwischen ein Messinstrument für Art und Ausmaß religiösen Copings (RCROPE, Pargament et al. 2000).

Auch wenn es sich um sehr einfache Skalen handelt (vor allem zur Erfassung der Sinngebung und des Benefit finding (der Sinngebung im Unglück)), ist es erstaunlich genug, dass es Korrelationen mit dem Bewältigungserfolg gibt.

Einen komplexeren Ansatz unter Verwendung von Methoden der qualitativen Sozialforschung verwendete Kloos (2004), der zwei »meaning making settings« miteinander verglich. Eine von Nutzern betriebene psychiatrische Rehabilitationseinrichtung mit einer nicht-medizinischen Bedeutungsgebung der Störung und eine konventionelle Rehabilitationseinrichtung wurden hinsichtlich der Bedeutungsgebung und der Rehabilitationserfolge verglichen. Eine nicht medizinische Rahmung der Störung war mit mehr Kontakten zur »gesunden« Umgebung und besserer Wiedereingliederung verbunden. Corin (1997) verglich unterschiedliche Arten, wie chronisch psychisch Kranke sich selbst in Bezug auf ihre Besonderheit verstanden und fand, dass jene, die Heilung und ein »normales Leben« mit Arbeit und Familie anstrebten, höhere Rückfallraten hatten als die, die sich mit ihrem »Besonderssein« arrangiert hatten.

Die beiden zuletzt genannten Arbeiten verwenden allerdings nicht den Rahmen der Copingforschung. Es ist aber interessant, dass es möglicherweise Brücken zwischen einer klinischen Kulturpsychologie und der Bewältigungsforschung geben kann. Inzwischen hat sich eine sogenannte

»positive Psychologie« (Snyder u. Lopez 2002) entwickelt, in der Sinnfindung, Wohlbefinden, Glück, Spiritualität, Optimismus, eigene Stärken, persönliches Wachstum und viele andere positive Orientierungen und Eigenschaften in ihrer Rolle im psychischen Haushalt und im Bewältigungsprozess auch im kulturvergleichenden Rahmen (Lopez, 2002) untersucht wurden. Seligman (2002) sieht in der breiten Ermöglichung solcher positiver Orientierungen einen Ansatz zur Prävention der Depression.

Folkman et al. (2004) meinen, dass man die Effektivität spezifischer Arten der Bewältigung, die inzwischen differenziert wurden, nicht absolut bestimmen kann. Dies gilt auch für Bewältigungsstrategien oder an die Persönlichkeit geheftete Copingstile, die bisher in universalistischen Konzeptionen als grundsätzlich maladaptiv oder krankheitsfördernd galten. Hierzu gehören z. B. eine vermeidende und gefühlsunterdrückende Haltung, das Repressorkonzept oder die aus der Psychoanalyse stammenden Abwehrstile wie Verdrängung und Verleugnung. Stattdessen müsse man die adaptiven Qualitäten auf den Kontext beziehen, in dem dieser Stress erlebt wird. Die Autoren scheinen auch innerhalb des Paradigmas offen zu sein für neu zu entdeckende Formen des Copings. Es gibt interessante Geschlechtsunterschiede. Zum Beispiel die aktive Beschäftigung mit und der Ausdruck von Gefühlen in Belastungssituationen macht Frauen weniger depressiv, Männer werden hierdurch depressiver und unzufriedener mit ihrem Leben.

> ❗ Hobfoll (2001) und Hobfoll und Buchwald (2004) stellen statt der subjektiven Bewertungen den Zugang zu Ressourcen in den Mittelpunkt ihrer Stresstheorie. Dabei ist der Ressourcenverlust die entscheidende Ingredienz des Stressprozesses. Innerhalb dessen werden Ressourcen auch dazu benutzt, um ihrerseits dem Ressourcenverlust vorzubeugen. Bei fortschreitendem Ressourcenverlust werden Menschen zunehmend vulnerabel gegenüber den Stressfolgen und geraten in folgenreiche Verlustspiralen. Hobfoll (2001) betont, dass die Theorie der Ressourcenerhaltung (COR= Conservation of Resources) eine Alternative zu den »appraisal«-basierten Stress-Theorien darstellt, weil in der COR-Theorie mehr der objektive und kulturell konstruierte Charakter der Umgebung in den Mittelpunkt gestellt wird.

In den Erhebungsinstrumenten werde versucht, die Prozesse in der Umgebung und im Individuum zu integrieren. Hobfoll bemängelt, dass die »appraisal«-basierten Stress-Theorien wenig Auskunft darüber geben, wie die Einschätzungen (einer Situation als bedrohlich) zustande kommen, und wie sie als Produkte gelernter oder überlernter interpretativer Regeln entstehen und in welchem Ausmaß sie als kulturelle Skripte in Gemeinschaften geteilt werden. Er sieht die Interpretation der Einschätzungen als ideographisch, als westliche Fehlkonzeption und irrtümliche Übertragung einer independenten Selbstkonstruktion auf die Wissenschaft.

Ressourcen sind nach Hobfoll Objekte, persönliche Charakteristika, soziale Bedingungen und Energien (gemeint sind Potentiale wie Zeit, Geld, Wissen), die als Wert in sich geschätzt werden oder weil sie den Erhalt oder Erwerb anderer Ressourcen befördern. Die Auflistung einzelner Ressourcen erfolgt »kulturspezifisch« und folgt der einfachen Dichotomie von kulturellen Settings mit individualistischen und kollektivistischen Idealen. Hobfoll (2001) verwendet einen etwas antiquierten Kulturbegriff mit einer Stufenleiter von »individual-nested, in family-nested, in tribe-nested«, wobei er sich auf Boas beruft. In einem multiaxialen Copingmodell (Hobfoll 1998, Schwarzer et al. 2004) wird auf der ersten Achse zwischen aktiv und passiv-vermeidenden Strategien, auf der zweiten zwischen prosozialen und antisozialen und auf einer neuen dritten Achse, die Befunde aus Japan mit einbeziehen will, wird zwischen direkten und indirekten Copingstrategien unterschieden.

Hier zeigen sich interessante Annäherungen zwischen kulturvergleichender und klinischer Psychologie.

Krankheitsbewältigung und Therapie

> ❗ Die enorme Bedeutung des Stress-Copingmodells und damit verbundener Konstrukte liegt in den außerordentlich vielfältigen Praxisanwendungen, die das Modell bei einer Einbeziehung verschiedener Teilkonstrukte erlaubt: Ein Stressor kann sehr unterschiedliche Qualität, Intensität

und Dauer haben. Er wird nach verschiedenen Gesichtspunkten bewertet (Kontrollierbarkeit, Bedeutungs- Ursachenzuschreibung etc.) und zu den eigenen Bewältigungsmöglichkeiten in Beziehung gesetzt. Die Bewertungen bestimmen die emotional-physiologische Stressreaktion und die individuellen Anpassungs- und Bewältigungsprozesse des Umgangs mit der Belastung. Der Prozess wird durch Eigenschaften der Person bzw. Dispositionen und durch unterschiedliche Aspekte der sozialen Unterstützung auf komplexe Weise moderiert. Je nach dem Verlauf dieses Prozesses gilt eine Erkrankung als verursacht, kodeterminiert, in ihrem Verlauf moderiert oder ausgelöst.

Als Eigenschaften der Person gelten eine Reihe von messbaren Dispositionskonstrukten: Emotionale Stabilität, Widerstandsfähigkeit, die Selbstwirksamkeitsüberzeugung, die Tendenz, kohärente Sinnbezüge (sense of coherence) herzustellen und Konstrukte, die einen eher vermeidenden oder verleugnenden Verarbeitungsstil als Personeigenschaft bzw. dessen Gegenteil unterstellen. Von einer Reihe dieser Konstrukte ist bekannt, dass sie – was wenig überrascht – in unterschiedlichen Ländern unterschiedlich ausgeprägt sind, ohne dass dies mit den jeweiligen kulturellen Besonderheiten vor Ort bisher in einen genaueren Zusammenhang gebracht wurde (z. B. Schwarzer, 1998 für Selbstwirksamkeit). Außerdem sind diese Eigenschaften modifizierbar und damit Gegenstand therapeutischer Bemühungen. Besonders interessant im Bewältigungsstressmodell sind Dispositionen, die möglicherweise das Auftreten, aber sicherer den Verlauf spezifischer Erkrankungen moderieren, die Vulnerabilitäten etwa für Schizophrenie oder Depression benennen. Auch diese besonderen Arten von Vulnerabilität sind therapeutisch beeinflussbar. Sie bedeuten eine erhöhte Verletzbarkeit bzw. Empfindlichkeit gegenüber einer besonderen Art von sozialen Stressoren, die sozusagen als chronischer Stress in mikrosozialen Settings (besonders familiären Kontexten) angesiedelt und reproduzierbar mit Hilfe des »Expressed-Emotion«-Konzepts (EE) (Brown 1990, Leff et al. 1985) messbar sind. Auch diese Settings werden z. B. in Form von Familientherapie Gegenstand therapeutischer Bemühungen, um Formen familiärer Kommunikation so zu beeinflussen, dass es zu einem besseren Verlauf der Störung kommt. »Expressed Emotion« hat sich als »Risikofaktor« bei einer ganzen Reihe von psychopathologischen Störungen erwiesen, es gibt inzwischen eine Vielzahl von Studien, die den Voraussagewert familiärer EE auf den Verlauf der Störung in unterschiedlichen kulturellen Umgebungen belegen (Bebbington et al. 1994, Marom et al. 2002). Allerdings scheinen die Ausgangswerte in einigen »nicht-westlichen« Ländern niedriger zu liegen, was Spekulationen darüber auslöste, ob dieser Befund mit dem günstigeren Verlauf der Schizophrenie in diesen Ländern zusammenhängt (vgl. Jenkins et al. 1992).

Neben den Personeneigenschaften beeinflussen soziale Unterstützung und soziale Netzwerke Wohlbefinden und psychische Störungen auf komplexe Weise. Die enorme Fülle der Untersuchungen ist theoretisch kaum integriert (vgl. Sarason et al. 1997, Röhrle 1994), und die Untersuchung kultureller Besonderheiten erschöpft sich meist in der vergleichenden Untersuchung des Ausmaßes sozialer Unterstützung in eher als individualistisch oder kollektivistisch geltenden Ländern. Zunächst ist man innerhalb des Stress-Copingmodells davon ausgegangen, dass soziale Unterstützung die negative Wirkung der Belastung auf das Befinden »abpuffert«. Später differenzierte man zwischen direkten und indirekten Effekten unterschiedlicher Aspekte. Es wurde der Nutzen sozialer Unterstützung bei unterschiedlichen Störungen differenziert. So gibt es einen höheren Nutzen bei psychischen Störungen – bei der Schizophrenie kann, wie oben gezeigt, soziale Unterstützung auch zur Belastung werden. Insofern ist dann auch die Qualität der Unterstützung zu differenzieren. Außerdem lassen sich unterschiedliche Pfade differenzieren, auf denen die Effekte zustande kommen. Insgesamt hat sich gezeigt, dass Konstellationen der sozialen Umwelt nicht nur als Belastungen wirken, sondern im Bewältigungsprozess auch als wichtige Ressource genutzt werden können. Hier liegt wieder ein großes Potential für Interventionsmöglichkeiten und eine aktive Nutzung sozialer Beziehungen zur Bewältigung von Belastungen im jeweils besonderen Zusammenhang der spezifischen Erkrankung.

❗ Der Stressbewältigungsansatz wurde auch auf den Prozess der Akkulturation, also das

Zusammentreffen von unterschiedlich kulturell sozialisierten Bevölkerungsgruppen angewendet. Berry (1998) hat ein entsprechendes Modell entwickelt, in dem die auf der Makroebene angesiedelten Faktoren der Herkunfts- und der Aufnahmegesellschaft und der Gruppenakkulturation auf der individuellen Ebene zu einer Bewertung der Akkulturationserfahrung als Stress führen kann.

Dies führt dann unter dem Einfluss der bekannten Personenfaktoren und dem moderierenden Einfluss von Ressourcen zu bestimmten Resultaten. Hiermit lassen sich die Ergebnisse von zahlreichen Studien integrieren, in denen die unterschiedlichen Faktoren in ihrer Korrelation mit den Variablen des Modells untersucht wurden. Es liegt relativ nahe, dass Integrationsbereitschaft, Freiwilligkeit der Migration, Widerstandsfähigkeit, Selbstwirksamkeitsüberzeugung und soziale Beziehungen im Aufnahmeland zu geringerer Pathologie führen.

❶ Wie aufgezeigt, ermöglicht das Bewältigungsmodell vielfältige Ansatzpunkte zur Beeinflussung und Modifikation des Bewältigungsprozesses. Bei praktisch jeder Erkrankung kann es die Möglichkeit bieten, die mit der Krankheit verbundenen Herausforderungen, Krisen, besonderen Anforderungen und Bedrohungen in ein Programm und einen Planungsrahmen zur Krankheitsbewältigung zu gießen, der die unterschiedlichen Eventualitäten im Verlauf berücksichtigt. Der Patient selbst kann durch entsprechende Anleitung und Schulung zum Experten seiner Erkrankung werden.

Er kann seine möglicherweise krankheitsbedingt verzerrte Belastungswahrnehmung modifizieren, er kann durch umfassende Information über seine Erkrankung möglicherweise die Bedrohlichkeit mindern, die aufkommenden negativen Emotionen durch eine positiv optimistische Haltung oder durch Umdeutung und »benefit finding« mildern; er kann auch – wenn er über seine Vulnerabilität Bescheid weiß, für ihn unzuträgliche soziale Belastungen meiden oder lernen, besser mit ihnen umzugehen. Schließlich kann er seine Handlungsfähigkeit verbessern, indem er die Masse der auf ihn zukommenden Probleme in kleine Schritte zerlegt und sich Mut zuspricht, um seine Selbstwirksamkeit und Widerstandskraft zu verbessern. Vielleicht lernt er auch die segensreiche Wirkung selbst in Gang gesetzter Entspannung. Er wird auch – gut informiert über sein chronisches Leiden – auf ihn zukommende weitere Belastungen vorwegnehmen und entsprechende Vorkehrungen treffen. Schließlich wird er sich überlegen, wer aus seinem sozialen Netzwerk die Qualitäten besitzt, die ihn zu einer konstruktiven und emotional akzeptablen sozialen Unterstützung befähigen, und sich aktiv um diese Personen bemühen. Er wird damit anfangs unter Anleitung von Professionellen und schließlich in Kooperation mit ihnen zum eigenen »disease manager«.

Die Vision ist, dass dieses rationale Selbstmanagement antiquierte Vorstellungen ärztlicher und pflegerischer Fürsorge für Gebrechen ersetzt, die als vom Schicksal geschickt begriffen wurden oder in manchen Kulturen noch werden. Möglicherweise als Teil eines umfassenderen Modernisierungsprozesses beginnt sich ein Verständnis von chronischer Krankheit als aktiv zu bewältigender Aufgabe zu entwickeln (Zaumseil 2000). Diese Entwicklung wurde als eine allmähliche historische Transformation von Herzlich und Pierret (1991) analysiert. Die Vorstellung der Heilung wurde durch die Vorstellung vom durchaus beschwerlichen »Umgang mit der Krankheit« ersetzt. Herzlich und Pierret (1991) zeigen vor dem Hintergrund einer Analyse der Stellung des Kranken in Europa vom Mittelalter bis heute, wie bei den von ihnen von 1960 bis in die 80er Jahre in Frankreich untersuchten Kranken (vorwiegend aus der Mittelschicht) gesundheitsbezogenes Wissen allmählich zu einer anderen Lebensweise und einer regelrechten Kultur des Umgangs mit Gesundheit und Krankheit führte. Die Beziehung zwischen Ärzten und Kranken wurde neu verhandelt. Es fanden sich vielfältige Formen der Selbstbehandlung, eine neue Gemeinschaftsbildung im Sinne von Selbsthilfezusammenschlüssen und damit verbunden eine positive Identität als Kranker.

❶ Im Krankheitsbewältigungsmodell und all den hierauf basierenden psychoedukativen Trainingsprogrammen wird allerdings der Krankheitsbewältigungsprozess individualisiert – auch wenn er in Gruppen gelehrt wird.

Die Bearbeitung der mit der Krankheit einhergehenden Probleme wird im Individuum angesiedelt und unterstellt die Möglichkeit einer Kontrolle der Bedingungen durch das Individuum. Der Einzelne hat die Wahl, sich frei für oder gegen gesundheitsförderliches Verhalten zu entscheiden. Die Verhältnisse moderieren allenfalls diesen Prozess und bleiben auch in der vom Modell inspirierten Intervention sekundär.

Allmer (1997) schlägt vor, Gesundheit als Handlungsintention zu konzipieren. Das bedeute, dass Gesundheit grundsätzlich beeinflussbar sei, und der einzelne aktiv gestaltend darauf einwirken kann. Auch er sieht in der Übernahme eigener Verantwortung ein gewandeltes Gesundheitsverständnis und zitiert die Studie von Lüschen et al. (1987), nach der Amerikaner mehr Eigenverantwortung für ihre Gesundheit erleben als Deutsche, was er mit der unterschiedlichen Organisation der Gesundheitssysteme und dem unterschiedlichen soziokulturellen Kontext in Verbindung bringt.

Gesundheitsverhaltenstheorien

Ähnlich wie die Krankheitsbewältigungstheorien sind die psychologischen Modelle konzipiert, die die Zusammenhänge im präventiven Bereich strukturieren. Es sind Gesundheitsverhaltenstheorien, die der Erklärung und Vorhersage von gesundheitsbezogenem Handeln dienen und mittelbar zur Entwicklung von Interventionen beitragen sollen. Sozioökonomische und kulturelle Einflüsse wirken danach nur indirekt auf das Verhalten ein.

❗ Ein entwickeltes Modell, das nicht nur die Bildung einer Intention zum gesundheitsbezogenen Handeln, sondern auch seine Umsetzung differenziert und untersuchbar macht, ist der »health action process approach« von Schwarzer (2002). Am Beginn steht die Risikowahrnehmung, in der eine Person die Schwere einer drohenden Erkrankung und die eigene Verwundbarkeit einschätzt. Wenn die Person von einer in Frage kommenden gesundheitserhaltenden Handlung weiß, berücksichtigt sie deren erwartetes Ergebnis und bildet schließlich eine Intention vor dem Hintergrund der Erwartung, ob sie sich kompetent genug fühlt, das Problem zu lösen (Selbstwirksamkeitserwartung).

Nicht immer kommt es zur Umsetzung, daher wird diese postintentionale Phase genau zerlegt hinsichtlich der Qualität der Planung, der Initiierung, der Aufrechterhaltung, des Umgangs mit Ablenkungen und Hindernissen etc. Hierbei hat sich die Selbstwirksamkeitserwartung als wichtiges Element des Prozesses erwiesen.

Das handlungsmächtige Individuum als Exportartikel?

❗ Sowohl beim Selfmanagement chronischer Krankheiten als auch in der Verhaltensprävention wird ein potentiell handlungsmächtiges Individuum unterstellt, das Krankheit in einer bestimmten Weise (als Funktionsstörung des Körpers bzw. des Gehirns und aus eigener Willensanstrengung heraus vermeidbar oder langfristig kompensierbar) konzeptualisiert und in eigener Verantwortung beeinflusst. Diese Person hat Zugang zu korrekten Informationen über ihre Gesundheitsprobleme. Sie hat den Spielraum, Kontrolle über ihren sozialen Kontext und die umgebende Umwelt auszuüben. Sie bedient sich sozialer Unterstützung oder schützt sich vor unzuträglichem, sozialem Einfluss. Sie verfügt über Ressourcen.

»Self-management interventions« für chronische Krankheiten (vgl. Newman et al. 2004) gelten inzwischen als gut evaluierte Standardverfahren, wobei m. E. die Unterschiede zwischen körperlichen und psychischen Krankheiten nicht besonders entscheidend sind. Das zugrunde liegende Konzept ist identisch. Barlow et al. (2002) definiert self-management als »the individual's ability to manage the symptoms, treatment, physical and psychosocial consequences and life style changes inherent in living with a chronic condition«. Ein solches Management ist effektiv, wenn es folgendes umfasst: »the ability to monitor one's condition and to effect the cognitive, behavioral and emotional responses necessary to maintain a satisfactory quality of life«. Entsprechende psychoedukative Programme sind auf dem deutschen Markt verfügbar, z. B. für Patienten mit Schizophrenie (Bäuml et al. 2003, Roder et al. 2002, Wienberg 2002), für deren Angehörige (Berger et al. 2004) oder für Depression (Pitschel-Walz et al. 2003).

Der Druck zu einer mehr selbst organisierten Bewältigung von chronischen Krankheiten ist enorm, wobei die wachsende Bürde der psychischen Störungen die größte ist. In den europäischen Wohlfahrtsstaaten gab es in den vergangen Jahrzehnten eine recht umfassende Versorgung bis hin zu einer fürsorglichen Belagerung der als chronisch krank Eingestuften. Diese Art des versorgenden Wohlfahrtsstaates gilt vielen als nicht mehr finanzierbar. Wir befinden uns in einem Umstrukturierungsprozess, in dem ein mündiger Patient besser für sich und wohl informierte und sich selbst organisierende Angehörige besser für die Ihren sorgen sollen. Entsprechend der gegenwärtig propagierten Sozialpolitik gilt es, die Selbstverantwortung der Bürger zu wecken und die Menschen möglicherweise nicht nur zu fördern, sondern auch mehr zu fordern. Entsprechend werden die Gesundheits- und Sozialsysteme umgebaut. Die Modelle des Selbstmanagements von Krankheiten und der Verhaltensprävention scheinen mit dieser Entwicklung im Einklang zu stehen.

Nach den Erkenntnissen im Bereich Public Health und der Gemeindepsychologie (s. u.) sind sie allerdings ergänzungsbedürftig, da mit ihnen nicht abbildbar ist, wie die materiellen und sozialen Verhältnisse sowohl die Möglichkeiten der Bewältigung als auch den Eintritt von Gesundheitsstörungen bestimmen und wie darauf aufbauende Interventionen bzw. setting-bezogene Gesundheitsförderung aussehen. Sie bieten auch geringe Möglichkeiten zur Konzeption von kollektiven Formen der Hilfe.

Wie in den USA und Europa wachsen auch in der Dritten Welt chronische Erkrankungen beträchtlich an. In den USA werden jetzt schon 70 % der Gesundheitsausgaben für chronische Krankheiten aufgewandt, in der Dritten Welt werden sie 2020 die Hauptursache für die Krankheitsbürde darstellen (vgl. Epping-Jordan et al. 2001) Dort gibt es aber keinen fürsorgenden Wohlfahrtsstaat, sondern meist Unterversorgung. Es geht möglicherweise darum, mit einem Sprung zu Strukturen der Selbsthilfe und des »disease management« und des besseren Informationszugangs zu kommen. Dabei kann weder auf die Art unserer gegenwärtigen materiellen Ressourcen noch auf die bei uns verbreiteten Krankheitsvorstellungen und auch nicht auf die Art des Selbstverständnisses als Person mit dem für unsere Kultur spezifischen historischen Vorlauf zurückgegriffen werden.

Wenn es zu einem Export der referierten Konzepte und damit verbundenen Rezepten kommt, würde sich daher die Frage nach der Angemessenheit für den jeweiligen kulturellen und sozioökonomischen Kontext stellen.

Möglicherweise finden sich mehr Ansatzpunkte in einer ressourcenbasierten Stresstheorie, die auch kollektive Formen der Bewältigung vorsieht. Badura et al. (1999) sehen die Bewältigung einer chronischen Erkrankung als einen Prozess der Koproduktion, bei dem die medizinische Dienstleistung nur einen kleinen Anteil stellt. Wesentliche Teile der Bewältigungsarbeit kommen vom Patienten selbst und den Angehörigen.

Eine ähnliche Konzeption vertreten Corbin und Strauss (1993) mit dem Verlaufskurvenkonzept (trajectory concept). Im Unterschied zum Copingmodell betont es eine Längsschnittbetrachtung und integriert sinnhafte Dimensionen. »Verlaufskurve meint nicht nur den physiologischen Verlauf einer Krankheit, sondern die gesamte Organisation der Arbeit, die in diesem Verlauf anfällt, und einen Eingriff in das Leben der Menschen, die mit dieser Arbeit befasst sind« (vgl. S. 29). Auch dieses Konzept weist auf die aktive Rolle hin, welche die Beteiligten bei der Gestaltung des Krankheitsverlaufs spielen. Die zu leistende Arbeit umfasst neben der vorwiegend professionellen Arbeit im Krankenhaus die drei Arbeitslinien, die vorwiegend in der Familie geleistet werden: die Arbeit im Zusammenhang mit der Krankheit, die Alltags- und die Biographiearbeit. Bei der letzteren geht es darum, die Beziehung zwischen Körper, Selbst und Umfeld (das sogenannte biographische Körperschema) neu zu fassen, mit der Beeinträchtigung des Kranken in seinem Gefühl für biographische Zeit zurechtzukommen und die Biographie neu zu entwerfen. Nach Corbin und Strauss (1993) lässt sich kein allgemeines Modell der Verlaufskurve aufstellen, dafür sind die Verläufe zu vielfältig. Stattdessen wurden verschiedene Typen von Verlaufskurvenphasen gefunden, mit jeweils darauf bezogener Arbeit und biographischen Bezügen (Renormalisierung, stabile bzw. instabile Phasen). Theorierahmen und Begrifflichkeit des Ansatzes verweisen auf einen interpretativen Zugang, der chronisches Kranksein als einen bedeutungshaltigen Prozess im sozialen Kontext untersucht. Obwohl das Modell für körperliche Erkrankungen entwickelt wurde, ist es auch sehr aufschlussreich für chronisch psychische Erkrankungen. Hier liegen inzwischen subtile Analysen der Implikationen depressiver (Bischkopf 2005) und schizophrener Erkrankungen (Jungbauer et al. 2002) im Zusammenleben mit Angehörigen (einschließlich Partnern) vor.

Hinter diesen Ansätzen, die sich um eine Integration von psychisch Kranken bemühen, stehen kulturelle Traditionen und Wertorientierungen, die in den sogenannten westlichen Ländern unterschiedlich ausgeprägt sind und mit den jeweiligen sozialen Bedingungen und der Geschichte der Formierung von entsprechenden Hilfs- und Therapieeinrichtungen in Verbindung stehen. In den 70er Jahren gab es einen Aufbruch – fast als soziale Bewegung zu bezeichnen, die die Integration psychisch Kranker in das »normale Leben« zum Ziel hatte. Für eine Teilgruppe von psychisch Kranken ist hier auch sicher viel erreicht worden. Terzioglu (2005) hat sich im Rahmen einer interessanten Untersuchung im Bereich der ambulanten Psychiatrie in Berlin auf die Suche begeben, um herauszufinden, wer aus der Perspektive der Patienten als »guter Psychiater« gilt, um dann detailliert »gelingende« Psychiater-Patient-Beziehungen zu untersuchen. Ein wichtiges Ingredienz dieser Beziehungen war eine auf einer längeren Geschichte und Auseinandersetzung beruhende sensibel und verantwortlich gehandhabte Balance zwischen einer Übernahme der Verantwortung durch die Psychiater(innen) in Krisensituationen und einer von Respekt getragenen Rückgabe der Verantwortung beim Übergang in stabile Phasen. Es wäre interessant, genauer zu wissen, wie diese wechselseitige Respektbeziehung kulturell unterschiedlich auszuformen ist.

Neben den Integrationsbemühungen gab es auch immer Tendenzen der Ausgrenzung von psychisch Kranken. Eikelmann et al. (2005) stellen fest, dass heute mit Gemeindepsychiatrie nur eine wohnortnahe Behandlung und Betreuung zumeist chronisch Kranker assoziiert wird, während das ursprüngliche Ziel der Integration in die Gemeinschaft der »Normalen« oder »Gesunden« in den Hintergrund trat. Sie schreiben, »die Gemeindepsychiatrie hat sich stillschweigend in eine Psychiatriegemeinde mit Wohn- Arbeits- und Freizeitstätten verändert, die für die Betroffenen ein Surrogat des »normalen« Lebens darstellt« (vgl. S. 1106). Die »social exclusion unit« (2004) der britischen Regierung belegt den dortigen fortdauernden Prozess der Exklusion und die Fortdauer der Stigmatisierung von psychisch Kranken mit Untersuchungsergebnissen und entwickelt einen Aktionsplan.

Estroff (1994) hat die kulturelle Dimension der Definition und Bearbeitung von Chronizität bei psychisch Kranken herausgearbeitet und auch gezeigt, dass die soziale (und politische) Bereitschaft, Ressourcen zur Verfügung zu stellen, mit der kulturellen Dimension verknüpft ist.

❶ Sowohl chronisch psychische als auch körperliche Erkrankungen greifen tief in den Lebensalltag und die Lebensführung der Beteiligten ein. Die langfristige Umstellung der Lebensführung, die mit der Erkrankung verbundene Identitätsarbeit (Estroff 1994), die Verarbeitung von Fähigkeitseinschränkungen, die Erarbeitung angemessener Erwartungen zwischen Unter- und Überforderung, die Aushandlung neuer Rollenfunktionen in den Beziehungen zu anderen, die Erarbeitung von realistischen Zukunftsvorstellungen, das Hin und Her zwischen Hoffnung und Resignation – die Arbeit daran, was die Erkrankung für die Biographien der Beteiligten bedeutet, der Kampf um Respekt, Anerkennung und Selbstachtung – all diese Leistungen, Erschütterungen und Aushandlungsprozesse sind Gegenstand der zu erbringenden »Koproduktion« im Sinne von Badura.

Ich werde versuchen, in der empirischen Untersuchung über den Umgang mit psychischem Kranksein in Java (▶ Kap. 23) zu zeigen, welche Vorverständnisse und eingespielten Praktiken vom Umgang mit psychisch Kranken im dortigen soziokulturellen Setting bereitliegen und in welcher Weise die Betroffenen daran anknüpfen. Vor dem Hintergrund der dort verfügbaren Ressourcen und normativen Orientierungen stellt sich die Frage nach Exklusion und Integration sehr viel radikaler. Die Umstellung der Lebensführung wird weniger vom Kranken als von seiner sozialen Umgebung erwartet, und dies geht weit über die Kernfamilie hinaus. Leicht kommt es dazu, dass die familiären Ressourcen in einem Ausmaß strapaziert werden, dass die Familie kaum mehr eine Existenzgrundlage besitzt. Die Untersuchung kann zeigen, wie gegenwärtig psychisches Kranksein durch ein besonderes Verständnis von psychischer Krankheit und die damit verbundene Regulation der Lebensführung und deren kommunale Einbettung aufgefangen wird und wo die Grenzen dieser Auffangmöglichkeiten liegen. Die Untersuchung lässt sich in einen sehr viel umfassenderen Kontext einordnen, wenn man die medizinanthropologische Studie von Ferzacca (2001) aus derselben Region hinzunimmt. Denn hier wurden unter anderem professionelle Bemühungen um die Regulation der Lebensführung bei chronischen Krankheiten untersucht, die in Java als »moderne Krankheiten« gelten, vornehmlich Typ 2 Diabetes und Bluthochdruck, und die mit der Verwestlichung (»westernisasi« und »modernisasi«) des Lebensstils in Verbindung gebracht werden. Die Symptome dieser Erkrankungen decken sich zu einem großen Teil mit denen, die von chronisch psychisch Kranken berichtet werden. Die Studie zeigt die enorme Vielfalt der Praktiken im Umgang mit Krankheiten und eine große Dynamik der ständigen Transformation der Bedeutungen von Modernität und Tradition. Diese Vielfalt wird in der medizinischen Anthropologie inzwischen unter dem Stichwort »medical pluralism« (vgl. Baer 2004) abgehandelt. In diesem Spannungsfeld operieren Ärzte, traditionelle Heiler und betroffene oder mitbetroffene Laien. Jenseits eines individuell gesteuerten Selbstmanagements wird die Lebensführung ein Balanceakt zwischen modernen und traditionellen Einflüssen, wobei die Abwehr von Aspekten, die modernen Einflüssen zugeschrieben werden, eine »moderne« Neuerfindung (und Vermarktung) des Traditionellen zur Folge hat. Dies zeigt sich im Boom der gegen so gut wie alles (einschließlich Stress) wirkenden Kräuterelixiere und in der Popularität der traditionellen Heiler und heilenden Massagen.

Die Hinweise sollen exemplarisch die Naivität eines unbedachten Exports von Interventionsmethoden deutlich machen. Diese Naivität zeigt sich erst beim detaillierteren Blick in andere soziokulturelle Kontexte, in denen alles, was fremd implementiert wird, durch vorhandene und selbst im Fluss befindliche Netze von Bedeutungen und sozialen Bezügen transformiert oder eben zurückgewiesen wird.

1.6.3 Der soziokulturelle Kontext in der Gemeindepsychologie

In der Rede vom westlichen Individualismus und von der zunehmenden Individualisierung im Rahmen der Modernisierungsprozesse stecken viele kurzschlüssige Konnotationen. Es hat sich bei der umstrittenen Individualismus-Kollektivismus-Forschung gezeigt, dass diese Konstrukte gar keine Gegensätze darstellen, und ich hatte Fiske (2002) zitiert, der darauf hinwies, was für unterschiedliche Formen der Beziehungen zwischen Menschen beim Kollektivismuskonzept in einen Topf geworfen werden. Angesichts der empirischen Realität wäre es absurd anzunehmen, dass es in den USA oder Europa zu einem Verschwinden von Gemeinschaftsorientierungen kommt, sie haben allenfalls einen Formwandel erfahren. Es gibt – nicht nur in den USA, sondern auch in Deutschland – von den Sozialwissenschaftlern noch gar nicht so lange entdeckt – eine große Zahl von Selbsthilfeaktivitäten (Trojan 1986, Davidson et al. 2000) und ein eindrucksvolles Potential von bürgerschaftlichem Engagement (Keupp 2001, Heinze et al. 2000). Gleichzeitig gibt es eine außerordentliche Bereitschaft der Bürger, sich bei psychischen und körperlichen Krankheiten für ihre Angehörigen zu engagieren und ziemlich hohe Belastungen auf sich zu nehmen (vgl. Jungbauer et al. 2001). Die Individuumszentrierung und damit der Ausschluss des soziokulturellen Kontextes stecken eher in den gegenwärtigen wissenschaftlichen und professionellen Modellen der Psychologie und der Psychiatrie als in der gesellschaftlichen Realität. Die Umsetzung der gemeindeorientierten Reform der psychosozialen Versorgung, die Verschränkung mit Laienhilfe und Selbsthilfeaktivitäten und die mehr oder weniger erfolgreichen Bemühungen um die Integration der psychisch Kranken in die kommunalen Wirklichkeiten ist merkwürdig abgekoppelt von dem, was in Forschung und Lehre an den meisten Universitäten stattfindet. Diese Tendenz, die oben im Rahmen der Medikalisierung und Biologisierung diskutiert wurde, scheint sich zu verstärken (vgl. Bergold 2005b).

Die Gemeindepsychologie (Rappaport et al. 2000, Dalton et al. 2001, Rudkin 2003, Scileppi et al. 1999, Duffy 2000, Orford 1992, Bergold et al. 2006, Röhrle 2005, Keupp 1997) bietet am ehesten einen konzeptuellen Rahmen, der kompatibel mit den bisher diskutierten Ansätzen einer klinischen Kulturpsychologie ist.

> In der Gemeindepsychologie werden soziale Kontexte (psychischer) Gesundheit und Krankheit untersucht und beeinflusst. Die Forschungsrichtung entstand in den 60er Jahren in den USA aus der Kritik des individuumzentrierten Ansatzes der Psychologie. Der »Community«-Zusammenhang ist in der Gemeindepsychologie ein wichtiges Beispiel für einen soziokulturellen Zusammenhang, in dem Individuen in ihren Kontexten untersucht und in dem soziale Veränderungen bewirkt und untersucht werden. Dabei soll eher an Stärken angeknüpft werden, als dass Defizite beseitigt werden.

Die persönlichen und sozialen Ressourcen der Menschen und ihr Lebenskontext werden in diesem Ansatz zum Ausgangspunkt für die Förderung von Gesundheit, die Bewältigung von Krisen und sozialen und gesundheitlichen Einschränkungen. Entsprechend wird das Erleben und Handeln der Menschen im Rahmen ihres soziokulturellen Feldes (community) untersucht. Dieses Feld ist gekennzeichnet von einer spezifischen lokal-historischen Entwicklung, eingelebten Lebensformen (Ritualen, kulturellen Selbstverständlichkeiten, etc.), unterschiedlichen Nationalitäten, einer spezifischen sozialen Schichtung und entsprechenden Normierungen und Orientierungen, von sozialen Netzen, die sich überlagern, miteinander in Konflikt stehen, kooperieren, anlassbezogene Hilfe vermitteln oder Ausgrenzung erzeugen können. Der gemeindepsychologische Ansatz ist selbstreflexiv konzipiert: Das Handeln der Professionellen und dessen Kontextbedingungen werden ebenso zum Gegenstand der Untersuchung wie das Handeln der Betroffenen. Der Dialog zwischen beiden Seiten wird als günstige Voraussetzung dafür gesehen, dass Dienstleistungen in Kooperation mit den Nutznießern erbracht werden.

Der Ansatz zielt auf soziale Aktion bzw. Intervention, die als dialogisch gesehen wird. D. h., es geht um eine aktive Beteiligung der von Aktionen Betroffenen an der Zielformulierung, Umsetzung und Bewertung. Entsprechend werden neben konventionellen komplexe Methoden der Programmevaluation eingesetzt (vgl. Shadish 1995, Wottawa et al. 2003). Wissen wird als veränderlich und mit Wertorientierungen verknüpft gesehen.

Grundlage ist die Einsicht in den enormen Einfluss, den der Kontext auf das Handeln der Menschen ausübt. Dies ist schon lange in der Sozialpsychologie bekannt und wurde besonders drastisch von Milgram (1974) vorgeführt, als er zeigte, zu welchen Grausamkeiten Menschen in Kontexten von Autoritätshörigkeit fähig sind. Moos (2003) weist sowohl auf den großen Einfluss des Kontextes als auch auf dessen Fragilität hin: Der Einfluss schwindet, wenn Menschen dem Kontext nicht mehr ausgesetzt sind.

Es gibt unterschiedliche Kontexteinheiten der gesundheits- und krankheitsbezogenen Analyse und Intervention, die auf kulturelle Zusammenhänge beziehbar sind. Sie eignen sich auch als konzeptuelle Bausteine im Praxisfeld der Entwicklungszusammenarbeit – etwa für Projekte der gesundheitsbezogenen Arbeit von Nicht-Regierungsorganisationen (NGOs), die bisher nur lose mit der Gemeindepsychologie verbunden sind.

Shinn und Toohey (2003) geben einen Überblick über vielfältige Projekte, in denen der Einfluss unterschiedlicher Charakteristika von ganzen Nachbarschaften auf das Wohlergehen untersucht wurde. Strukturelle Charakteristika der Einwohnerzusammensetzung von Nachbarschaften wie geringer sozioökonomischer Status, große kulturelle und ethnische Diversität, hoher Zu- und Wegzug, viele Kinder im Verhältnis zu Erwachsenen, eine hohe Rate Alleinerziehender korrelieren zwar mit sozialer Devianz und psychischen Störungen, tragen aber nur wenig zum Verständnis der Zusammenhänge bei (vgl. Wandersman et al. 1998). Es gibt eine Reihe von Konstrukten, die die Zusammenhänge erhellen können. Hier geht es um das soziale Milieu, soziale und physische Ressourcen, lokale Freundschaftsnetzwerke und Teilnahme in Organisationen. Auf der negativen Seite lassen sich im »neighbourhood disorder model« Indikatoren physischer und sozialer Verwahrlosung in städtischen Nachbarschaften finden, die auch mit individuellen Pathologien in Zusammenhang stehen. Theoretische Konzepte über gesundheitsfördernde Bedingungen schließen unterschiedliche Ressourcen ein. Viel diskutiert wird das Modell des

1.6 Psychische Gesundheit und Krankheit im Kontext

»social capital«. Putnam (1995) versteht darunter »features of social organisation such as networks, norms, and social trust that facilitate coordination and cooperation for mutual benefit«. Dies steht mit dem älteren Modell des »psychological sense of community« (Sarason 1974) in Verbindung, das Mitgliedschaft, Einfluss, Integration, Bedürfnisbefriedigung und geteilte emotionale Verbindungen umfasst und von vielen als »Aspekt des ‚social capital'« gesehen wird.

»Community settings« werden mit ihrem Einfluss auf das Wohlergehen getrennt von den Nachbarschaften gesehen und analysiert, in denen sie lokalisiert sind. Sie umfassen Organisationen in denen Personen wesentliche Zeitabschnitte in unterschiedlichen Phasen ihres Lebens verbringen wie: Kindergärten, Schulen und andere Bildungsstätten, Arbeitsplätze oder Altenheime und eben auch jedwede psychiatrischen Versorgungseinrichtungen. Es können auch religiös bestimmte Settings (wie Koranschulen), Selbsthilfegruppen oder Freizeitstätten sein oder auch staatlich oder kommerziell betriebene Service- oder Dienstleistungseinrichtungen. Sie haben instrumentelle Funktionen entsprechend ihrem Angebot, können Möglichkeiten für soziale Rollen bieten (z. B. psychisch Kranken eine Arbeitsmöglichkeit) und soziales Kapital darstellen aber auch Stress und Deprivation (z. B. Hospitalismus) oder Gewalt (rechtsradikale Jugendgruppen, abgeschottete islamistische Zirkel) zur Folge haben.

Insgesamt gibt es viele Befunde, die den Zusammenhang der Bedingungen in größeren sozialen Einheiten und psychischem Wohlergehen bzw. psychischer Erkrankung belegen. Es gibt die unterschiedlichsten Versuche, alternative Settings mit therapeutischer Funktion zu schaffen, etwa Wohngemeinschaften zur Drogentherapie oder Suchtkliniken außerhalb der Wohngebiete. Dies sind machtvolle Settings im Sinne von Moos (2003). Sie sind abgegrenzt, die Teilnehmer interagieren intensiv, sie enthalten Bedingungen für Entwicklung und Bedürfnisbefriedigung, die darauf gerichtet sind, Verhalten und Wertorientierungen zu gestalten und bieten eine Struktur, in dem spezifische Ziele umgesetzt werden können. Bei diesen wohnortfernen Settingansätzen entsteht allerdings auch das von Moos angesprochene Problem der Fragilität, und bei der Rückkehr in die gewohnte Umgebung verschwindet der therapeutische Effekt. Daher werden jetzt z. B. im Bereich der Suchtbehandlung wie in den meisten anderen Feldern eher in die »Heimatgemeinde« integrierte therapeutische Settings verwendet.

❶ Die bewusste gesundheitsförderliche Gestaltung und die Partizipation der Adressaten an dieser Gestaltung des Settings dürfte auch bei jeder Form von interkultureller Therapie und Beratung entscheidend sein. Die hierdurch erreichte positive Konnotation dieser Umgebung, das darin herrschende soziale Klima, die Mitgestaltungsmöglichkeiten, die Vielfalt der darin einnehmbaren Rollen, die Entstehung geteilter Wertüberzeugungen und einer gemeinsam gestalteten »Kultur« dürften entscheidend für einen Therapieerfolg sein.

Am besten sind dauerhafte selbstorganisierte Ableger solcher Settings etwa in Form informeller Gruppen, von denen es in der Selbsthilfeszene vielfältige Beispiele gibt (z. B. bei den Anonymen Alkoholikern).

Der Settingansatz, der wie oben beschrieben auch in der Ottawa-Charta verankert ist, gilt auch als ein sehr wirksamer Ansatz zur Prävention und Gesundheitsförderung, die bisher zu einseitig auf Verhaltensprävention nach dem oben beschriebenen Modell der Gesundheitsverhaltenstheorien basierten. Eine Prävention psychischer Störungen ist in Deutschland kaum existent, es gibt allenfalls in jüngster Zeit Ansätze einer Frühidentifikation und meist medikamentösen Frühbehandlung der Depression (vgl. Althaus 2004) oder der Schizophrenie (vgl. Stone et al. 2004). Die Prävention der Depression ist so schwierig, weil die Bedingungen, die die Störung auf der Grundlage einer hypothetischen Vulnerabilität herbeiführen, so unspezifisch sind, dass sie das Gesamte der belastenden Lebenssituation betreffen. Diese kulminieren z. B. bei alleinerziehenden, berufstätigen Frauen mit Kindern mit geringem Einkommen, wie schon Brown und Harris (1978) in ihrer klassischen Studie nachgewiesen haben. Cardemil et al. (2005) haben ein Präventionsprogramm für Frauen mit denselben Belastungen entwickelt und evaluiert (family coping skills program), die außerdem der lateinamerikanischen Bevölkerungsgruppe in den USA angehören. Diese Frauen hatten milde depressive Symptome, die nach einem verhaltenstherapeutischen Gruppenprogramm kombiniert mit familientherapeutischen Sitzungen zurückgingen. Solche Studien, wie auch der sehr ähnliche Präventionsansatz von Munoz et al. (1993) zeigen, dass zum einen die Bezeichnung »verhaltenstherapeutisches Gruppenprogramm« nicht die Komplexität der auf die spezifische Zielgruppe zugeschnittenen Intervention mit vielen settingspezifischen Zutaten wiedergibt. Zum anderen lassen sie erkennen, wie begrenzt die Möglichkeiten psychologischer Interventionen sind, mit denen zwar eine Mobilisierung personaler Ressourcen (bessere Stressresistenz und soziale Unterstützung), aber so gut wie nichts an den Verhältnissen zu ändern ist, deren Einfluss auf das Auftreten der Depression unbestritten ist. Dies gilt besonders in den Drittweltländern für den gesamten Bereich von Gesundheit und Krankheit, der damit eine intersektorale (d.h. eine über den Sektor der Gesundheitsversorgung hinausgehende) Aufgabe darstellt:

> Many of the key determinants of health and disease — as well as the solutions — lie outside the direct control of the health sector, in sectors concerned with environment, water and sanitation, agriculture, education, employment, urban and rural livelihoods, trade, tourism, energy and housing. Addressing the underlying determinants of health is key to ensuring ecologically sustainable development and sustained health improvements in the long term. (UNO 2004)

Man kann ein wesentliches Konzept der Gemeindepsychologie, das des Empowerment als einen Aspekt einer solchen intersektoralen Strategie verstehen, als die sie auch in der Ottawa-Charta (s. o.) verankert ist. Darin steckt ein gewisser Optimismus in bezug auf die Veränderungsmöglichkeiten von unten her. Empowerment wurde als der Mechanismus definiert, durch den Leute, Organisationen und »communities« es schaffen, ihr Leben zu meistern (Rappaport 1977). Zimmerman (2000) sieht darin eine Orientierung, die unterstellt, dass viele Probleme mit der ungleichen Verteilung von bzw. dem ungleichen Zugang zu Ressourcen zusammenhängen. Dies ist verbunden mit der Erwartung, dass Menschen, wenn sie die Möglichkeit dazu haben, sich aktiv für ihre gesundheitlichen Belange einsetzen und dass Professionelle dann eine kooperativ unterstützende Rolle einnehmen sollten. Zimmerman unterscheidet zwischen Empowermentprozess und -ergebnis. Der Prozess kann auf der Ebene der Person (als Befähigung), auf der Ebene einer Organisation (Partizipation, Teilung der Verantwortung) oder der Kommune (Zugang zu Ressourcen, Toleranz für Verschiedenheit) angesiedelt werden. Ergebnisse sind auf der individuellen Ebene: wahrgenommene Kontrolle und partizipative Verhaltensweisen; auf der Ebene einer Organisation: effektive Konkurrenz um Ressourcen, Zusammenarbeit mit anderen Organisationen – und auf der kommunalen Ebene kann es z. B. zu pluralistischen Führungsstrukturen, Koalitionen von Organisationen und besserer Beteiligung der Bürger kommen.

Der Ansatz wurde auf viele Settings und Problembereiche angewandt und spielt auch inzwischen in der Entwicklungszusammenarbeit eine Rolle. Es wurde kritisiert, dass Empowerment in vielen Untersuchungen lediglich auf der individuellen Ebene untersucht wurde. Riger (1993) sieht darin das Problem, dass allzu sehr das individualistische, männliche Durchsetzungsverhalten propagiert wird. Sie kritisiert auch, dass Partizipation (z. B. von Nutzern in Gesundheitseinrichtungen) manchmal mit Empowerment gleichgesetzt wird, eine Teilnahme von Nutzern an Entscheidungsprozessen aber nicht bedeutet, dass sich die Ergebnisse bzw. die Verteilung von Ressourcen tatsächlich ändern. Es ändert sich aber häufig das Gefühl, Einfluss zu haben und es wird in der Praxis der Administration häufig als Legitimationsstrategie benutzt (vgl. White 2000).

Der Empowerment-Ansatz enthält Wertorientierungen, die in vielen Teilen auch der sogenannten westlichen Welt sehr unterschiedlich gesehen werden, wie das Recht auf Selbstverwirklichung, Chancengleichheit, soziale Gerechtigkeit etc. So hat Uhle (2003) am Beispiel der gesundheitsbezogenen Arbeit einer NGO mit einer ländlichen Bevölkerung in Java gezeigt, dass die Umsetzung des Empowerment-Konzepts mit javanischen Verhaltensprinzipien kollidierte, die in der zurückliegenden Suharto-Ära für die Durchsetzung eines autoritären Führungsstils von der staatlichen bis hin zu der kommunalen Ebene funktionalisiert worden waren. Dies bezog sich auf das Prinzip der Wahrung von Harmonie in sozialen Beziehungen »rukun«, das Respektprinzip auf der Grundlage der gegebenen Rangordnung »hormat« und der bescheidenen Akzeptanz des eigenen Schicksals »nrimo«. Die Untersuchung zeigt durchaus nicht nur die Schwierigkeit, sondern auch die Fruchtbarkeit der Übertragung von Konstrukten wie Empowerment, in denen nicht einzelne Personen sondern soziale Zusammenhänge untersucht und verändert werden sollen.

❗ Für einen kulturpsychologisch bestimmten Ansatz des Umgangs mit psychischer Gesundheit und Krankheit stellen die Beiträge der Gemeindepsychologie wertvolle Anregungen dar. Sie lenken den Blick auf die soziokulturellen Zusammenhänge und stellen Werkzeuge für die Analyse von und die Intervention bei größeren Einheiten als der des Individuums zur Verfügung. Die Orientierung auf solche Einheiten kommt zudem den Strukturen und den vorherrschenden Orientierungen in den meisten Ländern der Welt entgegen und verspricht wegen der besseren kulturellen Passungen auch ganz andere Möglichkeiten des Dialogs und des gegenseitigen Lernens. Wir bekommen die Chance, so manches von unserer individuumszentrierten Täuschung zu relativieren. Die gemeindepsychologische Perspektive macht – ebenso wie die globale Perspektive – deutlich, dass sowohl die Arbeit mit Flüchtlingen oder Migranten in Deutschland als auch psychosoziale Arbeit im Ausland – z. B. mit Menschen, die im Zusammenhang mit gewaltsamen Auseinandersetzungen extremes Leid erfahren haben – in ganz besonderem Maße zur Stellungnahme herausfordert und die Reflexion der wertbestimmten Seite der praktischen Arbeit in diesem Feld erzwingt.

In der Gemeindepsychologie steckt die Werthaltung auch in besonders emphatischer Wertschätzung von Verschiedenheit (diversity), einer Kategorie, die die kulturelle Besonderheit (neben Unterschieden im Geschlecht, der Hautfarbe, der sexuellen Orientierung etc. (vgl. oben, APA 2002)) mit einschließt.

Der Zusammenhang der unterschiedlichen behandelten Aspekte zeigt sich sehr deutlich beim Thema der Traumatisierung. Hier verschränken sich die unterschiedlichen Problemebenen in sehr drastischer Weise. Besonders, wenn es um Folgen organisierter Gewalt geht, wird die Interaktion dieses innerpsychischen Geschehens mit kollektiven sozialen Prozessen sehr deutlich (Becker 2001). Regner (2005) hat in einer umfangreichen Analyse untersucht, was es bedeutet, dass mit der Gewalterfahrung sowohl eine objektive Menschenrechtsverletzung erfolgt, als auch durch die Herabwürdigung eine schwere Verletzung des subjektiven Rechtsempfindens. Mit der Bearbeitung der traumatischen Erfahrungen sei ein »normatives Empowerment« verbunden, das sowohl ein inneres als auch ein nach außen auf die moralische Rechtsordnung gerichtetes Geschehen umfasst. Die meisten Experten in diesem Arbeitsfeld betonen, dass therapeutische Hilfe in diesem Prozess nicht ohne eine Stellungnahme und unterstützende Parteinahme erfolgen kann. Becker (2001) betont die lokale Spezifik bei der Bewältigung von Traumatisierungen, etwa bei der Entwicklung von Symbolisierungen und der Mobilisierung von stützenden Primärbeziehungen. Es gibt inzwischen eine fundierte Kritik an einer engen medizinischen Auffassung von Trauma im Sinne der »posttraumatic stress disorder/PTSD« (Breslau 2004, Young 1995, Das u. Kleinman 2000, Ferwey 2001). Mit der »westlichen« allerorten exportierten Traumakonzeption sind zentrale Elemente westlichen Denkens verbunden, die von Angehörigen anderer Kulturen nicht unbedingt geteilt werden (vgl. Argenti-Pillen 2000).

Vielleicht muss man den medizinisch-psychologischen Diskurs und das damit verbundene Wissen über Traumatisierung zunächst suspendieren, wenn man etwas über die lokale Besonderheit im Umgang mit extremem Leid in anderen soziokulturellen Umgebungen erfahren will. Lokal lassen sich mehr oder weniger komplexe Mischungen und zuweilen kreative Amalgamierungen von sehr unterschiedlichen Symbolwelten finden, oder es bestehen heterogene kulturelle Versatzstücke nebeneinander und werden je nach Bedarf genutzt. Breslau (2004) zeigt, wie durch wissenschaftlich fundierte Identifizierung psychischen Leids als PTSD und durch die Arbeit internationaler Hilfsorganisationen die Diagnose erfolgreich in lokales politisches Handeln eingebunden wird, und wie das klinische Konzept ein moralisches Paradigma liefert, mit dem man in der Lage ist, Verfolger und Verfolgte zu identifizieren.

Beim Umgang mit extremem Leid hält Argenti-Pillen (2000) das besondere Zusammenspiel von Elementen der lokal relevanten Weltreligion, lokaler Kosmologie und importierten modernen (medizinischen) Traumakonzepten für relevant. Hinzu kommt der importierte Einfluss auf die moralische Ordnung. Wer ist Täter und wer ist Opfer im Kontext organisierter Gewalt? Ewald (2002) zeichnet die Prozesse der Viktimisierung am Beispiel aktueller Auseinandersetzungen nach und rekonstruiert den Einfluss externer mächtiger Instanzen der Bewertung. Diese müssen zu den traditionellen Orientierungen in Beziehung gesetzt werden – besonders in einer Situation, in der diese durch Gewalt und Zerstörung instabil geworden sind.

Die Situation wird nur halbwegs verständlich, wenn man die Ebene der individuellen Erfahrung mit dem engeren und weiteren sozialen Umfeld verschränkt: Im medizinisch-psychologischen Diskurs wird die Erfahrung von extremem Leid vorwiegend individuell zugerechnet und bearbeitet. Hierzu passen die biomedizinischen und -psychologischen Erklärungsansätze. Außerordentlich einflussreich ist die Idee, dass die Auseinandersetzung mit dem erfahrenen Leid und die Arbeit an der Erinnerung und an der individuellen Bedeutung der Erfahrung – wenngleich unter den verschiedensten geschützten und entaktualisierenden Bedingungen – eine heilende Wirkung besitzt. Young (1995) hat gezeigt, wie in der Konzeption der PTSD und – darin enthalten – in der des traumatischen Gedächtnisses traumatisches Ereignis und Symptom verknüpft werden: Die Spuren des Ereignisses brechen in Form der »flash backs« aus der Vergangenheit in die Gegenwart ein. Diese Konzeption – oder klinische »Erzählung« – bei der das Trauma sich eruptiv als Symptom durch das Gedächtnis bewegt, ist mit der westlichen Konzeption des Selbst verbunden, in der das Selbst durch eine Kontinuität von Erinnerungen zusammengehalten wird (Young 1995). In den europäischen Therapietheorien ist zudem das Vergessen negativ konnotiert, und die Erinnerung einer Person wird eher als isolierte Entität, abgetrennt von sozialen bzw. kollektiven Formen der Erinnerung gesehen (vgl. Argenti-Pillen 2000). Im therapeutischen Diskurs weniger anerkannt sind andere Wege der Rückgewinnung von persönlicher Stabilität in der spirituellen Dimension wie meditative Versenkung und rituell und kulturell eingebundene Körpertechniken.

Die Bedeutung der individuell zurechenbaren Erfahrung kann weitgehend hinter den Erfahrungen zurücktreten, die sich auf die (erweiterte) Familie und deren Umfeld beziehen. Der Verlust materieller Ressourcen kann eine fundamentale existenzbedrohende Bedeutung haben, hinter der alles andere zurücktritt.

Die Zerstörung der sozialen Ordnung (Rechtssicherheit, öffentliche und soziale Austauschprozesse) ist möglicherweise enger als in den säkular dominierten westlichen Ländern mit der symbolischen Ordnung verknüpft. Durch diese besteht an vielen Orten im Zusammenspiel von Religion und lokaler Kosmologie eine relativ kohärente Weltsicht, die möglicherweise bisher für die Aufrechterhaltung wichtiger (re-)stabilisierender Sinnzusammenhänge und der Wiederherstellung von Gesundheit wichtig war.

Es besteht eine relative Hilflosigkeit von psychologisch-psychiatrischen Interventionen vor Ort nach gewaltsamen Konflikten. Hinzu kommen die Schwierigkeiten der Unterstützung von »soziosanitären« Ansätzen (z. B. Unterstützung von Wiederaufbauprogrammen in Verbindung mit Versöhnungsarbeit durch NGOs). Beides zeigt, wie viel wir noch über das Wechselspiel von Kultur, sozialen Verhältnissen und psychischer Gesundheit und Krankheit zu lernen haben.

Die Vertreter der kulturvergleichenden (»transcultural«) Psychologie waren aufgebrochen, um den Kollektivismus der kulturell Anderen und all die hiermit korrelierenden Variablen zu identifizieren. Der unterstellte eigene Individualismus erwies sich eher als Ideologie denn als empirische Realität und steckte in den eigenen Theorien und methodischen Grundlagen. In der Auseinandersetzung mit den opponierenden Kulturpsychologen, Ethnologen und Vertretern der indigenen Psychologien ist es zu einer Weiterentwicklung psychologischer Orientierungen gekommen, die eher eine sozial- und kulturwissenschaftliche Perspektive einnehmen. Hier wurde die einseitige Zentrierung auf die individuelle Perspektive als eine fachimmanente Einengung identifiziert, die Erkenntnis behindert. Im Arbeitsfeld »psychische Gesundheit und Krankheit« bestehen besondere Möglichkeiten der Einbeziehung von Kultur im Bereich der Gemeindepsychologie, der settingbezogenen Ansätze der Gesundheitsförderung und der ressourcenorientierten Ansätze. In diesen Gebieten wird auch der Einfluss von sozialer und Machtungleichheit untersucht, die in komplexer Weise mit kultureller Differenz interagiert und mit dieser verwechselt werden kann. Die Einsicht in diese Zusammenhänge erfordert in der Praxis und Wissenschaft eine selbstreflexive Vergewisserung der eigenen Position als Handelnder im Verhältnis zu Anderen. Diese Haltung findet auch Wurzeln in der klinischen Psychologie, insoweit sie so verstanden wird, dass Veränderungen in dialogisch strukturierten Beziehungen entstehen, in denen alle Beteiligten riskieren sich zu verändern.

Literatur

Albrecht GL, Fitzpatrick R, Scrimshaw SC (2000) Handbook of studies in health and Medicine. Sage Publications, London

Allmer H (1997) Intention und Volition. In: Schwarzer R (Hrsg) Gesundheitspsychologie. Hogrefe, Göttingen Toronto Zürich, S 67–89

Althaus, D (2004) Das »Nürnberger Bündnis gegen Depression« – Zwischenauswertung eines depressions- und suizidpräventiven Programms nach 12 Monaten Laufzeit. http://edoc.ub.uni-muenchen.de/archive/00002064/01/Althaus_David.pdf

American Psychological Association (2002) Guidelines on multicultural education, training, research, practice, and organizational change for psychologists. American Psychological Association http://www.apa.org/pi/multiculturalguidelines

Angermeyer MC, Matschinger H (1999a) Social representations of mental illness among the public. In: Guimon J, Fischer W, Sartorius N (eds) The image of madness. Karger, Basel, S 20–28

Angermeyer MC, Matschinger H (1999b) The Public's attitude towards drug treatment of schizophrenia. In: Guimon J, Fischer W, Sartorius N (eds) The image of madness. Karger, Basel, S 152–161

Argenti-Pillen A (2000) The discourse on trauma in non-western cultural contexts: Contributions of an ethnographic method. Attila I et al. (Hrsg) (1995) Multikulturelle Gesellschaft monokulturelle Psychologie? dgvt, Tübingen

Auckenthaler A (1997) Was bleibt von der Klinischen Psychologie? Medikalisierungsprozesse und ihre Folgen. Journal für Psychologie 5(3): 63–70

Badura B, Hart D, Schellschmidt H (1999) Bürgerorientierung im Gesundheitswesen. Selbstbestimmung, Schutz, Beteiligung. Nomos, Baden-Baden

Baer HA (2004) Medical pluralism. In: Ember CR, Ember M (eds) Encyclopedia of Medical Anthropology. Health and Illness in the World's Cultures, vol 1, Topics. Kluwer Academic Publishers, New York, pp 109–116

Barlow J, Wright C, Sheasby J, Turner A, Hainsworth J (2002) Selfmanagement approaches for people with chronic conditions: a review. Patient Education and Counselling 48: 177–87

Barrett R (1996) Psychiatric team and the social definition of schizophrenia. Cambridge University Press, USA

Bäuml J, Pischel-Walz G, (Hrsg) (2003) Psychoedukation bei schizophrenen Erkrankungen. Schattauer, Stuttgart

Bebbington P (1994) The predictive utility of expressed emotion in schizophrenia: an aggregate analysis. Psychological Medicine 24(3): 707–718

Becker D (2001) Dealing with the consequences of organized violence in trauma work. In: The Berghof Handbook for conflict transformation. http://www.berghof-handbook.net/articles/becker_handbook.pdf

Berg E, Fuchs M (Hrsg) (1993) Kultur, soziale Praxis, Text. Die Krise der ethnographischen Repräsentation. Suhrkamp, Frankfurt/M

Berger H, Jürgen F, Gunia H (2004) Psychoedukative Familienintervention. Manual zu Grundlagen und Praxis. Schattauer, Stuttgart

Bergold J (2005) Zurück in den Elfenbeinturm! Psychologiestudium ohne Praxis? (Vortrag im Rahmen der Tagung »Forschen, Lernen und Lehren – Psychologie auf neuen Wegen?« der Neuen Gesellschaft für Psychologie, Bremen 01.07.05 – 03.07.05

Bergold J, Seckinger M (2006) Community Psychology between Attitude and Clinical Practice – the German Way. In: Reich S, Riemer M, Prilleltensky I, Montero M (eds) International community psychology. History and theory. Kluwer Academic Publishers, New York (in preparation)

Berry JW, Poortinga YH, Pandey J, (eds) (1997a) Handbook of cross-cultural psychology, 2nd edn, vol 1, Theory and method. Allyn & Bacon, Boston

Berry JW, Dasen PR, Saraswathi, TS (eds) (1997b) Handbook of cross-cultural psychology, 2nd edn, vol 2, Basic processes and human development. Allyn & Bacon, Boston

Berry JW, Segall MH, Kagtçibasi Ç (eds) (1997c) Handbook of cross-cultural psychology, 2nd edn, vol 3, Social behavior and applications. Allyn & Bacon, Boston

Berry JW (1997) Acculturation and health. In: Kazarian S, Evans D (eds) Cultural clinical psychology: theory, research and practice. Oxford University Press, New York

Bielefeldt H (1998) Philosophie der Menschenrechte: Grundlagen eines weltweiten Freiheitsethos. Primus, Darmstadt

Bischkopf J (2005) Angehörigenberatung bei Depression. Ernst-Reinhardt-Verlag, München

Bolam B, Gleeson K, Murphy S (2003) »Lay person« or »Health expert«? Exploring theoretical and practical aspects of reflexivity in qualitative health research (34 paragraphs). Forum: Qualitative Social Research (On-line Journal), 4(2), http://www.qualitative-research.net/fqs-texte/2-03/2-03bolametal-e.htm

Bond MH (2002) Reclaiming the individual from Hofstede's ecological analysis – A 20-year odyssey: Comment on Oyserman et al. (2002). Psychological Bulletin 128: 73–77

Bowlby J (1969) Attachment and loss. Vol 1, Attachment. Basic Books, New York

Breslau J (2004) Cultures of Trauma: Anthropological views of posttraumatic stress disorder. International Health Culture, Medicine and Psychiatry 28: 113–126

Brown GW, Harris T (1978) Social origin of depression. A study of psychiatric disorders in women. Tavistock Publishers, London

Brown GW (1990) Die Entdeckung von Expressed Emotion: Induktion oder Deduktion? In: Olbrich O (Hrsg) Therapie der Schizophrenie – Neue Behandlungskonzepte. Kohlhammer, Stuttgart, S 25–41

Bruner J (1997) Sinn, Kultur und Ich-Identität. Zur Kulturpsychologie des Sinns. Carl Auer, Heidelberg

Bullard A (2002) From vastation to Prozac nation. Transcultural psychiatry vol 39(3): 267–294

Cardemil EV, Kim S, Pinedo TM, Miller IW (2005) Developing a culturally appropriate depression prevention program: The family coping skills program. Cultural Diversity and Ethnic Minority Psychology 11(2):99–112

Coburn D (2004) Beyond the income inequality hypothesis: class, neo-liberalism, and health inequalities. Social Science and Medicine 58: 41–56

Corbin JM, Strauss AL (1993) Weiterleben lernen. Chronisch Kranke in der Familie. Piper, München

Corin E (1997) Die Dichte des Seins. Intentionale Welten, Identitätsstrategien und die Erfahrung von Personen mit der Diagnose Schizophrenie. In: Angermeyer MC, Zaumseil M (Hrsg) Verrückte Entwürfe. Kulturelle und individuelle Verarbeitung psychischen Krankseins. Edition Das Narrenschiff im Psychiatrie-Verlag, Bonn

Cuéllar I, Paniagua F (2000) Handbook of multicultural mental health: assessment and treatment of diverse populations. Academic Press, San Diego

Dalton JH, Elias MJ, Wandersman A (2001) Community Psychology – Linking Individuals and Communities. Wadsworth, Belmont

Das V, Kleinman A (2000) Introduction In: Das V, Kleinman A, Ramphele M, Reynolds P (eds) Violence and Subjectivity. University of California Press, Berkeley

Davidson KP, Pennebaker JW, Dickerson SS (2000) Who Talks? The social psychology of illness support groups. American Psychologist 55: 205–217

Desjarlais R, Eisenberg L, Good B, Kleinman A (1995) World mental health. Problems and priorities in low income countries. Oxford University Press, New York

Duffy KG, Wong FY (2000) Community psychology. Allyn&Bacon, Boston

Eckensberger LH (2002) Paradigms revisited: from incommensurability to respected complementarity. In: Keller H, Poortinga YH, Schoelmerich A (eds) Between culture and biology. Perspectives on ontogenetic development. Cambridge University Press

Eikelmann B, Zacharias-Eikelmann B, Richter D, Reker T (2005) Integration psychisch Kranker – Ziel ist Teilnahme am »wirklichen« Leben. Deutsches Ärzteblatt 102(16): 1104–1110

Ember CR, Ember M (2004a) Encyclopedia of medical anthropology. Health and illness in the world's cultures, vol 1, Topics. Kluwer Academic Publishers, New York

Ember CR, Ember M (2004b) Encyclopedia of medical anthropology. Health and illness in the world's cultures, vol 2, Cultures. Kluwer Academic Publishers, New York

Epping-Jordan J, Bengoa R, Kawar R, Sabate E (2001) The challenge of chronic conditions: WHO responds. BMJ 323: 947–48

Estroff SE (1981) Making it crazy. An ethnography of psychiatric clients in an american community. University of California Press, Berkeley

Estroff SE (1994) Identity, disability and schizophrenia. The problem of chronicity. In: Lindenbaum S, Lock M (eds) Knowledge, power and practice. The anthropology of medicine and everyday life. University of California Press, Berkeley

Ewald U, von Oppeln C (2002) War – Victimization – Security: The Case of the Former Yugoslavia European Journal of Crime, Criminal Law and Criminal Justice 10(1): 39–44

Fanon F (1981) Die Verdammten dieser Erde. Suhrkamp, Frankfurt/M

Ferzacca, S (2001) Healing the modern in a central Javanese city. Carolina Academic Press, Durham

Fiedler FE, Mitchell T, Triandis HC (1971) The culture assimilator: An approach to cross-cultural training. Journal of applied psychology 55: 95–102

Fiske AP (2000) Complementarity theory: Why human social capacity evolved to require cultural complements. Personal. Soc. Psychol. Rev. 4:76–94

Fiske AP (2002) Using individualism and collectivism to compare cultures – A critique of the validity and measurement of the constructs: Comment on Oyserman et al. (2002). Psychological bulletin 128: 78–88

Flick U (Hrsg) (1995) Psychologie des Sozialen. Repräsentationen in Wissen und Sprache. Rowohlt, Reinbek

Folkman S, Moskowitz JT (2004) Coping: Pitfalls and promise. Annual Review of Psychology 55: 745–74

Freire P (2002) Pädagogik der Unterdrückten. Rowohlt, Reinbek

Gergen KJ, Gergen MM (2002) Toward a cultural constructionist psychology. In: Hildebrand-Nilshon M, Chung-Woon K, Papadopoulos D (Hrsg) Kultur (in) der Psychologie. Über das Abenteuer des Kulturbegriffs in der psychologischen Theoriebildung. Asanger, Heidelberg, S 47–64

Gerst T (2005) Institut für Qualität und Wirtschaftlichkeit. Deutsches Ärzteblatt 102(34/35): 1823/4

Good BJ (1993) Medicine, rationality and experience: An anthropological perspective. Cambridge University Press

Good BJ (1996) Culture and the DSM-IV: Diagnosis, knowledge and power. Culture, Medicine and Psychiatry 20: 127–132

Good BJ, Good MJD (1982) Towards a meaning-centered analysis of popular illness categories: »fright-illness« and »heart distress« in Iran. In: Marsella AJ, White GM (eds) Cultural

Literatur

Conceptions of Mental Illness and Therapy. Reidel, Dordrecht

Greenfield PM (2000) Three approaches to the psychology of culture: Where do they come from? Where can they go? Journal of Social Psychology 3: 223–240

Greenfield PM (2002) The mutual definition of culture and biology in development. In: Between Culture and Biology, ed. Keller H, Poortinga YJ, Schoelmerich A, pp. 57–76. Cambridge: Cambridge University Press

Greenfield PM, Keller H, Fuligni A, Maynard A (2003) Cultural pathways through universal development. Annual Review of Psychology 54: 23.1–23.30

Gudykunst WB, Matsumoto Y, Ting-Toomey S, Nishida T (1996) The influence of cultural individualism, collectivism, self-construals, and individual values on communication styles accross cultures. Human Communication Research 22: 510–543

Guimon J, Fischer W, Sartorius N (1999) The image of madness. Karger, Basel

Hannover B, Kühnen U (2002) Der Einfluss independenter und interdependenter Selbstkonstruktion auf die Informationsverarbeitung im sozialen Kontext. Psychologische Rundschau 53: 61–76

Hannover B, Pöhlmann C, Roeder U, Springer A, Kühnen U (2005) Eine erweiterte Version des Semantisch-Prozeduralen Interface-Modells des Selbst. Psychologische Rundschau 56:99–112

Hays PA (2001) Addressing cultural complexities in practice – A framework for clinicians and counselors. APA, Washington DC

Hegemann T, Salman R (Hrsg) (2001) Transkulturelle Psychiatrie. Konzepte für die Arbeit mit Menschen aus anderen Kulturen. Psychiatrie-Verlag, Bonn

Heinze RG, Olk T (Hrsg) (2000) Bürgerengagement in Deutschland. Bestandsaufnahme und Perspektiven. Leske & Budrich, Opladen

Heise T (Hrsg) (2002) Transkulturelle Beratung, Psychotherapie und Psychiatrie in Deutschland. Das transkulturelle Psychoforum, Bd 5, VWB-Verlag, Berlin. Genaueres s.: http://www.vwb-verlag.com/index2.htm

Helms JE, Cook DA (1999) Using race and culture in counseling and psychotherapy: Theory and process. Boston Allyn & Bacon

Herzlich C, Pierret J (1991) Kranke gestern, Kranke heute. Die Gesellschaft und das Leiden. München, Beck, 1991

Hobfoll SE (1998) Stress, culture and community. Plenum Press, New York

Hobfoll SE (2001) The influence of culture, Community, and the nested self in the stress process: Advancing conservation of resources theory applied psychology, vol 50(3): 337

Hobfoll SE, Buchwald D, Schwarzer C (2004) (Hrsg) Stress gemeinsam bewältigen – Ressourcenmanagement und multiaxiales Coping. Hogrefe, Göttingen

Hofstede G (1980) Culture's consequences. Sage Publications, London

Honneth A, Fraser N (2003) Umverteilung oder Anerkennung? Eine politisch-philosophische Kontroverse. Suhrkamp, Frankfurt/M

Horvitz AV, Scheid TL (eds) (1999) A Handbook for the study of mental health – Social contexts, theories and systems. Cambridge University Press

Jaede W et al. (Hrsg) (1994) Begegnung mit dem Fremden. Psychotherapie und Beratung im interkulturellen Kontext. GwG-Verlag, Köln

Jaeger F, Liebsch B, Straub J (2004) Handbuch der Kulturwissenschaften. Metzler, Stuttgart

Jahoda G (1996) Ansichten über die Psychologie und die »Kultur« In: Thomas A (Hrsg) Psychologie interkulturellen Handelns. Hogrefe, Göttingen, S 33–42

Jenkins JH, Karno M (1992) The Meaning of expressed emotion: Theoretical issues raised by cross cultural research. American Journal of Psychiatry 149:9–21

Jungbauer J, Angermeyer MC (2002) Living with a schizophrenic patient: A comparative study of burden as it affects parents and spouses. Psychiatry 65: 110–123

Jungbauer J, Bischkopf J, Angermeyer MC (2001) Belastungen von Angehörigen psychisch Kranker: Entwicklungslinien, Konzepte und Ergebnisse der Forschung. Psychiatrische Praxis 28: 105–114

Kazarian SS, Evans DR (2001) Handbook of cultural health psychology. Academic Press, San Diego

Kazarian SS, Evans DA (ed) (1997) Cultural Clinical Psychology: Theory, research and practice. Oxford University Press, New York

Keller H (2002) Development as the interface between biology and culture: a conceptualization of early ontogenetic experiences. In: Keller H, Poortinga YJ, Schoelmerich A (eds) Between culture and biology. Cambridge University Press, pp. 215–240

Keller H, Eckensberger LH (1998) Kultur und Entwicklung In: Keller H (Hrsg) Lehrbuch Entwicklungspsychologie. Verlag Hans Huber, Bern, S 57–96

Keller H, Greenfield PM (2000) The history and future of development in cross-cultural psychology. Journal of Cross-Cultural Psychology 31(1): 52–62

Keller H, et al. (2004) The Psycho-linguistic embodiment of parental ethnotheories: A new avenue to understanding cultural processes in parental reasoning. Sage Publications, London

Keller H, Poortinga YH, Schoelmerich A (eds) (2002) Between Culture and Biology – Perspectives on ontogenetic development. Cambridge Univiversity Press, pp 341–383

Keupp H (1997) Handlungsperspektiven der Gemeindepsychologie. Geschichte und Kernideen eines Projekts. In: Keupp H (Hrsg) Ermutigung zum Aufrechten Gang. dgvt-Verlag, Tübingen, S 191–206

Keupp H (2001) Bürgerschaftliches Engagement von Heranwachsenden in der Zivilgesellschaft. Theorie und Praxis der sozialen Arbeit 2: 54–60

Kim U (2000) Indigenous, cultural, and cross-cultural psychology: A theoretical, conceptual, and epistemological analysis. Journal of Social Psychology 3: 265–287

Kirmayer LJ (1989) Cultural variations in the response to psychiatric disorders and emotional distress. Social Science and Medicine 29: 327–339

Kitayama S (2002) Cultural and basic psychological processes – toward a system view of culture: Comment on Oyserman et al. (2002) Psychological Bulletin 128: 189–196

Kleinman A (1988) Rethinking Psychiatry – From cultural category to personal experience. The Free Press, New York

Kloos B (2004) Meaning-making, community, and recovery: Social responsibility in a globalizing world. Learning Communities, Empowerment and Quality of Life. (Vortrag im Rahmen der 5th European Conference for Community Psychology Berlin, 16. – 19.9.2004)

Koch E (Hrsg) (1995) Psychologie und Pathologie der Migration: deutsch-türkische Perspektiven. Lambertus, Freiburg

Kraepelin E (1904a) Vergleichende Psychiatrie Centralblatt für Nervenheilkunde und Psychiatrie 27: 468–469

Kraepelin E (1904b) Psychiatrisches aus Java. Centralblatt für Nervenheilkunde und Psychiatrie 27: 433–437

Krewer B (1996) Kulturstandards als Mittel der Selbstreflexion in interkulturellen Begegnungen. In: Thomas A (Hrsg) (1996) Psychologie interkulturellen Handelns. Hogrefe, Göttingen, S 147–164

Laucken U (2003) Theoretische Psychologie. Denkformen und Sozialpraxen. BIS-Verlag, Oldenburg

Lazarus RS, Folkman S (1984) Stress Appraisal and Coping. Springer, Heidelberg New York Tokio

Lee RM, Ramirez III M (2000) The history, current status, and future of multicultural psychotherapy. In: Cuéllar I, Paniagua FA (eds) Handbook of multicultural mental health: assessment and treatment of diverse populations. Academic Press, San Diego, pp 280–310

Leff J, Vaughn C (1985) Expressed emotions in families. Guilford Press, New York

Link BG, Phelan JC (1999) The labeling theory of mental disorder (II) The consequences of labeling. In: Horwitz AV, Scheid TL (eds) (1999) A handbook for the study of mental health – Social contexts, theories and systems. Cambridge University Press, pp 361–376

Littlewood R (1990) From categories to contexts: A decade of the »new cross-cultural psychiatry«. British Journal of Psychiatry 156: 308– 327

Lock M (2004) Medicalization and the naturalization of social control. In: Ember CR, Ember M (2004a) Encyclopedia of medical anthropology. Health and illness in the world's cultures, vol 1, Topics. Kluwer Academic Publishers, New York, pp 116–125

Lopez SJ (2002) Putting positive psychology in a multicultural context. In: Snyder CR, Lopez SJ (eds) The handbook of positive psychology. Oxford University Press, New York, pp 700–714

Lupton D (1994) Medicine as culture. Illness, disease and the body in western societies. Sage Publications, London

Lüschen G, Cockerham WC, Kunz G (1987) Deutsche und amerikanische Gesundheitskultur oder: what they say when you sneeze. Medizin, Mensch, Gesellschaft 12(4): 59–69

Markus H, Kitayama S (1991) Culture and the self: Implications for cognition, emotion, and motivation. Psychological Review 98:224–253

Marom S, Munitz H, Jones PB, Weizman A, Hermesh H (2002) Familial expressed emotion: outcome and course of Israeli patients with schizophrenia. Schizophrenia bulletin 28(4): 731–43

Marsella AJ, Yamada AM (2000) Introduction and Overview. In: Cuéllar I, Paniagua FA (eds) Handbook of multicultural mental health: assessment and treatment of diverse populations. Academic Press, San Diego, pp 3–24

Matsumoto D (ed) (2001) The handbook of culture and psychology. Oxford University Press, New York

Matsumoto D, Weissman MD, Preston K, Brown BR, Kupperbusch C (1997) Context-specific measurement of individualism-collectivism on the individual level: The individualism-collectivism interpersonal assessment inventory. Journal of Cross-Cultural Psychology 28: 743–767

Mecheril P (2004) Beratung: Interkulturell In: Nestmann F, Engel F, Sickendiek U (Hrsg) Das Handbuch der Beratung. Bd 1: Disziplinen und Zugänge. DGVT Deutsche Gesellschaft für Verhaltenstherapie, Tübingen, S 295–304

Mielck A (2000) Soziale Ungleichheit und Gesundheit. Verlag Hans Huber, Bern

Milgram S (1974) Das Milgram-Experiment. Rowohlt, Reinbek

Miller JG (2002) Bringing culture to basic psychological theory. Beyond individualism and collectivism: Comment on Oyserman et al. Psychological Bulletin 128(1): 97–109

Miller S, Hubble MA (2004) Further archeological and ethnological findings on the obscure, late 20th century, quasi-religious earth group known as »the therapists«. (A fantasy about the future of psychotherapy). Journal of Psychotherapy Integration 14(1): 38–65

Moos RH (2003) Social contexts: Transcending their power and their fragility. American Journal of Community Psychology 31: 1/2

Munoz RF, Ying Y (1993) The prevention of depression: research and practice. Johns Hopkins University Press, Baltimore

Murray CJL, Lopez AD (2000) Progress and directions in refining the global burden of disease approach: a response to Williams. Health Economics 9: 69–82

Newman S, Steed L, Mulligan K (2004) Self-management interventions for chronic illness. The Lancet, vol 364: 1523–37

Orford J (1992) Community Psychology. Theory and Practice. Wiley, Chichester

Oyserman D, Kemmelmeier M, Coon H (2002) Rethinking individualism and collectivism: Evaluation of theoretical assumptions and meta-analyses. Psychological Bulletin 128(1): 97–110

Pargament KI, Koenig HG, Perez LM (2000) The many methods of religious coping: development and initial validation of the RCOPE. Journal of Clinical Psychology 56(4): 519–543

Pedersen P, Draguns JG, Lonner W, Trimble J (2002) Counseling across cultures, 5th edn. Sage Publications, London

Pedersen P, Draguns J, Lonner W, & Trimble J (1996) Counseling across cultures, 4th edn. Sage Publications, London

Perlis RH, Perlis CS, Wu Y, Hwang C, Megan J, Nierenberg AA (2005) Industry sponsorship and financial conflict of interest in the reporting of clinical trials in psychiatry. American Journal of Psychiatry 162: 1957–1960

Pitschel-Walz G, Bäuml J, Kissling W (2003) Psychoedukation bei Depressionen. Manual zur Leitung von Patienten- und Angehörigengruppen. Urban & Fischer, München

Literatur

Popay J, Williams G (1996) Public health research and lay knowledge. Social Science and Medicine 42: 759–768

Presidential Task Force on Evidence-Based Practice (2005) APA Policy statement on evidence-based practice. In: APA Report on evidence-based practice. http://www.apa.org/about/president/initiatives.html

Putnam RD (1995) Bowling alone: America's declining social capital. Journal of Democracy 6(1): 65–67

Quekelberghe van R (1991) Klinische Ethnopsychologie. Asanger, Heidelberg

Rappaport J (1977) Community Psychology – Values, Research and Action. Holt, Rinehart & Winston, New York

Rappaport J, Seidman E (eds) (2000) Handbook of community psychology. Kluwer, New York

Ratner C, Hui L (2003) Theoretical and methodological problems in cross-cultural psychology. Journal of the theory of social behavior 33: 67–94

Regner F (2005) Normatives Empowerment. Das Unrechtserleben bei politisch Traumatisierten aus der Sicht von Unterstützern im Therapieumfeld – Möglichkeiten psychosozialer und therapeutischer Bearbeitung. Dissertation Freie Universität Berlin, FB Erziehungswissenschaft und Psychologie

Riger S (1993) What's wrong with empowerment. American Journal of Community Psychology 21(3): 279–292

Roder V, Brenner HD, Kienzle N (2002) IPT. Integriertes Psychologisches Therapieprogramm für schizophrene Patienten. Beltz Psychologie Verlags Union, Weinheim

Röhrle B (1994) Soziale Netzwerke und soziale Unterstützung. Beltz Psychologie Verlags Union, Weinheim

Röhrle B (2005) Gemeindepsychologie In: Petermann F, Reinecker H (Hrsg) Handbuch der klinischen Psychologie und Psychotherapie. Hogrefe, Göttingen

Rohner R, Köpp W (1993) Das Fremde in uns, die Fremden bei uns. Ausländer in Psychotherapie und Beratung. Asanger, Heidelberg

Rothbaum F, Pott M, Azuma H, Miyake K, Weisz J (2000) The development of close relationships in Japan and the United States: Paths of symbiotic harmony and generative tension. Child Development 71: 1121–1142

Rudkin JK (2003) Community psychology: guiding principles and orienting concepts. Prentice Hall, New Jersey

Sackett DL, Straus SE, Richardson WS, Rosenberg W, Haynes RB (2000) Evidence based medicine: How to practice and teach EBM. Churchill Livingstone, London

Sarason SB (1974) The psychological sense of community. Prospects for a community psychology. Jossey-Bass, San Francisco

Schwartz FW, Badura B, Busse R, Leidl R, Raspe H, Siegrist J (2002) Das Public Health Buch – Gesundheit und Gesundheitswesen. Urban & Fischer, München

Schwarzer R (1998) General perceived self-efficacy in 14 cultures. In: Schwarzer R (ed) Advances in health psychology research. Freie Universität Berlin Institut für Arbeits-, Organisations- und Gesundheitspsychologie (Elektronische Ausgabe ohne Seitenzahlen)

Schwarzer R (2002) Health action process approach (HAPA) In: Jerusalem RM, Weber H (Hrsg) Gesundheitspsychologie von A bis Z. Ein Handwörterbuch. Hogrefe, Göttingen

Schwarzer C, Starke D, Buchwald D (2004) Die Diagnose multiaxialer Stressbewältigung mit dem multiaxialen Stressbewältigungsinventar (SBI) In: Buchwald D, Schwarzer C, Hobfoll SE (Hrsg) Stress gemeinsam bewältigen. Ressourcenmanagement und multiaxiales Coping. Hogrefe, Göttingen

Scileppi JA, Teed EL, Diller Torres R (1999) Community psychology: a common sense approach to mental health. Prentice Hall, New Jersey

Seligman MEP (2002) Introductory and historical overview. Positive psychology, positive prevention, and positive therapy. In: Snyder CR, Lopez Shane J (eds) Handbook of positive psychology. Oxford University Press, New York

Shadish WR (1995) Guiding principles for evaluators. Jossey-Bass, San Francisco

Shinn M, Toohey SM (2003) Community contexts of human-welfare. Annual Review of Psychology 54:427–59

Singelis TM (1994) The measurement of independent and interdependent self-construals. Personality and Social Psychology Bulletin 20:580–591

Snyder CR, Lopez SJ (2002) Handbook of positive psychology. Oxford University Press, New York

Social Exclusion Unit (2004) Mental Health and social exclusion. Office of the Deputy Prime Minister, London

Stone W, Faraone SV, Ming TT (2004) Early clinical intervention and prevention in schizophrenia. Humana Press, Totowa, New Jersey

Straub J (2003) Psychologie und die Kulturen in einer globalisierten Welt. In: Thomas A (Hrsg) Kulturvergleichende Psychologie, Cross-cultural psychology. Hogrefe, Göttingen, S 543–566

Straub J, Thomas A (2003) Positionen, Ziele und Entwicklungslinien der kulturvergleichenden Psychologie. In: Thomas A (Hrsg) Kulturvergleichende Psychologie, Cross-cultural psychology. Hogrefe, Göttingen

Sue DW, Sue D (1999) Counseling the culturally different: Theory and practice. Wiley, New York

Sue DW, Ivey AE, Pedersen PB (1996) A theory of multicultural counseling and therapy. Brooks/Cole, Pacific Grove, CA

Tanenbaum SJ (2005) Evidence-based practice as mental health policy: Three controversies and a caveat. Health Affairs Chevy Chase 24: 163–173

Terzioglo P (2005) Die gelungene Arzt-Patient-Kooperation in der psychiatrischen Praxis. Psychiatrie-Verlag, Bonn

Thomas A (2003a) Psychologie interkulturellen Lernens und Handelns. In: Thomas A (Hrsg) Kulturvergleichende Psychologie, Cross-cultural psychology. Hogrefe, Göttingen, S 433–485

Thomas A (2003b) Kulturvergleichende Psychologie, Cross-Cultural psychology. Universität Regensburg Institut für Experimentelle Psychologie. Hogrefe, Göttingen

Thomas A (Hrsg) (1996) Psychologie interkulturellen Handelns. Hogrefe, Göttingen

Triandis HC (2000) Dialectics between cultural and cross-cultural psychology. Asian Journal of Social Psychology 3: 185–195

Trojan A (Hrsg) (1986) Wissen ist Macht: Eigenständig durch Selbsthilfe in Gruppen. Fischer Taschenbuch Verlag, Frankfurt/M

Trojan A, Legewie H (2001) Nachhaltige Gesundheit und Entwicklung – Leitbilder, Politik und Praxis der Gestaltung gesundheitsförderlicher Umwelt- und Lebensbedingungen. VAS-Verlag für Akademische Schriften, Frankfurt/M

UNO (2004) Commission on Sustainable Development for the World. Summit in Johannisburg on Sustainable Development. Report of the Secretary-General

Vaillant GE (2003) Mental Health. American Journal of Psychiatry 160: 1373–1384

Varela C, Schulze S, Vogelmann S, Weiß A (Hrsg) (1998) Suchbewegungen. Interkulturelle Beratung und Therapie. dgvt-Verlag, Tübingen

Verwey M (Hrsg) (2001) Trauma und Ressourcen – Trauma and empowerment. vwb-Verlag, Berlin

Vogd W (2002) Professionalisierungsschub oder Auflösung ärztlicher Autonomie: Die Bedeutung von Evidence Based Medicine und der neuen funktionalen Eliten in der Medizin aus system- und interaktionstheoretischer Perspektive. Zeitschrift für Soziologie 31(4):294–315

Wampold BE; Minami T; Tierney SC; Baskin TW; Bhati KS (2005) The placebo is powerful: estimating placebo effects in medicine and psychotherapy from randomized clinical trials. Journal of clinical psychology 61(7): 835–854

Wandersman A, Nation M (1998) Urban neighborhoods and mental health: psychological contributions to understanding toxicity, resilience and interventions. American Psychologist 53: 647–56

White D (2000) Consumer participation: A Reassessment of process, impact and value. In: Albrecht GL, Fitzpatrick R, Scrimshaw S (eds) Social studies in health and medicine. Sage Publications, London

WHO (2001) The World Health Report 2001. Mental health – new understanding, new hope. WHO, Geneva

WHO (1986) Ottawa Charter for Health Promotion, First International Conference on Health Promotion Ottawa, November 21, 1986 – WHO/HPR/HEP/95, www.who.int/hpr/NPH/docs/ottawa_charter_hp.pdf

Wienberg G (Hrsg) (2002) Schizophrenie zum Thema machen: Manual mit Materialien. Bonn, Psychiatrie Verlag

Wilkinson RG (1996) Unhealthy societies: The afflictions of inequality. Routledge, London

Williams SJ, Calnan M (1996) The »limits" of medicalization? Modern medicine and the lay populace in the »late" modernity. Social Science and Medicine 42: 1609–1620

Wittchen HU (2004) Stellungnahme im Zusammenhang mit der Befragung von Fachgesellschaften durch den Sachverständigenrat für die Konzertierte Aktion im Gesundheitswesen »Bedarfsgerechte Versorgung psychischer Störungen«. Abschätzungen aufgrund epidemiologischer, bevölkerungsbezogener Daten. In: Stanton N, Steed L, Mulligan K (eds) Self-management interventions for chronic illness. Lancet 364: 1523–1537

WerH, Thierau H (2003) Lehrbuch Evaluation. Verlag Hans Huber, Bern

Young A (1995) The harmony of illusions: Inventing post-traumatic stress disorder. Princeton University Press, Princeton, NJ

Zaumseil M (2000) Ein neues Verständnis von Chronischer Krankheit? In: Hermann A, Schürmann I, Zaumseil M (Hrsg) Chronische Krankheit als Aufgabe – Betroffene, Angehörige und Behandler zwischen Resignation und neuem Aufbruch. dgvt-Verlag, Tübingen, S 7–20

Zaumseil M (1997) Modernisierung der Identität von psychisch Kranken? In: Zaumseil M, Leferink K (Hrsg) Schizophrenie in der Moderne – Modernisierung der Schizophrenie. Lebensalltag, Identität und soziale Beziehungen von psychisch Kranken in der Großstadt. Psychiatrie Verlag, Bonn, S 145–200

Zimmerman MA (2000) Empowerment theory: Psychological, organizational, and community levels of analysis. In: Rappaport J, Seidman E (eds) Handbook of community psychology. Kluwer, New York, pp 43–64

Kultur, Universalität und Diversität

Judith Schlehe

2.1   Kulturkonzepte – 52

2.2   Diversität von Glokalisierungen oder/und Weltkultur – 53

2.3   Kulturelle Konkretisierungen – 55

Literatur – 56

2.1 Kulturkonzepte

Die kulturwissenschaftlichen Disziplinen müssen sich »ihres Umgangs mit Identität und Differenz immer wieder versichern« (Ackermann 2004). Dies findet insbesondere im Rahmen der fortlaufenden Debatte um den Kulturbegriff statt. Nachdem auch in den Sozialwissenschaften ein »cultural turn« zu verzeichnen ist, erlangt

> Kultur den Status eines grundlegenden Phänomens sozialer Ordnung zurück, das sämtliche Gesellschaftsbereiche durchdringt – Verwandtschaftsbeziehungen und Familienleben, Arbeitsrollen und Organisationen, Kommunikationsformen und Bedeutungen der Sprache, Körpererfahrungen und Geschlechterbeziehungen, nicht zuletzt Arbeits- und Erkenntnisweisen der Wissenschaft. (Hörning u. Reuter 2004)

Dem ist im Zusammenhang dieses Bandes hinzuzufügen: Auch Gesundheitssysteme, Vorstellungen und Praxen von Gesundheit und Krankheit, Konzeptionen von Körper, Geist und Seele(n), Ursache-Wirkungsprinzipien in »natürlichen« wie »übernatürlichen« oder spirituell-religiösen Bereichen sowie die Ansichten über einen adäquaten Umgang mit Personen, welche von dem abweichen, was als »normal« betrachtet wird, sind in hohem Maße von kulturellen Faktoren beeinflusst. Mit Hannerz (1996) lässt sich sagen: »Culture is everywhere«.

Kultur wird aber nach den in neuerer Zeit vorherrschenden Paradigmen in den Kultur- und Sozialwissenschaften kaum mehr als Festschreibung und abgeschlossene Entität verstanden, sondern als komplex, dynamisch und hybrid:

- Kulturelle Komplexität meint intrakulturelle Vielschichtigkeit, Polyphonie und permanente Aushandlungsprozesse;
- Kulturelle Dynamik verweist auf Prozesshaftigkeit und Historizität;
- Kulturelle Hybridität (auch als Kreolisierung bezeichnet) geht auf die Einsicht zurück, dass Kulturen und kulturelle Identitäten nicht nach außen abgeschlossen sind, sondern sich in Interaktion und Wechselwirkung befinden, wodurch fortwährend Mischformen entstehen.

Kultur in Zeiten der Globalisierung und im Zeichen von Migration, Reisen und medialer Vernetzung gilt der westlichen Wissenschaft außerdem als grenzüberschreitende, translokale Praxis, d. h., sie gilt zwar als ortsbezogen, aber nicht mehr notwendig als ortsgebunden. Weiterhin wird sie unter den Bedingungen postkolonialer Nationalstaaten und ethnischer Vielfalt nicht zwingend mit nationaler Zugehörigkeit verknüpft und keinesfalls mit essenzialistischen Zuschreibungen.

> Essenzialismus heißt, das »Wesen« einer Kultur als ursprünglich, unveränderlich, schicksalhaft oder biologisch bestimmt aufzufassen.

Der Blick richtet sich eher auf die »vielfältigen Praktiken inmitten und zwischen Akteuren, Territorien und Orten, in denen kulturelle Ordnungen gelebt, repräsentiert und in Beziehung gesetzt werden« (Reuter 2004).

Mit dieser Neubestimmung geht auch ein Bedeutungszuwachs des Begriffes von Transkulturalität einher, welcher tendenziell das eher auf fest umrissene Kulturen ausgerichtete Konzept von Interkulturalität ablöst.

> ❗ Im Gegensatz zur Idee der interkulturellen Kommunikation, die im Allgemeinen darauf ausgerichtet ist, dass mindestens einer der Akteure die Kompetenz besitzt, sich partiell der Codes des Anderen zu bedienen und sich entsprechend auszudrücken und zu verhalten, schaffen im Modell der transkulturellen Übergangsbereiche alle beteiligten Akteure Verständigung durch beidseitige, temporäre Öffnung und Veränderung. Sie sind bereit, Eigenes zu relativieren, sie sind an der Erweiterung ihres Spektrums interessiert, wollen symmetrische, dialogische (transkulturelle) Verständigung anstatt eines strategischen (interkulturellen) Umgangs miteinander.

Diese neuen, auf Flexibilität und Fluidität und auf die Praxis konkreter transnationaler Akteure ausgerichteten Ansätze sind als Gegenmodelle zu einem essenzialistischen Kulturverständnis aufzufassen, welches im wissenschaftlichen Denken lange Zeit vorherrschte. Es dominiert nach wie vor sowohl populäre als auch hegemoniale Diskurse und nicht zuletzt viele anwendungsorientierte Ansätze interkultureller Ratgeber und Trainingsprogramme.

Doch trotz aller Öffnung und Relativierung findet der Kulturbegriff als soziales und kulturelles sowie inter- und transkulturelles Konstrukt weiterhin Verwendung und wird laufend reflexiv weiter entwickelt. Eine besondere Herausforderung besteht nun darin, ein Verständnis für das Verhältnis von Globalem und Lokalem, von Universalität und Diversität sowie von makrostrukturellen und subjektbezogenen Dimensionen zu entwickeln – und dies nicht lediglich um der Kulturbeschreibung und -analyse willen, sondern vor allem auch um die Interaktionsmöglichkeiten zwischen konkreten Akteuren zu verbessern.

2.2 Diversität von Glokalisierungen oder/und Weltkultur

Nachdem vorübergehend angenommen wurde, dass Globalisierungsprozesse zu einer weltweiten kulturellen Angleichung und Homogenisierung nach westlichem Vorbild führen würden, und nachdem andererseits in den 1990er Jahren das Bedrohungsszenarium eines unvermeidlichen Auseinanderdriftens und gewaltsamen Zusammenpralls von Zivilisationen aufgrund anhaltender kultureller Differenzen ausgemalt wurde, herrscht mittlerweile in den westlichen Sozial- und Kulturwissenschaften weitgehende Einigkeit darüber, dass die Realität vielschichtiger ist.

❶ Es lassen sich allerorten spezifische Rezeptions- und Aneignungsweisen globaler Elemente verzeichnen, die so genannten Lokalisierungen oder Indigenisierungen. Diese führen, nach der ebenfalls in den 90er Jahren aufgekommenen globalisierungstheoretischen Sichtweise, zu einer wechselseitigen Durchdringung von Globalem und Lokalem, von homogenisierenden und heterogenisierenden Tendenzen – der so genannten Glokalisierung (Robertson 1998). Hierbei handelt es sich nicht nur um kulturelle Formen, vielmehr sind es vor allem auch konkrete Menschen, welche sich als gleichermaßen global und lokal konstruieren: »people make themselves simultaneously global and local.« (Moore 2006).

In diesem Zusammenhang gewannen auch die Ansätze der »Cultural Studies« und der »Postcolonial Studies« an Einfluss, welche von Personen (wie etwa Stuart Hall, Homi Bhabha, Arjun Appadurai) forciert wurden, die selbst ein kosmopolitisches Leben in vielen Kulturen führten. Sie machten zunächst deutlich, dass vermeintlich voneinander getrennte Kulturen und Geschichten bereits »durch eine lange Geschichte machtvoller Beziehungen aneinandergebunden sind« (Reuter 2004). Die Kolonialisierung ließ die Gesellschaften der imperialen Metropolen keineswegs unberührt, vielmehr schrieb sie sich tief in sie ein (Hall 2002). Deshalb gilt es heute, sich auf die »Suche nach einer relationalen Perspektive auf die Geschichte der Moderne« (Conrad u. Randeria 2002) zu begeben und die binäre Unterscheidung und Opposition zwischen »uns« und »den Anderen« (die im Zuge des sogenannten »othering« als exotische, absolute Gegenbilder wahrgenommen und beschrieben wurden) oder den Kolonialherren und den Kolonisierten, zwischen »dem Westen und dem Rest« endgültig zu überwinden. Dazu gehört v.a. auch, dass wir uns davor hüten, zur Position des Anderen als einer Folie oder Instanz zurückzukehren, die lediglich dazu dient, das westliche Selbst neu zu überdenken (Hall 2002).

Eine weitere, wichtige Feststellung im Rahmen der Analysen von kulturellen Globalisierungsprozessen – bzw. von globalisierten Verhältnissen kultureller Reproduktion – ist, dass die kulturellen Ressourcen, aus denen die Einzelnen ihre Orientierungsrahmen schaffen, sich überall auf der Welt immens erweitert haben. Dies trifft insbesondere auf eine neue globale Elite zu, aber auch auf Migranten und in geringerem Maße auch auf Menschen, die nicht in Bewegung sind, jedoch durch die Medien Bilder und Vorstellungen vermittelt bekommen, die sie mit ihren Erfahrungen und Imaginationen verbinden und die diese zugleich erweitern (Appadurai 1998).

Es geht heute darum, »die Verankerung der weiterreichenden Wirklichkeiten in konkreten Lebenswelten« (Appadurai 1998), bei der Herstellung von kulturellen Identitäten und globalisierten Biographien aufzuspüren. Die ethnographische Beschreibung hat, neben der Darstellung von »realen« Leben, auch den Einfluss imaginierter (von den Medien als realisierbar suggerierter) Lebensmöglichkeiten auf spezifische Lebensläufe zu erfassen.

Beispiel
Dies bezieht sich beispielsweise auf die von Appadurai (1998) angeführten Imaginationen und Lebensentwürfe, die »zusammengebastelten Biographien«, für welche indische Frauen »das ihnen zur Verfügung stehende Material aus ihrer sozialen Umgebung und dem Kino verwenden«. Auch die Beliebtheit indonesischer Fernsehschnulzen (Familienserien im Seifenopernstil) bei Javanerinnen der Mittelklasse wird von Jones (2004) mit Ideen von Arbeit und »Modernität«, welche mit Globalisierung und Marktwirtschaft einhergehen, in Verbindung gebracht und zugleich auf die herrschende Staatsideologie zurück geführt. Eine »moderne« indonesische Städterin sollte berufstätig und zugleich als gute Gattin und Mutter für das moralische Wohl und das emotionale Gleichgewicht aller Familienmitglieder zuständig sein. Der durch diese doppelte Anforderung ausgelöste, im eigenen Leben empfundene »Stress« wird erleichtert, wenn durch die sentimentale filmische Darstellung von weiblichem Leiden und weiblicher Selbstaufopferung die geleistete emotionale Arbeit von Frauen in der Familie ihren öffentlichen Ausdruck findet.

Hier klingt an, dass es keinesfalls zufällig, willkürlich und oft auch nicht nach eigener, freier Wahl ist, welche kulturellen Elemente zusammengebracht und mit subjektivem Sinn verknüpft werden. Dementsprechend wird das zu Anfang erwähnte Konzept der aus Kontakten erwachsenden kulturellen Hybridität bzw. die von sozio-ökonomischen und politischen Kontexten absehende Rezeption dieses Konzeptes als bunte »kulturelle Vermischung« in jüngster Zeit zunehmend kritischer betrachtet, insofern als wieder nach dem Zugang zu kulturellen Ressourcen und nach den Bedingungen von Mischung gefragt wird (Reuter 2004). Dem ist hinzu zu fügen, dass in der Euphorie über die neuen Kulturkonzepte tatsächlich zuweilen fast vergessen wird, dass weiterhin der überwiegende Teil der Menschheit kaum mobil ist, und sich in Lebenszusammenhängen befindet, die so wenig mit den in den Medien transportierten Bildern zu tun haben, dass deren Einfluss doch fraglich bleibt.

Beispiel
Für eine Familie im ländlichen Zentraljava, deren Leben ich seit 20 Jahren begleite, war die Anschaffung eines gebrauchten Fernsehapparates lange Zeit ihr großes Ziel, insbesondere weil sie sich davon versprachen, dass dem kleinen Sohn Zugang zu Wissen und zur »Welt« verschafft werden könne. Nachdem sie das TV-Gerät hatten, sahen sie ca. ein Jahr lang beinahe allabendlich fern, dann allerdings fast gar nicht mehr. Als Grund erklärten sie, dass keine der ausgestrahlten Sendungen irgendetwas mit ihrem Leben zu tun hätten und dass durch die gezeigten Filmwelten und die viele Werbung in ihrem Kind unerfüllbare Bedürfnisse und Begehrlichkeiten geweckt werden könnten, was doch besser zu vermeiden sei.

Durch diese wenigen Beispiele sollte bereits deutlich geworden sein, dass sich die durch die Erweiterung kultureller Ressourcen und Imaginationen entstehende Hybridität zwischen und innerhalb von Gesellschaften nicht nur graduell, sondern auch qualitativ stark unterscheidet.

> Es ist von einer anhaltenden weltweiten kulturellen Diversität auszugehen, welche sowohl durch lokalspezifische historische Erfahrungen, politische und sozio-ökonomische Bedingungen und kulturelle Traditionen bestimmt wird als auch (zunehmend) durch die multiplen Weisen, in denen Menschen globalen Ideen und Symbolen begegnen und in denen Individuen und Gemeinschaften sich zur Welt als Ganzes in Beziehung setzen (Lechner u. Boli 2005).

Dies voraussetzend, nimmt die Blickrichtung in neuester Zeit wieder eine andere Wendung. Die Frage nach kulturellem Universalismus und nach einer« Weltkultur« wird nicht mehr im Sinne von Homogenisierung nach euro-amerikanischem Vorbild gestellt (s.o.), sondern als Untersuchung von Prozessen begriffen, durch welche Diversität global organisiert wird (Lechner u. Boli 2005).

2.3 Kulturelle Konkretisierungen

> Lechner und Boli bezeichnen ein kulturelles Element als universalistisch, wenn es präsentiert wird, »als ob« es universal bedeutungsvoll, anwendbar oder nützlich wäre. Als Beispiel wird in diesem Zusammenhang auf die Klassifikation mentaler Störungen unabhängig vom kulturellen, ethnischen, religiösen oder nationalen Hintergrund verwiesen.

Neben die Vielfalt von Lokalem und Glokalem (und zugleich in permanenter Interaktion mit diesen eher partikularistischen Kulturen) tritt also als globales, distinktes, komplexes und dynamisches Phänomen die Weltkultur (world culture), die sich am deutlichsten in weltweiten Organisationen, Institutionen und Bewegungen ausdrückt (Lechner u. Boli 2005).

Die Frage, ob das Universale in der Diversität der Glokalisierungen besteht oder ob es daneben und im Austausch damit eine universale Weltkultur gibt, lässt sich (noch) nicht abschließend beantworten. Je nach Untersuchungsgegenstand wird das eine oder andere analytische Konzept größeren Erklärungswert haben. Im vorliegenden Zusammenhang erscheint mir wichtig, dass auch nach dem »world-culture«-Ansatz davon ausgegangen wird, dass konkrete kulturelle Praktiken an bestimmten Orten und das Denken spezifischer Individuen wohl immer Mischungen zwischen »Welt-« und mehr lokalem Symbolismus darstellen (Lechner u. Boli 2005). Weniger bezogen auf Kultur(en) als auf Subjekte, soll dies im Folgenden näher ausgeführt und veranschaulicht werden.

2.3 Kulturelle Konkretisierungen

Aussagekräftig und analytisch wirksam sowie praktisch brauchbar werden die genannten neueren Konzepte und Ansätze erst dann, wenn man sie sehr detailgenau und differenziert anwendet. Das heißt, in die Analyse sind auch die Felder der Macht – die Machtverhältnisse zwischen sozialen Positionen – einzubeziehen und die jeweils spezifische kulturelle Konstellation der Individuen muss beachtet werden.

> Im relationalen Denken Bourdieus (1996) wird ein Feld als ein Raum von Relationen und die Felder der Macht als Machtverhältnisse zwischen sozialen Positionen bezeichnet.

❶ In der (interkulturellen) Begegnung von Menschen sind weniger denn je Merkmale wie Nationalität, Ethnizität, Gender, Klasse, Bildung, ja, nicht einmal mehr der Habitus ausreichend, um eine auf gegenseitiger Einschätzung beruhende Kommunikationsbasis zu schaffen. Vielmehr gilt es, den Erfahrungshintergrund und die jeweils spezifische kulturelle Konstellation der oder des Anderen differenziert zu erfassen.

Beispiel 1
In einer besonders schwer zugänglichen Region der Mongolei, in den Bergen über dem Hovsgul See, lernte ich eine Frau der rentierzüchtenden Gruppe der Tsaatan kennen, die, wie alle anderen auch, trotz der Kälte in dieser Höhenregion in einem Zelt ohne Boden lebte, auf Fellen schlief, nur die für das nomadische Leben notwendigsten Gegenstände besaß und von der ich zunächst selbstverständlich annahm, dass sie mir authentische Aspekte ihrer Kultur vermitteln könne (vgl. Schlehe 2005). Nach geraumer Zeit stellte sich jedoch heraus, dass sie viele Jahre in der Sowjetunion gelebt, dort eine Ausbildung als Technikerin erhalten hatte und erst nach der politischen Wende wieder zum alten Lebensstil zurückgekehrt war. Das als »ganz anders« Imaginierte, erwies sich zwar nicht als »gleich«, aber doch als wesentlich weniger fremd als aufgrund des Augenscheins zunächst vermutet.

Beispiel 2
Im Gegensatz dazu kommt es im akademischen Alltag oft zu Begegnungen mit Kollegen und Kolleginnen aus verschiedensten Ländern, mit denen man zunächst glaubt, dieselben wissenschaftlichen Interessen zu teilen und sich in einem kosmopolitischen Stil verständigen zu können. Dann stellt man aber fest, dass die akademischen Kulturen (die institutionalisierten universitären Lebenswelten, die Wissensbestände und die Bedeutung von Wissen) so unterschiedlich sind, dass eine Zusammenarbeit größter Aufmerksamkeit und permanenter interkultureller Aushandlung bedarf (vgl. Schlehe 2006). Und dabei spielt die wissenschaftliche Biographie der

Beteiligten – insbesondere die Länge und Intensität von Auslandserfahrung – eine immens wichtige Rolle.

Beispiel 3
Zu Beginn einer Forschung über binationale Paarbeziehungen in Indonesien (Schlehe 2000) vermutete ich, dass die Ehemänner ausländischer Frauen hervorragende Veranschaulichungen kultureller Hybridität darstellen würden, weil sie in allen Bereichen ihres alltäglichen Lebens verschiedene Kulturen verbinden. Dies erschien mir auch deshalb interessant, weil es sich hier im Allgemeinen nicht um qua Herkunft privilegierte »Global Players« handelt, sondern häufig um Angehörige unterer sozialer Schichten, die auf der Straße und durch Kontakt mit Touristen Sprachkompetenz und Weltgewandtheit erworben hatten. Ich schloss aus ihrem Auftreten, ihrer Kleidung, ihrer Art zu kommunizieren (ihrem Habitus) auf kreative Aneignungsprozesse und neue kulturelle Formen. Dies erwies sich im Laufe der Forschung zwar nicht als falsch, aber viel bedeutender war die Beobachtung der Vielschichtigkeit dieser Prozesse.

Ein mit einer westlichen oder japanischen Frau verheirateter indonesischer Künstler etwa konnte lange Haare und westliche Kleidung tragen und mit aller Selbstverständlichkeit sowohl mit seinen Landsleuten in kulturell adäquater Weise kommunizieren als auch in einem internationalen Freundeskreis souverän über globale Themen Konversation machen, – aber zugleich war sein Bild von Geschlechterverhältnissen und -rollen uneingeschränkt konventionell, entsprechend den Genderkonzepten seiner Herkunftsgesellschaft. In dieser Hinsicht hatte keinerlei Hybridisierung stattgefunden. Das heißt, ein und dieselbe Person kann verschiedene Dimensionen von transkultureller Dynamik und kultureller Persistenz in sich vereinen.

Mit diesen Beispielen soll nicht gesagt sein, dass die Subjekte in heutiger Zeit ihre Orientierungen, Identifikationen und Biographien frei »basteln«, sich nach eigenem Gutdünken in einem globalen Supermarkt kultureller Ressourcen bedienen und ihre Körbe mit bunten Mischungen füllen. Vielmehr möchte ich darauf hinweisen, dass wir uns nicht täuschen lassen sollten von Erscheinungsformen, die entweder »gleich« oder »anders« wirken. Es können sich dahinter jeweils eigene historische und strukturelle Bedingungen sowie spezifische Bedeutungsgehalte verbergen. Dies ist, in abstrakten Worten ausgedrückt, zunächst nichts Neues, letztlich heißt es, dass Kultur mehr als von den Dingen selbst von deren sozialen Bedeutungen bestimmt wird und dass diese heute zunehmend im Spannungsverhältnis von Lokalem und Globalem bzw. Weltbezug verhandelt werden.

❗ Die genannten Beispiele verweisen darauf, dass es, neben sich universalisierenden, globalen Symbolwelten, nicht nur eine weiterhin äußerst wirkmächtige, unendliche Vielfalt von Bedeutungen, Lokalisierungen und Partikularismen gibt, sondern dass Mehrdimensionalität und Verwobenheit kultureller Praxen und Bedeutungen in Kulturen ebenso wie in einzelnen Personen und deren Biographien zu beachten sind. Denn global-lokal verwobene kulturelle Diskurse wirken bis ins Innerste der Subjekte konstituierend.

Deshalb geht es in der wissenschaftlichen Beschreibung und Analyse zwar um übergeordnete kulturelle, inter- und transkulturelle Prozesse sowie allgemeine Muster, in der konkreten Begegnung aber gilt es mehr denn je, immer wieder neu und genau hinzuschauen, nachzufragen und zu erspüren, welche kulturellen Konstellationen sich in einem spezifischen Gegenüber konkretisieren.

Literatur

Ackermann A (2004) Das Eigene und das Fremde: Hybridität, Vielfalt und Kulturtransfers. In: Jaeger F, Rüsen J (Hrsg) Handbuch der Kulturwissenschaften. Themen und Tendenzen. Metzler, Stuttgart

Appadurai A (1998) Globale ethnische Räume. In: Beck U (Hrsg) Perspektiven der Weltgesellschaft. Frankfurt/M

Bourdieu P (1996) Die Praxis der reflexiven Anthropologie. In: Bourdieu P, Wacquant L (Hrsg) Reflexive Anthropologie. Suhrkamp, Frankfurt/M

Conrad S, Randeria S (Hrsg) (2002) Jenseits des Eurozentrismus. Postkoloniale Perspektiven in den Geschichts- und Kulturwissenschaften. Campus, Frankfurt/M

Hall S (2002) Wann gab es »das Postkoloniale«? Denken an der Grenze. In: Conrad S, Randeria S (Hrsg) Jenseits des Eurozentrismus. Postkoloniale Perspektiven in den Geschichts- und Kulturwissenschaften. Campus, Frankfurt/M

Hannerz U (1996) When culture is everywhere: Reflections on a favourite concept. In: Hannerz U Transnational Connections. Culture, people, places. Routledge, London, S 30–43

Höring KH, Reuter J (2004) Doing Culture Kultur als Praxis. In: Höring KM, Reuter J (Hrsg) Doing Culture. Neue Positi-

Literatur

onen zum Verhältnis von Kultur und sozialer Praxis. transcript, Bielefeld, S 9–15

Jones C (2004) Whose Stress? Emotion work in middle-class Javanese homes. Ethnos 69(4): 487–508

Lechner FJ, Boli J (2005) World Culture. Origins and Consequences. Blackwell, Oxford

Moore H (2006) Global Anxieties: Concept-metaphors and pretheoretical commitments in anthropology. In: Moore H, Sanders T (eds) Anthropology in theory. Issues in epistemology. Blackwell, Oxford, pp 443–455

Reuter J (2004) Postkoloniales Doing Culture. Oder: Kultur als translokale Praxis. In: Hörning KH, Reuter J (Hrsg) Doing Culture. Neue Positionen zum Verhältnis von Kultur und sozialer Praxis. transcript, Bielefeld, S 239–258

Robertson R (1998) Glokalisierung: Homogenität und Heterogenität in Raum und Zeit. In: Beck U (Hrsg) Perspektiven der Weltgesellschaft. Suhrkamp, Frankfurt/M, S 192–220

Schlehe J (2000) Reiseromanzen: Beziehungsstrukturen zwischen westlichen Frauen und indonesischen Männern. In: Schlehe J (Hrsg) Zwischen den Kulturen – Zwischen den Geschlechtern. Kulturkontakte und Genderkonstrukte. Waxmann, Münster, S 125–141

Schlehe J (2005) Shamanism in Mongolia and in New Age movements. In: Rasuly-Palaczek G, Katschnig J (eds) Central Asia on display. Lit, Münster, pp 283–295

Schlehe J (2006) Transnationale Wissensproduktion: Deutschindonesische Tandemforschung. In: Rehbein B, Rüland J, Schlehe J (Hrsg) Identitätspolitik und Interkulturalität in Asien. Lit, Münster, S 151–176

Bildung nationaler Identitäten in der Migration als Bewältigung von Ambivalenzen

Konstantinos Gontovos

3.1 Der politische und subjektive Aspekt von Migration – 60

3.2 Die Auseinandersetzung um das Konzept der »kulturellen Identität« in der Migrationsforschung in Deutschland – 60

3.3 Das subjektive Verhältnis von Migranten zu zwei oder mehreren Nationalgesellschaften – 63

Literatur – 65

3.1 Der politische und subjektive Aspekt von Migration

Migration ist ein zentrales Phänomen moderner Gesellschaften, das mit der zunehmenden Internationalisierung gesellschaftlicher Beziehungen zusammenhängt (Heckman 1983). Die immer stärkere Einbindung der verschiedenen Länder in die bestehende hierarchische Struktur der Weltökonomie verschärfte die Unterschiede zwischen zentralen und peripheren Nationalstaaten und machte Wanderungsbewegungen unausweichlich (Castles 1987, S. 21). Nationen des Zentrums mit einer höher entwickelten Produktionsweise boten Menschen aus Peripherienationen bessere Beschäftigungschancen an und sorgten durch attraktive Arbeitsangebote für die Anwerbung neuer Arbeitskräfte. Menschenmassen aus peripheren Ländern drängten in die Arbeitsmärkte zentraler Staaten, deren Bewegung nur mit Hilfe von Regulierungsformen der Migrationsgesellschaft kontrolliert werden konnte. Bei der Arbeitsmigration der Nachkriegszeit in Nordwesteuropa folgten unterprivilegierte Gruppen von Menschen aus wirtschaftlich ärmeren südeuropäischen Ländern dem Arbeitsangebot reicherer Länder des europäischen Zentrums, um ihrer wirtschaftlichen Misere zu entgehen. Solange sie sich durch ihre Mobilität zu Migranten erklärten, wurden sie mit speziellen politischen Maßnahmen und sozialen Einstellungen sowohl der Aufnahme- als auch der Heimatgesellschaft konfrontiert, welche ihnen in beiden Ländern einen migrationsspezifischen Status zuwiesen.

> ❗ Migranten befinden sich in der besonderen sozialen Lage eines national Außenstehenden, die ihnen jedoch nicht ausschließlich über irgendwelche Regelungen aufgedrückt, sondern die auch durch die eigenen Wünsche, Absichten und Entscheidungen gestaltet wird.

Mit ihrem Entschluß, aus ihrem Heimatland auszuwandern, verzichten sie auf ihre bisherige Eingebundenheit in die sozialen Strukturen ihres Landes und erklären sich bereit, in der neuen Gesellschaft einen besonderen Status anzunehmen. In beiden Ländern werden sie zu einer spezifischen Gruppe, die auf den bisherigen sozialen Schutz des Nationalstaates verzichtet. Diese Schritte sind Teil ihrer Strategie, eine Anpassungsproblematik in ihrem Heimatland durch die Beanspruchung von Lebensmöglichkeiten aus zwei Gesellschaften zu bewältigen, die jedoch nur um den Preis einer andauernden sozialen Verunsicherung zu realisieren ist. Mit der Entscheidung zur Emigration wird aber die persönliche Situation von Migranten komplexer und verlangt nach zusätzlichen persönlichen Strategien, welche das Verhältnis zu zwei unterschiedlichen national geprägten Lebenswelten leichter gestalten sollen.

3.2 Die Auseinandersetzung um das Konzept der »kulturellen Identität« in der Migrationsforschung in Deutschland

In den 50er und 60er Jahren, in denen Arbeitsmigranten durch den Abschluß bilateraler Verträge von der Bundesrepublik Deutschland angeworben wurden, befasste sich weder die Politik noch die Wissenschaft mit den sozialen Folgen der Migration. In der Erwartung, dass Migranten sich nur vorübergehend in der Bundesrepublik Deutschland aufhalten würden, waren Politiker der Überzeugung, dass eine Rotation beim Einsatz ausländischer Arbeitskräfte den Entwurf eines Integrationskonzeptes überflüssig machen würde. Im Zuge der Familienzusammenführung und der allmählichen Niederlassung von Migranten in den 70er Jahren legte die Politik ein Integrationskonzept vor, das der Zukunft der Kinder Sorge tragen sollte. Für die ausländischen Kinder wurde das Konzept der »Doppelstrategie« formuliert, nach der die Kinder einerseits durch den Besuch der Regelschule in die deutsche Gesellschaft integriert werden und andererseits durch die Förderung ihrer »kulturellen Identität« und den Besuch eines muttersprachlichen Ergänzungsunterrichts für ihre Rückkehr in die Heimat vorbereitet werden sollten (Marburger 1991, S. 26). Angesichts der politischen Brisanz der Migrationsproblematik versuchte man in der Wissenschaft, vor allem in den Disziplinen der Pädagogik und der Soziologie, die spezifischen Probleme von Migranten und deren Kindern zu erklären, sowie Lösungen für ihre Integrationsprobleme anzubieten.

3.2 Die Auseinandersetzung um das Konzept der „kulturellen Identität"

❗ Unter dem Einfluss der amerikanischen Migrationsforschung der 60er Jahre (vgl. Steiner-Khamsi 1992, Elschenbroich 1986) und mit Hilfe von Konzepten der klassischen Kulturanthropologie erfasste man die Probleme von Migranten als kulturelle Probleme, die durch den Einfluss zweier unterschiedlicher Kulturen hervorgerufen werden.

Mit der Anwendung des Konzeptes der »kulturellen Identität« entstanden lang anhaltende und zum Teil harte Kontroversen um die Rolle der Kulturspezifik für die Erfassung und Überwindung der Probleme von Migranten.

❗ Ansätze der »bikulturellen Sozialisation« (Schrader et al. 1979) in den 70er Jahren gingen davon aus, dass jedem Individuum durch frühe Sozialisationseinflüsse innerhalb seiner Kultur eine »kulturelle Identität« als »kulturelle Grundrolle« bzw. kulturell geprägte »Basispersönlichkeit« verliehen wird (vg. Schrader et al. 1979, S. 68 u. S. 108). Das Aufeinandertreffen unterschiedlicher Kulturen im Kontext der Migration zwingt demnach Migranten zur Konfrontation mit einer zweiten Kultur, die Konflikte im sozialen Umfeld zur Folge hat und die persönliche Entwicklung erschwert.

> Die wichtigsten Problemfelder, in denen ausländische Kinder andere kulturelle Einflüsse als die der Familie erleben, sind nach der Ansicht der Autoren die deutsche Schule und ihre altershomogenen Gruppen. Dort werden die Kinder mit Inhalten der deutschen Kultur konfrontiert und erleben aufgrund von Sprach- und Lernschwierigkeiten und von Entscheidungsproblemen bei vieldeutigen Verhaltensvorschriften und konkurrierenden Verhaltensmustern eine Orientierungslosigkeit und Verhaltensunsicherheit als Folge von Identitätsproblemen (Schrader et al. 1979, S. 122 f u. 179 f).

Abweichungen von der geltenden »kulturellen Identität« in der hiesigen Gesellschaft oder die Entstehung »bikultureller Identitäten« werden als problematische Entwicklung betrachtet, die durch politische und institutionelle Maßnahmen gelenkt und korrigiert werden soll.

Exkurs

Schrader et. al kamen auf der Grundlage ihrer Annahmen zu einer Unterscheidung zwischen drei »Idealtypen« von Migrantenkindern, denen jeweils eine andere Problematik unterstellt und eine andere Zukunft prognostiziert wurde. Kulturelle Veränderungsprozesse treten in diesem Entwicklungsmodell bei den Kindern ab der Phase der Enkulturation ein und verlaufen entsprechend ihrer Biographie:

1. Kinder, die in der BRD geboren sind oder in die BRD als Kleinkinder eingereist sind, unterliegen eher Assimilationsprozessen. Diese Kinder identifizieren sich mit der Fremdkultur und leben in Deutschland mit der Absicht zu bleiben. Sie sind als »Neu-Deutsche« zu bezeichnen;
2. Kinder, die in die BRD als Vorschulkinder eingereist sind, erleben eine Unterbrechung ihres Enkulturationsprozesses und unterliegen vorwiegend Akkulturationsprozessen. Diese Kinder entwickeln »bikulturelle Identitäten« und haben Schwierigkeiten, zwischen Verbleib und Rückkehr zu entscheiden. Sie könnten als »Fremde« bezeichnet werden;
3. Kinder, die als Schulkinder in die BRD eingereist sind, erleben nur eine Akkulturation instrumentaler Art in Bezug auf die Übernahme »sozialer Rollen«. Diese Kinder leben mit der Absicht zurückzukehren. Sie könnten als »Ausländer« bezeichnet werden (1979, S. 69-71).

An die Auffassung, dass die Erhaltung der eigenen »kulturellen Identität« für die Entwicklung von Migranten hinderlich sei, knüpften Assimilationsansätze an (vgl. Esser 1980), welche eine systematische Angleichung der »kulturellen Identität« von Migranten an die hiesige Kultur für eine günstige Lösung der Probleme hielten (vgl. Baros 2005, S. 1 ff).

Sowohl Ansätze der bikulturellen Sozialisation als auch Assimilationsansätze erfassten »kulturelle

Identitäten« als miteinander konkurrierend und sahen eine Koexistenz von mehreren Identitäten als nachteilig für die Migranten. Daraus wurde die Konsequenz gezogen, dass die Probleme durch die Führung einer einzigen »kulturellen Identität« gelöst werden können.

❗ Den monokulturell orientierten Theorien traten in den 80er und 90er Jahren interkulturelle und multikulturelle Konzepte entgegen, welche uneingeschränkt die Aufrechterhaltung der »kulturellen Identität« von Migranten bejahten und das Bestehen paralleler Identitäten nicht nur für möglich, sondern für wünschenswert sowohl für Migranten als auch für die ganze Migrationsgesellschaft hielten.

Vertreter interkultureller Ansätze wiesen auf den Tatbestand hin, dass die kulturelle Pluralität der Gesellschaft als eine veränderte Realität nicht länger übersehen werden darf. Ausgehend vom Prinzip der Gleichwertigkeit der Kulturen wurde jede Kultur vorerst als eine differente Lebensweise mit eigener Daseinsberechtigung verstanden, welche die Praktizierung anderer Kulturen in keiner Hinsicht tangiert (vgl. Marburger 1991, S. 29). Vor dem Hintergrund eines positiven Begriffes von Kultur wurde die Anerkennung, Respektierung und Förderung der eigenen Kultur und Sprache von Migranten, die Etablierung einer Zweisprachigkeit für die Kinder und die Auseinandersetzung der einheimischen Bevölkerung mit Ethnozentrismen und Rassismen gefordert (Marburger 1991, S. 29; vgl. Auernheimer 1990). Der Erwerb von mehr als einer »kulturellen Identität« wurde hier zwar als eine komplexe, widersprüchliche und schwierige Aufgabe aufgefasst, die jedoch zu einer Bereicherung der Persönlichkeit führe. Aus Ergebnissen von pädagogischen Forschungsarbeiten wurde die Schlussfolgerung gezogen, dass die Kinder ihr Leben adäquat bewältigen können, wenn sie in der Entwicklung von zwei oder mehreren »kulturellen Identitäten« gefördert werden. Hansen (1989) fordert die Bildung »multikultureller Persönlichkeiten« bei Migranten zur Überwindung ihrer Probleme, und auch Stenzel u. Homfeldt (1985) sind der Auffassung, dass jugendliche Migranten in der BRD langfristig eine kulturoffene Erziehung benötigen, die eine doppelte nationale Identität fördern soll.

Die Idee vom friedlichen und bereichernden Zusammenleben vieler Kulturen etablierte sich erst mit dem Aufkommen des Konzeptes des Multikulturalismus.

> Bereits im Jahre 1980 vertrat die Evangelische Kirche Deutschlands in einem europäischen Symposium die These: »Wir leben in der Bundesrepublik in einer multikulturellen Gesellschaft«. Die Verwendung dieses Begriffes führte zu dieser Zeit zu allgemeiner Verwirrung und löste viele negative öffentliche Reaktionen aus. Sowohl von deutscher als auch von islamischer Seite wurden in Anlehnung an diesen Begriff Forderungen gestellt: Während deutsche Hochschulprofessoren im »Heidelberger Manifest« vom 17. Juni 1981 gegen die Bezeichnung der Bundesrepublik als »multikulturelle Gesellschaft« protestierten und vor einer Vermischung des deutschen Volkes mit ethnischen Minderheiten warnten, forderte eine islamische Gemeinde in Berlin die Einführung eines eigenständigen islamischen Rechts in der Bundesrepublik (Micksch 1991).

Nach der Eröffnung der Diskussion darüber durch die Evangelische Kirche Deutschlands griffen engagierte Politiker unterschiedlicher Parteien wie z. B. Heiner Geissler, Peter Glotz und Daniel Cohn-Bendit die Vorstellung von einer multikulturellen Gesellschaft auf, in der sie ein politisches Programm für die Verwirklichung eines modernen Nationalstaates von unterschiedlichen Ethnien sahen. Der Multikulturalismus sollte keinen Anspruch auf Assimilierung von Menschen anderer Kulturen erheben, sondern die Forderung nach dem Bekenntnis zur bestehenden Verfassung stellen, während Menschen anderer Länder, ihre kulturelle Lebensweise weiter praktizieren können (vgl. Geissler 1991). Fremde »kulturelle Identitäten« wurden in diesem Konzept als ein für die hiesige Gesellschaft anziehendes Moment aufgefasst, das neue Impulse und geistige Herausforderungen zu bieten hat (Micksch 1991, S. 5).

> **Exkurs**
>
> Unterscheidungen zwischen Kulturen bzw. »kulturellen Identitäten« wurden in den 90er Jahren von Gegnern einer »Ethnisierung« scharf kritisiert. Ihrer Meinung nach bringt die Anwendung der Kategorie von »Ethnizität« die Gefahr mit sich, dass die Politik Migranten auf eine bestimmte »Ethnie« bzw. »Kultur« festlegt, um deren Ansprüche zu steuern und zu begrenzen (vgl. Radtke 1990, S. 29). Diese Kritik von Vertretern des Ethnisierungsansatzes an kulturorientierten Migrationstheorien hatte aber zur Folge, dass der Begriff der »Kultur« und damit ebenso der Aspekt des spezifischen Verhältnisses von Migranten zu zwei oder mehreren Nationalgesellschaften in der wissenschaftlichen Diskussion an Bedeutung verlor.

❗ Eine andere Bedeutung gewinnt das Konzept der »kulturellen Identität« in der neueren soziologischen Theorie der »transnationalen Migration« (Pries 1997). Dem Ansatz nach konstituiert sich Identität nicht ausschließlich über das Verhältnis von Migranten zu einem bestimmten Nationalstaat, sondern vielmehr über Prozesse einer Verschränkung von einem territorialem Raum eines Nationalstaates (»Flächenraum«) und einem zwischenstaatlichen »sozialen Raum« (Pries 1979, S. 17).

Nationalstaatliche Vorgaben haben im Zuge einer globalisierten Transaktion von Informationen, Gütern und Menschen zugunsten eines zwischenstaatlichen »sozialen Raumes« an Bedeutung verloren und sind bei der Gestaltung der Lebensweise von Migranten wenig entscheidend (Pries 1979, S. 35). Migranten beziehen sich demnach nicht eindeutig auf eine oder mehrere Nationalgesellschaften, sondern bewegen sich zwischen der Herkunfts- und Ankunftsregion und sind deswegen als »Transmigranten« zu bezeichnen (Pries 1979, S. 34).

❗ Zusammengefasst ist festzuhalten, dass das Konzept der »kulturellen Identität« sich als ein Schlüsselbegriff der Migrationsforschung zur Erfassung der spezifischen Probleme von Migranten erwies. »Kulturelle Identität« bietet die Möglichkeit, die Auseinandersetzung von Migranten mit unterschiedlichen nationalen Realitäten zu erkennen, ihr Verhältnis zur jeweiligen Nationalgesellschaft zu thematisieren und ihre Probleme im Kontext internationaler Verhältnisse zu untersuchen. In diesem Konzept werden Migranten jedoch eher als »Träger« einer oder mehrerer Kulturen definiert und mit einer kulturellen, nationalen oder sozialen Gruppe gleichgesetzt. Dies erschwert die Erforschung ihrer subjektiven Prozesse, d. h. ihre Zielsetzungen, Absichten, Sicht- und Handlungsweisen sowie die inneren Widersprüche, die sie im Zuge ihrer Migrationskarriere erleben. Eine größere Wichtigkeit als die Diskussion darüber, ob Migranten nur eine oder mehrere »nationale Identitäten« benötigen, verdient deshalb vielmehr die Frage, welchen Sinn »nationale Identität« für Migranten hat und in welcher Weise Identität von ihnen bei der Bewältigung von Problemen verwendet wird.

3.3 Das subjektive Verhältnis von Migranten zu zwei oder mehreren Nationalgesellschaften

Migration ist keine direkte Folge von politischen, ökonomischen oder sozialen Veränderungen, sondern stellt vielmehr eigene Entscheidungsprozesse und Lebensstrategien der Migranten dar. Dies gilt für die verschiedenen Typen von Migranten, z. B. Arbeitsmigranten, Kriegsflüchtlinge, politische Flüchtlinge gleichermaßen, unabhängig davon, ob der reale Druck, der zu der Entscheidung führt, gering oder extrem ist. Migranten erleben ihre Auswanderung subjektiv als eine »Befreiung« aus ihren alltäglichen Behinderungen in ihrer ursprünglichen Nationalgesellschaft. Eine Erweiterung ihrer Lebensmöglichkeiten versuchen sie dadurch zu realisieren, dass sie den Bezug zu einer zweiten oder dritten Nationalgesellschaft herstellen, durch den sie zusätzliche Lebensanforderungen erfüllen und nutzen können. Die Verlegung ihres Wohnortes in ein anderes Land bedeutet nicht, dass das Verhältnis zur ersten Gesellschaft aufgrund eines zweiten Bezuges aufgegeben werden muss. Ihre Beziehung zum Migrationsland kann sogar ohne die zum Heimatland gar nicht gedacht werden. Dabei wird jedes Verhältnis in reziproker Weise beeinflusst: Das Heimatland stellt den Ausgangspunkt ihrer Migrationsentscheidung dar und wird zum Maßstab der Bewertung der neuen Situation im Migrationsland. Migranten gestalten ihr aktuelles Leben im Migrationsland entsprechend den Wünschen und Erwartungen, die sie im Lebenskontext des Heimatlandes entwickelten. So sind sie z. B. am Anfang der Migration bereit, Arbeitsleistungen auf sich zu nehmen wie das Akzeptieren schlechter Arbeitsbedingungen oder die Leistung von Überstunden, die normalerweise nicht über längere Zeit erbracht werden können. Diese instrumentale Arbeitsorientierung hängt mit ihrem Ziel zusammen, in ihrer Migrationsstrategie ökonomisch erfolgreich zu sein (Heckmann 1981, S. 238). In ähnlicher Weise verändert sich die Beziehung zum Heimatland durch das neue Verhältnis zum Migrationsland. Die zunehmenden Belastungen aufgrund von sozialer Isolation und von Diskriminierungserfahrungen im neuen Land machen den Verlust von Lebensmöglichkeiten in der Heimat noch schmerzlicher und die Hoffnung auf ein besseres Leben in dieser noch wichtiger als zuvor. Migranten entwickeln in diesem Zusammenhang eine Rückkehrorientierung, die sie als Mittel zur Bewältigung von Problemen im Migrationsland einsetzen. Diese trägt einerseits zur Entlastung bei, verhindert andererseits die Auseinandersetzung mit ihrer Lebenssituation im Migrationsland (Boos-Nünning u. Nieke 1982, S. 82).

> Das einzelne Verhältnis sowohl zum Herkunfts- als auch zum Aufenthaltsland ist prinzipiell durch eine Ambivalenz gekennzeichnet.

Migranten haben bereits vor ihrer Emigration eine ambivalente Haltung zum Heimatland: Sie fühlen sich einerseits über die Nationalsprache, die eigene vertraute Kindheit, Familien- und Freundschaftsbeziehungen, berufliche Erfolge, Kultur- und Freizeitangebote u. a. mit der Heimat verbunden. Andererseits erleben sie eine Reihe von biographischen Brüchen und von sozialen und ökonomischen Einschränkungen, die ihr Verhältnis zur Heimat belasten. Diese Ambivalenz stellt auch den Ausgangspunkt für den Entwurf der subjektiven Strategie der Auswanderung dar und ist Kern der fortgeführten Beziehung zum Heimatland. Ähnlich ambivalent ist das Verhältnis von Migranten zum Migrationsland: Während sie einerseits ihre alltäglichen Aktivitäten auf die hiesige Gesellschaft richten, sich dabei als Teil dieser Gesellschaft verstehen und sich durch ihre Bemühungen eine positive Wende ihres Lebens erhoffen, erleben sie andererseits eine Reihe von Hindernissen und Misserfolgen und vor allem eine Trennlinie zwischen ihnen und Einheimischen, welche mit Erfahrungen von rechtlicher, kultureller und sozialer Diskriminierung einhergeht. Dieses zwiespältige Verhältnis von Migranten zur Aufnahmegesellschaft wird als ein Widerspruch zwischen eigenen hohen Zielen bzw. idealen Vorstellungen und wiederholten Frustrationen erlebt, der ihr Leben im Einwanderungsland prägt.

Migranten sind aufgefordert, sowohl ihre Ambivalenz zum Heimatland als auch die zum Ankunftsland zu bewältigen. Dabei nehmen sie die Existenz getrennter Nationalgesellschaften zur Kenntnis und erheben das Prinzip der »nationalen Zugehörigkeit« zum Instrument für ihre Lebensbewältigung. Nationalität oder Kultur wird von ihnen als ein geeignetes Mittel betrachtet, welches die bestehenden Ambivalenzen zur jeweiligen Gesellschaft auf ein äußeres Entscheidungsdilemma zwischen den beiden Nationalitäten verschieben soll. Ein typisches Beispiel dafür ist die Behauptung einer »Fixierung« auf die Vorgaben der einen Nationalgesellschaft bei gleichzeitiger »Distanzierung« von denen der anderen. Ein solch ausschließendes Verhältnis ist eine subjektive Strategie, die Probleme, welche sich aus der Ambivalenz zur jeweiligen Gesellschaft ergeben, durch eine wechselnde Ab- und Hinwendung zu beiden Gesellschaften zu überwinden. Sie dient der vorübergehenden Entlastung durch die Vermeidung einer bewussten Auseinandersetzung mit relevanten unangenehmen Realitätsaspekten.

> Von besonderer Wichtigkeit ist die Überlegung, dass Migranten »nationale Zugehörigkeit« in unterschiedlicher Weise verwenden und dass sie Nationalität in verschiedenen Lebenssituationen eine andere Bedeutung beimessen. Während ältere Migranten häufiger auf die heimatliche Nationalität zurückgreifen (z. B. ich bin »Grieche«, »Türke«, »Spanier«) tendieren Migranten der zweiten und dritten Generation dazu, sich eher als »Deutsche« zu präsentieren. Die Selbstzuordnung zu einer der Nationalitäten wechselt viel häufiger, als üblich angenommen wird. Migranten verwenden in wechselnder Weise positive Attribute für die jeweiligen Nationalitäten, mit denen sie sich je nach Situation identifizieren können.

In diesem Zusammenhang muss betont werden, dass die Verwendung von nationaler Selbstzuordnung zum vorübergehenden Zurückdrängen der erlebten Widersprüche und damit auch der eigenen Verantwortung für das Verhältnis zur relevanten Nationalgesellschaft führen kann. Hierbei entstehen Formen von

— »konformer Zuordnung« zu einer nationalen Gruppe als Mittel zur Sicherung von Vorteilen gegenüber anderen,
— »reaktiver Zuordnung« als unmittelbare Antwort auf Ausgrenzung.

Solche Muster entlasten Migranten aus ihrem aktuellen Druck zum Handeln, erschweren aber eine inhaltliche Auseinandersetzung mit vorgegebenen Standards und haben häufig ein ausgrenzendes Verhalten gegenüber Menschen anderer Nationalität zur Folge. Migranten können aber ebenso zu ihrer Selbstbeschreibung eine Nationalität oder nationale Attribute verwenden, mit denen sie auf die Lebensaspekte oder Werte mit einem universellen Anspruch wie z. B auf die Aufhebung von nationaler Diskriminierung, das Recht auf Heimat verweisen können. Eine solche Form von nationaler Identität, welche sich formell nationaler Grenzziehungen bedient, enthät stets das Moment der Selbstaufhebung.

Für die klinische Praxis ist sowohl der Aspekt der biographischen Verbundenheit von Migranten mit zwei oder mehreren Gesellschaften, als auch der subjektive Sinn der Verwendung von Nationalität im Alltag von besonderer Relevanz. Die spezifische Biographie, das Erleben von sozialen Ambivalenzen und der Gebrauch von »nationaler Identität« sind inhaltliche Themen des Beratungs- oder Therapieprozesses, welche für das Verständnis von psychischer Krankheit bedeutsam sind.

Literatur

Auernheimer G (1990) Einführung in die Interkulturelle Erziehung. Wissenschaftliche Buchgesellschaft, Darmstadt

Baros V (2005) Neo-Assimilation Das Ende des Konzeptes der Interkulturellen Öffnung? In: Otto HU, Schrodter M (Hrsg) Soziale Arbeit in der Migrationsgesellschaft. Multikulturalismus-Neo-Assimilation-Transnationalität. Neue Praxis, Sonderheft

Boos-Nünning U, Nieke W (1982) Orientierungs- und Handlungsmuster türkischer Jugendlicher zur Bewältigung der Lebenssituation in der Bundesrepublik Deutschland. In: Psychosozial 5(16): S 63–90

Castles S (1987) Migration und Rassismus in Westeuropa. EXpress Edition, Berlin

Cohn-Bendit D, Schmid T (1993) Heimat Babylon. Das Wagnis der multikulturellen Demokratie. Hoffmann & Campe, Hamburg

Elschenbroich D (1986) Eine Nation von Einwanderern. Ethnisches Bewusstsein und Integrationspolitik in den USA. Campus Verlag, Frankfurt/M

Esser H (1980) Aspekte der Wanderungssoziologie. Assimilation und Integration von Wanderern, ethnischen Gruppen und Minderheiten. Eine handlungstheoretische Analyse. Luchterhand, Darmstadt Neuwied

Geissler H (1991) Unsere Gesellschaft wird multikulturell sein. In: Micksch J (Hrsg) Deutschland – Einheit in kultureller Vielfalt. Otto Lembeck Verlag, Frankfurt/M

Glotz P (1991) Das multikulturelle Europa und die nationalen Aufbrüche. In: Micksch J (Hrsg) Deutschland – Einheit in kultureller Vielfalt. Otto Lembeck Verlag, Frankfurt/M

Hansen R (1989) Re-migration in die Türkei. Pragmatische Ergebnisse einer ethnologischen Untersuchung. Informationen zur Ausländerarbeit 3(89): 29–49

Heckmann F (1981) Die Bundesrepublik: Ein Einwanderungsland? Zur Soziologie der Gastarbeiterbevölkerung als Einwandererminorität. Klett Cotta, Stuttgart

Heckmann F (1983) Einwanderung und die Struktur sozialer Ungleichheit in der Bundesrepublik. In: Kreckel R (Hrsg) Soziale Ungleichheiten. Schwartz, Göttingen

Marburger H (1991) Von der Ausländerpädagogik zur interkulturellen Erziehung. In: Marburger H (Hrsg) Schule in der multikulturellen Gesellschaft. Iko-Verlag für Interkulturelle Kommunikation, Frankfurt/M

Micksch J (1991) Unsere Gesellschaft wird multikulturell sein. In: Micksch J (Hrsg) Deutschland – Einheit in kultureller Vielfalt. Otto Lembeck Verlag, Frankfurt/M

Pries L (1997) Neue Migration im transnationalen Raum. In: Pries L (Hrsg) Transnationale Migration. Soziale Welt, Sonderband 12, Baden-Baden

Radtke FO (1990) Multikulturell – Das Gesellschaftsdesign der 90er Jahre? IZA 4: 27–34

Schrader A, Nikles B, Griese HM (1979) Die zweite Generation. Sozialisation und Akkulturation ausländischer Kinder in der Bundesrepublik. Athenäum, Königstein/Ts

Stenzel A, Homfeldt HG (1985) Auszug in ein fremdes Land? Türkische Jugendliche und ihre Rückkehr in die Türkei. Weinheim

Steiner-Khamsi G (1992) Multikulturelle Bildungspolitik in der Postmoderne. Leske & Budrich, Opladen

Transkulturelle Spannungsfelder in der Migration und ihre Erforschung

Das Konzept des Raums als methodischer Rahmen für dynamische Prozesse*

Maya Nadig

4.1	Einleitung	– 68
4.2	Probleme transkultureller Forschung und der Paradigmenwechsel in den Kulturwissenschaften	– 68
4.3	Raumkonzepte als Rahmung für transkulturelle Dynamik	– 70
4.3.1	Das Raumkonzept erfordert prozessorientierte Methoden	– 73
4.3.2	Konsequenzen für die transkulturelle Therapie und Psychiatrie. Zwei Beispiele	– 75
	Literatur	– 79

---

* Der vorliegende Artikel ist eine Weiterentwicklung eines Artikels aus dem Jahr 2000 mit dem Titel »Interkulturalität im Prozess – Ethnopsychoanalyse und Feldforschung als methodischer und theoretischer Übergangsraum.« (Nadig 2000).

4.1 Einleitung

Das Raumkonzept, das in den Kultur- und Sozialwissenschaften vermehrt auftaucht, schafft einen geeigneten Rahmen für die neuen Paradigmen der postkolonialen Kulturtheorie und wird deshalb gerade heute in Anspruch genommen, Die aktuelle Kulturforschung untersucht mit seiner Hilfe vor allem Prozesse der Veränderung z. B. in der Migration, in transkulturellen Situationen oder auch in der transkulturellen Therapie.

> Das Raumkonzept bietet für transkulturelle Prozesse einen methodischen Rahmen, der es erlaubt, den bewegten und vielschichtigen Gegenstand einzufassen und zu untersuchen. Verschiedene Raumkonzepte aus der Psychoanalyse und der Kulturwissenschaft können dabei, sich gegenseitig ergänzend, nebeneinander stehen.

4.2 Probleme transkultureller Forschung und der Paradigmenwechsel in den Kulturwissenschaften

Die Erforschung der transkulturellen Dynamik im Wechselspiel zwischen Individuum und Gesellschaft oder psychischen und sozialen Mechanismen sieht sich besonderen Problemen gegenübergestellt, die mit dem rasanten Wandel der postmodernen Welt und ihren transkulturellen Bewegungen, aber auch mit veränderten Paradigmen in der wissenschaftlichen Theorie und Praxis zusammenhängen. Gerade der Gegenstand der Migrationsforschung ist massiv durch transkulturelle Dynamik gekennzeichnet. Die soziale und gesellschaftliche Dynamik der Migration hängt mit zentralen Merkmalen postkolonialer Gesellschaften zusammen, wie z. B. mit der Globalisierung, neoliberaler Politik, der Aufweichung nationaler Grenzen, der Digitalisierung und Vernetzung von Kulturen. Die mit diesen Entwicklungen verbundene Migration ist in der Folge in vielen Wissenschaftsbereichen und Disziplinen zu einem gewichtigen Forschungsschwerpunkt geworden. Sie ist ein äußerst komplexer und dynamischer Gegenstand, der besondere methodische und theoretische Anforderungen an die Forscher stellt. Das hängt damit zusammen, dass sie ubiquitär und von einer grenzüberschreitenden Dynamik bestimmt ist: sie ist inter- und transnational, transkulturell und zirkulär, d. h. immer in Bewegung. Die Faktoren, die die Migration beeinflussen, reichen von der Politik über Institutionen und Sozialbeziehungen bis zum Handeln und Fühlen der betroffenen Individuen. Die Betrachtung der einen Ebene verlangt meist die partielle Mitberücksichtigung der anderen. Um die Bedingungen der Migration zu verstehen, reicht es nicht Daten statistisch zu bearbeiten. Ein Erfassen der komplexen Dynamik ist nur denkbar, wenn die jeweils konkreten Verhältnisse und Kontexte von migratorischen Problemen in die Interpretation der Daten mit einbezogen werden.

> Heute wird Kultur plural und in Bewegung gedacht. Sie steht nicht über den Handlungen und dem Alltag der Menschen, sondern sie ist dieser Alltag und das, was die Menschen machen, wie sie leben, welchen Sinn und welche Bedeutung sie den Dingen verleihen. Kultur ist eine Praxis, die aus kulturellen Äußerungen, aus der Gestaltung des Alltags und seinen Beziehungen, aus Bedeutungsgebungen, Sinnstiftungen und deren Repräsentationen besteht. Die Konstruktion kultureller Identitäten geschieht immer neu durch soziale Interaktion und als symbolische Praxis. Simon Frith (1996) z. B. definiert Identität im Zusammenhang mit Musik als eine Art von prozesshafter, subjektiver und kollektiver Erfahrung des »self-in-process«. Identität ist mobil, keine feste Einheit, ein Werdendes und kein Seiendes – sie konstituiert sich im Handeln. Dabei entsteht eine Produktion hybrider Bilder und Bedeutungen, die aus verschiedenen kulturellen und historischen Elementen zusammengepuzzelt sind, aber als Ausdruck einer eigenen gemeinsamen Erfahrung erlebt werden.

Sie manifestieren sich z. B. in der Mischung verschiedener Musikstile, Sprachformen oder in der spezifischen Wiedererzählung der Vergangenheit. »Entscheidend ist, dass solche Bilder einen Weg öffnen, der Erfahrung von Zerstreutheit und Fragmentierung ... einen imaginären Zusammenhang zu verleihen« (Hall 1994, S. 28).

Auswirkungen von globalen Prozessen auf lokale Kulturen sind die Auflösung sozialer Gemein-

4.2 Probleme transkultureller Forschung und der Paradigmenwechsel

schaften, die mangelnde Einbindung der Subjekte in verpflichtende Beziehungen und die wachsende Abstraktion aller lebensweltlichen Prozesse. Es sind Prozesse der Destrukturierung, aber auch der Restrukturierung (vgl. Giddens 1995). Der partielle Verlust von ortsgebundenen Identitäten ethnischer oder regionaler Gruppen sowie die Neukonstruktion von ortsunabhängigen, transkulturellen und virtuellen Identitäten ist ein zentrales Migrationsthema. Der kulturelle und ideologische Pluralismus hat zwar durchaus Offenheit und vereinzelte Freiheiten zur Folge, erlebt wird aber auch Orientierungsverlust und Ziellosigkeit. Die Zunahme von Rassismus und Fundamentalismus wie auch die Gefühle der Dekompensation und Zerstückelung der Subjekte werden unter anderem mit diesem Zusammenhang begründet. Manche Postmodernisten (z. B. Frederic Jameson 1986) gehen sogar soweit zu behaupten, die Subjekte in der Postmoderne hätten vorwiegend psychotische Strukturen, d. h. sie seien gespalten oder zersplittert, ungebunden und ohne Zentrum.

❗ Dass Individuen angehalten sind, sich mit ständig bewegten kulturellen Symbolisierungs- und Organisationsprozessen auseinander zusetzen und sich in ihnen zu verorten, bedeutet für sie eine Herausforderung an ihre persönliche und kulturelle Integrationsfähigkeit. Sie müssen neue Kontexte wahrnehmen, vertraute Bedeutungen, Normen und Orientierungen loslassen und sie in veränderter, gemischter Form zusammenknüpfen. Es stellt sich die Frage, unter welchen Bedingungen es für

Exkurs

In der Betrachtung von Migrationsphänomenen hat eine Entwicklung stattgefunden. Nachdem früher die kulturelle Differenz einseitig unter dem Begriff der Akkulturation, also der Annäherung des Fremden an die Kultur des Gastlandes diskutiert wurde (vgl. Bender et al. 1987), kam es zum Konzept des Kulturschocks, das die Reaktionen der Migranten auf die neue Kultur eher deskriptiv in verschiedene Phasen einteilte (vgl. Pedersen 1995), oder zum familiendynamischen Konzept für die Rekonstruktion von Migrationsgeschichten (vgl. Güc 1991). Vermehrt wird jedoch heute der Begriff der transkulturellen Begegnung benutzt, der impliziert, dass sich beide Seiten, der Fremde und der Ansässige, aufeinander einlassen, voneinander lernen und sich verändern. Der Begriff der Kultur in seiner statischen und zuschreibenden Anwendung auf einen fremden und unverständlich reagierenden Migranten ist von einem konstruktivistischen Kulturbegriff abgelöst worden. Der Abschied von der Suche nach absoluten Wahrheiten und der einen, allumfassenden Theorie und die Hinwendung zur Untersuchung von Praktiken und Prozessen, Diskursen und partiellen Wahrheiten hat sich zu einem neuen Paradigma in den Geistes- und Sozialwissenschaften entwickelt. Es geht dabei nicht darum, den Kulturbegriff von seiner Überdeterminierung, von den vielfachen und sich häufig widersprechenden Aufladungen zu reinigen und einen eindeutigen Kulturbegriff zu entwickeln. Im Gegenteil, Ziel ist es, den vielfältigen und komplexen Verwendungen des Begriffs zu folgen. Damit sind neue Perspektiven entstanden, die nicht primär die Verhaltensweisen oder -störungen der Migranten fokussieren, sondern die sozialen Bedingungen im Aufnahmeland in ihrer Wirkung auf die Gesundheit und das Verhalten der Neuangekommenen in den Mittelpunkt stellen. Diese Wirkung entfaltet sich in der Begegnung der Migranten mit den Menschen des Aufnahmelandes, die selber auch unter bestimmten Bedingungen handeln. Der Forschungsprozess hat damit eine Komplexität erreicht, die methodologisch und methodisch nicht leicht zu fassen ist. Ruth Kronsteiner (2003) ist in ihrer interessanten ethnopsychologischen Studie über *Kultur und Migration in der Psychotherapie* dieser Komplexität theoretisch und praktisch nachgegangen und zeigt an konkreten Fallbeispielen die Verflechtung unterschiedlicher sozialer und kultureller Dimensionen auf. In diesem Zusammenhang ist der Begriff der Hybridisierung, also des Verwebens unterschiedlicher kultureller Elemente, ins Spiel gekommen.

ein Subjekt überhaupt möglich ist, den oft unmerklichen und hochkomplexen Wandel sozialer Verhältnisse wahrzunehmen und kreativ zu integrieren oder symbolisch umzugestalten, ohne dass ohnmächtige oder aggressive Gefühle von Zerstückelung, Sinnlosigkeit oder Chaos entstehen.

Mohammad Ardjomandi z. B. zielt mit seinem Artikel »Migration – ein Trauma?« (1998) auf die Vernetzung kultureller mit psychischen Erfahrungen. Er meint, dass – abgesehen von weiteren Erfahrungen wie Gewalt und Verlust – allein schon der durch Migration entstandene Verlust kultureller Orientierung und Kompetenz ein psychisches Trauma bewirken kann. Das Traumakonzept umschreibt ein intensives Ereignis im Leben des Subjekts, das im Individuum eine Reizüberflutung auslöst, die seine Fähigkeit, diesen Reiz zu meistern und zu bearbeiten, überfordert (vgl. Laplanche u. Pontalis 1972, S. 513). Eine Folge traumatischer Ereignisse, die nicht verarbeitet und symbolisiert werden können, sind z. B. schwere Schuldgefühle und die damit verbundene Verunsicherung des Selbstgefühls (Hirsch 1993, 1998). Die theoretische und methodische Berücksichtigung solcher Zusammenhänge ist in der subjektorientierten Migrationsforschung eine wichtige Voraussetzung, um die soziale Dynamik transkultureller Kontakte und Beziehungen im migratorischen Kontext differenziert zu verstehen.

> ❗ Ethnopsychoanalyse und Ethnopsychiatrie sind wissenschaftliche Zugehensweisen, die sich speziell mit den Bedingungen und Folgen der Migration im Subjekt und mit seinem sozialen Kontext auseinandersetzen. Für sie ist eine methodische Flexibilität zur Erfassung transkultureller Dynamik besonders bedeutungsvoll, denn aus ihrer Perspektive spielen in jeder transkulturellen und interpersonellen Begegnung psychische, soziale und kulturelle Dimensionen gleichermaßen eine Rolle.

4.3 Raumkonzepte als Rahmung für transkulturelle Dynamik

Bestimmte Konzepte und Techniken aus den »Cultural Studies« und der Psychoanalyse lassen sich ergänzend aufeinander beziehen und ermöglichen es, die Verarbeitung transkultureller (oft traumatischer) Erfahrungen und die Entwicklung veränderter Identitäten und Werte im Reden und Handeln von Individuen nachzuvollziehen. Zwei Beispiele transkultureller Therapie veranschaulichen, welche Art von Wechselseitigkeit und Psychodynamik in den Beziehungen zwischen allen Beteiligten in Gang kommt.

> ❗ Mit dem postkolonialen Kulturbegriff hat sich der Fokus der Aufmerksamkeit von der Feststellung der Grenzen und der typischen Unterschiede zwischen den Kulturen auf die transkulturelle Dynamik zwischen den Kulturen verschoben. Das Konzept des Raumes eignet sich für die Untersuchung von Prozessen der Kommunikation, der Begegnung, Übersetzung und Formation neuer Bedeutungen zwischen unterschiedlichen kulturellen Positionen. Alle räumlichen Metaphern in der Sozialwissenschaft benutzen das Bild des Raumes im Sinn eines Zwischenraumes, eines Raumes, der sich zwischen den (früheren) Grenzen befindet und in dem sich etwas abspielt.

Die Perspektive auf die Dynamik kultureller Komplexität erfordert das Konzept des sozialen Raumes, weil es nicht nur die Loslösung vom Territorium erlaubt, sondern einen Rahmen setzt für die mikroskopische Betrachtung der Begegnung unverbundener kultureller Elemente, d. h. transkultureller Prozesse im Detail. Schon 1950 hat Maurice Halbwachs das kollektive Gedächtnis mit einem konkreten Ort (z. B. einem Platz) und gleichzeitig mit dem sozialen Raum, in dem Begegnungen stattfinden und Aktionen geplant werden, in Verbindung gebracht. Er lokalisiert das Potential eines kollektiven Gedächtnisses, das die sozialen Widersprüche synthetisiert, an Orten der sozialen Begegnung, an denen sich eine soziale und kontinuierliche Praxis, wie z. B. die Arbeiterkämpfe, entwickelte. Pierre Bourdieu sprach 1979 vom Habitus (Bourdieu 1983), um die Haltungen und Denkweisen einer Epoche zu konzeptualisieren und später vom Milieu (das eine

4.3 Raumkonzepte als Rahmung für transkulturelle Dynamik

Art von deterritorialisiertem Raum darstellt), in dem die feinen Unterschiede (1982), d. h. kulturelle Abgrenzungsidentitäten, gegenüber anderen Milieus eingeübt werden. Doreen Massey hat 1994 in der Geographie den konzeptuellen Übergang von den territorialen zu sozialen Raumkonzepten beschrieben, die sich mit Handlungspraxen und Orientierungen decken, aber losgelöst von geographischen Örtlichkeiten existieren.

Homi Bhabha schafft mit der Metapher des **Dritten Raumes** einen Rahmen für die »multikulturelle« Situation in Einwanderungsgesellschaften, die widersprüchliche und auf den ersten Blick inkompatible Positionen und Erfahrungen repräsentieren (Bhabha 1990, 1994). Er beschreibt transkulturelle Begegnungs-, Denk-, und Erfahrungsräume als Diskussionsforen und Lebenspraxis von Migrierenden in der Fremde, die unterschiedlichen Menschen begegnen und ihre jeweils verschiedenen Wahrnehmungsweisen austauschen, besprechen, formen.

❗ Im Prozess des Mitteilens und des Austauschs lösen sich die Grenzen zwischen dem »Eigenen« und dem »Fremden« vorübergehend auf, so dass es zu einer Vermischung, einer möglicherweise auch chaotischen und nicht sofort überschaubaren Vielfalt kultureller Zugehörigkeiten und Bedeutungen kommt. In diesem dritten, chaotischen Raum, der nach Bhabha nicht mehr durch duale Gegensätze und essentialisierte kulturelle Positionen gekennzeichnet ist, entstehen neue Bedeutungen, Repräsentationen und Perspektiven von kultureller Komplexität in einer »multikulturellen« Welt.

Sein Interesse richtet sich auf Prozesse des Aushandelns und Verbindens von Differenzen durch Hybridisierung, Überlagerung und Mischung, woraus für alle Beteiligten veränderte Visionen und Perspektiven resultieren.

Bhabha spricht auch von Räumen dazwischen, von transitorischen Räumen, in denen die bewegten Subjekte ihre doppelten oder mehrfachen Grenzexistenzen in Form einer »Zwischen«-Wirklichkeit und einer »Zwischen«-Zeitlichkeit leben. In diesem Raum sprechen die Menschen »in verschiedenen Zungen aus einem Raum, der ‚zwischen' ihnen liegt und der ein gemeinschaftlicher Raum ist« (Bhabha 1997, S. 46). In diesem Raum existiert eine interpersonale Wirklichkeit. Hier liegt ein sich von den herkömmlichen Theorien stark unterscheidendes Konzept von Inter- oder Transkulturalität vor: Gesucht wird ein gemeinschaftlicher Raum zwischen den etablierten dualen Einheiten in den Konzepten, in den Köpfen und in der Realität, in dem neue Bedeutungen, Sichtweisen und Grenzziehungen entstehen.

> Diese Zwischen-Räume stecken das Terrain ab, von dem aus Strategien – individueller oder gemeinschaftlicher – Selbstheit ausgearbeitet werden können, die beim aktiven Prozess, die Idee der Gesellschaft selbst zu definieren, zu neuen Zeichen der Identität sowie zu innovativen Orten der Zusammenarbeit und des Widerstreits führen. Im Entstehen solcher Zwischenräume – durch das Überlappen und Deplatzieren (displacement) von Differenzbereichen – werden intersubjektive und kollektive Erfahrungen von nationalem Sein (nationness), gemeinschaftlichem Interesse und kulturellem Wert verhandelt. (Bhabha 1997, S. 124)

❗ Bhabhas Konzept enthält die Chance, über festgefahrene perspektivisch und methodisch eingeengte Forschungspositionen hinauszugehen und sowohl die Prozesshaftigkeit interkultureller Situationen zu verdeutlichen, als auch ihre kreativen Potentiale und die Bedingungen ihres Entstehens mit zu berücksichtigen. Mit dieser Sicht entwickelt er eine dynamische Raummetapher für die Migration und die darin stattfindenden Prozesse der transkulturellen Verständigung. Er entspricht damit der Notwendigkeit, einen dritten Ort in das duale Konzept zwischen dem Eigenen und dem Fremden einzubauen.

In der psychoanalytischen Behandlung wird die Qualität der Beziehung zwischen Analytiker und Analysand mit besonderer Aufmerksamkeit bedacht. Während der frühe Freud die Heilung vor allem von der Störung des Patienten abhängig machte und die Behandlung präödipaler Störungen für unmöglich hielt, hatte bereits Ferenczi (1919) die Ansicht vertreten, dass die Heilung von der Beziehung und den psychischen Prozessen zwischen Analysand und Analytiker abhänge. Winnicott entwickelte das Konzept des **Übergangsraumes** (intermediate space, potential space), mit dessen Hilfe er eine Gleichzeitigkeit zwischen Verschmelzung und Trennung beschrieb und den nichtsemantischen Kern des Subjekts zu erreichen versuchte. Damit eröffnete er für die psychoanalytische Behandlung einen Raum für jene unstrukturierten, auch nicht-sprachlichen, chaotischen Emotionen und Äußerungen des Patienten, die der Analytiker als Nichtwissender auszuhalten hat. Aufgrund dieses Vorgehens wird es möglich, mit der psychoanalytischen Technik jenseits von rationaler Sprache und Interpretation Zustände zu bearbeiten, die sich in Sinn-, Bedeutungs- und Sprachverlust ausdrücken.

Genau in diesem Zusammenhang spielte Kultur mit ihren sprachlichen und nicht-sprachlichen Aspekten bei Winnicott eine wichtige Rolle. Er gab der Kultur als der Welt der Symbole und Bedeutungen ein großes Gewicht und beschäftigte sich mit den Voraussetzungen, die dem Individuum eine aktive Teilnahme am kulturellen Prozess überhaupt ermöglichen. Die Aufteilung des menschlichen Erlebens in innen und außen hielt er für zu reduziert und polarisiert. Er schrieb 1971, es gäbe noch einen dritten und ganz vital wichtigen Lebensbereich, in dem der Mensch seine Erfahrungen macht: den Übergangsraum. Es geht ihm hier um die Betrachtung von zwischenmenschlichen Beziehungen als einen potentiellen Raum (potential space), in dem sich Kreativität, Symbole und Differenz, also Kultur und kulturelle Bedeutungen entwickeln können. Interessanterweise benutzt er schon damals den Begriff eines »dritten« Bereiches – Bhabha spricht vom »dritten« Raum –, mit dem er den Übergang von innerer und äußerer Realität bezeichnet, den Übergang von Individuum und Kultur:

> Ich halte es für sinnvoll, im menschlichen Leben einen dritten Bereich anzunehmen, der weder im einzelnen noch in der äußeren Welt der erlebbaren Realität liegt. Dieser dritte Lebensbereich ist nach meiner Auffassung durch ein schöpferisches Spannungsfeld gegeben. ... Herrscht in einer Beziehung Vertrauen und Verlässlichkeit, so entsteht ein potentieller Raum, den das Kleinkind, das Kind, der Jugendliche und Erwachsene kreativ mit Spiel erfüllen kann, aus dem sich später die Freude am kulturellen Erbe entwickelt. Es ist die Besonderheit dieses Ortes, an dem Spiel und Kulturerleben sich ereignen, dass er existentiell von der lebendigen Erfahrung abhängt und nicht von Anlagefaktoren. ... Dennoch bewerten wir Spiel und Kulturerfahrung besonders hoch, denn sie verbinden Vergangenheit, Gegenwart und Zukunft. Und sie umfassen Raum und Zeit. (Winnicott 1971, S. 126 f)

Auch die psychoanalytische Identitätsdiskussion hat den Begriff des Übergangsraumes aufgenommen. Identität wird nun als Bestandteil eines intermediären Bereichs nach Winnicott verstanden, in den innere Realität und äußeres Leben gleichzeitig einfließen und in dem sie ausgehandelt werden.

❶ Identitätsbildungsprozesse sind nie statisch, sondern immer als prozessualer, kreativer Dialog zwischen Unbewusstem, Vorbewusstem und Bewusstem zu verstehen.

Identität ist zwar eine Leistung des Einzelnen, die sich aber – so Bohleber – »an den symbolischen Strukturen einer Gesellschaft artikulieren muss und immer teilweise wandlungs- und veränderungsfähig bleibt« (Bohleber 1992, S. 17). An einem so formulierten Identitätsbegriff kann die Ethnologie gut anknüpfen.

Bion bediente sich einer anderen Raummetapher, um den analytischen Prozess zu beschreiben. In seinem Buch »Lernen durch Erfahrung« (1990) formulierte er die Bedingungen, denen sich der Analytiker (als Nichtverstehender/Forschender) aussetzen muss, um einen »container«, also einen empfangenden Raum zu bieten für jene namenlosen Empfindungen und Erfahrungen, die in der Beziehung noch nicht verstanden werden, oder die, wie im Extremfall von psychotischer Verwirrung, keine kulturell kommunizierbare Ausdrucksform finden können.

4.3 Raumkonzepte als Rahmung für transkulturelle Dynamik

❗ Die Herstellung eines psychischen Raumes zwischen Analytiker und Analysand, der unerträgliche Angst und »Unverdautes« aufnehmen kann, ist eine Voraussetzung für deren Verarbeitung und psychische Integration. Das gelingende Containment bindet emotionale Rohelemente in einem Bedeutungsraum, in dem diese erst wahrgenommen werden können.

Die psychoanalytische Technik und Theorie hat mit dem Übergangsraum und dem Bion'schen »Container«, in denen Holding und Containing erfolgen können, ein Konzept und eine Methodik für die Genese von Symbolen und die Integration und Stärkung eines Selbst (das traumatisiert und verletzt oder entwurzelt ist) zur Verfügung gestellt. Es ist ein Selbst, das flexibel genug ist, um in der bewegten Umwelt kohärent zu bleiben.

Bions Konzept des Containers, mit dem er eine Theorie der emotionalen Erfahrungen entwickelte, wird heute als Ausgangspunkt einer geometrischen Entwicklung zur Vorstellung einer dreidimensionalen Raumstruktur im psychoanalytischen Prozess betrachtet. Plänkers (2003) z. B. unternimmt eine »geographische Gliederung« für verschiedene Angstformen in psychische Räume, in denen innere Objekte Transaktionen durchführen, Bedeutungen schaffen, oder aufheben. Er schreibt:

> Die Innenwelt, so wie Freud sie konzipiert, besitzt kein Innenleben .... Die geographische Perspektive erlaubt deshalb auch die Entstehung von Ängsten im Zusammenhang mit innerpsychischen Objektbeziehungen zu analysieren. ... Es ist die zentrale Annahme eines inneren Beziehungsgeschehens, verbunden mit der Frage, ob dieses zwei- oder dreidimensionale Eigenschaften hat, die ein neues Licht auf das Verständnis und in der Folge auf die therapeutische Handhabung von Ängsten wirft. (Plänkers 2003, S. 508)

Diese Sichtweise auf die Beteiligung der inneren Objektbeziehungen am analytischen Prozess führt dazu, dass auch die Übertragung heute weniger zweidimensional und reduziert auf Analysand und Analytiker verstanden wird, sondern eher prozesshaft und interaktiv als Ausdruck einer Gesamtsituation (ebd. 516).

4.3.1 Das Raumkonzept erfordert prozessorientierte Methoden

❗ Die Psychoanalyse setzt die Raummetapher ein, um die Dynamik in der Begegnung des Nicht-Aussprechbaren, Asemantischen mit dem Semantischen und Strukturierten abzubilden, d. h. wahrnehmbar zu machen. Nur in diesem Beziehungsraum kann sich die Dynamik des Zusammenspiels zwischen Innen und Außen, Verstandenem und Unverstandenem entfalten. Nur hier kann ermöglicht werden, dass aus dieser Begegnung eine Symbolisierung der Beziehungserfahrung und des Unsagbaren, das in ihr enthalten ist, entstehen kann. Man kann also sagen, dass die Raummetapher ein Terminus ist, der den Blick auf das Dazwischen und die darin stattfindenden Prozesse fokussiert.

Es geht um Vorgänge, die früher nicht in dieser Weise wissenschaftlich untersucht wurden: Der dynamische Prozess der Begegnung und die Hybridisierung dessen, was vorher kategorisch getrennt war, der kulturelle Prozess.

Der Übergangsraum steht für die Vermittlung zwischen verschiedenen psychischen Positionen und Zuständen in einem präzisen Kontext. Der Begriff des »Dritten Raumes« (third space) aus der postkolonialen konstruktivistischen Theorie- und Methodendiskussion, umfasst soziale semiotische und symbolische Positionen und Zustände unter spezifischen Umständen: Es geht bei beiden – in unterschiedlicher Gewichtung – um die Vermittlung zwischen innerer/individueller und äußerer/kultureller Realität, respektive zwischen dem Eigenen und dem Anderen. Die Entstehung gemeinsamer Bedeutungen und Symbole vermittelt zwischen Ich und Gegenüber, Innen und Außen und zwischen den kulturellen Differenzen. Indem die neuen Symbole die Einheit/Gleichheit und die Trennung/Differenz gleichzeitig repräsentieren oder enthalten, machen sie die Spannung aushaltbar, die durch die realen unvermittelten kulturellen Differenzen immer neu entsteht. Damit reduziert sich die Angst und es entstehen neue Formen des Verstehens, Verhaltens und Aushaltens.

Den methodischen Zugang zu den dargestellten Vorgängen findet die Psychoanalyse über ein besonders ausgefeiltes konzeptuelles und methodisches Instrumentarium, das in verschiedenen Abstufungen die systematische Reflexion über den interpersonalen und kulturellen Prozess in der analytischen Beziehung zu erfassen erlaubt. Die analytische Beziehung selber wird durch feste Regeln strukturiert. Sie betreffen die klaren Verabredungen bezüglich zeitlicher, ökonomischer und sozialer Umgangsformen wie die strikte Einhaltung des Settings und der »Abstinenz«. – Dieser feste Rahmen macht es möglich, dass die Analyse die Qualität eines Übergangsraums annehmen kann. Die Bearbeitung der emotionalen Erfahrungen geschieht vor allem mit Bezug auf die Konzepte der Übertragung - Gegenübertragung (transference - countertransference), der freischwebenden Aufmerksamkeit und der Deutung (interpretation).

Georges Devereux und andere haben gezeigt, dass diese Konzepte in der Erforschung kultureller Zusammenhänge ebenfalls eine große Rolle spielen. Paul Parin, Fritz Morgenthaler und Goldy Parin-Matthèy (1963, 1971) haben als erste den psychoanalytischen dialogischen Raum in die Feldforschung hineingetragen.

Die Ethnologie arbeitet ebenfalls mit methodischen Strukturkonzepten wie der teilnehmenden Beobachtung, dem Forschungstagebuch, dem bewussten Oszillieren zwischen Nähe und Distanz. In der grundsätzlichen Akzeptanz des primären Nichtwissens über die fremde Kultur erzeugt auch sie in der Feldforschung einen Übergangsraum mit dem fremden Gesprächspartner, in dem gemeinsames Wahrnehmen, Verstehen und Symbolisieren entwickelt werden können (Nadig 2000). Dieser gemeinsame emotionale, körperliche und kognitive Prozess ermöglicht es, das Fremde und Unverstandene über die Dynamik der Forschungsbeziehung zu begreifen. So findet das von Freud entwickelte Konzept der Konstruktion und Rekonstruktion unbewusster affektiver Zusammenhänge in der Feldforschung eine Parallele. Es geht um die Rekonstruktion von Tradition, Geschichte und Wissen, aber auch um das Verstehen der tieferen und oft unbewussten Bedeutungen bestimmter Rituale, Symbole und Praktiken. Gananath Obeyesekere (1990) z. B. sieht in Freuds Traumdeutung die geeignete Methode, um tiefere Bedeutungen in Ritualen und habitualisierten Handlungsabläufen zu erforschen.

Die konzeptuellen und methodischen Gemeinsamkeiten der beiden Disziplinen lassen sich in folgenden Punkten zusammenfassen: Das wissenschaftstheoretische postkoloniale Postulat, dass jede Erkenntnis durch raumzeitliche Begrenzung und Partialität umschrieben wird, d. h. durch Verortung (positioned) im Sinne einer historisch, sozial, politisch, ökonomisch, geschlechtlich und sexuell spezifischen Wahrnehmung, hat für das Konzept von Winnicott eine besondere Gültigkeit. Sein Übergangsraum und die darin entstehenden Symbolisierungen sind – wie der psychoanalytische Prozess selber auch – immer »positioned«, d. h. situations- und kontextbezogen. Nur als solche können sie adäquat verstanden werden. Kritische Anthropologen und Feministinnen halten das Prinzip des »Positioning« für eine epistemologische Stärke, weil es unerwartete Verbindungen und Bereiche eröffnen kann. »The only way to find a larger vision is to be somewhere in particular« (Haraway 1991, S. 196). Nur die präzise Kontextualisierung jeder Begegnung erlaubt es, eine intersubjektive Beziehung (die einen Übergangsraum oder einen dritten Raum darstellt) und die darin stattfindende symbolische Bearbeitung unterschiedlicher und sich widersprechender Gleichzeitigkeiten und Differenzen zu erfassen. Darin sind sich die postkoloniale Kulturwissenschaft und die Psychoanalyse auch einig.

Bemerkenswert ist, dass mit beiden Methoden nicht »einfach« Inhalte erhoben und nachträglich gedeutet werden, sondern dass sie intensive emotionale und kognitive Beziehungserfahrungen implizieren (vgl. Devereux 1967), die auch auf einer averbalen und körperlichen Ebene stattfinden. Um sie zuzulassen, brauchen Ethnologen und Psychoanalytiker das, was Bion die »negative capability« genannt hat. Er bezeichnet damit die Fähigkeit, Nichtwissen und Chaos auszuhalten, indem den verwirrenden Äußerungen des Gegenübers Raum gegeben wird – ein Raum, in dem sie erst einmal da sein und als etwas Wichtiges, vielleicht auch Fremdes, wahrgenommen werden können. So ist ein multidimensionaler Bereich eröffnet, der die Erforschung der kulturellen Transformation symbolischer Bedeutungen durch die Erfahrungen der Subjekte erlaubt. Die Verstrickung des Forschers in diesen Raum und seine Reflexion darüber bilden einen wesentlichen Bestandteil dieses Erfahrungs- und Erkenntnisprozesses.

Ethnologie und Psychoanalyse enthalten in ihrem Anspruch, aus einem lebendigen Prozess heraus unsichtbare Zusammenhänge subjekt- und kontextbezogen verstehbar zu machen, ein kritisches Potential. Beide stellen ein unterschiedlich gewichtetes flexibles und prozssorientiertes Instrumentarium zur Verfügung.

> ❗ Die Psychoanalyse fokussiert das Unbewusste und seine Manifestationen im Rahmen der analytischen Beziehung. Der Gegenstand der Ethnologie sind die kulturellen Bedeutungen, die sich im Rahmen der Feldforschung in sozialen Interaktionen zwischen Individuen, Gruppen und Institutionen entfalten. Aus der Kooperation der beiden Disziplinen lässt sich eine fein abgestimmte Stufung von methodischen Schritten und theoretischen Konzepten für ein Forschungsfeld entwickeln, in dem die Vernetzung von Individuum und Kultur in transkulturellen Räumen eine zentrale Rolle spielt. Dabei kommt dem Übergangsraum eine Schlüsselrolle zu. Er ist gleichzeitig ein Mittel der Forschung selber. Indem er von Forschenden und Gesprächspartnern gemeinsam erzeugt wird, schaffen sie einen kreativen Raum, in dem die Konstruktion neuer Bedeutungen und Theorien nachvollzogen und verstanden werden kann.

Das ist auch von wissenschaftspolitischer Bedeutung, denn die heutige Gesellschaft braucht Übergangsräume und auch im Rahmen der Wissenschaft sollte zunehmend die Fähigkeit entwickelt werden, solche Zwischen-Räume wahrzunehmen und zu fördern.

4.3.2 Konsequenzen für die transkulturelle Therapie und Psychiatrie. Zwei Beispiele

Die Institutionen, die dem komplexen Problem der transkulturellen Therapie und Beratung auf unterschiedliche Weise beggnen, sind getragen von engagierten und oft selber multikulturell zugehörigen Menschen. Eine der wichtigsten Fragen in diesem Feld ist wieder die nach der Möglichkeit des Verstehens: Wie kann ich als Betreuerin, Therapeutin oder Mitarbeiterin nicht nur intellektuell begreifen, was mein Gegenüber beschäftigt, sondern wie kann ich es adäquat verstehen, ohne ethnozentrisch zu werden und in meine eigenen oft beschränkten kulturellen Kategorien zu verfallen, die den Denksystemen des Anderen nicht gerecht werden. Müsste dafür die Herkunftskultur des Anderen bekannt sein? Bei der Vielfalt der Zugehörigkeiten migrierender Menschen ist es aber unmöglich, dass die Mitarbeiter in einer Beratungsstelle über die typischen Eigenheiten und Traditionen aller Gesellschaften aus denen Migranten und Flüchtlinge ankommen, Bescheid wissen, vor allem, weil es diese typischen Eigenheiten und Traditionen gar nicht gibt. Die fremden Kulturen sind in sich ebenfalls widersprüchlich, im Wandel und voller Differenzen.

Es stellt sich also ein doppeltes Problem. Einerseits soll den schwer zu vermittelnden Erfahrungen des Gegenübers im Rahmen einer fremden Sprache, Kultur und sozialen Welt zur Sprache verholfen werden und andererseits soll dies auch noch so geschehen, dass die spezifischen kulturellen Ausdrucksformen, die unterschiedlichen Arten, Gefühle und Erfahrungen zu kommunizieren, aufgenommen und verstanden werden.

Es sind in letzter Zeit verschiedene Arten von Techniken entwickelt worden, um dieses transkulturelle Verstehen mit Menschen verschiedenster Herkunft in Gang zu bringen und es ist wohl nicht ganz zufällig, dass beide auf Freuds Psychoanalyse basieren. Ich möchte zwei Beispiele darstellen:

Beispiel 1: Kinder- und Jugendambulanz im Krankenhaus Avicenne, Paris
Marie Rose Moro, Psychiaterin und Psychoanalytikerin in Paris, führt im Rahmen der Kinder- und Jugendambulanz im Krankenhaus Avicenne ethnopsychiatrische Therapien mit Kindern von Migrantenfamilien durch. Die ethnopsychiatrische Therapie wird eingesetzt, wenn es darum geht, Brücken zwischen unterschiedlichen Denkweisen auszubilden, weil unbekannte kulturelle Kodierungen den Diskurs über das erlebte Leid prägen und schwer verständlich machen. Ausgehend von ihren Lehrern, Georges Devereux und Tobie Nathan, hat sie eine besondere Technik entwickelt. Das Großgruppensetting, in dem mit dem Kind und den Eltern oder der größeren Familie gesprochen wird,

ist eine heterogene, ziemlich große Gruppe von etwa 10 Personen. Es sind da ein Übersetzer, Kotherapeuten, Praktikanten, Betreuer, etc., die selber oder deren Eltern aus anderen Kulturen stammen oder die selber die verschiedensten kulturellen Überschneidungen leben und verbinden. Diese Ansammlung von Menschen, die ebenfalls multiple Komplexität in Form von Flucht oder Migration kennen, stellt ein geeignetes Gefäß für die komplexe Kulturalität und Individualität des Gegenübers dar, ein Gefäß, in dem Unverstandenes und Unerledigtes aufgefangen wird. Alle Anwesenden wirken, reden, verstehen mit. Die Gruppe repräsentiert eine Andersartigkeit, die nicht bedrohlich ist und in der sich die Patienten weniger ausgeschlossen fühlen als in der fremden Öffentlichkeit. Die Großgruppe wird alternierend ergänzt durch regelmäßige Kleingruppen- und Einzelgespräche.

Die Therapie vollzieht sich in dem beschriebenen Rahmen auf verschiedenen Ebenen. Zuerst anerkennt sie die traumatischen Trennungserlebnisse der Familienmitglieder und trägt sie in der Gruppe mit, denn erst wenn die Familie genügend getragen wird, kann sie ihrerseits das Kind tragen (holding). Es geht nun darum, dass die Familie das Kind als Teil der eigenen Kultur, aber auch als eines, das sich kulturelle Elemente der neuen Heimat angeeignet hat und dadurch fremd ist, auszuhalten lernt. Die Andersartigkeit des Kindes muss von der Familie anerkannt werden. Auf der zweiten Ebene folgt die Therapie der kulturellen Logik der Familie, indem Vorstellungen über Krankheit und Gesundheit und Heilrituale besprochen werden. Ebenso kommen Erinnerungen, die Verwandten und ihre Meinungen und Stimmen zur Sprache. Auf einer dritten Ebene kann, dank der mehrkulturellen Gruppe, ein Austausch über das potentiell kreative und nicht zerstörerische Anderssein entstehen. Auf der vierten Ebene finden Assoziationen und Deutungen zu den Narrationen der Patienten statt, die möglichst nicht ethnozentrisch sind, sondern die vorhandenen Differenzen stehen lassen.

Das wichtigste Merkmal ist, dass dank der multikulturellen Zusammensetzung der Kotherapeuten, spezifische ethnologische oder persönliche Kenntnisse über Beziehungsformen sowie deren intime und rituelle Handhabung in anderen Kulturen vorhanden sind, um so den komplexen Gleichzeitigkeiten und Überschneidungen von kulturellen und individuellen Bedeutungen in der Therapie Raum zu verschaffen. Durch kulturelle Bezüge und Andeutungen auf die Herkunftskultur kann eine gemeinsame Suche nach neuen Symbolisierungen in Gang gesetzt werden. Wenn möglich werden die Kommunikationsformen aus der fremden Kultur respektiert und Techniken der Interaktion benutzt, die im Heimatland der Familie üblich sind, wie z. B. keine direkten Fragen zu stellen, über traditionelle Heiltechniken zu reden, etc. Gesine Sturm (Sturm 2003) beschreibt die Therapie des kleinen Jungen Issam in Avicenne, der trotz normaler Intelligenz in der Schule vollkommen versagte, sich nichts merkte und kein Französisch lernte. In die erste Sitzung kamen Vater und Sohn. Zuerst erzählte der Vater von seiner leidvollen Emigration aus Mali auf der Suche nach Arbeit gegen den Willen seines Vaters. Seine Frau folgte Monate später, schwanger, in das ferne Land, wo Issam in Armut geboren wurde. Der Vater erzählt, dass er sich nie mit seinem inzwischen gestorbenen Vater, bei dem Issam als Kleinkind zwei glückliche Jahre verbrachte, versöhnt hatte. Er leidet unsäglich darunter und ist von Schuldgefühlen gequält, denn so ist die spirituelle Erbfolge gestört. Beide Eltern haben nie über diese Dinge geredet.

In der Großgruppe unterstützen die Kotherapeuten die Darstellung der Erinnerungen des Vaters, indem sie von sich selber erzählen, was es z. B. in bestimmten Gegenden Afrikas bedeuten kann, mit dem Vater unversöhnt zu sein, welche Beschämung und Kränkung es für eine junge Frau darstellt, in der Fremde in Armut und Einsamkeit zu gebären etc. Nach und nach schildert auch Issams Mutter, unterstützt durch die Großgruppe, wie schwer es war, im fremden Land in einem Zimmer isoliert mit dem Neugeborenen zu sitzen. Sie war schwer depressiv damals. *Die Gruppe verhilft dem kulturspezifischen Leiden der Eltern in der Fremde zur Sprache.* Nun können auch Hypothesen formuliert werden zu Issams Gedächtnisstörungen. Da er derartig mit den leidvollen Erinnerungen der Eltern und dem Verlust des geliebten aber unversöhnten Großvaters beschäftigt ist, findet er keinen Platz für neues Wissen. Eine traditionelle Erklärung sagt, dass ein Kind, das ein »volles« Gedächtnis hat, das Gedächtnis der Ahnen in sich trägt (»enfant ancêtre«). Dieses Bild des »enfant ancêtre« ließ Issams Probleme plötzlich in einem neuen sinn- und bedeutungsvollen Licht erscheinen. Ein solches Kind muss respektvoll behandelt werden, weil es die Familienlinie, also auch die Linie zum Großvater aufrechterhält. Ein solches Kind wird aber auch krank, weil Konflikte da sind, die der Vater mit seinem verstorbenen Vater und seiner Familie in Mali und die Mutter mit ihrer Vergangenheit lösen müssten. Das Schulwissen und das Französisch hätten Issam vom Großvater entfernt, doch er musste die gestörte Beziehung zum Ahnen stellvertretend halten.

4.3 Raumkonzepte als Rahmung für transkulturelle Dynamik

Später wurde die therapeutische Gruppe auch zu einem wichtigen Behälter (im Sinn von Bions Containers) für die Mutter und ihr Leid in der Fremde, dem sie hier zum ersten Mal begegnen konnte. So wurde auch die spezifische Verletzlichkeit und Überforderung des Migrantenkindes Issam immer deutlicher. Es folgten weitere Gruppensitzungen, aber auch Einzelsitzungen mit Issam, in denen an zweisprachigen Märchen (Muttersprache und Französisch) gearbeitet wurde, um das kulturell Unvereinbare in Beziehung zu setzen. Nach und nach ging es Issam besser.

An diesem Beispiel ist deutlich zu erkennen, dass die kulturelle Dimension der Interaktion zwischen den beteiligten Personen einen starken Einfluss auf alle anderen Interaktionen haben kann. Den Therapeuten ist es gelungen, einen dritten Raum herzustellen, in dem die unverstandenen kulturellen Bedeutungen zur Sprache kamen und gemeinsam verstanden wurden.

Beispiel 2: Das Ethnopsychologische Zentrum, Zürich (EPZ)
Im Ethnopsychologischen Zentrum Zürich, wurde von den Mitarbeitern, die durchwegs Ethnologie und meist auch Psychologie oder Psychoanalyse studiert haben, eine andere, weniger gezielte, ganzheitliche Therapieform mit Migranten eingesetzt, die sie die ethnologische Herangehensweise nannten.

> Das ethnopsychologische Zentrum Zürich war eine Institution, die von der zürcherischen Regierung unterstützt wurde. Aus finanziellen Gründen sollte sie 2005 geschlossen werden. Nach längeren Verhandlungen und aufgrund von Interventionen verschiedener Wissenschaftler wird das Modell in etwas veränderter Form weiter geführt. Hier wird die erste Pionierphase beschrieben, die etwa 10 Jahre dauerte.

Es handelte sich hier um Häuser, in die Migranten, die schwere psychische Probleme haben, allein oder mit ihren Familien einzogen, um eine Zeit lang dort zu leben.

Die Klientel des Zentrums konnte oft in psychiatrischen und psychologischen Institutionen nicht mehr behandelt werden, weil die Hilfesuchenden, im Gegensatz zum Spezialisten, ihr Problem nicht psychologisch definierten, sondern politisch, religiös, juristisch, ökonomisch. Die Ratsuchenden erwiesen sich gegenüber psychologischen Deutungen als »uneinsichtig« und therapieresistent. Die Foyermitarbeiter vermuteten dagegen, dass eher die lokalen Therapeuten in ihrer Einstellung unflexibel und eurozentrisch waren. So hatte sich im Foyer gegenüber dieser höchst unzugänglichen und komplexen Klientel eine besondere Form des Umgangs herauskristallisiert, die in einem dazu veröffentlichten Buch mit dem Titel »Überlebenskunst und Übergangswelten« (Ninck Gbeassor et al. 1999) eindrucksvoll geschildert wurde.

Die »ethnologische Herangehensweise« wird aus der ganzheitlichen Methode der teilnehmenden Beobachtung im Feld abgeleitet und soll eine Perspektive umreißen, »die potentiell alle relevanten Lebensbereiche umfasst und ein Problem je nach Situation in den verschiedensten Systemen verorten kann. (...) In anderen Gesellschaften greifen die Lebensbereiche, die man bei uns sorgfältig zu trennen versucht (Politik, Wirtschaft, Verwandtschaft, Religion, Medizin, Seelsorge, Ästhetik), viel enger ineinander, beziehungsweise werden gar nicht als getrennt aufgefasst. Entsprechend hat es sich im Foyer eingebürgert, weder beispielsweise in psychologischer Manier zu behaupten, ein politisch präsentiertes Problem sei eigentlich ein psychisches, aber auch nicht umgekehrt (...). Eher könnte man sagen, dass jedes Problem unter verschiedenen Aspekten betrachtet werden kann, weil es vielfältig determiniert ist« (Signer 1999, S. 16, damaliger Mitarbeiter der Gruppe).

Die Betreuer hatten beschlossen, vorwiegend nicht psychotherapeutisch zu kommunizieren, also Hintergründiges nicht anzupeilen und zu deuten, sondern vom Gegebenen auszugehen. Das bedeutete z. B., dass sie körperliche Probleme vorerst körperlich ernst nahmen und ökonomische Probleme auf der finanziellen Ebene abhandelten. Sie waren der Ansicht, dass das systematische Wechseln von der alltäglichen auf die psychische Ebene das Gegenüber entmündigt. Signer drückt dies so aus:

> Trotz seiner institutionellen Macht findet sich der Foyerverantwortliche immer wieder in der Position des Ohnmächtigen und des nicht verstehenden/ nicht verstandenen Fremden. Seine Aufgabe besteht primär darin, diese Situation

nicht durch Machtgehabe, Repression, Anbiederung oder Sichverschließen abzuwehren, sondern zu versuchen, so offen als möglich zu bleiben, wahrzunehmen und die Kommunikation aufrecht zu erhalten. Diese Haltung bedingt eine gewisse Passivität – eine bewusste, wache Passivität, in der nicht vorgegriffen, nicht vorweggenommen, sondern zugehört und auf das Gehörte geantwortet wird. (Signer 1999, S. 17)

> Die Macht der Institution und die Rolle des Spezialisten verführen leicht zu Haltungen, die die Wahrnehmung des Gegenübers und die Kommunikation zerstören:
> - medizinalisieren,
> - moralisieren,
> - karitatives Agieren, um Ohnmachtgefühle loszuwerden,
> - kulturalisieren, indem jede Verschiedenheit als Kulturdifferenz erklärt wird.

Das Team war bestrebt, dem Setting des Foyers die Qualität des Holdings, eine gezielt haltende Funktion, zu geben. Diese entstand durch eine »aufnehmend-verändernde Verstehensarbeit« (Bazzi 1999, S. 142), die darin bestand, dass sich der Betreuer unbewusst als Behälter für einen konkretisierten Aspekt der Innenwelt seines Gegenübers gebrauchen ließ. Auf diese Art und Weise konnte den unbewussten Austauschprozessen auf beiden Seiten Raum gegeben werden. Das den Betreuern Entgegengebrachte – sei es noch so unangenehm oder unverständlich – wurde nicht gewertet oder abgelehnt, sondern aufgenommen und in der Supervision mit Hilfe der Interpretation der Gegenübertragungsgefühle übersetzt. Durch diese Vorgehensweise entstand ein »Raum, worin eigenes Fremdes fremdem Fremdem begegnen kann« (Bazzi 1999, S. 142). Aus der Erkenntnis, dass die asylgebenden Betreuer in unbewusste politische, historische, psychologische und traumatische Mechanismen verstrickt werden, wurde eine Supervision für die Betreuer institutionell verankert. Hier wurde ihrem Erleben und ihren Verstrickungen mit den Asylbewerbern Raum gegeben, hier wurde ihre Gegenübertragung eingebracht und gedeutet. So entstand im Rahmen der bewussten Begleitung der alltäglichen Verrichtungen eine Vertrauensbasis, ein Raum, in dem Erlebnisse, die einen Bewohner beschäftigten, bedrückten, verfolgten, auf irgendeine Weise ausgedrückt, wahrgenommen und schließlich gemeinsam verstanden werden konnten. Die Erfahrung eines solchen intermediären Raumes, der eine Brücke zwischen Vergangenheit und Gegenwart schuf, stellte zum Teil die Schutzfunktion wieder her, die in der heimatlichen Gesellschaft und im sozialen Umfeld zerstört war (Schär Sall 1999). In diesem neuen sozialen Raum konnten fest gefügte symptomatische Sichtweisen und Schutzhaltungen in Bewegung geraten und in Auseinandersetzung mit der neuen Umwelt zu einer lebenswerteren Sicht auf sich und die Welt führen.

Mit einer stark gekürzten Fallgeschichte (Wetli 1999) möchte ich diese Art der Arbeit veranschaulichen: Herr Amar verbrachte mehrere Jahre im Gefängnis in seiner Heimat und war gefoltert worden. Er mied in Zürich jeden Kontakt mit seinen Landsleuten und litt an schweren Angstzuständen, Verfolgungsideen und Suizidwünschen. Behörden, Institutionen und Krankenhäuser versetzten ihn in panische Angst; aber er verbarg sein Leiden vor der Umwelt und zog sich vollkommen zurück. Er konnte nicht allein leben und wurde in das Zentrum überwiesen, wo er ein Milieu der Regelmäßigkeit und Zuverlässigkeit fand, in dem sich seine Panik vor Willkür und Gefahr entspannte. Kontakte zu Mitbewohnern nahm er nicht auf, aber er kam regelmäßig zu den Individualgesprächen mit seiner Betreuerin, die so zur Zeugin seiner Erfahrungen wurde und ihm das Gefühl, ein eigenes Selbst zu haben, zurückgab. Es half ihm, wenn er über seine Erlebnisse reden konnte, im Sprechen erlangte er seine Menschenwürde wieder, die im Gefängnis, wo er nicht reden, sich nicht wehren konnte, zerstört worden war. Die Migration in die fremde Kultur und Sprache hatte diese Erfahrung wieder aktiviert.

Die Gespräche und das Foyer halfen ihm, aber jede institutionelle Kränkung und Abweisung bei Stellenbewerbungen lösten neue Suizidwünsche aus. Die Betreuerin erlebte mit ihm die reaktivierte Ohnmacht und Leere, den Wunsch nach Rückzug und dank der Supervision lernte sie ihre Angst vor seinem drohenden Suizid auszuhalten. Dieses

Teilen ermöglichte es Herrn Amar, seine Absicht, seinem Leben ein Ende zu setzen, immer wieder hinauszuschieben. Heute lebt er mit einer Arbeit äußerst zurückgezogen in der Schweiz.

Den Bemühungen beider Vorgehensweisen ist bei aller Verschiedenheit eines gemeinsam: Der Wunsch, einen sozialen Raum zu schaffen, in dem die Erfahrungen von Migranten und die Bedeutungen, die sie diesen Erfahrungen geben, zusammen mit Menschen aus dem Aufnahmeland geteilt und wahrgenommen werden können. Wahrnehmen heißt noch lange nicht verstehen, aber es heißt, zur Kenntnis nehmen und respektieren. Es heißt, die Spannung, das Trauma des Nicht-Verstehens gemeinsam auszuhalten. So wird dem, was das Gegenüber zum Ausdruck bringt, im eigentlichen Sinne des Wortes »Raum« und »Existenz« verschafft. Dieses gemeinsame Aushalten und spätere Verstehen stellt einen Übergangsraum dar, in dem sich fest gefügte Funktionsweisen und Grenzen auflösen und neue Bedeutungen und Sichtweisen entstehen. Das ist möglich in prozesshaften Beziehungen, die nicht durch Hierarchie, Etikette und kulturelle Codes strukturiert sind, sondern durch Empathie, Nähe und Distanz. Beide Beispiele veranschaulichen eine Praxis, die mit dem psychoanalytischen Raumbegriff arbeitet und die aber auch aus kulturwissenschaftlicher Perspektive mit dem transkulturellen Raumbegriff zu beschreiben ist.

Literatur

Ardjomandi M (1998) Migration – ein Trauma? In: Schlösser AM, Höhfeld K (Hrsg) Trauma und Konflikt. Psychosozial-Verlag, Gießen, S 309–322
Bazzi D (1999) Asyl geben. Ein Nachwort. In: Ninck Gbeassor D et al. (Hrsg) Überlebenskunst in Übergangswelten. Ethnopsychologische Betreuung von Asylsuchenden. Reimer, Berlin, S 131–144
Bhabha H (1990) The third space. Interview with Homi Bhabha. In: Rutherford J (ed) Identity, community, culture, difference. Lawrenc and Wishart, London, S 207–221
Bhabha H (1994) The location of culture. Routledge, London
Bhabha H (1997) Verortung der Kultur. In: Bronfen E, Marius B, Steffen T (Hrsg) Hybride Kulturen. Stauffenburg, Tübingen, S 123–148
Bion WR (1990) Lernen durch Erfahrung. Suhrkamp, Frankfurt/M
Bohleber W (1992) Identität und Selbst. Die Bedeutung der neueren Entwicklungsforschung für die psychoanalytische Theorie des Selbst. Psyche 46: 336–365
Bourdieu P (1982) Die feinen Unterschiede: Kritik der gesellschaftlichen Urteilskraft. Suhrkamp, Frankfurt/M
Bourdieu P (1983) Der Habitus als Vermittlung zwischen Struktur und Praxis. In: Bourdieu P, Zur Soziologie der symbolischen Formen. Suhrkamp, Frankfurt/M
Devereux G (1967) Angst und Methode in den Verhaltenswissenschaften. Hanser, München
Ferenczi S (1919) Zur psychoanalytischen Technik. Internationale Zeitschrift für Psychoanalyse, 5. Neu in: Ferenczi S, Schriften zur Psychoanalyse, Bd 1, Fischer, Frankfurt/M, S 272–163
Frith S (1996) Music and Identity. In: Hall S, Hall P, du Gay (eds) Questions of cultural identity. Sage, London, S 108–128
Giddens A (1995) Konsequenzen der Moderne. Suhrkamp, Frankfurt/M
Halbwachs M (1950) La mémoire collective. Vol 1, Presses Univ. de France, Paris
Halbwachs M (1967) Das kollektive Gedächtnis. Stuttgart
Haraway D (1991) Simians, cyborgs and women: The reinvention of nature. Routledge, London
Hall S (1994) Kulturelle Identität und Diaspora. In: Hall S, Rassismus und kulturelle Identität. Argument Sonderband 226: 26–43
Hirsch M (1993) Das Fremde in uns selbst. In: Rohner R, Köpp W (Hrsg) Das Fremde in uns, die Fremden bei uns. Ausländer in Psychotherapie und Beratung. Asanger, Heidelberg, S 10–23
Hirsch M (1998) Schuld und Schuldgefühl im Kontext von Trauma und Konflikt. In: Schlösser AM, Höhfeld K (Hrsg) Trauma und Konflikt. Psychosozial-Verlag, Gießen, S 51–60
Jameson F (1986) Postmoderne – zur Logik der Kultur im Spätkapitalismus. In: Huyssen A, Scherpe KR (Hrsg) Postmoderne: Zeichen eines kulturellen Wandels. Rowohlt, Reinbek, S 45–103
Laplanche J, Pontalis JB (1972) Das Vokabular der Psychoanalyse. Suhrkamp, Frankfurt/M
Massey DB (1994) Space, place and gender. Cambridge Polity Press
Moro MR (1999) Aufwachsen im Exil. Psychoanalyse mit Eltern und Kindern. In: Pedrina F et al. (Hrsg) Kultur, Migration, Psychoanalyse. Therapeutische Konsequenzen theoretischer Konzepte. Edition Diskord, Tübingen, S 149–188
Nadig M (2000) Interkulturalität im Prozess – Ethnopsychoanalyse und Feldforschung als methodischer und theoretischer Übergangsraum. In: Lahme-Gronostaj H, Leuzinger-Bohleber M (Hrsg) Identität und Differenz. Zur Psychoanalyse des Geschlechterverhältnisses in der Spätmoderne. Westdeutscher Verlag, Opladen, S 87–101
Ninck Gbeassor et al. (1999) Überlebenskunst in Übergangswelten. Ethnopsychologische Betreuung von Asylsuchenden. Reimer, Berlin
Obeyesekere G (1990) The work of culture: symbolic transformation in psychoanalysis and anthropology. Chicago University Press
Parin P, Morgenthaler F, Parin-Matthèy G (1963) Die Weißen denken zuviel. Psychoanalytische Untersuchungen bei den Dogon in Westafrika. 4. Auflage. Mit einem neuen Vorwort von Paul Parin und Goldy Parin-Matthèy. Europäische Verlagsanstalt, Hamburg

Parin P, Parin-Matthèy G, Morgenthaler F (1971) Fürchte deinen Nächsten wie dich selbst. Psychoanalyse und Gesellschaft am Modell der Agni in Westafrika. Suhrkamp, Frankfurt/M

Pedersen P (1995) The five stages of culture shock – Critical incidents around the world. Westport, Conneticut

Plänkers T (2003) Trieb, Objekt, Raum. Veränderungen im psychoanalytischen Verständnis der Angst. Psyche 6(57): 487–522

Schär Sall H (1999) Überlebenskunst in Übergangswelten. In: Ninck Gbeassor D et al. (Hrsg) Überlebenskunst in Übergangswelten. Ethnopsychologische Betreuung von Asylsuchenden. Reimer, Berlin, S 77–107

Signer D (1999) Raum geben. Die Arbeit mit Asylsuchenden in psychischen Schwierigkeiten in den Foyers. In: Ninck Gbeassor D et al. (Hrsg) Überlebenskunst in Übergangswelten. Ethnopsychologische Betreuung von Asylsuchenden. Reimer, Berlin, S 13–32

Sturm G (2003) Die ethnopsychiatrische Psychotherapie von Marie Rose Moro. Ein Ansatz zur Integration unterschiedlicher kultureller Bezugspunkte in der Psychotherapie von MigrantInnen. Psychosozial-Verlag, Gießen, S 23–45

Wetli E (1999) »Gestern wollte ich sterben, heute will ich leben«. Krisenintervention bei psychisch kranken Asylsuchenden. In: Ninck Gbeassor D et al. (Hrsg) Überlebenskunst in Übergangswelten. Ethnopsychologische Betreuung von Asylsuchenden. Reimer, Berlin, S 33–59

Winnicott W (1971) Playing and Reality. Tavistock, London. (Dt. Ausg: Vom Spiel zur Realität. Klett, Stuttgart, 1995)

Kindheit und Adoleszenz zwischen verschiedenen Kulturen und Sprachen

Eine interkulturelle Perspektive in der Psychoanalyse

Irmhild Kohte-Meyer

5.1 Einleitung – 82

5.2 Zwei Welten – 82

5.3 Identitätsentwicklung und Kulturwechsel – 83

5.4 Kindliche Ichleistungen und transkulturelle Segmentierungen – 85

5.5 Die Bedeutung von Sprache im Individuationsgeschehen – 87

5.6 Sprachwelten – 89

5.7 Mentalisation – 90

5.8 Sprachwechsel – 91

5.9 Ausblick – 91

5.10 Aufgaben der Psychoanalyse – 92

Literatur – 93

5.1 Einleitung

Migration, Wandern ist ein weltweites Phänomen der Menschheit von Anbeginn an – aus unterschiedlichen Ursachen und Motiven, die heute nicht Thema sind. Unsere Frage lautet, wie wachsen die Kinder dieser Wanderer auf, wie erleben sie neue Orte und neue Zugehörigkeiten? Was bedeutet das Heranwachsen zwischen den Kulturen und Sprachen für die Entwicklung ihrer inneren Welt?

Meine ersten Erfahrungen mit den Kindern von Migranten habe ich vor vielen Jahren während meiner Ausbildung als Kinderärztin gemacht. Bis zu 80% der Kinder auf meiner Klinikstation des Westberliner Arbeiterbezirkes, in dem ich damals gearbeitet habe, waren türkischer Herkunft, was eine Rolle im Befinden und körperlichen Gesunden der Kinder zu spielen schien. Kinderpsychiatrische, epidemiologische Untersuchungen aus jener Zeit (vor 20 Jahren) kamen zu dem Ergebnis, dass die Kinder der Arbeitsmigranten durch familiäre Belastungen psychisch erkrankten. »Migrationsspezifische Faktoren«, so hieß es ausdrücklich, spielten keine Rolle (Poustka 1983). Mir fiel damals auf, dass die jeweils aktuell gesprochene Sprache – neu erlernte oder Muttersprache – eine immense Auswirkung hat, die Migration also direkt auch Gefühle und Erleben beeinflussen kann. Der gleiche Mensch verhält sich im heimatlichen Sprachraum anders als im deutschen.

Ich erlebe z. B., wie eine türkische Frau ihr fieberndes, aber nicht sehr krankes Kind zur Untersuchung bringt. Wir sprechen deutsch, die Mutter scheint hinreichende Sprachkenntnisse zu haben. Als ich ihr die Diagnose sage, erstarrt sie, wird unsicher, wendet sich von Angst fast überwältigt ihrem nun schreienden Kind zu und kann es kaum angemessen betreuen. Diese Reaktion schien im Verhältnis zum Zustand des Kindes völlig unbegründet und unangemessen. Spontan wiederhole ich die Diagnose auf Türkisch. Die Mutter wiederholt dies jetzt lachend: »A kizamik!« In völlig veränderter Stimmung versorgt sie das plötzlich beruhigte Kind und verabschiedet sich mit heiterer Gelassenheit. Ich werde darauf später noch eingehen.

Heute sind in der psychoanalytischen Untersuchung der Migrationskinder, auch in zweiter und dritter Generation, dynamisch wirksame Faktoren zu erkennen, die ursächlich aus dem Migrationsprozess resultieren und eine komplizierte Folge des Lebens in einem transkulturellen, mehrsprachigen Umfeld sind.

> ❗ Das Aufwachsen in und zwischen verschiedenen Kulturen und Sprachen hinterlässt tiefe Spuren in der gesamten, sich entfaltenden Innenwelt des Kindes. Diese Spuren sind erst unter Einbeziehung der transkulturellen Realitäten verstehbar. Werden die innerpsychischen Niederschläge des Aufwachsens im transkulturellen Spannungsfeld nicht anerkannt und mitbedacht, so kann es zu Fehleinschätzungen, zu kaum verstehbaren Schwierigkeiten in der psychoanalytischen Behandlung kommen.

Die Störungen der zwischen den Kulturen aufwachsenden Kinder können in einer psychoanalytischen Interaktion unter interkultureller Perspektive positiv beeinflusst werden – überraschend häufig sogar ohne langen therapeutischen Prozess. Ich spreche hier von jenen Störungen, die in der Umgebung des Kindes oft kaum als Zeichen eines ernsten Problems gelten, wie z. B. Ängste, Verstimmungen, Traurigkeit, Kontakt-, Konzentrations- und Leistungsstörungen, Sprachverweigerung aber auch diffuse körperliche Störungen, wie Kopf- oder Bauchschmerzen. Diese lassen sich im psychoanalytischen Verstehen zurückführen auf Einschränkungen der Ichleistungen, der Reifung und Identitätsbildung, die auch neben psychoneurotischer Erkrankung und Störungen der Persönlichkeitsentwicklung möglich sind.

5.2 Zwei Welten

Um konkret zu vermitteln, wie transkulturelle Erfahrungen von einem Kind erlebt und verarbeitet werden, sei der Berliner Boxprofi Oktay Urkal vorgestellt. 34 Jahre alt, olympischer Medaillengewinner für Deutschland. 1970 in Berlin geboren, nennt er sich den »Cassius von Kreuzberg, den bekanntesten Türken von Berlin« mit deutschem Pass. Er stellt sich in einem Interview vor:

Meine Eltern sind Mitte der 60er Jahre nach Berlin gekommen. Ich weiß nicht, was aus mir geworden wäre, wenn meine Eltern damals nicht ausgewandert wären. Meine Familie stammt aus einem Dorf in Anatolien, 350 km von Ankara. Da läuft nicht mal ein Hund über die Straße. Wir Kinder waren immer schlecht gelaunt, wenn es in den Ferien hieß: Wir fahren in die Heimat. Sechs Wochen nix los, wir waren froh, wenn wir mal einen Esel gesehen haben ... Jetzt fahre ich jedes Jahr in das Dorf meiner Eltern, habe mir dort sogar eine kleine Villa am Meer gebaut. Aber meine Heimat ist hier, ich liebe Berlin, das ist mein Berlin, ich kenne ja eigentlich nichts anderes. Ich bin zwar als Sportler viel herumgekommen, aber hier ist es am besten. Immer, wenn ich in der Türkei bin, geht es mir so, als sei ich halbseitig gelähmt. Eine Seite von mir ist in Gedanken immer in Berlin. *(Der Tagesspiegel 2004)*

Nach diesen Worten scheinen die verschiedenen kulturellen und sprachlichen Erfahrungen und Erlebnisse Oktay Urkals strikt und unverbunden nebeneinander zu stehen, ja sie scheinen sich in ihrer Lebendigkeit sogar wechselseitig auszuschließen: Die Berliner Seite in ihm, die eine Körperhälfte fühlt sich in der Türkei wie gelähmt an. Seine Erfahrungen mit sehr verschiedenen Kulturen fügen sich im Ich nicht zu einem inneren Miteinander der beiden Welten zusammen.

❗ Während und nach der Migration erleben die Kinder ihre Eltern auch als Menschen in einem tiefen persönlichen Umbruch; die genaue Betrachtung (oder Untersuchung) von Ursachen und Anlass der Migration sind wesentliche Faktoren zu dessen Bewältigung. Migration heißt, in äußeren und auch inneren Kontakt mit einer völlig fremden Umwelt zu treten, das Neue mit dem Vertrauten auch sprachlich zu verbinden. Der Prozess der Migration stellt hohe Anforderungen an die integrativen Fähigkeiten des Ichs. Ein Wechsel des kulturellen Lebensraumes erschüttert das Ich und stellt es in Frage.

Die Ethnopsychoanalytikerin Maya Nadig (1986) beschreibt das Erlebnis der Fremde als ein Gefühl des »sozialen Sterbens«. Der Wanderer – so beschreiben es Grinberg u. Grinberg (1990) für den Erwachsenen – kommt in einen inneren »Zustand der Desorganisation«. Die »anderen« fehlen, die bisher psychosoziale Identität und Selbstgefühl bestätigten und absicherten, verloren sind Teilhabe sowie Gemeinsamkeit in der Gruppe. Dies löst Angst und Trauer aus – sogar dann, wenn der Wechsel in eine andere Kultur als bereichernd erlebt wird. Das narzisstische Gleichgewicht ist im veränderten Umfeld neu auszubalancieren. Als Schutz gegen diese Anforderungen an das Ich betätigen sich Anpassungsmechanismen (Parin 1978). Zur psychischen Stabilisierung entfalten Abwehrmechanismen, wie Verleugnung, Spaltungsvorgänge oder Idealisierung in unterschiedlicher Stärke und Dauer ihre Wirkung. Das Ich des erwachsenen Migranten hat eine schwierige innere Arbeit zu leisten, um die Synthese zwischen Altem und Neuem, zwischen Vertrautem und Fremdem zustande zu bringen. Gelingt dies nicht oder nicht hinreichend, so haben die Kinder vielleicht Eltern, die sich so erleben, wie es der Schriftsteller V.S. Naipaul (1995) über einen indischen Mann erzählt, der nach Amerika migrierte:

Ich bin nun amerikanischer Staatsbürger, mein Aufenthalt ist legal ... Aber meine Stärke ist, dass ich ein Fremder bin ... Ich sehe ... die Menschen, aber sie sind durch eine Glaswand von mir getrennt.

Die Kinder selbst machen Erfahrungen, die einerseits aus dem Erleben des Fremd-, des Andersseins und der neuen Zugehörigkeit stammen, andererseits aus dem Leben in den tradierten familialen Verhaltensweisen und Sprachen. Wie es der Boxprofi Oktay Urkal beschreibt, sind diese zwei verschiedenen Welten innerpsychisch kaum integrierbar, und doch ist dies die zu bewältigende Aufgabe.

5.3 Identitätsentwicklung und Kulturwechsel

Das Psychische aller Menschen ist grundlegend gleich, alle spüren die gleichen Affekte und Emotionen, erleben individuell die gleichen Grundbedürfnisse wie auch Konflikte; sie wünschen Anerkennung, Liebe und Zugehörigkeit, in der das eigene Ich und sein Wert gespiegelt und bestätigt werden. Das Sozialgefühl, die Möglichkeit sich mit sozialer Gruppe oder Gesellschaft identifizieren zu können, wird befriedigt. Erleben und Verhalten werden geprägt vom soziokulturellen Ort, von der hier vorherrschenden Kultur.

> Elemente einer gemeinsamen Kultur sind »fundamentale kulturelle Elemente – Symbole, Wertbegriffe, kollektive Erinnerungen, Mythen, und Rituale – also das, was ermöglicht, von kultureller Identität zu sprechen« (Maffetone 2005). Es gibt in der kulturellen Gruppe ein kollektives Ichideal und ein kollektives soziales Über-Ich (Trimborn 1979), das Riten und Normen regelt. Hier ist die Schnittstelle zwischen Individuum und Kollektiv.

Die Gruppe bestimmt, wie der Einzelne seine Affekte zeigt oder nicht zeigt, ob und wie eigene Triebwünsche befriedigt werden dürfen. In diesem Kontext bildet sich ein sicheres Ichgefühl (Federn 1952) in einem konstanten räumlichen und zeitlichen Gleichmaß, es hat seinen Ursprung in frühen Kindheitsidentifizierungen, späteren Rollenimitationen usw. Dieses Ichgefühl wächst so in Formen des moralischen und sozialen Lernens, zunächst in der Familie und festigt sich zunehmend dann im Miteinander von Individuen und sozialen Institutionen. Die kulturspezifischen Regeln und Verhaltensweisen sind die Modelle für das Ich.

> Die kulturelle Umgebung liefert alles Material für den Prozess der Identitätsbildung, für die kindlichen Internalisierungs- und Identifizierungsvorgänge mit den wichtigen Anderen. So entstehen »kulturelle Identität, Kohärenz des Verhaltens und der Gefühle sowie wichtige Eigenschaften von Individuen und Institutionen« (Maffetone 2005) in kollektiver Abstimmung. Diese aufzubauen, zu erwerben ist Aufgabe der kindlichen und adoleszenten Entwicklung.

Dabei wird imitatorisch und identifikatorisch auf all die Schemata zurückgegriffen, die durch die Umgebung angeboten werden, »von dem durch die Stimme vermittelten Einfluss der Eltern, die kritischen Erzieher und Lehrer und als unübersehbarer, unbestimmbarer Schwarm anderer Personen des Milieus (Mitmenschen, öffentliche Meinung)« (Freud 1914). Diesen Identifizierungsvorgängen kommt zur Bildung des Ichideals und des Gewissens eine große Bedeutung zu.

> Die Internalisierung der ethischen Normen findet statt im Schoß der Familie, das ist ein ambivalenter und mühseliger Weg; hier erfolgt die Einpassung des Subjektes in die kollektive Interaktion. (Maffetone 2005)

Schon »... der Säugling ist gezwungen sich zu identifizieren um seine Objektbeziehungen aufzubauen – eine erste Form der Identifizierung mündet in eine sekundäre, spätere ...« (Storck 1988) und führt zur definitiven Ichidentitätsbildung.

> Identifizierung ist die Matrix der wirklichen Zugehörigkeit zu einer Gruppe, so klein oder groß diese sein mag, ... weil sie eine primitive, ja überhaupt die ursprünglichste Form der individuellen Libido darstellt ... das [wird] vom Ich in Form des Kollektivs introjiziert. (Maffetone 2005)

Wie sehr die Besonderheiten des kollektiven Umfeldes die individuelle Ichentwicklung prägen, wie die kollektive Art und Weise der Kindererziehung die spätere Identität entscheidend festlegt, ist in überzeugender Weise von Erikson (1950) am Beispiel der Sioux und der Yurok beschrieben, den beiden – in Verhalten, Lebensformen, Kinderaufzucht und -erziehung – verschiedenartigen, traditionell jagenden oder angelnden Indianerstämme.

Hier ist die unauflösliche Verbindung zwischen der Ichidentität des Einzelnen und den prägenden Gruppennormen, dem verinnerlichten Kollektiv zu beobachten. In dieser kollektiven Gemeinsamkeit, im Umgang mit den wichtigen Anderen erfahren wir, wer wir sind und wo wir hingehören, spüren Wohlbefinden – und sprechen alle miteinander die gleiche Sprache. Das Gefühl einer Ichidentität, ein Gefühl, sich seiner selbst gewiss und sicher zu sein, entsteht in der Beziehung zur Gruppe (Erikson 1968). Das Kind, der Jugendliche identifiziert sich mit dem Bild, das der Gruppen-Andere von ihm hat, erkennt sich darin als ein – ebenfalls –

»Anderer«, ein dem Kollektiv Zugehöriger. Ichidentität und Gruppenidentität entstehen zugleich. Es gibt die Sicherheit in einer Gemeinschaft und ihre sozialen Normen legen fest, wie Emotionen, Wünsche und Bedürfnisse ausgedrückt und befriedigt werden. Psychisch sind alle kollektiv verbunden durch das soziale Über-Ich. An den Beispielen Eriksons fallen jedoch auch die großen kulturellen Diskrepanzen zwischen den Indianerstämmen auf; sie haben zwei sehr verschiedene soziale Über-Ich-Instanzen. Für diese Gruppen »… lassen sich – strukturelle Gemeinsamkeiten benennen; es gibt … gemeinsame Kennzeichen, zu denen (zählen) das stabile Zugehörigkeitsgefühl, die Fähigkeit, sich von den ‚Anderen' abzuheben, die Kontinuität des kollektiven Gedächtnisses«. Doch die Gedächtnisinhalte, die Bedingungen, Erfahrungen und internalisierten kollektiven Strukturen sind höchst unterschiedlich.

Diese Unterscheidungen werden dann bedeutsam, wenn die kollektive kulturelle Zugehörigkeit gewechselt wird, wenn die bisherigen »gemeinsamen Kennzeichen« hinfällig werden, das stabile Zugehörigkeitsgefühl und die Fähigkeit, sich gemeinsam von den »Anderen« abzuheben, verloren gingen.

❗ Der Wechsel in eine andere Kultur bedeutet eine große seelische Erschütterung, denn die tragende Matrix der Gruppenzugehörigkeit fehlt ersatzlos. Das sind typische Erfahrungen im Migrationsprozess, der nach Grinberg und Grinberg (1990) immer die Qualität eines Traumas hat. Es gibt nicht mehr – wie gewohnt – nur eine einzige, das Ich tragende sozial-kulturelle generationsübergreifende Grundmatrix, die Sitten, Gebräuche, Umgangsformen, Normen und Riten in sich birgt, in der Muttersprache tradiert. Im transkulturellen Spannungsfeld kommen Imitations- und Identifikations-Angebote. Verhaltensmuster und Rollenmodelle aus differenten Kulturkreisen stehen so für das kindliche Ich permanent auch in Frage. Das führt zu einem ständigen Pendeln und Oszillieren zwischen beiden Matrixsystemen.

Die Ichleistungen in Kindheit und Jugend, aus Introjektionen ein stabiles Identitätsgefühl zu assimilieren (Erikson 1950), werden zu einem ungeheuer komplexen Vorgang. Der aus dem Reifungsprozess selbst stammende Druck auf das Ich und seine Funktionen erhöht sich enorm. Das adoleszente Ich – geschwächt ohnehin durch ein relativ starkes Es – vermittelt zwischen Trieb und Außenwelt und muss sich gleichzeitig orientieren zwischen verschiedenen Kulturen. Die Gefahr von ständig auftretender Desorientierung und Verwirrung ist unübersehbar.

Beispiel Start

Demir, ein 8-jähriger türkischer Junge betrachtet ein Fußballspiel mit seinem Vater: Ein türkischer Verein tritt gegen eine deutsche Mannschaft an. Beide Gruppen werden angefeuert. Weil der Sohn: »Deutschland, Deutschland« ruft, fordert der Vater diesen auf, genau wie er die türkische Mannschaft anzufeuern. Dieser ruft nun »Deutschland, Deutschland« und »Türkiye, Türkiye«, jeweils im Wechsel, ängstlich den Vater anschauend. Am Spielende begreift der Junge nicht, dass nur eine Mannschaft gewonnen hat, und auch nicht, welche der beiden. Er sei oft so merkwürdig dumm, klagt der Vater, der sich in der Erziehung des Sohnes bewusst den deutschen Normen verpflichtet fühlt. Seine persönliche tief verwurzelte Zugehörigkeit zeigt sich jedoch beim Fußballspiel, dies bleibt ihm selbst verborgen. Sein Sohn aber erlebt dies als tiefen identifikatorischen Konflikt und erleidet in der Folge einen Einbruch der kognitiven Ichleistungen.

5.4 Kindliche Ichleistungen und transkulturelle Segmentierungen

Unsicherheiten und Ängste begleiten das Kind. Es will gefallen, prüft deshalb für sein Verhalten ständig, was in die alte, was in die neue, fremde Realität passen, was die bewussten und latenten Erwartungen der Eltern befriedigen, was die Liebe der Eltern sichern könnte. Anna Freud (1968) beschreibt für die kindliche Entwicklung, wie die sozialen Haltungen der Eltern in die Innenwelt des Kindes eingeführt werden und dort Ichideal und Vorläufer des Über-Ichs werden. Diese klare Situation einer einheitlichen Außenwelt existiert für Kinder von Migranten oder von bikulturellen Eltern nicht. Die aus verinnerlichter Beziehungsgestaltung modellierte Welt der inneren Instanzen wird ständig mit den widersprüchlichen Modellen der Außenwelt konfrontiert. Die sozialen Haltungen und Erwartungen der Eltern sind nicht mehr klar kulturell verankert. Das Kind erlebt die Eltern nicht als eindeutig und authentisch, denn sie treten ihm gegenüber in sehr differenter Weise auf. Das Kind muss sich bemühen, diese Erwachsenen zu verstehen, ihre Ziele und Forderungen zu erkennen.

> Die Aneignung der Fähigkeit, sich gleichzeitig in verschiedenen kulturellen Normen zu bewegen, ist besonders für kleine Kinder eine hohe psychische Anstrengung und eine mögliche Gefährdung zugleich.

Das Kind spürt die Belastung und Brüchigkeit des elterlichen Ichs und die Wirksamkeit der elterlichen Abwehrmechanismen; diese Eltern fallen als klare Mittler zwischen Familie und sozialem Umfeld aus. Eine widersprüchliche und unklare kulturelle Identität der Eltern führt zu verwirrenden Internalisierungen beim Kind.

> Auf jeder Stufe der kindlichen und adoleszenten psychosozialen Entwicklung sucht das Kind zwischen den widersprüchlichen Angeboten neu nach Orientierung. Das erschwert und verkompliziert die Reifung eines authentischen Selbst und die Ausbildung einer stabilen Ichidentität.

In der Folge kann sich das Tempo in der psychischen, sprachlichen und mentalen Entwicklung verzögern. Das Leben zwischen den Kulturen wird vom Kind ohne einfühlsame Hilfe nur mit immer stärkeren Abwehrmaßnahmen, insbesondere Spaltungsvorgängen, bewältigt. Die aufgespaltenen Aspekte der Außenwelt werden zu gespaltenen Teilen der Innenwelt und führen zu gespaltenen psychischen Substrukturen. Diese als unversöhnlich empfundenen Teilwelten bleiben innerpsychisch strikt voneinander getrennt und werden in Segmentierungen des Ich aufgeteilt.

Beispiel Start
Diese Erfahrung formuliert Ira, eine 13jährige Iranerin. Sie ist in der Familie mit traditionellen islamischen Normen konfrontiert, im Berliner Schulalltag mit westlichen Normen, wie Eigeninitiative und Individualität: »In der Schule wird man dazu erzogen, eine eigene Meinung zu haben und Nein sagen zu können. Zu Hause darf ich überhaupt nichts sagen, muss tun, was alle anderen in der Familie von mir verlangen. Das ist doch normal so. Getrennte Welten, so was, das hat doch jeder.« Sie verhält und identifiziert sich verbal wie jede andere Berliner Jugendliche, doch sitzt sie starr vor mir, in weite schwarze Gewänder gekleidet, während ich mich mit großen Gesten reden sehe. Beide Welten sind gleichzeitig nebeneinander vorhanden, der Bruch zwischen ihnen ist unübersehbar, doch er wird als solcher von ihr nicht gefühlt.

Diese Segmentierungen im Inneren und die Aufspaltung der Außenwelten behindern die Ausbildung des Über-Ichs. Es geschieht genau das nicht, was Anna Freud als Folge der »Aufrichtung eines tatkräftigen Über-Ich« formuliert. Sie sagt, das Kind sei nicht mehr den Moralansprüchen seiner sozialen Umwelt unterworfen, es könne sich nun als ihr Vertreter fühlen. Die iranische Jugendliche Ira fühlt keinerlei klare Zugehörigkeit, spaltet die konkurrierenden Über-Ichanforderungen mehrerer Kulturen in verschiedene Über-Ichsegmente, die nicht in Beziehung miteinander treten. Auch das reifende Über-Ich bleibt so zwiegespalten, kann nicht zur Orientierung dienen. Es ist zugleich – in seiner archaischen Struktur – ein sehr strenges Über-Ich. Die ebenfalls zwiegespaltenen inneren Objekte verwirren. Das entstehende Selbstbild kann nur fragmentiert und instabil sein. Und doch soll die integrierende Reifungsaufgabe der Adoleszenz erbracht und ein selbstkritisches Ich ausgebildet werden, das die Funktionen des Über-Ichs vervollständigt. Die besondere Leistung der Adoleszenz, Triebregungen und Emotionen zu beherrschen, wird zum Problem (Blos 1978).

Neben der Aufgabe verschiedene kulturelle Welten innerpsychisch zu integrieren, steht für die Kinder der Migranten zudem die Problematik der Mehrsprachigkeit. Ein kompletter Sprachwechsel verlangt – neben der kognitiven Leistung, Syntax und Grammatik zu erlernen – zusätzlich hohen psychischen Einsatz. Die Sprache erst ermöglicht die Ausbildung der innerpsychischen Instanzen, den Sekundärprozess mit Denk-, Urteils-, Realitätsprüfungsfunktionen.

> Wortvorstellungen vermitteln zwischen kognitiven und affektiven Zuständen, ermöglichen Bewusstseinsfähigkeit – erst das

Benennbare ist bewusstseinsfähig. Worte bilden die Verbindung zwischen Ich und vorbewusst gespeichertem Wissen, zwischen innerer Welt und interaktionellem Geschehen. Nur die Muttersprache bildet Zugangsweg und Verbindung zu inneren Instanzen, zu Emotionen, Phantasien und Symbolen. Alle kognitiven und psychischen Verknüpfungen müssen bei einem Wechsel neu erstellt, gewohnte Koordinierungen und Handlungsschemata verändert, Identifikationen und Internalisierungen sprachlich neu erschlossen werden. Das Ich, schon strapaziert durch innerpsychische Syntheseleistungen, muss zusätzlich diese neuen Sprachverbindungen regeln.

5.5 Die Bedeutung von Sprache im Individuationsgeschehen

Zur Ichidentität gehört unsere Sprache, die Muttersprache und ihre innerseelische Bedeutung als Organisatorin der Psyche, denn der Mensch ist »ein Sprach- und Kommunikationswesen« (Laplanche 2004). Sprache ist Trägerin und Vermittlerin von Riten, Bräuchen; sie schafft Zugehörigkeit.

Sprache wird ebenso wie alle Rollenmodelle im identifikatorischen Prozess erworben. Die jeweiligen Bedingungen und Eigentümlichkeiten des sozialen Ortes entscheiden über das Weitere. Sprache bezeichnet, stellt dar, was wirklich ist. Erleben und Reflexion sind an Sprache gebunden, sie ermöglicht Denken und Kommunikation. Doch sie ist nicht nur der Mittler und Vermittler kognitiver Prozesse. Sprachlich werden die allerfrühesten Rollenmuster und Identifizierungen internalisiert, die in Familie und sozialer Gruppe angeboten werden. Sprache ist Träger und Vermittler von Riten, Bräuchen und gibt Zugehörigkeit. In einem symbolischen Formungsprozess können Sprachaufbau und die Struktur der Grammatik auch Träger von soziokulturell festgelegten Beziehungsmodellen und Strukturen sein. Sprache, Muttersprache, ist Zugangsweg zu Phantasien und Symbolen, wird ebenso wie das Über-Ich im identifikatorischen Prozess erworben. Sie ist der zentrale Organisator der Psyche, durch sie erst wird der Sekundärprozess mit Denk-, Urteils-, Realitätsprüfungsfunktionen möglich und mitteilbar. »Ich und …Über-Ich sind … zweifellos an die Sprache im Sinne des Austausches von Worten und Zeichen gebunden. Sie ist es, die uns gestattet, die Dinge, die anwesenden wie die abwesenden, zu nennen, zu be-zeichnen und mit ihnen bzw. über sie zu handeln und zu reden.« (Loch 1993) Wortvorstellungen vermitteln zwischen kognitiven und affektiven Zuständen. Sie ermöglichen das Denken und verleihen dem Denkvermögen die affektive Qualität. Wortvorstellungen ermöglichen Bewusstseinsfähigkeit – erst das Benenn-bare ist bewusstseinsfähig. Sprache wird und ist Brücke zwischen Ichstruktur und sozialer Funktion im interaktionellen Prozess; sie wird zur Brücke, zur Verbindung zwischen Ich und vorbewusst gespeichertem Wissen.

Frühe, lebensgeschichtlich erworbene Internalisierungen finden ihren Niederschlag in den verschiedenen zentralen Gedächtnissystemen. Die sinnlichen Erfahrungen, Erinnerungen, sensorischen und motivationalen Zustände und Handlungsschemata werden subkortikal abgespeichert und sind jederzeit abrufbereit. Es ist wiederum nur die Sprache, die dem Ich diesen autobiographischen Erinnerungsvorrat erschließt und interaktiv benutzbar macht. In einer geglückten Kommunikation werden sehr verschiedene Inhalte miteinander sprachlich koordiniert: Der kognitive Inhalt, Emotionalität, Verbindungen zu inneren psychischen Repräsentanzen und der Zugriff auf diese frühen Gedächtnissysteme, Vorstellungen, Phantasien, Triebwünsche und Befriedigung werden sprachlich erschlossen. Symbolisierungsprozesse werden ermöglicht, denkbar und mitteilbar. Wenn Sprache zu mehr als nur einer groben und pragmatischen Orientierung im neuen Kulturraum dienen soll, kommt dem Sprachwechsel eine immense Bedeutung zu, der alle innerpsychischen Prozesse, insbesondere die Ichfunktionen betrifft.

❶ Um Befindlichkeiten ins Bewusstsein zu heben, müssen sie zuvor mit der Sprache verknüpft werden. In diesem Fall ist die Sprache selbst das Vehikel, sie fasst das Gefühl in ein Wort, benennt, und hat in diesem Moment ihre Aufgabe als Transportmittel erfüllt. Individuelle Erfahrung wird so an Sprache, die Medium und Form zugleich ist, angeschlossen und in ihr allgemeines System generalisierter Erfahrungen eingebunden. Die Sprache steht uns als komplexes System, in

Wortschatz und Grammatik zur Verfügung und als Set von Bausteinen bedeutungstragender Einheiten und Verknüpfungsregeln. Nichtsprachliches wird in Worte gefasst, bisher noch namenlos Neues benannt, und diese Wörter werden wieder mit anderen Wörtern vernetzt und an unser Fühlen und Denken angeschlossen und erst jetzt kommunizierbar.

Exkurs

Wenn das Kind Rollenaspekte der anderen, wichtigen Bezugspersonen erkennt, beginnt es, diese in sich aufzunehmen und sich mit diesen Rollenaspekten, Handlungen, Haltungen und Ähnlichem identifizieren und sich danach auszurichten. Im Entwicklungsprozess des Kindes geschieht zeitgleich mit dem ersten Spracherwerb, die »... psychische Geburt des Menschen« (M. Mahler 1978). Sprachentwicklung und Individuationsprozess, die Entwicklung eines kindlichen »Ich-Selbst«-Gefühles, sind ganz eng miteinander verwoben. Dazu fasse ich die Grundvoraussetzungen des Sprachelernens zusammen:

> Das Erlernen sprachlicher Kommunikation ist genetisch programmiert und wird durch ein Verhaltensrepertoire abgesichert ... auf Seiten der Eltern durch eine so genannte Ammensprache, die transkulturell eingesetzt wird, ... verminderte Geschwindigkeit, überdeutliche Artikulation und Wiederholungen ... Auf Seiten des Kindes ist die Verhaltensleistung, Lautbilder aufzusaugen und zu wiederholen usw. ... Zum zweiten Lebensjahr nehmen die Synapsen der linken Gehirnhälfte explosionsartig zu, so wird gewährleistet, dass jedes Kind – vorausgesetzt Erkrankungen, Hörstörungen bestehen nicht – mit Sicherheit die Sprache seiner Umgebung erlernt: die Muttersprache. (Klinke et al. 2001)

Wie früh dies bereits geschieht ist einerseits überraschend, anderseits wird damit noch deutlicher, welche Leistungen im Spracherwerb und weiteren Versprachlichungen erbracht werden müssen. Babys wissen offensichtlich schon viel über ihre Muttersprache. Sprachwissenschaftliche Untersuchungen ergaben, dass »Kleinkinder schon im Mutterleib sogar über größere sprachliche, also geistige Kompetenzen verfügen«, wie Untersuchungen am Institut Psycholinguistik der Universität Potsdam (Weißenborn nach Wesel 2002) ergaben. Jede Sprache weist charakteristische rhythmische Strukturen auf. Dieser muttersprachliche Lautrhythmus wird vom Kind richtig erkannt, das heißt, dass es über ein entsprechendes Sprachwissen bereits verfügt. Zweisilbige deutsche Wörter werden z. B. typischerweise auf der ersten Silbe betont (»Máma, Pápa«), französische dagegen auf der zweiten Silbe: (»mamán, papá«). Im Experiment zeigte sich, dass die Aufmerksamkeit (deutscher) Kinder signifikant länger von Lautfolgen gefangengenommen wird, die auf der ersten Silbe rhythmisch betont sind. Dies lässt die Schlussfolgerung zu, dass bereits das Lallen der Babys die Beherrschung grundlegender muttersprachlicher Strukturen verrät. Französische Babys lallen anders als deutsche. Vergleichbares gilt, so die Sprachforscher, vermutlich auch für das Schreien der Säuglinge. Es sind dies Ausdrucksformen bereits weitgehend ausgestalteter muttersprachlicher Fertigkeiten. Andere Experimente zeigen, dass Kinder bereits im Alter von 20 Monaten grammatikalisch korrekte Sätze von grammatikalisch inkorrekten Sätzen unterscheiden können. Auch wenn Kinder in diesem Alter das aktive Sprechen scheinbar äußerst mangelhaft beherrschen, vermögen sie doch falsche Sätze von richtigen zu unterscheiden. Offenbar ist es so, dass die Kinder in die rhythmischen und grammatikalischen Strukturen ihrer Muttersprache, die sie passiv sehr früh beherrschen, nun tastend nach und nach auch die korrekten sprachlichen Ausdrücke gewissermaßen »einfüllen«. Das heißt, die Kenntnis des korrekten Gebrauchs der Sprache, der muttersprachlichen Regeln, ist in den untersuchten Bereichen anscheinend schon weitgehend ausgeprägt (Weißenborn 2003).

5.6 Sprachwelten

An einem konkreten Beispiel sei dargestellt, wie das Leben zwischen differenten Sprachen erfahren wird:

Beispiel
Die Schauspielerin Heike Makatsch lebte mit ihrem Freund in London. Auf eine Interviewfrage, welche Bedeutung es für Ihre Beziehung habe, dass ihre gemeinsame Sprache nicht Deutsch, sondern Englisch sei, antwortete sie:

> *Ich denke, dass ich als Gesamtmensch meinem Freund noch gar nicht erschlossen worden bin. Ich bin anders und mehr als das, was ich in Englisch kommunizieren kann. Ich fühle mich manchmal immer noch gehandicapt ... Hier in Deutschland genügt es manchmal, ein einziges Wort aus der Kindheit zu sagen, und schon erzählt sich eine ganze Geschichte von selbst ... Das geht in unserer Beziehung eben nicht. Aber ich beschwere mich nicht: Die Öffnung meines Horizonts durch das Eintauchen in eine andere Kultur ist viel mehr wert als das, was ich verliere, weil ich meine Sätze nicht ganz so komplex oder so akkurat formulieren kann wie im Deutschen. (Der Tagesspiegel 2002)*

Heike Makatsch erkennt, dass sie in den verschiedenen Sprachen je als ein anderer Mensch erscheint, nicht in der gewohnten Komplexität wahrnehmbar ist. Sie hat das subjektive Gefühl, nicht in zwei Sprachen in gleicher Weise zu Hause zu sein zu können. Sie erlebt etwas mit der deutschen Sprache, was ihr in der englischen zu fehlen scheint.

So wird deutlich, was es für einen Menschen bedeutet, sich in Anpassung an eine Lebensumwelt einem Sprachwechsel zu unterziehen, sich in den Äußerungsformen des Ichs völlig neu zu definieren und eine Trennung von der vertrauten Muttersprache in der Abwendung vom gewohnten traditionellen Kulturraum zu vollziehen. In einer zweiten Sprache müssen all die inneren kognitiven Verbindungen und psychischen Verknüpfungen völlig neu erstellt, Koordinierungen und Handlungsschemata verändert werden. Triebe, Affekte und Sprachentwicklung wurden frühkindlich miteinander verwoben. Ein kompletter Sprachwechsel erfordert – neben der kognitiven Leistung des Erlernens von Syntax und Grammatik – hohe psychische Energien. Der Zugang zur Emotionalität, zu Phantasien und Symbolen, zu Identifikationen und Internalisierungen muss jetzt im Migrationsprozess sprachlich völlig neu erschlossen werden; dies ist ein sehr aufwändiger, anstrengender und belastender psychischer Prozess.

Beispiel Start
Julia, Tochter deutsch-polnischer Aussiedler, wird vorgestellt wegen partiellem Mutismus; sie war erst polnischsprachig aufgewachsen, sollte nun rasch deutsch können. Sie beschreibt ihre Sprachschwierigkeiten, wenn ihr deutsche und polnische Worte gleichzeitig einfallen. Sie zeigt dabei auf zwei verschiedene Stellen am Kopf: »Dann kann ich gar kein Wort sprechen, muss warten, bis beide Wörter weggehen«.
Die 16-jährige Rana – mit türkischem Vater und deutscher Mutter – versteht mich überhaupt nicht, als ich etwas zu ihrer Rolle als »Abla«, der türkischen großen Schwester, sage. »Ach, das ist ja türkisch«, sagt sie und erklärt mir, dass sie zwischen Deutschem und Türkischem immer »einen Hebel umlegen« muss, bevor sie sich zurecht findet. Rana versucht Ordnung in das innere Chaos zu bringen, indem sie verweigert, türkisch gut sprechen zu lernen. So könne keiner von ihr erwarten, sich wie »eine richtige Türkin« zu verhalten. Sie weiß, dass sie mit dem Beherrschen der türkischen Sprache zur Türkin werde, getreu dem türkischen Sprichwort »bir dil – bir insan«, eine Sprache – ein Mensch, d. h. mit der weiteren Sprache käme auch ein zweiter – weiterer – Mensch hinzu.
Elias Canetti benennt diese Problematik in einem treffenden Bild: »Wer in zwei Sprachlüften leben will, braucht zwei Herzen und zwei Lungen.« Und Alex, ein 18-jähriger (Deutsch-Italiener) formuliert: »Es ist, als wenn man gleichzeitig an zwei ganz verschiedenen Tischen zwei ganz verschiedene Schachspiele machen will.«

Die schon im sozialen Über-Ich-Konflikt strapazierten Syntheseleistungen des Ich müssen zusätzlich diese inneren Sprachverbindungen regeln. Jede einzelne soziokulturelle Gruppe, jedes »Schachspiel«, jede »Sprachluft« zeichnet sich aus durch ihre eigenen Normen, Regeln und Riten. Diese zu kennen und zu beherrschen schafft ein Gefühl von Zugehörigkeit und Identität.

5.7 Mentalisation

> Die Mentalisation, die Ausbildung der reflexiven Funktion, ist von Kindern mit Migrationshintergrund zweifach zu leisten. Das jetzt mehrsprachig aufwachsende Kind erforscht in beiden Sprachräumen, was die Handlungen anderer bedeuten, soll lernen »emotionale Zustände bei sich und dem Anderen zu erfassen und zuzuordnen, seine eigenen psychischen Erfahrungen zu definieren und als sinnvoll zu erkennen« (Fonagy 2003).

Diese Zuordnungen sind sprachlich zu treffen, was kaum sicher gelingen kann. Es scheint diesen Kindern immer wieder unklar zu sein, in welcher Sprachwelt sie sich befinden. Störungen in der Mentalisation treten leicht auf, denn es sind – als höchste psychisch-mentale Anforderung – die Verknüpfungen zwischen beiden Sprachen zu schaffen und zu etablieren.

Beispiel

Ein 17-jähriger deutsch-afrikanischer Jugendlicher, Peter, klagt, es ist »etwas blockiert in mir, als wenn ich zwei Gedächtnisse hätte, zwei Gehirne. Eines sagt, wo der Gedanke enden könnte. Das andere sagt nein, es geht nicht weiter.« Er scheitert an der Verknüpfung beider Sprachräume, an der Transformation und Entwicklung seiner Gedanken. Nichtsprachliches ins Sprachliche und Unbewusstes ins Bewusstsein zu holen gelingt ihm nicht. Der Fluss des Denkens und Phantasierens ist gestoppt. Martin, ein 13-jähriger Gymnasiast, französische Mutter, deutscher Vater, schafft diese Synthese auch nicht. Er ist intelligent, aber er versteht gar nichts, wenn jemand zugleich deutsche und französische Wörter in einem Satz benutzt. Es ist ihm unmöglich, von einer Sprache in die andere zu übersetzen. Er lebt abwechselnd in zwei, streng von einander getrennten Sphären, wie es auch der oben erwähnte Berliner Boxprofi Oktay Urkal von sich beschreibt.

Ähnlich wie Martin erlebt auch jene anfangs erwähnte türkische Mutter die ärztliche Untersuchung in Wahrheit als zwei getrennte Situationen. In der deutschen Sprache versteht sie mich zwar, als ich die Krankheit des Kindes benenne, doch sie wird panisch und konfus. Sowie sie das türkische Wort hört, gewinnt sie ihre Haltung als Mutter und ihre Handlungskompetenz zurück. Gefühle und Vorstellungen, Phantasien und vorbewusst gespeicherte Rollenmuster werden wieder verfügbar, die zuvor im nur auf Deutsch geführten Gespräch in »transkulturell entstandener Unbewusstheit« (Kohte-Meyer 1994[1]) unzugänglich abgetrennt waren. Im türkischen Sprachraum verstehen Mutter und Kind einander wieder, fühlen sich beide sicher. Empfindungen, die in ihrem heimatlichen Sprach- und Denkbereich erlebbar sind, kann sie in meiner deutschen Sprachwelt nicht mobilisieren, gar nicht spüren. Im Deutschen gelingt es nicht, innere Vorgänge zu konzeptualisieren.

Diese unvollkommen beherrschte Sprache kann ihre Aufgabe als Organisatorin der Psyche nicht übernehmen. Selbst wenn sie grammatikalisch korrekte, syntaktisch-semantische Inhalte transportiert, bleiben die Worte völlig emotionslose Zeichen, in denen keine emotionalen und körperlichen Tiefenschichten zum Ausdruck kommen (Lorenzer 1977). Diese unzulänglich erlernte Sprache ist desymbolisiert, gefühlsarm und affektisoliert, wie die Sprache der alexithymen Menschen. Eine solche strikte Trennung der Welten bedeutet, keine inneren Verbindungen zwischen den verschiedenen Sprachen und Kulturen herzustellen. Es entstehen ausgeprägte innerseelische und gedankliche Segmentierungen, die dem jeweils Außenstehenden in ihrem Umfang eben oft nicht erkennbar werden.

Somit ist es auch ausgeschlossen, beide Sprachen als innere Sprachen in vollem Umfang nutzen zu können. Entweder gelingt dies nur jeweils in der einen Sprache, wie bei Rana, oder abwechselnd, wie bei einer anderen Jugendlichen, Mira aus Mittelamerika. Sie spricht bei schwierigen Gefühlen spanisch, nicht deutsch. Heike Makatsch ist im englischen nicht mehr als »Gesamtmensch« erkennbar. Gefühle und Bereiche der Persönlichkeit werden in verschiedenen Sprachen, verschiedenen inneren Segmenten abwechselnd zugänglich.

---

1 Psychoanalyse zwischen den Kulturen: Entstehen von Unbewusstheit und Neurose im transkulturellen Prozess (Psychoanalysis Between the Cultures: The formation of unconsciousness and neurosis in transcultural processes). IX Forum IFPS, Florenz. Unveröffentlichtes Manuskript.

5.8 Sprachwechsel

Es dauert lange und erfordert einen großen mentalen Einsatz bis die neuen inneren Verknüpfungen in einer weiteren Sprache als hinreichend erlebt werden, bis der Migrant sich in der neuen Umwelt auch selbst in seiner ganzen Authentizität sprachlich darstellen kann.

> ❗ Das Ziel muss sein, auch durch den weiteren Spracherwerb die Organisation der Psyche sprachlich abzusichern. Die innerpsychischen Verknüpfungen müssen möglich, Emotionen – wie in der Muttersprache – für das Bewusstsein mobilisierbar bleiben. Vorstellungen müssen weiterhin gedacht und ausgesprochen werden können, für das Bewusstsein verfügbar bleiben.

Gelingt eine zweite Versprachlichung nur unvollständig oder scheitert dies ganz, so finden in dieser unzulänglich beherrschten Sprache vorbewusste Affekte, Wünsche und Phantasien wenig oder keinen sprachlichen Ausdruck, werden unbewusst und bleiben verborgen. Diese Sprache bleibt im zwischenmenschlichen Umgang desymbolisiert, gefühlsarm und affektisoliert. Der Boxer Oktay Urkal fühlt sich »wie halbseitig gelähmt«. Es entsteht so eine besondere Form des Sich-nicht-mitteilen-Könnens und eine Art von innerer Stummheit, eine transkulturell entstandene Unbewusstheit.

Kinder müssen die Chance erhalten, auch die andere Sprache identifikatorisch bis zur Konzeptualisierung zu erlernen. Doch ist dies davon abhängig, ob und wie weitgehend den Eltern selbst der Sprachwechsel gelang. Wird Sprachkompetenz nur unzulänglich erworben, so ist die Frage der Adoleszenten: Wer bin ich? kaum zu beantworten. Die Empfindung eines einheitlichen »inneren Ich« (Anzieu 1991) ist durch Spaltungen verhindert. Diese Ichsegmentierungen werden leicht von einer Generation zu anderen weitergegeben und verhindern ein »Sich-heimisch-Fühlen« in den Gruppierungen der neuen kulturellen Umwelt. Das tiefe Bedürfnis und der innere Wunsch nach kollektiver Zugehörigkeit bleiben letztlich unerfüllbar und werden dann möglicherweise durch ein Leben in Subkulturen oder Parallelgesellschaften (Rosenfeld 2003) befriedigt.

Beispiel
Ayse, eine 16-jährige türkische Jugendliche klagt, sie könne seit etwa drei Jahren nachts nicht mehr aufstehen, die Beine versagten wie gelähmt, seien bis zur Hüfte schlaff, jetzt auch am Tage. Sie fühle sich schwindelig, schwach, habe Schmerzen in Armen und Beinen, verlasse die Wohnung nicht mehr. Eine körperliche Erkrankung ist ausgeschlossen. Sie spricht, seit Kindheit in Berlin lebend, wie selbstverständlich deutsch. Ich vermute eine konversionsneurotische Störung, dafür sprachen einige Daten der Lebensgeschichte und der Symptomentstehung – in Verbindung mit Ereignissen, die ihre sexuellen Phantasien und Vorstellungen als Frau aktivieren mussten, wie z. B. einer Hochzeit. Doch ich kann die spezifische Dynamik des Triebkonfliktes nicht identifizieren.
Ein gemeinsames Gespräch mit der Patientin und ihren sehr bedrückten Eltern verläuft freundlich, aber unergiebig. Diese waren, aus einem kleinen Dorf in der Türkei kommend, über einen langen Migrationsweg in Berlin heimisch geworden. Die Familie orientiert sich völlig an westeuropäischen Normen und Werten. Ayse soll sich selbst Beruf und Mann aussuchen können. Ratlos gebe ich einem plötzlichen Einfall nach, frage, wie das Leben der Tochter im heimischen Dorf heute aussehen würde. Alle drei lachen laut über den der Familie völlig neuen Gedanken, reden miteinander türkisch, erklären mir auf Deutsch, dass dort selbstverständlich die Tochter längst verheiratet wäre, sie selbst bereits Großeltern. So ist plötzlich die Differenz beider Kulturen Thema des Gespräches. Die unterschiedliche Rollenfindung als Frau und der Umgang mit Sexualität, werden nun erstmals klar benannt. So verschwindet die trennende Wand zwischen beiden Welten. Ayse versteht sofort ihre Probleme des Triebwunsches und der Triebversagung, denn die Unbewusstheit des Konfliktes war nicht durch Verdrängung, sondern im transkulturellen Prozess entstanden. Als das Ich durch das gemeinsame Erkennen und sprachliche Benennen in der psychoanalytischen Interaktion stabilisiert wird, können alle Wünsche bleibend ins Bewusstsein kommen. Die Symptomatik verschwindet nach wenigen weiteren Gesprächen völlig.

5.9 Ausblick

Das Ziel des Sprachwechsels muss es sein, das Fremde mit dem Vertrauten innerlich zu verbinden, in einen inneren und äußeren Kontakt zu treten, am sozialen und gesellschaftlichen Leben aktiv teilnehmen zu können – durch Sprache. Kulturwechsel jedoch ist immer die Quelle neuer Probleme und völlig neuer Konflikte: Die an einem Ort kollektiv erlernten Prägungen gelten am anderen nicht mehr, das soziale Über-Ich des einen Ortes gilt nichts am anderen – wie die knappen Zitate der Kinder (Ira) es beschreiben. Das Gefühl der Gruppenzugehörigkeit entsteht kaum oder ist hinfällig. Es gibt keine kollektive, klare Zugehörigkeit mehr, die Ichidentität bleibt unsicher. All diese Wechsel und Probleme sind von den Betroffenen psychisch zu verarbeiten und zu einer Synthese zu führen. Dies ist nur möglich, wenn es – wie in der individuellen Genese – einen Anderen gibt, der spiegelnd Antwort geben kann und will. Ein Kind kann sich beiden Sprachen und kulturellen Welten zugehörig fühlen, wenn es erkennt, dass es in jeder Welt von den ihm wichtigen Menschen in seiner Grenzgängerschaft gesehen wird und auf diese Weise lernt, sich mit und in beiden Sphären zu identifizieren. Nun kann es zur eigenen Identität finden – in einer transkulturellen Entwicklung.

> **!** Wenn eine kulturelle Integration individuell zuerst innerlich gelingen soll, so ist es wichtig, dass der in jedem Menschen ganz tief verankerte Wunsch nach Zugehörigkeit, sozialer, kollektiver Verbundenheit auch in einer Welt der Migrationserfahrungen als erfüllbar erlebt wird. Die Voraussetzung ist jedoch, dass der »Wanderer« sich den Problemen des Sprachwechsels stellt, dass er lernt, sich sprachlich in beiden Welten zu bewegen, dass es ein Anliegen bleibt, sich selbst die eigene wechselhafte Lebensgeschichte vollständig anzueignen.

Ein 10-jähriger Junge, John, sagt mir offen und strahlend: »Ich bin ein Mischling« Dies gelingt ihm, weil er sich in seiner eigenen Ganzheit von beiden Eltern – aus England und Bosnien stammend – anerkannt und bestätigt fühlen kann. John zeigt, dass es wichtig und hilfreich zugleich ist, ein Gegenüber zu haben, das die Konflikte begreift, antwortet, versteht und mithilft, Verbindungen zu erschaffen. Das innere Ziel ist, anerkannt zu werden als jemand, der Erfahrungen/Gefühle und Vorstellungen/Riten, die aus verschiedenen Welten stammen, in sich verbinden lernt. Dies führt zu Synergien und zur wichtigen Fähigkeit, die Balance zwischen den verschiedenen sozialen Normen und Über-Ich-Anforderungen zu erlernen. Im Spannungsfeld zwischen den Sprachen und Kulturen gerät das kindliche Ich leicht in einen Zustand der Desorganisation und braucht dringend die vermittelnde Unterstützung durch die Menschen seiner Umgebung. Falls diese ausbleibt, so wird es, sprachlos in ungenügender Mentalisierung, zudem durch tiefe Ichsegmentierungen geschwächt. Keinesfalls wird dieses instabile Ich ständig sowohl die Entwicklungsaufgaben von Kindheit und Adoleszenz erfüllen, als auch Konflikte lösen können. Es drohen immer wieder die Gefahren einer Ichschwäche oder einer Identitätsdiffusion (Erikson 1957), ebenso wie narzisstische Konflikte oder Störungen im Bezug zum Körper-Selbst.

5.10 Aufgaben der Psychoanalyse

Die Migrationsproblematik wird in der psychoanalytischen Praxis fast nie von den Familien selbst angesprochen, sie blockieren eher deren Wahrnehmung. Deshalb muss der Psychoanalytiker aktiv die Aspekte des Migrationsprozesses in die psychoanalytische Interaktion einführen, die eigenen Gegenübertragungsantworten dazu registrieren. So wird die kulturelle Differenz anerkannt und zugleich als überbrückbar angeboten. Das psychoanalytische Denken, der psychoanalytische Raum, wird um die soziokulturellen Dimensionen erweitert, das transkulturelle Erleben wird als Grundkonflikt und psychodynamisch wirksame Kraft gewertet (Kohte-Meyer). In der klinischen Untersuchung ist sorgfältig abzuklären, was als psychische Folgen der Migration, was als individuelle psychische Konflikte und Störungen verstanden werden könnte.)

Ziel meiner psychoanalytischen Arbeit ist zuerst, das bedrängte Ich des Kindes durch Zusammenführen und Integrieren der aufgespalteten Welten zu stärken. Bereits im ersten Gespräch greife ich an passender Stelle die Migrationthematik auf, frage nach und kläre die Sprachgewohnheiten der Familie. Indem ich immer wieder benenne, helfe ich zu erkennen. Die Eltern mögen diese Klärungen als Konfrontation erleben, da diese doch auch die eigenen Probleme betreffen. Wenn es ihnen aber gelingt, die transkulturellen Konflikte anzuerkennen, schaffen sie damit für das Kind den

Ansatz, der Bewältigung ermöglicht. Es ist erstaunlich, – Sprachprobleme kleiner Kinder verschwinden bereits während der Anamnese. Doch häufiger gelingt Bewusstmachen des Nichtbewussten in originär psychoanalytischer Deutungsarbeit. Das transkulturell segmentierte Erleben ist in den Inszenierungen der Patienten zu entdecken, wie bei Ira, die in der psychoanalytischen Situation tief schwarz gekleidet und starr wie eine alte Iranerin vor mir sitzt. Ich kann das abgespaltene Erleben zudem im eigenen Verhalten identifizieren, als ich mich in einer Rollenübernahme so lebhaft verhalte, wie es ihr zugestanden hätte. Und es taucht im eigenen Fühlen auf, in Bildern und Phantasien, wie bei Ayse, da habe ich plötzlich das Bild eines anatolischen Dorfes in mir. Diese transkulturellen Segmentierungen werden für mich erst durch das Reflektieren meines eigenes Verhaltens und Erlebens erschlossen. Ich nutze die Gegenübertragung, übersetze meine Erkenntnisse in einem Deutungsprozess, und mein Patient kann nun neu erproben, das bisher nur getrennt Erlebte in sich zusammenzuführen. Die unsymbolisierten, gespaltenen Erfahrungen benötigen den verstehend eingreifenden Dritten, um konzeptualisiert und transformiert werden zu können. Das Kind oder der Jugendliche will ja die eigene Herkunft, die Lebenssituation in ihren Geheimnissen erfassen und verstehen. In der psychoanalytischen Beziehung kann es sich beantwortet fühlen, so, wie es Erikson (1968) für den Prozess der »Identitätsbildung des jungen Menschen« als »sehr wesentlich« benennt. Die zwei Menschen, die im türkischen Sprichwort zu zwei Sprachen gehören, können zu einer Identität verschmelzen, einem authentischen Selbst. In den Therapien wird an dieser Stelle von den Kindern eine Brücke gemalt oder im Spiel etwas völlig neues Drittes eingeführt, ein neuer Kontinent erfunden.

Zentrale Aufgabe in der Bewältigung der transkulturellen Erfahrungen jedoch bleibt, den Sprachwechsel selbst als wichtig anzuerkennen und diesen vollständig vollziehen zu können, um zu einer Teilhabe an beiden Kulturen zu gelangen. Alle konkreten Erfordernisse, die sich daraus ergeben, sind gesellschaftlich zu lösen. Die »wandernden« Kinder und Jugendlichen, aber auch die Erwachsenen sind ohne Verständnis und ohne Hilfe in der Gefahr zu scheitern, geben möglicherweise ihre Bewältigungsversuche auf: Es ist zu schwer, sich in verschiedenen Welten gleichzeitig zurechtzufinden, wenn der Wunsch, von den Anderen anerkannt, gesehen zu werden, unerfüllt bleibt. Die psychologische Bedeutung der Erfahrung, als Zugewanderter durch die andere Kultur anerkannt zu werden, eine Akzeptanz der kulturellen Vielfalt durch die Umgebung zu erleben, wird immer wieder unterschätzt. Die Bedeutung der psychoanalytischen Therapie ist auf individuelle Prozesse begrenzt, doch sie kann helfen zu dieser wesentlichen – neuen – Erfahrung zu kommen. Wichtig ist in diesem Zusammenhang eine umfassende Aufklärung von Pädagogen und Politikern über die besondere psychologische Problematik, die aus dem Migrationsprozess und den transkulturellen Erfahrungen resultiert, mit dem Ziel die Entwicklungsbedingungen für Kinder und Jugendliche entscheidend zu verbessern.

Literatur

Anzieu D (1991) Das Haut-Ich. Suhrkamp, Frankfurt/M
Blos P (1978) Adoleszenz. Klett-Cotta, Stuttgart
Canettti E (1994) Die gerettete Zunge. Gesammelte Werke, Bd 6. Fischer, Frankfurt/M
Erikson EH (1984) Kindheit und Gesellschaft. Klett-Cotta, Stuttgart (Erstveröff. 1950)
Erikson EH (1957) Das Problem der Identität. Psyche 21: 114–176
Erikson EH (1988) Jugend und Krise. dtv, München, (Erstveröff. 1968)
Federn P (1952) Ichpsychologie und die Psychosen. Suhrkamp, Frankfurt/M 1978
Freud A (1971) Wege und Irrwege in der Kinderentwicklung. Klett, Stuttgart, S 160 (engl. 1965)
Freud S (1914) Zur Einführung des Narzissmus. Gesammelte Werke, Bd 10. Fischer, Frankfurt/M, S 138–170
Fonagy P (2003) Bindungstheorie und Psychoanalyse. Klett-Cotta, Stuttgart
Goldmann S (2004) »Dieser Kampf ist meine letzte Chance«. Interview mit Oktay Urkal. In: Der Tagesspiegel 18(450), Berlin, S 20
Grinberg L, Grinberg R (1990) Die Psychoanalyse der Migration und des Exils. Verlag Internationale Psychoanalyse, München Wien
Gutwinski-Jeggle J (2003) Sprache und psychoanalytische Theorie der Symbolbildung. Psyche 57: 1057–1085
Kohte-Meyer I (1993) »Ich bin fremd, so wie ich bin.« Migrationserleben, Ich-Identität und Neurose. In: Streek U (Hrsg) Das Fremde in der Psychoanalyse. Erkundungen über das »Andere« in Seele, Körper und Kultur. Pfeiffer, München
Kohte-Meyer I (1999) Spannungsfeld Migration: Ich-Funktionen und Ich-Identität im Wechsel von Sprache und kulturellem Raum. In: Pedrina F et al. (Hrsg) Kultur Migration Psychoanalyse. Edition Discord, Tübingen, S 71–97

Kohte-Meyer I (2003) Vernehmen und Erreichen – psychoanalytische Begegnung im transkulturellen Raum. In: Scheifele S (Hrsg) Migration und Psyche. Psychosozial-Verlag, Gießen, S 23–34

Klinke R, Kral A, Hartmann R (2001) Sprachanbahnung über elektronische Ohren – So früh wie möglich. Deutsches Ärzteblatt 98(46): 3049–3052

Loch W (1993) Deutungs-Kunst: Dekonstruktion und Neuanfang im psychoanalytischen Prozess. Edition Discord, Tübingen

Lorenzer A (1977) Sprachspiel und Interaktionsform. Suhrkamp, Frankfurt/M

Maffetone S (2005) Neue Identitäten. Psyche 59: 629–662

Nadig M (1986) Die verborgene Kultur der Frau. Ethnopsychoanalytische Gespräche mit Bäuerinnen in Mexiko. Fischer, Frankfurt/M

Naipaul VS (1995) Einer von Vielen. In: Naipaul VS In einem freien Land. Kiepenheuer und Witsch, Köln, S 27–76

Parin P (1978) Der Widerspruch im Subjekt. Syndikat, Frankfurt/M

Poustka F (1983) Familiäre Situation von Kindern ausländischer Arbeitnehmer.(Vortrag im Rahmen der XVIII. Wissenschaftlichen Tagung der Deutschen Gesellschaft für Kinder- und Jugendpsychiatrie, Marburg, 9. 5.–11. 5.1983)

Rosenfeld R (2003) Ein Netz für alle Fälle. In: Der Tagesspiegel 18(324), Berlin, S 7

Törne L von (2002) »Je älter ich werde, desto entspannter bin ich«. Interview mit Heike Makatsch. In: Der Tagesspiegel 17(838). Berlin, S 011

Trimborn W (1979) Der progressive Abwehrcharakter des Über-Ich. In: Cremerius J, Hoffmann SO, Trimborn W (Hrsg) Über-Ich und soziale Schicht. Kindler, München, S 97–143.

Weissenborn J (2003) Untersuchungen zum frühkindlichen Spracherwerb: Ergebnisse und Konsequenzen für das Verständnis von Sprachentwicklungsstörungen. In: de Langen-Müller U, Iven C, Maihack V (Hrsg) Früh genug, zu früh, zu spät? Modelle und Methoden zur Diagnostik und Therapie sprachlicher Entwicklungsstörungen von 0 bis 4 Jahren. Sprachtherapie aktuell, Bd 4. Prolog-Verlag, Köln, 29–47

Wesel F (2002) Spracherwerb von Kleinkindern. (Beitrag im Rahmen der Fernsehsendung »Einsteins Erben«, SFB, am 20.06.2002)

Autonomieentwicklung und Identität im transkulturellen Alltag

Tülay Özbek

6.1 Einleitung – 96

6.2 Konzepte zur Identitätsentwicklung in globalisierten Gesellschaften – 96

6.3 Die zwei Seiten einer Medaille – das Ich und das Wir. Identität und Identitätsentwicklung – 96

6.4 Von ethnischer zu (trans)kultureller Identität – 97

6.5 Einen Schritt weiter? Eine Untersuchung zum Ablösungsprozess bikulturell sozialisierter junger Frauen – 98

6.6 Darstellung der Interviews und Ergebnisse – 99
6.6.1 Ebru, 19 Jahre: »Aber es hat mir irgendwie nicht gereicht, ich wollte immer mehr« – 99
6.6.2 Meryem, 29 Jahre: »… ich habs gesehen, dass ich einfach alleine da stehe« – 101
6.6.3 Özlem, 24 Jahre: »… ich bin irgendwie Teil von der Gesellschaft hier …« – 104

6.7 Zusammenfassende Darstellung und Diskussion aller Ergebnisse – 107

Literatur – 109

6.1 Einleitung

In Folge von Globalisierung und Migration durchdringen sich zunehmend Lebens- und Kulturformen und fördern die Entstehung von transkulturellen Gesellschaften. Transkulturell meint hier in Abgrenzung zu den Konzepten der Multi- und Interkulturalität, deren wesentlicher Ausgangspunkt Gesellschaften sind, die durch innere Homogenität und äußere Abgrenzung charakterisiert sind, Kulturen, die sich gerade durch die Aufhebung und Durchdringung dieser Grenzen kennzeichnen.

Als wesentliche Leistung einer transkulturellen Kultur und Gesellschaft formulierte Welsch (1997) die »transkulturelle Übergangsfähigkeit«. Denn erst diese ermögliche es Subjekten, Identität und Kompetenz zu erlangen. Anhand der Darstellung einer eigenen Untersuchung von bikulturell sozialisierten Türkinnen in der Spätadoleszenz wird gezeigt, wie diese mit der Phase des Übergangs und der Verknüpfung diverser kultureller Einflüsse umgegangen sind und welche intrapsychischen Mechanismen hierbei von Bedeutung waren.

6.2 Konzepte zur Identitätsentwicklung in globalisierten Gesellschaften

Identität ist die psychische Struktur, die es dem Subjekt ermöglicht, Fremdes und Eigenes zu unterscheiden und in ein Verhältnis zueinander zu setzen. Nach Welsch (1979) besteht eine besondere Schwierigkeit in transkulturellen Prozessen darin, dass das »Fremde« und das »Eigene« nicht mehr so klar voneinander getrennt werden können.

❗ Die Gesellschaften sind zunehmend interdependent und haben sich gegenseitig durchdrungen und vernetzt. Somit sind Individuen, die in transkulturellen globalisierten Gesellschaften leben, transkulturell geprägt, da die meisten »durch mehrere kulturelle Herkünfte und Verbindungen bestimmt sind« (Welsch 1997, S. 5). So wird es nach Welsch zur wesentlichen Aufgabe der Identitätsbildung, diese unterschiedlichen kulturellen Anteile im Subjekt miteinander zu verbinden.

Maya Nadig (2002)[1] beschreibt, dass Prozesse der Globalisierung die bestehenden lokalen Gemeinschaften und damit die Einbindung der Subjekte in verpflichtende Beziehungen auflösen. Hierüber komme es zu einem partiellen Verlust von ortsgebundenen Identitäten und zur Neukonstruktion von ortsunabhängigen, transkulturellen und virtuellen Identitäten.

Wulff (1997) führt aus, dass die historische Entwicklung zu Beginn der Neuzeit in Europa einen Prozess anstieß, der die persönliche, individuelle Identität aus dem kulturellen Bezugssystem heraushob, wodurch das Subjekt in ein zunehmendes Spannungsfeld zum kulturellen Bezugsfeld geriet. Zur Aufrechterhaltung einer Orientierung war nun Identitätsarbeit im Sinne einer persönlichen Auseinandersetzung und Identifikation mit kulturellen Vorgaben notwendig. Dem Individuum stellte sich die Aufgabe, jede kulturell vorgeprägte Situation mit seiner Individualität und Einzigartigkeit zu besetzen, sich als Subjekt dem Spannungsfeld der typisierten kulturellen Vorgaben auszusetzen und eine abgegrenzte Identität zu entwickeln. In diesem Sinne ist die persönliche, individuelle Identität aus dem kulturellen Bezugssystem herausgehoben.

Im Rahmen der transkulturellen Psychiatrie und Psychotherapie ist von Interesse, wie sich die oben beschriebenen Prozesse im Selbsterleben der Subjekte niederschlagen und wie sie die Ausgestaltung der Identitätsentwicklung beeinflussen.

6.3 Die zwei Seiten einer Medaille – das Ich und das Wir. Identität und Identitätsentwicklung

Die Identitätsentwicklung kann im intermediären Raum zwischen Mutter und Kind angesiedelt werden. Das Spezifische des Identitätskonzeptes ist, dass der Identität eine Mittelstellung zwischen der inneren und der äußeren Welt zukommt. So ist auch die Identitätsentwicklung ein lebenslanger psychischer Prozess, in welchem das Verhältnis zwischen dem Inneren und dem Äußeren austariert werden muss. Zum Inneren gehört der Kern

---

1 Nadig M (2002) Transkulturalität im Prozess – theoretische und methodische Aspekte aus cultural studies und Psychoanalyse. (Unveröffentlichtes Manuskript)

der Persönlichkeit mit seinen psychischen Strukturen (Ich) und zum Äußeren die Verhaltensnormen, kulturellen Wert- und Normvorstellungen sowie die Übernahme und Ausgestaltung bestimmter sozialer Rollen.

> ❗ Der wesentliche Organisator der Identitätsentwicklung ist die Spannung zwischen dem subjektiv Persönlichen/dem Innen und der sozialen Rolle/dem Außen. Von einem psychischen Wohlbefinden kann dann ausgegangen werden, wenn es dem Individuum gelingt, dieses Verhältnis so zu gestalten, dass es sich sowohl als eigenständiges selbstbestimmtes als auch als einer Gruppe zugehöriges Subjekt erleben kann (vgl. Bohleber 1996). Die Kernidentität eines Menschen setzt sich zusammen aus zwei Aspekten: zum einen dem Selbst als einer autonomen getrennten und von anderen unterschiedenen Einheit (Ich-Ich) und zum anderen dem Selbst, das sich durch die Zugehörigkeit zu einer Großgruppe konstituiert (Großgruppenidentität, Wir-Ich).

In diesem Wir-Ich, der Großgruppenidentität, ist durch Prozesse der Identifikation die Zugehörigkeit zur Großgruppe (vgl. Volkan 2005) verankert. Die Großgruppenidentität zeichnet sich aus durch die jeweiligen Emotionen, Ge- und Verbote, Regelung der Beziehungsstrukturen und nicht zuletzt durch die Sprache, durch welche die jeweilige Gruppe/Ethnie bestimmt wird. Gemeint ist die Enkulturation eines Individuums, die das Ergebnis eines teils bewussten, teils unbewussten Lernprozesses ist, durch den die ältere die jüngere Generation mit oder ohne Zwang dazu bringt, traditionelle Denk- und Verhaltensweisen zu übernehmen (Harris 1989, S. 21).

Intrapsychisch wird hier der Bereich der Über-Ich-Entwicklung im Verhältnis zur Außenwelt/Großgruppe/Nation/Kultur berührt. Trimborn (1979) bezeichnete diesen Teil des Über-Ichs, der sich über Identifikationen ausbildet als das soziale Über-Ich, in welchem es vorrangig um die Bewältigung der Trennungsangst und den Erhalt der sozialen Identität geht.

Fraglich ist nun, ob diese Konzeption der Identitätsentwicklung bezogen auf die Großgruppenidentität in Gesellschaften, die sich in transkulturellen Prozessen und Übergängen befinden noch Gültigkeit besitzt. Denn die Großgruppen/Kulturen zeichnen sich gerade durch die Durchmischung der Kulturen und der in ihnen enthaltenen Regelsysteme aus. Es kann davon ausgegangen werden, dass sich die Aufrechterhaltung des Gleichgewichts zwischen Innen und Außen als besonders schwierig gestaltet, wenn sich das Subjekt entweder durch Migration oder aber durch eine transkulturelle Sozialisation unterschiedlichen bisweilen entgegengesetzten äußeren Erwartungen gegenübergestellt sieht, die im Laufe der Sozialisation auch verinnerlicht werden.

Für die dargestellte Untersuchung war von besonderem Interesse, welche Auswirkungen auf das psychische Wohlbefinden und die Identitätsentwicklung zu erwarten sind, wenn sich dieser Teil des Selbst bzw. der Identität/Identitätsbildung an zwei »Wir«, an zwei unterschiedlichen Gruppen, Gesellschaften, Normen, entlang aus- bzw. umbilden muss, so wie es bei Subjekten, die in transkulturellen Gesellschaften leben oder aber migriert sind angenommen werden kann.

6.4 Von ethnischer zu (trans)kultureller Identität

Um die Wege des »transkulturellen Übergangs« aufzeigen zu können und die unterschiedlichen Wir-Anteile besser erfassen zu können, wurden die Konzepte der ethnischen Identität nach Erdheim und der kulturellen Identität nach Wulff folgendermaßen verstanden und voneinander abgegrenzt:

In der Untersuchung wurde davon ausgegangen, dass die Aneignung einer kulturellen Identität in gesellschaftlichen Übergängen ausgehend von bzw. in Auseinandersetzung mit der ethnischen Identität erfolgt.

> ❗ Ethnische Identität beschreibt die »Zugehörigkeit zu einer Abstammungstradition, wobei die Betonung der Tradition, der Überlieferung wichtig ist« (Erdheim 1992, S. 730). Die Funktion der ethnischen Identität besteht darin, die eigene von der fremden Kultur abzugrenzen und damit dem Individuum eine Orientierung zu geben. Sie ist eng verwoben mit der Sprache und der Region, in der die Ethnie lebt.

Dennoch ist es möglich, eine ethnische Identität auszubilden, die losgelöst – nicht mehr regional verankert – ist und sich auf ein symbolisches Universum bezieht (vgl. Erdheim 1992). Eine solche »losgelöste« ethnische Identität lässt sich bei Migranten finden, die fern von ihrer Heimat und Kultur ethnische Identität leben und ihren Kindern vermitteln. Sie muss aber auch postuliert werden für das Subjekt, das in transkulturellen Gesellschaften lebt. D. h., es gibt eine Kernidentität, die mit dem Begriff der ethnischen Identität gleichgesetzt werden kann. Für den Verstehensprozess erscheint es wichtig, die Differenz, die zwischen ethnischer und kultureller Identität besteht, aufzuzeigen.

Die ethnische Identität wie sie von Erdheim definiert wird, ist ausschließlich die über die kulturspezifische Sozialisation erworbene bzw. übernommene Identität. Das Ethnische wird im Laufe des Sozialisationsprozesses erlernt und hat seine Verankerung in den frühesten Interaktionsbewegungen zwischen Mutter und Kind. Dieser Teil des Lernprozesses verläuft unbewusst und mehr handelnd als reflektierend ab. D. h., das Subjekt hat die ethnische Identität nicht erarbeitet, sondern sie stellt lediglich die Basis dar, von der aus kulturelle Identität durch die Auseinandersetzung mit der Begegnung des Fremden erst erworben bzw. angeeignet werden muss

❶ Kulturelle Identität bezeichnet die ge- und erlebte Zugehörigkeit zu einer Kultur, die nicht zwangsläufig der ethnischen Identität entsprechen muss

Intrapsychisch geht es hier um Prozesse seelischer Strukturbildung, um (Neu-)Symbolisierung und Verinnerlichung. Wie wird Vertrautes und Neues wahrgenommen, zerstört und wiederhergestellt?

6.5 Einen Schritt weiter? Eine Untersuchung zum Ablösungsprozess bikulturell sozialisierter junger Frauen

Anliegen der Untersuchung war es, die subjektiven Bedeutungen des Ablösungsprozesses bei Türkinnen in der Spätadoleszenz zu untersuchen und zwar unter besonderer Berücksichtigung der Psychodynamik von Autonomie und Bindung, die immer auch im Zusammenhang mit der Bikulturalität der Frauen betrachtet wurde.

Hypothetisch wurde davon ausgegangen, dass neben dem universalen Konflikt der Trennung und Ablösung vom Elternhaus, aufgrund der Bikulturalität der Befragten, auch eine Auseinandersetzung mit den Werten Autonomie und Bindung thematisiert wird. Denn während ihnen in der türkischen Primärsozialisation Werte wie Bindung und Familienverantwortlichkeit vermittelt wurden, begegneten sie in der deutschen Sekundärsozialisation Tugenden wie Individualität, Autonomie und Selbstverantwortung. Der intrapsychische Konflikt von Autonomie und Bindung ließ sich also auch auf kultureller Ebene verorten.

Ein Fokus der Untersuchung lag darauf, aufzuspüren, ob die intrapsychische Spannung zwischen Trennung und Bindung in einen inter-/transkulturellen Zusammenhang gebracht wird, indem sie auf die beiden Kulturen übertragen oder verlagert wird. Neben der qualitativen Analyse der subjektiven Bedeutungen war von Interesse, die psychodynamischen Konfliktsituationen ausfindig zu machen, die beim Sprechen über den Auszug von den Frauen »artikuliert« bzw. aktualisiert wurden.

Die Befragten waren in Deutschland aufgewachsene Frauen türkischer Herkunft. Vor dem oben ausgeführten Hintergrund wurde davon ausgegangen, dass sich diese Frauen den Erwartungen zweier Gruppen ausgesetzt sahen, nämlich zum einen der türkischen Herkunftsgruppe und zum anderen der deutschen Aufnahmegruppe bzw. eine Durchmischung dieser beiden Gruppen in der inneren Realität der Frauen bereits stattgefunden hatte.

❶ Gruppen erwarten, dass sich das Subjekt den in der jeweiligen Gruppe herrschenden Normen und Werten unterordnet. D. h., durch die diversen kulturellen Einflüsse kann es neben dem universalen Konflikt zwischen Anpassung an die Forderungen der Gruppe/der Kultur und der Abgrenzung davon zum Zwecke der Individuierung zu einer Vermischung kommen, in welcher sich das Subjekt den Forderungen zweier Gruppen entgegengestellt sieht. In diesem Falle einer Kleingruppe, nämlich der türkischen Familie und einer Großgruppe, Deutschland.

Somit waren die untersuchungsleitenden Fragen also: Wie entwickelt sich Identität und welcher Art ist die psychische Auseinandersetzung eines Individuums, wenn es sich zwischen Autonomie von und Bindung an mehrere Gruppen/Kulturen verorten muss? Ist es möglich, im Spannungsfeld der Kulturen zwischen Eigenem und Fremdem zu unterscheiden und sich als Subjekt innerlich und äußerlich zu verorten und Eigenes im Sinne von kultureller Identität zu entwickeln? Und wenn ja, wie ist dies möglich?

Während die einen den kulturellen Wechsel sehr bewusst erleben und der Konflikt zwischen dem Eigenen und dem Fremden für sie noch (er)fassbarer ist (z. B. bei nach der Adoleszenz Emigrierten), so wurde angenommen, dass dieser Prozess der Identitätsentwicklung bei bereits transkulturell geprägten Individuen unbewusst(er) abläuft – so auch bei der untersuchten Gruppe junger Frauen, die allesamt türkischer Herkunft sind und deutsch sozialisiert wurden. Aus diesem Grund wurde eine Erhebungs- und Auswertungsmethode angewandt, die es ermöglichte, Zugang zu den unbewussten Bedeutungen und Konflikten, die mit diesem Thema verknüpft sind, zu erhalten. Das themenzentrierte Interview nach Löchel und die tiefenhermeneutische Auswertungsmethode eröffneten diese Möglichkeit.

Als Niederschlag dieser transkulturellen Prägung bzw. der Bikulturalität wurde der Auszug aus dem Elternhaus vor einer Ehe verstanden. Denn auszuziehen bevor man verheiratet ist, widerspricht den Regeln der Herkunftsgruppe der jungen Frauen. Es fand also eine offen bekundete/gelebte Transkulturalität statt. Aufzuspüren galt es, wie die Befragten dies innerlich erlebten.

6.6 Darstellung der Interviews und Ergebnisse

6.6.1 Ebru, 19 Jahre: »Aber es hat mir irgendwie nicht gereicht, ich wollte immer mehr«

Obwohl Ebru als Türkin bereits viel mehr Freiheiten hatte als andere Türkinnen – sie durfte beispielsweise in die Disco, durfte um vier Uhr morgens nach Hause kommen, durfte bei Freunden übernachten – hat es ihr »irgendwie nicht gereicht«. Sie wollte »immer mehr«.

Einen großen Teil ihrer Energie musste Ebru darauf verwenden, sich für ihren Auszug und damit ihren Lebensentwurf, der nicht dem traditionellen Lebensentwurf einer jungen Türkin entspricht, gegenüber anderen Türken zu rechtfertigen. »*Mann, die sind alle so verräterisch und ich muss immer so viel kämpfen und so viel sagen und mich immer irgendwie beschützen. Hey, ist mir doch egal, was sie denken, ich find' dis richtig.*«

Im Gegensatz zu den Vorwürfen, die vonseiten der Türken kamen, erfuhr sie in der Schule und von deutschen Freunden für ihren Auszug viel Anerkennung, auch wurde ihr Mut gewürdigt, den sie mit diesem Schritt bewiesen hatte.

Ebru sieht sich nicht als jemand, der Normen gebrochen hat. In diesem Zusammenhang bringt sie das Thema der kulturellen Zugehörigkeit/Identität ins Interview ein: »*Ich mein', ich hab immer noch Sachen, wo ich auch typisch türkisch gestimmt bin. Also hab ich bestimmt, mir fällt jetzt nichts ein, aber ich bin auch nicht typisch deutsch.*«

Ebru schließt nicht ganz aus, dass ihr Wunsch, ausziehen zu wollen, damit zusammenhängen könnte, dass sie in Deutschland aufgewachsen ist, weist aber darauf hin, dass sie nicht wisse, wie sie in der Türkei reagieren würde, ob sie dann so ein Bedürfnis hätte. Sie bemerkt, dass sie in der Türkei gar nicht die Möglichkeit hätte zu sagen: »alleine wohnen«. »Vielleicht wär dis für mich 'n Fremdwort.« Dieses Bedürfnis, unabhängig zu sein, allein zu leben, kam aus dem Innern. Ebru wollte etwas für sich, was »Eigenes«.

Selbstbestimmung

Ebru: »*... das wäre meine innere Freiheit, wenn ich dis wenn ich einfach sagen würde: Ich will mit Bülent nur zusammenleben. Aber da ich denke, meine Mutter würde es gar nicht verkraften, das ist für sie unmöglich so was. Die würde wirklich 'n Herzinfarkt oder was weiß ich 'n Schlaganfall oder so was bekommen. Und ähm das ist dann für mich, wenn ich dann sage: Nein, ich will es nicht! Das ist viel mehr für mich als Verantwortung. Ich weiß nicht, wie ich das beschreiben soll, aber Verantwortung ist für mich noch so auf eine gesunde Basis. Man hat Verantwortung für seine Kinder, für die Familie, für das System, wenn man's gut findet. Oder für Freunde, aber für* *mich ist dis nicht mehr so, ich gebe mich selbst auf sozusagen. Und in dem Fall ist es keine gesunde Verantwortung mehr, sondern viel mehr.«*

In ihrem Wunsch, mit dem Freund zusammenziehen zu wollen, versteckt sich implizit das Bedürfnis nach einer offenen, vorehelichen Sexualität. Nicht mit dem Wunsch nach einer selbstbestimmten Sexualität gerät Ebru in einen inneren Konflikt, sondern die Vorstellung, dass dieser Schritt zu einem Bruch mit ihrer Herkunftsgruppe führen könnte, bereitet ihr Angst. Die Angst dann aus dieser Gruppe ausgestoßen zu werden, nicht mehr dazuzugehören, drückt Ebru in ihrer Phantasie aus, dass dieser Wunsch den Tod der Mutter nach sich ziehe. Versteht man hier die Mutter auch als Repräsentantin der türkischen Kultur, so birgt diese Vorstellung die Angst vor dem eigenen Verlassen-Sein, dem Verlust eines Teils des Selbst (des türkischen Wir-Ich). Dies kann auch als ein transkultureller Konflikt bezeichnet werden.

Auszug als Angriff auf die kulturelle Zugehörigkeit

Ebru: *»Ich denke nicht, dass ich irgendwelche Normen, ich habe Normen verletzt. (…) Aber ich habe Normen nicht gebrochen. Also dis ist für mich ,n Unterschied. Ich habe Normen verletzt, indem ich die Normen, die mir gegeben wurden, angekratzt habe. (…) oder bisschen herausgerissen habe, bisschen geblutet hat vielleicht, aber (…) auf keinen Fall gebrochen oder zerschlagen. Die gibt's immer noch.«*

Ebru wehrt die Vorstellung, Normen niedergerissen zu haben, ab. Es scheint, dass die Frage nach Normen bzw. dem Bruch von Normen für Ebru einen Angriff auf ihre Identität als Türkin darstellt. Ebru: *»… aber ich hab auf keinen Fall die Norm gebrochen also find' ich nicht, dass ich sie gebrochen hab. Ich mein, ich hab immer noch Sachen, wo ich wo ich auch typisch türkisch gestimmt bin. Also hab ich bestimmt, mir fällt jetzt nichts ein, aber ich bin auch nicht typisch deutsch. Das is wiederum wieder was ganz anderes, aber weißte, was ich meine?«*

Ausgezogen zu sein hat für Ebru die unbewusste Bedeutung eines Angriffes auf einen Teil ihrer kulturellen Identität. Da sie eine »türkische Norm« gebrochen hat, bezieht sich dieser Angriff auf den türkischen Teil ihrer Identität. Sie hat Angst, dass ihr dieser Teil abgesprochen wird und besteht darauf, noch über ihn zu verfügen. Da sie mit dem Auszug einer »deutschen Norm« gerecht wird, verneint sie, typisch deutsch zu sein. Die bewusste bikulturelle Zugehörigkeit erzeugt in Ebru heftige Ambivalenzen, weil sie im Widerspruch zu der unbewussten Vorstellung steht, sich ausschließlich als einer der beiden Kulturen zugehörig definieren zu müssen.

❶ Der Auszug ist für Ebru nicht nur Identitätsfindung, sondern auch Identitätsbehauptung. Ebru führt einen doppelten Kampf; zum einen den der Selbstbehauptung und Weiterentwicklung ihrer Persönlichkeit und zum anderen den der Aufrechterhaltung eines Teils ihrer Identität.

Begegnung mit anderen Türken

Ihrem Wunsch nach mehr Autonomie konnte Ebru durch ihren Auszug Ausdruck verleihen. Die Deutschen erkennen diesen Schritt per se an und würdigen den Mut, der damit verbunden ist: »Das ist stark und zieh's durch!«. Mit diesem Schritt erzeugt sie bei einigen Mitgliedern ihrer Herkunftsgruppe jedoch Aggressionen und ist Anfeindungen ausgesetzt. Sie erzählt von einem jungen Türken, der ihren Lebensentwurf angreift:

Ebru: *»'Was machst du hier als Frau? (…) Sei froh, dass ich so liberal bin, andere Leute würden dich hier von der Disco wegschmeißen und dich blamieren! Und guck ,mal, du musst froh sein, dass du so ne Leute hast. Also, unsere Tradition ist doch soo toll, ich schlaf mit meinen zwei Brüdern in einem Bett und dis ist ,n tolles Gefühl und wieso musst du dis grad' so machen?'«*

Anstatt sich gegen diesen Angriff zur Wehr zu setzen, drückt sie ihren totalen Respekt vor seiner Familien- und Traditionsgebundenheit aus, stellt fest, dass sie das auch hat, »aber auf ne ganz andere Gewissheit … Es ist für mich viel schöner auf so ner Fernbeziehung«. Es fällt Ebru schwer, sich anderen Türken gegenüber klar zu ihrem Lebensentwurf zu bekennen. Anstatt sich selbstbewusst zu behaupten, reagiert sie schuldbewusst wie jemand, der um Verständnis bitten muss.

Zusammenfassung der Ergebnisse

Autonomie ist für Ebru erstrebenswert, konfligiert aber mit ihrer bindungsorientierten türkischen Sozialisation. Ihr aktiv vorangetriebener Auszug ist

Ausdruck und Umsetzung ihres Bedürfnisses nach mehr Autonomie, wird aber immer noch als Angriff gegen andere – vornehmlich Türken – phantasiert und geht mit der Angst einher, die Anbindung an ihre türkische Herkunft zu verlieren. Der faktische Autonomieerwerb wird daher in vielfältiger Weise banalisiert, in der Begegnung mit manchen Türken sogar geleugnet. So lässt sich auch der Legitimations- und Leistungsdruck, der mit Ebrus Selbstständigkeit verbunden ist, als eine Art Beschwichtigungsversuch der anderen Türken verstehen.

Die Angst vor Beziehungsverlust hat zwei Komponenten: zum einen die Bindung an die Mutter und zum anderen die Anbindung an die türkische Herkunft zu verlieren. In der Angst vor Beziehungsverlust verbirgt sich die Vorstellung der eigenen Vernichtung. Im Mittelpunkt von Ebrus Ablösungsprozess steht die Abgrenzung von der Mutter. Die Ablösung, im Sinne einer Modifikation, von türkischen Norm- und Wertvorstellungen war zwar Mitorganisator des Ablösungsprozesses, ist aber als Objekt der Loslösung noch sekundär. So lässt sich verstehen, dass Ebru – anders als bei ihrer Mutter – den Wunsch nach Anerkennung ihres Lebensentwurfs seitens der anderen Türken nicht aktiv und aggressiv vorangetreibt. Denn die unbewusste Angst, dann ausgestoßen und vernichtet zu werden, ist zu groß und wird außerdem überlagert von der Angst, die Beziehung zur Mutter zu verlieren. Daher wehrt Ebru die Ambivalenz der Trennung und den damit verbundenen Autonomieerwerb zunächst noch ängstlich ab.

Es gibt eine Aufspaltung in zwei Räume: Der äußere Raum ist die Autonomie, die Ebrus Ichideal zwar entspricht und gelebt wird, allerdings mit Deutschsein assoziiert ist. Die Besetzung dieses Raumes fällt Ebru schwer, denn sie konfligiert mit dem Türkischsein. Aufgrund ihrer bikulturellen Sozialisation muss sich Ebru zwangsläufig mit der deutschen und der türkischen Kultur auseinandersetzen. An diesem Punkt muss auch der intrapsychische Konflikt zwischen Autonomie und Bindung im Spannungsfeld der deutschen und der türkischen Kultur ausgelebt werden. Ebru vermeidet diese Auseinandersetzung in einer Art doppelter Idealisierung, die in einer strikten Trennung der Schnittstellen deutscher und türkischer Kultur mündet. Sie kann den türkischen und den deutschen Teil ihrer Identität nur getrennt voneinander

(er)leben und mit dem Mittel der jeweiligen Idealisierung aufrechterhalten. Eine förderliche Trennungsaggression ist ihr in Bezug auf unannehmbare Anteile der einen oder der anderen Kultur noch nicht zugänglich. Eine mögliche Erklärung dafür ist der noch aktuelle Ablösungsprozess von der Mutter. Die Synthese beider Kulturen kann daher noch nicht erfolgen; denn die Angst vor einem möglichen Identitätsverlust bei gleichzeitiger Ablösung von der Mutter und Teilen der türkischen Kultur ist noch zu groß. Der innere Konflikt von Autonomie und Bindung, der bei Ebru noch einer »Entweder-oder-Haltung« gleicht, bildet sich daher in dem selben Verhältnis – entweder deutsch oder türkisch – in ihrer Vorstellung kultureller Zugehörigkeit ab.

6.6.2 Meryem, 29 Jahre: »… ich habs gesehen, dass ich einfach alleine da stehe«

Meryem hat sich »nie Gedanken darüber gemacht, warum sie ausgezogen« ist, weil sie damals noch »sehr jung« war. Sie weiß nur, dass sie sich »gegen ihre Traditionen, ihre Eltern angesträubt« habe. Der Auslöser für Meryems Auszug ist die Nötigung seitens der Eltern, zu heiraten. Obwohl Meryem »immer versucht« hat, »die zu überreden«, dass sie »nich' heiraten will«, hätten die Eltern ihr einen Ehemann ausgesucht, den sie »in der Türkei heiraten sollte«. Der Tag der Hochzeit kam immer näher und Meryem wurde bewusst, dass sie »einfach alleine da steht«. Ihr wurde klar »entweder, ich gehe von zu Hause weg, oder es ist vorbei in zwei Tagen«. Entschlossen holte Meryem ihre Zeugnisse von der Schule ab und suchte Unterschlupf in einer Kirche.

Meryem hätte sich gewünscht, im Einvernehmen mit ihren Eltern auszuziehen. Die Zeit nach ihrem Auszug bezeichnet sie als »grausam«, insbesondere im Hinblick auf die anderen jungen Türkinnen, die auch ausgezogen waren. Viele von ihnen sind »durch Drogen umgekommen. Es gab keinen Halt einfach mehr«.

Bindungslos und losgelöst

Meryem: »…die zweite Generation nennt man uns, glaub' ich. Die leben inner inner Türkei, werden auf die Welt gesetzt, leben aber inner Türkei zum größten

Teil. Von meiner Generation gibt es sehr viele Fälle davon. (…) ‚Ss keine Bindung da einfach. Und dann lernt man irgendwann ‚mal mit Acht oder Neun oder Zehn, einige sogar viel später ihr Eltern kennen. Aus irgendwelchen Gründen holen sie ihre Kinder nach dann. Dann kommt natürlich dieser Konflikt. Ja, weil man löst das Kind ja eigentlich von ihrer seiner eigenen Welt wieder. (…) das sind die, ob das die Großeltern war'n, die sind zu Eltern geworden, ob das Tante oder Onkel war'n, die sind zu Eltern geworden.«* Der Wechsel des sozialen Raums und der Verlust der emotionalen Anbindung führte bei Meryem dazu, sich selbst nicht mehr als eigenständige Person zu erleben, sondern als Angehörige der zweiten Generation. Die Beziehungsabbrüche im Rahmen der Familienzusammenführung in der Migration haben bei Meryem zur Folge, dass Wahrnehmung und Anerkennung der eigenen Grenzen und das Ausbilden einer eigenen Identität als schwierig erfahren wird. Einzig die Identifikation als Angehörige der zweiten Generation scheint das Gefühl der Bindungslosigkeit und Losgelöstheit erträglich zu machen. So bedeutet für Meryem die Anbindung an die eigene Familie den Verlust ihrer bisherigen Identität. Die Annäherung an die Eltern war gekennzeichnet durch Verlust, Trauer, Alleinsein und Unverständnis.

Meryem: »…ich hab die (Eltern, T.Ö.) nich' akzeptiert, ich hab gesagt: Wer seid ihr? Also, ich will nich' hier bleiben, ich will gar nich' hierher kommen. Meine Geschwister zum ersten Mal gesehen. Meine Eltern gesehen. Mir gedacht: da is dein Vater, da is deine Mutter. Ich sag: Meine Eltern sind drüben. … Sind weg. …Du bist voll im Schock.« Die Übersiedlung aus dem Dorf in der Türkei nach Deutschland zu den Eltern war ein Schock; sie bedeutete einen mehrfachen Verlust und Abschied. Meryem verlor ihre Großeltern, die Gemeinschaft und Struktur des Dorflebens, ihre Freunde und dadurch den Halt und die Geborgenheit, die ihr diese Menschen boten. Ihre eigene Familie war ihr fremd und auch die neue Umgebung war völlig verschieden von der, aus der man sie losgerissen hatte. Die Entwurzelung aus dem ihr bekannten Umfeld hatte für Meryem traumatischen Charakter.

Annäherung an die eigene Familie – Selbstverlust

Die problematische Situation zwischen Meryem und ihren Eltern gipfelte in deren Forderung, sie solle heiraten. Meryem widersetzte sich, indem sie von zu Hause auszog, ohne den Kontakt wieder herzustellen. *Meryem: »Ich ging davon aus, dass es das Schlimmste, was was gibt, eben halt zurückzugehen. Dass es der Tod bedeutet, psychologisch so unterdrückt zu werden. …. Es war meine große Entscheidung, dass ich nicht nach Hause gehe. Egal, was es war. Egal, ob ich irgendwelche Gerichte verliere oder nicht. Ich gehe nicht nach hause zurück! Ich hab den Schritt nach draußen gemacht, und zurück gibt's nich' mehr. Dis wär der Tod.* Mit der (Wiederan-)bindung an die Familie befürchtet Meryem ihren (psychischen) Tod, weil die Eigenständigkeit ihrer Person nicht anerkannt wird. Sie hat das Gefühl, als Teil der ganzen Familie betrachtet zu werden und den Forderungen an sie nachkommen zu müssen. In ihrem Erleben werden Bindung und Beziehung gleichgesetzt mit dem Verlust persönlicher Integrität.

Meryem: »… dass ich versuche irgendwo meine Hand zu reichen, aber dass sie eben halt mein ganzen Arm nehmen … davor hab ich Angst. Diese Auseinandersetzung möchte ich nich' noch 'mal erleben. Wenn dis nich' der Fall wäre oder so. Wo ich merke, die wissen schon, dass ich langsam mein eigenes Leben so aufgebaut habe. Dann hätt ich sicherlich das gemacht. Noch Kontakt gehabt. Meine eine Cousine ist von zuhause weggegangen und hat immer noch Kontakt zu ihren Eltern. Das ist nich' bei uns üblich, in unsere Verwandtschaftskreis, dass jemand weggeht. Wenn, dann wird er richtig abgestoßen. Gehört nich' mehr zur Familie.« Den Wunsch, den Kontakt zu den Eltern wiederherzustellen, kann sich Meryem nicht erfüllen, weil sie den Eltern nicht zutraut, sich verändert zu haben und ihren Wunsch nach Eigenständigkeit inzwischen anzuerkennen. Eine Vermischung des Alten, der traditionellen türkischen Werte mit dem Neuen, den fremden deutschen Vorstellungen von individuellem Lebensentwurf kann sie sich bei den Eltern nicht vorstellen. Gleichzeitig misstraut sie sich selbst, ihre Unabhängigkeit den Eltern gegenüber verteidigen zu können; in diesem Zusammenhang äußert sie die Phantasie, von den Eltern verschlungen zu werden. Vor dem Hintergrund die-

Abwertung der deutschen Kultur

Meryem: »*Weiß nich', sie (die Deutschen, T.Ö.) haben ja auch keine Halt. (...) Die Orientaler eben, die alte Generation, die alte also die Kultur, die besteht, bestimmte Bedürfnisse. Irgendwie zum Beispiel so'n Musikabend, türkischer Kulturabend oder was weiß ich oder arabische Kulturabend, oder kurdische Kulturabend. Die Sprache und aus dem Alten und mit dem Neuen was zu verbinden. Und die Deutschen, die haben doch gar nix. Die haben ja nix aus'm Alten. Was ist denn Kultur bei denen?*« Der Bruch mit ihrer Familie führte bei Meryem dazu, sich als herkunfts- und kulturlos zu empfinden. Dieses Gefühl verlagert Meryem auf die Deutschen, denen sie jegliche Historie und damit jegliche Kultur abspricht. Kultur könne nur existieren, wenn sie sich in Kontinuität zum Alten entwickelt, also eine Herkunft hat. Diese Auffassung von Kultur und Identität korrespondiert mit Meryems eigener Identitätsrepräsentation, in der sie sich lediglich und ausschließlich als Angehörige der zweiten Generation darstellt, die »auf die Welt gesetzt werden« und jeder Verankerung entbehren. Es scheint kein Gegenüber zu geben, das sie in ihrer Subjekthaftigkeit spiegelt und ihr dadurch zu einer Identität verhilft. Der Besuch kultureller Abende ihres Herkunftslandes dient Meryem dazu, »bestimmte Bedürfnisse« zu befriedigen. Es sind die Bedürfnisse nach Anbindung, Verortung der eigenen Identität, Schutz und Geborgenheit, deren Befriedigung ihr die Kultur bietet. Die Idealisierung der *Orientalen*, denen Meryem auch den Besitz von Kultur zuschreibt, erfolgt unter Aussparung von Aggression. Ihre Aggressionen entladen sich auf die Deutschen und gipfeln in der absoluten Aberkennung der Existenz deutscher Kultur.

Meryem: »*Und die (Deutschen, T.Ö.) haben keine Grenze einfach. Die können alles machen zum großen Teil. Es sei denn, die Eltern sind irgendwie absolut katholisch oder sonst was eben halt veranlagt. Zurzeit bin ich absolut frei! Aber manchmal denk' ich mir: Ey, irgendwie ich brauchte auch; irgendwie so'n Punkt oder jemanden, der mir irgendwie die Grenzen setzt. Nee, Meryem! Weil es einfach leichter macht viele Sachen. Der sagt oder sie sagt denn halt: Jetzt übertreibste aber mit'm Weggehen abends! ... Dann heißt es, dass jemand eigentlich sehr für mich sorgt oder fühlt oder denkt oder so was. So ne Sehnsucht auch nach mir hat. Dis sind ja auch Anzeichen.*«

Die Haltlosigkeit, die Meryem durch ihre Entwurzelung spürt, wird von ihr auf die Deutschen projiziert. Die Deutschen werden phantasiert als völlig losgelöste Individuen, die nichts miteinander verbinden, wobei die Grenze das Symbol für die Bindung wird. Die einzige Macht, die sich dieser Entwicklung entgegenstellen könnte, ist die Religion. Sich ihre eigenen Grenzen in einem selbstständigen Leben zu setzen, fällt Meryem schwer und wird von ihr als Symbol ihrer Bindungslosigkeit und fehlender Fürsorge von seiten der anderen aufgefasst.

Idealisierung der türkischen Herkunft

Nachdem Meryem ihrem Großvater eröffnet hatte, dass sie nicht mehr zu den Eltern zurückkehren werde, sprach er ihr sein Vertrauen und seinen Segen aus, obwohl er zugeben musste, dass es ihm schwer fällt, Meryem, ihre Generation, deren Beweggründe und das Leben in Deutschland zu verstehen.

Meryem: »*Und dis war das, wo ich sage, um das Leben eines anderen Menschen zu begreifen oder seine Handlung zu begreifen, muss man nich' lesen und schreiben und muss nich' irgendwelche Titel dir holen oder sonst was. Du musst einfach innerlich Mensch sein. Das war der Punkt eigentlich, wo ich gedacht habe: Echt gibt's nicht. ... weil ich nicht verstanden habe, dass Menschen wie meine Eltern, die sich irgendwo im Ausland bewegt haben in einem so gesagt kapitalistischen Staat ... mit Miniröcken rumgelaufen sind, zum Teil die Hippiezeit mitgemacht haben, Autos hatten oder sonst was ähnliches, weißte. ... plötzlich kein Verständnis meiner Generation gegenüber hatten oder kein Entgegenkommen bringen, aber eben halt so'n älterer Mann, der auf'm tiefsten Dorf, aus irgendwelchen Lehmhütten oder sonst was eben halt da gelebt hat, sone Sätze rüberbringen kann. Die menschlich und die logisch und die nah sind und die nich' so kompliziert sind einfach. Die nich' kompliziert, von irgendwelchen Psychologen oder irgendwelchen Betriebswirten oder irgendwelchen ‚n Doktor oder sonst wo irgendwie dargestellt oder interpretiert wurden. Das sind ganz normale Sätze. Die sehr nah sind. Und verständlich und wo du noch mehr Respekt zeigen kannst.«*

Meryem stellt in ihrer Beschreibung dem Großvater die Eltern gegenüber. Die leiblichen Eltern haben den Großteil ihres Lebens in einem kapitalistischen Staat verbracht und bringen keinerlei Verständnis und Entgegenkommen für ihre Tochter auf. Der Großvater hingegen besitzt trotz nicht vorhandener Bildung und dem Leben im tiefsten Dorf soviel Nähe und Verständnis, dass Meryem mehr Respekt für ihn empfindet. In der Hervorhebung von »auf'm tiefsten Dorf, aus irgendwelchen Lehmhütten«, womit die Herkunft der Großeltern gemeint ist, findet sich die Gleichsetzung von »menschlich, logisch und nah«. So drängt sich eine Aufteilung von deutsch und türkisch beziehungsweise »menschlich und unmenschlich« auf, in der die dörfliche Gemeinschaft in der Türkei Menschen hervorbringt, während die kapitalistische Stadt die Eltern scheinbar zu Unmenschen hat verkommen lassen. Auch diese Interviewpartnerin weist die Schuld ausschließlich der deutschen Kultur zu. Das Türkische als Symbol der Herkunft bleibt von jeglicher Kritik und Aggression verschont.

Meryem: *»Wär ich vielleicht nich' in der Türkei, in so'm Dorf, wo ich eigentlich ungebildet wäre und gar nix davon gesehen hätte und meine eigenen Kinder hätte, vielleicht nich' glücklicher? Wenn ich von diese ganze System nix mitbekommen hätte? Sicherlich wäre ich drüben glücklicher!«* Die Türkei und das damit verbundene Leben dort werden von Meryem romantisch idealisiert. Bindung ist bei Meryem mit der Vorstellung von Glück verknüpft, während Autonomie zum größten Teil Trauer bedeutet.

Meryem: *»Vielleicht ist es (die Freiheit, T.Ö.) von den sieben Tagen die Woche, vier Tage ist es schön drei Tage ist es grässlich. Oder drei Tage ist es schön und vier Tage ist es grässlich! ... Weil, wenn du nach Hause kommst, willst du deine Familie schon haben irgendwie. Mit denen du was teilen kannst, mit denen du reden kannst.«*

Zusammenfassung der Ergebnisse

Meryem ist ausgezogen, um sich vor den Übergriffen der Eltern, die sie gegen ihren Willen verheiraten wollten, zu schützen. Im Gegensatz zu den anderen Interviewpartnerinnen, die ihren Auszug immer mit dem Bedürfnis nach Entwicklung und Wachstum verbinden, liegt der Schwerpunkt bei Meryems Autonomieentwurf auf der Wahrung ihrer Identität, die von ihr als brüchig und ständigen Angriffen ausgesetzt erlebt wird – ihr Auszug bedeutet Selbstschutz im existentiellen Sinn.

Die einzig konkrete Bedeutung, die für sie auch heute noch greifbar ist, ist das Bestreben, sich gegen die Tradition ihrer Eltern aufzulehnen. In diesem Zusammenhang wird noch einmal deutlich, dass die Befreiung von den einengenden Forderungen der Eltern wichtiger war als die Eroberung der Zukunft und der Selbständigkeit.

So lässt sich mit Winnicott (1971) sagen, dass es für Meryem keinen »intermediären Raum« gab, der für die Entwicklung notwendig ist. Meryem hatte keinen Übergangsraum, in dem sie sich auf die Ablösung von ihren Eltern hätte vorbereiten können. Die Angst vor der Trennung musste sie damals vollständig verdrängen, um handlungsfähig bleiben zu können. Selbständigkeit, obwohl sie subjektiv ihr Überleben sichert, ist in Meryems Vorstellung negativ besetzt, da sie von ihr nie als erstrebenswert, sondern nur als Notwendigkeit erlebt wurde und den schmerzlichen Bruch mit der Familie zur Folge hatte.

Meryems Argumentation zufolge hätte es keine endgültige Trennung, im Sinne von Abbruch, von den Eltern gegeben, wenn sie nicht nach Deutschland gekommen wäre. Sie überträgt die Schuld für den Bruch mit der Familie auf die deutsche Kultur. Die Aggressionsverlagerung auf die deutsche Kultur geht einher mit einer Idealisierung türkischer Kultur.

Meryem vermeidet es, sich als einer Kultur zugehörig zu definieren. Die Auseinandersetzung mit dem Deutschen und Türkischen findet in der Gegenüberstellung der Werte Autonomie und Bindung statt. Hierin spiegelt sich Meryems Losgelöstheit wider. Die einzige Verortung, die sie vornimmt, ist die als Angehörige der zweiten Generation.

6.6.3 Özlem, 24 Jahre: »… ich bin irgendwie Teil von der Gesellschaft hier …«

Ein eigenständiger Lebensentwurf (*»und ich hab halt festgestellt, dass die Lebensvorstellungen meiner Eltern also nich' ganz zu meinen Lebensvorstel-*

6.6 Darstellung der Interviews und Ergebnisse

lungen gepasst haben und dass das auch irgendwie, so wie sie sich mein zukünftiges Leben vorgestellt haben, also dass es nichts für mich war«) und die Suche nach Identität (»*und ich wollte einfach entdecken, wer ich wirklich bin*«) sind die wesentlichen Beweggründe für Özlems Auszug.

Nachdem die Streitereien mit der Mutter schärfer geworden waren, packte Özlem »*ganz spontan*« ihre Sachen und zog zu ihrer Freundin. Nach einem zweimonatigen Kontaktabbruch war der Kontakt zur Mutter in der ersten Zeit nach dem Auszug sehr schwierig und die ersten drei Jahre »*war'n eigentlich ganz kritisch gewesen*«. Das Verhältnis ist inzwischen wieder ganz gut.

Özlem berichtet von einer deutschen Sozialarbeiterin, die ganz schrecklich war, weil sie als Auszugsgrund vieler junger Türkinnen die rigiden Erziehungsmaßnahmen der Eltern anführte. Diese Betrachtungsweise störte Özlem, da nicht ein Mehr an Freiheiten der vordergründige Beweggrund war auszuziehen, sondern für sie die freie Entwicklung ihrer Persönlichkeit im Vordergrund stand. Sie hatte durchaus Freiheiten z. B, abends auszugehen. »*Daran lag's nich'. Ich konnte auch 'n Freund haben, war ihr Problem, dass ich einfach mich nich nie richtig frei gefühlt habe zu Hause.*« Özlem charakterisiert ihre Mutter als klassisch türkisch, die an psychischen Sachen »*überhaupt nich interessiert ist.*« Sie hat ihre deutschen Freundinnen um deren Eltern »*irgendwie beneidet, weil die sich auch irgendwie ja für die seelischen Schwierigkeiten der Kinder interessiert haben*«.

Als belastend erlebt Özlem die Auseinandersetzung mit traditionellen Werten und dem, was es für sie bedeutet, Mädchen oder junge Frau zu sein. Diese persönliche Auseinandersetzung wurde insbesondere durch die Begegnung mit anderen Türken angetrieben. Özlem hat zwei Jahre gebraucht, um sich davon zu befreien und darüber zu stehen. Obwohl ihre Eltern keinen Wert auf die Jungfräulichkeit legten – »*ich hab dis mehr phantasiert für mich*« – glaubt sie, dass das Ausleben ihrer Sexualität vielleicht für sie ein Schritt gewesen ist, um sich schneller zu lösen von der Familie. Es widerstrebt ihr, als traditionelle Frau in eine Ehe zu gehen.

Freiheit besitzt für Özlem ein Doppelgesicht. Negative Seiten gehen einher mit Einsamkeitsgefühlen, und »*dass man sich nich' so geborgen fühlt*«. Im Hinblick auf Beziehungen beneidet Özlem »*irgendwie ne traditionelle Frau, die dann ihre Familie hat, die hat (...) was zu tun, die hat ihren festen Partner. Da wird auch nich' irgendwie die ganze Zeit über Liebe und Freiheit und so weiter diskutiert. Da, da ist alles schon irgendwie innerlich geregelt*«. Trotz allem weiß sie, dass sie auf dem richtigen Weg ist und dass sie schon »*irgendwie auch so leben möchte*«.

Ablösung von den traditionellen Werten

Durch den Auszug erfolgt eine Auseinandersetzung mit den traditionellen Werten, die durch die Konfrontation mit anderen Türken wieder angestoßen wird. Mit dem Prozess der emotionalen Ablösung vom Elternhaus geht auch eine theoretische Auseinandersetzung mit dem türkischen Wertesystem einher. Özlem: »*Es kam dazu, dass ich mit den traditionellen Werten mich auseinandersetzen musste. Also, was bedeutet es für mich irgendwie Mädchen oder junge Frau zu sein, und diese traditionellen Werte haben mich schon verfolgt irgendwie. Gerade weil, ich hab damals in einer WG gewohnt und da wohnten auch relativ viele Türken in der Gegend. Und die haben dann irgendwie mich und meine Freundin, wir war'n die einzigen Türkinnen in der WG, uns als Nutten beschimpft und so. Und ich hab mich manchmal auch schlecht gefühlt. So dass ich dann doch irgendwie so ne Abgehauene bin irgendwie.*«

Die Emanzipation von der ethnischen Identität als Türkin, in Verbindung mit dem Auszug, hin zur Aneignung einer eigenen kulturellen Identität, erforderte für Özlem auch einen Ablösungsprozess von den türkischen Wert- und Normvorstellungen, zumindest im Sinne einer eigenständigen Neudefinition dieser Werte. Die Auseinandersetzung mit der eigenen Kultur und eine eventuelle Trennung von manchen Werten und Normen bringt schmerzhafte Gefühle mit sich. Sich selbst gegen traditionelle Werte und die eigene Kultur zu behaupten ist insbesondere für Frauen schmerzvoll und bedeutet Kampf. Der autonome, auch aggressive Akt, Normen abzulehnen und sich seine Lebenswelt eigenständig als Frau zu erobern, erzeugt bei den Vertretern der Herkunftskultur Aggressionen, weil die Gruppennorm dadurch bedroht wird.

Die manifeste Forderung nach Jungfräulichkeit, die konstitutiv für die Ausbildung von Weiblichkeit junger Türkinnen und die Anerkennung als zugehöriges Mitglied der Gesellschaft ist, ruft bei Nichtbeachtung enorme Angst hervor. Die Beschimpfungen als Nutte und die Befürchtung eine »Abgehauene« zu sein, regt Assoziationen wie Abgetrenntsein, Ausgestoßensein, Auf-der-Straße-Leben, gar Vogelfreisein an. Jemand, der nicht mehr dazu gehört, ist Gewalt und Anfeindungen ausgesetzt und daher schutzlos. Dieses Phantasma der Abgehauenen erschwert die Entwicklung einer selbstbewussten kulturellen Identität. In Özlems Vorstellung ist daher die Besetzung neuer Räume eng mit dem Verlust von Herkunft verknüpft.

Türken und Deutsche

Auf die Frage, ob sie glaubt, dass ihr Wunsch ausziehen zu wollen, etwas damit zu tun haben könnte, in Deutschland aufgewachsen zu sein, führt Özlem an, dass es sicherlich miteinander zusammenhänge, weil sie zwischen der eigenen Lebenswelt und der der Klassenkameraden Vergleiche gemacht und geguckt habe, was sie möchte und sich schließlich einen Zwischenweg ausgesucht habe. Özlem: *»Mm, dass ich in manchen Punkten schon noch so Türkin geblieben bin, so dass ich halt auch so Wert drauf lege, oft mit Menschen zusammenzusein oder mit Menschen zusammenzusitzen und gemeinsam zu essen und so weiter. Und auf der anderen Seite, dass ich trotzdem irgendwie ja unabhängig bin in dem, was ich tue und in dem, was ich für Entscheidungen treffe. Dass ich auch also ich habs auch irgendwie im deutschen Freundeskreis irgendwie als positiv empfunden, dass niemand so neugierig irgendwie in mein Privatleben eingedrungen ist. Das hab ich irgendwie auch gemacht, weil ich irgendwie so im türkischen Kreis oft gemerkt habe, dass die einfach so meine Grenzen überschreiten, dass sie einfach alles wissen wollen und eben wahnsinnig neugierig sind und so weiter. Und bei meinen deutschen Freundinnen hatte ich immer das Gefühl, die also die überlassen´s mir, wie viel ich erzähle oder was ich denen sage so, die sind dann nicht irgendwie so aufdringlich oder so. Dass ich einfach dadurch auch meinen Schutzraum für mich habe.«*

In der Darstellung ihres »Zwischenwegs« betont Özlem die Bewahrung von Anteilen ihrer türkischen Identität. In ihrem Selbstverständnis ist sie zunächst Türkisch, was ihrer ethnischen Identität entspricht. Zu dem Türkischsein gesellen sich Vorstellungen und Übernahme von Deutschsein und bilden die Grundlage für ihre (transkulturelle) Identität.

Auffällig an der Aufteilung türkisch/deutsch ist, dass der türkische Teil mit Bindung verknüpft ist, zu der sich auf der anderen Seite die Unabhängigkeit gesellt. Der im Türkischen hochbesetzte Wert der Bindung ist bei Özlem so weit »aufgeweicht«, dass der im Erleben gleichberechtigte Wert der Autonomie hinzukommen kann. Durch ihren Auszug ist ihre persönliche Auseinandersetzung mit den Werten Autonomie und Bindung bzw. die Frage nach ihrer kulturellen Identität nochmals vorangetrieben worden. Das führte in der Folge dazu, dass sie sich diese Werte in der Art angeeignet hat, dass sie sich persönlich wohl fühlt. Diese Auseinandersetzung ging sogar so weit, dass es Özlem, laut eigenem Bekunden, gelungen ist, sich von ihrer ethnischen Identität als Türkin zu emanzipieren und eine eigenständige kulturelle Identität auszubilden. Özlem: *»Ja, ich hab halt auch dadurch, dass ich ausgezogen bin, hab ich auch mich irgendwie so nich irgendwie fremd gefühlt. So, irgendwie hier in Berlin. Also, auch nicht als Ausländerin oder als Türkin, sondern, dass ich also, mich einfach nur als Özlem gefühlt habe, ohne jetzt irgendwie mich als Türkin zu definieren oder als rein Deutsche zu definieren, sondern dass ich einfach ähm auch durch die Personen, mit denen ich zu tun hatte, das Gefühl hatte, ich bin irgendwie Teil von der Gesellschaft ... Aber dadurch, dass ich jetzt irgendwie selber was herausgefunden habe, ist es für mich eher so ne Bereicherung auch beides zu haben. Also, dieses Türkische und dieses Deutsche.(...) dass man irgendwie Türkin ist, dass man halt bestimmte Lebensperspektiven hat und so weiter. Und ja und davon hab konnt ich mich dann irgendwie frei machen als ich denn ausgezogen bin.«*

Zusammenfassung der Ergebnisse

Der Auszug stellt sich bei Özlem zunächst als eine Suche nach Bindung dar. Sie beklagt die Lieblosigkeit in der Beziehung zu ihrer Mutter; dieser Umstand führt sie schließlich dazu auszuziehen. Die eingangs genannten Bedürfnisse nach mehr Autonomie leugnet sie in diesem Zusammenhang. Diese Verleugnung im Zusammenhang mit der Abwertung der Mutter lässt sich als Abwehr von Schuldgefühlen interpretieren. Neben der Vermeidung von Schuldgefühlen dient die Abwertung bei gleichzeitiger Beschwörung einer bösen Mutterimago dazu, die Trennung von der Mutter überhaupt erst vollziehen zu können und besitzt damit progressive Anteile. Die entwertende Kritik an der Mutter beinhaltet aber auch die Attribuierung typisch türkisch. Die Aggressionsentladung an der Mutter und an der türkischen Kultur kann als förderliche Trennungsaggression begriffen werden, die es Özlem erst ermöglicht, sich von der Mutter und den von ihr als unannehmbar empfundenen Anteilen ihrer Kultur zu lösen. Die Idealisierung der deutschen Therapeutinnen hingegen eröffnet ihr die Möglichkeit, »deutsche Werte« positiv zu besetzen und einer Synthese mit den »übrig gebliebenen« Anteilen des Türkischseins zuzuführen. So hat der Auszug für Özlem eine Emanzipation von traditioneller türkischer Weiblichkeit zur Folge, die mit der Eroberung eigenständiger kultureller Identität einhergeht. Die erworbene Selbständigkeit ist jedoch stets begleitet von der Angst vor Angriffen, da der neue Lebensraum den Verlust von Herkunft und Bindung bedeuten kann.

Özlems Eigenständigkeit bedarf der Legitimation, die sich auf Leistungserbringung und Gefallen gründet. Ein lustvolles Ausleben ihrer Autonomie scheint ihr noch schwerzufallen, denn dies würde bedeuten, sich bewusst abzugrenzen, was dem Ideal türkischer Beziehungsvorstellungen entgegensteht.

6.7 Zusammenfassende Darstellung und Diskussion aller Ergebnisse

Von allen Befragten wurde der Auszug als Suche nach Identität und besonders im Fall von Meryem als Wahrung von Identität beschrieben und führte über eine Auseinandersetzung mit den Werten und Normen der ethnischen und der nicht-ethnischen Herkunft zur Ausbildung einer eigenständigen kulturellen Identität, in der die diversen kulturellen Einflüsse miteinander verbunden werden (vgl. Welsch 1997).

❶ Es zeigte sich, dass Kultur und somit auch die kulturelle Identität nicht mehr selbstverständlich sind, sondern der Identitätsarbeit und der persönlichen Identifikation mit der Kultur bedürfen (vgl. Wulff 1997).

Dieser Teil der Identitätsentwicklung der Befragten nahm seinen Ausgangspunkt bei der ethnischen Identität als Türkin und erfolgte in enger Abgrenzung von der Mutter. Alle Frauen kritisierten den Lebensentwurf ihrer Mutter; diese Kritik war implizit und äußerte sich explizit in der Distanznahme zu türkischen Traditionen, Normen und im Besonderen zum türkischen Weiblichkeitsideal. Die Hinterfragung der Forderungen der Herkunftsgruppe, wie sie ihr Leben als Frauen entsprechend der Gruppennorm ausgestalten sollten, führte zu einem Ablösungsprozess bzw. zu einer Emanzipation von den türkischen Wert- und Normvorstellungen; zumindest im Sinne einer eigenständigen Neudefinition dieser Werte.

Der Wunsch nach Autonomie und Selbstbestimmung führte dazu, die elterliche Wohnung zu verlassen. Die identitätsstiftende Bedeutung des Auszugs ist allerdings auch von Angst und Destabilisierung begleitet. Die türkische Familie steht für die türkische Kultur und gleichzeitig für Herkunft und Wurzeln. Mit der äußeren Trennung von der Familie gehen massive Verlustängste einher, die ihre Dramatik in der Angst entfalten, die Anbindung an die eigene Herkunft und damit einen Teil der Identität zu verlieren. Es ist die Angst, von den anderen Mitgliedern der Herkunftsgruppe ausgegrenzt zu werden und damit nicht mehr Türkin zu sein, d. h., einen Teil der Identität zu verlieren. So ist begreifbar, dass die Frauen stellenweise den Autonomieerwerb und ihre Bedürfnisse nach Selbständigkeit und Selbstbestimmung leugnen.

Neben dem Verlangen nach einem selbstbestimmten Leben formulierten alle Befragten für sich auch den Wunsch nach familiärer Einbindung. Die enge familiäre Einbindung bei gleichzeitigem Wunsch nach Autonomie mag zunächst paradox klingen, ist jedoch letztlich Ausdruck der bikulturellen Zugehörigkeit der Befragten.

❶ Es ist für das psychische Wohlbefinden der Befragten wichtig, ein Gleichgewicht von subjektiver Eigenständigkeit bei gleichzeitig vorhandener Zugehörigkeit zu einer Gruppe intrapsychisch im Gefühl der Identität ausbilden und etablieren zu können (vgl. Bohleber 1996).

In der Untersuchung zeigte sich, dass sich bei bikulturell bzw. transkulturell geprägten Subjekten diese Ausgestaltung im Rahmen der Identitätsentwicklung an den Normen und Werten beider Gruppen ausgestaltet, d. h. die Subjekte erleben sich als beiden Gruppen zugehörig. Wenn es gelingt diese beiden unter Umständen entgegen gesetzten Wert- und Normvorstellungen innerlich so zu integrieren, dass ein konfliktfreies Leben möglich ist, kann man von der Etablierung einer kulturellen Identität sprechen, die in der Auseinandersetzung des Eigenen (Türkischen) mit dem Eigenen (Deutschen) stattgefunden hat. Als eine Besonderheit des transkulturellen Konflikts zeigte sich in der Untersuchung, dass Erwünschtes (der einen Gruppe) mit Erwünschtem (der anderen Gruppe) in Konflikt gerät. Anders formuliert: Bei bikulturell sozialisierten Individuen etabliert sich eine doppelte Großgruppenidentität mit einem doppelten sozialen Über-Ich.

Dies korrespondiert mit einem wesentlichen Ergebnis der Untersuchung: Es zeigte sich, dass die jungen Frauen bei einer bewusst formulierten Einbindung beider Kulturen in ihr Selbstverständnis im Unbewussten Aufspaltungen in Bezug auf kulturelle Zuweisungen von türkisch und deutsch vornehmen und sich darin verorten. Folgende Muster lassen sich dabei erkennen:
- die jeweilige Idealisierung von Deutschen einerseits und Türken andererseits,
- die Erhöhung von Türken und die Abwertung der Deutschen,
- die Aggressionsentladung auf Türken und die Idealisierung der Deutschen.

Stellt man nochmals die Kernwerte der türkischen und der deutschen Kultur gegenüber, nämlich Bindung auf der einen und Autonomie auf der anderen Seite, so lässt sich die Selbstwerdung der Frauen auch als Auseinandersetzung mit »radikalen Wertkonflikten und Gegensätzen in der Idealbildung« (Wurmser 1987) betrachten. Diese Betrachtungsweise könnte eine weitere Erklärung für die Aufspaltungen sein, die die Frauen vornehmen. Diese sind dann als Abwehrmechanismen von Schuldgefühlen zu verstehen. Der Loyalitätskonflikt, bedingt durch den radikalen Wertkonflikt, wird dadurch aufgelöst, dass beide Kulturen voneinander getrennt, in einer türkischen und einer deutschen Identität, einer Art »Doppelidentität« (Wurmser 1987), gelebt werden.

Der Doppelidentität liegt eine Art doppeltes Gewissen zugrunde, dem radikale Wertkonflikte und Gegensätze in der Idealbildung entsprechen. Die zeitweilige Verwirklichung der einen Identität erfordert die Verleugnung ihres Gegenspielers. (Wurmser 1987, S 14)

Die Entwicklung einer Doppelidentität in diesem Sinne müsste als Fehlentwicklung betrachtet werden, da sie doch im Übergangsstadium der ethnischen und nichtethnischen Identifikationen stecken bleibt und die Integration hin zu einer kulturellen Identität behindert.

Die unbewussten Aufspaltungen in türkisch und deutsch bei den Befragten korrespondieren auch mit den von Bohleber beschriebenen Hauptstrategien zur Herstellung eines Identitätsgefühls und einer inneren Einheit des Selbst:

1. Durch Verdrängung werden nicht kompatible Selbst-Repräsentanzen aus der Identität ausgeschlossen.
2. Unbewusste und bisher ausgeschlossene Selbst-Anteile werden wieder aktualisiert und in Handlungszusammenhängen neu inszeniert, was zu einer vertieften Integration und einer erweiterten Identität führt. (Bohleber 1996, S 300)

In diesem Sinne werden die Aufspaltungen als progressive Abwehrmechanismen der Angst verstanden, die mit dem Autonomieerwerb verbunden ist. Denn zum Zeitpunkt der Untersuchung befinden sich die jungen Frauen noch in der Phase der Adoleszenz bzw. Spätadoleszenz, die selbst auch eine Phase des Übergangs ist. In diesem Übergangsraum überlagern und bedingen sich die Entwicklungen von einer Jugendlichen zu einer Erwachsenen und von einer ethnischen hin zu einer kulturellen Identität. Wie Wulff (1997) formuliert, muss die Gültigkeit kultureller Vorgaben und damit kulturelle Identität in einem »eigenen Akt« der Identifizierung ständig neu angeeignet werden. Der Auszug meiner Interviewpartnerinnen ist als ein solcher Akt zu begreifen, in welchem ausgeschlossene Selbst-Anteile aktualisiert werden (zur Zeit noch in

Aufspaltungen), die dann über die Identifizierung zu einer vertieften Integration und einer erweiterten Identität, in diesem Falle einer transkulturellen Identität führt.

Literatur

Bohleber W (1996) Identität und Selbst. Die Bedeutung der neueren Entwicklungsforschung für die psychoanalytische Theorie des Selbst. In: Bohleber W (Hrsg) Adoleszenz und Identität. Verlag Internationale Psychoanalyse, München Wien, S 268–302

Erdheim M (1992) Das Eigene und das Fremde. Über ethnische Identität. Psyche – Z Psychoanal 8: 730–742

Erdheim M (1994) Die Psychoanalyse und das Unbewusste in der Kultur. Suhrkamp, Frankfurt/M

Harris M (1989) Kulturanthropologie: Ein Lehrbuch. Campus, Frankfurt/M

Trimborn W (1979) Der progressive Abwehrcharakter des Über-Ichs. In: Cremerius J, Hoffmann S, Trimborn W (Hrsg) Psychoanalyse, Über-Ich und soziale Schicht. Die psychoanalytische Behandlung der Reichen, der Mächtigen und der sozial Schwachen. Kindler Verlag, München, S 97–144

Volkan V (2000) Das Versagen der Diplomatie. Zur Psychoanalyse nationaler, ethnischer und religiöser Konflikte. Psychosozial-Verlag, Gießen

Volkan V (2005) Blindes Vertrauen. Großgruppen und ihre Führer in Zeiten der Krise und des Terrors. Psychosozial-Verlag, Gießen

Welsch W (1997) Transkulturalität. Die veränderte Verfassung heutiger Kulturen. In: Texte zur Wirtschaft. http://www.tzw.biz/www/home/article.php?p_id=409, 23.12.2004

Winnicott DW (1971) Vom Spiel zur Kreativität. Ernst Klett Verlag, Stuttgart

Wulff E (1997) Kulturelle Identität als Form der Lebensbewältigung. In: Verhaltenstherapie und psychosoziale Praxis 4: 505–551

Wurmser L (1987) Flucht vor dem Gewissen. Analyse von Über-Ich und Abwehr von schweren Neurosen. Springer, Berlin Heidelberg New York Tokio

Interkulturelle Praxen – transkulturelle Welten

Transkulturelle Psychiatrie, Ethnopsychiatrie, Ethnopsychoanalyse, transkulturelle Psychoanalyse

7   Die Ethnopsychiatrie, eine Psycho-therapie für das 21. Jahrhundert – 113

8   Die therapeutische Arbeit mit einem Mediator im ethnopsychiatrischen Setting – eine Herausforderung an unsere klinische »Weltanschauung« – 127

9   Klinische Fehldiagnose in einer metakulturellen Situation – 137

10   Transkulturelles Denken und transkulturelle Praxis in der Psychiatrie und Psychotherapie – 143

11   Der transkulturelle Übergangsraum – ein Theorem und seine Funktion in der transkulturellen Psychotherapie am ZIPP – 169

12   »Der Dritte im Raum«
Chancen und Schwierigkeiten in der Zusammenarbeit mit Sprach- und Kulturmittlern in einem interkulturellen psychotherapeutischen Setting – 177

13   Reflexion einer interdisziplinären Praxis von Ethnologie und transkultureller Psychotherapie aus ethnologischer Perspektive – 199

14   Interkulturelle Supervision
Ein Modell auf ethnopsychoanalytischer Grundlage – 213

15   Interkulturelle Öffnung und Professionalisierung in Europa
Reflexion zur institutionellen Einbindung – 227

16   Transkulturelle Psychoanalyse: Ein Psychotherapieansatz für Migranten – 239

Die Ethnopsychiatrie, eine Psychotherapie für das 21. Jahrhundert

Tobie Nathan*
(Übersetzt von Henriette Felici-Bach)

7.1 Migration der Menschen, Fluktuation der Konzepte – 114

7.2 Epistemologie der Ethnopsychiatrie – 116
7.2.1 Zwei traditionelle Konzepte aus dem Kongo: »essen« und »sehen« – 117

7.3 Die Wesen respektieren – 121
7.3.1 Eine Sphinx im Kosovo – 121
7.3.2 Raub der Seele – 123

7.4 Die Ethnopsychiatrie – 125

Literatur – 125

---

* Der Autor dankt Genneviève N'koussou, Mediatorin der im Folgenden dargestellten Fallstudie, für die Zusammenarbeit.

7.1 Migration der Menschen, Fluktuation der Konzepte

Seit über zwanzig Jahren arbeite ich mit Migranten in psychologischen und sozialen Schwierigkeiten. In meiner frühen Kindheit habe ich selbst die Erfahrung der Migration gemacht. Vielleicht ist die eigentliche Motivation für meine Arbeit der Wunsch nach Perspektive, besser zu verstehen, was mich selbst betrifft – auch aus Treue zu einer bestimmten Auffassung meiner Familie und meiner selbst. Exil ist immer mit akutem Schmerz verbunden. Es geht einher mit Verblüffung angesichts der eigenen Stummheit, angesichts der Unmöglichkeit, das Heimweh zu unterdrücken, angesichts der immer wieder enttäuschten Hoffnung auf eine Wiederkehr vergangener Freuden. Aber das Exil ist auch ein Abenteuer, gesetzt den Fall, das Gedächtnis des Reisenden widersteht den Versuchungen, dem Sirenengesang des vereinfachten Denkens. Auch gesetzt den Fall, es findet sich ein Raum, wo man eines Tages seine gesammelten Erfahrungen wiedergeben kann. Man lernt ja so viel auf der großen Reise; zuerst lernt man von seinen eigenen Metamorphosen auf diesem Weg. Was aber nützt das Lernen, gäbe es nicht einen Moment, einen Raum, in dem die zersplitterte Erfahrung sich neu verdichtet und ordnet? Nur um den Preis einer konstanten Forderung, sich selbst treu zu bleiben, kann das im Exil erfahrene Leid für den Reisenden oder für seine Gastgeber zum Reichtum werden. Diese Verpflichtung zur getreuen Wiedergabe, zur Genauigkeit verdanke ich mir selbst, aber auch denen, deren Behandlung ich übernommen habe. Seit zwanzig Jahren beobachte ich mich täglich dabei, wie ich im Gespräch Räume in Bewegung bringe, die durch eine Vielzahl von Sprachen belebt sind. In diesen Räumen bespreche ich mit meinen Patienten Praktiken, Gebräuche und Religionen aus Erdteilen, die ich vielleicht nie kennen lernen werde. Eine bestimmte Haltung dient mir dabei immer als Richtlinie, eine Haltung, die ich als Gebot der Gastfreundschaft und als fachliche Einrichtung betrachte: Selbst der mittelloseste Fremde ist reich an Sprachen, die er in sich trägt, reich an Gerüchen und Empfindungen, vor allem reich an Erklärungen, Wesen und Objekten, zu deren Repräsentant er für uns Gastgeber durch die Magie der Reise wird. Wie oft haben mich im Angesicht des wirtschaftlichen und sozialen Elends, das Migranten erleben, Gefühle der Empörung erfasst. Der Platz, der Migranten in Frankreichs sozialer Rangordnung zugewiesen wird, ähnelt in gewisser Hinsicht dem des Proletariats im 19. Jahrhundert. Eine Art intuitiver Höflichkeit regt mich jedoch jeden Tag von neuem dazu an, sie statt als arme Migranten eher als reiche Reisende anzusehen. Ich möchte mich gemeinsam mit ihnen auf die Suche nach den Kräften machen, die ihnen erlauben noch zu lachen, fröhlich und lebendig zu sein, anstatt ihre unzähligen Schwächen zu suchen, welche sie im Moment unserer Begegnung zu »Studienobjekten« oder »Therapiesubjekten« machen.

Man erzählt, dass der Räuber Prokust die Reisenden zwang, sich auf zwei Betten von unterschiedlicher Größe zu legen, die Kleinen auf das große Bett und die Großen auf das kleine. Sodann schnitt er die Gliedmaßen der Größeren ab und zog die der Kleineren in die Länge, um sie den jeweiligen Dimensionen des Bettes anzupassen. Dieselbe Behandlung erwartet den Reisenden, der seinem Gastgeber vorschnell Vertrauen schenkt. Ich möchte von meinen Patienten lernen, von ihrem Leben, von den Konzepten, die ihre Sprachen ihnen vorschreiben, von den Verpflichtungen und Freuden, die ihnen der Respekt ihrer Götter beschert. Ich verabscheue die Idee, ihnen Gedanken aufzunötigen, die nicht in ihrer Welt erdacht wurden. Deswegen ist meine Arbeit oft eine Art ethnologische Feldforschung, jeden Tag, das ganze Jahr über, seit zwanzig Jahren. Von dort kehre ich mit der Feststellung zurück: »Wir sind nicht allein auf dieser Welt« (Nathan 2001).

Aus dieser Erfahrung der langen und intensiven Arbeit mit Migranten heraus, wende ich mich heute mit Erkenntnissen, Methoden und Ansätzen an Sie – mit einem Plädoyer für neue Risiken, die unsere Berufssparte einzugehen hat. Eine solche Psychopathologie versuche ich zu fördern. Hierbei spreche ich natürlich von gedanklichen Risiken. Sein Denken einem Risiko auszusetzen, ist eine willentliche Handlung, die darin besteht, seine Überlegungen in eine Richtung zu lenken, in der man notwendigerweise neue Arbeitsweisen erdenken muss, Arbeitsweisen, die qualifiziert sind, Zeugen zur Verhandlung über die Daseinsberechtigung neuer Wesenheiten vorzuladen. Wie alles Denken, ist eine Psychopathologie nur dann lebendig, wenn sie

7.1 Migration der Menschen, Fluktuation der Konzepte

in der Lage ist, neue Wesenheiten zu gebären, oder wenigstens ihr Erscheinen zu begrüßen.

Wir sind heute mit den Konsequenzen des Scheiterns aller Initiativen konfrontiert, die im Zeitraum zwischen dem 19. und 20. Jahrhundert eine strukturelle Psychopathologie zu erstellen versucht haben. Man hatte es unternommen, Konstanten bezüglich des Auftretens von bestimmten Symptomen zu definieren, nosologische Einheiten zu erstellen und diese sogleich als universell zu postulieren. Bis heute hat die Realität sich allerdings immer der Beharrlichkeit der Klassifikatoren entzogen. Im Studienfeld der Psychopathologie haben wir, bis auf seltene Ausnahmen, nie wirklich einwandfreie Beweise – wie Gene, Viren oder Strukturen – ausfindig machen können, welche die universalisierenden Ansätze bestätigt hätten. Die neue amerikanische Psychiatrie ist dem Scheitern dieser Versuche entsprungen. Ich beziehe mich auf die Psychiatrie des DSM-IV (American Psychiatric Association 1996), die – und das ist ihr großer, ja, entscheidender Verdienst – der Unmöglichkeit der strukturellen Versuche insofern Rechnung getragen hat, als sie sie durch die Suche nach einem Konsens der Kollegen ihrer Disziplin ersetzt hat. Jetzt wurde es möglich die Struktur, welche man nicht unbegrenzt von der Beobachtung der Kranken abzuleiten vermochte, auf statistischem Wege durch Befragungen der klinisch tätigen Fachleute zu ersetzen. Die Methode ist überraschend. Vereinfacht dargestellt offenbart sich ihr paradoxer Charakter: Was ist ein Schizophrener? Ein Wesen, das die Gemeinschaft der Psychiater sich geeinigt hat, so zu benennen. Der Vorteil dieser Methode ist, dass sie den endlosen Fragen nach der Natur der Schizophrenie ein Ende macht (Nathan et al. 2000). Die Idee, das Hindernis zu umgehen, ist interessant. Sie erlaubt es, naturalistische Aussagen zu vermeiden, die lange die Disziplin der Psychopathologie in die Nähe eines Dr. Diafoirus (Scharlatan in Molières »Der eingebildete Kranke«, Anm. der Übersetzerin) gerückt haben. Ich werfe der amerikanischen Psychiatrie dennoch vor, eine große Gruppe von Fachleuten aus dem Feld ihrer Untersuchungen auszuschließen. Es ist nicht leicht, diese in eine wissenschaftliche Untersuchung einzubeziehen, doch auch sie übernehmen neben dem konventionellen Gesundheitssystem eine eingehende Versorgung von Kranken. Nicht nur Psychiater und Psychologen kümmern sich um Patienten, sondern auch Heiler, Schamanen, Pfarrer und charismatische Gebetsgruppen.

Den theoretischen Vorschlag, den ich hier machen möchte, könnte man folgendermaßen zusammenfassen: Wir müssen dafür sorgen, dass diese Gruppe von Fachleuten nicht vom Feld der Analyse ausgeschlossen bleibt. Haben wir auch noch keine Mittel und Wege gefunden, die wissenschaftliche Welt für ihre theoretischen Grundlagen empfänglich zu machen, da diese sich hauptsächlich auf die Existenz von unsichtbaren Wesenheiten berufen, so ist doch ihre Praxis einer vertieften und detaillierten Analyse würdig und ihre Resultate verdienen eine klinische Auswertung. Wenn ich davon spreche, diese Praxis zu erforschen, heißt das, sich für die Handlungen, aber auch für das Wesen des Therapeuten, seine Ausbildung, seine Objekte – d. h. seine Werkzeuge, aber auch die dazugehörigen Theorien, sein Denken und natürlich, vielleicht sogar zuallererst, seine übernatürlichen Wesenheiten zu interessieren.

❗ Meine theoretische Einstellung leitet sich aus einer methodologischen Bedingung ab, die ich schon andernorts formuliert habe: Ich betrachte die »traditionellen Therapien« (z. B.: Besessenheitsrituale, Kampf gegen die Hexerei, Wiederherstellung der Weltenordnung nach der Überschreitung eines Tabus, Herstellung von therapeutischen Objekten) weder als Täuschungen noch als Suggestion oder Placebos. Für mich sind diese Praktiken wirklich das, wofür ihre Benutzer sie halten: fachliche Techniken des Einflusses, meist wirksam und folglich ernsthafter Erforschung würdig (Nathan 1994).

Auch an dieser Stelle »sind wir nicht allein auf dieser Welt« – die »anderen« können ebenfalls denken, manchmal mit ebensoviel Genauigkeit und Wirksamkeit, meist mit ebensoviel Vorstellungskraft und Weisheit.

Wenn man die Ausübung der Psychotherapie anhand solcher Prämissen zu betrachten versucht, sieht man sich gezwungen, seine Wahrnehmung dieses Berufes grundlegend zu verändern. Für einen Psychotherapeuten handelt es sich nunmehr nicht darum, vor allem Mitglied einer bestimmten Schule zu sein, die über die Wahrheit der Beschaffenheit allen Leidens und die Klassifikation der Krankheiten verfügt und ihre infolgedessen unantastbaren therapeutischen Dispositive davon ableitet. Im Gegenteil sollte ein Psychotherapeut eher einem Laborforscher ähneln, sich aktiv um die Erkenntnis einer »natürlichen« Realität bemühen, von bestimmten Völkern erdachten, reellen und konkreten Heilverfahren nachspüren und sich dieser seinerseits annehmen, um mit ihnen dank neu erstellter Rahmenbedingungen selbst zu experimentieren (Nathan 1993). Ein solcher, durch vorangehende Feststellungen neu definierter Beruf hätte es nicht mehr nötig, die quantitative Wissenschaft nachzuäffen und würde sich gleichzeitig von der normativen Seite der Medizin entfernen, um sich der kreativen Seite der Medizin und der Psychologie anzunähern: nämlich der Grundlagenforschung.

7.2 Epistemologie der Ethnopsychiatrie

❗ Die Ethnopsychiatrie, so wie ich sie ausübe, ist ein psychologischer Ansatz, der die Menschen, ihr individuelles psychologisches Funktionieren und die Modalitäten ihrer Interaktionen auf der Grundlage ihrer multiplen Bindungen an Sprachen und Orte, an Gottheiten, Vorfahren und an Handlungsweisen betrachtet.

Die Menschen als grundlegend »gebunden« zu betrachten, ist eine Position, die Einwände ideologischer Art hervorgerufen hat – besonders in Frankreich, wo man mehr als überall sonst denkt, dass eine Person um so »freier« ist, je weniger »gebunden« sie ist und um so »befreiter«, je losgelöster sie ist (Stengers 1999). Nicht, dass in Frankreich die Menschen entspannter oder weniger in Familienloyalitäten, institutionelle Bürgschaften oder moralische Verpflichtungen verstrickt wären. Ein ideologischer Druck zwingt sie vielmehr dazu, sich vor allem ohne Bindung zu begreifen. Und wenn man sich doch die eine oder andere Bindung eingesteht, stellt man sie sich frei von Zwängen als ganz bewusst eingegangene Beziehung vor. Die Ideologie unterdrückt hier jede andere Fragestellung und verhindert Überlegungen, die doch ursprünglich von Erfahrungswerten ausgehen.

Das Experiment lässt sich beliebig wiederholen. Sobald man sich um die Behandlung der psychologischen Schwierigkeiten von Migranten bemüht, wird man mit den Hypothesen zweier unterschiedlicher Schulen konfrontiert:

Entweder die Orte und »Dinge«, denen Migranten die Treue halten, werden unter dem Blickwinkel der bestehenden psychologischen Theorien als nicht relevant angesehen. In diesem Falle ist die Migration für den Psychologen ein Nichtereignis, und er verändert weder seinen gedanklichen Rahmen, noch seine Arbeitsmethode.

Oder aber die Bindungen des Migranten werden in für die Psychologie relevante Fragen umgewandelt, und die eigene Theorie und Praxis wird in Frage gestellt. Der Psychologe wird sich dann anders auf den Dialog einlassen, seine Arbeitsmethode und sein Denken überarbeiten. Am Centre Georges Devereux an der Pariser Universität haben wir mit dem dortigen Team diese zweite Lösung umgesetzt.

Die Sprache ist das eindeutigste Beispiel für diese Vorgehensweise. Natürlich ist es immer möglich, ausschließlich Französisch mit einem Patienten zu sprechen. Diese Haltung kann von pädagogischem Vorteil sein: Sie kann den Migranten ermutigen, sich schnellstmöglich anzupassen, sich in eine Zukunft zu projizieren, mit seinen Kindern in der ihnen vorteilhaftesten Sprache zu sprechen. Aber eine solche Herangehensweise wird dem Psychologen keine zusätzlichen Informationen verschaffen. Er wird nichts dazulernen, was er nicht vorher schon wusste. Es besteht keine Notwendigkeit, seine theoretischen Grundlagen zu revidieren. Darüber hinaus ist es wahrscheinlich, dass der Inhalt eines Gesprächs in einer Sprache, deren Elaborationsmöglichkeiten der Patient nicht ausreichend beherrscht, dürftig ausfällt, mit der Folge, dass dieser auf vereinfachte Vorstellungen zurückgreifen muss. Entschließt sich der Psychologe aber, ein Gespräch in der Muttersprache des Patienten zu führen, muss er eine bestimmte Anzahl von neuen Parametern berücksichtigen. Zuerst muss er sich der Gegenwart eines Dritten – Übersetzers oder Mediators – während des Gesprächs anpassen und ihn oder sie in den Ablauf der Sitzung integrieren. Ist dieses Problem gelöst, stellt sich die Frage, wie man nun diese Übersetzung nutzen kann? Alle Ideen und jedes Denken ist übersetzbar. Und doch kann man nur dann eine getreue Wiedergabe erreichen, wenn man das umliegende Feld, im übertragenen Sinne den Lichthof der Bedeutung und die dem besonderen Fall entsprechende Spezifität berücksichtigt. Wie kann man während eines Gesprächs dieses eine Wort, diesen einen Begriff ausmachen, der eines Aufschubs, einer Erklärung oder Ausführung bedarf (de Pury 1998)?

7.2.1 Zwei traditionelle Konzepte aus dem Kongo: »essen« und »sehen«

Ein 13-jähriges Mädchen aus dem ehemaligen Zaïre, die erst seit 2 Jahren in Frankreich lebt, klagt bei der Sozialarbeiterin ihrer Schule über Schläge von ihrer Stiefmutter, der zweiten Frau ihres Vaters. Sie findet die Familiensituation zu Hause unerträglich und möchte in einem Heim untergebracht werden. Zum Sprechen ermutigt, erklärt sie, dass sowohl ihre Stiefmutter als auch zwei Schwestern und drei Brüder ihres Vaters sie der »Hexerei« bezichtigen. Die Sozialhelferin ist durch diese Situation beunruhigt, da hier ihrer Ansicht nach ein Paragraph des Gesetzes zum Schutz von Kindern greift (demzufolge eine Person, die Kenntnis einer an einem Kind oder Jugendlichen verübten Misshandlung hat, sich selbst strafbar macht, wenn sie nicht die entsprechenden Sachverständigen darüber informiert. Anm. der Übersetzerin). Daher wendet sie sich mit der Familie an unsere ethnopsychiatrische Beratung. Zum ersten Termin erscheinen der Vater, seine Frau, zwei seiner Schwestern und drei seiner Brüder. Sie erklären auf Lingala, der in Kinshasa gebräuchlichen Verkehrssprache, dass ihre Tochter »sie nachts isst«. Das Ergebnis dieser nächtlichen Tätigkeit sind eine gegen jegliche Behandlung resistente Diabeteserkrankung des ältesten Bruders, ein Hirntumor der ältesten Schwester und die ständigen Unfälle des Sohnes der jüngeren Schwester. In Wirklichkeit sucht uns die Familie auf, um sich zu beklagen. Nicht das junge Mädchen, sondern sie selbst und ihre Kinder sind in Gefahr. Das Mädchen hingegen hört aufmerksam, ernsthaft und reserviert den Anschuldigungen ihrer Onkel und Tanten zu. Der Therapeut fragt:

»Sie sagen, dass Sie nachts essen …«
»Ja, ich esse Menschenfleisch, meine Großmutter hat es mir beigebracht … Ich tue es mit ihr zusammen.«
»Sie essen Menschenfleisch? Wie essen Sie das? Ist es gekocht oder roh?«
»Es ist gekocht, gegrillt, wie auf einem Holzfeuer.«

> Die Großmutter lebt in Kinshasa, das junge Mädchen in einem Ort des Kreises Seine Saint Denis.
> Die Gespräche unseres Teams mit diesem Mädchen sind durch Videofilmaufnahmen aufgezeichnet worden.

Dieser Dialog erscheint hier ohne Zweifel ebenso verblüffend, wie er unserem Team zunächst erschienen ist. Umso erstaunlicher, als das junge Mädchen keinerlei geistige Störungen aufweist. Sie steht weder unter Drogeneinfluss noch unter Zwang und gibt in gelassenem Ton, mit ruhiger Stimme, ohne jegliches Zeichen von Provokation Auskunft. Auch scheinen ihre Onkel und Tanten, in keiner Weise die Richtigkeit ihrer Aussagen zu bezweifeln. Sie scheinen im Gegenteil von Seiten des Therapeuten eine Bestätigung ihres Verdachts zu erwarten. Das junge Mädchen und ihre Familie sind sich offenbar bezüglich folgender Punkte einig:

— Was sich seit zwei Jahren in der Familie abspielt, wird auf Lingala mit dem Begriff »essen« bezeichnet.
— Diese Art von Störung setzt voraus, dass ein junges Mädchen, das in Frankreich lebt, »nachts« mit seiner Großmutter zusammentreffen kann, die in der Provinz von Kinshasa wohnt, um mit ihr Menschenfleisch zu essen und anschließend wieder in ihrem Bett zu liegen.
— Die nachts »verschlungenen« Personen erkranken und haben legitime Sorge um ihr Leben. Onkel, Tanten und Cousins des jungen Mädchens sind ohne Zweifel auf diese Weise erkrankt.

Hier stößt der Vorgang der Übersetzung an seine natürliche Grenze. In diesem Fall hat die Mediatorin das Wort »Essen« auf Lingala richtig übersetzt. Dasselbe Wort, das im normalen Sprachgebrauch benutzt wird, um von der täglichen Ernährung zu sprechen, bezieht sich hier auf eine Vielzahl anderer Begriffe.

Denn es gibt keine andere Möglichkeit diese Art von »Hexerei« auf Lingala, auf Lari, auf Kutuba oder Kikongo zu bezeichnen. »Jemanden essen« ist keine Redensart, es ist die einzige Art zu reden. Dasselbe Verb wird benutzt, um zu sagen »sie haben Fisch gegessen« (baleyi mbisi) oder »sie haben ihren Ehemann gegessen« (baleyi ma bali naya). Darüber hinaus ist »essen« nicht gleich »töten«. Beide Worte existieren unabhängig voneinander. Man kann sagen, dass jemand durch einen Gewehrschuss getötet worden ist, (babomiye na mundki), »sie haben ihn mit dem Gewehr getötet«, oder durch Hexerei, (babomiye na kindoki), »sie haben ihn mit einem Sort[1] getötet«.

Hier handelt es sich um eine andere Art von Hexerei. Letztere wirkt schneller und direkter als die erste. Im Falle der kannibalischen Hexerei kann ein langer Zeitraum, manchmal mehrere Jahre, zwischen der kannibalischen Mahlzeit und dem Tod der Person liegen. (de Pury 1998)

Ich kann also das Wort »essen« aus dem Lingala »übersetzen«, was aber unzureichend für das Verständnis unseres Gesprächs bleibt. Ich muss in die Sprache hineingelangen, ihre Begriffe entschlüsseln, auf die Suche nach der Pragmatik ihrer Ausdrücke gehen. Ohne diese einleitende Arbeit könnte man denken, »essen« sei eine einfache Redensart, eine Metapher. So ist es aber nicht. »Essen« ist die einzige Art, dieses Phänomen zu bezeichnen, welches im Kongo Kinshasa und im Kongo Brazzaville geläufig und genau bekannt ist – und das sowohl im Ursprungsland als auch in der Migration.

Man kann solche Interpretationen und die Praktiken, die sie begleiten, ablehnen. Man kann hoffen, dass sie nach und nach verschwinden. Man kann sogar militant aktiv werden und sie aus Sympathie mit den bei einem Prozess angeklagten Menschen bekämpfen. Und doch kann niemand abstreiten, dass die Menschen dieser Herkunft hier »gebunden« sind, und zwar in erster Linie an die Sprache, die sie in einem Netz von Bedeutungen verankert. Man kann dies wie folgt zusammenfassen:

> **Die Sprache verankert die Menschen in einem Netz von Bedeutungen**
>
> 1. Spricht man von Hexerei, wird generell das Wort »essen« benutzt, das gleichzeitig die tägliche Mahlzeit bezeichnet.
> 2. Handelt es sich aber um Hexerei, verweist der Ausdruck »Essen« immer auf den implizit verständlichen Begriff »nachts essen«. Die »Nacht« deutet hier nicht nur auf die Uhrzeit hin, zu der die entsprechenden Handlungen stattfinden, sondern auch auf den unsichtbaren Teil der menschlichen Aktivitäten überhaupt.
> 3. Es besteht ein unausgesprochenes Einvernehmen bezüglich des folgenden Ablaufs: Eine Gruppe von Hexern ist zusammengekommen und hat von einem Mitglied die Auslieferung eines der Seinen zum gemeinsamen kannibalischen Festessen gefordert (seine Mutter, seinen Vater, sein Kind, einen nahen Verwandten). In unserem Fall lädt die Großmutter in der Position einer Art Chefhexe ihre Enkeltochter zur Mahlzeit ein. Die Enkeltochter liefert als Gegenleistung ihren Cousin, ihren Onkel und ihre Tante aus.
> 4. Die Existenz dieser Hexergruppen ist bewiesen. Hingegen weiß man im Allgemeinen nicht, worin die hexerischen Handlungen im Einzelnen bestehen, wodurch das »nächtliche Essen« genau charakterisiert ist. Und doch wissen alle, dass es sich um eine ganz reelle Tätigkeit handelt. Allein, diese Tätigkeit ist geheim.
>
> ▼

---

1 Französische Bezeichnung für eine Art von Verhexung mithilfe eines zu diesem Zweck hergestellten Objektes (Anm. der Übersetzerin).

7.2 Epistemologie der Ethnopsychiatrie

Ein normaler Sterblicher kennt sie nur unter ihrer allgemeinen Bezeichnung »essen«, die gleichzeitig als eine Art schützender Schleier fungiert. Der Ausdruck »essen« besagt genau, dass er etwas versteckt, paradoxerweise enthüllt er aber auch gleichzeitig, was er verdeckt.

5. Regelmäßig bereuen und bekennen sich »Hexer« öffentlich, vor allem innerhalb »charismatischer« Kirchen meist evangelistischer Richtung (seit 1970 nicht konformistische Kirchen amerikanischen Ursprungs mit fundamentalistischer Tendenz. Anm. der Übersetzerin). Diese Geständnisse bestätigen das allgemein verbreitete Wissen um die ständige Tätigkeit von Hexergruppen (siehe auch Eni 1989).
6. Überschreiten die Störungen ein bestimmtes Maß, häufen sich die Opfer innerhalb einer Familie, wird eine nur als Hexenprozess zu definierende Zeremonie organisiert (zu sehen auf einem Video, das die Familie zu unserer Beratung mitgebracht hat). Die Debatte konzentriert sich hierbei auf eine einzige Fragestellung – die praktischen Modalitäten: »Wie habt ihr das Opfer gegessen? Mit welchen Methoden, Instrumenten und genauen Handlungsweisen?« Während des gesamten Prozesses kehrt immer dieselbe Frage wieder: »Auf welche Weise habt ihr gegessen?« Die Beschuldigten bekennen sich manchmal zu ihren geheimen Aktivitäten, vor allem wenn sie reumütig Aufnahme in einer evangelistischen Kirche suchen. Aber sie bekennen nur, »gegessen« zu haben. Hier muss man das Wort »essen« also erneut als leicht durchschaubare Verkleidung geheimgehaltener Aktivitäten betrachten, an denen man nur teilnehmen kann, wenn man eingeweiht bzw. initiiert worden ist.
7. Diese Hexereipraktiken gruppieren sich um ein Konzept, das in den Sprachen des Kongo und des ehemaligen Zaïre in dem Wort »Ndoki« Ausdruck findet, und das gewöhnlich als »Hexer« übersetzt wird. Die Ndoki »essen«, die Handlung des »Essens« könnte man auch durch »Kindoki« ausdrücken, die Ausübung der Hexerei.
8. Es ist sehr gut möglich – das ist jedenfalls meine Hypothese – dass die reellen Handlungen, die in diesen Hexerzirkeln stattfinden, den therapeutischen Maßnahmen, mit denen die üblen Auswirkungen der Hexerei behandelt werden sollen, im Grunde sehr ähnlich sind. Diese therapeutischen Handlungen hingegen finden in Gegenwart einer anderen Figur statt: dem »Nganga«, einem traditionellen Heiler.
9. Es erscheint mir deswegen vernünftig anzunehmen, dass die Tätigkeit des »Essens« unter Hinzunahme eines Objektes stattfindet, das man mit dem allgemeinen Ausdruck Fetisch bezeichnen könnte. Dieses Objekt wird im Kongo und ehemaligen Zaïre oft »Nkisi« genannt. Heiler und Hexer, Nganga und Ndoki, ähneln sich durch eine Kenntnis gleicher Natur, einer gleichartigen Aktivität: der Handhabung des Nkisi (Fetisch). Unter Zuhilfenahme eines gleichen Objektes, des Nkisi, »essen« die Ndoki und »sehen« die Nganga. Man sagt die Ndoki hätten ihre Hexerei (Kindoki) »im Bauch« (deswegen »essen« sie und besänftigen so ihr in den Eingeweiden angesiedeltes Organ). Von den Nganga hingegen sagt man, sie hätten »quatre-z-yeux«, vier Augen. Aus diesem Grund können sie »sehen« (z. B. wer ein Hexer ist. Anm. der Übersetzerin). Man hegt den Nganga gegenüber ein gewisses Misstrauen. Könnten diese nicht ihre »vier Augen« ebenfalls zum »essen« gebrauchen? Vielleicht verwandeln sie sich in Ndoki, in Hexer, sobald man sie aus den Augen lässt.

Wir können also schlussfolgern, dass in diesem kulturellen Umfeld das Wort »essen« das linguistische Gegenstück des Wortes »sehen« ist.

Kommen wir nun auf die Bindungen der Familie zurück, die sich an uns wendet.

Die Sprache

Vom Gesichtspunkt der Sprache aus erscheint das Wort »essen« erst, als eine Beratung in der Muttersprache angeboten wird. Wie wir gesehen haben, verweist dieses Konzept auf ein Paradigma, das mit einer bestimmten Art von Hexerei zusammenhängt, die man im Kongo und im ehemaligen Zaïre antrifft. Dieses Wort ist einerseits mit der konzeptuellen Entwicklung einer verborgenen Welt, die durch den Begriff »die Nacht« zusammengefasst werden kann, verbunden. Es ist aber auch mit den Hexern (Ndoki), den Heilern (Nganga), den Fetischen (Nkisi) und schließlich mit dem Wort »sehen« im Sinne der spezifischen Handlung eines »Sehers« (de Heusch 1972, 1982, 1986, 2000) verbunden.

Die Orte

Es handelt sich hier aber nicht nur um Begriffe, Ideen oder Symbole. Dieses Paradigma schließt auch Orte mit ein, die den Familien im Allgemeinen sehr wohl bekannt sind:

- der Platz des Viertels von Kinshasa, wo jener Hexenprozess stattgefunden hat, der die Großmutter des Mädchens, zugleich Mutter der Onkel und Tanten, welche sie beschuldigen, und das Mädchen selbst, ihre Enkelin, einbezogen hatte;
- die charismatischen Kirchen, welche die Familie aufgesucht hat und insbesondere eine bestimmte evangelistische Kirche im Großraum Paris, wo das junge Mädchen ihr erstes Geständnis abgelegt hat;
- die Konzessionen[2] der Nganga, die meist in kleineren Dörfern angesiedelt sind und zu denen sich die Familie auf der Suche nach einer adäquaten Behandlung sicher begeben hat;
- die Orte, an denen die Fetische der Familie zum Schutze ihrer Mitglieder untergebracht sind.

Die Objekte

Ein nicht spezifisch geschulter Therapeut, der eine solche Familie empfängt, könnte denken, es handle sich hier um affektive Konflikte. Solche Konflikte gibt es sicherlich. Man kann aber nur dann ihren wirklichen Wert einschätzen, wenn man die Objekte und Kräfte einordnen kann, die durch ein solches System mobilisiert werden. Wie könnte man sonst z. B. verstehen, dass sechs Kinder derselben alten Frau, die in einem ärmlichen Viertel von Kinshasa lebt, ihre Mutter anschuldigen, sie aus der Ferne »verschlingen« zu wollen? Oder wie soll man diese Formulierung im Bezug auf das junge Mädchen verstehen: »Karine selbst ist ein guter Mensch. Nur das, was sie nachts tut, greift uns an«? Wir nehmen den Bezug der Familie zu einer bestimmten Anzahl von Objekten wahr, deren Existenz sie kennt und die ihr Verhalten, ihre Affekte und ihre Suche nach einer Behandlung bedingen:

1. Magische Werkzeuge des Hexers wie tote Holzstücke, die sich nachts in »von Motorrädern eskortierte Limousinen« verwandeln, winzige Tongefäße, die nachts zu riesigen Kochtöpfen werden, einfache Stöcke, die zu furchterregenden Waffen werden, die den menschlichen Körper in seinen inneren Funktionen beeinträchtigen können. Diese Gegenstände gibt es. Sie werden während eines Prozesses vorgewiesen und als Beweise angeführt. Sie werden herumgezeigt und ihre Existenz und Wirksamkeit werden kommentiert (ebenfalls zu sehen auf der von der Familie mitgebrachten Videokassette des Prozesses in Kinshasa);
2. Unsichtbare Objekte, denen wichtiger Einfluss zugeschrieben wird und die man für die Macht der »Ndoki« verantwortlich macht. Es handelt sich einerseits um Fetische, die in den Hexenzirkeln benutzt werden, und andererseits um die Fetische der Familien zum Schutze ihrer Mitglieder, die deren bestes Gegengift darstellen;
3. Objekte christlichen Ursprungs, die man in den evangelistischen Kirchen Hexereiangriffen entgegensetzt: Salz, Weihwasser, geweihtes Öl, Gebete und besondere Psalmen.

Die Handlungsweisen

Noch beeindruckender sind die Vorgehensweisen, an denen die Familien festhalten. Als die Familie bei der ethnopsychiatrischen Beratung im Centre Georges Devereux vorspricht und das junge Mädchen sich sofort zur Ausübung der Hexerei bekennt, ist natürlich klar, dass hier keine Psychotherapie oder Familiengespräche systemischer Prägung verlangt werden. Was vielmehr gefordert wird, ist eine neue Auflage des Prozesses, dessen

---

2 Ebenerdige Bauten unterschiedlicher Nutzung (Wohnung, Versammlung etc.), die um einen Innenhof angeordnet sind (Anm. der Übersetzerin).

voriger Ablauf nicht die gewünschten Ergebnisse erzielt hat. Dieses Anliegen müssen wir in Erwägung ziehen, es verstehen und es für unsere Ausarbeitungen berücksichtigen. Wir empfangen diese Familie nicht als undefinierte Wesen, nur ausgestattet mit einem Hilfebegehren und bereit sich unseren seltsamen Konversationsregeln auszusetzen (Nathan u. de Pury 1999). Wir empfangen sie vielmehr als bereits an bestimmte Vorgehensweisen gebunden, deren restrukturierende Fähigkeiten in der Vergangenheit schon erprobt worden sind.

❗ Die Ethnopsychiatrie ist also der psychologische Ansatz, der die Herausforderung akzeptiert, sich von den kulturell determinierten Denksystemen seiner Patienten – und vor allem seiner Migrantenpatienten – verändern zu lassen. Am Ende handelt es sich sowohl um einen Akt der Gastfreundschaft, als auch um einen wissenschaftlichen Ansatz. Von eben diesem Standpunkt aus können wir unsere Kollegen über die Vielfalt und den Reichtum der Welten informieren, die sich hinter diesen Kindern verbergen, die unsere Schulen besuchen, hinter den Jugendlichen, über die in unseren Gerichtshöfen geurteilt wird und hinter den Kranken, die in unseren Krankenhäusern behandelt werden.

7.3 Die Wesen respektieren

Was ich mit dieser Art von Patienten gelernt habe, habe ich wirklich gelernt! Ich weiß jetzt, dass es keine Rechtfertigung für eine Psychotherapie gibt, bei der es nur darum geht eine Lebensgeschichte so aufzurollen, dass sie eine Verarmung der Welt zur Folge hat oder schlimmer – die Wesenheiten, die die Menschen überall mit sich herumtragen, durch inkonsistente Allegorien zu ersetzen. Die Migranten haben mich zu der Erkenntnis von Wesenheiten gebracht, die sich uns aufdrängen, die uns zwingen, unsere Hypothesen neu zu formulieren und unser Fachdenken neu aufzubauen.

Es ist möglich, Psychologe zu sein, und doch die Existenz der Dschinns (Geister) (Nathan et al. 2004), die Wirksamkeit von Hexereipraktiken oder den Ruf der Ahnen ernst zu nehmen? Heute wird mir klar, dass dieses Lernen mit Migranten nur der Anfang einer von Tag zu Tag komplexeren, aber auch faszinierenden Angelegenheit war. Die Migranten stellen ihre übernatürlichen Wesenheiten zur Schau, da ihnen eine Welt fehlt, in der sie Bestätigung finden, ihre Geschäfte mit den Wesenheiten feiern und sich über den Erfolg ihrer Verhandlungen mit ihnen freuen können. Die Wesenheiten der modernen Menschen zeigen sich nicht so ohne weiteres. Nicht, dass sie verlorengegangen wären, wie die allgemeine Auffassung, aber auch z. B. die berühmten Arbeiten von Historikern wie Marcel Gauchet (1985) annehmen. Sie sind eher in eine ängstliche Innerlichkeit geflüchtet.

Als Beispiel kann ich den schüchternen und schamhaften Blick anführen, den die modernen Menschen auf ihre Träume richten. Spontan vermuten wir hinter dem Traum Versprechungen, Orakel oder Warnsignale, die in jedem Falle zukunftsbezogen sind. Aber die Wissenschaft hat uns überzeugt, dass Träume ausschließlich Informationen über die Vergangenheit umfassen. Nun beinhalten Träume ja aber immer Lösungen von Problemen, die die Welt gestellt hat, von intellektuellen Rätseln (Montangero 1996) und bieten einen Ausweg aus der Irre. Als ob sich das Denken während eines Traumes von seinen Gewissheiten, seiner »black box« loslöst, die Karten neu verteilt, um alle gegebenen Spielmöglichkeiten in Betracht ziehen zu können. Bei eben dieser Gelegenheit entstehen neue Wesenheiten und bringen sich dem Träumer zu Bewusstsein. Wendet sich dieser an die Psychophysiologie, wird sie ihm antworten, dass sie über den Inhalt von Träumen nichts auszusagen vermag. Wendet er sich an die Psychoanalyse, wird sie ihm antworten, der Traum beinhalte bloß Informationen über seine eigenen, unbewussten Wünsche. Und doch weiß der Träumer aus Erfahrung, dass er während der Nacht der Geburt neuer Wesenheiten beigewohnt hat, die in seine Welt eingedrungen sind. Mehr noch, der Alptraum lässt die persönliche Begegnung des Träumenden mit diesen Wesen erkennen.

7.3.1 Eine Sphinx im Kosovo

Im Jahr 2000 bin ich mit einigen Mitarbeitern des ethnopsychiatrischen Teams in den Kosovo gereist, um dort eine Ausbildungsreihe über die Behandlung von traumatischen Neurosen in Folge des Krieges zu leiten. Bei dieser Gelegenheit habe ich eine junge, albanisch sprechende Frau von ungefähr 20 Jahren kennen gelernt, die eine beunruhigende Störung aufwies. Seit zehn Monaten schlief sie fast nicht mehr. Mit völlig verstörtem Blick erflehte sie von jedem Gesprächspartner Medikamente, die ihr den Schlaf zurückbrächten. Sie erzählte unablässig dieselbe Geschichte:

Drei serbische Paramilitärs waren in ihr Dorf gekommen. Man hatte sie so oft gewarnt, dass serbische Soldaten alle gesunden Männer töten und alle Frauen vergewaltigen würden, dass sie bei ihrem Anblick entsetzt die Flucht ergriff. Sie wurde verfolgt und in einer Scheune gestellt. Da stand sie nun zitternd vor den drei Männern in Militäruniform, deren Gesichter schwarz verschmiert und beängstigend waren. Einer der Männer machte ihr ein Zeichen: »Du da, komm mal her«. In diesem Moment ist sie in Ohnmacht gefallen. Sie weiß weder, was während ihrer Bewusstlosigkeit geschehen ist, noch wie lange diese angedauert hat. Haben die Männer sie missbraucht? Sie ist sich nicht sicher. Schenkt sie ihrer Erinnerung Glauben, hat sie eher den Eindruck, sie hätten sie dort bewusstlos liegen lassen und wären weggegangen. Seitdem aber, jedes Mal wenn sie völlig ausgelaugt vor Müdigkeit versucht, sich dem Schlaf zu überlassen, sieht sie wieder diese drei Serben, die bedrohlich näher kommen, und sie erwacht schweißgebadet. Darauf folgt eine lange schlaflose Nacht und so geht es seit Monaten. Die befragten Psychiater vermuten, dass sie während der kurzen Schlafsequenzen die Geschehnisse während ihrer Bewusstlosigkeit wieder durchlebt.

Als wir mit ihr auf Serbo-Kroatisch versuchen, eine genaue Beschreibung ihrer Empfindungen während der von ihr als Alptraum bezeichneten Bildsequenz zu finden (heftige Konstriktion/Drücken am Hals, Erstickungsgefühle, Brennen im Hals), schildert sie nach und nach ihre tatsächliche Wahrnehmung. Sie sah nicht nur die Paramilitärs, sondern einen seltsamen Vogel, der vom Himmel herabkam und sich an ihren Hals klammerte.

Der extreme Schrecken im Angesicht der serbischen Paramilitärs hatte bei dieser Frau eine Bresche geöffnet, in die sich ein mythisches Wesen, aus der Familie der antiken Sphinx, ein seltsamer Vogel, eine »striga«, hineingedrängt hatte, die seitdem jede Nacht wiederkehrte. Die Existenz dieses Wesens zu erkennen und mit der Patientin seine Beschaffenheit und Mittel und Wege zu besprechen, sich seiner zu entledigen, war ausreichend um ihr den Schlaf noch am selben Abend zurückzugeben. Sie hatte so lange keine Ruhe gefunden, weil die Fachleute, die sie bis dahin behandelt hatten, ihre Investigationen bei dem Erscheinen der Serben abbrachen (Nathan 2001). Sie hatte nie Gelegenheit, ihnen von diesem Vogel zu erzählen.

Man kann also den Schrecken als wirkliche Krankheitsursache betrachten, als Ursprung des psychischen Einbruchs. Die Gewohnheit der Psychoanalyse, den Traum als Informationsquelle über die Vergangenheit zu betrachten, hatte die Sicht der Therapeuten verstellt. Der Traum dieser Frau enthielt in Wirklichkeit folgende Information: der extreme Schreck, der durch den Anblick der serbischen Paramilitärs hervorgerufen wurde, hatte eine Bresche geöffnet, in die dieser seltsame Vogel, sich hineingedrängt hatte, der seitdem jede Nacht wiederkehrte. Bei einem Gespräch mit den Psychiatern im darauffolgenden Jahr haben wir erfahren, dass die Besserung infolge unseres einzigen Gespräches sich als dauerhaft erwiesen hat.

> ❗ Die modernen Menschen zeichnen sich also durch den Verzicht auf Bezugspersonen aus und bleiben infolgedessen im Angesicht der ihnen z. B. im Traum erscheinenden Wesen allein zurück. In Wirklichkeit ist die Begegnung mit solchen Wesen, die zunächst von ungenauer Beschaffenheit sein mögen und die erst mit Hilfe von aufwendigen Überlegungen und oft nur von Fachleuten identifiziert werden können, insbesondere bei Menschen, die nicht traditionell geprägt sind, eine tägliche Erfahrung.

Masturbiert ein Mensch, kann er nur zur Erfüllung kommen, wenn er eines dieser unbekannten Wesen zu sich einlädt. Vielleicht erscheint ihm dieses Wesen verdeckt von einer Maske, vielleicht leiht es sich zunächst das Gesicht einer nahestehenden Person, eines Kinoschauspielers oder eines auf einem Foto in einer Zeitschrift aufgeschnappten Unbekannten. Bald aber wird das Wesen der Phantasie sein Markenzeichen aufdrücken, den einen oder anderen Aspekt seiner Persönlichkeit preisgeben – und erst in diesem Moment kommt es zur

7.3 Die Wesen respektieren

Lusterfüllung. Wir könnten hier sagen, dass es die Masturbation im eigentlichen Sinne gar nicht gibt. Es gibt nur Geschlechtsverkehr mit sonderbaren, unsichtbaren, nichtmenschlichen Wesenheiten. Ich bin immer sehr erstaunt, wie schwierig es für uns ist, einem anderen Menschen unsere Masturbationsphantasien zu beschreiben.

> Das erklärt, warum aller intensiven Pädagogik der Psychoanalyse und aller psychologischen Theorien seit ungefähr hundert Jahren zum Trotz und im Einverständnis mit Freuds ursprünglicher Beobachtung die Menschen sich ihrer Phantasien nach wie vor so schämen. Ich sehe hier ein Zeichen dafür, dass der Begriff der Phantasie, der die eindeutige sexuelle Beziehung mit unsichtbaren Wesen zu verweltlichen versucht hat, sich letztendlich als Misserfolg erwiesen hat.

Warum schämen wir uns einer Aktivität, die bekanntlich so weit verbreitet ist? Wahrscheinlich zieht die Masturbation eine Art stilles Bündnis mit dem durch die Phantasie gegenwärtig gewordenen Wesen nach sich, einen Pakt, der durch die Lusterfüllung besiegelt ist.

❗ Die Dinge so zu betrachten ist nicht allein eine Umkehrung der Sichtweise. Hier spiegelt sich auch eine ethische Position wieder. Lehnen wir die Hypothese bezüglich der oben beschriebenen Wesenheiten ab, macht die Deutung der Masturbationstätigkeit, auf unsere eigenen Lustwünsche sexueller oder ehrgeiziger Art zurückgeführt, uns zu einsamen Perversen, die im Grunde ihren Trieben hilflos ausgeliefert sind. Dieselbe Hypothese hingegen macht uns ipso facto zu Zeugen der Existenz eines vielleicht noch unbekannten, in jedem Falle auch für andere interessanten Wissens über ein Wesen und verbindet uns infolgedessen mit unserer Gruppe, unserer Familie und unseren Artgenossen.

7.3.2 Raub der Seele

Die modernen Menschen sind erstaunlich, was ihre Beziehung zu solchen unsichtbaren, nicht-menschlichen Wesen in statu nascendi betrifft. Von der Ideologie der Vernunft werden sie geächtet. Ihren Nutzen anzuerkennen, bringt uns sofort in den Verdacht des Aberglaubens, der Anhängerschaft an veraltete Werte, der Förderung fortschrittsfeindlichen Denkens. Und doch tauchen solche Wesen in großem Ausmaß an sozialen Schauplätzen wieder auf. Als Beweis kann ich den Aufruhr anführen, der sich erst kürzlich in Frankreich zum Thema Sekten entwickelt hat. Wir leben in einer Gesellschaft, von der wir glauben, sie sei durch einen Gesellschaftsvertrag gesichert und die keine Anstrengung auslässt, das einzelne Individuum zu informieren, das als aufgeklärtes Subjekt angesehen wird. Plötzlich müssen wir feststellen, dass heutzutage in dieser Gesellschaft Personen im Angesicht ihrer Familien und der Autoritäten ihrer Seele »beraubt« werden. Mehr noch, wir müssen uns eingestehen, dass eben diese Seele das Objekt der Begierde der Sekten darstellt. Organisationen mit böswilligen Absichten versprechen sich von dieser Seele Einfluss, Macht oder einfach nur finanziellen Nutzen.

> Der Bericht der Studienkommission zur Untersuchung von Sekten, der im Dezember 1995 vor der Nationalversammlung vorgestellt wurde, formulierte das folgendermaßen: »Die Anhänger in steigender Anzahl, verpflichten sich oft gänzlich, bis hin zum Verlust eines Teils ihrer Identität. Hier liegt die Gefahr des Abweges, wenn die Verpflichtung und das absolute Vertrauen dazu führen, keine Behandlung in Anspruch zu nehmen, die Beziehungen zur Familie abzubrechen, alles Geld abzugeben, über das man verfügt. Das Eingreifen der öffentlichen Gewalt wird notwendig, wenn die Verpflichtung zu einer psychologischen Abhängigkeit führt, welche von den führenden Persönlichkeiten zu ihrem eigenen Profit ausgenutzt wird. (Presidente de l'Assemblée générale, 22.12.1995)«

Denn das Modell der Sekten ist vor allem das des Seelenraubes. Der Anhänger einer Sekte wird seiner sozialen Verpflichtungen, seiner staatsbürgerlichen Verbindlichkeiten, seiner familiären Treue enthoben und so von der Gruppe und dem Guru abhängig gemacht. Die Emotionen, die in Frankreich durch diese Feststellung ausgelöst wurden, kommen denen gleich, die eine Aufhebung der demokratischen Postulate auslösen würde. Wir hatten uns seit zwei Jahrhunderten daran gewöhnt, ohne den Begriff der Seele bei der Verwaltung des sozialen Lebens auszukommen. Und nun tritt diese in gewaltiger Form wieder in Erscheinung, und zwar nicht in positiver Form wie in den Beschreibungen der Metaphysiker des Mittelalters, sondern als unfassbares, mit dem Individuum eng verbundenes Objekt, das man ihm entwenden kann. (Ich verdanke diese Idee der Seele, die gestohlen werden kann, Isabelle Stengers, 1990.) Selbstredend wird weder körperliche noch sonstige Gewalt, die gerichtlich geahndet werden könnte, auf die Anhänger ausgeübt, um ihre Bekehrung zu den Sektentheorien zu erreichen. Das macht den Kampf gegen diese Art von Gruppierungen auch so schwierig. Nein! Dem Sektenanhänger wird wirklich die Seele genommen. Und eben diese Seele bringt ihn anschließend dazu zu sagen, er teile aus freien Stücken die neuen Überzeugungen. Diese neue Vormundschaft bringt ihn schließlich dazu, seine Unterjochung als Vertrag darzustellen, in den er frei eingewilligt hat. Gern würden wir hier eine psychopathologische Erklärung für eine offensichtlich absurde Unterwerfung geben können. Wir würden den Sektenanhänger gern als psychisch schwach (nicht genügend strukturiert, vom Mystizismus angezogen oder sogar präpsychotisch) und dem Guru eine perverse Struktur diagnostizieren. So einfach ist die Welt aber nicht. Betrachtet man das Phänomen in seiner Gesamtheit, sind wir eher veranlasst, über die reelle Kraft nachzudenken, die in diesen Gruppen gehandhabt wird. Es ist eine seltsame und nur schwer denkbare Kraft, die ihnen erlaubt, von der Seele eines manchmal ausgewogenen, gut in sein soziales Netz eingefügten Menschen Besitz zu ergreifen. Hier müssen wir plötzlich den Kongolesen Recht geben, deren Theorien bezüglich der Hexerei wir vielleicht zunächst vorschnell als zwar psychologisch verständlich, aber doch als Aberglauben und als grundsätzlich falsch abgetan hatten. Auch im Kongo denkt man, dass antisoziale Gruppen sich heimlich treffen, um Seelenraub auszuüben, dem sie Macht, Einfluss und Reichtum abgewinnen (siehe die oben erwähnte Fallgeschichte). Was aber die Überlegungen bezüglich des Geschehens innerhalb dieser Art von Gruppen betrifft, scheinen die Kongolesen uns ein gutes Stück voraus zu sein. Sie geben an, die Anhänger würden im Dienste eines unsichtbaren, nichtmenschlichen Wesens gefangen. Ferner betrachten sie diese Anhänger nicht nur als Opfer, sondern auch als potentielle Gefahr. Sind sie einmal unterworfen, werden sie alles Erdenkliche tun, um ihre nahen Verwandten dem Dienst desselben Wesens auszuliefern. Zum Abschluss dieser Diskussion sind wir also veranlasst, uns eine ganz neue Frage zu stellen, eine Frage, an die die modernen Menschen sicher nicht mehr gewöhnt sind: Welche neuen Wesenheiten entstehen hier und erscheinen in Form von neuen Sekten? Diese Frage erscheint uns zum Verständnis dieses Phänomens unumgänglich, auch um den Opfern möglichst wirksam Hilfe leisten zu können (Nathan u. Swertvaegher 2003).

> Das »Centre Georges Devereux« hat eine spezifische Beratung mit angepassten psychologischen Hilfsmitteln zur Behandlung von Personen eingerichtet, die eine unmittelbare Sektenerfahrung zu verarbeiten haben.

Theoretisch ausgedrückt könnte man dieselbe Frage auch anders formulieren: Welches neue Wesen gibt sich als Gott der Christen aus und führt seine Anhänger unter Namen wie »die Freunde Marias«, »die Armen Marias«, »Marias Arche«, »Verein für die Vereinigung des weltweiten Christentums«, »universelle Gotteskirche«, »Kirche des internationalen Christus in Frankreich«, »Die Brüderschaft von Notre Dame« zusammen? (Die Namen dieser Sektengruppierungen sind fast wahllos aus dem oben erwähnten Bericht von 1995 herausgegriffen.) Die Hypothese eines Wesens, in dessen Dienst die Sektenanhänger stehen, trägt jedenfalls der Beobachtung und dem aufmerksamen Zuhören von ungefähr zehn ehemaligen Sektenanhängern Rechnung. Im Allgemeinen tritt man einer Sekte bei, nicht um sich einem perversen Guru zu unterwerfen – was oft die Folge des Beitritts, selten aber die ursprüngliche Motivation ist –, sondern weil man der Versprechung eines Eingeweihten Glauben schenkt, der das Erlangen neuen Wissens, neuer Fähigkeiten oder die Teilnahme an einem gemeinhin unbekannten Ritus in Aussicht stellt.

Wir haben festgestellt, dass der grundlegende Mechanismus der »Gefangennahme durch eine Sekte« eine nicht erfüllte Initiationsversprechung ist. Ohne Zweifel handelt es sich letztlich um eine Initiation, die unmöglich zu verwirklichen ist, da hier ein Zusammentreffen mit Wesen vorgegaukelt wird, welche die Gurus in Wirklichkeit selbst niemals angetroffen haben.

Denn hier liegt das Problem: Unbewusst selbst von neuen, der Modernität entsprungenen Wesen geführt, versprechen sie eine Initiation durch Wesenheiten, welche innerhalb der alten kulturellen Systeme bekannt sind – Christus, Krishna, die Voodoogötter, ägyptische Gottheiten oder kabbalistische Wesen. Tatsächlich müssen wir der Tatsache Bedeutung beimessen, dass das Sektenphänomen in keiner Weise ein Wiederaufleben der Vergangenheit ist. Im Gegenteil ist es zutiefst in der Modernität verankert und verrät die Kraft der neuen Mächte, welche sich gerade heute neu in unserer Welt entfalten.

❗ Die klinische Erfahrung, die wir seit einigen Jahren mit ehemaligen Sektenanhängern gemacht haben, zeigt, wie sehr auch die modernen Menschen es zu schätzen wissen, von ihren Therapeuten mit Respekt behandelt zu werden. Ich spreche nicht von Höflichkeit, Taktgefühl oder der unabdingbaren Zurückhaltung, die der Entfaltung von notwendigem Vertrauen vorangehen, da diese Haltung sich bei der Ausübung dieser Art von Beruf natürlich von selbst versteht. Was ich meine ist der Raum, den man dem Patienten zugesteht – nicht mehr nur Opfer, sondern auch Zeuge zu sein, nicht mehr nur hilfesuchender Bittsteller, sondern auch Hilfskraft zu werden zum Verständnis der Mechanismen, der reellen Kräfte, die der Therapeut mit ihm entdeckt, ihm zu erkennen und zu überdenken hilft.

7.4 Die Ethnopsychiatrie

Die Ethnopsychiatrie hat sich eine Ethik erschaffen, indem sie sich selbst zur Bedingung gemacht hat, Sprachen, Objekte und Handlungsweisen der Migrantenpatienten zu respektieren.

Zu Beginn, in den 8oer Jahren, war sie eine zeitlang eine vom klinischen Umgang mit Migranten beeindruckte und verblüffte Psychoanalyse geblieben. Heute ist sie an einem Punkt angelangt, von dem aus sie neue Ansätze für eine allgemeine Psychopathologie einbringen kann. Eine Psychopathologie, in der Wesen und Dinge erneut den Platz einnehmen, den sie niemals hätten verlassen sollen und in der Gruppen zu wirklichen Gesprächspartnern werden, Gruppen die durch Wesen, die man Krankheiten nennt, strukturiert sind. Eine Psychopathologie, in der die Mächte berücksichtigt werden, die unsere reale Welt durchdringen. Diese Psychopathologie beruft sich auch auf Schlüsselworte. Um die Arbeit der klinisch tätigen Fachleute zu beschreiben, spricht man hier von einer »Besprechung«, dort von Vermittlung« oder »Schlichtung«, »Verhandlung« oder »Diplomatie«. Auch ihre Philosophie ist neu. Die Ethnopsychiatrie ist viel mehr als nur eine Methode, Ethik oder Disziplin. Sie möchte aus der Ungewissheit eine Tugend machen, aus Dialog und Unschlüssigkeit eine Moral und aus dem Gespräch eine Quelle der Erkenntnis.

Literatur

American Psychiatric Association (1996) DSM-IV. Manuel diagnostique des troubles mentaux. Masson, Paris

Bericht der Studienkommission der Französischen Nationalversammlung zur Untersuchung von Sekten vom 22.12.1995, S 126

Crapanzano V (2004) Les Jnun. In: Nathan T (ed) Du commerce avec les diables. Editions Le Seuil/Les Empêcheurs de penser en rond, Paris

Eni E (1992) Délivrance des puissances des ténèbres. Édition Paroles de vie, Montpellier

Gauchet M (1985) Le désenchantement du monde. Gallimard, Paris

de Heusch L (1972) Le roi ivre ou l'origine de l'Etat. Gallimard, Paris

de Heusch L (1982) Rois nés d'un cœur de vache. Gallimard, Paris

de Heusch L (1986) Le sacrifice dans les religions africaines. Gallimard, Paris de Heusch L (2002) Du pouvoir. Anthropologie politique des sociétés d'Afrique Centrale. Nanterre, Société d'ethnologie, Université de Paris

Montangero J (1996) Rêves et résolutions de problèmes. Tirrenia Stampatori, Torino

Nathan T (1993) Fier de n'avoir ni pays ni ami … quelle sottise c'était! Principes d'ethnopsychanalyse. La Pensée sauvage, Grenoble

Nathan T (1994) L'influence qui guérit. Odile Jacob, Paris

Nathan T (2001) Nous ne sommes pas seuls au monde. Essai d'écologie des invisibles non-humains. Le Seuil/Les empêcheurs de penser au rond, Paris

Nathan T (2004) Du commerce avec les diables. Le Seuil/Les empêcheurs de penser en rond, Paris

Nathan T, de Pury S (1999) Parole publique, parole qui engage. In: Autrement (1999) La conversation, un art de l'instant. Paris:151–168

Nathan T, Stengers I, Andrea P (2000) Une ethnopsychiatrie de la schizophrénie? In: Ethnopsy/Les mondes contemporains de la guérison, 1

Nathan T, Swertvaegher JL (2003), Sortir d'une secte. Le Seuil/Les empêcheurs de penser en rond, Paris

de Pury S (1998), Traité du malentendu. Théorie et pratique de la médiation interculturelle en situation clinique. Synthélabo, Les empêcheurs de penser en rond, Paris

Stengers I (1990) La volonté de faire science : A propos de la psychanalyse. Le Seuil/Les empêcheurs de penser en rond, Paris

Stengers I (1999) Résister? Un devoir! Politis 579: 34–35. Im Internet unter: http://www.recalcitrance.com/stengers.htm

Die therapeutische Arbeit mit einem Mediator im ethnopsychiatrischen Setting – eine Herausforderung an unsere klinische »Weltanschauung«

Henriette Felici-Bach[*]

8.1 Die Arbeitsweise am Centre Georges Devereux – 128

8.2 Fallstudie: Alimatou – ein stummes Mädchen? – 129

8.3 Analyse der Fallstudie: Plädoyer für eine Erweiterung des therapeutischen Settings – 134

8.4 Fazit: Die Arbeit mit einem Mediator – eine dynamische Herausforderung an das therapeutische Setting – 134

8.5 Perspektiven – 135

Literatur – 136

---

[*] Ich möchte dem Mediator Mamadou Diarra ausdrücklich für die Zusammenarbeit danken.

8.1 Die Arbeitsweise am Centre Georges Devereux

Das Centre Georges Devereux (benannt nach dem Begründer der Ethnopsychiatrie) ist ein 1993 von Prof. Tobie Nathan gegründetes, universitäres Forschungszentrum. Die dortige Arbeit umfasst drei Bereiche: klinische Arbeit, Forschung und Unterricht mit Studenten.

Lange hat sich das Team des Centre Devereux darauf konzentriert, spezifische klinische Möglichkeiten im Rahmen der therapeutischen Arbeit mit Migrantenfamilien zu entwickeln.

Das Fundament dieses ursprünglich in erster Linie klinischen Anliegens besteht darin, dem Therapeuten sowohl theoretische als auch praktische Mittel zur Verfügung zu stellen, die es ihm erlauben, während der Therapiesitzungen mit den Familien, und zwar so ernsthaft und ehrlich als nur irgend möglich, die Art und Weise in Betracht zu ziehen, in denen eine aufgetretene Störung im kulturellen Universum der Familie verstanden und behandelt werden kann.

Das klinische Setting stützt sich auf die Gegenwart einer mehrsprachig-plurikulturellen und interdisziplinären Therapeutengruppe, die sich aus Psychologen, Psychiatern, Anthropologen, Ethnologen, Linguisten, Sozialarbeitern und Studenten der Psychologie zusammensetzt. Die Sprachen, welche am häufigsten übersetzt werden, sind: Arabisch in verschiedenen Dialekten, Bamilike, Baoule, Bassa, Bambara, Chinesisch (mandarin), Deutsch, Ewe, Englisch, Französisch, Italienisch, Kabyle, Kassonke, Kikongo, Kreol der französischen Antillen, Kutuba, Lari, Lingala, Malinke, Mina, Peuhl, Portugiesisch, Russisch, Soninke, Spanisch, Tamoul, Wolof, Yoruba.

Die Patienten werden in der Regel zum Setting von ihrem Team (Psychologen, Erzieher, Sozialarbeiter etc.) begleitet, welches sich wegen einer schwer verständlichen, meist ausweglos erscheinenden Situation an das Centre Devereux gewandt hat.

Dieses klinische Prinzip hat in dem Moment eine Erweiterung erfahren, als das Centre Devereux sich mit Situationen von Patienten konfrontiert hat, deren Problematiken zwar spezifisch, aber nicht unbedingt die der Migrantenfamilien waren.

Es gibt zurzeit mehrere Forschungsprojekte, die bei dem oben beschriebenen Prinzip der Ethnopsychiatrie ansetzen, deren betroffene Zielgruppe jedoch keine Migrantengruppe ist.

Das erste so erarbeitete Setting betraf Personen, die unter chronischen Krankheiten litten und für die die Konfrontation mit dem medizinischen Versorgungssystem unter Umständen Missverständnisse hervorrufen und so eine Störung der Behandlung mit sich bringen konnte.

Französische Patienten waren von dieser Problematik ganz genauso betroffen, insofern als der medizinische Apparat ja einem ganz spezifischen Universum entspricht, der ein ihm eigenes Verständnis der Krankheit vertritt, welches sich oft stark von dem der Person unterscheidet, welche medizinische Hilfe in Anspruch nimmt. Um es anders zu formulieren: Was im Rahmen dieser Forschung erkundet und explizit gemacht wurde, war weniger das Verständnis der Krankheit im Sinne der traditionellen Kulturen, als vielmehr die Welt der westlichen Medizin selbst, betrachtet als ein ebenso komplexes, von eigenen Regeln bestimmtes kulturelles Universum.

Eine weitere Forschungsgruppe befasst sich mit Personen, die eine unmittelbare Sektenerfahrung zu verarbeiten haben (Nathan, Schwertvaegher 2003).

Im ethnopsychiatrischen Setting ist immer ein Mediator (Plury 1998) anwesend, der die Sprache und Kultur der Patienten zu vermitteln versteht. (Bei den oben erwähnten Forschungsprojekten mit muttersprachlich französischen Patienten wird ebenfalls ein Repräsentant der Gruppe hinzugezogen, z. B. ein Mitglied des Verbrauchervereins für die Verarbeitung von Sektenerfahrungen). So entsteht zwischen den im therapeutischen Rahmen von unterschiedlichen Personen vergegenwärtigten Denksystemen ein Zwischenraum, in dem der Mediator einerseits die therapeutische Gruppe über Denkweisen und Behandlungsformen der Kultur des Patienten informiert und andererseits die Familie über die Gepflogenheiten und Erwartungen der westlichen Institutionen aufklärt.

Es handelt sich hierbei weniger darum, eine wörtliche Übersetzung im engsten Sinne anzustreben, als darum, eben jene Eigenheiten – unübersetzbare Terminologien und Vorstellungen einer Sprache, die für das Verständnis einer anderen Weltanschauung unabdingbar sind – zu erkennen und zu nutzen.

So können in einem Austausch mit und über den Patienten Problematiken zur Sprache kommen, welche in der Intimität eines Gesprächs zu zweit nicht ansprechbar wären, da ein Therapeut, der helfen kann auch immer verdächtigt wird, schaden zu können.

Die ethnoklinische Mediation kann auch außerhalb des eigentlichen Settings, sozusagen ambulant, in unterschiedlichen Institutionen wahrgenommen werden, in unserem Fall in einem »Centre medico-psychologique«.

8.2 Fallstudie: Alimatou – ein stummes Mädchen?

Alimatou (Name geändert) ist 14 Jahre alt. Sie ist die älteste von 5 Geschwistern und lebt mit ihrer Familie in einem Vorort von Paris. Aufgewachsen ist sie im Senegal bei ihrer Großmutter und erst kürzlich nach Frankreich eingereist. Es gehört zur normalen Familienorganisation der Soninke, den Großeltern ein Kind, häufig das erste, zur Betreuung anzuvertrauen. Im Falle einer Migration ist die Familie so immer vertreten.

Gleich nach ihrer Ankunft wird sie aufgrund eines von ihrem behandelnden Arzt als »medizinisch und psychologisch« qualifizierten Krankheitsbildes zur Untersuchung in ein renommiertes Krankenhaus eingewiesen.

Die Station für Parasitologie stellt bei der Blutuntersuchung Anämie und darüber hinaus eine Bilharziose fest. Bei der allgemeinen Untersuchung fallen vor allem der für Alimatous Alter zurückgebliebene Wuchs und ihre schmächtige Gestalt auf. Weiterhin wird ein anhaltender Mutismus, eine Stummheit trotz vorhandener Sprechfähigkeit und intakter Sprechorgane, festgestellt, dem »auf den Grund zu gehen sei«.

Man verabreicht Alimatou Medikamente, die ihrem Krankheitsbild entsprechen, und weist sie einer Station für Kinder- und Jugendpsychiatrie einer benachbarten Klinik zu.

Der Bericht der dortigen Psychologen beschreibt das junge Mädchen folgendermaßen:

»Alimatou ist ein scheues, verschlossenes Mädchen, das sich förmlich unter seinem Mantel verkriecht. Sie fixiert ihr Gegenüber mit erwartungsvoller und gleichzeitig ängstlicher Wachsamkeit, in einer Art Kontrollhaltung, als wollte sie sich an den anderen klammern und ihn sich gleichzeitig, in sicherem Abstand, vom Leibe halten.

Ihr Vater wirkt verlegen, erstaunt und sogar verwirrt angesichts einer von Alimatou während eines Spiels in Szene gesetzten Situation, bei der sich einige Aspekte ihrer persönlichen Geschichte auf sehr deutliche Art und Weise widerspiegeln: Die Mutter wird dargestellt ohne jedoch eine wesentliche Rolle zu spielen, die Tochter wohnt in einem »Gefängnis«, die Rolle des Vaters deutet auf eine Personifizierung des Bösen hin.

Am Ende der Sitzung hat der Vater es sichtlich eilig aufzubrechen. Er verlässt die Klinik fast fluchtartig. …

Dieses Kind ist in seiner Entwicklung stark zurückgeblieben. Vom sprachlichen Ausdruck einmal abgesehen, lassen die verschiedenen Tests der räumlichen, körperlichen, numerischen Organisation und der grafischen Kompetenzen auf ein geistiges Alter von ungefähr fünf oder sechs Jahren schließen. Die geistige Wachheit ist extrem verkümmert, und es liegen sicherlich schwere Beziehungsängste vor.«

Die Psychologen der Station für Kinderpsychiatrie raten den Besuch einer Tagesklinik an. Es besteht zu dieser Zeit allerdings wegen Platzmangel keine Aufnahmemöglichkeit.

Der behandelnde Arzt schlägt also einen Besuch in einem »Centre médico-psychologique« vor, einer staatlich finanzierten Beratungsstelle mit Therapieangeboten für Kinder und Jugendliche, in der ich als Psychologin und Psychotherapeutin arbeite.

Der dortige Chefarzt leitet eine Konsultation mit mir ein, nicht ohne mich vorher auf folgende Beobachtung aufmerksam gemacht zu haben: Aufgrund einiger ausweichender Bewegungen Alimatous ihrem Vater gegenüber, vermutet er einen hysterischen Mutismus und formuliert die Hypothese einer Misshandlung, vielleicht auch sexueller Natur.

Der Vater: ein würdiger Soninke

Zu unserem ersten Gespräch im »Centre médico-psychologique« erscheint Alimatou in Begleitung ihres Vaters. Sie ist von kleiner, zierlicher Statur. Sofort richtet sie ihre großen Augen auf mich. Ihr Blick ist mir ein Rätsel: fragend und fast belustigt zugleich.

Ihr Vater begrüßt mich freundlich. Er ist traditionell gekleidet, trägt ein weites, farbiges Boubou, eine lange Tunika, welche in Schwarzafrika von Männern und Frauen getragen wird, und eine zylindrische Kappe, die Chechia. Seine Erscheinung ist die eines würdigen Soninke.

> Die Soninke sind eine islamisierte Bevölkerungsgruppe aus Mali, Senegal und Mauretanien, gehörig zur Familie der Mandé, die im dreizehnten Jahrhundert das Reich von Mali gründeten, den Islam propagierten und der Kolonisation Wiederstand leisteten.

Ich bitte ihn, mir zu schildern, was seiner Tochter widerfahren ist. Herr Tandya erläutert die Situation mit ruhiger, respektvoller Stimme in korrektem Französisch.

Alimatou ist in Frankreich geboren. Aufgewachsen ist sie allerdings im Senegal bei ihrer Großmutter mütterlicherseits. Eines Morgens, im Alter von zwölf Jahren, hat sie aufgehört zu sprechen.

Der Familie waren bereits zuvor ihr kleiner Wuchs und ihr geringes Gewicht aufgefallen. So wurde beschlossen, Alimatou nach Frankreich zu ihren Eltern zu schicken, um ihr eine medizinische Untersuchung und eventuelle Behandlung zu ermöglichen.

Ich versuche herauszufinden, ob dem Verstummen Alimatous besondere Umstände vorausgehen.

Ihr Vater wiederholt, Alimatou habe zu einem bestimmten Zeitpunkt des Tages, ungefähr um die Mittagszeit, die Konzession[1] verlassen.

Nach Hause zurückgekehrt, habe sie die Nacht wie gewöhnlich bei ihrer Großmutter verbracht, bei der sie auch hin und wieder im Bett schlief[2]. Vom darauffolgenden Morgen an habe sie nicht mehr gesprochen.

---

1 Ebenerdige Bauten unterschiedlicher Nutzung (Wohnung, Versammlung etc.), die sich um einen gemeinsamen Innenhof gruppieren.
2 In fast allen afrikanischen Völkern ist das Schlafen im Bett der Mutter oder Großmutter nichts Ungewöhnliches, in manchen Fällen wird es für das Wohl des Kindes regelrecht angeordnet.

Trauma oder kulturspezifisches Symptom?

Man könnte hier eventuell ein traumatisches Ereignis vermuten, welches Alimatou in Gegenwart ihres Vaters verschweigt.

Während des angebotenen Einzelgesprächs bleibt sie jedoch ebenfalls stumm. Allen Kommunikationsangeboten begegnet Alimatou mit demselben fragenden Blick.

Wir entscheiden, ein Gespräch mit einem Mediator des Verbandes Areclide (Verband für Forschung und klinische Arbeit in der Ethnopsychiatrie) einzuleiten. Areclide ist eine Organisation, die sozialen und medizinischen Institutionen Mediatoren der verschiedensten Sprachräume zur Verfügung stellt. Die Ausbildung der Mediatoren und die Verwaltung und Supervision ihrer Interventionen erfolgen im Centre Georges Devereux.

> ❗ Die Intervention eines Mediators, die ethnoklinische Mediation ist ein innerhalb des ethnopsychiatrischen Settings am Centre Devereux entwickeltes, methodologisches Hilfsmittel zur klinischen Arbeit mit Migrantenfamilien.

Der Mediator

Während der ersten Mediationssitzung ist nur Herr Tandya anwesend, seine Frau ist mit den kleineren Kindern zu Hause geblieben.

Ich stelle Herrn Diarra, einen Mediator aus dem Senegal, vor, der sowohl Soninke, als auch Peulh spricht.

Zusammentreffen

Vorab tauschen also Herr Tandya und Herr Diarra ihren geographischen Ursprung und ihre Familienzugehörigkeit aus. Die väterliche Seite der Familie Tandya gehört der Gruppe der Soninke an und zwar einer Familie von Stammesoberhäuptern und Kriegern. Die Großeltern mütterlicherseits, bei denen Alimatou aufgewachsen ist, sind halb Soninke, halb Peulh (nomadische Bevölkerungsgruppe). Der Großvater, welcher der Gruppe der Peulh angehört, ist schon gestorben, die Soninke-Großmutter lebt im Senegal.

Ich fasse die mir bisher bekannte Situation zusammen und bitte Herrn Diarra, auf Soninke an Herrn Tandya die Frage zu richten, was seiner Meinung nach seiner Tochter zugestoßen sei.

8.2 Fallstudie: Alimatou – ein stummes Mädchen?

> **Exkurs**
>
> **Die Gesellschaft der Soninke**
> Der westlichen, berufsspezifischen Schulmeinung nach, sollte ein geschulter Fachmann, um sein Urteil möglichst neutral ausfallen zu lassen, am besten nicht persönlich mit seinem Patienten bekannt sein.
> Bei der Arbeit mit afrikanischen Familien treffen wir auf eine völlig entgegengesetzte Auffassung: Nicht nur, dass bei den Migrantenfamilien, die im Pariser Raum angesiedelt sind, sowieso alle Angehörigen einer bestimmten Bevölkerungsgruppe mehr oder weniger mit einander bekannt sind; die genaue verwandtschaftliche oder sonstige Verbindung wird sogar aktiv eingesetzt, denn kein Soninke würde persönliche Schwierigkeiten mit einem »Fremden«, d. h. einer der Gruppe außenstehenden Person, ernsthaft erörtern.
> Die Gesellschaft der Soninke ist durch ein Ungleichheitsprinzip charakterisiert. Zunächst wird die Klasse der »freien Menschen« von einer zweiten Klasse der »Unterworfenen« (Pollet u. Winter 1971) unterschieden. Die »freien Menschen« unterscheiden sich wiederum durch ihre Zugehörigkeit zu bestimmten, durch ihren Arbeitsschwerpunkt definierten Gruppen, die man an ihren Familiennamen bis heute erkennen kann.
>
> Soziale Umgangsformen sind zwischen den Mitgliedern der unterschiedlichen Familien vorgeschrieben. So ist z. B. die Vermählung zwischen einer Familie Cissé (Marabout, religiöser Heiler der muslimischen Religion) und einer Familie Coulibaly (Schmied, oder auch »Meister des Feuers«, der sich für seine Arbeit vorislamischer Kenntnisse bedient) undenkbar.
> Es gibt eine sogenannte »Spaßverwandtschaft« (parenté à plaisanterie) zwischen bestimmten Familien, die die Angehörigen zweier Familien dazu berechtigt, einander zu verulken, ohne sich dabei sozialer Übertretungen schuldig zu machen. Allerdings ist die Heirat zwischen »Spaßverwandten« verboten.
> Man kann also nachvollziehen, welche entscheidende Wichtigkeit der einführenden gegenseitigen Vorstellung von Mediator und Familie zukommt. Schon allein die Gegenwart einer zweiten Person derselben kulturellen Gruppe vergegenwärtigt das gesamte, einhergehende System von Normen und individuellen Freiheiten, die vor dem Hintergrund der existenten, wenn auch stets im Wandel begriffenen Gesellschaft eine für den Therapeuten einsichtigere Prägnanz erlangen.

Der Vater wiederholt die Erklärung, welche er mir schon in unserem vorigen Gespräch gegeben hat, und fügt hinzu: »Zu Hause spricht sie, wenn sie allein ist« (»Abame ganagni asefene douya«).

Wie können wir diese Aussage verstehen? Von einem klassischen, psychodynamischen Standpunkt aus könnte man vermuten, dass Alimatou also durchaus sprechen kann, es aber aufgrund eines noch nicht erkannten verborgenen Zusammenhanges ablehnt, sich mit ihrer Familie oder auch Außenstehenden zu verständigen.

Andererseits könnte man ebenfalls die Hypothese akustischer Halluzinationen anführen.

Der methodologische Ansatz der Ethnopsychiatrie erlaubt uns nun allerdings eine neue Fragestellung: Auf welchen kulturellen und linguistischen Zusammenhang nimmt diese Formulierung Bezug?

Welche Bedeutung und eventuell klinische Relevanz hat diese Aussage bei den Soninke?

»Wir sind nicht allein auf dieser Welt«

Ich bitte also unseren Mediator, Herrn Tandya zu fragen, was man auf Soninke zu einer solchen Gegebenheit sagen würde.

Herr Tandya antwortet mit einer religiösen Formel und schließt mit der Aussage: »Wir sind nicht allein auf dieser Welt« (»Obane nte douniani«)

Auf unser Nachfragen erklärt unser Mediator, die Vorstellung, dass eine Person »allein« spricht, sei für einen Soninke undenkbar.

Die Formulierung »sie spricht allein« bedeutet notwendigerweise »sie spricht nicht mit uns Menschen, sondern mit anderen Wesenheiten«.

Ein anderes Denksystem. Hier haben wir es also mit dem spezifischen Denksystem der Soninke zu tun, demgemäß unsere Welt im Wesentlichen von zweierlei Wesen bevölkert ist: den Menschen einerseits und den Dschinns andererseits. Bei den Dschinns handelt es sich um Wesen, die sich in einer Art Kehrseite unserer eigenen Welt bewegen. Sie leben an bestimmten, dem Menschen unzugänglichen oder von ihm gemiedenen Orten wie im Dschungel, in der wilden Steppe, im Abwasser und erscheinen zu bestimmten, vom Menschen ebenfalls gemiedenen Tageszeiten, wie nachts oder zur heißen Mittagsstunde.

Die Dschinns ähneln den Menschen insofern als sie ebenfalls zwei Geschlechter kennen und unterschiedlichen Religionen angehören. Es gibt Dschinns, die bestimmten Familien zugehören und sie schützen; wieder andere werden als Eigentümer besonderer Örtlichkeiten wie Flüsse, Sümpfe oder Wälder angesehen.

Man spricht nur sehr ungern von diesen Wesen und wenn, dann nur auf indirekte Weise. Man fürchtet immer, durch ein falsches Wort oder Verhalten ihren Unwillen und damit ihre Forderung nach Wiedergutmachung hervorzurufen. Sie verhalten sich bald gutartig, bald bösartig, je nachdem, ob man ihnen den notwendigen Respekt zollt oder nicht. Aber sie haben auch den Ruf der Unberechenbarkeit, so kann man sich nie wirklich sicher sein, wie sie reagieren werden.

Es kommt also unter Umständen zu Angriffen, gegen Einzelpersonen, aber oft auch gegen ganze Familien. Die Dschinns bemächtigen sich in diesem Falle des Körpers und des Geistes der Betroffenen und schlagen sie mit Krankheit. Es wird ihnen nachgesagt, dass sie selbst den Tod hervorrufen können.

Kinder, als die verwundbarsten Elemente der Familie, sind solchen Angriffen am häufigsten ausgesetzt. Aber auch Menschen, die generell in Wandlung begriffen sind, wie schwangere Frauen, Brautleute oder Jugendliche vor der Initiation sind besonders betroffen.

Wenn also Herr Tandya sagt: »Wir sind nicht allein auf dieser Welt«, so haben diese Worte eine vielfältige Funktion. Sie transponieren den sprachlichen Austausch in das Denksystem der Soninke. Weiter vergegenwärtigen sie im therapeutischen Setting die in diesem System existierende Zweiteilung der Welt in eine Welt der Menschen einerseits und eine Welt der Dschinns andererseits, wobei sie die ordnungsgemäße Abgrenzung nicht nur aufrechterhalten, sondern geradezu beschwören. Darüber hinaus drücken diese Worte eine gewisse Gewohnheit im Umgang mit den besprochenen Phänomenen aus.

Dschinns und Religion

Wir einigen uns mit Herrn Diarra über die Zulässigkeit folgender Formulierung: »Es gab in der Familie sicher Personen, die sich mit diesen Dingen auskannten?!«

Herr Tandya zögert einen Moment, bevor er uns enthüllt, dass der Vater seiner Ehefrau eine wichtige Persönlichkeit war: »Ein Mann, von dem man sagte, dass er die Farbe wechseln konnte.[3] Er ist vor ungefähr 15 Jahren verstorben. Er war aber nicht krank, er ist eines Abends einfach eingeschlafen.«

Wir fragen weiter, ob dieser Schwiegervater vor seinem Tode mit einem der Familienmitglieder gesprochen hat.

Worauf Herr Tandya sofort antwortet: »Wir sind eine sehr religiöse Familie.«

> Diesem Ausdruck liegt der Gedanke zu Grunde, dass, wer sich der muslimischen Religion widmet, sich nicht mehr mit den vormuslimischen Stammesgöttern beschäftigen darf. Allenfalls kann dies zur Austreibung eines bösen Geistes gerechtfertigt werden, jedoch nie im Hinblick auf ein Bündnis mit bestimmten Geistern zum persönlichen Wohle einer Familie.

Erste Worte

Hier sucht selbst der in der Mediation geübte Herr Diarra seine Worte: »Wie soll ich dir das erklären … Was Herr Tandya sagen will, ist Folgendes: Beim Tode einer wichtigen Persönlichkeit gehen seine … äh … ‚Angelegenheiten' auf eines seiner Kinder über. Normalerweise trifft die Person zu Lebzeiten selbst entsprechende Vorkehrungen. Sollte sie dazu nicht in der Lage sein, so bleibt alles kreisend in der Luft hängen, bis der oder die Geister selbst ihre, in diesem Falle unvorbereitete, Wahl treffen.«

---

3 »Die Farbe wechseln« weist auf den veränderten Zustand einer Person hin, von der ein Dschinn Besitz ergriffen hat.

8.2 Fallstudie: Alimatou – ein stummes Mädchen?

Während wir noch mit Herrn Diarra die Komplexität dieser Idee besprechen, unterbricht uns Herr Tandya, wie um ein neues Verständnis der Geschehnisse zu bestätigen: »Der Vater meiner Frau ist zwei Monate vor Alimatous Geburt gestorben.«

Genau als wir zum ersten Mal ihren Großvater mütterlicherseits erwähnen, macht Alimatou auf ihrem Stuhl eine Bewegung in meine Richtung. Ich schaue sie an. Sie streckt ihre Hand aus, ich nehme ihre Hand in die meine. Ich frage sie auf Französisch, ob sie sich an ihre Träume erinnert. Sie nickt langsam und blickt zu unserem Mediator. Ich bitte Herrn Diarra, Alimatou auf Soninke vorzuschlagen, uns zu erzählen, was sie in ihren Träumen sieht. Als sie auf dieses Angebot eingeht, höre ich zum ersten Mal ihre Stimme. Sie ist rau und belegt, als käme sie von weit her, aus einer anderen Zeit und Welt.

Herr Diarra übersetzt: Sie sagt, sie sehe ihren Großvater im Traum. Er sei sehr groß und ganz in weiß gekleidet. Er trüge eine rote Kappe, rote Schuhe und halte ihr einen roten Pagne hin.

Kulturelle Elemente zur Trauminterpretation. Die Beschreibung der Erscheinung in Alimatous Traum hat in der Kultur der Soninke eine ganz bestimmte Bedeutung.

In der Tat ist Rot die Farbe der Dschinns. Der Pagne, ein festes Stofftuch, das man sich um die Hüften wickelt, ist ein Kleidungsstück, das zu besonderen Anlässen, insbesondere zu Hochzeiten, als rituelles Geschenk fungiert.

Die Geste der Erscheinung, die man unbestreitbar als Dschinn des Großvaters identifizieren kann, bedeutet also ungefähr so viel wie »Sei meine Frau«. Der Dschinn hat also seine Verbündete auserwählt, mit Hilfe derer er sich Gehör verschaffen kann.

Die Mutter

Bei der nächsten Sitzung sind Alimatous Vater und Mutter anwesend. Frau Tandya erscheint in einem weiten Boubou und hat ihr jüngstes Mädchen auf dem Schoß.

Zu Beginn dieses Gespräches ähnelt der Ablauf dem des vorigen.

Frau Tandya bleibt zunächst sehr reserviert und prüft lange, ob der angebotene Rahmen einem wirklichen Austausch überhaupt angemessen ist. Sie beruft sich zuerst auf die Religion, um anderen Themen auszuweichen. Im späteren Verlauf gibt sie zu, sich ebenfalls schon gefragt zu haben, ob Alimatous Leiden »nicht doch etwas mit den Angelegenheiten ihrer eigenen Familie zu tun habe«.

Schließlich mündet das Gespräch in eine konkrete Diskussion über eine mögliche Reise, die Frau Tandya mit ihrer Tochter anzutreten bereit ist, um sich der besprochenen »Familienangelegenheiten« anzunehmen und eine Behandlung einzuleiten: eine tatkräftige Verhandlung in Gegenwart eines Exper-

---

Exkurs

Exorzismus/Adorzismus
Hier ist es wichtig zwischen zwei Arten von Behandlung zu unterscheiden. In den monotheistischen Religionen wird eine Behandlung durch »Exorzismus«, das heißt definitive Entledigung einer als teuflisch qualifizierten Wesenheit, praktiziert. In polytheistischen Religionen besteht die Behandlung in einer Verhandlung mit dem in Erscheinung getretenen Dschinn, oft sogar dem Abschluss eines lebenslangen und regelmäßig erneuerten Bündnisses unter der Bedingung beiderseitiger Verpflichtungen.
Letztere Art von Be/Verhandlung entspringt historisch ursprünglicheren Therapieformen, bei denen es im Wesentlichen darauf ankommt, der sich manifestierenden Wesenheit einen rituell festgelegten Platz einzuräumen. Der Dschinn wird so in durch das Bündnis definierte Bahnen gewiesen. So er mit diesem Bündnis zufrieden ist, kann er zu bestimmten Anlässen durch eine von einem Fachmann streng kontrollierte Trance der verbündeten Person Informationen über das Verborgene zuspielen, die auch für die gesamte Gruppe (Familie und Dorfgemeinschaft) von Wichtigkeit sind. Andererseits kann sich die nun als Vermittler fungierende »auserwählte« Person außerhalb dieser rituellen Anlässe eines weitgehend störungsfreien Lebens erfreuen.

ten mit eben der Wesenheit, die sich bei Alimatou bemerkbar gemacht hat, um sich bei der Familie Gehör zu verschaffen. Der Experte ist ein auf die Auseinandersetzung mit den Dschinns spezialisierter Heiler, der einen sogenannten Dschinnadon zu organisieren versteht, ein Ritual im Verlauf dessen der Dschinn Gelegenheit hat, sein Anliegen durch Inbesitznahme des Körpers und der Sprache seiner/seines Verbündeten auszudrücken.

Hierbei erfahren wir ebenfalls, dass Frau Tandya selbst seit nunmehr acht Jahren nicht mehr nach Senegal gereist ist, vielleicht aus finanziellen Gründen, vielleicht aber auch, um sich eben den unliebsamen Fragestellungen und notwendigen Familienritualen zu entziehen, zu denen die Krankheit ihrer Tochter sie jetzt verpflichtet.

8.3 Analyse der Fallstudie: Plädoyer für eine Erweiterung des therapeutischen Settings

Vorab möchte ich folgendes klarstellen: Es liegt mir fern, eine Polemik gegen diese oder jene Diagnostik oder Prognose zu formulieren. Viel wichtiger ist mir, eine theoretische und klinische Erweiterung unserer herkömmlichen Denkweise anzuregen.

Die Abteilung für Kinderpsychiatrie und -psychologie hatte bei Alimatou einen anhaltenden Mutismus und bei Herrn Tandya eine ausweichende Reaktion festgestellt und eine gestörte, wenn nicht sogar pathogene Beziehung vermutet.

Ohne die Veränderung des therapeutischen Settings und die Hinzunahme eines Mediators wäre es uns schwer, meiner Ansicht nach unmöglich gewesen, dieses Missverständnis aufzuklären.

Herr Tandya tritt zunächst ausweichend auf, nicht weil er eine Verantwortung an dem Leiden seiner Tochter zu verbergen hätte, sondern weil die notwendigen Vorraussetzungen für die Erarbeitung einer kulturell denkbaren Interpretation des vorliegenden Leidens nicht gegeben waren.

Nur in einem Setting, dass theoretisch und klinisch die Existenz kulturell definierter, übernatürlicher Wesenheiten zulässt, kann Alimatous Vater einem Gedanken der Art »meine Tochter wird von einem Dschinn heimgesucht« nachgehen, ohne Gefahr zu laufen, von »weißen Doktoren« für verrückt oder primitiv gehalten zu werden.

Dasselbe gilt auch für Alimatou: Erst in einem Kontext, in dem ihrer verbalen Äußerung ein kulturell annehmbarer Sinn zugestanden wird und somit der Ansatz einer Lösung hörbar wird, lässt sie (oder der gegenwärtige Dschinn) sich auf eine Kommunikation ein.

Alimatous individuelle Störung wird in ein funktionelles Gesamtsystem eingebunden, was eine Umstrukturierung der Interaktionen innerhalb der Familie und innerhalb der Gruppe der Soninke zur Folge hat.

Es entsteht nun ein Bezug zwischen Alimatou und dem Denken der Soninke, zwischen Alimatous Leiden und der unsichtbaren Welt der Dschinns. Darüber hinaus wird die Beziehung zwischen Alimatou und ihrer Mutter neubelebt, da ja nur Alimatous Mutter den Bezug zu den beschriebenen »Familienangelegenheiten« wiederherstellen kann.

Ein solches therapeutisches System aktiviert also gleichzeitig ein ganzes Netz von Stützpunkten und Bezugspersonen im Umfeld des Patienten.

Abschließende Bemerkung

Alimatou hat mit ihrer Mutter die geplante Reise angetreten, aber leider nicht so wie angeraten nach Senegal, sondern nach Mali, wo ein bekannter Heiler aufgesucht worden ist.

Wir haben bei ihrer Rückkehr die Aufnahme in eine spezialisierte Schule einleiten können, die eine intensive Betreuung durch ein interdisziplinäres Team zur Verfügung stellt. Alimatou hat sich gut in ihrer Schule integriert. Sie ist bis heute ein reserviertes Mädchen geblieben, aber sie spricht Soninke und Französisch.

8.4 Fazit: Die Arbeit mit einem Mediator – eine dynamische Herausforderung an das therapeutische Setting

Die notwendigen Erweiterungen des therapeutischen Settings bei der Arbeit mit Migrantenfamilien und die Funktionalität der ethnopsychiatrischen Arbeit mit einer interdisziplinären, pluriethnischen Gruppe von Therapeuten sind von Tobie Nathan (1993) ausführlich beschrieben worden (siehe auch Bach 1996).

> **Veränderungen im therapeutischen Setting durch die Einführung eines Mediators**
> 1. Die Gegenwart eines Repräsentanten der gleichen sprachlichen Gruppe wie die konsultierende Familie stellt die Prämisse einer kulturellen Zugehörigkeit in den Raum. Während sich der Therapeut andernorts, konform mit der in westlichen Institutionen vorherrschenden Theorie, mit einer individuellen Psyche, sei es auch mit kultureller Färbung, konfrontiert, haben wir es in unserem veränderten Rahmen zuallererst mit einem Soninke aus Mali, einem Peulh aus dem Senegal oder einem Kabyle aus Algerien zu tun.
> 2. Die Gegenwart einer Vermittlerperson meiner eigenen Sprachgruppe zwingt mich und alle Beteiligten, unsere genaue Stellung innerhalb unseres kulturellen Zusammenhanges zu erkennen zu geben. Der Mediator ist in der Lage, eine individuell entschiedene Handlungsweise von einem durch kulturelle Regeln bedingten Verhalten zu unterscheiden. Dem Mediator wird auch eine regelüberschreitende Haltung nicht verborgen bleiben. Seine Aufgabe ist, der Therapeutengruppe mitzuteilen, welche Auswirkungen und Konsequenzen eine solche innerhalb der gegebenen kulturellen Gruppe hat.
> 3. Der Austausch im therapeutischen Rahmen erfährt so eine kulturelle Legitimierung und schafft einen lebendigen Bezug zu einer außerhalb des Settings existierenden Gruppe, die als wichtige Instanz ihre stützende Funktion einnimmt.
> 4. Die physische Anwesenheit von Personen unterschiedlichen kulturellen Ursprungs (die sich auch als solche zu erkennen geben) in einer interdisziplinären, pluriethnischen Gruppe bringt mit sich, dass alle theoretischen Ansätze und Gedankengänge ausschließlich im Zusammenhang mit ihrer spezifischen Bezugsgruppe betrachtet werden können: die Theorie der Soninke über die Dschinns, die Theorie der Psychiatrie bezüglich akustischer Halluzinationen etc.
> 5. Die Aufmerksamkeit auf den Vorgang und die eventuellen Schwierigkeiten der wörtlichen Übersetzung kulturspezifischer Zusammenhänge zu richten, zwingt alle Beteiligten, die sich hinter einer Formulierung verbergenden, unausgesprochenen Theorien zu benennen und mit den anderen anwesenden, »personifizierten« Auffassungen zu konfrontieren.

Ich möchte hier abschließend zusammenfassen, welchen strukturellen und dynamischen Veränderungen uns die Einführung eines Mediators in den therapeutischen Rahmen aussetzt.

Die Übersetzung dient also nicht etwa dazu, das »Hindernis Sprache« zu überbrücken und als universell angenommene, gleichbedeutende Zusammenhänge in einer fremden Kultur aufzudecken.

Es geht nicht darum, schlicht Elemente in Erfahrung zu bringen, die ein psychologisches Verständnis der spezifisch kulturell gefärbten Psyche eines Patienten erlauben würden.

Es geht darum, eine Kultur anhand ihres eigenen Denkansatzes zu verstehen.

Die Ethnopsychiatrie setzt sich zum Ziel, ganz konkret mit der kulturellen Welt des Patienten und den Kriterien seines spezifischen Denksystems in Verbindung zu treten und tatkräftig zu verhandeln.

8.5 Perspektiven

Es ist eindeutig, dass die Vorraussetzungen für eine ethnopsychiatrische Arbeit in Deutschland andere sind.

Es gilt auch in Deutschland Möglichkeiten zu entwickeln, das therapeutische Setting für kulturspezifische Zusammenhänge zugänglich zu machen.[4]

Die wichtigste Bedingung für eine erfolgreiche Behandlung scheint mir, dass wir bereit sind, bei unseren Migrantenpatienten und Mediatoren in die Lehre zu gehen, denn wenn wir erst einmal gelernt

---

4   Hier möchte ich auf den interessanten Ansatz von M. Englisch hinweisen, die in Zusammenarbeit mit E. Wohlfart das ethnopsychiatrische Setting für die Arbeit einer Supervisionsgruppe umfunktioniert hat (▶ **Kap. 14**).

haben, unsere Fragen anders zu stellen, verändern sich auch die Antworten, die wir erhalten.

Literatur

Bach H (1993) Des rêves et du voyage de l'âme. Nouvelle Revue d'ethnopsychiatrie 24. Edition La pensée sauvage, Grenoble

Bach H (1996) Psychotherapeutische Behandlung von Migranten: »Ein Kind, das kommt und geht«. In: Setting, Rahmen, therapeutisches Milieu in der psychoanalytischen Sozialarbeit. Psychosozialverlag, Gießen

Bach H (1999) Réflexions à propos de l'intervention d'un médiateur-traducteur lors d'entretien cliniques. Revue Esquisses 35. Edition ACMPP du Val de Marne

Brauner KD (1986) Kultur und Symptom. Über wissenschaftstheoretische und methodologische Grundlagen von Georges Devereux. Peter Lang Verlagsgruppe, Frankfurt/M

Devereux G (1970) Essais d'ethnopsychiatrie générale. Gallimard, Paris

Devereux G (1978a) Die ethnische Identität. Ihre logischen Grundlagen und ihre Dysfunktionen. In: Ethnopsychoanalyse. Die Komplementaristische Methode in den Wissenschaften vom Menschen. Suhrkamp, Frankfurt/M

Devereux G (1978b) Ethnopsychoanalyse. Suhrkamp, Frankfurt/M

Felici-Bach H (Hrsg) (2005) Helmut Bach: Ausgewählte Schriften zur Psychoanalyse und Psychotherapie. Kröning, Asanger Verlag

Englisch M (2000) Zum Umgang mit kultureller Differenz. Ein Blick durch die Brille gängiger Kulturkonzepte. In: Psychologie und Gesellschaftskritik 1

Englisch M (2004a) Migration als Trauma? Psychoanalytische Ansätze zur Verarbeitung von Migrationserfahrungen. In: Sisyphus-Jahrbuch Colloquium Psychoanalyse, Bd 1. Frankfurt a.M.

Englisch M (2004b) Kulturelle Übergangsräume in der Migration. In: Jaeggi E, Kronberg-Gödde H (Hrsg) Zwischen den Zeilen – Literarische Werke psychologisch betrachtet. Psychosozial-Verag, Gießen

Hounkpatin L (1998) La parole de la forêt initiale. Odile Jacob, Paris

Maiga I (2000). Dictionnaire du Mandé. P.U.F., Paris

Mesmin C (1993) Les enfants de migrant à l'école. Edition La pensée sauvage, Grenoble

Moser, DR (1992) Glaube im Abseits. Beiträge zur Erforschung des Aberglaubens. Wissenschaftliche Buchgesellschaft, Darmstadt

Nathan T (1986) La folie des autres: Traité d'ethnopsychiatrie clinique. Dunod, Paris

Nathan T (1988) Le sperme du diable. P.U.F., Paris

Nathan T (1993) Fier de n'avoir ni pays ni amis quelle sottise c'était … Principes d'ethnopsychanalyse. Edition La Pensée sauvage, Grenoble

Nathan T (1994) L'influence qui guérit. Odile Jacob, Paris

Nathan T (1995) Médecin et sorciers. Les empêcheurs de penser en rond, Paris

Nathan T (1999) Zum Begriff des sozialen Netzes in der Analyse therpeutischer Dispositive. In: Kultur, Migration, Psychoanalyse. Edition Diskord, Tübingen

Nathan T (2001) Nous ne sommes pas seuls au monde. Les empêcheurs de penser en rond, Paris

Nathan T (2004) Du commerce avec les diables: Paris, Le seuil/ Les empecheurs de penser en rond, Paris

Piret B (1991) La psychologie à trois est-elle possible? Psychiatrie, Psychothérapie, Culture(s). Strasbourg, Paroles sans frontières

Pollet E, Winter G (1971) La société Soninke, Brüssel, Editions de l'Institut de Sociologie de l'Université Libre de Bruxelles

Pury S (1998) Traduction – traité du malentendu. Theorie et pratique de la mediation interculturelle en situation clinique. Le Plessis Robinson, Les empêcheurs de penser en rond

Saller V (1995) Tobie Nathan: Genialer Theoretiker, orientalischer Geschichtenerzähler oder Scharlatan? In: Möhring P, Apsel R (Hrsg) Interkulturelle psychoanalytische Therapie. Brandes & Apsel, Frankfurt/M

Stengers I (1992). La vonlonté de faire science. Les empêcheurs de penser en rond, Paris

Klinische Fehldiagnose in einer metakulturellen Situation

Omar Ndoyé
(Aus dem Französischen von Christine Hardung)

9.1 Einleitung – 138

9.2 Problematik – 138

9.3 Das Institut »Ethno Psy Afrique Antilles (IEPAA)« – 138

9.4 Klinische Beobachtung – 139

9.5 Diskussion – 141

9.6 Schlussbetrachtung – 142

Literatur – 142

9.1 Einleitung

In Europa behandeln heute Psychiater, Psychoanalytiker, Psychologen und Mediziner Migranten in speziellen Einrichtungen oder in ihren Praxen. In diesen Behandlungssituationen benutzt ein afrikanischer Migrant häufig Metaphern, um sich auszudrücken. Dabei macht er regelmäßig das Nichtphysische, Immaterielle, Spirituelle und für das bloße Auge Unsichtbare geltend.

Sollten die westlichen Gesundheitsexperten sich in Afrika einem »tuur« (einer Initiations- und Opferzeremonie) unterziehen, bevor sie afrikanische Patienten behandeln? Das würde ihnen ermöglichen, in ihre Vorgehensweise ein anderes System zu integrieren. Oder sollten sie nicht besser Afrikaner, die zum zweiten oder dritten Mal in Behandlung sind, in ihre Herkunftsländer schicken?

Sollte der europäische Kollege nicht notwendigerweise auf ein traditionelles Referenzsystem zurückgreifen, um das »Leiden« in ein neues inneres Gleichgewicht überführen zu helfen?

Einen Migranten in sein Herkunftsland zurückzuschicken – ist das die Bilanz eines Versagens oder die Suche nach Komplementarität?

Und diese Rückkehr – wird sie nicht vom Patienten als ein großer Gewaltakt empfunden, der seine Symptome (oder Beschwerden) noch verstärkt?

Der Afrikaner, der in den Westen geht – muss er nicht geradezu »überdimensional« in sein Land zurückkehren? Denn in der Phantasie der Leute wird vom Migranten eine »siegreiche« Rückkehr erwartet (sei diese nur für die Ferien oder aber für immer). Wer aus dem Ausland zurückkommt, kann nicht anders als reich, stärker, bei bester Gesundheit und gut gekleidet sein, er wird beneidet, kurzum, er ist bestens ausgestattet.

9.2 Problematik

»Geschwächt« in die Heimat zurückzukehren – vergrößert das nicht die Angst?

Ich gehe von folgender Hypothese aus:

> Aus dem Gastland (mit seinen Technologien und modernen Heilmethoden) fortzugehen, um in sein Herkunftsland (mit den Schwierigkeiten, die zum Fortgehen zwangen) zurückzukehren, wird sicher in der ersten Zeit die Pathologie verkomplizieren, um danach dann einen hoffnungsvollen Weg einschlagen zu können.

Dies wird anhand eines Falles aus der ethnopsychologischen Arbeit am Pariser Institut »Ethno Psy Afrique Antilles (IEPAA)« verdeutlicht. Analysiert wird ein Krankheitsverlauf, der zeigt, wie sehr ein übereilter chirurgischer Eingriff, dem keine auf das soziokulturelle Umfeld des Patienten ausgerichtete Anamnese vorausging, dem Patienten zum Schaden gereichen kann und dies trotz aller gut gemeinten Absichten des Behandelnden.

9.3 Das Institut »Ethno Psy Afrique Antilles (IEPAA)«

Wenn man die Ebene der Beziehungen des Kulturellen/Geistigen betrachtet, bewegt man sich auf ethnopsychiatrischem Gebiet. Zieht man die Definition von Roger Bastide (1966) heran, so ist unser Team nicht weit von der Sozialpsychiatrie entfernt: »Befasst man sich, sofern sie in die erlebten psychischen Störungen einbezogen ist, mit der kulturellen Dimension, praktiziert man angewandte Ethnopsychologie.« Es ist genau dieser Bereich, in dem wir uns positionieren.

Wir sind Therapeuten, die eine westliche Ausbildung erhalten haben und dann zurückgekehrt sind, um die Heilverfahren ihrer eigenen Gesellschaften besser verstehen zu können. Diese Dynamik erlaubt uns, die Problematik, die sich mit dem Patienten stellt, besser erfassen zu können.

Zwei Bereiche sind in unserem therapeutischen Vorgehen grundlegend:
1. Die Familie: genealogische Abstammung, Geschwister, der transgenerative Aspekt, Geschichte;
2. Das Umfeld in Form der allgegenwärtig sozialen Gruppe mit ihrer Kultur, ihren Traditionen, ihren Bräuchen, ihrer Solidarität, ihrem Zusammenwirken wie auch ihren Normen und ihren Grenzen. Die Symptome des Patienten müssen auf diese verschiedenen Aspekte bezogen werden, die man auf keinen Fall außer Acht lassen sollte.

Das behandelnde Team leitet kollektiv das therapeutische Vorgehen. Es versucht, Zusammenhänge herzustellen zwischen Symptom, Anamnese des Patienten und Zugehörigkeit zu einer sozialen Gruppe. Unter Berücksichtigung dieses Dreierverhältnisses können positive therapeutische Resultate erzielt werden. In diesem Zusammenhang sollte erwähnt werden, dass in Afrika und auf den Antillen dem Individuum nur in eine Gruppe eingebunden Bedeutung zukommt.

Das Team setzt sich aus Psychologen, Psychoanalytikern, Medizinern, Psychiatern und Ethnologen zusammen. Während der Behandlung sitzen die Therapeuten in einem Kreis, einige Stühle sind dem Patienten (und eventuell seiner Begleitung) vorbehalten. Der Patient kann einzeln oder von einem Familienmitglied und/oder von Professionellen einer Institution begleitet kommen.

Mehrere soziale Dienste schicken uns Personen, bei denen sie ihrer Ansicht nach schwer zu lösende Probleme feststellen. Wir nehmen ausschließlich Patienten in Zweitbehandlung an. Die Mediziner oder Psychiater schicken sie ins IEPAA, weil sie »in diese Geschichten mit Besessenheit, bösen Geistern etc.« nicht weiter vordringen können. Es kommt oft vor, dass ein Mediziner einen Patienten begleitet und bei einigen Sitzungen assistiert.

Wenn der Patient in den Behandlungsraum eintritt, sind alle Therapeuten schon sitzend anwesend. Dem Patienten, der sich vielleicht bis dahin nur Behandlungen zu zweit unterzogen hatte (mit dem Psychologen, dem Psychoanalytiker, dem Marabut etc), wird ein erstes Bild vermittelt. Das Kollektiv ersetzt das Individuelle, gibt sich als traditionelles Gegenüber und bindet den Patienten in eine Gruppenbeziehung ein: wenn für ihn eine Schwierigkeit auftaucht, ist er von einer Reihe von Personen umgeben.

Findet es sich nicht hier, das erste Element der Heilung? Ein erstes Bild von Gruppe wird hier und jetzt dem Patienten vermittelt. Einen bestimmten Inhalt gibt es bereits. Die Arbeit entwickelt sich aus dem heraus, was der Patient und eventuelle Begleiter sagen.

Im Allgemeinen ist die Unterstützung am IEPAA relativ kurz: vier bis fünf Sitzungen im Rhythmus von drei bis vier Wochen. Die Erfahrung zeigt uns, dass diese Form des Heilens kaum mehr Zeit braucht. Oft können wir die Überweisung an einen Therapeuten vornehmen und dem Patienten leichter helfen. Sofern es Kinder und junge Menschen betrifft, kann ein Therapeut je nach Problematik zwischen zwei ethno-psychotherapeutischen Behandlungen eine individuelle Psychotherapie durchführen.

9.4 Klinische Beobachtung

An einem Tag im August 2000 empfangen wir Henri Diouf, einen Mann von 48 Jahren, Serer, ziemlich robust, etwa 1,85 Meter groß. Dieses Treffen ermöglicht Henri, seine Geschichte zum x-ten Mal zu erzählen.

Während er sich setzt, übergibt uns Henri einen Beutel, der mehrere Rezepte und Medikamente enthält. In dem Moment, wo wir die verschiedenen, uns anvertrauten Dokumente betrachten, beginnt Henri seine Erzählung: »*Wissen Sie, ich habe viele Probleme. Ich habe daran gedacht, mich umzubringen. Ich habe vor, mich zu bewaffnen, weil ich mich seit Italien verfolgt fühle. Ich bin in Brescia wegen einer Verengung der Harnröhre operiert worden. Nach zwei Monaten wurde ich ein zweites Mal operiert, aber das war der reine Misserfolg. Der Urin floss nicht gut ab. Ich hatte einen Schock, ein Trauma. Zwischen den beiden Operationen, es war am Bahnhof in Mailand, habe ich gespürt, dass man mich verfolgt, alle haben mich angeschaut. Ich habe meine Tasche auf den Boden geschmissen, um ihnen zu sagen: ‚Was habe ich getan, nehmt mich doch fest, wenn ich etwas getan habe.' Ich war davon überzeugt, dass die Leute über mich reden. Eine Woche lang habe nicht geschlafen und wenig gegessen. Ein Arzt hat mir eine Spritze gegeben, aber das war Gift und hat mich geschockt. Immer wenn ich schlafen wollte, war es, als habe man mir einen Stromschlag versetzt.*«

An diesem Tag spricht Henri eine Stunde lang ohne Unterbrechung. Er wirkt gehetzt, traumatisiert, unverstanden, im Stich gelassen, entmutigt, unter Druck, völlig orientierungslos.

Drei Jahre zuvor kannte Henri den Westen noch nicht. Er arbeitete in einem Unternehmen in der senegalesischen Hauptstadt. Verheiratet und Vater von neun Kindern (von verschiedenen Müttern), war Henri, wie er selber meint, nichts weniger als ein »Frauenheld«.

1998 akzeptiert er das Angebot eines »Aufhebungsvertrags« (im Senegal gemeinhin als »freiwilliges Ausscheiden« bezeichnet) und verläßt die Firma mit etwa 6 Millionen CFA (9.150 Euro).

Er geht nach Italien und beginnt als Verkäufer zu arbeiten. Die Geschäfte florieren, und er schickt seiner Frau monatlich Geld. Er wohnt mit Männern zusammen. Das weibliche Element fehlt abends in seinem Bett, er beginnt intensiv zu masturbieren. Regelmäßig hält er sich im Prostituiertenmilieu auf.

Henri, der sein Verhalten nicht normal findet, sucht einen italienischen Arzt auf, um »seine Lust nach Frauen« zu dämpfen. Nachdem der Allgemeinmediziner sein Geschlechtsteil »in jeder Hinsicht abgetastet hat« (was ihn schon genug durcheinanderbringt), schickt er ihn zum Urologen, der in zwei Monaten zwei chirurgische Eingriffe vornimmt.

Nach dem »Misserfolg der zweiten Operation« beschließt er, in den Senegal zurückzukehren, um sich dort behandeln zu lassen. Der italienische Urologe empfiehlt ihm einen senegalesischen Kollegen am »Centre Hospitalier Universitaire le Dantec« in Dakar. Der liest das »Begleitschreiben seines Kollegen«, weist ihn darauf in die Klinik ein und unterzieht ihn einer dritten Operation. Henri verlässt das Krankenhaus nach einem Monat mit der Vorstellung, »erledigt und für nichts mehr zu gebrauchen zu sein«. Der Wahn nimmt zu: Die Roten Brigaden und die italienische Mafia haben ihn im Senegal aufgespürt und lassen ihn nicht mehr in Ruhe.

Die Familie von Henri ruft die »rab«, die »pangol« (Wesenheiten), und organisiert ein kleines Ritual, das der »Patient« zurückweist. Ihm zufolge werden die, die sich auskennen (die Mediziner) nach Klärung suchen und den Zustand beenden, indem sie ein gutes Medikament finden. Was ihn angeht, so soll sich die Familie nicht in »sein Problem« einmischen, vor allem soll sie nichts davon wissen.

Seine Frau gibt es auf, ihn davon überzeugen zu wollen, sich an die Heiler zu wenden. Henri begibt sich in das angrenzende Mauretanien, um die senegalesischen traditionellen Heiler (les tradipraticiens) zu umgehen, die sein Problem kennen könnten. Er sagt: »Ich habe mich in diesem Land ruiniert, weil ich die traditionellen Therapeuten und Mediziner einen nach dem anderen erfolglos aufgesucht habe.«

Henri kehrt nach Senegal zurück, arm, abgemagert, enttäuscht und entmutigt. Sein Bruder und seine Frau legen alles daran, ihn »wieder zu aktivieren«. In der ersten Zeit besucht er drei Pastoren, aber die endlose, mehr als 50 Mal erzählte Version seiner Geschichte trifft nicht gerade auf großes Verständnis. Auf Veranlassung seines Bruders verkauft er sein Auto, kauft ein Flugticket und begibt sich zu einem senegalesischen Freund in Frankreich. Er sucht einen Allgemeinmediziner, dann zwei Psychiater auf, aber »er blieb immer verfolgt«.

In fortgeschrittenem Zustand der Verschlechterung kehrt Henri in den Senegal zurück. Abends betrinkt er sich oft und bleibt 4 Monate lang ohne Medikamente. Kontinuierlich halten die Freunde aus Europa telefonisch Kontakt zu ihm und schicken ihm regelmäßig Geld. Seine Familie stützt ihn mit viel Engagement und trifft die Entscheidung, die Ambulanz des psychiatrischen Dienstes CHU-Fann in Dakar aufzusuchen. Dort nimmt ihn das Psychologenteam zur Zweitbehandlung auf.

Henri möchte dezidiert bestimmte Worte wie »undurchsichtig«, »Polizei«, »schuldig« etc. nicht hören. Er hat das Auto seines Bruders entwendet, um in eine Stadt 70 km von Dakar zu fahren und jemanden, der in der Woche zuvor in seiner Anwesenheit von einer »undurchsichtigen Angelegenheit« gesprochen hatte, um eine Erklärung zu bitten. Er sagt, bevor er noch anfange zu »rebellieren«, begebe er sich lieber in ein Polizeikommissariat, um, sich selbst »auszuliefern«.

In der dritten Sitzung spricht er (auf unsere Aufforderung hin) von Träumen, in denen er in seinen Pantoffel gekackt habe. (Wie auch die traditionellen Therapeuten [tradithérapeutes] bitten wir oft Patienten, ihre Träume zu erzählen, insbesondere, wenn sie sagen, dass sie sich gerade in einer Zeit heftiger Schlafstörungen befinden.)

Während des vierten Treffens, es hatte sich schon hingezogen, bitten wir ihn, die Augen zu schließen und unmittelbar auf (etwa 30) Worte zu reagieren, die wir ihm sagen. Mit dieser Technik arbeiten wir seit etwa 4 Jahren, wenn wir eine kleine Barriere feststellen, die schwierig zu überwinden und die entsprechende Metapher nicht präsent ist. Nach der Übung meint Henri: »Ich erinnere mich sehr gut an schwierige Worte, es ist übrigens das, was mich hauptsächlich durcheinander bringt.

Ich kann es nicht sagen, aber es beschämt mich und das ist mein Problem, Doktor.«

In der folgenden Sitzung teilt mir Henri mit, dass er keine Angst mehr hat und den Leuten in die Augen schaut. Er hat angefangen zu joggen. Er ist noch immer verfolgt, aber es stört ihn nicht mehr wie vorher, weil es ihm gelingt, mich zwischen die Verfolger und ihn zu stellen. Ich sage ihm, er solle, was ihn belastet, Gott anvertrauen. Nach langen 5 Minuten des Schweigens spricht Henri davon, wie er mit den Jungen zum Baden an der Wasserstelle war, spricht von diesem Herrn, einem Freund der Familie, der in sein Zimmer kam und ihn darum bat, ihn zu befriedigen. *»Ich war 8 Jahre alt und ich dachte, das sei normal.«* Unter sichtlichen Schwierigkeiten und nach gut 10 Minuten des Schweigens fügt er hinzu: *»Kurz vor meiner Reise nach Italien habe ich mit meiner Schwägerin geschlafen, die damals minderjährig war. Die Pädophilie hatte mich verfolgt. Ich hatte große Angst (auch wenn ich sie verborgen habe), dass man mir in Italien eine Schwangerschaft oder eine Strafanzeige vermelden würde. Das hätte den Zusammenbruch meines Haushalts bedeutet und der Name meiner Familie wäre für immer beschmutzt gewesen.«*

Vier Monate nach unserer ersten Begegnung erschien Henri mit einem (10 Meter langen) schönen weißen Stoff, den er mir zusammen mit folgenden Worten überreichte: »Ich fühle mich jetzt gut, ich habe wieder sexuelle Beziehungen zu meiner Frau aufgenommen. Die Pädophilie war die Ursache meines ganzen Problems und ich wollte nicht mit dieser zerstörerischen Last, über die ich nicht reden konnte, sterben. Die vielen Mediziner und Spezialisten, denen ich begegnet bin, haben mir Krankheiten eingebracht, statt es mir möglich zu machen, zu sprechen.«

9.5 Diskussion

Die Mediziner, die Henri untersuchten, nahmen seine geäußerten Beschwerden wörtlich und unterzogen ihn mehreren Operationen. Aber hat er nicht vielleicht einfach nur einen Vorwand gesucht, um von jemandem gehört zu werden?

Fern vom Verständnis medizinischer Fachausdrücke war Henri immer mit der Problematik, seine sexuellen Bedürfnisse nicht kontrollieren zu können, allein. Er hat zwei Medizinern geglaubt. Mögen sie auch eine andere, eine organische Erkrankung festgestellt haben, der Grund für seine Konsultation war dies nicht. Er hatte sie vielmehr aufgesucht, wie er einen traditionellen Spezialisten aufgesucht hätte, der »auf wundersame Weise« diese Form von Pathologie zum Verschwinden gebracht hätte.

Der »Misserfolg« der ersten Operation hat eine Erinnerung wachgerufen, die ihn unwillkürlich sich schuldig fühlen ließ. Sein Geschlechtsteil ist schlecht, mehr noch, es ist verflucht. Das mächtige Sexsymbol ist nichts mehr wert, seine Existenz herabgesetzt. Er stürzt sich in einen Verfolgungslauf, auf der Suche nach einem schützenden, verloren gegangenen inneren Gleichgewicht, stattdessen zeigen sich im Rückspiegel rachsüchtige Geister.

Das Symptom, das Henri den Urologen beschrieb, ist ein äußerst subjektives: »Ich habe Schwierigkeiten, mich zu beherrschen, wenn ich eine Frau sehe.« Fragen zum Umfeld des Symptoms hätten dazu verholfen, es besser zu verstehen. Was meint er genau, wenn er davon spricht, sich vor einer Frau zu beherrschen? Zeigte er in seinem Herkunftsland dasselbe Verhalten, wenn er mit seiner Frau zusammen war, mit seiner Familie oder unterwegs auf der Straße? Warum geschieht es gerade jetzt, dass er sich darüber beklagt? Wie ist er im Gastland angekommen? Wie fühlt er sich hier?

❶ In der therapeutischen Arbeit mit Migranten muss der Kliniker vorrangig versuchen, die Denkweise seines Gegenübers zu verstehen. Er muss Hermeneutiker sein, muss derjenige sein, der verstehbar macht, der in der Lage ist, das Sinnhafte herauszufinden. Er betreibt Exegese, um die verborgene Bedeutung zu entdecken, den Sinn, der auf den ersten Blick nicht erkennbar ist.

Zu verstehen, was dem Patienten passiert ist, die Genese seiner Pathologie, bleibt eine unumgängliche Vorbedingung, wenn man Heilung erzielen möchte. Sicher, es gibt unbestreitbare Invarianten: Die Mechanismen, mittels derer sich das Individuum mit der Realität abfindet, sind überall dieselben. Variablen finden sich auf der Ebene der Interpretation und der Ausdrucksweise des spezifischen psychischen Leidens die den Psychoanalytiker (oder denjenigen, der interveniert) zu Unverständnis und Irrtum führen können.

Wie Yves Kaufmant verdeutlicht hat, ist es heute erforderlich, sich für ein Zusammenkommen von Psychoanalyse und kulturellen Wissensbeständen einzusetzen, für die Art und Weise, wie diese genutzt und vom Subjekt in seinem Unbewussten bearbeitet werden. Ziel wäre, dass diese Verbindung zwischen zwei Wissensbeständen, eine Annäherung an das Psychische, die afrikanische Konzeption der Verantwortlichkeit eines Subjekts miteinbezieht.

Wo sich die Wege zwischen den traditionellen und modernen Therapien kreuzen, will diese Technik holistisch sein: Das Symptom wird aufgegriffen und analysiert, und von Interesse ist auch das, was die Person erlebt hat, ihre Beziehungen zum familiären und beruflichen Umfeld.

Der Therapeut muss eine sehr genaue Analyse der Symptome im Zusammenhang mit der Kultur des Individuums, aber auch mit der Mikrokultur seines familiären Systems vornehmen.

Will man Patienten mit Migrationshintergrund helfen, muss man sich folgende Fragen stellen:
— Steht die westliche Technik im Widerspruch zum traditionellen Vorgehen?
— Gibt es von der Praxis und den lokalen Adaptionen her einen universellen Aspekt? Oder steht man hier verschiedenen sozialen Gruppen gegenüber, deren therapeutische Welten in keiner Weise miteinander verknüpft sind?
— Gibt es, was Therapie betrifft, eine einende und universelle Wahrheit? Ist man, was das therapeutische Arbeiten angeht, tatsächlich so verschieden?

9.6 Schlussbetrachtung

Die Analyse von Henris Geschichte lässt uns erkennen, dass über die organischen Beschwerden hinaus eine sehr viel komplexere psychische Problematik bestand. Zudem hat ein chirurgischer Eingriff, dem kein aufmerksames Zuhören voraus gegangen war, ganz offensichtlich den Angstzustand des Patienten verstärkt.

Bezüglich einer Beziehungsethik im therapeutischen Raum lässt dieses Vorgehen dennoch einige Fragen aufkommen. Der Behandelnde kann andere Probleme entdecken, die nicht zwangsläufig mit dem Leiden, dessentwegen der Patient einen Arzt konsultiert hat, zusammenhängen (wie im Fall der Urologen). In solchen Fällen stellt sich die Frage, wie ist mit dieser »Verletzung«, aber auch wie mit dem Leiden umzugehen, das vielleicht nicht allein der Verletzung geschuldet ist?

> Es zeigt sich hier einmal mehr, wie wichtig es ist, dem Patienten zuhören zu können, von seinem Leiden zu hören, statt ihn sofort zu behandeln.

Indem es Henri mithilfe einer Reihe therapeutischer Maßnahmen schließlich ermöglicht wurde, über den eigentlichen Kern, über die Ursache seiner Probleme zu sprechen, konnten in ihm Ressourcen mobilisiert werden, die für die Lösung seines Problems unverzichtbar waren.

Ausgehend vom geschilderten Beispiel ist eine Vorgehensweise anzuraten, die weder genau die des Psychologen noch die des Marabuts/Heilers noch die des initiierten traditionellen Heilers wäre. Es geht vielmehr darum, die eigene Methode mit Elementen der jeweils anderen Herangehensweise zu kombinieren. Dabei soll es nicht um einen Vergleich oder um eine Gegenüberstellung gehen, sondern um die Schaffung einer adäquaten Methode zur Behandlung von Patienten mit unterschiedlichem kulturellem Hintergrund.

Literatur

Bastide R (1966) Soziologie des maladies mentales. Editions Flammarion, Québec
Collomb H (1967) Famille Africaine. Psychopathologie Africaine (III)2, Dakar: 183–194
Diop M, Martino P, Collomb H (1961) La dépression chez le noir africain. Bulletins et mémoires de la Faculté Mixte de Médecine et de Pharmacie de Dakar LX: 47–253
Ndoye O (1995) Psychologues au temps du sida. Bulletin du Syndicat National des Psychologues: 126/127
Ndoye O (2002) Le sexe qui rend fou. Approche clinique et thérapeutique. Présence Africaine, Paris
Cahier du GRAPPAF (2002) La Possession. Psychoanalyse et Traditions. L'Harmattan, Paris

Transkulturelles Denken und transkulturelle Praxis in der Psychiatrie und Psychotherapie

Ernestine Wohlfart, Sanja Hodzic, Tülay Özbek

10.1 Einleitung – 144

10.2 Psychiatrische Kategorien, Diagnosemanuale und kultureller Kontext – 144

10.3 Zur Schwierigkeit interkultureller Kommunikation im psychiatrischen Feld – 146
10.3.1 Erfahrungen mit Patienten aus anderen kulturellen Kontexten – 147
10.3.2 Gefühle bei Erfahrungen mit Patienten aus anderen kulturellen Kontexten – 147
10.3.3 Interkulturelle Kompetenzen im Arbeitsalltag – 148

10.4 Wege zu einer transkulturellen Theorie und Praxis in der Psychiatrie – 149
10.4.1 Die westliche Psychiatrie- Reflexion des historischen Eingebundenseins und kulturimplizite Vorannahmen – 149
10.4.2 Diversität, kulturelle Identität, transkulturelle Konflikte – 152

10.5 Ethnopsychiatrische Diagnostik und Behandlung – 154
10.5.1 Erkennen – Verstehen – Reflektieren kultureller Diversität und transkultureller Konflikte im diagnostischen und therapeutischen Prozess. Kasuistiken – 155
10.5.2 Abschließende Bemerkungen zu den Falldarstellungen – 166

Literatur – 166

10.1 Einleitung

In Zeiten weltweiter Migrationsbewegungen spielt Transkulturalität in der interdisziplinären Forschung wie auch im therapeutischen Praxisalltag eine immer bedeutendere Rolle. Der folgende Beitrag ist ein Diskurs über die Notwendigkeit, transkulturelle Behandlungsansätze im psychiatrischen Feld anzusiedeln. Er geht der Frage nach, welche theoretischen Implikationen benötigt werden und zeigt anhand von Kasuistiken wie es möglich werden kann, diese in die Praxis umzusetzen.

Der erste Teil dieses Beitrages beschäftigt sich mit dem Versuch, die geltenden internationalen Diagnosemanuale DSM-IV und ICD-10 um eine »Kulturachse« zu erweitern, nachdem anhand von »verwirrenden Ergebnissen« in internationalen Studien deutlich geworden war, dass eine Differenzierung vonnöten ist.

Der zweite Teil beleuchtet die Perspektive der Experten (Psychiater, Psychologen), fokussiert auf die Kommunikation mit einem »kulturell fremden Patienten« und die damit verbundenen Schwierigkeiten.

Der dritte Teil reflektiert den kulturellen Hintergrund einer westlichen Psychiatrie und hinterfragt die kulturimpliziten Grundeinstellungen, auf denen Diagnosestellung und Behandlung üblicherweise basieren.

Abschließend wird gezeigt, wie über eine ethnopsychiatrische Befunderhebung und ein modifiziertes Setting transkulturelles Denken in die Diagnosefindung und Behandlung eingeführt werden kann. Welche weiteren zusätzlichen Kompetenzen sind nötig – z. B. die Hinzuziehung von Sprach- und Kulturmittlern –, um einen Abbau kultureller Barrieren und eine verbesserte Regelversorgung auch einer internationalen Klientel zu erreichen? Welche besonderen Schwierigkeiten und Anforderungen an die Beteiligten Individuen entstehen im Rahmen von Migration und globalisierten Welten? Welche besonderen psychischen Störungen können daraus entstehen und wie vielfältig stellen sich Überforderungen und eine Dekompensation des Individuums, des psychischen Apparates dar?

Fallbeispiele zu verschiedenen Phänomenen und Störungen, die uns in der Psychiatrie begegnen, veranschaulichen, wie Prämissen einer transkulturellen/ethnopsychiatrischen Praxis Fehldiagnosen verringern helfen (Ndoyé ▶ Kap. 9), die Compliance des Patienten erhöht werden und es zu einer befriedigenderen therapeutischen Beziehung kommen kann.

Der »kulturell fremde Patient« ist ein Mensch, dessen Alltag und Biographie nicht mit wenigen Fragen umrissen werden kann, da er einen anderen kulturellen Hintergrund hat. Es handelt sich um einen Patienten,
- der vielleicht noch nicht in der Lage ist, sich sprachlich ausreichend gut zu verständigen,
- von dem nicht ohne weiteres angenommen werden kann, dass er ähnliche Wertvorstellungen hat, die auf der gleichen Historizität oder Religion basieren wie der des Behandlers,
- mit dem es keine geteilte Lebens- und Alltagswirklichkeit gibt,
- dessen Krankheitsverständnis und Krankheitsausdruck, gerade bei psychischen Erkrankungen völlig anders sein kann,
- der in seinem Heimatland andere therapeutische Systeme – z. B. traditionelle Rituale und Heiler – aufsuchen würde,
- dessen reale Welt möglicherweise bereits vor der psychischen Störung die Welt der Geister einschloss.

Nach den universell gültigen Kategorien im euroamerikanischen Raum – den Diagnosemanualen ICD-10 oder DSM-IV – für die psychiatrische Diagnostik und Behandlung dürfte eine interkulturelle Begegnung in der psychiatrischen Praxis kein besonderes Problem darstellen. Dennoch entstehen mit der zunehmenden Internationalisierung der zu behandelnden Klientel Schwierigkeiten, die eigene Professionalität zu bewahren.

10.2 Psychiatrische Kategorien, Diagnosemanuale und kultureller Kontext

Im westlichen Behandlungskontext erarbeitete Diagnosemanuale erheben einen Universalitätsanspruch, der, trotz späterer Aufnahme »kulturgebundene Syndrome« (culture-bound syndroms), angesichts zunehmender Internationalisierung der zu behandelnden Klientel heute grundsätzlich hinterfragt werden muss.

Eine der größten Langzeitstudien, die »International Pilot Study of Schizophrenia (IPSS)«, die 1966 von der Weltgesundheitsorganisation begonnen und in einer 1. Fassung 1974 veröffentlich wurde, umfasst den Krankheitsverlauf über Follow-up-Erhebungen nach zwei und fünf Jahren und die Konkordanz der Symptomatologie in neun Studienländern bei 811 Patienten. Die Studienländer waren China, Kolumbien, die Tschechoslowakei, Dänemark, Indien, Nigeria, die Sowjetunion, Großbritannien und die USA. Zur Differenzierung der Länder wurde eine Unterscheidung in Entwicklungsländer und in entwickelte Länder vorgenommen. Das Ergebnis der Follow-up-Studien offenbarte einen eindeutig besseren Verlauf bzw. eine stärkere Besserungsquote bei Patienten aus Entwicklungsländern als bei Patienten aus den Industrienationen. Das erscheint bei der Annahme von besseren Behandlungsmöglichkeiten in den Industrienationen paradox. Hieran wird jedoch deutlich, dass westliche standardisierte Verfahren, die zur Erhebung dienten, einige Komplexitäten und Prozesse, wie sie in diversen kulturellen Zusammenhängen existieren, nicht erfassen konnten. Auf die methodischen Mängel weist auch H.B.M. Murphy (1982) hin.

Als Antwort auf diese Mängel wurden in den 80-iger Jahren die Klassifikation kulturgebundener Syndrome eingeführt, welche die alten Termini wie »exotische Psychosen«, »atypische Psychosen« oder »Volkskrankheiten«, um nur einige zu nennen, ablöste (van Quekelberghe, 1991). Mit Aufnahme dieser »Culture-Bound Syndroms« in die geltenden psychiatrischen Diagnosemanuale wie das DSM-IV und das ICD-10 wurde jedoch nicht von der universalistischen Sichtweise westlich bestimmter Forschung abgerückt. Eine ethnozentrische und statische Sichtweise des Kulturbegriffs in kulturbezogener psychiatrischer Forschung war auch nach Entwicklung eines Leitfadens noch offenkundig.

Der Leitfaden zur Beurteilung kultureller Einflussfaktoren im Anhang F des DSM-IV ist das Ergebnis einer vom US-amerikanischen National Institute of Mental Health gegründeten Task-Force »Culture and Diagnosis«, geleitet von J. Mezzich. An dieser Task-Force waren auch Medizinanthropologen der Harvard-Universität, wie Byron Good und Arthur Kleinmann, beteiligt. Kleinman (1980) traf in diesem Zusammenhang auch die bedeutsame Unterscheidung zwischen »illness« und »disease«. Er grenzte den biomedizinischen Krankheitsbegriff »disease« (Krankheit, pathologische organische Zustände) von dem Begriff »illness« ab, der mit »Kranksein« übersetzt werden kann. Kranksein/ ‹illness« ist subjektives, auf der Basis kultureller Bedeutungen und Praktiken erfahrbares Erleben »gestörter Zustände«, die nicht auf Krankheit/ ‹disease« zu reduzieren sind, da sie auch Störungen des sozialen Gefüges bezeichnen können.

Mit dem Leitfaden zur Beurteilung kultureller Einflussfaktoren sollte diesen eine zentrale Position in der Diagnostik und Behandlung psychischer Erkrankungen im DSM-IV eingeräumt werden. Der Kommentar des Leitfadens enthält eine zusammenfassende Einschätzung, »in welcher Art und Weise kulturelle Aspekte die umfassende Diagnose und Behandlung im einzelnen beeinflussen« (Saß et al. 1998).

Entgegen den Empfehlungen der Arbeitsgruppe, die DSM- Achsen: I-V um eine sechste Kulturachse zu ergänzen sowie den Leitfaden wahrnehmungsstrukturierend für alle Achsen an den Beginn des diagnostischen Prozesses zu stellen, wurde er in den Anhang des DSM- IV verbannt (Good 1996 u. Lewis-Fernandez 1996). Lewis-Fernandez sieht die Ignorierung und Simplifizierung der Vorschläge der Arbeitsgruppe in der von den Herausgebern des DSM-IV selbst zugegebenen »konservativen Strategie begründet, die universalistische Position des DSM-IV nicht zu gefährden« (Lewis-Fernandez 1996). Das »Glossar kulturabhängiger Syndrome«, ebenfalls Teil des Anhanges F, reduziert Kultur auf das Exotische und konstruiert vor allem die westlich biomedizinisch begründete Psychiatrie als »kulturfrei«. So fehlt bspw. die Diagnose Anorexie, die nachweislich am häufigsten in westeuropäischen Ländern anzutreffen ist.

Universell gedachte Diagnosemanuale bieten aufgrund ihrer mangelnden Diversifizierung keine ausreichende Möglichkeit, psychische Erkrankungen bei Menschen unterschiedlicher Herkunft im jeweiligen kulturellen Kontext zu verstehen und angemessen zu behandeln (vgl. Lee 2002). Auf die Problematik einer »Objektivierungssucht« der medizinischen Wissenschaften gerade im Bereich der Psychiatrie und der psychischen Erkrankungen weist Finzen in seinem Vorwort des Buches *Ver-*

rückte Entwürfe (Angermeyer u. Zaumseil 1997) hin:

> Die Identifikation mit den subjektiven Sichtweisen der Kranken fällt gerade geisteswissenschaftlichen Disziplinen leichter als uns Medizinern, die wir gelernt haben, zu objektivieren, um handeln zu können.

Er plädiert dafür, beides gelten zu lassen:

> Wissenschaftliche Disziplin ohne Objektivierung und Abstraktion verbietet sich. Aber Psychiatrie ohne Respektierung und ohne Verstehen der Subjektivität der kranken Menschen in ihrer sozialen Welt ist nicht menschlich.

10.3 Zur Schwierigkeit interkultureller Kommunikation im psychiatrischen Feld

Psychiater, Psychologen, Psychotherapeuten und anderes klinisches Personal sind immer häufiger konfrontiert mit Patienten aus aller Welt. Globalisierung und Migration bringen eine Veränderung in der Zusammensetzung der Nationalgesellschaften mit sich (vgl. Gupta 1992). Wie zu Beginn bereits aufgezeigt, sehen wir uns in den bestehenden Settings und Räumen »fremden Patienten« gegenüber. Die Behandlungssituation wird komplexer, ein Einordnen des vom Patienten vorgetragenen Leidens und eine Diagnosestellung sind erschwert (Buchholz 1993). Denn nach Buchholz kommt es in der Begegnung mit dem »fremden Patienten« nicht selten zu falschen Pathologisierungen, Fehldiagnosen und zu Unsicherheit und Hilflosigkeit. Dass es sprachliche und kulturelle Barrieren gibt, die gerade beim Personal in psychiatrischen Institutionen Unsicherheit, Hilflosigkeit und eine Unzufriedenheit mit der eigenen professionellen Qualität mit sich bringen, hat eine erste Pilotstudie der Charité Berlin 2004 gezeigt. Im Rahmen der Befragung wurden 38 Mitarbeiter aus fünf Berufsgruppen einer psychiatrischen Abteilung zu Kommunikation, subjektivem Erleben und Interaktion mit Patienten aus anderen kulturellen Kontexten befragt. Inhalte des Fragebogens mit überwiegend offenem Antwortformat waren:

– Erfahrungen und Gefühle in der Begegnung mit dem »fremden Patienten«,
– Vertrautheit mit anderen Kulturen,

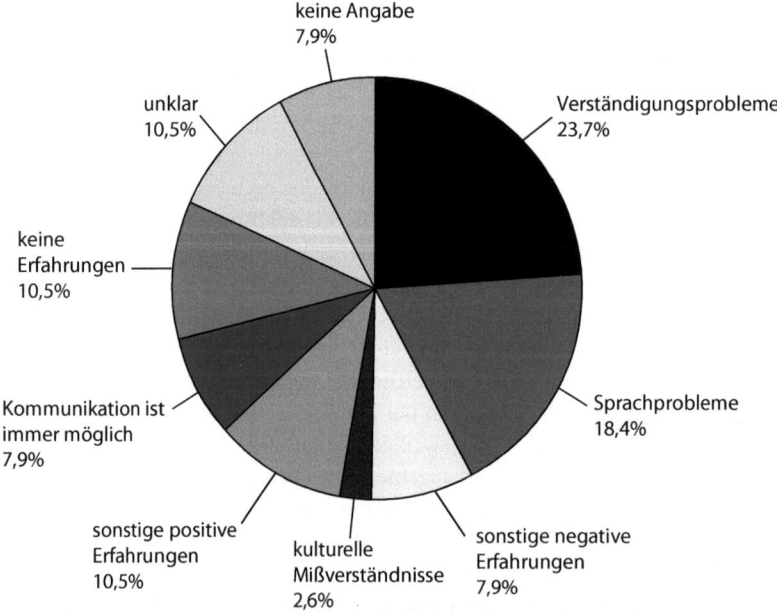

Abb. 10.1. Erfahrungen mit Patienten aus anderen kulturellen Kontexten

10.3 Zur Schwierigkeit interkultureller Kommunikation im psychiatrischen Feld

- Persönliches Verständnis von interkultureller Kompetenz und den dafür erforderlichen Arbeitskompetenzen,
- Selbsteinschätzung der eigenen interkulturellen Kompetenz und,
- Fortbildungswünsche.

10.3.1 Erfahrungen mit Patienten aus anderen kulturellen Kontexten

Für rund die Hälfte der Befragten waren Kommunikations- und Verständigungsprobleme kennzeichnend für ihre Erfahrungen mit Patienten aus anderen kulturellen Kontexten. Allein 42,1% berichteten über unmittelbare Verständigungsschwierigkeiten aufgrund der Sprache (◘ Abb. 10.1). Ein weiteres Kommunikationshindernis stellten für 2,6% »kulturelle Missverständnisse« dar. Darüber hinaus beschrieben 7,9% weitere »negative Erfahrungen« in der interkulturellen Begegnung. Nur 18,4% der Befragten sind sich sicher, Kommunikationsbarrieren überwinden zu können. 10,5% schildern »positive Erfahrungen«. Hervorzuheben ist in diesem Zusammenhang, dass ein hoher Anteil der Befragten diesen Punkt unbeantwortet (7,9%) ließ. 10,5% gaben an, keine Erfahrungen mit Patienten aus anderen kulturellen Kontexten gemacht zu haben, und bei weiteren 10,5% blieben die Antworten unklar. Möglicherweise deutet dieses Antwortverhalten auf die Schwierigkeit hin, die Erfahrungen in der Kommunikation mit dem »fremden Patienten« auf einer bewussten Ebene zu reflektieren. Gleichzeitig könnte das Antwortmuster auch auf die große Bedeutung des nichtsprachlichen Verhaltens als Mittel der Kommunikation verweisen, welches zum größten Teil dem unbewussten Einfluss der Kultur unterliegt (Hall 1990).

Die beschriebenen Barrieren verweisen auf die Begrenztheit unserer gewohnten Kommunikationspraktiken, Verständigungsstrategien, Verhaltensformen und Sichtweisen, die den komplexen und dynamischen Prozessen in der interkulturellen Begegnung nicht mehr gerecht werden können.

10.3.2 Gefühle bei Erfahrungen mit Patienten aus anderen kulturellen Kontexten

Die Kommunikationsbarrieren spiegeln sich auch auf der Ebene der Gefühle wider, die der Kontakt mit dem »anderen Patienten« auslöst (◘ Abb. 10.2). Die größte Gruppe gab an, sich hilflos und über-

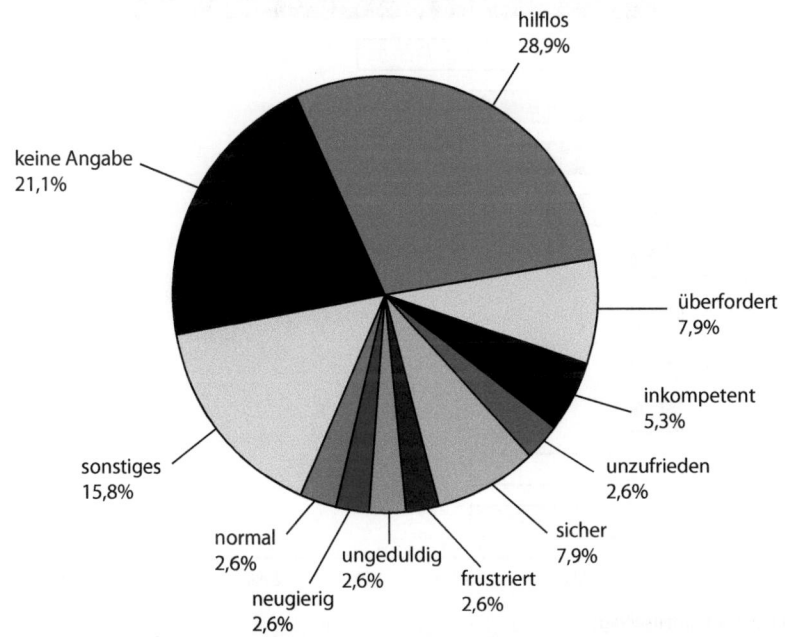

◘ Abb. 10.2. Gefühle bei Erfahrungen mit Patienten aus anderen kulturellen Kontexten

fordert zu fühlen (36,8%). 15,8% der Befragten vermieden eine emotionale Reflexion mit Antworten, die wenig über ihre Gefühle aussagten, und ein auffallend großer Teil der Befragten (21,1%) ließ diese Frage gänzlich unbeantwortet. Für 44,6% löste die Begegnung mit dem »fremden Patienten« negative Gefühle aus (Frustration, Ungeduld und Unzufriedenheit). In diesem Zusammenhang erlebten sich 5,3% der Befragten als »inkompetent«. Im Vergleich dazu blieben positive Gefühle (10,5%) wie z. B. »Sicherheit« oder »Neugier« im Hintergrund. Die Antworten zeigen deutlich, wie bei der interkulturellen Begegnung Gefühle mobilisiert werden, die, wenn sie unverstanden bleiben, zu Irritationen und Abwehrmechanismen (Rationalisierung, Spaltung) führen können (Devereux 1973). Dadurch wird der Beziehungsaufbau erschwert.

10.3.3 Interkulturelle Kompetenzen im Arbeitsalltag

Auf die Frage nach notwendigen interkulturellen Kompetenzen für den Arbeitsalltag nannten 28,9% überwiegend das Wissen über andere Kulturen (◘ Abb. 10.3). In Entsprechung zu den Kommunikationsbarrieren in der interkulturellen Begegnung stand für 15,8% der Befragten die Sprachkompetenz an erster Stelle. Zusammengenommen 17,1% bezeichnen als Kompetenz eine innere und äußere Haltung (»angemessene Grundhaltung«: 2,6%) gegenüber dem »fremden Patienten«, die von Neugierde, Interesse und Verstehen-Wollen (10,5%), von Einfühlungsvermögen (5,3%), Respekt und Akzeptanz (2,6%) bestimmt ist. 7,9% sehen in der »Anerkennung der Relativität von Werten« eine wichtige Kompetenz für ihren Arbeitsalltag. Die »Zusammenarbeit mit Institutionen« ist für weitere 2,6% bedeutsam. Auch hier machte ein Teil der Mitarbeiter keine (10,5%) oder nur unklare Angaben (2,4%).

Die Tatsache, dass das Wissen über andere Kulturen als wichtige interkulturelle Kompetenz so häufig genannt wurde, ist nicht weiter verwunderlich. In den westeuropäischen Ländern dient Wissen dazu, sich abzugrenzen, sich sicher zu fühlen, und es ist ein gesamtgesellschaftlich anerkanntes Ziel, objektivierbares Wissen anzuhäufen (Haufe ▶ Kap. 15). Im Fall einer interkulturellen Behandlungssituation wird es jedoch wenig helfen, wenn wir alle zu ethnologischen Experten werden und z. B. über die Essgewohnheiten unserer Patienten Bescheid wissen. Auch wäre es eine Überforderung, sich dieses ethnologische Wissen aneignen

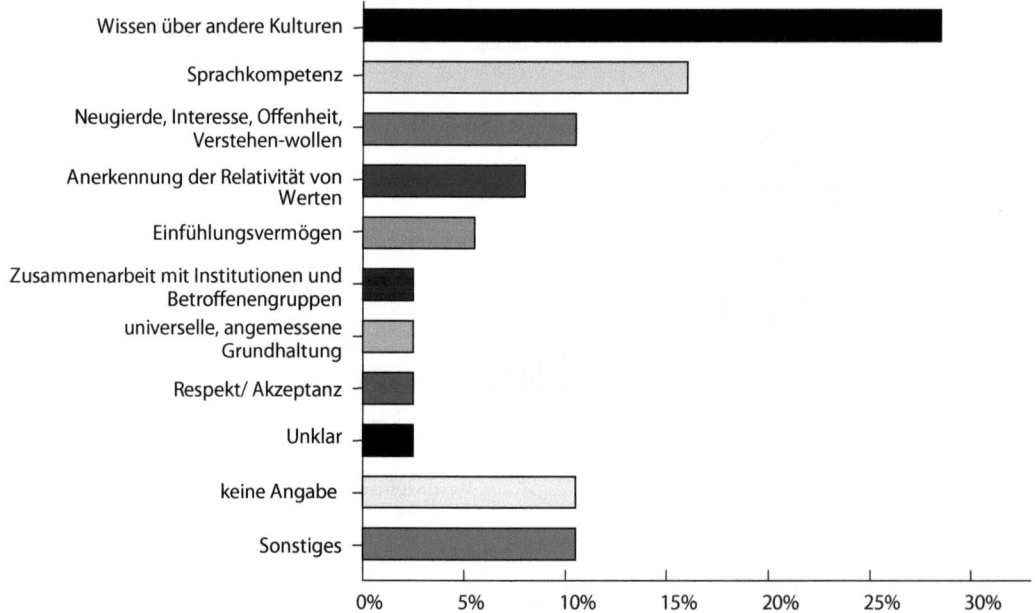

◘ Abb. 10.3. Kulturelle Kompetenzen im Arbeitsalltag

zu wollen oder verschiedenste Sprachen zu sprechen. Denn die Anwendung objektivierbaren Wissens kann die beschriebenen irritierenden oder sogar bedrohlichen Gefühle, die im Kontakt mit dem »fremden Patienten« entstehen, nicht immer verstehbar machen.

Viel wesentlicher für die interkulturelle Behandlungssituation ist die Herstellung einer gemeinsamen Wirklichkeit. Dazu ist weniger »Wissen« notwendig, als vielmehr ein »emotionaler« Erfahrungsraum, der erst über eine bestimmte Haltung und Reflexion der unbewussten eigenen kulturellen Bezüge entstehen kann. Erst dieser Raum, den wir »transkultureller Übergangsraum« nennen (Özbek u. Wohlfart ► Kap. 11), kann neue Handlungsspielräume und Zugänge in der interkulturellen Situation ermöglichen.

Vor dem Hintergrund der negativen Gefühle in der interkulturellen Begegnung ist es erstaunlich, dass sich die Mehrheit der Mitarbeiter dennoch als kompetent einschätzte (◘ Tab. 10.1), insbesondere die Mitarbeiter mit Migrationshintergrund. Für 28,9% war »interkulturelle Kompetenz« gleichbedeutend mit dem »Wissen über andere Kulturen« (◘ Abb. 10.3). Kognitive und emotionale Kompetenzen wie Neugier oder Offenheit wurden erst an zweiter Stelle genannt. Offenbar gibt es die Vorstellung, dass man den Gefühlen von Hilflosigkeit und Überforderung mit einem Set von feststehenden Vorannahmen (Wissen) über die »andere Kultur« begegnen könne. Allzu leicht läuft man damit jedoch Gefahr, dem Anderen dieses Wissen »überzustülpen« (Foucault 1993).

Das Bemühen um ein »Verstehenwollen« ohne vorgefasste Wissenskategorien wird dadurch erschwert. Unbeabsichtigt wird statt dem Aufbau einer Beziehung zum »fremden Patienten« der Ausschluss des Anderen praktiziert. Die interkulturelle Begegnung kann damit nicht mehr als offener dynamischer Austauschprozess verstanden werden (Nadig 2002).

In Übereinstimmung zu den Gefühlen von Hilflosigkeit und Überforderung schätzt sich die zweitgrößte Gruppe der Mitarbeiter als »kaum« kompetent ein (► Tab. 10.1). Hieran werden nicht nur die Schwierigkeiten der interkulturellen Begegnung im psychiatrischen Feld deutlich, sondern auch die Notwendigkeit, neue Wege für ein transkulturelles Denken und Handeln zu beschreiben.

◘ **Tab. 10.1.** Selbsteinschätzung der interkulturellen Kompetenz

Selbsteinschätzung	%
Fehlend	8
Gar nicht (kompetent)	3
Kaum	37
Kompetent	39
Ziemlich	11
Sehr kompetent	3

10.4 Wege zu einer transkulturellen Theorie und Praxis in der Psychiatrie

10.4.1 Die westliche Psychiatrie- Reflexion des historischen Eingebundenseins und kulturimplizite Vorannahmen

Das Referenzsystem der Psychiatrie und die Nosologie psychiatrischer/psychischer Erkrankungen sind eng verknüpft mit der abendländischen, europäischen Geschichte. Die klinische Psychiatrie entwickelte sich an der Wende zum 20. Jahrhundert, im beginnenden Zeitalter der Industrialisierung. Ein pragmatischer Positivismus, der bereits im Zeitalter der Aufklärung begonnen hatte, und der Glaube an die Empirie als überlegener Wissenschaftsmethode dominierte das Denken. Die Psychiatrie wurde ein Teilgebiet der Medizin. Emil Kraepelin, der Begründer der klinischen/experimentellen Psychiatrie begann, aufgrund von klinischen Verlaufsbeobachtungen diagnostische Differenzierungen vorzunehmen.

In den gesellschaftlichen Bereichen fanden ebenfalls Veränderungen statt, vor allem in den familiären Strukturen, und es kam zu einer erhöhten Migration in die Industriestädte. Auch die Auffassung vom Individuum unterlag den historischen Veränderungen, ebenso wie Glaube und Spiritualität. Der Mensch wurde zu einer verwertbaren Größe in den Arbeitsprozessen. Jeder war seines »eigenen Glückes Schmied«, die Gemeinschaft, die Familie und die Rolle des Einzelnen darin waren

> **Exkurs**
>
> **Emil Kraepelin**
> Emil Kraepelin (1856–1922), der Begründer der klinischen/experimentellen Psychiatrie, war auch Begründer einer transkulturellen Psychiatrie in Deutschland (Zaumseil ▶ Kap. 23). 1904 schloss er eine kulturvergleichende psychiatrische Forschungsarbeit, die er in der psychiatrischen Anstalt Buitenzug auf Java durchgeführt hatte, ab. Sie wurde 1904 unter dem Titel »Psychiatrisches aus Java« im *Centralblatt für Nervenheilkunde und Psychiatrie* veröffentlicht. Kraepelin sah in der Hinwendung zum kulturvergleichenden Studium in »unzivilisierten Ländern« die Möglichkeit, mit dem fremden »Wilden« Ursprüngliches zu erleben. Er bezeichnete seine Lust am Reisen, verbunden mit seiner Profession, als den Versuch »Freiheit zu gewinnen«. Wie viele berühmte Wissenschaftler seiner Zeit suchte er einen Kontrapunkt zum naturwissenschaftlichen Denken in einer romantischen Verklärung der fremden »Wilden«. In seinen Untersuchungen wandte er jedoch die westlichen Kategorien an, ohne seinen Standpunkt als westlicher Forscher zu hinterfragen. Sein Blick war gekennzeichnet von der Vorstellung universell anwendbarer, naturwissenschaftlicher Kategorien und bezog so die Möglichkeit eines Unterschiedes nicht mit ein.

nicht mehr länger die primäre Verbindung der Subjekte miteinander. Die Anforderungen an das Individuum, seinem Leben einen eigenen Sinn zu geben um den Preis größerer Autonomie, brachten auch individuelles Versagen mit sich und neue psychische Problematiken. Nach Margaret Mead ist für die heutige westliche Gesellschaft typisch, dass religiös fundierte Mythen oder eine gruppenspezifische Form von Spiritualität ihre Relevanz verloren haben und nicht mehr für eine soziale Ordnung sorgen. Somit kann auch die Entlastungsfunktion von Ritualen, hinsichtlich affektiver Spannungen der Gruppe und des Individuums, nicht mehr genutzt werden. Die Individuen in westlichen Gesellschaften sind angehalten, intrapsychische Entlastungsfunktionen, d. h. Abwehrmechanismen von Triebkonflikten (A. Freud 1984) zu entwickeln.

Der Grad der Fremdbestimmtheit des Individuums, der Realitätsbezug, die Wirklichkeit sind seither grundlegende psychiatrische Kategorien, die psychopathologischen Befunden zugrunde liegen und nach denen psychische Krankheit eingeordnet wird.

Beleuchten wir zunächst den Begriff der Fremdbestimmtheit. Ein westlicher Patient, der Stimmen hört, der optische Bilder oder Menschen sieht, die nicht in der vorgegebenen Wirklichkeit existieren, hat wahrscheinlich eine Psychose aus dem schizophrenen Formenkreis. Er hat keine wirkliche Kontrolle über das Kommen und Gehen der Bilder, er fühlt sich fremdbestimmt und ist irritiert darüber, es ängstigt ihn und er kann nichts dagegen unternehmen. Er ist versucht, dennoch diesen Phänomenen einen Sinn zuzuordnen, und beginnt die Wirklichkeit anzupassen und umzudeuten. Dies wird im psychiatrischen System als Produktion von Wahninhalten bezeichnet. Der Patient benötigt psychiatrische Hilfe und Behandlung, da er sich nicht mehr sozial adäquat verhalten, seine Wirklichkeit nicht mehr mit den anderen teilen kann. Er fühlt sich nicht mehr zugehörig, dies erkennt er auch am ablehnenden Verhalten der anderen in seinem gesellschaftlichen Umfeld. Die Ablehnung gründet in der westeuropäischen Gesellschaft auf der gemeinsamen Vorstellung, dass das Individuum selbstbestimmt ist und daher jegliche Form von Fremdbestimmtheit mit mangelnder Kontrolle über sich selbst assoziiert wird. Jedoch die Vorstellung eines immer und überall selbstbestimmten Individuums, dessen höchstes Ziel die Autonomie ist, ist nach Roelcke (1998) keine anthropologische Konstante, sondern »… gebunden an die griechische sowie die jüdisch-christliche Tradition und an das Projekt der Aufklärung. Erkennen wir an, dass die Vorstellung von einem kohärenten Ich und die kulturelle Wertschätzung der Selbstbestimmung das Resultat eines historischen Prozesses ist, bedeutet es auch anzuerkennen, dass es Gesellschaften gibt, in denen die uns geläufige Form (oder vielleicht besser: Norm) der Selbstbestimmung nicht existiert.«

Nach Wulff, Pfeiffer und Parin schlägt sich eine andere gesellschaftliche Auffassung des Autonomiestrebens, der Selbstbestimmung und ein Eingebundensein in eine feste Gruppe mit definierten

10.4 Wege zu einer transkulturellen Theorie und Praxis in der Psychiatrie

Rollenzuweisungen und sinnstiftenden Ritualen auch in der Ausgestaltung psychiatrischer Erkrankungen nieder (Heinz ▶ Kap. 25). So setzt nach Ansicht von Wulff das Vorkommen von Ich-Störungen vom Typ der »Entgrenzung«, der gemachten Erlebnisse und der Ich-Substitution eine besondere Ich-Artikulation in Form eines abgegrenzten Ich-«Bewusstseins« voraus.

> Die Ethnopsychiatrie hat den Versuch der deskriptiven Phänomenologie, die Störungen des „Ich- Bewußtseins" zum Mittelpunkt einer Symptomlehre der Schizophrenie zu machen, inzwischen als ethnozentrische Illusion enthüllt. Sie hat nämlich nachgewiesen, dass Ich-Störungen in Form von Störungen des Ich-Bewußtseins keineswegs, wie die Schizophrenie als Krankheit, in allen Ländern der Welt vorkommen. Barahona-Fernandes und Mitarbeiter vermissten sie z. B. im schwarzen Afrika völlig. Pfeiffer fand sie in Indonesien nur vereinzelt bei europäisch erzogenen Angehörigen der Oberschicht. Ich selber habe sie bei meinen etwa 2000 psychiatrischen Patienten in Vietnam kein einziges Mal gesehen (Wulff 1969).

Störungen des Ich-«Bewusstseins« treten nach ethnopsychiatrischen Erkenntnissen offenbar häufiger in Gesellschaften auf, welche die bürgerliche Ideologie vom einzigartigen, sich selbst verwirklichenden Individuum als Ich-Ideal bzw. als Über-Ich Forderung verinnerlicht haben

Auch das Phänomen der Besessenheit, das in den heutigen Diagnosemanualen eine eigene Kategorie darstellt, ist keineswegs immer als »nicht normal« oder pathologisch anzusehen, sondern in Abhängigkeit von sozialen Kontexten zu betrachten. Nach Roelcke (1998) kann Besessenheit definiert werden als »Zustand von verändertem Bewusstsein und damit verbundenem außergewöhnlichem Verhalten«. Wobei diese Veränderungen von den Mitgliedern der jeweiligen sozialen Gruppe auf den Einfluss eines Geistes oder eines göttlichen Wesens zurückgeführt werden. Es wird somit vorausgesetzt, dass über die Existenz von Geistern und ihre Eigenschaften ein allgemeiner Konsens herrscht, sie sind Teil der normalen Erfahrungswelt (Harnischfeger 2003). Besessenheit kann gleichzeitig auch ein Zustand sein, der bewusst herbeigeführt wird im Rahmen von traditionellen Praktiken der Heilung oder Wiederherstellung einer sozialen Harmonie. Ebenso wie er nach Roelcke auch als ein inspirierender Zustand, etwa der Gottesfülle, gedeutet werden kann.

Exkurs

In anderen historischen Epochen und Kontexten gab es andere Formen des Eingebundenseins in die Gruppe, und daraus resultierte auch eine eigene Form des Umgangs mit psychischen Konflikten und Spannungen. J. Harnischfeger hat dies in einer historischen Analyse von Freuds »Teufelsneurose« des Christoph Haizmann beispielhaft für die Menschen des Barock gezeigt.
Historisch betrachtet, war das Verhalten des Individuums innerhalb der Gesellschaft vor den Prozessen der Internalisierung durch die bürgerliche Kleinfamilie und der Selbstdisziplinierung im 18. und 19. Jahrhundert weitaus stärker reglementiert und überwacht. Handlungsweisen unterlagen somit eher der externen als internalen Kontrolle, etwa durch eine innere psychische Instanz. Durch die damals üblichen Rituale wie z. B. den Exorzismus geschahen »Triebunterdrückung und die Domestizierung des Körpers« weniger durch innere unbewusste strafende Über-Ich-Funktionen, als vielmehr durch äußere Agenten.
Demnach müssen auch die dem Maler Haizmann von Freud unterstellten unbewussten ödipalen Konflikte und die postulierte Projektion von homoerotischen Strebungen in Form der Besessenheit heute differenziert betrachtet werden. Die Besessenheit des jungen Malers beruhte im 17. Jahrhundert sicher auf anderen interpersonalen Störungen, Spannungen und Affekten, als dies Freud angenommen hatte und ist also viel eher als eine eigene kulturspezifische Konfliktverarbeitung zu betrachten, so wie dies Crapanzano, Pfeiffer und Nathan für differente Kontexte heute annehmen (vgl. Harnischfeger 2003, S. 328).

Der Zustand der Besessenheit kann nach Roelcke verschieden bewertet werden. Abhängig davon, ob die Besessenheit auf böse Geister zurückgeführt wird, da der besessene Mensch z. B. eine soziale Verfehlung oder einen Tabubruch begangen hat, wird versucht die Besessenheit über traditionelle Rituale zu lösen (Crapanzano 1981). Solche Verfehlungen können z. B. nicht erfüllte Rollenerwartungen oder Missachtungen von sozialen Regeln sein, die dann zu Konflikten mit anderen Mitgliedern der Gruppe führen. Trotz sozialer Fehltritte erhält der Besessene dennoch erheblichen Rückhalt und Schutz in der Gruppe:

> Indem sie einer übernatürlichen Erklärung der Krankheit das Wort redet, bestätigt die Gruppe, dass der Patient nicht unbedingt für seinen Zustand verantwortlich zu machen ist. Gefühle der Scham, Reue und Schuld werden abgelenkt. Der Patient hört auf zu grübeln (Crapanzano 1981, S. 253).

Der Rückhalt in der Gruppe und die Entbindung von der Verantwortung führen zu einer erheblichen Entlastung. Während des Rituals selbst kann der besessene Mensch symbolisch Konflikte darstellen und auf eine strukturierte Weise die damit verbundene Spannung abführen. Er kann »sozial unannehmbaren Impulsen nachgeben, ohne gesellschaftlicher Ächtung zu verfallen« und ist zunächst von der »gewohnten gesellschaftlichen Stellung mit ihren Zwängen und Anforderungen dispensiert« (Crapanzano 1984). Crapanzano fasst die Wirkung des Heilrituals als Neustrukturierung der psychischen Realität in Anlehnung an Lévi-Strauss (1967) zusammen:

> Im Falle der schamanistischen Heilverfahren [...] folgt auf die symbolische Darstellung unbewusster Vorgänge eine hochstrukturierte – ritualisierte – Lösung der symbolisch dargestellten Konflikte. Die Lösung ist hier unpersönlich und allgemeingültig. Der Patient empfängt von außen einen gesellschaftlichen Mythos, der keinem früheren persönlichen Zustand entspricht (Crapanzano 1984).

Das kann bedeuten, dass der besessene Mensch nach dem Ritual wieder in seine ursprüngliche Rolle zurückversetzt wird; gelingt dies nicht, so besteht immer noch die Möglichkeit, ihm eine neue Rolle im sozialen Gefüge, eine soziale Identität und ent-

sprechende Aufgaben zu übertragen, mit der Implikation einer neuen weltanschaulichen Orientierung und einer Wiederherstellung bzw. Festigung seiner Motivation (Crapanzano 1981). Im Grunde »zwingt die Intervention von (Ahnen-)Geistern und Dämonen, selbst die Angst vor Hexen und Zauberern, ... die Regeln der Gemeinschaft einzuhalten« (Evans-Pritchard 1976, zit. nach Harnischfeger 2003).

10.4.2 Diversität, kulturelle Identität, transkulturelle Konflikte

Nach Nathans (1986) Ansicht ist ein klinischer Therapeut, der es mit Patienten aus einer anderen Kultur zu tun hat, spezifischen Schwierigkeiten ausgesetzt. Er begegnet
- der spezifischen Sprache des Patienten, nicht nur im Hinblick auf die konkrete Sprache, sondern auch auf die Implikation von Symbolen und Metaphern, für die keine gemeinsame Perzeption besteht;
- diversen Vorstellungswelten, Meinungen, Überzeugungen, die in einem anderen Kontext erworben wurden und die als handlungsleitend zu begreifen sind;
- einer erschwerten Überprüfung des Realitätsverlustes durch parallele Wirklichkeiten. So kann zur Wirklichkeit des Patienten eine Welt der Geister, der Vorfahren gehören, die im kulturellen Kontext als real angesehen wird und es keineswegs als pathologisch erscheint, wenn als Erklärung für Krankheit auf die Welt der Geister zurückgegriffen wird.

❗ In einer transkulturellen Theorie und Praxis ist es wesentlich, eine Diversität in Abhängigkeit des jeweiligen soziokulturellen Kontextes anzuerkennen und diese in die Diagnostik und Behandlung einzubeziehen. Hierzu ist es jedoch notwendig, die phänomenologische Ebene der Psychopathologie etwas zu verlassen und auf eine weniger statische, mehr prozessorientierte, dynamische Ebene des Verstehens (vgl. Parin 1978) zu gehen.

Der Begründer der phänomenologischen Richtung der Psychiatrie Karl Jaspers entwickelte 1913 eine Beschreibung und Klassifikation der pathologischen

10.4 Wege zu einer transkulturellen Theorie und Praxis in der Psychiatrie

psychischen Phänomene (Symptome) in einer westlichen Gesellschaft. Die phänomenologische Ebene verzichtet auf eine Erklärung der Entstehung und Bedeutung des beschriebenen Phänomens. Aber wie bereits deutlich wurde, ist es notwendig, Bedeutungszusammenhänge herzustellen, um z. B. das Phänomen der Besessenheit richtig zu interpretieren. Das Problem bei der phänomenologischen Ebene ist, das sie versucht, Sinn so, wie er im Bewusstsein erscheint, zu sammeln und wiederherzustellen. Alles was jenseits dieser Ebene scheinbar keinen Sinnzusammenhang mehr ergibt, wird als Symptom aufgefasst. Das Phänomen erhält durch diese Klassifizierung erst seine Bedeutung. Das phänomenologische Verstehen tendiert zur Statik absoluter Wahrheit, wohingegen in einem ethnopsychiatrischen/ ethnopsychoanalytischen Verstehen, Wahrheit und Wirklichkeit der ständig kreisende Prozess zwischen mindestens vier verschiedenen Ebenen ist.

Nach Nadig lässt sich mit der Methode der freien Assoziation (eine psychoanalytische Technik) eine momentane Gleichzeitigkeit auf vier verschiedenen Ebenen erzeugen:
- bewusst-unbewusst,
- historisch-aktuell,
- kulturell-individuell,
- emotional-sachbezogen.

❗ Das zugrundeliegende Paradigma einer transkulturellen, therapeutischen Praxis in der Psychiatrie und Psychotherapie bedeutet den Abschied von der Suche nach den allumfassenden Wahrheiten, einer allumfassenden Theorie und Diagnose (vgl. Nadig, 2002). Vielmehr bedeutet es auch in der psychiatrischen Praxis, sich Praktiken, Prozessen, Diskursen und partiellen Wahrheiten hinzuwenden, die ein mehr an Verstehen ermöglichen und auch ein momentanes Nicht-Verstehen aushaltbar werden lassen, ohne in eine professionelle Unsicherheit zu geraten.

Denn an Stellen des Nichtverstehens des »fremden Patienten« geraten wir leicht in die Not, auf Stereotype zurückgreifen zu müssen, um uns wieder sicher sein zu können. Wir sehen nicht mehr das Individuum und seine psychische Problematik/ Krankheit, sondern ordnen es mit negativen Attributen etikettiert seiner ethnischen Gruppe zu. Das ist die bisherige kulturspezifische Praxis, sie drückt sich aus in Diagnosen wie dem »Mittelmeersyndrom« und anderen klassifizierten »cultural-bound syndroms«, die in den standardisierten Diagnosemanualen festgeschrieben sind.

Das bloße Wissen über andere Kulturen und die Auffassung, dass Kultur etwas Statisches sei, bilden keine ausreichenden Grundlagen für ein transkulturelles Verstehen in der Diagnostik und Behandlung psychischer Erkrankungen.

Vielmehr erscheint es notwendig, sich zu vergegenwärtigen, wie sich Kultur in einer Gruppe konstituiert und »was die Auflösung sozialer Gemeinschaften, die mangelnde Einbindung der Subjekte in verpflichtende Beziehungen und die wachsende Abstraktion lebensweltlicher Prozesse« im Rahmen globalisierter Welten und Wanderung/Migration bedeutet (Nadig 2002).

In einer Welt der Wanderung und Migration wird ethnische und kulturelle Identität nicht mehr maßgeblich in einer ortständigen Gruppe mit einer gemeinsamen Sprache entwickelt.

> Die widersprüchliche, gleichzeitige Entwicklung von Globalisierung und Regionalisierung bewirkt, dass die Begegnungen, Konfrontationen und Dialogversuche westlicher mit nicht westlichen Kulturen häufiger, intensiver und vielfältiger geworden sind (Gingrich 1999).

Es stellt sich hierbei die Frage, unter welchen Bedingungen es für ein Subjekt möglich ist, den oft unmerklichen und hoch komplexen Wandel sozialer Verhältnisse wahrzunehmen und statt ohnmächtige oder aggressive Gefühle zu entwickeln, diesen Wandel kreativ zu integrieren oder symbolisch umzugestalten.

Abwehrleistungen, die Fähigkeit einer affektiven Spannungsreduktion, die das Subjekt in seiner Primärgruppe erworben hat, oder Formen von spannungsreduzierenden Ritualen, die seiner Gruppe zur Verfügung standen, werden hier gebraucht. Ebenso benötigt das Subjekt Abwehrmechanismen, die das »Ich« davor schützen, auseinander zu fallen, die einem Identitätsverlust in der »fremden Gesellschaft« entgegenwirken. Das »Ich« wird im Folgenden im Sinne des Instanzenmodells von Freud verwandt.

> **Exkurs**
>
> Das »Ich« ist die »Instanz, die Freud in seiner zweiten Theorie des psychischen Apparates vom Es und vom Über-Ich unterscheidet. Topisch gesehen ist das Ich ebenso von den Ansprüchen des Es abhängig wie von den Befehlen des Über-Ichs und den Forderungen der Realität. Dynamisch gesehen stellt das Ich im neurotischen Konflikt in besonderem Maße den Abwehrpol der Persönlichkeit dar; es verwendet eine Reihe von Abwehrmechanismen, die mit der Wahrnehmung eines unlustvollen Affekts begründet werden« (Laplanche u. Pontalis 1998).

Kompetenzen eines stabilen Selbst sind von Nöten in einer fremden Gruppe mit anderen Regeln, mit einer anderen unbewussten Matrix der Gesellschaft. Fähigkeiten müssen entwickelt werden, die eine Entscheidung ermöglichen, in die neue Gruppe eintreten zu wollen, ohne dabei das Eigene aufgeben zu müssen. Diese Fähigkeiten wirken integrativ im Sinne der Entwicklung einer »transkulturellen Identität« mit all ihren Widersprüchlichkeiten, die es auszuhalten gilt. Diese Identität ist als eine Art Kompromiss, als nicht zu vollendendes Projekt zu verstehen, das neue Anforderungen an das Individuum stellt. Letztlich kann dann ein Gefühl entstehen, aufgenommen werden zu wollen und sich aufnehmen zu lassen.

Was bedeutet es für ein Individuum, wenn das Repertoire zum Schutz des »Ich« in der Fremde, nicht ausreichend ist, wenn es zu einem Identitätsverlust, zur Handlungsunfähigkeit kommt und die geforderte Bewegung in einen Stillstand gerät?

Ohnmächtige, aggressive Gefühle, Schuld, Scham und Angst entstehen. Eine tiefe Verunsicherung mit den meist unbewussten Fragen, wie darf ich sein, wie soll ich sein, wie kann ich sein, wie will ich sein, ergreift das Subjekt. Es kommt zu transkulturellen Konflikten – zwischen den Anforderungen der Primärgruppe und denen der Mehrheitsgesellschaft zerrieben, ist das Individuum nicht mehr in der Lage, Entscheidungen zu treffen.

Der psychische Apparat versagt und je nach Persönlichkeitsstruktur und kulturellem Kontext kommt es zu spezifischen psychischen Erkrankungen (Nathan ▶ **Kap. 9**).

Menschen, die sich durch den Wechsel in eine andere Gesellschaft plötzlich nicht mehr erkannt fühlen, erleben häufig einen Identitätsverlust, begleitet von Gefühlen des Versagens, des Selbstzweifels, von Ängsten und dem Verlust der Fähigkeit, Freude zu empfinden (Anhedonie). Ein wesentlicher Teil der Identität, der »Selbstkontinuitätssinn« (Kernberg 1966), der die Bewahrung des Zusammenhangs zwischen Vergangenheit und Gegenwart im Sinne einer übergreifenden Lebensperspektive beschreibt, kann verloren gehen. Das Gefühl, nie in dem fremden Land anzukommen, führt zu Misstrauen in jeder Beziehung, gerade gegenüber den Institutionen der Mehrheitsgesellschaft. Störungen des Ich-«Bewusstseins« treten scheinbar nach ethnopsychiatrischen Erkenntnissen mehr in Gesellschaften auf, welche die bürgerliche Ideologie vom einzigartigen, sich selbst verwirklichenden Individuum als Ich-Ideal bzw. als Über-Ich-Forderung verinnerlicht haben, und verhindert so eine Beziehungsaufnahme und Integration auf jeder Ebene. Dieses Versagen kann sich in vielfältigen Zuständen ausdrücken, die man nach westlichen psychiatrischen Kategorien bezeichnen könnte als akute Erregungszustände mit Impulskontrollverlusten, ähnlich einer Borderline-Persönlichkeitsstörung oder einer akuten psychotischen Störung, Besessenheitszustände, Konversionssymptome, hysterische Anfälle, Ohnmachtsanfälle und Pseudohalluzinationen. Aus dem Blickwinkel des transkulturellen Denkansatzes handelt es sich jedoch häufig nicht um einen Realitätsverlust, bzw. um ein psychotisches Strukturniveau (Kernberg 1966) oder eine Ich-Störung im psychiatrischen Sinn. Vielmehr haben wir es mit transkulturellen Konflikten zu tun, die kulturspezifisch ausgedrückt werden.

10.5 Ethnopsychiatrische Diagnostik und Behandlung

Der hier zugrundeliegende Kulturbegriff beinhaltet keine fixe Zuschreibung von Mentalität oder kultureller Prägung, sondern bezieht sich auf die Darstellung und Beschreibung unterschiedlicher Lebenswelten und ist prozessorientiert. Denn jede statische Aussage auch in der transkulturellen Psychiatrie über die Kultur einer Gesellschaft aus der ein Patient kommt, verfehlt im realen Fall häu-

10.5 Ethnopsychiatrische Diagnostik und Behandlung

fig das Ziel und würde eine prozessorientierte und individuelle Perspektive verhindern. Deshalb haben wir keine Gegensätze oder Zuordnungen von Kultur und Psychose oder Kultur und Persönlichkeitsstörung gebildet, sondern beschreiben anhand von anonymisierten Einzelbeispielen, die vertretend für viele andere stehen mögen, eine Diversität.

Da in jedem soziokulturellen Milieu, und dieses noch mal nach Geschlechtern getrennt betrachtet, unterschiedliche Normalitätsstandards bestehen, ist es notwendig, die diagnostischen Instrumente im Hinblick auf diese verschiedenen Kontexte zu überprüfen bzw. zu wissen, an welchen Stellen die größte Differenz auftreten kann. In einer psychiatrischen Exploration mit einem Patienten des gleichen kulturellen Hintergrundes können diese Normalitätsstandards und Wirklichkeiten als selbstverständlich, unbewusst einfließend und bekannt vorausgesetzt werden. Behandler und Patient haben in diesem Fall eine gemeinsame Alltagswirklichkeit und Historizität. In der Exploration eines Patienten mit einem anderen kulturellen Hintergrund ist es notwendig, sich zu vergegenwärtigen, dass es keine geteilte Alltagswirklichkeit gibt, zumindest kann es gravierende Unterschiede geben. Deshalb ist es neben dem Einsatz von sogenannten Sprach- und Kulturmittlern, muttersprachlichen Kotherapeuten und Ethnologen wichtig, mögliche Diversität in wichtigen Kernbereichen anzuerkennen. Diese sollten im Gespräch mit dem Patienten erfragt werden und nicht über stereotype ethnische Zuordnungen, die nur ungenau und undifferenziert sein können. Problematisch wäre es auch, jeweils für ein ganzes Land, etwa die Türkei oder für afrikanische Länder etc. ein einheitliches Muster zu unterstellen.

Die folgenden neun Parameter bieten eine Grundlage für die Reflexion möglicher Vielfalt. (Einige wurden in verschiedenen Abschnitten dieses Beitrages bereits ausführlich dargestellt.)

1. Konzeption der Fremdbestimmtheit- Trance, Zustände der Besessenheit, Entrücktheit.
2. Autonomieentwicklung – Ablösung von der Primärgruppe versus Erfüllung einer Rollenerwartung der Primärgruppe.
3. Drogenkonsum – ist er sozial akzeptiert, wird Missbrauch als Abhängigkeit bzw. Krankheit angesehen oder als soziale Verfehlung?
4. Extraversion/Introversion und der Ausdruck von Emotionen – wird durch aktives Verhalten Achtung gesucht oder kann Mann/Frau durch Zurückhaltung ehrbar erscheinen?
5. Spiritualität und Religiosität – welcher Stellenwert wird ihr zugewiesen von der Gruppe und von dem Einzelnen?
6. Suizid/Selbsttötung – ist es ein Tabu mit Implikationen für das Individuum über den Tod hinaus?
7. Schmerz als sprachliche Chiffre für seelisches Leiden, bzw. existiert die Trennung zwischen Körper und Psyche nicht, wie sie in den westlichen Gesellschaften/Medizinsystemen häufig vorkommt?
8. Erwartung an die Experten – wird eine passive oder aktive Heilung gesucht?
9. Privatheit/Öffentlicher Raum und Beziehungsaufnahme – mit wem kann wie über etwas gesprochen werden?

10.5.1 Erkennen – Verstehen – Reflektieren kultureller Diversität und transkultureller Konflikte im diagnostischen und therapeutischen Prozess. Kasuistiken

Wir wollen nun anhand von Kasuistiken ein Einblick geben, wie kulturelle Irrtümer (»cultural bias«) unter Einbeziehung der genannten Parameter in einer Diagnosestellung vermieden werden können, wie es möglich ist, über ein Verstehen der Symptome im kulturellen Kontext des Patienten zu einer Entpathologisierung beizutragen. Zudem zeigen die Kasuistiken auf, wie transkulturelle Konflikte entstehen und wie sie im Rahmen einer ethnopsychiatrischen Behandlung von den Individuen bewusst wahrgenommen werden dürfen, was eine Heilung möglich werden lässt.

Fallbeispiel 1: Identitätsverlust und akute Erregungszustände

»I have to develop a new plan of my life. I always tried to have the plan of the white ones. My father was infected by the ideas of the white ones. My father has witchcraft; he always wanted to disturb me."

Der Vater dieses Patienten aus einem afrikanischen Land arbeitete bei der Telefongesellschaft. Diese Arbeit wurde im Dorf misstrauisch betrachtet, dem Vater wurden magische Kräfte unterstellt, was zu einer Ausgrenzung und schwierigen Position in der Gemeinschaft führte. Der Patient beschreibt, dass ihn diese Situation hilflos im Konflikt mit dem Vater gemacht habe, da er diesem als ältester Sohn nach außen immer habe beistehen müssen. Er habe sich vom Vater immer abgelehnt gefühlt, dieser habe nur Forderungen aufgestellt und bei deren Nichterfüllung seinerseits habe er ihn mit Gewalt bestraft.

Die Familie, bis auf die Mutter, sei der Meinung gewesen, er solle nach Deutschland gehen, wie seine beiden Zwillingsbrüder und seine Schwester. Er habe das Gefühl gehabt, man wolle ihn abschieben. Er sei vorher mehrere Jahre in anderen afrikanischen Ländern unterwegs gewesen, da er immer schon das Gefühl gehabt habe, es gäbe für ihn keinen Platz in der Familie. Die Mutter und eine Schwester, die beide inzwischen verstorben sind, seien die einzigen gewesen, die ihn unterstützt hätten. Die Mutter habe zur Erklärung seiner Probleme wiederholt gesagt, er sei bereits als »wütendes Kind« auf die Welt gekommen, anders, als all ihre anderen Kinder.

Die jüngeren Zwillingsbrüder sieht er wie den Vater als übermächtig an, sie finden sich auch in Europa, in Deutschland zurecht und studieren beide. Nur er wurde bereits nach kurzem Aufenthalt in Deutschland in eine Psychiatrie eingewiesen, da er sich von seiner Familie verfolgt und kontrolliert fühlte, sich gleichzeitig in der fremden Gesellschaft nicht zurecht finden konnte. Er geriet in einen akuten Erregungszustand und berichtete in der Psychiatrie, dass sein Vater Hexenkraft habe und ihn zerstören wolle. Er wurde als schizophren diagnostiziert, auf Depotneuroleptika eingestellt und erhielt einen Behindertenausweis. Über fünf Jahre erhielt er alle 14 Tage seine Depotspritze.

Sein wütender, ohnmächtiger Zustand hielt jedoch unvermindert an, es kam zu Auseinandersetzungen mit Mitarbeitern öffentlicher Institutionen, er blieb misstrauisch im Kontakt mit anderen afrikanischen Menschen und lebte mit Frau und Kind nahezu isoliert. Er versuchte mehrmals Arbeit aufzunehmen, da er im Verlauf der Jahre Schulden angehäuft hatte. Er hatte sich Geld geliehen, welches er zu Beginn nach Hause schickte, damit der Vater ihm zu Hause ein Haus bauen könne. Die Arbeitsversuche schlugen fehl, da er ob erheblicher Konzentrationsstörungen und Müdigkeit, verursacht durch die Neuroleptika, nicht arbeitsfähig war. Er geriet zunehmend in eine niedergedrückte, depressive Verstimmung. Er forderte über Briefe an Ärzte und andere Institutionen mehrfach ein, man solle ihn doch töten, um dem ganzen Leiden ein Ende zu setzen.

Im Erstgespräch in der transkulturellen Psychiatrie sehen wir einen stark sedierten und aufgedunsenen Patienten in einer depressiven Stimmung mit Suizidtendenzen. Er bietet keinen Anhalt für eine inhaltliche oder formale Denkstörung. Es zeigen sich keine Symptome für eine Schizophrenie, viel eher bietet er das Bild einer Borderline-Persönlichkeit mit einer Impulskontrollstörung und wiederkehrenden paranoid erscheinenden Ängsten.

Er berichtet über einen zunehmenden Cannabiskonsum in den letzten Jahren. Er habe aber das Gefühl, es mache ihn noch apathischer und er könne überhaupt keine Pläne oder Gedanken zu Ende bringen.

Wir erklären dem Patienten die Regeln einer ethnopsychiatrischen Behandlung, vermitteln ihm, dass es um seine Sicht und sein Verständnis seiner eigenen Geschichte und Gegenwart gehe und darum, welche eigenen Erklärungen er selbst für seine Probleme hat.

Herr N. ist ungläubig, dass es nicht um unsere Sicht geht, dass wir ihm nicht eine Erklärung geben. Er äußert, dass der langjährige Hausarzt, der ihm auch die Depotspritze verabreichte, immer Erklärungen hatte. Er habe sich aber in diesen Erklärungen selbst nicht wiederfinden können. Zunächst wird entschieden, fünf Gespräche zu führen und im Verlauf dieser über die Weiterbehandlungsnotwendigkeit und Möglichkeit zu entscheiden.

Die Depotmedikation wird abgesetzt und umgestellt auf eine geringe Dosis Risperdal. Nach einem stationären Cannabisentzug wird Herr N. auf eine antidepressive Medikation eingestellt und Risperdal abgesetzt. Herr N. fühlt sich unsicher, da er sich auf die soziale Identität in Deutschland als chronisch kranker, psychiatrischer Patient bereits eingestellt hat. Er hat sozusagen einen Verlust von fünf Jahren seiner Lebenszeit zu bewältigen.

Im Verlauf der nächsten vier Sitzungen zeigt sich, dass Herr N. in Deutschland die Problematik mit seiner Familie, das Ausgestoßensein, sein Gefühl, den Anforderungen an ihn als ältester Sohn nicht gerecht geworden zu sein, reproduzierte. Er versuchte, in der Migration sein Gefühl des Gekränktseins, der Abwertung im Konflikt mit staatlichen Institutionen abzuwehren. Dass er, aufgrund seiner langjährigen medikamentösen Behandlung arbeitsunfähig wurde, heute von Sozialhilfe abhängig ist, seine Familie nicht selbst ernähren kann und gewissermaßen bei den Behörden betteln muss, wirkte sich verschlimmernd auf seine vorher schon bestehende narzisstische Störung aus.

Bei Herrn N. entwickeln sich die Gespräche wie ein innerer Dialog mit sich selbst. Zunächst ist es ihm fremd über sich zu sprechen, er ist zögerlich, versteht nicht warum er noch behandelt werden muss, obwohl er keine Psychose hat. Dann beginnt er zunehmend, seine Gedanken und Fragen, die ihn innerlich bedrängen, in Worte zu fassen und sie so zu kommunizieren.

Wie kann es weitergehen, bin ich ein Behinderter, werde ich akzeptiert, bin ich hier wie dort ein Sklave ohne eigene Meinung, wie kann ich die Schwierigkeiten, in denen ich mich befinde, lösen und wie entwickle ich wieder eine Lust am Leben.

Er erinnert sich an eine heftige Auseinandersetzung mit seinen Geschwistern zu Hause, weil er nicht weg wollte. Er habe sich zunächst widersetzt, auch nach Deutschland zugehen. Die Mutter habe ihn dann überzeugt, dass es nur auf diese Weise nicht zu einem Bruch mit der Familie kommen könne. Auch habe sie versucht, ihn vor der Abwertung durch seine Umgebung zu bewahren, weil er es als ältester Sohn in seinem Land zu nichts gebracht habe.

Häufiges Thema ist die Situation zu Hause: Was wird dort von ihm erwartet, möchte er gerne wieder nach Hause? Herr N. hat eine ambivalente Sehnsucht nach dem Vertrauten. Was soll ich noch in Deutschland, ist die immer wiederkehrende Frage, wenn die mich nicht wollen und als krank ausgrenzen, gleichzeitig zeichnet er ein zunehmend realistischeres Bild, wie er zu Hause empfangen werden würde ohne Geld und ohne äußeres Ansehen von Reichtum. Er müsste, um bestehen zu können und um Gespräche mit Verwandten zu führen, damit sie ihm verzeihen, ein Auto kaufen, ein Haus mieten und für alle Geschenke mitbringen.

Dieses Ziel erscheint unerreichbar. Aber er kann sich zunehmend dieser Konflikte bewusst werden ohne von Angst überflutet zu werden und ohne in einen unkontrollierten Erregungszustand zu geraten.

Fallbeispiel 2: Transkultureller Autonomiekonflikt und das Phänomen der Besessenheit

Eine Patientin muslimischen Glaubens wurde von der Kinderklinik in die transkulturelle Psychiatrie überwiesen, da der behandelnde Arzt des Kindes fürchtete, Frau X. könnte von der Situation überfordert sein, dass ihre Tochter eine lebensbedrohliche Erkrankung hatte. Sie hatte ihm in einem Gespräch über die weitere notwendige medizinische Behandlung ihrer Tochter berichtet, dass sie fürchte, die Tochter werde nicht gesund werden, solange zwei Geister sie, die Mutter bedrohten, ihre Vernichtung und die ihrer Familie zum Ziel hätten. Der Kinderarzt zog einen psychiatrischen Konsiliararzt hinzu, da er wiederum befürchtete, Frau X. habe eine Psychose, die zu unkontrollierten Handlungen führen könnte.

Die Patientin erzählte ihm auch, dass mehrere Hodschas ihr gesagt hätten, dass ihre Probleme seit ihrer Verlobung im Alter von 15 Jahren, auf einen Fluch zweier abgelehnter Bewerber gründeten.

Der hinzugezogene psychiatrische Konsiliararzt diagnostizierte eine Psychose aus dem schizophrenen Formenkreis und verordnete ein Neuroleptikum. Obwohl in niedriger Dosierung gegeben, waren die extrapyramidalen Nebenwirkungssymptome so gravierend, dass der Konsiliararzt und der Kinderarzt unsicher wurden, ob Frau X., die insgesamt freundlich und realitätsbezogen erschien, tatsächlich eine Psychose habe. Die Ärzte nahmen Kontakt zur transkulturellen Psychiatrie auf, da sie sich überfordert sahen, das Phänomen der »Besessenheit« richtig zu verstehen. Der Kinderarzt berichtete, die Patientin und ihr Ehemann seien außergewöhnlich bezogene Eltern, er wolle gern etwas für sie tun.

Zum ersten Behandlungstermin erscheint die Patientin pünktlich. Sie wirkt stolz und aufrecht, trägt ein orthodox gebundenes Kopftuch, spricht sehr gut Deutsch und ist stark daran interessiert, etwas an ihrem Zustand, unter dem sie leidet, zu ändern. Die Behandlung erfolgt mit einer muttersprachlichen Kotherapeutin, die auch den kulturellen Hintergrund verständlich werden lassen kann. Wichtige Sequenzen im Gespräch bittet die Patientin von Beginn an in ihre Muttersprache zu übersetzen. Es finden in den Gesprächen häufig sprachliche Klärungen statt, die unterschiedliche Symboliken, Regeln und Tabus gegenüber der Mehrheitsgesellschaft deutlich werden lassen. Darüber wird es möglich, transkulturelle Konflikte zu verstehen, die sich jeweils an den kulturellen Grenzen abbilden. Außerdem lässt sich dadurch das Phänomen der Besessenheit im kulturellen Kontext der Patientin verstehen.

Die Patientin schildert in den ersten Sitzungen das Leben mit den Geistern und ihre Nervosität, die sich eingestellt habe, weil sie sich besonders nachts mit den Geistern herumschlagen müsse. Die Geister wollen sie und ihre Familie umbringen. So sei völlig unklar, woher die Erkrankung ihres Kindes komme. Auch die Mediziner hätten es nicht herausgefunden, deshalb sei sie zu einer moslemischen Theologin gegangen. Sie habe angefangen, auf Anraten der Hodschas den Koran zu lesen und danach zu leben. Sie solle sich damit vor den Geistern schützen, habe aber bisher keinen Erfolg damit gehabt. Seit zwei Jahren sei sie streng gläubig, sie sei Schiitin und trage deshalb auch das Kopftuch als Ausdruck ihrer Gläubigkeit.

Exkurs

Dschinns und Hodschas

Die Dschinns (türkisch »Cin«) werden im muslimischen Zusammenhang als Geister bezeichnet, die gut oder böse sein können, männlich oder weiblich. Im Koran wird über sie geschrieben, dass sie im Gegensatz zum Menschen, der aus einer Trockenmasse ähnlich dem Töpferton, aus einem Gemisch von Feuer erschaffen wurden. Man unterscheidet verschiedene Formen der Geister, meist sind sie unsichtbare Wesen aus Dampf oder Feuer, impulsiv und aggressiv und stehen für das Unklare, Unge ordnete, Unberechenbare und Triebhafte (Crapanzano 1981). Die Geister können einer Person in menschlicher oder tierischer Gestalt (z. B. als Adler oder schwarze Katze) erscheinen. Ihnen wird nachgesagt, dass sie sich gewöhnlich an bestimmten Orten aufhalten, wie z. B. in schmutzigen Gewässern oder im Abfall (Ostermann 1990). Das Brechen bestimmter Regeln, wie z. B. das Fluchen oder das Betreten von Orten, an denen sich die Dschinns bevorzugt aufhalten, ohne die entsprechenden Verhaltensregeln zu beachten, kann die Dschinns stören und ihren Zorn erwecken. Sie werden demzufolge auch für plötzlich auftretende gesundheitliche Störungen verantwortlich gemacht Die Menschen, die von einem Dschinn befallen wurden, beklagen einen Rückgang an Lebenskraft, geistige Ruhelosigkeit, aber auch Halluzinationen oder Ängste. Hodschas (türkisch »Hoca« werden im muslimischen Kontext religiös-spirituelle Heiler genannt. Ein Hodscha kann sowohl Koranlehrer, Magier oder Heilkundiger sein. In der Gruppe wird er als Kundiger in allen Lebens- und Glaubensfragen respektiert und geschätzt. Hodschas werden aufgrund verschiedenartigster persönlicher Schwierigkeiten aufgesucht. Mit Hilfe des Hodschas sollen sowohl Wünsche im sozialen Bereich verwirklicht als auch böse Kräfte oder Geister vertrieben werden, die Krankheit und Unheil zur Folge haben.

Hodschas werden bei allen Formen von Krankheiten hinzugezogen, so z. B. bei Kopfschmerzen, Hauterscheinungen, Lähmungen, Epilepsie, Schlaganfällen, Angst- oder Verwirrtheitszuständen, Absenzen, psychotischen Zuständen oder Manien, ebenso bei Kinderlosigkeit und Fehlgeburten. Die Heilpraktiken des Hodschas beinhalten Rituale, wie z. B. das Besprechen von Wasser und Gegenständen, die dann teilweise getrunken oder gegessen werden sollen, oder das Wiederholen von Gebeten und das Anhauchen des Hilfesuchenden mit »heiligem Atem« (Ostermann 1990).

Der »böse Blick« wird als »Nazar« bezeichnet. Ihm liegen Neid und Eifersucht zugrunde, er kann von neidvollen Blicken ausgehen oder im Zusammenhang mit bewundernden Worten vorkommen. Der böse Blick soll neben Erkältungen, Kopfschmerzen, Übelkeit, Müdigkeit und Schwindel auch schwere Krankheiten und sogar den Tod hervorrufen können (Ostermann 1990). Gegen den bösen Blick gibt es zahlreiche Schutz- bzw. vorbeugende Maßnahmen, wie z. B. das Tragen besonderer Amulette oder Stickereien mit bestimmten Mustern. Waren alle vorbeugenden Maßnahmen wirkungslos, werden Heilrituale durchgeführt.

Frau X. berichtet weiter über anhaltende Schmerzen, die über den Körper wandern, und über das Gefühl, keine Luft zu bekommen, über Herzschmerzen und anhaltende Müdigkeit. Am Ende des Erstgesprächs fragt sie, ob wir in der Lage seien, Menschen mit einem Fluch heilen zu können, konkret, ob wir es schaffen könnten, dass die Geister gehen, und ob wir eine Kommunikationsmöglichkeit mit den Geistern hätten. Um eine therapeutische Beziehung überhaupt herstellen zu können, ist es in einer solchen Situation wichtig, dass die Experten nicht abwehrend im Sinne einer Pathologisierung vorgehen. In einem ethnopsychiatrischen Setting ist es möglich, auf die Frage der Patientin, ob wir mit den Geistern kommunizieren könnten, eine Antwort zu geben. Im geschilderten Fall lautete die Antwort: »Ja, wir können über Ihre Gedanken mit den Geistern kommunizieren«. Ziel des Arbeitsbündnisses ist es, mit der Patientin herauszuarbeiten, durch welche Pforten die Geister Eingang finden konnten. Mit einer zunehmenden Fähigkeit, Worte für ihre Problematik zu finden, stellt sich heraus, dass die Geister immer dann auftauchen, wenn die Patientin sich in einer für sie schwierigen emotionalen Situation befindet, Ängste hat oder wenn Schuldgefühle entstehen. Die Geister dienen dann offensichtlich einer Abwehr von Konflikthaftem.

Nach etwa drei Monaten regelmäßiger ethnopsychiatrischer Sitzungen benötigte Frau X. die Geister nicht mehr, es gelang ihr zunehmend die Konflikte – transkulturelle Autonomiekonflikte, Beziehungskonflikte etc. zu benennen und die entstehenden Affekte zu bearbeiten und auszuhalten.

Zusammenfassend lässt sich feststellen, dass sich bei einer Betrachtung der Symptomatik im Zusammenhang mit dem kulturellen Kontext der Patientin die Diagnose einer Psychose aus dem schizophrenen Formenkreis, die der Konsiliarpsychiater gestellt hatte, nicht mehr halten lässt. Bereits im Erstgespräch hatte sich herausgestellt, dass der Hodscha ihre Symptome wie Kopfschmerzen, Lustlosigkeit, Niedergeschlagenheit mit der Besessenheit von Dschinns erklärt hatte. Diese Erklärung wurde dann von der Patientin kulturell akzeptiert übernommen und über 20 Jahre beibehalten. Die Symptomschilderung folgte also einem kulturspezifischen Erklärungsmuster für ihre Beschwerden, benannt von einem traditionellen Heiler. Auch die zunächst scheinbar als leibliche Halluzinationen geschilderten Symptome, dass die Geister über den Körper wandern, die Patientin würgen, ihr die Luft nehmen, sind ebenfalls Ausdruck dieser kulturimpliziten Erklärung. Diese Art der Aktivität der Dschinns gehört zum allgemeinen akzeptierten Kanon der Zuschreibungen. Es war für die Patientin auch möglich, die Phänomene, die die Geister verursachten, in ihrem soziokulturellen Kontext zu kommunizieren, denn dort wissen alle, was die Dschinns verursachen können, und es erscheint niemandem als verrückt oder nicht real.

Viel eher bestand bei der Patientin eine Anpassungsstörung, die sich zunächst rein über die körperliche Ebene ausdrückte. Es handelte sich auch nicht um eine somatisierte Depression, da auch hierzu einige entscheidende Symptome fehlten.

Dieses Beispiel veranschaulicht einige wesentliche Implikationen einer transkulturellen Praxis und Diagnostik.

❗ Wichtig ist vor allem, dass wir uns für den Prozess der Diagnose Zeit lassen, dass das zunächst Unverständliche, scheinbar Pathologische hinterfragt wird, mit dem Ziel, herauszufinden, ob es sich nicht viel mehr um kulturell adäquates Verhalten handelt. Zur Vermeidung einer Chronifizierung und Fehlbehandlung und um dem Anspruch auf Heilung wirklich gerecht zu werden, ist ein differentialdiagnostisches Vorgehen angezeigt, welches westliche psychiatrische Kriterien hinterfragt.

Fallbeispiel 3: Beziehungskonflikt, Trugwahrnehmungen und Pseudohalluzinationen

Eine Mitte 30-jährige Patientin mit einem muslimischen Hintergrund wird von ihrem Mann in eine psychiatrische Klinik gebracht. Er könne sich jetzt nicht mehr um seine Frau kümmern, sie falle ständig in Ohnmacht, sehe Schlangen in der Küche und habe versucht, aus dem Fenster zu springen.

Auf der Station wirkt die geordnete schüchterne Patientin verängstigt, auch sie reagiert auf eine niedrig dosierte neuroleptische Medikation mit einer erheblichen Extrapyramidalsymptomatik, vor allem fühlt sie sich noch mehr geängstigt und zieht sich völlig zurück.

Bei einer ethnopsychiatrischen Exploration in der Muttersprache der Patientin stellt sich dann heraus, dass sie mit ihrer derzeitigen Lebenssituation völlig überfordert ist.

Sie ist erst vor kurzem mit der gemeinsamen Tochter zu ihrem Mann, mit dem sie seit 17 Jahren verheiratet ist, nach Deutschland gezogen. Sie habe endlich wieder mit ihm zusammen sein wollen. Auch der Ehemann habe nichts dagegen gehabt, obwohl er sich in der Zwischenzeit in Deutschland mit einer anderen Frau eine zweite Familie aufgebaut hatte. Mit dieser Frau, die er nicht geheiratet hatte, und den gemeinsamen beiden Kindern wohnte er zum Zeitpunkt der Ankunft der Patientin und ihrer Tochter zusammen. Die Patientin war durchaus von ihrem Ehemann darüber informiert worden, dass er in Deutschland eine Freundin und weitere Kinder habe. Bei Ankunft in Deutschland sei sie aber davon ausgegangen, dass sie den ihr zustehenden Platz als Ehefrau von ihrem Mann wieder eingeräumt bekäme. Zumal sie ihren Mann in ihrem Heimatland aus Liebe und gegen den Willen der Eltern geheiratet hatte. So habe sie die widrigen Lebensverhältnisse in ihrem Heimatland als verheiratete Ehefrau ohne anwesenden Ehemann nur im Vertrauen auf ihre Beziehung zu diesem ertragen können.

Zunächst lebten beide Familien des Mannes in einer Wohnung. Da die zweite Frau aus einem anderen kulturellen Kontext ist als die Patientin und ihr Ehemann, konnte kein ausreichend zufriedenstellendes Arrangement gefunden werden. Diese räumte der Ehefrau den angestammten Platz nicht ein, und es kam zu häufigen Streitereien zwischen den beiden Frauen. Die Patientin versuchte mit einem ihr innewohnenden Gleichmut und Gelassenheit die Situation dennoch auszuhalten. Es stellten sich aber zunehmend die oben genannten Symptome ein, die auch nach dem Auszug der zweiten Frau und ihrer Kinder weiter anhielten. Der Ehemann, der bei einem weiteren Gespräch mit der Patientin ebenfalls dazu gebeten wurde, erwies sich ebenfalls als völlig überfordert mit der derzeitigen Situation. Scheinbar versuchte er, allen gerecht zu werden, wollte weder die eine noch die andere Beziehung aufgeben. Er wirkte nervös, zerfahren, hielt aber auch an seinen Gefühlen insbesondere zu seiner Ehefrau fest. Er schilderte, ursprünglich migriert zu sein, um Freiheit zu haben in einem westlichen Land. Eigentlich habe er seine Ehefrau immer nachholen wollen, aber irgendwann sei es ihm völlig entglitten, er habe sich eine neue Identität aufgebaut. Außer zu seiner Ehefrau und Tochter habe er nur noch wenige Bezüge zu seinem Heimatland. Er finde die soziale Kontrolle dort unerträglich und habe schon als Jugendlicher immer davon geträumt, wegzugehen.

Eigentlich hätten ihn zunächst nur die Zuneigung zu seiner Ehefrau und die Ehe mit ihr davon abgehalten. Später, als er dann weggegangen war, sei seine Ehefrau die Verbindung zu seiner Heimat gewesen. Dem Drängen seiner Ehefrau, nach Deutschland zu kommen, habe er schließlich nachgegeben, ohne sich wirklich konkrete Vorstellungen zu machen, was dies für sie und ihn bedeute, wenn er hier noch eine andere Familie habe, ein Leben führe, was mit seinem ersten eigentlich nichts mehr zu tun habe. Seit seine Ehefrau ständig in Ohnmacht falle, Schlangen und andere Dinge, insbesondere in der Küche sehe und sich ein weiteres Kind wünsche, habe er das Gefühl, den Anforderungen an ihn nicht mehr gerecht werden zu können. Deshalb habe er seine Frau auch in der Psychiatrie »abgegeben«.

In zwei weiteren Gesprächen mit der Patientin allein und einer muttersprachlichen Kotherapeutin kann herausgearbeitet werden, dass die Patientin versucht hat, den Konflikt auf ihre Art und Weise zu negieren. Denn ihre Vorstellung, dass ihr Ehemann immer für sie da sein, sie beschützen und ehren müsse, durfte für sie nicht hinterfragt werden. Auch wird deutlich, dass die Patientin noch nicht in dem neuen Land angekommen ist, sie noch keine eigene Identität hier hat entwickeln können.

Sie war bisher damit okkupiert, trotz der widrigen Umstände an ihrer Bestimmung, die Ehefrau dieses Mannes zu sein, festzuhalten. Sie hat nicht versucht sich die Sprache anzueignen und Kontakt mit der neuen Umgebung aufzunehmen. Auch würde sie lieber mit ihrem Mann zurückgehen, als zu bleiben. Doch der Ehemann will auf keinen Fall zurückgehen, zumal er sich auch verantwortlich für seine anderen Kinder fühlt. An einem Punkt der völligen Handlungsunfähigkeit und eines drohenden Identitätsverlustes ist die Patientin dann psychisch dekompensiert. Sie fiel in Ohnmacht, was ihre Hilflosigkeit auch noch symbolisch ausdrückte – sie war in dieser Situation ohnmächtig. Sie sah Schlangen in der Küche ihrer Nebenbuhle-

10.5 Ethnopsychiatrische Diagnostik und Behandlung

rin, auch nachdem diese die Wohnung bereits verlassen hatte. Schlangen, die für das Schlechte, die Verführung stehen. Die Patientin fühlt sich in ihrer Ehre verletzt und kann auch allein mit ihrem Kind nicht mehr zurück in ihre Heimat. Zum Zeitpunkt ihres Erstbesuchs bei uns, ist sie akut suizidal.

Ihre Familie und auch die Herkunftsfamilie ihres Mannes, bei der sie zuletzt gelebt hat, hätten sich bestätigt gesehen, dass diese Ehe nicht gut sei. Das will sie aus durchaus nachvollziehbaren Gründen in keinem Fall gelten lassen.

In einem weiteren Gespräch mit dem Paar wird für beide erfahrbar, wie die Symptomatik der Ehefrau mit der derzeitigen Situation verbunden ist. Sie verstehen, dass eine Entscheidung getroffen werden muss, sowohl von Seiten des Ehemannes für oder gegen die Beziehung zu seiner Ehefrau und auch hinsichtlich seiner Freundin, als auch von Seiten der Ehefrau für oder gegen ein Zusammenleben mit ihrem Mann.

Nach insgesamt sechs ambulanten Gesprächen war die Situation deutlich geklärter, der Ehemann hatte sich nochmals für seine Frau entscheiden können und konnte Gefühle des Versagens zulassen. Darüber hinaus wurde für ihn die Symbolik der Symptomatik seiner Ehefrau nachvollziehbar. Die Patientin konnte akzeptieren, dass ihr Mann sich auch für seine anderen beiden Kinder verantwortlich fühlte und mit ihnen Kontakt hatte.

Die Tatsache, dass die Symptomatik der Patientin mit der Klärung und Bearbeitung des Konfliktes verschwand, zeigt, dass sie keineswegs an einer Entwicklungsproblematik oder Persönlichkeitsstörung litt. Die Trugbilder und Ohnmachtsanfälle waren vielmehr Ausdruck eines für sie unlösbaren Konfliktes. Die Patientin entschied sich, die neue Gesellschaft kennen lernen zu wollen und begann einen Sprachkurs, bei dem sie andere Frauen kennen lernen und soziale Kontakte außerhalb ihrer Familie knüpfen konnte.

❗ Diese Kasuistik veranschaulicht, wie notwendig es für Psychiater und Psychotherapeuten ist, eine Sensibilität für kulturelle Eigenarten zu entwickeln, denn die Kenntnis und das Verstehen der vielfältigen Gründe von Migration sowie der migrationsspezifischen Auswirkungen auf das Erleben des Individuums erleichtern ein Eingehen auf die Problematik des einzelnen Patienten.

Fallbeispiel 4: Identitätskonflikt und das Phänomen des Seelenverlusts

Ein afrikanischer Mann mittleren Alters mit perfekten Deutschkenntnissen, der seit 20 Jahren in Deutschland lebt, stellt sich notfallmäßig in einer Klinik vor. Er berichtet dem hinzugezogenen Psychiater, seine Mutter habe bei ihrer Rückkehr nach Afrika seine Seele mitgenommen und versuche ihn zu zerstören.

Es seien ca. 2 Monate nach Abreise der Mutter plötzlich auch während der Arbeit merkwürdige Dinge aufgetreten, z. B. dass er plötzlich von einer unsichtbaren Hand gepackt werde, sich festhalten müsse und Angst habe, vernichtet zu werden.

Auch habe er häufig nachts Alpträume, die ihn quälen, meist sehe er seine Mutter und ihre Schwestern im Schlaf. Sie fesseln ihn im Traum an Armen und Beinen und umkreisen ihn mit Kerzen und führen spirituelle Rituale durch.

Nach dem Aufwachen fühle er sich wie erschlagen, wenig ausgeruht. Er fühle sich insgesamt wie ein Baum, der langsam vertrockne.

Auch hier werden zunächst, obwohl der Patient im Gedankengang völlig geordnet ist und keine inhaltlichen oder formalen Denkstörungen im eigentlichen Sinne bestehen, Neuroleptika verordnet. Bei einer Wiedervorstellung beschreibt der Patient, das unter den Medikamenten das Gefühl, eine Hand greife nach seiner Brust und übe Druck auf ihn aus, sich verstärkt habe. Außerdem habe er jetzt zusätzlich das Gefühl, sein Kopf sei wie eingemauert und er könne nicht mehr klar denken.

Er wird daraufhin in der transkulturellen Psychiatrie vorgestellt. Die Medikation wird umgestellt auf ein Antidepressivum mit einer eher antriebsreduzierenden Wirkung, worunter der Patient besser schlafen kann und auch die tagsüber auftretenden Attacken sich vermindern.

Zum Hintergrund des Patienten und seiner Symptomatik:

In einer ethnopsychiatrischen Exploration, welche die bereits mehrfach genannten Voraussetzungen einbezieht, stellt sich die vorgetragene Problematik und Symptomatik wie folgt dar:

Der Patient hatte bereits als Jugendlicher aufgrund eines Krieges sein Heimatland verlassen. Er integrierte sich sehr gut in die hiesige Gesellschaft, ist verheiratet und hat Kinder und eine Arbeit, die seiner Berufausbildung entspricht.

Seine Herkunftsfamilie hat er finanziell soweit unterstützt, wie es ihm möglich war. Er habe die finanzielle Unterstützung immer so gehalten, wie er und seine deutsche Ehefrau dies für richtig hielten. Er sei nicht allen Wünschen seiner Geschwister und Verwandten nachgekommen. Er habe gute Kontakte zu Menschen aus seiner Heimat, die auch in Deutschland leben. Allerdings pflege er den Kontakt eher hiesigen Verhältnissen angepasst, seit er selbst Kinder und eine Familie habe. Dies bedeute, dass afrikanische Freunde nicht einfach zu ihm kommen könnten und dann Tage bei ihm bleiben könnten, sondern dass er die Grenze deutlich mache und sich eine Form von Privatheit zugestehe, wie sie unter Afrikanern nicht unbedingt üblich sei. Bisher habe er das Gefühl gehabt, dies würde von seiner Familie auch in Afrika so akzeptiert. Aber seit dem Besuch seiner Mutter vor drei Monaten, habe er das Gefühl, dass sein Verhalten plötzlich, zumindest von einigen aus seiner Familie und manchen Freunden negativ ausgelegt werde.

Seit dem letzten Besuch der Mutter in Deutschland vor wenigen Wochen sei alles durcheinander. Die Mutter habe ihn bereits, als er sie vom Flughafen abgeholt habe, misstrauisch, fast böse angeguckt. Im Verlauf des viermonatigen Aufenthalts in seiner Familie, sei die Beziehung zunehmend schlechter geworden. Die Mutter habe sich von Beginn an merkwürdig verhalten, sie habe überall Kerzen angezündet, sei ihm häufig lautlos in der Wohnung gefolgt ohne mit ihm Kontakt aufzunehmen, habe Bilder, Amulette, kleine Dinge mit magischer Bedeutung in seiner Wohnung versteckt. Zunächst habe er dieses merkwürdige Verhalten gar nicht deutlich wahrgenommen, da er im Schichtdienst arbeite. Seine Frau habe ihn daraufhin aufmerksam gemacht, ebenso seine Kinder, die die Großmutter auch merkwürdig fanden.

Bei einem Telefongespräch mit seiner Schwester habe er erfahren, dass die Mutter seit einigen Jahren wie die Schwester auch, einer christlichen, spirituellen Gemeinschaft angehöre. Als er seine Mutter darauf angesprochen habe, habe diese sich von ihm entfernt und gemurmelt, er sei in einem »Teufelskreis«. Er sei daraufhin sehr irritiert gewesen, habe dies zunächst von sich gewiesen und ihr versucht, mitzuteilen, dass er an »so etwas« nicht glaube und sie ihn mit diesem afrikanischen »Wodu« (Zauber) nicht erreichen könne. Er habe versucht, sich nochmals über Telefonate mit seinen Geschwistern Klarheit zu verschaffen, diese hätten ihn belächelt und gemeint, sie hätten nichts Merkwürdiges an der Mutter festgestellt.

Doch er habe zunehmend Angst bekommen, die Mutter könne ihn mit einer Art Bann belegen und zum Ziel haben, ihn zu zerstören. Er hätte den Aufenthalt der Mutter gerne früher beendet, konnte dies aber nicht, da er sich nicht mit ihr überwerfen wollte. Seither habe er versucht, weiteren Kontakt zur Mutter z. B. über Telefon zu vermeiden, aus der Angst heraus, sie könne ihm seine Stimme entziehen.

In einer Sitzung mit anderen afrikanischen Patienten erhält der Patient Gelegenheit sein Problem vorzutragen. Deren Interpretation weist daraufhin, dass er scheinbar über seine gelungene Integration in Deutschland die »afrikanische Sprache/Symbolik« nicht mehr versteht, z. B. im Bezug auf das Austragen von Konflikten; dass er seine Verbindung zu seiner afrikanischen Herkunft verloren habe. Sie erklären einheitlich, dass das Verhalten der Mutter typisch »afrikanisch« sei. Genauer gesagt sei es die Mischung aus christlichen Symbolen – z. B. der Teufel als das »Böse« – und traditionellen spirituellen Praktiken, um das vermeintlich »Böse« abzuwenden. Sie verstehen das Verhalten der Mutter als Ausdruck, dass sie oder andere aus der Familie z. B. das Gefühl haben, der Patient habe sich ihnen entfremdet, wolle nicht mehr dazugehören. Die Mutter symbolisiere das Entfremdetsein durch ihre Bemerkung, er befinde sich in einem Teufelskreis, was bedeute, dass eine negative Macht ihrer Ansicht nach, Einfluss auf ihn ausübe, aus dessen Gewalt sie ihn offenbar retten wolle.

Das Verhalten der Mutter wird neben allem Verständnis auch distanziert betrachtet, nicht für gut geheißen, aber eben als alltägliche Praxis hingenommen. Entsprechend wird dem Patienten vermittelt, dass es dringend notwendig sei, zu versuchen, mit der Mutter in Kontakt zu kommen, um sie nicht mehr nur als strafend und ihn zerstörend erleben zu müssen. Er solle sie konkret um Hilfe bitten, herauszufinden, wer aus seiner Familie ein Problem mit ihm habe. Eine Mitpatientin äußert dazu, dass es gerade für sie als afrikanische Frau wichtig sei, die Dinge im Einverständnis mit den Eltern zu tun. Für sie seien die Eltern die wichtigsten Autoritätspersonen, die über ihr Wohlergehen bestimmen. So habe sie immer versucht, egal in welchem Land sie gelebt habe, den Kontakt zu ihrem Vater zu halten und seine Zustimmung zu haben. Nach Meinung der gesamten Gruppe darf sich der Patient, gerade als ältester Sohn der Familie, nicht seiner Rolle entziehen, für Schutz und Ordnung im Einvernehmen mit der Mutter zu sorgen, auch wenn er in einem anderen Land lebe.

Diese Fallgeschichte verdeutlicht nochmals die vielfältigen Anforderungen an Migranten, wie schwierig es für einen Menschen zwischen zwei Kulturen ist, allen Rollenzuschreibungen gerecht zu werden und nicht in eine Identitätskonfusion zu geraten. Auch zeigt sich, dass eine permanente Pendelbewegung zwischen dem Neuen und dem Alten nötig ist, um einer grundlegenden Verunsicherung und damit der möglichen Entwicklung einer psychischen Störung entgegenzuwirken.

Der Patient projiziert seine Verunsicherung auf das mütterliche Objekt und entzieht sich völlig selbst den Boden, indem er die Mutter nur noch als ihn vernichtend erlebt. Er ist nicht bereit, nach dem Tod des Vaters vor zwei Jahren dessen Funktion zu übernehmen. Er sieht sich damit wahrscheinlich auch überfordert, da er ein eigenes Leben in einem anderen kulturellen Kontext führt. Er lehnt die Form der Mutter bzw. der Familie, einen Konflikt mit ihm auszutragen, ab, verweigert sich einem Verstehen bei der gleichzeitigen Überzeugung, die Mutter habe Macht über ihn, könne ihn manipulieren. So hält er die Beziehung zur Mutter, die ihm droht, verloren zu gehen. Er ist jetzt sowohl in seinen Träumen als auch in seinen Panikattacken tagsüber ständig mit seiner Mutter beschäftigt. Die Gruppe deutet diese Beschäftigung als Ersatz für die reale Beziehung zur Mutter, die der Patient unter Einbeziehung transkultureller Aspekte klären müsste.

Fallbeispiel 5: Pathologische Trauerreaktion, Retraumatisierung, Trancezustand und Pseudohalluzinationen

Ein 18-jähriges Mädchen aus einem afrikanischen Land gerät nach Angaben der Lehrerin plötzlich in der Schule in einen Trancezustand, sie läuft aus dem Schulgebäude, hebt die Hände zum Himmel und bittet Gott, »das Kind doch mitzunehmen, ihm zu helfen«.

Sie wurde in eine Kinder- und Jugendpsychiatrie eingewiesen, da sie seit diesem Vorfall völlig abwesend und ängstlich ist und scheinbar mit einer für die anderen nicht sichtbaren Person kommuniziert. Im Rahmen einer Behandlung mit Neuroleptika entwickelt die Patientin eine Dysartikulationsstörung, sie kann keine deutlichen Worte mehr formulieren, weder in ihrer Muttersprache, noch in der Kolonialsprache ihres Herkunftslandes, noch in der deutschen Sprache, die sie eigentlich auch gut beherrscht. Sie wird nach einem dreiwöchigen Aufenthalt in einem deutlich reduzierten Zustand mit einer weiter bestehenden neuroleptischen Medikation zu einem niedergelassenen Psychiater in die Weiterbehandlung entlassen. Sie kann nicht mehr zur Schule gehen, nimmt mit niemandem Kontakt auf, auch mit den Eltern und Geschwistern nicht. Der behandelnde Psychiater bewertet den Zustand der Patientin als paranoid-halluzinatorische Psychose mit akustischen und optischen Halluzinationen. Die Lehrerin der Patientin wendet sich an die transkulturelle Psychiatrie und bittet um Vorstellung der Patientin. Sie mache sich große Sorgen, da das Mädchen vor diesem Ausbruch und der medikamentösen Behandlung eine zugewandte, lebendige und an Wissen interessierte Schülerin gewesen sei. Auch die Eltern sind ratlos, unterstützen die medikamentöse Behandlung des Psychiaters, in der Hoffnung, der Zustand ihrer Tochter könne sich verbessern.

In einer ersten Behandlungssitzung in der transkulturellen Psychiatrie zusammen mit der Mutter der Patientin, sehen wir eine junge Frau, die bemüht ist, sich mitzuteilen. Aber aufgrund der Dysartikulationsstörung, welche als Neuroleptikanebenwirkung anzusehen ist, ist eine sprachliche Kontaktaufnahme zunächst mühsam. Fremdanamnestisch erfahren wir durch die Mutter, dass die Familie und die Patientin im Alter zwischen 5 und 10 Jahren immer wieder vor den Gefahren eines Bürgerkrieges flüchten mussten und dass die Patientin über 5 Jahre von ihrer Familie getrennt bei einer Tante, der Schwester der Mutter, in einem anderen afrikanischen Land gelebt habe. Der Mutter sei aufgefallen, dass ihre Tochter nach der Rückkehr ungern die Kolonialsprache benutzte und sich in Deutschland schnell und gerne die deutsche Sprache angeeignet habe. Dem Trancezustand der Tochter sei vorausgegangen, dass die Familie gemeinsam ein

Video über die Beerdigung einer Tante der Tochter angesehen habe. Das Verschicken von Videos über wichtige Ereignisse sei üblich, um Kontakt mit der Familie zu halten. Die Familie habe dieses Video über die Beerdigung ohne ein weiteres Gespräch darüber angesehen und weggelegt.

Die neuroleptische Medikation wird reduziert und stattdessen ein angstlösendes Antidepressivum verabreicht. Dies führt innerhalb von zwei Wochen zu einem völligen Verschwinden der Dsyartikulationsstörung. Die Patientin beginnt wieder in die Schule zu gehen, spricht aber nach wie vor mit einer für die anderen nicht sichtbaren Person. Ansonsten ist der Realitätsbezug nicht gestört, sie ist wieder in der Lage zu kommunizieren. Es scheint jetzt mehr, dass sie traurig ist, dass etwas sie bedrückt.

In einer Sitzung mit anderen afrikanischen Patienten, zu der die Mutter und die Tochter gebeten werden und an der sie dann weiterhin teilnehmen, wird die Szene, die zu der Veränderung der Tochter und ihrem Verhalten geführt hat, besprochen. Zunächst wird deutlich, auch durch das Vorverstehen der anderen afrikanischen Patienten, dass die verstorbene Tante eine wichtige Person im Leben der Patientin war. Jetzt kann auch von der Patientin beschrieben werden, dass die Person mit der sie spricht, die Tante ist. Dass sie diese herbeisehnt in ihrer Phantasie und nicht glauben kann, dass sie diese nie wieder sehen wird.

Die verstorbene Tante war eine unverheiratete Schwester der Mutter und Lehrerin. Wie die Mutter berichtet, sei diese für alle Kinder der Familie der Bezugspunkt gewesen. Auch ihre Tochter sei jeden Abend bei ihr gewesen, solange sie in einem Ort lebten.

Dennoch scheint die Mutter der Patientin diesen nahen Bezug ihrer Tochter bisher nicht bewusst wahrgenommen zu haben. Nun konnte sie über das Gruppengespräch verstehen, dass ihre Tochter nicht ausreichend die Möglichkeit gehabt hatte, sich von der Tante zu verabschieden, um diese zu trauern. Sie verstand, dass ihre Tochter mit dem für sie erheblichen Verlust einer stabilen Bezugsperson allein gelassen worden war. Auch schien es, dass das Erlebte in den Jahren des Bürgerkrieges mit einer Heftigkeit zurückkehrte, die die Patientin in ihrem Persönlichkeitsgefüge schwer erschütterte. Sie musste sich die Tante herbeiphantasieren, um sich vor den sie überflutenden Ängsten zuschützen.

In der Sitzung konnte der Patientin vermittelt werden, dass ihre Not verstanden wurde und dass sie mit der Tante ruhig sprechen könne, solange sie dies benötige. Der Mutter wurde der Hinweis gegeben, dass es notwendig ist, mit ihrer Tochter über das Erlebte eine Sprache zu finden und auch mit ihr in Kontakt zu treten, wenn sie mit der verstorbenen Tante »im Gespräch« zu sein scheint.

Nach einem weiteren Monat benötigte die Patientin die Zwiegespräche mit der Tante nicht mehr. Mutter und Tochter hatten einen Kontakt miteinander gefunden. So berichtete die Mutter, dass sie sich jetzt viel mit ihrer Tochter unterhalte, und äußerte sich erstaunt darüber, was ihre Tochter alles im Verborgenen gehalten habe. Auch sie profitiere davon, auch wenn es nach ihrem Dafürhalten ihrem kulturellen Hintergrund nicht sehr entspräche, sich so ausführlich mit den Kindern zu unterhalten. So habe auch sie eine Sprache gefunden, über das Erlebte in den Jahren des Bürgerkrieges zu reden.

Die Patientin konnte außerdem mit ihrer Familie klären, dass sie nach Abschluss der Schulausbildung in die Herkunftsfamilie der Mutter zurückkehren wolle, auch ohne ihre Geschwister und Eltern, die ausbildungs- und berufsbedingt nicht zurückkehren können. Die älteste Schwester studiert jedoch im Herkunftsland der Mutter und die familiären Bezüge sind vorhanden.

Fall 6: Trennungskonflikt, Versagensängste und Anpassungsstörungen

Ein Student, Mitte 20, aus einem südeuropäischen Land, stellt sich in der Rettungsstelle einer Klinik vor mit der Symptomatik einer schweren Antriebsstörung und Ängsten, in der U-Bahn zu fahren. Gleichzeitig wirkt er in seinem Auftreten sehr gewandt und in seiner Selbstüberzeugung nicht beeinträchtigt. Er berichtete, dass er sich sechs Monate in Berlin aufhalten werde, da er einen der begehrtesten Praktikumplätze in einem internationalen Konzern bekommen habe. Die Auswahlkriterien seien äußerst streng und er habe es aufgrund seiner außerordentlich guten Leistungen geschafft, worauf er stolz sei. Die hinzugezogene Psychiaterin stellt die Verdachtsdiagnose auf eine bipolare Störung, wohl wegen der als überhöht eingeschätzten

Selbstdarstellung, was als submanisch bei einer derzeitigen depressiven Phase angesehen wird.

Unter dieser Verdachtsdiagnose wird der Patient in der transkulturellen Psychiatrie vorgestellt. Hier schildert er zunächst seinen beruflichen Werdegang. Er komme aus einer gutsituierten Familie, die ein hohes Ansehen in seinem Herkunftsland hat. Um eine tatsächlich internationale Qualifikation in seinem Studienfach zu erreichen, sei es notwendig gewesen, in ein westeuropäisches Land zu gehen.

Er nahm sein Studium in Großbritannien auf, welches sich aber von seinem südeuropäischen Heimatland in seinen gesellschaftlichen und kulturellen Implikationen maßgeblich unterscheide. So schildert er, dass das Zeiterleben – wann und wie schnell etwas gemacht werden muss –, bzw. der Zugang zu medialen Kommunikationsmöglichkeiten, völlig anders gestaltet sei, als in seinem Heimatland.

Zudem fühle er sich sprachlich, vor allem im Ausdruck von Emotionen und anderen persönlichen Angelegenheiten, völlig überfordert. Er habe kaum soziale Kontakte knüpfen können, da viele Studenten aus anderen Ländern kämen, was die Kommunikation nicht erleichtere. Er habe versucht, dieses soziale Manko durch Leistung zu kompensieren. Sein Ziel sei, nach seinem Studium in einem internationalen Konzern zu arbeiten.

Er sei jetzt seit drei Monaten in Deutschland, absolviere tagsüber sein Praktikum und habe auch ein konkretes Projekt, welches er bis zum Ende des Praktikums abschließen müsse. Abends mache er einen Intensivsprachkurs für den Erwerb der deutschen Sprache. In der Firma, in der er sein Praktikum mache, werde hauptsächlich in deutscher Sprache kommuniziert, obwohl es eine internationale Firma sei. So bestehe die Notwendigkeit, möglichst schnell fit zu werden in der deutschen Sprache. Allerdings habe er schon mehrfach Wesentliches in der Firma nicht rechtzeitig mitbekommen. Er habe immer stärker das Gefühl entwickelt, dem Druck nicht mehr standhalten zu können, und Ängste bekommen, zu versagen. Diese Ängste habe er jedoch versucht zu ignorieren.

Zu diesem Versagensgefühl seien Ängste hinzugekommen, die Menschen in der U-Bahn würden ihm alle ansehen, was ihn bewege, und vor allen Dingen sein Versagen. Er habe Schlafstörungen und könne sich kaum mehr konzentrieren.

Der Patient geriet zunehmend aufgrund fehlender Regenerationsmöglichkeiten und der Entleerung seiner Ressourcen in eine ihn überfordernde Situation. Sein hohes Über-Ich-Ideal auf der Leistungsebene erlaubt es ihm nicht, sich eine tatsächliche Überforderung einzugestehen. Die Gespräche führen zu einer Entlastung seiner eigenen Ansprüche, gleichzeitig wird er gewahr, welchen Anforderungen er auf dem internationalen Markt ausgesetzt ist.

In der relativ kurz gehaltenen Krisenintervention in englischer Sprache mit »Ausflügen« in seine Muttersprache erkennt der Patient zunehmend seine realen Überforderungen und kann diesen begegnen. Auch wird ihm bewusst, dass er sich abrupt, aufgrund seines Studiums aus dem Elternhaus habe lösen müssen, was in seiner Gesellschaft ansonsten nicht üblich sei. Man übernehme eine Rolle als Erwachsener innerhalb der Familie und müsse nicht für alles selbst sorgen. Außerdem habe er begonnen, gereizt auf die Langsamkeit in seinem Herkunftsland zu reagieren, wenn er zu Hause war. Er habe jetzt einen Einblick in seine eigene innere Befindlichkeit: Er sitze zwischen allen Stühlen mit seinen Anforderungen an sich selbst und dem, was er andererseits benötige, um gesund zu bleiben.

Im Verlauf der Krisenintervention, die die obengenannte spezifische Problematik miteinbezieht, gelingt es dem Patienten in eine Pendelbewegung zwischen dem Fremden und dem Eigenen (Erdheim 2000) zu kommen, was ihm ermöglicht, wieder handlungsfähig zu werden und seine Ängste zu kontrollieren. Er versteht, dass es nicht reicht, fremde Sprachen zu lernen, sondern, dass er seine eigene Sprache zwischen all den unterschiedlichen kulturellen Implikationen finden muss.

Er ist weiter in unregelmäßigem, telefonischem Kontakt mit der Behandlerin, konnte sich stabilisieren und findet sich jetzt in einer globalisierten, transkulturellen Welt besser zurecht, da er ihre Anforderungen kennen lernen konnte und seine eigenen inneren Bedingtheiten hierzu.

An diesem Fallbeispiel wird nochmals deutlich, wie wesentlich es für Psychiater, Psychologen und Psychotherapeuten ist, gesellschaftliche Veränderungen und deren Anforderungen an die Individuen in einer globalisierten Welt zu verstehen und sie in der Praxis zu reflektieren. Wie im Fallbeispiel dürfen diese Anforderungen häufig nicht bewusst wahrgenommen werden, da eine Reflexion mit den persönlichen Bedingtheiten kollidieren und zu einer Überforderung und psychischen Dekompensation führen könnte.

10.5.2 Abschließende Bemerkungen zu den Falldarstellungen

Anhand der exemplarischen Fallgeschichten wird deutlich, dass ein transkultureller/ethnopsychiatrischer Behandlungsansatz zu einer Entpathologisierung beiträgt. Die größte Schwierigkeit besteht im Hinblick auf eine Differentialdiagnose in der Tatsache, dass die heutigen »theoriefreien« Diagnosemanuale keine Unterscheidung zulassen zwischen den früher sogenannten endogenen Psychosen, Persönlichkeitsstörungen und neurotischen Symptomkomplexen. Damit ist auch eine Differenzierung zwischen Entwicklungspathologie und konfliktbedingter Symptomatik nicht mehr gegeben und nur noch für die diejenigen Psychiater differenzierbar, die im Rahmen einer Psychotherapieausbildung ein entsprechendes fundiertes Theoriewissen erworben haben.

Anhand der Fallgeschichten wird deutlich, dass es sich fast überwiegend um eine durch einen vermeintlich unlösbaren, meist unbewussten Konflikt ausgelöste Symptomatik handelt, die sich aufgrund der kulturellen Diversität auf die unterschiedlichsten Arten und Weisen ausdrückt. Die Symptomatik entwickelt sich in einer fremden Umgebung, die sich wesentlich von den sozialen und kulturellen Gegebenheiten der Herkunftsländer unterscheidet. Der Migrant sieht sich in der Mehrheitsgesellschaft völlig anderen Anforderungen gegenüber, als in seiner Primärgruppe.

Es wird in allen Fällen deutlich, wie ethnische und kulturelle Faktoren die individuellen psychischen Störungen und Probleme durchdringen, wie Lebensentwürfe und Ziele, Wertvorstellungen, Gesundheitsverhalten und Stressbewältigungsmuster soziokulturell entscheidend mitbestimmt werden.

Beispiel
Das Erwachsenwerden in westeuropäischen Ländern bspw. ist ausgerichtet an einer Trennung von der Primärgruppe im jungen Erwachsenenalter, was in vielen anderen nicht westeuropäischen Ländern nicht der Fall ist. Die jungen Erwachsenen sollen dann vielmehr eine Rolle innerhalb des familiären Systems übernehmen und sich nicht völlig daraus zurückziehen. Auch die Rolle der jungen Frauen ist eine wesentlich andere: Auch hier wird nicht Ablösung erwartet, sondern die Übernahme von angestammten Rollen im sozialen Gefüge. Bei großen Gruppen von Migranten geraten insbesondere junge Frauen in einen regelrechten Zwiespalt zwischen der Sozialisation in der Schule und der in der Familie. Ihre Autonomiebestrebungen wie sie zur Mehrheitsgesellschaft passend erscheinen, stoßen häufig in ihrer Herkunftsgruppe auf Unverständnis und Nichtakzeptanz. Wie können sie diese konfliktreiche Situation lösen? (Özbek u. Wohlfart ▶ Kap. 11). Mütter, die aus größeren familiären Zusammenhängen kommen, sind in der Regel in ihrem Herkunftsland weit weniger an ihre Kinder gebunden und weniger ausschließlich für diese zuständig, als in der hiesigen Gesellschaft. Dies führt zu Spannungen und Konflikten in der Familie.

In der Regel handelt es sich bei den Problemen von Patienten, die in der transkulturellen Psychiatrie gesehen wurden, um transkulturelle Konflikte, die meist auch eine Abwehr von Aufgaben beinhalten, die der Migrant von seiner Familie angetragen bekommen hat (Gontovos ▶ Kap. 3).

Zur Entstehung von Transkulturalität und transkulturellen Konflikten in einer Welt der Globalisierung und Migration aus ethnopsychoanalytischer und psychoanalytischer Perspektive siehe Nadig (▶ Kap. 4) und Kohte-Meyer (▶ Kap. 5).

Für eine ausführliche Darstellung eines ethnopsychiatrischen Settings und weitere Theorieimplikationen siehe Kluge u. Kassim (▶ Kap. 12), Özbek u. Wohlfart (▶ Kap. 11), Nathan (▶ Kap. 7), Felici-Bach (▶ Kap. 8), Englisch (▶ Kap. 14).

Literatur

Angermeyer MC, Zaumseil M (1997) Ver-rückte Entwürfe. Kulturelle und individuelle Verarbeitung psychischen Krankseins. Psychiatric Experience in Europe, Asia (Macao) and Africa (Mozambique, Angola). In: Petrilowitsch (Hrsg) Beiträge zur vergleichenden Psychiatrie), Teil 1. Karger, Basel, S 143 ff

Literatur

Buchholz M (1993) Probleme und Strategien qualitativer Prozessforschung in klinischen Institutionen. Psyche 47: 148–179

Crapanzano V (1981) Die Hamadsa: Eine ethnopsychiatrische Untersuchung in Marokko. Klett-Cotta, Stuttgart

Devereux G (1973) Angst und Methode in den Verhaltenswissenschaften. Hanser, München

Erdheim M (2000) Die gesellschaftliche Produktion von Unbewusstheit. Suhrkamp, Frankfurt/M

Freud A (1984) Das Ich und die Abwehrmechanismen. Fischer, Frankfurt/M

Foucault M (1993) Überwachen und Strafen. Die Geburt des Gefängnisses. Suhrkamp, Frankfurt/M.

Gingrich A (1999) Erkundungen: Themen der ethnologischen Forschung. Bühlau, Wien

Good BJ (1996) Culture and the DSM-IV. Diagnosis, knowledge and power. Culture, Medicine and Psychiatry 29: 127–132

Grinberg L, Grinberg, R (1990) Psychoanalyse der Migration und des Exils. Verlag Internationale Psychoanalyse, Wien

Gupta A, Ferguson J (1992) Beyond culture: Space, identity and the politics of difference. Cultural Anthropology 7(1): 6–23

Harnischfeger J (2003) »Eine Teufelsneurose im siebzehnten Jahrhundert" – Sigmund Freuds Lektüre einer fernen Krankengeschichte. Psyche 57(4): 313–342

Hall S (1991) The local and the global: Globalization and ethnicity. In: King AD (ed) Culture, globalization and the world-system. Contemporary conditions for the representation of identity. MacMillan, Houndmills, pp 19–40

Kernberg O (1966) Structural derivatives of object-relationships. In: International Journal of Psychoanalysis 47: 236–253.

Kohte-Meyer I (1999) Spannungsfeld Migration: Ich-Funktionen und Ich-Identität im Wechsel von Sprache und kulturellem Raum. In: Pedrina F et al. (Hrsg) Kultur, Migration, Psychoanalyse. Therapeutische Konsequenzen, theoretische Konzepte. Edition diskord, Tübingen, S 71–99

Kohte-Meyer I (2003) Die Sprache des Körpers – psychoanalytische Bemerkungen zu körperlichen Erkrankungen beim Wechsel von Sprache und kulturellem Raum. In: Gerlach A et al. (Hrsg) Psychoanalyse mit und ohne Couch. Haltung und Methode. Psychosozial Verlag, Gießen, S 552–568

Kleinman A (1980) Patients and healers in the context of culture. An exploration of the borderland between anthropology, medicine and psychiatry. University of California Press, Berkeley

Kleinman A (1988) The illness narratives. Suffering and healing and the human condition. Basic Books, New York

Kleinman A (1988) Kritik der Epidemiologischen Studien und Diagnosekonventionen. In: Kleinman A (1988) Rethinking psychiatry. From cultural category to personal experience. The Free Press, New York, pp 18–52

Kraepelin E (1904) Psychiatrisches aus Java. Centralblatt für Nervenheilkunde und Psychiatrie,1904(27), Bd 15: 468–496

Laplanche J, Pontalis JB (1998) Das Vokabular der Psychoanalyse. Suhrkamp, Frankfurt/M

Lee S (2002) Socio-cultural and global health perspectives for the development of future psychiatric diagnostic systems. Psychopathology 35: 152–157

Lewis-Fernandez R (1996) Cultural formulation of psychiatric diagnosis. Culture, Medicine and Psychiatry 20: 133–144

Milkau-Kaufmann B, Rötzer F (1996) Georges Devereux. Zum Verständnis der Psychoanalyse als epistemologischer und kulturübergreifender Disziplin. In: Haase H (Hrsg) Ethnopsychoanalyse. Wanderungen zwischen den Welten. Verlag Internationale Psychoanalyse, Stuttgart, S 101–115

Murphy HBM (1982) Comparative Psychiatry. The international and intercultural distribution of mental illness. Springer Verlag, Berlin Heidelberg New York Tokio

Nadig M (2002) Transculturality in progress. Theoretical and methodological aspects drawn from cultural studies and psychoanalysis. In: Sandkühler HJ, Hong-Bin L (eds) Transculturality – epistemology, ethics and politics. Verlagsgruppe Peter Lang, Frankfurt/M, pp 9–21

Nathan T (1986) La folie des autres. Traité d'ethnopsychiatrie clinique. Dunod, Paris

Nathan T (1999) Zum Begriff des sozialen Netzes in der Analyse therapeutischer Dispositive. In: Pedrina F (Hrsg) Kultur, Migration, Psychoanalyse: therapeutische Konsequenzen, theoretische Konzepte. Edition diskord, Tübingen, S 189–220

Nathan T (2003) L'ethnopsychiatrie, une psychothérapie de la modernité. In Collignon R, Gueye M (eds) Psychiatrie, psychanalyse, culture. SPHMD, Dakar: 35–50

Parin P(1978) Der Widerspruch im Subjekt. Ethnopsychoanalytische Studien. Syndikat, Frankfurt/M

Parin P, Morgenthaler F, Parin-Matthèy G (1963) Die Weissen denken zuviel. Psychoanalytische Untersuchungen bei den Dogon in Westafrika. Atlantis, Zürich

van Quekelberghe R (1991) Klinische Ethnopsychologie. Asanger, Heidelberg

Roelcke V (1998) Zwischen Besessenheit und Gruppen-Ich. Konzeptionen der Fremdbestimmtheit und des Selbst in Ethnomedizin und transkultureller Psychiatrie. Fundamenta Psychiatrica 12: 107–115

Saß H, Wittchen HU, Zaudig M, Houben I (1998) Diagnostische Kriterien des diagnostischen und statistischen Manuals psychischer Störungen DSM-IV. Hogrefe, Göttingen

Strasser, S (2001) Krise oder Kritik? Zur Ambiguität von weiblicher Besessenheit als translokale Strategie. In: Davis-Sulikowski U (Hrsg) Körper, Religion, Macht. Campus, Frankfurt/M, S 199–221

Winnicott DW (1995) Vom Spiel zur Kreativität. Klett, Stuttgart

Winnicott DW (1992) Die Lokalisierung des kulturellen Erlebens. Psyche – Z Psychoanal 8

Wohlfart E, Özbek T (2006) Die Suche nach den offenen Türen. Eine ethnopsychoanalytische Kasuistik über das Phänomen Besessenheit. Psyche – Z Psychoanal 60(1)

Wohlfart E, Özbek T, Heinz A (2005) Von kultureller Antizipation zu transkulturellem Verstehen. In: Assion (Hrsg) Migration und seelische Gesundheit. Springer Verlag, Berlin Heidelberg New York Tokio

Wohlfart E, Özbek T, Englisch M, Eksi F (2005) Introduction of transcultural psychotherapeutic approach (abstract). Journal of Psychosomatic Research 59(30): 20

Wulff E (1969) Grundfragen transkultureller Psychiatrie. Das Argument 50, Sonderband zum 10. Jahrgang: 227–260

Der transkulturelle Übergangsraum – ein Theorem und seine Funktion in der transkulturellen Psychotherapie am ZIPP*

Tülay Özbek, Ernestine Wohlfart

11.1 Einleitung – 170

11.2 Der intermediäre Bereich nach Winnicott – 170

11.3 Psychodynamik der Migration – 171
11.3.1 Phasen der Migration – 172

11.4 Konzeption und Funktion des transkulturellen Übergangsraums für die klinische Praxis – 173

11.5 Zusammenfassung – 175

Literatur – 176

---

* Zentrum für interkulturelle Psychiatrie, Psychotherapie und Supervision an der Charité, Campus Mitte, Universitätsmedizin Berlin.

11.1 Einleitung

Im Migrationsbericht der Bundesbeauftragten für Migration, Flüchtlinge und Integration wird Migration definiert als die Verlegung des Lebensmittelpunktes einer Person über eine sozial bedeutsame Entfernung hinweg, die zur internationalen Migration wird, wenn dies über Staatsgrenzen hinweg geschieht (vgl. Bundesbeauftragte für Migration, Flüchtlinge und Integration 2003, S. 3).

> Im Zeitalter der Globalisierung haben sich die Lebenswirklichkeiten und damit die Kulturen der Menschen soweit durchdrungen und vermischt, dass es adäquater ist, diese Phänomene – von Maya Nadig (2002) verstanden als »ein Produkt der Globalisierung« – als transkulturelle Prozesse, zu denen auch die Migration gehört, zu beschreiben.

Die vorgestellte Definition vermittelt den Eindruck, dass Migration ein Akt ist, der durch einen konkreten Anfang und ein konkretes Ende bestimmt ist, und spart das innere Erleben der Beteiligten aus. Um jedoch die Auswirkungen der Transkulturalität auf das psychische Erleben des Menschen verstehen zu können, ist eine Konzeption von Transkulturalität und Migration als prozesshaftes Geschehen notwendig (vgl. Grinberg u. Grinberg 1990; Kürsat-Ahlers 1992).

Zum einen verdeutlicht diese Betrachtungsweise, dass das Subjekt, welches im Mittelpunkt der transkulturellen Prozesse steht, vielfältige Anpassungs- und Abwehrmuster (vgl. Parin 1983) entwickeln muss, um die psychischen Anforderungen von Migration bewältigen zu können. Zum anderen ermöglicht die Konzeptualisierung der transkulturellen Bewegungen als Prozess (▶ Kap. 4), die dadurch bewirkten intrapsychischen Anforderungen und Veränderungen zu betrachten und somit auch zu einer Psycho- bzw. Pathogenese von Migration zu gelangen.

Um diesen Prozess in der therapeutischen Behandlung erfahrbar und nutzbar zu machen wurde in Anlehnung an Winnicotts Konzeption des intermediären Bereichs (des Übergangsraums) der des transkulturellen Übergangsraums für die therapeutische Behandlung in interkulturellen Begegnungen konzipiert (vgl. Wohlfart u. Özbek, 2006).

11.2 Der intermediäre Bereich nach Winnicott

> Winnicott (1971) führte neben den zwischenmenschlichen Beziehungen und dem Selbsterleben in Kategorien von innen und außen als »dritten Bereich des menschlichen Lebens« den intermediären Bereich von Erfahrungen ein.

Dieser dritte Bereich ... ist ein intermediärer Bereich von *Erfahrungen*, in den in gleicher Weise innere Realität und äußeres Leben einfließen. Es ist ein Bereich, der kaum in Frage gestellt wird, weil wir ... ihn als eine Sphäre betrachten, in der das Individuum ausruhen darf von der lebenslangen, menschlichen Aufgabe, innere und äußere Realität voneinander getrennt und doch in wechselseitiger Verbindung zu halten (Winnicott 1971 S. 11).

Wenn das Kind aus dem Gefühl völliger Verschmolzenheit heraus langsam das Getrenntsein von der Mutter wahrzunehmen beginnt und diese zunehmend als getrenntes Objekt begreift, entfaltet sich der intermediäre Bereich. Vor diesem Hintergrund wird die Verwendung des Übergangsobjektes, wie z. B. ein Taschentuch, zum Symbol der Vereinigung der nun getrennten Individuen Mutter und Kind. Es erfüllt die Funktion, beim Aufbau einer Objektwelt behilflich zu sein und die Trennung von der Mutter durch die Illusion einer Vereinigung erträglich zu machen (Winnicott 1992, S. 262). Indem sich das Kind gleichzeitig im Innen und Außen verschmolzen und getrennt erlebt – gleich einem Oszillieren zwischen dem subjektiv und objektiv Erfassbaren – entfaltet sich der intermediäre Raum (potential space) und ermöglicht Wahrnehmung und (An-)Erkennung von Differenz und Ähnlichkeit. Beschrieben wird eine Beziehungsaufnahme, in der scheinbar Unvereinbares wie Getrenntsein und Verschmolzensein gleichzeitig erlebt werden.

> Diese Zeit des Übergangs bezeichnet Winnicott als den intermediären Bereich und verortet hier den Beginn der Symbolbildung. Er beschreibt ihn als ein notwendiges Stadium im psychischen Entwicklungsprozess, wenn sich das Kleinkind

allmählich von der physiologisch, kognitiv und emotional bedingten Unfähigkeit, die Realität erfassen zu können, löst und durch eine zunehmende Reifung seiner Physiologie, des Denkapparats und der Emotionen in der Lage ist »die Realität zu erkennen und zu akzeptieren« (Winnicott 1992, S. 12).

Es (das Übergangsobjekt, T.Ö.) wird weder vergessen noch betrauert. Es verliert im Laufe der Zeit Bedeutung, weil die Übergangsphänomene unschärfer werden und sich über den gesamten intermediären Bereich zwischen »innerer psychischer Realität« und äußerer Welt, die von zwei Menschen gemeinsam wahrgenommen wird«, ausbreiten – d. h. über den gesamten kulturellen Bereich. (Winnicott 1992, S. 15)

Dieser Bereich bezieht seine Relevanz daraus, dass er weder zur inneren noch zur äußeren Realität gehört und dadurch überhaupt erst zu einem Raum wird, in dem innere Entwicklung und psychische Reifung möglich ist. In diesem Übergang ist über Loslösungsprozesse Entwicklung möglich und erfahrbar – es ist ein Zwischenbereich, in dem eine Art Schwebezustand herrscht. Denn noch ist alles möglich, weil noch kein Symbol, noch keine Bedeutung Form angenommen hat. Dieser intermediäre Bereich (Übergangsraum, Möglichkeitsraum) ist es auch, den Winnicott als den Ort beschreibt, wo der Kern der kulturellen Erfahrung in der Entwicklung des Kindes lokalisiert ist.

Dieser intermediäre Erfahrungsbereich, der nicht im Hinblick auf seine Zugehörigkeit zur inneren oder äußeren Realität in Frage gestellt wird, begründet den größeren Teil der Erfahrungen des Kindes und bleibt das Leben lang für außergewöhnliche Erfahrungen im Bereich der Kunst, der Religion, der Imagination und der schöpferischen wissenschaftlichen Arbeit erhalten. (Winnicott 1992, S.25)

Gemeinsam geteilte Symbole und Zeichen bilden die Grundlage jeder Kultur, erlangen so kulturelle Bedeutung und stellen die Basis für gemeinsame Erfahrungen der Mitglieder einer Gruppe auf dem Gebiet der kulturellen Errungenschaften, wie Kunst, Religion oder Philosophie dar.

Die Handlungsfähigkeit eines Individuums bildet sich heraus, weil kulturell vorgeprägte Bedeutungen zur Verfügung stehen, die von allen Mitgliedern der Gruppe verstanden und geteilt werden. Diese Bedeutungen ermöglichen die Bewältigung von Situationen, weil die Kultur die faktisch vorhandenen Situationen und Probleme typisiert und für diese typisierte Lösungsvorschläge durch typisierte Handlungssubjekte anbietet (Wulff 1997, S. 508). Versteht man Kultur als sinnartikulierenden Orientierungsrahmen für eine Gesellschaft, so kann angenommen werden, dass beim Verlust dieses Orientierungsrahmens – anders ausgedrückt beim Verlust des gemeinsam geteilten sozialen Raums, wie z. B. im Falle der Migration, eine partielle Desorientierung und Handlungsunfähigkeit auftreten können.

11.3 Psychodynamik der Migration

Durch die Migration und den Wechsel des sozialen Raums kann es zu einem partiellen Verlust der Ichfähigkeiten kommen. Affektiv wird dies als Persönlichkeitsverlust erlebt, da das ganze Gerüst der Werte und Normen, durch das man sein Selbstwertgefühl erhält und an dem man sich bei den zwischenmenschlichen Beziehungen orientiert, nicht mehr gilt, d. h. ein Teil der vertrauten Ichidentität geht verloren. Migranten beschreiben dies als Gefühl, nur noch ein halber Mensch zu sein, oder erzählen von der Seele, die daheim geblieben sei.

❗ Migration wird zu einer enormen Belastung und einem dauerhaften psychischen Stress, weil die Routinereaktionen, also das Selbstverständliche innerhalb der eigenen Kultur, welches im Rahmen der Enkulturation erworben wurde, eingebüßt wird. Dieser Verlust des Selbstverständlichen, der vertrauten Ichidentität ist stark genug, um eine Erschütterung des Selbst zur Folge zu haben.

Unter dieser Bedingung überfluten neue Stimuli das Ich des Migranten, während dieser gezwungen ist, immer neu zu unter- und entscheiden, ohne über eine sichere innere Struktur bzw. Einsicht in das hiesige Werte- und Normsystem zu verfügen. D. h. das Subjekt kann die kulturellen Zeichen oft nicht bzw. nicht vollständig dechiffrieren und daher auch keinen Gebrauch von ihnen machen. Die Unkenntnis der vorherrschenden Sitten, Normen und Werte, die Unfähigkeit kulturelle Symbole zu dechiffrieren, führen zunächst zu einem erheblichen Ausmaß an Angst. In diesem Zusammenhang kann es zu paranoiden Ängsten gegenüber der Umwelt kommen, die unter Umständen in eine psychotische Dekompensation münden.

Unterteilt man die Ichleistungen in kognitive und steuernde Ichleistungen, gehören zu den kognitiven Ichleistungen die Außen- und Innenwahrnehmung, das Denken mit der Symbolisierungsfähigkeit, das Urteilen und die Antizipation.

Zu den steuernden Ichleistungen zählen die Impuls-, Affekt- und Regressionssteuerung. Diese Teilaspekte des Ichs bilden sich über die Objektbeziehungen im Laufe der psychischen Entwicklung heraus. Sie sind in ihrer Funktion transkulturell gleich, während das Kulturspezifische in den Abwehr- und Anpassungsmechanismen des Ichs liegt (Wohlfart, Hodzic, Özbek, ▶ Kap. 13).

11.3.1 Phasen der Migration

Nach Leon und Rebecca Grinberg (1990) kann Migration, wenn man sie als traumatische Erfahrung versteht, den so genannten »akkumulativen« und »Spannungs«-Traumata zugeordnet werden. Mit dieser Einordnung zeigt sich, dass keine isolierte traumatische Erfahrung gemeint ist, die zeitlich im Moment der Trennung oder der Ankunft des Individuums liegt, sondern ein psychischer Langzeitprozess, der sich je nach zugrunde liegender Persönlichkeit und in Abhängigkeit vieler anderer Faktoren, klinisch sowohl zu Beginn des Migrationsprozesses als auch nach einer variablen Latenzperiode manifestieren kann – oder auch nicht.

Die **erste Phase** ist gekennzeichnet durch die Gefühle des Schmerzes um das Verlorene, der Angst vor dem Unbekannten (paranoide, konfuse, depressive Ängste), die zu Momenten wahrhafter Desorientierung führen können. Die Angstmanifestationen fallen je nach Trennungsart inhaltlich unterschiedlich aus. Bei freiwilligem Verlassen des Heimatlandes dominieren häufig depressive Ängste und Schuldgefühle gegenüber den Hinterlassenen und dem verlorenen Land. Ist Verfolgung und Flucht die Ursache für die Migration, so herrschen Gefühle des Misstrauens, paranoide Ängste und Phantasien der Alltagsverfolgung sowie Erfahrungen der Einsamkeit, der Entbehrung und der Schutzlosigkeit vor.

Hierbei ist wichtig zwischen einer pathologischen Verarbeitung der Migration, die sich durch eine ungelöste Identitätskrise, Depressivität und chronische soziale Entfremdung auszeichnet und einer gesunden Verarbeitung der Identitätskrisen, die vom kulturellen Schock herrührt, zu unterscheiden.

In der **zweiten Phase** kommt die Erinnerung abgespaltener und verleugneter Gefühle hoch; der Schmerz kann erduldet werden, wodurch die Interaktion zwischen der inneren und der äußeren Welt fließender wird. In dieser Phase, die auch die Phase des Übergangs genannt wird, kommen oft Patienten in die trankskulturelle Sprechstunde. Häufig handelt es sich hierbei um Konflikte (Wertekonflikte, Suche nach Identität und Verortung), die im Spannungsfeld der Kulturen entstanden sind und ihren Niederschlag im intrapsychischen Erleben finden. Dies erzeugt eine erhebliche Spannung im Subjekt, welche in der Symptombildung unbewusst eine Verminderung erfährt.

Es geht um den Aufbau einer Lebenssphäre zwischen dem Eigenen (Ich) und dem Fremden (Nicht-Ich), zwischen der Gruppe, der man angehört (»drinnen«) und der Gesellschaft, in die man eingewandert bzw. geflüchtet ist (»draußen«), um darüber eine Kontinuität zwischen der Vergangenheit und der Zukunft zu sichern. Dieser Übergang ist entscheidend für eine weitere ungestörte Ichentwicklung.

In der **dritten Phase** schließlich kehrt die Lust am Denken, am Wünschen und die Fähigkeit zu planen zurück; die Vergangenheit und das Zurückgelassene werden nicht mehr idealisiert, so dass der gegenwärtige Raum betreten und besetzt werden kann. Ist diese dritte Phase erreicht, so kann davon ausgegangen werden, dass die Trauer, so weit wie überhaupt möglich, verarbeitet ist. Dies erleichtert die Integration der Herkunfts- in die neue Kultur, was eine Bereicherung des Ichs darstellt.

❗ Durch den Wechsel von Sprache und Kultur, wie es im Rahmen von Migration geschieht, kann eine »transkulturell bedingte Form von Unbewusstheit entstehen, eine innere Stummheit für emotionale und affektive Vorgänge. Im Sprach- und Kulturwechsel können Interaktionsformen und mögliche Triebbefriedigung, die in Sprache überführbar waren, wieder aus dem Bewusstsein ausgeschlossen werden (Kohte-Meyer 1999, S. 73).

Anders ausgedrückt: Wenn die Herkunftsgruppe, deren sozialer Raum und damit auch die gemeinsam geteilten kulturellen und sozialen Bezüge und Bedeutungen verlassen werden und der Eintritt in die neue (fremde) Kultur stattfindet, sind wesentliche Bestandteile der früheren kulturellen Umgebung oft dem bewussten Zugriff nicht mehr zugänglich – sie sind abgespalten, verdrängt, scheinen verloren. Der Verlust und die Loslösung/Trennung von der Heimat, der Sprache, den Freunden und Verwandten führen auch zu einem als Selbstverlust erlebten Zustand. Frühere Erfahrungen, Phantasien, Identifikationen oder Ressourcen der Konfliktbewältigung sind oft nicht mehr zugänglich – Gefühle der Desorientierung können sich einstellen.

Wie Winnicott herausgearbeitet hat, kann auch die therapeutische Beziehung als ein intermediärer Bereich – ein Übergangsraum – verstanden werden, »in dem sich Kreativität, Symbole und Differenz, also Kultur und kulturelle Bedeutungen entwickeln können«.

Wie wird dieser Übergangsbereich in der transkulturellen Psychiatrie und Psychotherapie konzipiert, wo gesellschaftliche Veränderungsprozesse mit den individuellen Anpassungsstrategien und ihrem partiellen Misslingen im Falle einer Erkrankung in Beziehung gesetzt werden?

11.4 Konzeption und Funktion des transkulturellen Übergangsraums für die klinische Praxis

In der transkulturellen Psychiatrie und Psychotherapie ist es wesentlich, die kulturelle Differenz in die Diagnostik, Therapieindikation und Behandlung mit einzubeziehen. Damit dies gelingt, benötigen wir einen Raum, in dem Bedeutungszusammenhänge hergestellt werden können, in dem das Eigene und das Fremde aller am Prozess Beteiligten einen Platz erhält. Einen Raum, indem erfahren werden kann, dass es nicht mit einem Verlust oder Schuldgefühlen gegenüber der soziokulturellen Gruppe einhergehen muss, wenn das Eigene eine Veränderung erfährt. Diesen virtuellen Denk- und Reflektionsraum bezeichnen wir im therapeutischen Setting in der ethnopsychiatrischen Ambulanz am ZIPP als transkulturellen Übergangsraum. Er basiert wie bereits dargestellt auf der Konzeption des Übergangsraums nach Winnicott.

Mit der Konzeption des Übergangsraumes, die den nichtsemantischen Kern des Subjekts zu erreichen versucht, eröffnete Winnicott einen Raum für unstrukturierte, nicht sprachliche, chaotische Emotionen und Äußerungen, die der Analytiker als Nichtwissender auszuhalten hat. Hierdurch ist es möglich Zustände zu bearbeiten, die sich in Sinn-, Bedeutungs- und Sprachverlust ausdrücken.

> Unsere Patienten befinden sich in der Regel in einem »Chaos«, einer »Desorientierung« und der »Suche nach einer Übersicht«. Im schlimmsten Falle haben sie in bedrohlichen Situationen das Gefühl, nicht mehr sie selbst zu sein. Sie beklagen im wörtlichen Sinne einen »Seelenverlust«. Ob dem Misslingen ihrer unbewussten Anpassungsstrategien, befinden sie sich in einem regressiven Zustand, welcher mit einem partiellen Verlust ihrer Ich-Fähigkeiten einhergeht. Das Gerüst der Werte und Normen, wodurch das Selbstgefühl wesentlich mit hergestellt wird und eine Orientierung in zwischenmenschlichen Beziehungen ermöglicht, gilt nicht mehr. Ein Teil der vertrauten Ich-Identität geht verloren und eine drohende Angst vor Verlust setzt ein. (Wohlfart u. Özbek 2005, S. 163)

Um dieser inneren Haltlosigkeit und dem »Chaos« adäquat begegnen zu können, ist die Herstellung eines »neutralen Erfahrungsbereichs« im Sinne des Übergangsraums nach Winnicott wesentlich.

> In der klinischen Arbeit mit einem Patienten, der nicht denselben kulturellen Hintergrund mit dem Behandler teilt, ist eine Reflektion der Wechselbeziehung zwischen Individuum und Kultur sowie Kultur und Kultur notwendig, um einen gemeinsamen Raum zu entfalten.

Kultur entspricht der gelebten Tradition der Praktiken, durch die Verständigung erzeugt bzw. ausgedrückt wird, und die sich im Verhalten der Menschen auch verkörpert. Sie enthält die »Landkarten der Bedeutung«, welche die Dinge für ihre Mitglieder verstehbar machen. Diese sind objektiviert in den Formen der gesellschaftlichen Organisation und der Beziehungen. Kultur ist die Art, wie die sozialen Beziehungen einer Gruppe strukturiert und geformt sind; aber sie ist auch die Art, wie diese Formen erfahren, verstanden und interpretiert werden.

Homi Bhabha (2000) hat die Metapher des »dritten Raums« eingeführt, mit welcher er das Potential, das in der Begegnung von Menschen mit diversen kulturellen Hintergründen im Kontext von Migration und Globalisierung liegt, beschreibt. Der gemeinsame Austausch, in dem zuweilen auch scheinbar Unvereinbares und kulturelle Gegensätze aufeinander treffen, bringt die Akteure dazu, sich miteinander zu verständigen und in Beziehung zu treten. An dieser Schnittstelle entsteht der »dritte Raum«, in welchem die jeweiligen unterschiedlichen, gegensätzlichen kulturellen Zugehörigkeiten und Bedeutungen präsent sind und gleichzeitig im Verständigungsprozess neu erschaffen und mit kultureller Bedeutung versehen werden.

In diesem Sinne wurde als Grundlage für die klinisch-therapeutische Arbeit die Begegnung der Akteure (Patient und Behandler) konzipiert als die Herstellung eines transkulturellen Übergangsraums, der nicht im Innen oder Außen (der eigenen oder der fremden Kultur) verortet ist und somit einen Raum darstellt, in dem diskursiv Eigenes und Fremdes reflektiert und gemeinsam ein Alltagswissen erarbeitet werden kann (vgl. Wohlfart u. Özbek 2006).

Je unterschiedlicher der individuelle oder kulturelle Hintergrund ist, desto schwieriger kann sich die Kommunikation gestalten und umso größer ist die Möglichkeit eines Missverständnisses. Aus diesem Grund ist es für den klinischen Alltag in der transkulturellen Psychiatrie wichtig, die vom Patienten vorgetragenen Beschwerden vor dem Hintergrund seines kulturellen Kontextes einzuordnen. Handelt es sich bei dem Erzählten um ein Symptom, eine subjektive bzw. ethnische Krankheitstheorie oder ist es Ausdruck einer anderen sozialen Realität? Somit ist ein wesentlicher Teil der Diagnostik in der transkulturellen Alltagspraxis die Klassifizierung des Mitgeteilten. Erst dann kann eine adäquate Einordnung im aktuellen kulturellen Kontext (z.B. in der Klinik oder Praxis) im Sinne einer Diagnostik erfolgen, aus der sich dann die Behandlung ableitet.

> Missverständnisse im Alltag einer transkulturellen Psychiatrie und Psychotherapie können schwerwiegende Folgen haben, denn es kann dadurch zu einer falschen Diagnosestellung und entsprechend falscher Behandlung kommen. D. h. dass oft erst im Diskurs eine eindeutige differentialdiagnostische Zuordnung des Mitgeteilten möglich ist.

Wir gehen davon aus, dass der jeweilige kulturelle Kontext den Referenzpunkt und die Matrix darstellt, die das Denken, Empfinden und Handeln eines Subjekts wesentlich mitbestimmen. Diese »kulturelle Matrix« wird im Laufe der Sozialisation explizit (bewusst) und implizit (unbewusst) tradiert und ist als handlungsleitend zu begreifen. Kommen Behandler und Patient aus derselben Kultur, so kann davon ausgegangen werden, dass z. B. die Vorstellungen über die Entstehung und Behandlung von seelischen Krankheiten zur gemeinsamen sozialen Realität gehören und den Hintergrund bilden, vor dem die Behandlung ausgeführt wird. Hier können das Intrapsychische und das Interpersonelle die Grundlage der Diagnostik und Behandlung darstellen, ohne dass diese Fokussierung zu einer kulturell bedingten Verzerrung führt.

Wenn Behandler und Patient jedoch nicht denselben kulturellen Hintergrund teilen, kommt der transpersonalen Ebene, die sich auf die Geschichte und soziale Realität der Gruppen bezieht, der die Individuen jeweils angehören, eine wichtige Bedeutung zu.

> Die verschiedenen Ebenen, die intrapsychische, die interpersonelle und die transpersonale, spielen in psychotherapeutischen

Beziehungen besonders dann eine Rolle, wenn diese in einem interkulturellen Kontext stehen. (Michel 1999, S.30)

Die Wahrnehmung von Differenz ist sowohl für den Behandler als auch für den Patienten von grundlegender Bedeutung; für den Behandler insofern als er aufmerksam wird, dass eine unreflektierte Anwendung der westlichen Diagnosemanuale zu Verzerrungen und falschen Pathologisierungen führen kann, wenn man die differente soziale Wirklichkeit des Patienten mit all ihren Implikationen nicht in den Prozess der Diagnosestellung miteinbezieht (Wohlfart, Hodzic, Özbek ▶ Kap. 13).

❗ Für den Patienten ist die Wahrnehmung von Differenz wichtig, weil sie einen Prozess in Gang setzt bzw. weiter fördert, in dem es auch darum geht, die Differenz zwischen innerem Erleben und äußerer Realität wahrzunehmen. Denn oft verharren die Subjekte noch in der symbolischen Realität ihrer Herkunftsgruppe, ohne sich dessen bewusst zu sein.

Die Etablierung eines transkulturellen Übergangsraums in einer therapeutischen Begegnung erlaubt oft erst das innere Gewahrwerden der Trennung vom Mutterland und des Verlusts der realen sozialen Gruppe – diese ist nur noch symbolisch repräsentiert bzw. Teil der Identität. In diesem Zusammenhang zeigt sich oft, dass die Individuen zwar äußerlich angekommen sind und in der neuen sozialen Umwelt leben, aber innerlich den Wechsel und die Trennung erst allmählich erfassen.

Die therapeutische Beziehung bietet einen Rahmen, in dem die Spannung des durch die Migration hervorgerufenen Gefühls der Haltlosigkeit (aus)gehalten werden kann. Sie eröffnet einen Raum, in dem es möglich wird, innere und äußere Erfahrung wieder so miteinander in Beziehung zu setzen, dass eine Neusymbolisierung und Neuverortung des Individuums möglich wird. In diesem Sinne ist der Behandler auch Übergangsobjekt. Er »hilft« dem Subjekt den gleichzeitig erlebten Übergang vom Innen nach Außen, vom Eigenen zum Fremden zu bewältigen, indem er durch seine reflexive Haltung diverse Bedeutungsmöglichkeiten zulässt, die erst im und durch den Prozess Bedeutung erlangen. Die Konzeption der therapeutischen Begegnung als der eines transkulturellen Übergangsraumes schlägt sich auch nieder in der Anerkennung der Wichtigkeit der (Mutter-) Sprache für die Beziehungsaufnahme und die Behandlung.

Im transkulturellen Übergangsraum, der immer in dem Sinne als ein neutraler Raum gedacht wird, dass keine der gegebenen kulturellen Bedeutungen favorisiert wird, können über eine Dekonstruktion und Hinterfragung der kulturellen Bedeutung kulturspezifische Unterschiede wahrgenommen werden, ohne sie über- oder unterschätzend mit dem aktuellen kulturellen Milieu in Beziehung zu setzen. Aus diesem Grund ist es auch für die Behandler wichtig, die eigene kulturelle Eingebundenheit mitzureflektieren und diese ins Verhältnis mit der Behandlungssituation zu setzen. Kulturelle Bedeutungen werden in den therapeutischen Gesprächen »ausgehandelt«, wodurch subjektive Erfahrungen und kulturelle Bezüge einfließen. Im transkulturellen Übergangsraum befinden sich Therapeuten wie Patienten und Dolmetscher in einem Zwischenstadium (In-between). Dieser Raum ermöglicht es allen Beteiligten gemeinsam Bedeutung (wieder-) herzustellen und die Symbolbildung bezogen auf die neue Kultur anzustoßen. Kulturelle Differenz erfährt so eine Reflexion, die innere Spannung wird aushaltbar, und es werden neue Bereiche des Verstehens und Verhaltens erarbeitet, die der neuen sozialen Umwelt gerechter werden.

11.5 Zusammenfassung

Der transkulturelle Übergangsraum wird konzipiert und gedacht als ein Schutz- und Identitätsraum in einer unbekannten kulturellen Situation. Er wird verstanden als ein symbolischer Raum, in dem Empfindungen und Erfahrungen, die noch nicht verstanden werden oder die, wie im Extremfall von Verwirrung nicht mehr kommunizierbar sind, wieder in einen Bedeutungszusammenhang gebracht werden können (vgl. Bion 1990).

Der gemeinsame Diskurs im transkulturellen Übergangsraum erschafft eine Repräsentation der symbolischen Gegenwart bzw. sozialen Realität der Beteiligten, die den soziokulturellen Kontext zu erschließen und mit Bedeutung zu belegen hilft. Die psychische Erkrankung, der Konflikt und mögliche Abwehrstrategien können nun über die Reflexion in einen Zusammenhang gebracht werden, der dem Patienten, aber auch dem Behandler weiteres Verstehen ermöglicht. Dieser gemeinsame Prozess setzt eine Neuentwicklung symbolischer Strukturen in Gang und ermöglicht so eine weitere psychische Entwicklung. So ist es auch möglich, kulturelle Bedeutungsmuster neu mit persönlichem Sinn zu belegen (vgl. Auernheimer 1988, S. 120).

Literatur

Auernheimer G (1988) Der sogenannte Kulturkonflikt. Orientierungsprobleme ausländischer Jugendlicher. Campus, Frankfurt/M

Beauftragte der Bundesregierung für Migration, Flüchtlinge und Integration(2003) Migrationsbericht. Zu- und Abwanderung nach und aus Deutschland. Berlin

Bhabha H (2000) Die Verortung der Kultur. Stauffenberg-Verlag, Tübingen

Bion WR (1990) Lernen durch Erfahrung. Suhrkamp, Frankfurt/M

Charlier M (2006) Geschlechtsspezifische Entwicklung in patriarchalisch-islamischen Gesellschaften und deren Auswirkungen auf den Migrationsprozess. Psyche-Z Psychoanal 60(2): 97– 117

Grinberg L, Grinberg R (1990) Psychoanalyse der Migration und des Exils. Verlag internationale Psychoanalyse, Wien

Kürsat-Ahlers E (1992) Zur Psychogenese der Migration. Phasen und Probleme. IZA 3/4: 107–113

Kohte-Meyer I (1999) Spannungsfeld Migration: Ich-Funktionen und Ich-Identität im Wechsel von Sprache und kulturellem Raum. In: Pedrina F et al. (Hrsg) Kultur, Migration, Psychoanalyse. Therapeutische Konsequenzen, theoretische Konzepte. Edition Diskord, Tübingen, S 71–99

Michel L (1999) Kulturelle Stereotypen in Übertragung und Gegenübertragung in der kulturellen Psychotherapie. In: Pedrina F et al. (Hrsg) Kultur, Migration, Psychoanalyse. Therapeutische Konsequenzen, theoretische Konzepte. Edition Diskord, Tübingen, S 29–45

Parin P (1983) Der Widerspruch im Subjekt. Die Anpassungsmechanismen des Ich und die Psychoanalyse gesellschaftlicher Prozesse. In: Parin P (1983) Der Widerspruch im Subjekt: ethnopsychoanalytische Studien. Syndikat, Frankfurt/M

Winnicott DW (1971) Vom Spiel zur Kreativität. Ernst Klett Verlag, Stuttgart

Winnicott DW (1992) Die Lokalisierung des kulturellen Erlebens. Psyche-Z Psychoanal 8: 260–269

Wohlfart E, Özbek T (2005) Eine ethnopsychoanalytische Kasuistik über das Phänomen der Besessenheit. Psyche-Z Psychoanal 60(2): 118–164

Wohlfart E, Özbek T, Englisch M (2005) Weiterbildungsinhalte einer transkulturellen Psychiatrie/Psychotherapie. Ein ethnopsychiatrischer/ethnopsychoanalytischer Ansatz.(it/dt) In: Marchioro F (Hrsg) Etnoterapia e Culture – Ethnotherapie und Kulturen. Ricerche-Imago-Forschung. www.imagoricerche.it

Wohlfart E, Özbek T, Heinz A (2005) Von kultureller Antizipation zu transkulturellem Verstehen. In: Assion J (Hrsg) Migration und seelische Gesundheit. Springer Verlag, Berlin Heidelberg New York Tokio

Wulff E (1997) Kulturelle Identität als Form der Lebensbewältigung. Verhaltenstherapie und psychosoziale Praxis 4: 505–551

»Der Dritte im Raum«

Chancen und Schwierigkeiten in der Zusammenarbeit mit Sprach- und Kulturmittlern in einem interkulturellen psychotherapeutischen Setting

Ulrike Kluge und Nadja Kassim

12.1	**Einleitung**	**– 178**
12.1.1	Gesamtgesellschaftliche Rahmensituation in Deutschland	– 178
12.1.2	Die Aufgabe von Sprach- und Kulturmittlern	– 179
12.1.3	Die zugrundeliegende empirische Forschungsarbeit und ihre theoretischen Grundlagen	– 180
12.2	**Eine Beziehungstriade**	**– 181**
12.2.1	Neutralität – ein »blinder Fleck«?	– 181
12.2.2	Sprach- und Kulturmittler im »Dazwischen«	– 182
12.2.3	»Der Dritte im Raum« – eine psychoanalytische Betrachtung	– 184
12.3	**Einflüsse der Sprach- und Kulturmittler auf das therapeutische Setting**	**– 186**
12.3.1	Die verschiedenen Ebenen der Übersetzung	– 186
12.3.2	Einflüsse der Sprach- und Kulturmittler und deren Berücksichtigung in therapeutischen Settings	– 187
12.4	**Die Bedeutung von Sprache für Psychotherapie und die psychotherapeutische Sprache**	**– 188**
12.5	**Sprach- und Kulturmittler als Mediatoren oder Vermittler von Differenzen?**	**– 191**
12.5.1	Die Bedeutung von »Verstehen« in einem Dreiersetting	– 191
12.5.2	Ein Aushandlungs- oder Transformationsprozess als Annäherung an ein transkulturelles Verstehen	– 193
12.6	**Der Einsatz von Sprach- und Kulturmittlern**	**– 194**
12.6.1	Zwischen interkultureller Kompetenz und Kulturalisierung	– 194
12.6.2	Eine Diskussion über das geeignete Setting	– 195
12.7	**Zusammenfassung**	**– 196**
	Literatur	**– 198**

12.1 Einleitung

> Wie nämlich Scherben eines Gefäßes, um sich zusammenfügen zu lassen, in den kleinsten Einzelheiten einander folgen, doch nicht so zu gleichen haben, so muss, anstatt dem Sinn des Originals sich ähnlich zu machen, die Übersetzung liebend vielmehr und bis ins einzelne hinein dessen Art des Meinens in der eigenen Sprache sich anbilden, um so beide wie Scherben als Bruchstück eines Gefäßes, als Bruchstück einer größeren Sprache erkennbar machen.
> *(Walter Benjamin,*
> *Die Aufgabe des Übersetzers)*

In der interkulturellen psychiatrischen und psychotherapeuthischen Arbeit gewinnt die Zusammenarbeit mit Sprach- und Kulturmittlern zunehmend an Bedeutung. In einem solchen Dreiersetting liegen vielfältige Chancen und Ressourcen für einen therapeutischen Erfolg.

Wichtig für ein solches interkulturelles Setting ist, es gedanklich, konzeptionell und empirisch als Beziehungstriade (anstatt einer Dyade zu der eine dritte Person hinzu kommt) zu betrachten.

Ausgehend von bisherigen Publikationen zu dolmetscherbegleiteter Psychotherapie (Haenel 1997, Salman 2001, Wadensjö 1998) und den Erfahrungen einer interkulturell psychiatrisch/psychotherapeutisch arbeitenden Ambulanz wurde eine qualitativ-empirische Begleitforschung durchgeführt, deren Erkenntnisse im Folgenden unter verschiedenen theoretischen und praxisorientierten Aspekten dargelegt werden.

Auf der Grundlage dieser qualitativ-empirischen Forschungsarbeit (vgl. Kluge 2005) werden folgende Fragen behandelt:
- Wie schaffen Sprach- und Kulturmittler über eine sprachliche Verständigung hinaus die Möglichkeit, kulturelle Barrieren zu minimieren?
- Welche Rolle spielt dabei ihre gemeinsame Herkunftskultur mit den Patienten und das damit verbundene Wissen zu kulturell determinierten Bedeutungszusammenhängen?
- Wie kann (transkulturelles) Verstehen hergestellt werden, wie ist es begrifflich, theoretisch und praktisch zu erfassen?
- Welche Anforderungen stellt ein solches Ziel an die Zusammenarbeit mit Sprach- und Kulturmittlern?

Bereits in der Vorbereitungsphase der Forschung war erkennbar, dass eine sogenannte »neutrale« Positionierung der Sprach- und Kulturmittler, wie sie oft gefordert wird, dem Wunsch folgt, die Komplexität der entstehenden vielfältigen Beziehungskonstellationen zu kontrollieren. Wir fragten uns, ob damit nicht vielmehr ein »blinder Fleck« erzeugt wird, der die vielfältigen Einflüsse der Sprach- und Kulturmittler zu negieren versucht, anstatt diesen Einflüssen die entsprechende Aufmerksamkeit zu gewähren, sie konzeptionell zu integrieren, als fruchtbare Realität anzuerkennen und sie in die therapeutische Arbeit einzubeziehen.

12.1.1 Gesamtgesellschaftliche Rahmensituation in Deutschland

Bislang ist die Versorgung mit Dolmetschern[1] in deutschen Gesundheitseinrichtungen nicht einheitlich geregelt. Grundsätzlich hat der Patient kein Recht darauf. Es gibt keine Kostenübernahme durch die Krankenkassen. In einzelnen Einrichtungen gibt es individuelle Modelle, wie z. B. den internen Dolmetscherdienst im Krankenhaus München-Schwabing (Wesselmann et al. 2004) oder den externen regionalen Dolmetscherdienst, den das Ethno-Medizinische Zentrum Hannover etabliert hat (vgl. Salman 2001).

Bei Vorstößen zu einer besseren Versorgung in diesem Bereich gibt es immer wieder Gegenstimmen, die Dolmetschereinsätze ablehnen. So wurde kürzlich im *Deutschen Ärzteblatt* (vom 27.05.2005) darüber diskutiert und das Anliegen von Dolmetschereinsätzen von verschiedenen Professionellen als integrationsfeindlich und gesundheits-

---

1 Wir werden im Text zuweilen auf das lange Wort Sprach- und Kulturmittler verzichten und der Einfachheit halber den Begriff der Dolmetscher synonym verwenden, gemeint sind jedoch immer Sprach- und Kulturmittler.

12.1 Einleitung

schädlich beurteilt. Begründet wurde diese Argumentation damit, dass jede Person, die über keine ausreichenden Sprachkenntnisse des Landes, in dem die Behandlung stattfindet verfüge, sich von der Behandlung ausschließe und damit der eigenen Gesundheit zuwider handele. Wir hoffen, auf den folgenden Seiten einer solchen Argumentation etwas erwidern zu können.

In einigen anderen europäischen und außereuropäischen Ländern gibt es dagegen eine gesetzliche Verankerung des Dolmetschereinsatzes in der Gesundheitsversorgung (vgl. Dhawan et al. 1990).

Der Aspekt der hohen zusätzlichen Kosten für den Einsatz von Sprach- und Kulturmittlern im Bereich der Gesundheitsversorgung wird von Kritikern gern als gewichtiges Argument angeführt. Längerfristig ist jedoch davon auszugehen, dass eine muttersprachliche Behandlung bzw. die Hinzuziehung von Sprach- und Kulturmittlern effizienter ist. So können bereits während der Diagnostik aufgrund einer besseren Verständigung Fehldiagnosen, unnötige (zum Teil apparative) Untersuchungen oder stationäre Aufenthalte (Kassim 2004) vermieden werden, die anderenfalls langandauernde, kostenintensive Behandlungsverläufe nach sich ziehen würden.

12.1.2 Die Aufgabe von Sprach- und Kulturmittlern

Bereits die Bezeichnung Sprach- und Kulturmittler beinhaltet eine terminologische Abgrenzung von dem bislang gängigen Begriff der Dolmetscher. Darin spiegelt sich die Einsicht in die Notwendigkeit einer Verständigung, die über die sprachliche hinausgeht. Mit Hilfe von Sprach- und Kulturmittlern wird versucht, den kulturellen Differenzen, die den Sprachdifferenzen immanent sind, zu begegnen und sie einer Bearbeitung zugänglich zu machen. Das schließt die Überlegung ein, dass Sprach- und Kulturmittler über ein kulturelles Wissen verfügen, welches sie in ein interkulturelles Setting einbringen und somit auftretende kulturelle Differenzen und daraus resultierende Missverständnisse zugänglich machen können.

> **Exkurs**
>
> Der problematischen Verwendung der Begriffe »Kultur« und »kulturelle Differenzen« in diesem Zusammenhang sind sich die Autoren bewusst. Wir gehen dabei nicht von als homogen gedachten, ethnisch differenten Kulturen aus, sondern verstehen Kultur vielmehr als ein selbstgesponnenes Bedeutungsgewebe (vgl. Geertz 1999, S. 9), in das Menschen eingebunden sind. Kultur wird somit als ein permanenter Prozess aufgefasst, der sich durch Handlungen in der sozialen und physikalischen Welt konstituiert. Eine Person hat dabei nicht eine Kultur oder ist Teil einer genau zu bestimmenden Kultur, sondern sie ist Teil eines kulturellen Prozesses, in dem Differenzen und Gemeinsamkeiten zwischen bestimmten Gruppen auszumachen sind. Sprache ist z. B. ein Teil eines solchen kulturellen Austausch- und Vermittlungsprozesses und wird von diesem beeinflusst. Sie ist dabei eines der Unterscheidungsmerkmale, das neben anderen Differenzen, deren jeweilige Abgrenzung nicht genau von uns zu bestimmen ist, in der Summe als differente Kultur fassbar wird. Eine solche begriffliche Einlassung und die damit konstruierte Unterscheidung ist für praktische Handlungsorientierungen notwendig. Die hieraus erwachsende Gefahr einer Kulturalisierung, die im Zuge einer zu starken Betonung des Kulturellen gegenüber dem Geschichtlichen, Sozialen oder Ökonomischen wiederum zu Stigmatisierung und Ausgrenzung führt, gilt es dabei zu berücksichtigen. Mit Kulturalisierung beschreiben wir die Praxis einer kuturessentialistischen Betrachtung und Fassung von Differenzen. Es ist darunter eine vor allem in Alltagsdiskursen verbreitete Denkweise zu verstehen, die das Zugehören zu einer Kultur auf die ethnische Herkunft zurückführt und davon ausgeht, dass Personen einer ethnischen Gruppe einer als homogen gedachten Kultur angehören. Eine Kultur wird in diesem Sinne als eine über die Zeit stabile, bzw. sich allenfalls sehr langsam verändernde Einheit betrachtet.

In einem interkulturellen psychotherapeutischen Setting, wie es in der untersuchten Einrichtung praktiziert wird, ist eine Verständigung häufig nur mit muttersprachlichen Therapeuten, bzw. Kotherapeuten möglich. Da jedoch der Vielzahl der unterschiedlichen Sprachregionen mit muttersprachlichen (Ko-)Therapeuten nicht entsprochen werden kann, bedarf es des Einsatzes von Sprach- und Kulturmittlern.

Wie Sprach- und Kulturmittler über die bloße sprachliche Verständigung hinaus dazu beitragen können, kulturelle Missverständnisse, sogenannte »cultural bias« (vgl. Zaumseil ▶ Kap. 1) zu vermeiden bzw. deren Existenz (und Auswirkung) und die damit einhergehenden differenten Bedeutungszusammenhänge bewusst und dem jeweils »Anderen« zugänglich zu machen, wird im folgenden Abschnitt dargestellt.

Zudem wird gezeigt, wie man der Gefahr einer erneuten Stereotypisierung begegnen kann. Denn Interkulturalität setzt beides voraus: » eine Grenze zwischen den Kulturen – und ihre Überschreitung« (Rieger 1999).

12.1.3 Die zugrundeliegende empirische Forschungsarbeit und ihre theoretischen Grundlagen

Um uns den in einer solchen Triade entstehenden Beziehungskonstellationen- und komplexitäten zu nähern, entschieden wir uns für eine qualitative Forschung, die sich mittels verschiedener Erhebungsmethoden dem Setting näherte. Aus den erhobenen Daten werden wir ein collageartiges Bild der psychotherapeutischen Situationen zu zeichnen versuchen. Für den Einstieg ins Feld bot sich eine teilnehmende Beobachtung (Malinowski 1922, S. 25) an, mithilfe derer differenzierte Daten für die Ausarbeitung der im Anschluss durchgeführten (problemfokussierten) Interviews (Witzel 2000) erarbeitet wurden. Die teilnehmend beobachteten psychotherapeutischen Gespräche wurden auf Tonband aufgezeichnet. Dieses Datenmaterial wurde anschließend sowohl für Rückübersetzungen als auch als Datengrundlage für eine hypothesengenerierende Deutungsgruppe verwendet. Die von externen Dolmetschern (Dolmetschern, die in den therapeutischen Sitzungen nicht anwesend waren) vorgenommenen Eins-zu-eins-Rückübersetzungen dienten dazu, Modifikationen, die durch die Translation (Übersetzung der Dolmetscher) entstanden waren, zu erfassen. Die darin sichtbar gewordenen Einflüsse der Dolmetscher auf die therapeutische Interaktion konnten so auszugsweise beschrieben und interpretiert werden. Die Deutungsgruppe entwickelte anhand dieses rückübersetzten Datenmaterials Hypothesen bezüglich der Beziehungskonstellationen. Das Generieren von Hypothesen durch die Deutungsgruppe erfolgte im Sinne eines tiefenhermeneutischen bzw. ethnopsychoanalytischen Interpretationsverständnisses.

Interviews wurden mit allen am Setting beteiligten Personen durchgeführt (Patienten, Sprach- und Kulturmittler, Therapeuten), um nicht nur verschiedene Einflüsse der Dolmetscherbeteiligung auf das Setting zu erheben, sondern auch die Bedeutung dieser Einflüsse für die drei am Setting beteiligten Personen zu erfassen. Anhand der Interviews konnte herausgearbeitet werden, inwieweit sich die Sichtweisen der verschiedenen Personen ergänzen, gleichen oder unterscheiden. Neben den Schlussfolgerungen und Interpretationen über die Einflüsse der Sprach- und Kulturmittler konnte deren Bedeutung für die einzelnen Personen nachvollzogen werden. Hierzu wurden biographische Hintergründe, Schwierigkeiten mit dem Setting, Ängste und damit verbundene Einstellungen und Bedeutungszuschreibungen der Sprach- und Kulturmittler mit denen der Patienten und der Therapeuten verglichen und weitere Einsichten in sich ergebende Beziehungsdynamiken gewonnen. Es wurde deutlich, dass die Dolmetscher in diese maßgeblich involviert sind.

Beispiel

Einer der Dolmetscher, der zu einer Therapie hinzugezogen wurde, bei welcher die Alkoholproblematik des Patienten im Vordergrund stand, berichtete im Interview von dem Alkoholproblem seines eigenen Vaters und den Schwierigkeiten, die sich daraus für seine Familie während seiner Kindheit ergaben. Diese Erläuterungen boten eine Erklärung für seine Übersetzungen, die einem »Ins-Gewissen-Reden« dem Patienten gegenüber nahe kamen.

Anhand solcher Beobachtungen wurde deutlich, dass die Übersetzungen von der Persönlichkeit, Biographie und den Werten und Normen der Dolmetscher beeinflusst werden. Wird dies nicht

12.2 Eine Beziehungstriade

beachtet, können sie dem therapeutischen Vorgehen und Konzept zuwider laufen.

12.2.1 Neutralität – ein »blinder Fleck«?

In einem solchen Dreiersetting sind, statt der üblicherweise in einem psychotherapeutischen (Einzel-) Setting zwei Personen, drei Personen im Raum, die miteinander in zwei verschiedenen Sprachen kommunizieren.

Die Komplexität der sich in einer solchen Beziehungstriade ergebenden Interaktionsbeziehungen und Verständigungsvorgänge ist offensichtlich und die Beteiligung der Dolmetscher daran maßgeblich.

> **Exkurs**
>
> Nach jahrelangen Diskussionen in der qualitativen Sozialforschung und anderen wissenschaftstheoretischen Debatten, z. B. in der Ethnologie, wird in neueren Forschungsarbeiten die Präsenz und die daraus resultierende Einbindung der subjektiven Sichtweise der Forscher in Auswertungen und Interpretationen von Forschungen als unumgänglich und höchst erkenntnisbringend eingeschätzt. Der lange Zeit existierende Anspruch auf Objektivität wurde nicht nur aufgrund der problematischen Realisierbarkeit in Zweifel gezogen, sondern die dadurch negierten Einflüsse wurden zunehmend als wichtige Erkenntnisquelle entdeckt und anerkannt. Einige Argumentationen reichen mittlerweile so weit, die Reaktionen, Wahrnehmungen und Verständnisänderungen der Forscher während des Forschungsprozesses als Daten denen der untersuchten »Objekte« in ihrer Relevanz gleichzustellen (vgl. Devereux 1998).

Analog argumentieren wir, dass die Dolmetscher mit ihrer Anwesenheit Einfluss auf den therapeutischen Prozess haben und ihre Einbeziehung in ein solches Setting eine wesentliche Erkenntnisquelle bietet. Die Neutralität der Dolmetscher ist unseres Erachtens dagegen eine wenig nützliche Fiktion.

Wie aber kommt es, dass die bislang existierende Literatur dazu tendiert, immer wieder auf die Notwendigkeit der Neutralität von Dolmetschern und der mit ihrer Anwesenheit in einem psychotherapeutischen Setting verbundenen Störung hinzuweisen?

Der Grund hierfür könnte darin liegen, das Setting kontrollieren und Störvariablen ausschließen zu wollen, um eine Klarheit und Überschaubarkeit zu sichern. Die Erfahrungen in der untersuchten Einrichtung und bei unserer Untersuchung machten deutlich, dass es schwer ist den Überblick in einem solchen Dreiersetting zu behalten. Für eine psychoanalytische/tiefenpsychologisch fundierte Psychotherapie ist es beispielsweise schwer, Übertragungen und Gegenübertragungen (siehe nachfolgender Exkurs) wahrzunehmen und zu erkennen, wie diese sich beispielsweise auf die anwesenden Personen aufspalten.

Aber genau dieser Schwierigkeit gilt es sich zu stellen. Die Überlegungen, die Devereux für die Verhaltenswissenschaften formuliert scheinen auf das Dreiersetting mit Dolmetscher übertragbar:

> Der beste – und vielleicht der einzige – Weg zu einer den Fakten kongruenten Einfachheit besteht darin, dass man die jeweils größte Komplexität frontal angeht, indem man die äußerst praktische Anweisung befolgt, die Schwierigkeit an sich als fundamentales Datum zu behandeln, dem man nicht ausweichen, sondern das man, soweit irgend möglich, auswerten soll, und das man nicht erklären, sondern als Erklärung für scheinbar einfachere Daten benutzen soll (Devereux 1998, S. 18).

Die Nichtbeachtung der Einflüsse und der daraus erwachsenden »Störungen« führt zu einer Verkennung der »Realität« des Settings. Die Einflüsse sind existent und der Wunsch der Kontrollierbarkeit ist nicht über ihre Negierung möglich. Damit würden sie zu einem »blinden Fleck«, d. h. nicht mehr sichtbar sein. In der Beziehung würden sie dadurch unbemerkt wirksam bleiben. Aus diesem Grund erscheint es sinnvoll, sie in den Blick zu nehmen, sie sichtbar und erfahrbar zu machen.

Aus der Überlegung, das Setting nicht als therapeutische Dyade zu betrachten, zu der ein Sprach- und Kulturmittler hinzukommt, sondern den Blick zu ändern und das Setting als eine Triade zu verstehen, in welcher sich drei Personen miteinander in Beziehung befinden, entstand die bereits erläuterte Überlegung, die Perspektiven aller drei am Setting beteiligter Personen und die Dynamiken einer solchen (Kleinst-)Gruppe zu untersuchen. Vor diesem Hintergrund wurden die vielschichtigen Einflüsse der Sprach- und Kulturmittler in einer solchen Beziehung erarbeitet. Es wurde untersucht, welche Beziehungskonstellationen hierbei entstehen können und welche Bedeutung eine dritte Person im therapeutischen Setting hat, bzw. ihr zugeschrieben wird oder sie sich selbst zuschreibt. Denn erst ein Wissen darüber scheint in jeder einzelnen Therapie die Möglichkeit eines Umganges und einer Bearbeitung dieser Einflüsse im therapeutischen Rahmen zu bieten.

> **Exkurs**
>
> **Übertragung und Gegenübertragung**
> Die Übertragung bezeichnet in der Psychoanalyse den Vorgang, wodurch »die unbewussten Wünsche an bestimmten Objekten im Rahmen eines bestimmten Beziehungstypus, der sich mit diesen Objekten ergeben hat, aktualisiert werden. Dies ist in höchstem Maße im Rahmen der analytischen Beziehung der Fall« (Laplanche u. Pontalis 1975, S. 550).
> Die Gegenübertragung geht ebenso wie die Übertragung auf die Psychoanalyse zurück und es ist damit die »Gesamtheit der unbewussten Reaktionen des Analytikers auf die Person des Analysanden und ganz besonders auf dessen Übertragung« gemeint (Laplanche u. Pontalis 1975, S. 164).
> In der therapeutischen Situation werden frühkindliche Konflikte und Gefühle wieder erlebt und auf den Therapeuten projiziert. Mit der Übertragung sind die positiven oder negativen Gefühls- oder Affektbindungen des Analysanden/Patienten an den Analytiker/Therapeuten während des therapeutischen Prozesses gemeint. Als Gegenübertragung werden die vom Analysanden/Patienten beeinflussten unbewussten Gefühle und Reaktionen des Analytikers bezeichnet.

12.2.2 Sprach- und Kulturmittler im »Dazwischen«

Für das beschriebene Setting lässt sich eine ideale Sitzordnung postulieren (**Abb. 12.1**, Haenel 1997). Ideal ist sie insofern, als sich bestimmte Beziehungskonstellationen- und dynamiken auch in der Sitzanordnung wiederspiegeln können, indem sich eine der anwesenden Personen einer anderen räumlich nähert oder sich von ihr entfernt. Auch diese Vorgänge können interpretiert werden.

Die Graphik zeigt, dass der Sprach- und Kulturmittler weder hinter dem Patienten sitzt, wie es von einigen Praktikern gefordert wird, noch neben dem Therapeuten, sondern sich idealer weise räumlich zwischen beiden befinden. Therapeut und Patient sitzen sich also gegenüber und der Dolmetscher sitzt seitlich zwischen ihnen. In verschiedenen Settings mit Dolmetscher ist es üblich, den Dolmetscher hinter dem Patienten zu positionieren, um damit Interaktionen zwischen Dolmetscher und Patient zu vermeiden. Der Wunsch der Neutralisierung der Dolmetscher soll auf diese Weise auch in der Sitzordnung umgesetzt werden. Von anderen Praktikern wird gefordert, dass die Dolmetscher neben den Therapeuten sitzen, um damit eine Einheit zwischen Behandler und Dolmetscher den Patienten gegenüber darzustellen. U. E. eröffnet die räumliche Sitzanordnung« entsprechend dem dargestellten Dreieck jedoch die beste Möglichkeit, die entstehenden Beziehungskonstellationen auch räumlich abzubilden und sie nicht bereits durch die Sitzordnung zu manipulieren. Wenn die Dolmetscher in einer solchen Dreiecksanordnung bewusst als Teil der triadischen Beziehung aufge-

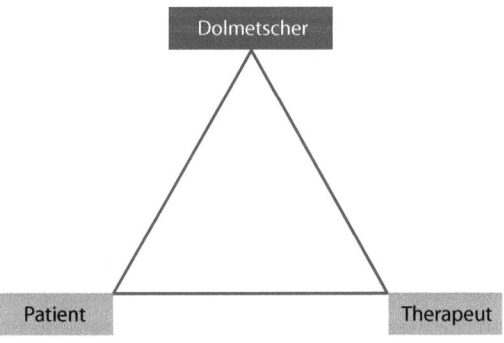

Abb. 12.1. Sitzanordnung während einer dolmetscherbegleiteten Psychotherapie

fasst werden, wie spiegelt sich dieses Dazwischen in der Beziehung und der selbst- und fremdzugeschriebenen Positionierung der Sprach- und Kulturmittler wieder?

Konzeptionell fungieren die Sprach- und Kulturmittler in dem Setting als Repräsentanten der Herkunftskultur und die Therapeuten als Repräsentanten der Aufnahmekultur.

Die Patienten befinden sich in der Migrationssituation zwischen zwei Kulturen, was zu intrapsychischen Konflikten führen kann. Diese Formulierung lässt Kultur essentialistisch und statisch erscheinen. Jedoch geht es genau darum, die Differenzen und Überschneidungen zwischen den beiden Kulturen zu bestimmen, um sie einer Bearbeitung zugänglich zu machen.

Dabei ist diese Bestimmung, wie bereits oben ausgeführt nicht als dichotomisierende Festschreibung zu verstehen. Die Schwierigkeit hierbei liegt darin, zum einen erkannt zu haben, dass Kulturen nicht homogen sind, bzw. Menschen unterschiedlicher kultureller Herkunft nicht zwingenderweise heterogener sein müssen als Menschen mit derselben kulturellen Herkunft, und andererseits der Notwendigkeit gegenüber zu stehen, Unterschiede und Gemeinsamkeiten fassen zu können.

Einen Ausweg aus diesem Dilemma bietet z. B. die Überlegung der »doppelten Blickrichtung«, die Carol Hagemann-White für die Differenz und Gleichheit der Geschlechter beschreibt. In diesem Sinne sollten Differenzen abwechselnd ernst genommen und außer Kraft gesetzt werden. Differenzen würden unter dieser hybridisierenden Beobachtungsperspektive gesehen, erforscht, ernst genommen und zugleich durchschritten (vgl. Tschernokoshewa 2001). Es handelt sich also um einen fortlaufenden Prozess, der von Momenten der Festschreibung bei ständiger Bereitschaft der Neuaushandlung konstituiert ist. So entsteht ein Bezugspunkt, mit dem die hybride Komplexität empirisch fassbar wird. Damit ist es möglich, Aussagen zu treffen, bezeichnende Beschreibungen machen zu können und praktisch handlungsfähig zu bleiben.

In den von uns durchgeführten Interviews mit den Dolmetschern zeigte sich, dass sich nicht nur die Patienten in einem solchen Dazwischen, in einem Übergang befinden, sondern auch die Dolmetscher. Es handelt sich dabei nicht nur um einen Übergang, ein Zwischen den Kulturen, sondern um einen permanenten Transformationsprozess, in dem sich alle drei Beteiligten befinden und sich voneinander weg und aufeinander zu bewegen. Wenn wir uns das oben dargestellte Dreieck jetzt noch einmal vor Augen halten, befinden sich alle drei im Setting Anwesenden in einem Dazwischen, in einem Aushandlungs- bzw. Transformationsprozess. Das spiegelt sich dann auch in der Beziehung wieder. Dieses räumliche Dazwischen konnte in den Interviewdaten auch in der jeweils eigenen Wahrnehmung der Rolle und Positionierung der einzelnen Personen hinsichtlich der therapeutischen Beziehung wiedergefunden werden. Einen solchen Prozess könnte man im Sinne des transkulturellen Übergangsraumes (Wohlfart u. Özbek ▸ Kap. 11) verstehen:

> Der Übergangsraum eröffnet eine Dimension für das Unaussprechliche, noch nicht Sprachfähige im Prozess der Individuation, der Symbolbildung und der sich entwickelnden Beziehungen. ... Homi Bhabha (1997) spricht in der ethnologischen Forschung von einem »dritten Raum«, mit dem er den Übergang von innerer und äußerer Realität bezeichnet, den Übergang von Individuum und Kultur. In diesem »dritten Raum«/»Übergangsraum«, der auch als Schutz- und Identitätsraum in einer unbekannten kulturellen Situation verstanden werden kann, befinden sich Therapeuten wie Patienten und Dolmetscher in einem »In-Between«. Dieser Raum fungiert als »Container« nach Bion (1959), in dem Bedeutungen und Symbole zwischen dem Ich und dem Gegenüber erfahren werden und sich entwickeln können. Kulturelle Differenz erfährt so eine Reflexion, die innere Spannung wird aushaltbar und es werden neue Dimensionen des Verstehens und Verhaltens erzeugt. (Wohlfart et al. 2004)

Indem alle drei Beteiligten die Differenzen, die zwischen ihnen bestehen, und die damit einhergehenden Symbole und Bedeutungen als gegeben anerkennen, bietet sich ihnen die Möglichkeit einen Austausch miteinander zu schaffen, der sie in gemeinsamer Reflexion zu einem transkulturellen Verstehen führen kann. Die Dolmetscher bieten die Möglichkeit ein Wissen über die zwischen den Patienten und Behandlern differenten Symbole und Bedeutungen einzubringen. Wir möchten jedoch noch einmal betonen, dass es sich nicht lediglich um kulturelle Differenzen handelt. Wenn dieses Bild entstünde, würde man, wie bereits formuliert, eine Kulturalisierung befördern. Das soll heißen, dass auch zwischen Dolmetscher und Patienten trotz des gemeinsamen kulturellen Hintergrundes Differenzen bestehen. Diese können in der Verortung innerhalb ihrer Herkunftskultur bestehen, aber außer kulturellen Unterschieden auch andere Dimensionen von »diversity« wie Verschiedenheit in Geschlecht, Hautfarbe, sozioökonomischem Status und sexueller Orientierung betreffen. Diese Differenzen gilt es zu erkennen, zu reflektieren und zu bearbeiten.

Ein hierbei zu beachtender Aspekt ist auch die Identifikation der Dolmetscher mit ihrer eigenen Herkunftskultur und wie sich diese in ihrer Bewertung und der Beziehung zwischen ihnen und den Patienten niederschlägt.

Beispiel
In einem Setting mit einer arabischsprachigen Dolmetscherin konnte beobachtet werden, dass diese die Patientin, die sich in einem Autonomiekonflikt ihrem Mann gegenüber befand, in diesem Konflikt nicht verstehen und akzeptieren konnte. Wie in Gesprächen mit der Dolmetscherin deutlich wurde, bewertete sie das Verhalten der Patientin ihrem Mann gegenüber als islamischen Werten und Normen nicht entsprechend und aus diesem Grunde nicht akzeptabel. Diese Haltung der Patientin gegenüber wurde für diese in der Übertragung spürbar und sie weigerte sich mit der Dolmetscherin weiter zusammenzuarbeiten.

Eine Bearbeitung der existierenden und vermeintlich angenommenen Gemeinsamkeiten und Unterschiede in Vor- und Nachgesprächen kann unseren Erfahrungen nach eine weiterreichende Zusammenarbeit ermöglichen.

12.2.3 »Der Dritte im Raum« – eine psychoanalytische Betrachtung

Die Überlegungen der Psychoanalyse zur frühen Triangulierung stellen unseres Erachtens eine theoretische Fundierung einer solchen therapeutischen Triade dar und können Erklärungen für darin liegende Chancen und Schwierigkeiten liefern. Der folgende Exkurs ist eine schematische Vereinfachung, die lediglich der Veranschaulichung dient.

Exkurs

Frühe Triangulierung
Im psychoanalytischen Diskurs besteht die Bedeutung des Vaters in der ödipalen Entwicklung darin, die symbiotische Beziehung zwischen Mutter und Kind zu lösen. Dabei geht es nicht darum die Beziehung zur Mutter abzubrechen oder zu ersetzen, sondern die in der Beziehung zwischen Mutter und Kind entstehenden Konflikte (gegen Ende der präödipalen Phase) mit Hilfe eines anderen, eines Dritten zu be- und verarbeiten.

Der Prozess der Triangulierung erarbeitet die Fähigkeiten, Bezug auf Abwesendes herzustellen, Differenzen einzuziehen und Grenzen des Selbst wahrzunehmen, insofern der Dritte die Mutter-Kind-Dyade aufbricht. Wenn die Triade nicht mehr allein mit der ödipalen Situation identifiziert wird, so lässt sich die triadische Struktur als eine Weise begreifen, in der das werdende Selbst aus den unmittelbaren affektiven Umklammerungen gelöst wird und mit sozialen Normen wie mit deren Kontingenzen in Kontakt kommt. Die Kompetenzen werden darüber angeeignet, dass das Kind unterschiedliche Positionen der Triade ausprobiert. Hinsichtlich dieser angezielten Kompetenzen muss die Dyade als Rückfall gelten. (Bedorf 2004, S. 1002)

Durch die sich an den Objekten vollziehende Identifizierung konstituiert sich das menschliche Subjekt (vgl. dazu Laplanche u. Pontalis 1975, S. 351 ff). Der Kontakt mit dem Vater und darüber hinaus mit sozialen Normen und der Welt außerhalb der Mutter-Kind-Dyade ermöglicht es dem Kind sich als Subjekt in dieser Welt zu verorten, daraus entstehende Konflikte und darin liegende Ambivalenzen zu bearbeiten, sie idealerweise zu bewältigen und darüber handlungsfähig zu werden.

In einem Dreiersetting mit Dolmetscher besteht eine Konstellation ähnlich der zwischen Mutter, Kind und Vater. Dolmetscher und Therapeut können hierbei als Identifikationsobjekte fungieren. Sie bieten für die Patienten die Möglichkeit der Identifikation, wie Mutter und Vater sie für das Kind darstellen. Der Dolmetscher steht darin für das »Eigene/Vertraute« (z. B. im Falle einer arabischen Patientin für das »Arabische«). Der Therapeut steht für das »Andere/Fremde«, das »Neue«, das »Westliche«.

Es bleibt einzuräumen, dass die Bedeutung des Vaters (des Dritten) in der frühkindlichen Entwicklung umstritten ist, nicht zuletzt, weil es eine Fiktion ist, von einer ausschließlichen Dyade (zwischen Mutter und Kind) auszugehen, zu der dann ein Dritter (der Vater) hinzukommt. Beispielsweise weist Lacan darauf hin, dass ein Dritter (ein Drittes) von Anfang an vorhanden ist. So wirkt in den frühen Beziehungen bereits der sprachliche Code als ein Drittes, das sich weder aus einer der beteiligten Personen, noch aus der Relation selbst herstellen lässt (Bedorf 2004, S. 1003). »Es gibt immer einen Dritten, den großen Anderen« (Lacan 1998, zitiert nach Bedorf 2004, S. 1002). Lacan geht nicht etwa von einer dyadisch verfassten Intersubjektivität aus, zu der ein Dritter hinzukommt, sondern postuliert, intersubjektive Verhältnisse seien von vornherein triadisch geformt. Es wird angenommen, dass eine Dyade, die ganz auf einen Dritten verzichtet, nur vor dem Hintergrund der Triade gedacht werden kann, und als Schrumpfform oder Rückzug gesehen werden muss. Mitchell formuliert hierzu, dass es eines Dritten bedarf, um dem circulus vitiosus zu entrinnen (Mitchell, zitiert nach Bedorf 2004, S. 1002).

Wenn wir Mitchells Aussage zuspitzen, hieße das, dass jedem therapeutischen Zweiersetting ein dyadischer circulus vitiosus droht, wenn die Triade nicht mitgedacht wird. Einen Ausweg hieraus kann die gedankliche Erweiterung oder besser der Versuch intersubjektive Verhältnisse triadisch zu denken bieten.

Wenn wir davon ausgehen, dass ein Migrationsprozess ähnlich dem Prozess der Individuation des Kindes als Individuation in einer neuen kulturellen Umgebung verstanden werden kann, so wird es für den Patienten über die wechselseitige Identifikation mit Therapeut und Dolmetscher möglich, die Spannungen, die in den konfligierenden Bedeutungen und Symbolen, welche Therapeut und Dolmetscher repräsentieren, im therapeutischen Prozess zu bearbeiten und sie zu integrieren. Das Ergebnis eines gelungenen therapeutischen Prozesses könnte es dann sein, dass die innere Spannung für den Patienten aushaltbar wird und neue Dimensionen möglichen Verstehens und Verhaltens für den Patienten entstehen. Diese Aspekte versucht beispielsweise der Ansatz des transkulturellen Übergangsraumes zu konzeptualisieren.

In einem solchen Übergangsraum soll die Möglichkeit geschaffen werden, die erfahrene kulturelle Differenz, die in der therapeutischen Beziehung (ebenso wie in der »Realität« des Migrationsprozesses) zu emotionaler Verwirrung, zu ohnmächtigen und aggressiven Gefühlen führen kann (ähnlich der Verlustangst beim Kleinkind), zu bearbeiten und darüber eine erfolgreiche Integration des »Eigenen« und des »Fremden« zu schaffen. Hierüber könnten die Patienten in der für sie neuen kulturellen »Realität« wiederum handlungsfähig werden. Die Anwesenheit des Dolmetschers bietet die Chance, eine solche Triade erfahrbar zu machen und damit einer Stagnation in einem so gefassten therapeutischen Prozess zu entgehen.

Eine Gefahr besteht jedoch darin, dass die Dolmetscher ähnlich muttersprachlichen Therapeuten eine »kulturelle Symbiose« mit den Patienten eingehen, sich in eine »monokulturelle Enge« begeben (Röder 1993, zitiert nach Wesselmann 2004 S. 103).

Muttersprachliche Therapeuten vermeiden es zuweilen bestimmte Tabus anzutasten und verhalten sich oft solidarisch. Sie fühlen sich verpflichtet die Probleme der Patienten mit der Migrationsgesellschaft zu verstehen. Dadurch bleibt die Sprach- aber auch die Kulturdifferenz, die Migranten in ihrem Alltag erleben und die zu psychischen Belastungen führen in der Therapie zum Teil ausgeblendet.

Die Gefahr einer solchen therapeutischen Entwicklung, die unseres Erachtens einer gelungenen Bearbeitung der kulturellen Differenzen und der damit einhergehenden zu bearbeitenden Konflikte entgegensteht, besteht auf ähnliche Weise in einer Therapie mit Dolmetschern. Auch ein Dolmetscher kann dazu tendieren, sich mit dem Patienten aufgrund des gemeinsamen kulturellen Hintergrundes zu solidarisieren. Dies kann wiederum dazu führen, dass der Patient in den Werten und Normen der Herkunftsgesellschaft verhaftet bleibt. Wir behaupten jedoch, dass eine solche therapeutisch gesehen negative Entwicklung in einem Dreiersetting aufgrund der Anwesenheit von zwei Personen unterschiedlicher kultureller Herkunft und der daraus entstehenden Beziehungsdynamiken eher erkannt werden kann.

Ein interkulturelles Setting mit Dolmetscherbeteiligung muss also als triadisches Setting gedacht, d. h., der Dolmetscher in der Triade verortet werden. Die oben angeführten psychoanalytischen Überlegungen könnten einen Weg zur Analysierbarkeit der in diesem Dreiersetting entstehenden Beziehungsdynamiken weisen.

12.3 Einflüsse der Sprach- und Kulturmittler auf das therapeutische Setting

12.3.1 Die verschiedenen Ebenen der Übersetzung

> **Die 4 verschiedenen Ebenen der Übersetzung**
>
> 1. Übersetzungswege:
>   - Patient ↔ Dolmetscher ↔ Therapeut;
>   - Dolmetscher ↔ Therapeut ↔ Patient;
>   - Therapeut ↔ Patient ↔ Dolmetscher;
> 2. Übersetzungsart:
>   - verbal;
>   - nonverbal;
>   - während und auch außerhalb des Dreiersettings (z. B. im Vorgespräch zwischen Dolmetscher und Therapeut);
> 3. Übersetzungsinhalte:
>   - Information zu konkreten Ereignissen, Gefühlen;
>   - sprachliche und kulturelle Besonderheiten;
>   - nonverbale Ausdrucksformen;
>   - therapeutische Interventionen;
>   - medizinische und therapeutische Einschätzungen;
> 4. Intrapsychische Übersetzungsvorgänge:
>   - Einordnung/Übersetzung der therapeutischen Sitzungen in das eigene Wertesystem aller drei Beteiligten;
>   - Übersetzung von Vorsprachlichem ins Sprachliche, von Unbewusstem ins Bewusste

Die in dieser Aufzählung genannten möglichen Übersetzungsinhalte sind keiner Vollständigkeit verpflichtet, sondern beispielhaft zu verstehen. Auch die anderen drei Dimensionen sind durch weitere Untersuchungen und Überlegungen zu ergänzen.

Einige Beispiele sollen die schematische Vereinfachung konkretisieren:

Beispiel
1. Der Dolmetscher erläutert/übersetzt dem Therapeuten sprachliche Differenzen
In einem Gespräch über die schwierige Beziehung einer Patientin zu ihrem Mann ist die Therapeutin erstaunt über die Vehemenz mit der die Patientin vom Krieg mit ihrem Mann spricht. Die Erläuterung der Dolmetscherin macht deutlich, dass es im Arabischen nur ein Wort für die deutschen Worte »Krieg«, »Kampf«, »heftiger Streit« gibt – das Wort »har'b«. Die Therapeutin erachtet das Wort Krieg, wie es bei ihr in der deutschen Übersetzung ankommt, als inadäquat für die Auseinandersetzung der Patientin mit ihrem Mann und reagiert mit Irritation. Es ist also notwendig, Situationen, in denen Irritationen entstehen, auch hinsichtlich sprachlicher Besonderheiten genauer zu betrachten. Im weiteren Verlauf kann es wichtig sein, die verschiedenen Bedeutungen miteinander auszuhandeln. Dazu bietet es sich an, Metaphern zu verwenden und deren Bedeutung im jeweiligen Kontext zu erläutern.

2. Der Therapeut übersetzt das Verhalten und die Schwierigkeiten des Patienten in die medizinische Sprache und erläutert diese dem Dolmetscher
Im Nachgespräch zu einer Sitzung erläutert der Therapeut dem Dolmetscher, dass seiner Ansicht die sichtbaren körperlichen Symptome des Patienten auf einen Alkoholabusus hinweisen und dass die therapeutischen Interventionen diese Diagnose berücksichtigen werden.

3. Der Therapeut übersetzt dem Dolmetscher die unbewussten Vorgänge im Sinne des therapeutischen Verständnisses in die (Alltags-)Sprache
Eine Dolmetscherin ist erstaunt über die Wichtigkeit, die sie in der therapeutischen Beziehung für die Patientin hat. Die Therapeutin erläutert ihr, dass sie sozusagen für das Vertraute, möglicherweise in der Übertragung sogar für die Mutter der Patientin steht.

Hierin wird ein weiterer Übersetzungsvorgang nachvollziehbar: Die Übersetzung der unbewussten Vorgänge im therapeutischen Prozess – so wie der Therapeut sie versteht – in die (Alltags-)Sprache des Dolmetschers. Auch die Transformation der sprachlichen und nonverbalen Äußerungen des Patienten in eine psychotherapeutische Deutung, bzw. Interpretation kann als Übersetzung verstanden werden.

4. Der Therapeut übersetzt/erläutert dem Patienten die Funktion des Dolmetschers im therapeutischen Setting – der Therapeut »erklärt« den Dolmetscher

Der Therapeut erläutert dem Patienten das Setting. Voraussetzung dafür ist es, dass er den Patienten auf grundlegende therapeutische Prinzipien hinweist, in deren Rahmen sich alle drei am Setting beteiligten Personen bewegen. Dazu gehört im Falle eines ethnopsychoanalytischen Settings die Abstinenzregel, die wenig direktiven Formulierungen mit dem Ziel der Einsicht auf Seiten des Patienten. Der Therapeut erläutert dem Patienten darüber hinaus, dass der Dolmetscher notwendig ist, weil es wichtig ist, einander gut und nicht nur rudimentär zu verstehen. Darüber hinaus unterstütze der Dolmetscher sie beide (Therapeut und Patient) darin, die kulturellen Differenzen zu verstehen, denn Bedeutungen, Umgangsformen etc. seien zwischen ihnen verschieden und könnten zu Missverständnissen führen. Der Dolmetscher sei dazu da, diese zu übermitteln.

5. Der Patient vermittelt seine Einschätzung des Therapeuten dem Dolmetscher

Es kommt auch zur Vermittlung der Einschätzung des Therapeuten und des therapeutischen Prozesses vom Patienten an den Dolmetscher. Eine arabische Patientin bspw. vermittelt der Dolmetscherin, wie die Therapeutin auf sie wirkt: z. B. dass sie diese zu Beginn als nicht vertrauenswürdig wahrgenommen habe. Der Patient vermittelt also an den Dolmetscher auch Inhalte, die für die therapeutische Beziehung zwischen den 3 beteiligten Personen relevant sind.

6. Der Patient vermittelt dem Therapeuten seine Gefühle und seine Einschätzung bezüglich des Dolmetschers

Der Patient bittet um ein Gespräch allein mit dem Therapeuten (ohne den Dolmetscher), um mit ihm über seinen homosexuellen Sohn zu sprechen. Er ist der Meinung, er könne dies nicht in Anwesenheit des Dolmetschers tun, *da in ihrem gemeinsamen Heimatland Homosexualität noch immer geächtet sei, und er nicht wisse, welche Position der Dolmetscher diesbezüglich habe.*

Es ist sicher nicht möglich in jeder Situation alle angeführten Ebenen vollständig zu erfassen und zu berücksichtigen. Wichtig ist jedoch, sich in jeder therapeutischen Beziehung ihre Existenz bewusst zu machen. So weit möglich sollten die daraus abzuleitenden Informationen, Konstellationen, Kommunikations- und Interaktionsmuster er- und bearbeitet werden.

12.3.2 Einflüsse der Sprach- und Kulturmittler und deren Berücksichtigung in therapeutischen Settings

> Der Dolmetscher ist für eine ungefilterte Wiedergabe der sprachlichen Interaktionen zwischen Therapeut und Patient zuständig. (Abdallah-Steinkopff 2003, S. 4)

In den Settings der besprochenen Einrichtung wird, wie in den meisten Settings mit Dolmetscherbeteiligung, konsekutiv und nicht simultan übersetzt. Damit kommt ein erster »Filter« in die Übersetzung.

Ein wesentliches Ergebnis unserer Arbeit ist, dass der in diesem Zitat geäußerte Anspruch nicht zu realisieren ist. Kein Dolmetscher kann neutral sein und seine Persönlichkeit, seine Werte und Einstellungen, seine bewussten, aber auch unbewussten Annahmen (ohne Hilfe von außen) auf eine Weise reflektieren, die sie als Einflüsse eliminiert. Die Subjektivität der Dolmetscher hat Einfluss auf deren Translationstätigkeit.

Es ist also wichtig, die Komplexität der Einflussfaktoren und die damit verbundenen Interventionen des Dolmetschers zu erkennen und geeignete Umgangsweisen damit zu entwickeln und zu etablieren. Möglichkeiten hierzu bieten ausführliche Vor- und Nachgespräche und die Einbindung der Dolmetscher in Supervisionsgruppen.

Zu den grundlegenden Einflussfaktoren des Dolmetschers auf das Setting gehört, neben seiner Fähigkeit, die Muttersprache des Patienten und des

Therapeuten zu sprechen, ein bestimmtes Wissen über die Herkunftskultur des Patienten, welches ihm eine kulturelle Antizipation dessen ermöglicht, was der Patient äußert.

Beispiel
Bei einer Operation in Deutschland wurde das Jungfernhäutchen der Tochter einer muslimischen Patientin beschädigt. In der Therapie äußerte sie diesbezüglich große Sorge im Hinblick auf die Zukunft, die spätere Verheiratung ihrer Tochter. Vor allem bereitete ihr Sorge, dass sie niemanden finden könne, der ihr diesbezüglich helfen könne, da die Kinderärzte, die sie bereits aufgesucht habe, ihr sagten, dass dies nicht in ihrem Zuständigkeitsbereich liege. In dem folgenden Nachgespräch erklärte die Dolmetscherin sehr ausführlich, was dies im arabischen Umfeld der Patientin bedeute und wie groß diesbezüglich der gesellschaftliche Druck in ihrer Kultur sei. Sehr anschaulich erzählte sie von ihrer eigenen Verheiratung und wie die gesamte Familie nach der Hochzeitsnacht auf das weiße blutbefleckte Tuch an der Tür gewartet habe, welches als Beweis für die Jungfräulichkeit der Braut bis zum Tage der Hochzeit gelte. Damit konnte die Tragweite dieser Problematik für die Therapeutin nachvollziehbar werden. Durch die Dolmetscherin wurde noch einmal die Aktualität des Problems unterstrichen und das theoretische Wissen der Therapeutin um einen Einblick in die gängige Alltagspraxis erweitert. Weiterführend konnte darüber der dahinterliegende Autonomiekonflikt der Patientin selbst verhandelt werden.

In unserer Untersuchung wurde deutlich, dass neben der Persönlichkeit und dem Selbstbild der Dolmetscher, ihre Moralvorstellungen und Wertesysteme, ihre Vorstellung von ihrer Aufgabe und ihre jeweils subjektive Deutung des therapeutischen Vorgehens und der Zielsetzung der Einrichtung ihre Arbeit maßgeblich beeinflussen.

Das Dreiersetting wird von Praktikern zum Teil als kompliziert und schwer kontrollierbar eingeschätzt. Andererseits wurde die Anwesenheit eines Dolmetschers auch als Entlastung (seitens der Therapeuten) wahrgenommen.

Wie bereits erwähnt führt die Anwesenheit eines Dolmetschers in einer tiefenpsychologisch/ethnopsychoanalytischen Psychotherapie zu einer erschwerten Analyse von Übertragung und Gegenübertragung, da es dabei häufig zu Spaltungen in Übertragung und Gegenübertragung kommt. Übertragungs- und Gegnübertragungsreaktionen jeweils richtig zuzuordnen wird dadurch erschwert. Daraus lässt sich schlussfolgern, dass es notwendig ist, die Dolmetscher in die Analyse der Beziehungen, aber auch in Deutungen und Interventionen mit einzubeziehen und es wird deutlich, dass sie als Teil des gesamten therapeutischen Prozesses betrachtet werden müssen. Die Deutungen sollten sich dann nicht auf die einzelnen Individuen beschränken, sondern sich auf die Gruppe, die Triade beziehen. Darüber können in die Deutungen die kulturell differenten Gruppen in den therapeutischen Prozess mit einbezogen werden.

Anhand der Rückübersetzung der Tonbandaufzeichnung einer therapeutischen Sitzung wurde deutlich, dass eine Dolmetscherin zuweilen unaufgefordert mit der Patientin sprach, womit sie in das therapeutische Setting eingriff. Ein solches Eingreifen in die therapeutische Beziehung gilt es zu erkennen und dessen problematischer Einfluss im Vor- oder Nachgespräch mit der Dolmetscherin zu thematisieren. Ein erster Schritt hierzu können ausführliche Auswertungen einzelner Gespräche sein.

Eine interessante Beobachtung war, dass einer Patientin das Sprechen in der Therapie, z. B. über für sie bedrohliche oder unangenehme Themen, wie widersprüchliche Gefühle und aggressive Phantasien ihrem Mann gegenüber, durch die Anwesenheit der Dolmetscherin erleichtert wurde. Sie begründete dies damit, dass die Dolmetscherin alles von ihr Gesagte im Zuge der Übersetzung wiederholt. Damit sei sie es nicht allein, die über diese Themen spricht und diese Tatsache nehme etwas von der Bedrohlichkeit der Aussagen und Phantasien.

12.4 Die Bedeutung von Sprache für Psychotherapie und die psychotherapeutische Sprache

Sprache ist kulturelle Realität und in und mit jeder Sprache wird Kultur transportiert. Daher ist es wichtig, Menschen die Möglichkeit zu bieten, sich über ihre psychische Realität in ihrer Muttersprache auszudrücken.

Im Zuge einer Migration wird eine hohe Anpassungsleistung vom Individuum gefordert, die bei einem permanenten Scheitern zu narzisstischer Kränkung und damit verbundenen intensiven Gefühlen von Angst und Scham führen kann (vgl. Wohlfart 2004). Zu der erforderlichen Anpassungsleistung gehört unter anderem das Erlernen einer neuen Sprache und die eingeschränkten Möglichkeiten, sich in der Muttersprache zu verständigen. Die Muttersprache ist ein Ort, der Geborgenheit und Sicherheit bietet. Für das Etablieren einer therapeutischen Beziehung ist es wichtig, einen solchen sicheren Ort zu schaffen. Dazu gehört die Möglichkeit der Artikulation in der eigenen Sprache. In der Muttersprache einer jeden Person werden auch ihre Kultur und ihre Geschichte transportiert. Die Sprache ist vielfach Ausdruck kultureller Besonderheiten und Träger von Symbolen und Bedeutungszusammenhängen, die die Wirklichkeit einer Person strukturieren.

So kann es für eine Therapie mit bilingual aufgewachsenen Personen oder Personen, die im weitesten Sinne bilingual leben, wichtig sein, beide Sprachen in das therapeutische Setting einzubeziehen, um einen Zugang zu beiden Realitäten zu erhalten. Darauf möchten wir jedoch hier nicht genauer eingehen.

Unsere Erfahrungen legen nahe, dass es günstig ist, konsekutiv in kürzeren Bedeutungseinheiten zu übersetzen, da simultane Übersetzungssituationen, in denen mehrere Personen auf einmal sprechen von den Patienten zum Teil als belastend erlebt werden. Eine Übersetzungseinheit sollte dabei nicht mehr als drei Sätze umfassen. Der Dolmetscher sollte in der Ichform übersetzen, da nur so eine Beziehung zwischen Patienten und Therapeuten entstehen kann. Manchen Dolmetschern fällt es schwer diese Form einzuhalten, da sie sich damit sprachlich abwechselnd mit Patient und Therapeut identifizieren müssen. Es ist daher notwendig, sie an die Bedeutung dieser Übersetzungsform immer wieder zu erinnern.

Da gleiche Bezeichnungen in zwei verschiedenen Sprachen vollkommen andere Bedeutungen haben können, besteht bei jeder Übersetzung die Gefahr einer womöglich folgenschweren Fehlinterpretation. Im Umgang mit solchen Übersetzungsproblemen, kann es sinnvoll sein, Worte, deren Bedeutung für den Gesprächsverlauf relevant erscheinen, zu verhandeln, da nicht immer davon ausgegangen werden kann, dass sie in ihrer gemeinten Bedeutung ad hoc versteh- und übersetzbar sind, wie das oben angeführte Beispiel der Übersetzung des Wortes »har'b« zeigte.

Um die Auswirkungen des sprachlichen Transfers von der jeweiligen Ausgangssprache in die jeweilige Zielsprache nachzuvollziehen, wurden Auszüge aus therapeutischen Sitzungen von externen Dolmetschern rückübersetzt. Hieraus ein interessantes Beispiel:

Beispiel
Mittels einer Rückübersetzung eines therapeutischen Gespräches mit einem iranischen Patienten wurde ersichtlich, dass dieser über seine Sorgen hinsichtlich seiner körperlichen Beschwerden spricht. Der Dolmetscher übersetzt hingegen, dass der Patient sich Sorgen um sein Leben mache.
Patient (übersetzt durch externen Dolmetscher): »Meine Leber stört mich sehr.«
Dolmetscher übersetzt ins Deutsche: »Ich mache mir ziemliche Sorgen über mein Leben.«
Der Therapeut fragt hierauf nach den Gedanken, die sich der Patient mache, nachdem er gehört hat, dass dieser sich Sorgen über sein Leben mache. Der Patient beschreibt daraufhin seine körperlichen Symptome ausführlich, was in einem tiefenpsychologischen/ethnopsychoanalytischen Setting als Widerstand (siehe nachfolgender Exkurs) gegenüber der Therapie gedeutet werden könnte, ein Widerstand gegen das Durcharbeiten seiner psychischen Probleme.
Der Therapeut hat aufgrund der veränderten Übersetzung durch den Dolmetscher keine Kenntnis davon, dass der Patient lediglich über organische Beschwerden gesprochen hat. Durch diese höchstwahrscheinlich unbewusste Intervention des Dolmetschers entsteht beim Therapeuten ein Bild des Patienten, welches nicht mit dessen Äußerungen übereinstimmt.
Das legt die Vermutung nahe, dass der Dolmetscher in seiner Übersetzung versucht, den Widerstand des Patienten aufzufangen, indem er das vom Patienten Gesagte verändert und die mit den körperlichen Beschwerden einhergehende allgemeine Sorge um das Leben des Patienten eigenmächtig formuliert.
Es könnte sich aber auch schlicht um einen Übersetzungsfehler handeln oder um eine undeutliche Aussprache des Wortes Leber durch den Dolmetscher.
Was auch immer die Ursache für diese Bedeutungsverschiebung war, sie führte zu einem Missverständnis zwischen Patient und Therapeut. Wenn in einem interkulturellen Setting mit Sprach- und Kulturmittlerbeteiligung

Irritationen auftreten, sollte bedacht werden, dass deren Ursache in der Übersetzung liegen könnte.

> **Exkurs**
>
> **Widerstand**
> »Im Verlauf der psychoanalytischen Behandlung nennt man all jenes »Widerstand«, was in den Handlungen und Worten des Analysierten sich dem Zugang zu seinem Unbewussten entgegenstellt« (Laplanche u. Pontalis 1975, S. 622). Unter Widerstand wird also die Abwehr des Analysanden/Patienten gegen das Bewusstmachen verdrängter Bedürfnisse/Wünsche des Es oder Schuldgefühle des Über-Ichs verstanden.

Das vorausgegangene Beispiel zeigt, wie viele verschiedene Interpretationen die Veränderung der Patientenaussage durch den Dolmetscher zulässt. Gleichzeitig demonstriert es eindrücklich, mit welcher Komplexität sich derjenige konfrontiert sieht, der die Prozesse in interkulturellen Settings, ihre Ursachen und Dynamiken zu verstehen versucht. Die darin liegenden Erkenntnismöglichkeiten sind vielgestaltig und die Deutungen manchmal, aufgrund der Vielzahl von potentiellen Einflussfaktoren, vielleicht etwas gewagt. Sich ihnen zu widmen und Erfahrungen und Wissen über diese Prozesse zu sammeln und zu dokumentieren eröffnet jedoch einen Erkenntniszuwachs nicht nur für die interkulturelle Psychotherapie mit Dolmetscherbeteiligung, sondern auch hinsichtlich der Bedeutung von Sprache für Psychotherapie im Allgemeinen. Daraus erwächst auch eine Grundlage für weiterführende translationswissenschaftliche Fragestellungen in medizinischen, bzw. psychotherapeutischen Versorgungsbereichen.

Aufgrund der durch die Übersetzung entstehenden zeitlichen Verzögerung, mit der die sprachlichen Äußerungen des Patienten den Therapeuten erreichen (in umgekehrter Richtung ebenso) entsteht zwischen beiden eine indirektere Beziehung, als sie sich in einem Zweiersetting etablieren würde. Die Dreierkonstellation erschwert es, das Gesprochene mit der Art und Weise der Artikulation, also mit Mimik und Gestik in Einklang zu bringen.

Aus diesem Umstand erwächst z. B. für den Therapeuten die Schwierigkeit, die Mimik und Gestik des Patienten richtig zu verstehen und die Aussage dem dazugehörigen Affekt zuzuordnen.

Auch die therapeutische Sprache kann als »Kultur« verstanden werden, die bestimmte Bedeutungen und Bezeichnungen »transportiert«. Was geschieht mit den von den Therapeuten verfolgten sprachlichen Mustern, in die eingebettet bestimmte Begriffe und Sätze einen spezifischen Sinn haben?

Erkennbar wurde während der Forschung, dass einigen Dolmetschern, die im Psychotherapiesetting verwendete Sprache in ihren Besonderheiten nicht bekannt zu sein schien bzw. sie deren Relevanz für die therapeutische Arbeit nicht kannten. Die für tiefenpsychologische/ethnopsychoanalytische Psychotherapie typischen, oft im Konjunktiv formulierten Äußerungen, die kaum direktiven Anmerkungen der Therapeuten wurden durch die Übersetzung gelegentlich verändert. So verloren die Äußerungen der Therapeuten in der Übersetzung ihre zurückhaltende Konnotation und wurden in einigen Fällen zu Handlungsanweisungen an die Patienten, die von den Therapeuten bewusst vermieden worden waren. D. h., dass die von den Therapeuten angestrebte Beziehung zu den Patienten, die sich auch in einer bestimmten Art und Weise zu sprechen, Fragen und Deutungen zu formulieren auszeichnet, ihre Wirkung in einer derartigen Übersetzung verlor.

! Die Verwendung der Sprache der Therapeuten im Rahmen ihrer psychotherapeutischen Arbeitsweise verleiht Begriffen und Sätzen eine bestimmte Bedeutung und damit einen spezifischen psychotherapeutischen Sinn. Um diesen auch in der Übersetzung an die Patienten zu erhalten, ist es wichtig, dass die Dolmetscher von der Spezifik der psychotherapeutischen Sprache Kenntnis haben. Eine Unkenntnis kann zu sprachlichen Interventionen führen, die den therapeutischen Prozess unter Umständen behindern.

12.5 Sprach- und Kulturmittler als Mediatoren oder Vermittler von Differenzen?

Sprach- und Kulturmittler sollen zur Verständigung zwischen zwei Personen unterschiedlicher sprachlicher, aber auch kultureller Herkunft beitragen.

In einer therapeutischen Beziehung sollte ein Rahmen geschaffen werden, in dem ein Gefühl der Unzulänglichkeit seitens des Patienten vermieden bzw. verringert wird. Es sollte dem Patienten die Möglichkeit geboten werden, sich in der Sprache zu artikulieren, die er beherrscht und die ihm eine Möglichkeit bietet, sich verständlich zu machen. Mit Hilfe eines Sprach- und Kulturmittlers kann im Idealfall eine Verständigung und darüber ein Verstehen gewährleistet werden, was dann zu einer vertrauensvolleren Beziehung beitragen kann. In einer interkulturellen therapeutischen Beziehung ist sowohl der Aufbau einer vertrauensvollen Beziehung als auch ein Verstehen besonders erschwert, da sprachliche Verständigungsschwierigkeiten und kulturelle Missverständnisse zu den »üblichen« Verständigungsschwierigkeiten und Missverständnissen hinzukommen. In einem interkulturellen Setting mit Sprach- und Kulturmittlerbeteiligung können diese im Idealfall überwunden werden, da der Dolmetscher die Sprache des Patienten spricht und ein Wissen über dessen Herkunftskultur in die therapeutische Beziehung einbringt. Ob und wie damit ein Verstehen erreicht werden kann, wird im Folgenden erörtert.

12.5.1 Die Bedeutung von »Verstehen« in einem Dreiersetting

Jürgen Straub (1999) hat sich ausführlich dem Problem des Verstehens gewidmet:

> Fremdverstehen[2] ist ein relationaler Akt, eine »Relationierung«, die den anderen stets von einem bestimmten Standort aus und aus einer besonderen Perspektive als anderen identifiziert und qualifiziert. Die Repräsentation des anderen ist niemals eine völlig neutrale Vorstellung und Darstellung eines Gegenübers. Sie bezeugt vielmehr eine Beziehung, genauer: das vorläufige Ergebnis eines Beziehungsgeschehens, das die beteiligten Akteure zwar mitgestalten und reflektieren, niemals aber vollständig kontrollieren können. ... Wer wirklich zu verstehen beabsichtigt, mag primär vernehmen wollen, was andere mitteilen, und wird doch nicht vermeiden können, das Mitgeteilte mit eigenen Augen zu sehen und ihm schließlich einen neuen, eben relationalen Ausdruck zu geben. Er wird doch auch mit eigener Stimme sprechen und Zustimmung oder Vorbehalte signalisieren, wenn er mit und von den anderen, von deren Praxis der Lebensform, spricht. (Straub 1999, S. 12 ff)

Hierin sind Aspekte enthalten, die schon bei Gadamer zu finden sind. Für Gadamer ist Verstehen durch einen traditions- und überlieferungsbestimmten »Verstehenshorizont« bedingt, aus dem Fragen und Vorurteile des Interpreten erwachsen. Es gibt demnach kein Verstehen ohne Vorverständnis, in welches der Verstehende durch die spezifische Situation und Zeit seines Verstehens eingebettet ist (Gadamer 1960).

Wenn man davon ausgeht, dass der Dolmetscher während einer Übersetzung das Gesagte auf eine eigene Art und Weise zu verstehen versucht, um es zu transferieren, ist dabei eine Neutralität nach Straub (1999) nicht möglich. Es wird keinem Dolmetscher möglich sein, seine eigene Positionierung aus der Vermittlung zu eliminieren. In den vorangegangenen Ausführungen haben wir deutlich gemacht, wie sich die Positionierung, sprich das Sich-in-Beziehung-Setzen der Dolmetscher, ihre Persönlichkeit, ihre Werte und Normen und ihr Verständnis des therapeutischen Arbeitens auf ihre Vermittlungstätigkeit auswirken. Diese beeinflussen den Verstehensprozess zwischen Dolmetscher und Patient und in der Folge auch jenen zwischen Patient und Therapeut. Wir setzen dabei voraus, dass eine Übersetzung den Versuch eines Verstehens durch die Dolmetscher impliziert.

Dieser Versuch vollzieht sich aber sehr unterschiedlich. Ein Dolmetscher versuchte, die Auto-

---

2   Mit Fremdverstehen ist kein Fremdsein aufgrund kultureller Differenzen gemeint, sondern vielmehr die Fremdheit, die immer zwischen dem »Eigenen« und dem »Anderen« existiert.

rität des Therapeuten zu unterstreichen, indem er durch seine Übersetzung dessen Äußerungen in konkrete Handlungsaufforderungen und Belehrungen verwandelte. So vermied er z. B. den vom Therapeuten bewusst eingesetzten Konjunktiv in der Übersetzung. Eine andere Dolmetscherin bemühte sich darum, die von ihr scheinbar schon verstandene Perspektive der Patientin an die Therapeutin weiter zu vermitteln.

Diese Beispiele zeigen, dass die Dolmetscher, um Patienten und Therapeuten zu verstehen, eine Positionierung einnehmen, sich in Relation zu dem zu Verstehenden setzen. Sie sind nicht neutral. Die sich daraus ergebende Einflussnahme gilt es zu erkennen. Der Anspruch auf Neutralität übersieht, dass bei allen am Setting Beteiligten das Verstehen der »Wirklichkeit« des jeweils Anderen begrenzt ist, und verleugnet die damit einhergehende zwangsläufige Veränderung der jeweiligen Äußerungen während der Rezeption und Übersetzung durch die Dolmetscher.

Im Fall der oben erwähnten Dolmetscherin könnte man mit Dörner von einer »verschmelzenden Identifizierung« sprechen:

> »Ich verstehe Dich.« … »Aktives Subjekt versteht passives Objekt«. Die Bewegung geht von mir aus, exploriert den Gegenstand, den Anderen, wertet ihn aus und kehrt bereichert zu mir zurück. In dieser egologischen Haltung gibt es letztlich doch keinen Unterschied zwischen dem naturwissenschaftlichen Erklären, mit dem ich theoriegeleitet mein Gegenüber analysiere, und dem geisteswissenschaftlichen Verstehen, durch das ich mich in mein Gegenüber und seinen Bedeutungszusammenhang einfühle, vertiefe (um nicht zu sagen: verbohre), um seine Wahrheit zu heben. Beide Strategien sind gleichermaßen intentional aneignend, besitzergreifend, das Objekt mir gleichmachend, wobei ich beim Verstehen über die einfühlende Empathie auch noch bei der verschmelzenden Identifizierung landen kann (Dörner 2001, S. 79).

»Verschmelzende Identifizierung« könnte man dann den Prozess nennen, bei welchem Verstehen nicht als Aushandlungsprozess, als Annäherung an den Anderen aufgefasst wird, sondern als eine eindringende, einfühlende Empathie, bei der der Andere völlig gleich gemacht und sein Anderssein negiert wird. Eine solche einfühlende Empathie wurde von dieser Dolmetscherin immer wieder betont. Sie sagte, dass sie weiß, wie die Patientin sich fühlt, dass sie sich einfühlen kann, mit ihr mitfühlen und sie verstehen kann. Sie versuchte sozusagen die Perspektive der Patientin zu übernehmen. Straub bezeichnet eine solche Auffassung von Verstehen als »assimilierendes Verstehen« und stellt diesem alternativ das »akkomodierende Verstehen« gegenüber:

> Es gibt eine Alternative zum assimilierenden Verstehen, das, radikal durchgeführt, allenfalls zu bloßen Vorspiegelungen fremder Wirklichkeiten führt (in Wahrheit zeigt sich im derart repräsentierten Anderen bloß das verteidigte und durchgesetzte Eigene.) Diese Alternative könnte akkomodierendes Verstehen genannt werden. Wer Piagets bekannte Unterscheidung in dieser Weise aufgreift und auslegt, fasst zwar alles soziale Verstehen als eine adaptive Leistung auf, als Anpassung an und Einstellung auf den Anderen. Während jedoch die assimilierende Applikation eigener Schemata die fremden Wirklichkeiten kurzerhand ans Eigene angleicht, erfordert das akkomodierende Verstehen eine adaptive Transformation der eigenen kognitiven und begrifflichen Schemata. Das akkomodierende Verstehen passt nicht bloß das andere und Fremde an das Eigene an, sondern umgekehrt auch dieses an jenes. … Alles Fremdverstehen ist eine Anverwandlung des Anderen, die das Eigene nicht unberührt lässt. (Straub 1999, S. 17 f)

Explizit bedeutet Assimilation (im Sinne Piagets) so viel wie die kognitive Integration von Umwelteinflüssen. Akkomodation hingegen meint die Modifikation der Schemata in der Begegnung mit Umwelteinflüssen, die mit den bereits bestehenden Schemata nicht zu erfassen sind. Anzumerken ist, dass Piaget beide Prozesse als ineinandergreifend und als nicht von einander trennbar konzeptualisiert.

In einem Chaos sich ständig verändernder Eindrücke konstruiert jeder von uns eine stabile Welt, in der die Gegenstände erkennbare Umrisse, einen festen Ort und Bestand haben. Indem wir wahrnehmen, bauen wir, greifen Winke auf und verwerfen andere. Winke, die am besten in das entstehende Muster passen, werden am ehesten akzeptiert. Zweideutige werden meist so behandelt, als ob sie mit dem übrigen Muster harmonisierten, widersprechende werden in der Regel verworfen. Akzeptiert man sie, muss die Struktur unserer Annahmen modifiziert werden (Douglas 1988, S . 54).

Douglas postuliert also, dass wir dazu tendieren, Gegenstände (und wir übertragen dies hier auf die Begegnung mit dem »Anderen«) unseren bereits bestehenden Schemata anzugleichen, sie mit diesen zu erfassen suchen um unsere »stabile Welt« aufrechtzuerhalten. Diesen widersprechende Muster und Bedeutungen müssten zur Veränderung unserer Schemata führen, sobald wir den Widerspruch akzeptieren.

Überträgt man Douglas' These auf das interkulturelle Dreiersetting so heißt dies, dass es für das Verstehen des Anderen in seinen Bedeutungen und Symbolen notwendig ist, unsere eigenen begrifflichen und kognitiven Schemata zu verändern, um so eine Vereinnahmung und Gleichmachung zu vermeiden. Das heißt, dass wir bereit sein müssen, Differenzen zwischen dem Eigenen und dem Fremden zu akzeptieren.

12.5.2 Ein Aushandlungs- oder Transformationsprozess als Annäherung an ein transkulturelles Verstehen

Ein Aushandlungsprozess zwischen dem Eigenen und dem Fremden könnte zu Veränderungen des jeweils eigenen Denkens und Handelns führen, zu einem kontinuierlichen Transformationsprozess. Über eine selbstreflexive Akkomodation könnte sich ein solcher Transformationsprozess entwickeln, indem der Andere nicht an das Eigene angepasst würde, sondern sich beides, das Eigene und das Andere, in ständiger Veränderung befindet. Hierin läge auch eine Chance, therapeutische Machtkonstellationen aufzubrechen, da dieser Prozess nur möglich wird, wenn es sich nicht mehr um Subjekte (Therapeuten) handelt, die auf Objekte (Patienten) einwirken, sondern auch die vormaligen Objekte, die dann Subjekte würden, auf die anderen Subjekte einwirken. Ein solcher Austauschprozess ist in kulturell differenten Bedeutungszusammenhängen mithilfe der Sprach- und Kulturmittler möglicherweise zu erreichen. Mit ihrer Anwesenheit können die Aussagen von Patienten und Therapeuten für den jeweils Anderen kontextualisiert werden. Gleichzeitig besteht jedoch die Gefahr, dass Dolmetscher die Möglichkeit für einen solchen Transformationsprozess aus der Beziehung zwischen Patienten und Therapeuten eliminieren. So versuchte die erwähnte Dolmetscherin Harmonie zwischen Patientin und Therapeutin herzustellen, indem sie die Differenzen und Missverständnisse zwischen beiden zu nivellieren versuchte. Sie stand damit einem Aushandlungsprozess/ Transformationsprozess hin zu einem Verstehen (im ausgeführten Sinne) zwischen Therapeutin und Patientin durchaus entgegen. In wohlwollender Absicht und in ihrem Rollenverständnis als Kulturmittlerin sah sie es als ihre Aufgabe, die Differenzen unsichtbar, darin enthaltene Konflikte nicht spürbar werden zu lassen. Sie versuchte eine Übereinstimmung, eine Harmonie herzustellen, die eine Aushandlung nicht mehr notwendig erscheinen ließ. Sie behauptete damit ein Verstehen. Die Wahrnehmung und Reflexion der Differenzen ist jedoch die Voraussetzung für einen Aushandlungsprozess, der im Idealfall in ein gegenseitiges Verstehen mündet. Irritationen die auf eine bestimmte Fremdheit zurückzuführen sind, sind wesentlicher Bestandteil der therapeutischen Beziehung zwischen Patient und Therapeut. Den damit verbundenen Konflikten mithilfe einer »diplomatischen« Übersetzung vorbeugen zu wollen, steht dem tiefenpsychologischen bzw. ethnopsychoanalytischen Arbeiten entgegen und kann zu einer Stagnation der therapeutischen Beziehung führen.

An dem angeführten Beispiel zeigt sich, dass es nicht reicht, dass die Dolmetscher die Muttersprache der Patienten und ein Wissen über deren kulturellen Hintergrund einbringen, sie sollten auch das therapeutische Prinzip kennen und die Relevanz der Bearbeitung von Differenzen und Fremdheit ebenso wie die von Gemeinsamkeit und Eigenem, um dies entsprechend vermitteln zu können.

Das Eigene und das Fremde zwischen Patient und Therapeut blieben ansonsten unberührt nebeneinander stehen.

> ❗ Differenzen und Missverständnisse sind nicht zu vermeiden, sie sind vielmehr das Potential hin zu einem transkulturellen Verstehen.

Hier zeigt sich besonders deutlich, dass es sich bei der tiefenpsychologischen bzw. ethnopsychoanalytischen, wie bei jeder anderen psychotherapeutischen Schule auch, um eine »Kultur« handelt. Hinzu kommt, dass diese »Kultur« Teil einer europäischen, bzw. nordamerikanischen Wissenschaft- und Denktradition ist, die in diesen Kontexten anerkannt und etabliert ist. In jeder Therapie ist es notwendig, dem Klienten das therapeutische Prinzip zu erläutern. Auch dies ist eine Form der Übersetzung eines differenten Symbolsystems. In einer interkulturellen Psychotherapie kommt hinzu, dass die Klienten möglicherweise noch nie etwas von Psychotherapie gehört haben, sich wenig darunter vorstellen können und das der Psychotherapie zugrundeliegende Verständnis einer Trennung von Körper und Psyche sowie die Behandlung mittels Reden ihnen noch fremder ist als einer Person, die in einem westlichen Kontext sozialisiert worden ist (Zaumseil ▶ Kap. 1). Es ist also in einem solchen Setting umso wichtiger, sowohl mit den Dolmetschern als auch mit den Patienten das therapeutische Prinzip zu besprechen und daraus entstehende Irritationen und Schwierigkeiten zu bearbeiten. Unter Umständen kommt man darüber zu der Erkenntnis (unabhängig von den Sprach- und Kulturmittlern), dass das Setting nicht geeignet ist, und wird eine Alternative finden müssen.

Abschließend noch eine Anmerkung zur Übertragbarkeit dieser Verstehensprozesse auf »herkömmliche« psychotherapeutische Settings: Während in einem deutsch-deutschen Setting eher von Gemeinsamkeiten ausgegangen wird, wie es Mertens (1990, S. 59) für alltägliche Verstehensprozesse beschreibt, werden in einem deutsch-nichtdeutschen Setting zuerst die Differenzen fokussiert, die es zu überwinden gilt. Der Andere wird aufgrund der augenscheinlichen Differenzen (im doppelten Sinne) als solcher gesehen. Die Schwierigkeiten einer Verständigung, eines Verstehens werden zentral. Dass diese Differenzen in jedem therapeutischen Setting bestehen und es sich bei einem Patienten immer um einen »Fremden«, einen »Anderen« handelt, sollte eine stärkere Betonung erfahren.

12.6 Der Einsatz von Sprach- und Kulturmittlern

12.6.1 Zwischen interkultureller Kompetenz und Kulturalisierung

Das Hauptziel des Einsatzes von Sprach- und Kulturmittlern ist es, kulturelle Differenzen zu bearbeiten und in die Therapie einfließen zu lassen. Wie lässt sich dabei jedoch eine Kulturalisierung und eine damit verbundene Stereotypisierung vermeiden?

> Die Schwierigkeiten beginnen, sobald wir feststellen, dass wir in fremden Kulturen nicht nur die uns bekannten Phänomene in veränderter Zuordnung vorfinden, sondern auch Phänomene, die uns aus der eigenen Kultur gar nicht bekannt sind, wohingegen andere, die uns bekannt sind, fehlen. Da wir nun aber in unserer Kultur groß geworden sind, mit unseren Kategorien verstehen gelernt haben, besteht die Gefahr, dass wir die fremden Phänomene, unseren Vor-Urteilen folgend, falsch interpretieren. Und dies gilt nicht nur einmal, sondern in Bezug auf jede fremde Kultur aufs Neue. (Nadig 1986, S. 36)

In den ethnopsychoanalytischen Gesprächen, wie sie z. B. von Parin und Nadig in außereuropäischen Kontexten durchgeführt wurden, wird versucht dieser Schwierigkeit durch die Analyse des Wechselspiels zwischen unbewussten und bewussten Anteilen des Individuums und seiner Kultur zu begegnen (vgl. Reichmayr 1995). Dabei geht es vor allem um die Analyse der Einflüsse der Subjektivität und der jeweils eigenen Kulturzentriertheit. Das Phänomen der Gegenübertragung wird hierbei zu einem Instrument, mit dem über die Analyse der eigenen Abwehrmechanismen und Denkstrukturen ein besserer Zugang zu einem Gesprächspartner und dessen Kultur entwickelt werden kann.

Diese Methode ermöglicht es, die kulturelle Differenz zwischen nichtdeutschen Patienten und den Behandlern in den therapeutischen Prozess einzubeziehen.

> ❗ In einer tiefenpsychologischen bzw. ethnopsychoanalytischen Psychotherapie ist es zudem wichtig, nicht nur kulturtypische Phänomene zu beschreiben, sondern zu analysieren, was der Patient mit einem bestimmten »kulturellen Weg« impliziert.

Die Botschaften, die die Patienten den Therapeuten senden, z. B. eine Beschreibung ihrer Ängste, werden je nach Herkunft in kulturell unterschiedlich determinierter Weise transportiert. Würde in der interkulturellen Arbeit mit Dolmetscher jedoch nur die Ausdrucksform beschrieben, bliebe der Therapeut in einer Kulturalisierung gefangen. Auch wenn er noch so intensiv mit dem Dolmetscher recherchiert, welche Geschichte z. B. ein bestimmtes Ritual hat, berücksichtigt er dabei nicht die Psychodynamik, die für das therapeutische Vorgehen wesentlich ist. Durch die Analyse des kulturspezifischen Ausdrucks, des soziokulturellen Kontextes und der Psychodynamik kann die Problematik der Patienten bzw. die Psychopathologie sicherer interpretiert, kontextualisiert und zum Teil auch entpathologisiert werden.

Beispiel
Eine 30-jährige arabische Patientin musste auf der Flucht nach Deutschland ihr Kleinkind im Heimatland zurücklassen. Der überweisende Arzt stellt unter anderem wegen vermeintlich akustischer Halluzinationen die Diagnose einer Schizophrenie. Die Patientin hörte regelmäßig die Stimme ihrer kleinen Tochter. In Gesprächen mit einer Sprach- und Kulturmittlerin wurde klar, dass im nahöstlichen Raum bei Trennung oder Tod in vielen Fällen eine Art Zwiesprache mit dem sehnsüchtig Vermissten gehalten wird. Die Diagnose Schizophrenie erscheint in diesem Kontext fragwürdig.

Dass sich die therapeutisch relevanten Differenzen, die zwischen Patienten und Therapeuten bestehen, nicht lediglich auf kulturelle Unterschiede beschränken, solchen aber unter Umständen fälschlicherweise zugewiesen werden, zeigte sich in der Empirie der dem Artikel zugrunde liegenden Forschung (vgl. Kluge 2005). In der interkulturellen Arbeit mit Sprach- und Kulturmittlern ist es also wichtig, kulturelle, bzw. ethnische Differenz nicht zur Leitdifferenz zu erklären, sondern gleichzeitig sensibel für soziale, ökonomische, alters- und geschlechtsbedingte Differenzen zu bleiben, die in einem solchen Setting bestehen und ebenso zu Missverständnissen führen.

12.6.2 Eine Diskussion über das geeignete Setting

Es gibt verschiedene Möglichkeiten, das Setting mit einem Dolmetscher zu gestalten. Nach den dargelegten Erkenntnissen und der Akzeptanz des triadischen Sysems ist die Positionierung in einem gleichschenkligen Dreieck angemessen. Hierbei wird nicht nur die Beziehungsgestaltung zwischen Patient und Therapeut beachtet, sondern darüber hinaus der Übertragung und Gegenübertragung zwischen allen drei Beteiligten Rechnung getragen.

Überdies wurde ersichtlich, dass Geschlecht, Herkunft und Kontinuität der Dolmetscher ebenso ausschlaggebend sind wie bei den Therapeuten.

Der Ablauf eines Dolmetschereinsatzes kann in 5 Phasen zusammengefasst werden (Salman 2001):
1. Planung des Dolmetschereinsatzes,
2. Vorgespräch mit dem Dolmetscher,
3. das eigentliche Übersetzungsgespräch,
4. das Nachgespräch mit dem Dolmetscher,
5. die Auswertung des Dolmetschereinsatzes.

Wann sollte ein Dolmetscher hinzugezogen werden?
Bereits beim ersten Gespräch, nur wenn es »schwierig« wird, oder alternierend?

Häufig ist zu beobachten, dass Verwandte, Freunde wie auch überweisende Ärzte oder Therapeuten die Deutschkenntnisse der Patienten zu gut oder zu schlecht einschätzen. Ein Erstkontakt ohne Dolmetscher ermöglicht sowohl eine bessere Einschätzung der Sprachkenntnisse als auch ein unmittelbareres Erleben im direkten Kontakt zu zweit.

Ein Sprach- und Kulturmittler kann jedoch auch bei mäßigen bis guten Deutschkenntnissen sinnvoll sein, um z. B. kulturell besondere Phänomene oder sprachliche Nuancen intensiver zu bearbeiten.

Bei einer weniger intensiven psychotherapeutischen Betreuung oder einer diagnostischen Einschätzung ist durchaus auch einmal ein Wechsel von Gesprächen mit und ohne Dolmetscher möglich.

> ❗ Generell ist es wichtig, vor allem in den ersten Stunden das geeignete Setting situationsabhängig zu gestalten. Während dieser Stunden lässt sich der Rahmen einer Therapie in Bezug auf Dolmetscherteilnahme und Stundenzahl setzen.

Zu dem untersuchten Setting gehört es auch, dass die Dolmetscher außerhalb der Übersetzungsgespräche keinen Kontakt (z. B. im Warteraum) zu den Patienten pflegen bzw. dass solche Interaktionen, wenn sie stattfinden in der therapeutischen Sitzung besprochen werden sollten. Die Probleme und Gedanken der Patienten sollen Eingang in den therapeutischen Prozess finden und nicht bereits mit dem Dolmetscher »geklärt« werden. Solche Interaktionen bringen den Dolmetscher in eine Rolle, die ihn unseren Erfahrungen nach überfordert. Außerdem können sie dazu führen, dass der Therapeut aus der Beziehung ausgeschlossen wird und damit eine therapeutische Arbeit im gewünschten Sinne nicht möglich ist.

Beispiel
Die in Abschnitt 12.3.2 bereits erwähnte muslimische, arabischsprachige Patientin berichtete von ihrer kleinen Tochter, deren Jungfernhäutchen während einer Untersuchung verletzt worden war. Sie überlegte nun, welcher Arzt ihr helfen und das Hymen nähen könnte. Die Dolmetscherin, die sich sehr mit der Patientin identifizierte, sammelte ein paar Adressen von Gynäkologen und beabsichtigte, der Patientin diese Adressen vor der nächsten Stunde zu geben. Im Nachgespräch äußerte sie gegenüber der Therapeutin diese Absicht, was dieser die Gelegenheit bot, die Dolmetscherin über die Problematik dieser Intervention zu infomieren. Die Dolmetscherin hätte mit diesem Vorgehen verhindert, dass die Patientin, wie sie es dann tat, das Für und Wider der Operation gründlicher reflektierte, wodurch verschiedene Konflikte, die für sie durch das Leben in Deutschland entstanden waren, bearbeitet werden konnten.

12.7 Zusammenfassung

Durch die Mitarbeit von Sprach- und Kulturmittlern in einem psychotherapeutischen Setting entsteht ein komplexes triadisches System. Die Unsicherheiten bezüglich eines solchen Modells sind so groß, dass vielfach auf einen Dolmetschereinsatz verzichtet wird (vgl. Cerzniewski 2004).

Die häufig geforderte Neutralität der Dolmetscher ist nicht zu gewährleisten, da Sprach- und Kulturmittler als vollständige Personen anwesend sind und mit ihrem Handeln bewusst und unbewusst intervenieren. Ihr Selbstbild, ihre (kulturelle) Identität, ihr selbst- und fremdzugeschriebenes Rollenverständnis und ihre eigenen Vorstellungen von psychotherapeutischen Behandlungsmethoden beeinflussen die Übersetzungstätigkeit. Wie unterschiedlich die sowohl bewusst als auch unbewusst eingenommenen Rollen aussehen können, zeigen die geschilderten Beispiele.

Um sowohl Vorannahmen als auch Gegenübertragungsphänomene der Dolmetscher für die psychotherapeutische Arbeit nutzbar zu machen, ist als erster Schritt die Einsicht notwendig, dass es sich bei einem solchen Setting nicht um ein Zweiersetting mit Dolmetscherbeteiligung handelt, sondern um ein Dreiersetting, bei dem die Dolmetscher als Personen in den therapeutischen Prozess integriert werden müssen.

> ❗ Therapeuten, Dolmetscher und Patienten können einen Raum schaffen, in dem über Bedeutungen, Symbole und kulturelle Differenzen reflektiert wird. Dazu ist es notwendig, dass der Dolmetscher die Bedeutung der Akzeptanz und Nutzbarmachung von Differenz erkennt und sich nicht als harmonisierender Mediator versteht, der Missverständnisse und Konflikte zwischen Patient und Therapeut zu minimieren versucht. Ihr kulturelles Wissen kann für das Sichbarmachen von Differenz und Fremdheit genutzt werden.

In welchem Maße unsere Erkenntnisse aus der praktischen tiefenpsychologischen bzw. ethnopsychoanalytischen Arbeit und der Erforschung solcher Settings auf andere Settings transferierbar sind, muss im Einzelfall ausprobiert werden.

Der Anspruch an die Dolmetscher ist hoch und zudem befinden sie sich in einem schwierigen hier-

12.7 Zusammenfassung

archischen »Dazwischen«. Einerseits gehören die Dolmetscher zu den Professionellen, den Experten, andererseits bleibt ihnen viel vom therapeutischen Vorgehen verborgen. Sie befinden sich in einem psychotherapeutischen Setting sozusagen zwischen den Laien, den Patienten, und den Experten, den Therapeuten. Dieser Halblaienstatus und die daraus resultierende hierarchische Unsicherheit wirken sich auch auf ihre Übermittlungstätigkeit aus.

Ausführliche Vor- und Nachgespräche mit den Dolmetschern sowie eine intensive Einführung in psychotherapeutische Prinzipien sind deshalb sinnvoll, um das Übersetzen durch ein Verständnis für das Gesagte zu erleichtern.

Die in den untersuchten Psychotherapiesettings verwendete Sprache sollte immer wieder erläutert werden, denn die oft im Konjunktiv formulierten Äußerungen, die kaum direktiv sind, verlieren in Übersetzungen zuweilen ihre zurückhaltende Konnotation und werden zu Handlungsanweisungen, die den therapeutischen Prinzipien nicht mehr entsprechen.

Zusammen mit den Dolmetschern können Therapeuten eine Situation schaffen, die sowohl Verstehen als auch Vertrauen möglich macht. Verstehen und Vertrauen scheinen sich wechselseitig zu bedingen, was sich auch in einigen Aussagen der Patienten zeigt: »Wenn mich jemand nicht versteht, kann ich ihm/ihr nicht vertrauen« und umgekehrt »ohne eine gemeinsame Vertrauensbasis ist kein Verstehen möglich«. Ein besseres Verstehen und eine vertrauensvolle Beziehung entstehen jedoch nicht allein durch die Anwesenheit eines Dolmetschers. Die implizite Aufgabe, Verstehen zu fördern, wird von den Dolmetschern sehr unterschiedlich und zum Teil unbewusst ausgeführt. Es ist nicht möglich, diese Einflüsse auf das Setting zu eliminieren, jedoch notwendig sie zu reflektieren.

Dies stellt auch für die Behandler eine große Herausforderung in der Praxis dar. Viele der von uns formulierten theoretischen Erkenntnisse sind nur in einem kontinuierlichen Prozess in die Praxis umzusetzen. Es bedarf dazu jedoch eines permanenten Austausches zwischen Theorie und Praxis in diesem wie in vielen anderen Versorgungsbereichen. »In der Praxis muss man einen Schritt nach dem anderen machen – die Theorie muss den ganzen Marsch halten« (Brecht, GA 21, S. 302) Besonders wichtig ist es, Erfahrungen und Erkenntnisse zu dokumentieren und in zukünftige Ausbildungskonzepte sowohl für Behandler als auch für Sprach- und Kulturmittler einfließen zu lassen. Interkulturelle Supervisionsgruppen sind für einen professionellen Austausch und eine Weiterentwicklung solcher Ansätze wichtige Eckpfeiler.

Die Erfahrungen der untersuchten Einrichtung und die Ergebnisse der Forschung legen nahe, dass sich für die Aufgabe eines Sprach- und Kulturmittlers entweder staatlich geprüfte Dolmetscher, die Offenheit und Interesse zeigen und die in ausführlichen Vor- und Nachgesprächen geschult werden oder bilinguale Migranten mit einem sozialwissenschaftlichen Studium bzw. sonstigem sozialen Tätigkeitsfeld eignen. Wichtig für eine Zusammenarbeit wird es sein, die Sprach- und Kulturmittler ähnlich Kotherapeuten kontinuierlich in die psychotherapeutische Arbeit einzubeziehen. Konzeptionell bedeutet dies, dass das Setting als therapeutische Beziehungstriade zu verstehen ist und Reflektions- und Supervisionsarbeit sich an Konzepten für Kleingruppen und weniger an Ansätzen für Einzelsupervisionen orientieren muss.

Die Arbeit mit Dolmetschern ist sicherlich aufwändig, die Kostenfrage in Deutschland noch nicht einheitlich geklärt. Aus fachlicher Perspektive ist ihr Einsatz jedoch in hohem Maße gerechtfertigt, denn er erleichtert nichtdeutschen Patienten die Inanspruchnahme psychiatrischer/psychotherapeutischer Hilfe, reduziert diagnostische Unsicherheiten auf Seiten der Behandler und hilft oftmals stationäre Einweisungen zu verhindern (Kassim 2004). Unseren Erfahrungen und Erkenntnissen nach erhöht er die Chancen für eine gelungene Zusammenarbeit mit nichtdeutschen Patienten deutlich. Die vielfach von Behandlern als abschreckend wahrgenommene Komplexität der entstehenden Beziehungskonstellation kann in einem anderen Licht auch als Bereicherung des Wissens über das Eigene und das Fremde verstanden werden. Die hier dargelegten Erkenntnisse können dazu beitragen, die Unsicherheit und scheinbare Unkontrollierbarkeit einzuordnen und Stück für Stück fassbar und reflektierbar zu machen.

Wir möchten hier noch einmal betonen, dass die Differenzen der drei am Setting beteiligten Personen nicht lediglich kultureller Art sind. Das bedeutet für die interkulturelle Arbeit kulturelle Differenzen einerseits anzuerkennen und in die Therapie einfließen zu lassen, sie andererseits aber nicht zur einzigen Erklärungsdimension zu machen. Das besondere Bewusstsein für und die Auseinandersetzung mit Differenz sollte unseres Erachtens auch zunehmenden Eingang in »einkulturelle« Settings finden. So bestehen auch innerhalb einer kulturell scheinbar gleichen Gruppe unterschiedliche Konzepte und Vorstellungen von Heilung, Therapie, Normen und Lebensweisen, die hinter der Annahme der Gemeinsamkeit und geteilten Symbol- und Bedeutungswelten verborgen bleiben und nicht thematisiert werden.

Differenz irritiert und macht uns in der Auseinandersetzung selbst zu Fremden, sie zeigt uns den »Anderen in uns«. Sie weckt damit aber auch unsere Neugier, unseren Wunsch, verstehen zu wollen, uns selbst und den Anderen. Dabei entstehende Irritationen könnten eine positive Konnotation erfahren, indem wir sie einmal mehr zu unserer Erkenntnisquelle in Begegnungen machen.

Literatur

Abdallah-Steinkopff B (2003) Psychotherapie und Beratung mit Dolmetschern. Refugio München Report

Bedorf Th (2004) Intersubjektivität, (Anti-) Sozialität und die Whitebook-Honneth-Kontroverse. Psycho 58, Sonderheft, Klett-Cotta

Benjamin W (1972) (1921) Die Aufgabe des Übersetzers (1921). In: Tiedemann R, Schwepenhäuser H (Hrsg) Walter Benjamin, Gesammelte Werke Bd, IV(1). Suhrkamp, Frankfurt/M

Brecht B (1992) Schriften 1. 1914–1933. In: Hecht et al. (Hrsg) Bertolt Brecht, Werke. Große kommentierte Berliner und Frankfurter Ausgabe, Bd 21. Suhrkamp, Frankfurt/M

Devereux G (1998) Angst und Methode in den Verhaltenswissenschaften. Suhrkamp, Frankfurt/M

Dörner K (2001) Der gute Arzt. Lehrbuch der ärztlichen Grundhaltung. Schattauer, Stuttgart, S 78–83

Douglas M (1988) Reinheit und Gefährdung. Eine Studie zu Vorstellungen von Verunreinigung und Tabu. Suhrkamp, Frankfurt/M

Gadamer HG (1960) Wahrheit und Methode: Grundzüge einer philosophischen Hermeneutik. Mohr, Tübingen

Geertz C (1999) Dichte Beschreibung. Beiträge zum Verstehen kultureller Systeme. Suhrkamp, Frankfurt/M

Haenel F (1997) Spezielle Aspekte und Probleme in der Psychotherapie mit Folteropfern unter Beteiligung von Dolmetschern. systema 2(II): 136–144

Hagemann-White C (1993) Die Konstruktionen des Geschlechts auf frischer Tat ertappen? Feministische Studien 11(2)

Kassim N, Heinz A, Wohlfart E (2004) Interkultureller Ansatz schafft neue Zugänge. Ein Jahr Ethnopsychiatrische Ambulanz am Zentrum für Interkulturelle Psychiatrie, Psychotherapie und Supervision der Charité Berlin, Campus Mitte. Kerbe, Forum für Sozialpsychiatrie 1: 18–20

Laplanche J, Pontalis JB (1975) Das Vokabular der Psychoanalyse. Suhrkamp, Frankfurt/M

Malinowski, B (1922) Argonauts of the Western Pacific. London, Routledge

Mertens W (1990) Einführung in die psychoanalytische Therapie. Bd 2. Kohlhammer, Stuttgart

Nadig M (1986) Die verborgene Kultur der Frau. Ethnopsychoanalytische Gespräche mit Bäuerinnen in Mexiko. Fischer Taschenbuch Verlag. Frankfurt/M

Reichmayr J (1995) Einführung in die Ethnopsychoanalyse. Geschichte, Theorien und Methoden. Fischer Taschenbuch Verlag, Frankfurt/M

Rieger S et al. (1999) Interkulturalität. Zwischen Archiv und Inszenierung. Günter Narr Verlag, Tübingen

Salman R (2001) Sprach- und Kulturmittlung: Konzepte und Methoden aus der Arbeit mit Dolmetschern in therapeutischen Prozessen. In: Hegemann T, Salman R (Hrsg) Transkulturelle Psychiatrie: Konzepte für die Arbeit mit Menschen aus anderen Kulturen. Psychiatrie Verlag, Bonn, S 169–190

Schlehe J (2001) (Hrsg) Interkulturelle Geschlechterforschung: Identitäten – Imaginationen – Repräsentationen. Campus Verlag, Frankfurt/M

Straub J (1999) Verstehen, Kritik, Anerkennung. Das Eigene und das Fremde in der Erkenntnisbildung interpretativer Wissenschaften. Essener Kulturwissenschaftliche Vorträge 4, Wallstein, Göttingen

Tschernokoshewa E (2001) Beobachtung von Differenz und Hybridität. In: Schlehe J (Hrsg) Interkulturelle Geschlechterforschung: Identitäten – Imaginationen –Repräsentationen. Campus Verlag, Frankfurt/M

Wadensjö C (1998) Erinnerungsarbeit in Therapiegesprächen mit Dolmetscherbeteiligung. In: Apfelbaum B, Müller H (Hrsg) Fremde im Gespräch. Gesprächsanalytische Untersuchungen zu Dolmetscherinteraktionen, interkultureller Kommunikation und institutionalisierten Interaktionsformen. Verlag für Interkulturelle Kommunikation, Frankfurt am Main.

Wesselmann E, Lindemeyer T, Lorenz A (Hrsg) (2004) Wenn wir uns nicht verstehen, verstehen wir nichts. Mabuse Verlag, Frankfurt/M, S 47–62

Witzel A (2000) Das Problemzentrierte Interview. Forum Qualitative Sozialforschung 1(1), www.qualitative-research.net/fqs/

Wohlfart E, Özbek T, Heinz A (2005) Von kultureller Antiziption zu transkulturellem Verstehen. In: Assion HJ (Hrsg) Migration und Seelische Gesundheit. Springer Verlag, Berlin Heidelberg New York Tokio

13

Reflexion einer interdisziplinären Praxis von Ethnologie und transkultureller Psychotherapie aus ethnologischer Perspektive

Christine Hardung

13.1   Einführung – 200

13.2   Zur interdisziplinären Praxis – 201
13.2.1   Die Gruppe – 202
13.2.2   Therapeutischer Raum, institutioneller Rahmen – 204
13.2.3   Erfahrungsräume – 209

13.3   Schlussbetrachtung – 211

         Literatur – 211

13.1 Einführung

Globale Austauschprozesse, Diaspora und Migration bringen kulturelle Komplexitäten in stetiger Bewegtheit hervor (Hannerz 1992, Hall 2000), die neue Herausforderungen auch an die klinischen psychotherapeutischen Einrichtungen stellen. Im Feld therapeutischen Arbeitens besteht ein wachsender Bedarf an transkulturellen Therapieansätzen und interkultureller Kompetenz, um transkulturelle Prozesse und Konflikte bei den Subjekten zu erkennen und für einen Heilungsprozess nutzbar zu machen. Die Frage stellt sich, wie es möglich ist, transkulturelle Therapieansätze in einem interdisziplinären Austausch zu entwickeln. Am Zentrum für interkulturelle Psychiatrie, Psychotherapie und Supervision wird in der ethnopsychiatrischen Ambulanz seit drei Jahren ein interdisziplinärer Ansatz von Ethnologie und Psychotherapie in einem transkulturellen gruppenanalytischen Setting mit afrikanischen Patientinnen praktiziert. Der Beitrag gibt einen Einblick in den Prozess der hier stattfindenden Zusammenarbeit zwischen Therapeutin und Ethnologin. Er reflektiert in einigen Facetten den inneren therapeutischen Raum, den äußeren Rahmen und die Dynamiken in der Gruppe, wie sie der ethnologische Blick freigibt. Und er geht den Bedingtheiten ethnologischen Arbeitens in der klinisch therapeutischen Praxis nach.

Die Beteiligung von Ethnologen in einem klinischen Rahmen stellt in Deutschland ein relativ neues Berufsfeld innerhalb eines Faches dar, das in spezifischer Weise gefordert ist, auf die Dynamiken der Globalisierung zu reagieren.

> Die konventionelle anthropologische Konzeption vom »Feld« als einem distinkten Ort, dem das Moment der räumlichen Distanz anhaftet, muss unter den Bedingungen zunehmend deterritorialisierter Welten aufgegeben und neu überdacht werden (Clifford 1997b). Es ist der Raum ethnologischen Arbeitens selbst, der einem fundamentalen Wandel unterliegt.

Feldforschungen finden zunehmend auch in Kriegs und Krisengebieten statt (vgl. Nordstrom 1995), unter Flüchtlingen (u. a. Malkki 1995), entlang von Grenzstreifen, in »(dis)locations« von Diasporagruppen, Vorstädten und an Plätzen, die nur unweit entfernt der Metropolen oder anderer Lokalitäten liegen, aus denen manche der Forscher selbst kommen. Neben langen und intensiven Feldforschungsaufenthalten, die Einblicke in zwar ebenfalls keineswegs statische, aber doch relativ beständige, klar umrissene Lebensformen gewähren, gilt es immer häufiger, in Transiträumen, in wesentlich kürzeren Zeitabständen und einem rascheren Wechsel der Lokalitäten das Flüchtige und Dekontextualisierte auszumachen. Hier wird es notwendig, das empirisch methodische Vorgehen zu überdenken und mit ihm das »Feld« an sich neu zu bestimmen. Ein solches bildet auch, sofern hier Ethnologen beteiligt sind, eine ethnopsychiatrische Ambulanz.

Inwiefern, so ist zunächst zu fragen, lassen sich Erfahrungen aus der ethnologischen Praxis in den klinisch therapeutischen Bereich einbeziehen? Was deren Einbettung erleichtert, geht aus den methodologischen und inhaltlichen Prämissen von Ethnologie und Psychoanalyse hervor, die Maya Nadig in ihren Überlegungen zu den strukturellen Gemeinsamkeiten beider Disziplinen aus forschungs- und erkenntnistheoretischer Perspektive reflektiert.

> Ethnologie und Psychoanalyse enthalten im Anspruch, aus einem lebendigen Prozess her aus unsichtbare Zusammenhänge subjekt- und kontextbezogen verstehbar zu machen, ein kritisches Potential. Beide stellen ein unterschiedlich gewichtetes flexibles und prozessorientiertes Instrumentarium zur Verfügung. Die Psychoanalyse fokussiert das Unbewusste und seine Manifestationen im Rahmen der analytischen Beziehung. Der Gegenstand der Ethnologie sind die kulturellen Bedeutungen, die sich im Rahmen der Feldforschung in sozialen Interaktionen zwischen Individuen, Gruppen und Institutionen entfalten. (Nadig 2000, S. 94)

In der ethnologischen Methodik der teilnehmenden Beobachtung lassen sich trotz der fundamentalen Unterschiede, die die Rahmenbedingungen und Interaktionen in Therapie und Feldforschung bestimmen, Parallelen zu den psychoanalytischen Konzepten der Übertragung/Gegenübertragung und der gleichschwebenden Aufmerksamkeit aufzeigen (Nadig 2000, S. 94 f).

Wenngleich Ethnologen in der thematischen Fokussierung einem inneren Leitfaden folgen, so ist doch das Offene und »Ungerichtete«, dem sie sich teilnehmend am alltäglichen und außeralltäglichen Geschehen überlassen, wie auch ihre Bereitschaft, »Irritationen« zuzulassen, sie zu reflektieren und als Teil des Verstehensprozesses zu begreifen, zentral für die Herangehensweise nicht nur einer reflexiven Ethnologie. Ethnologische Techniken wie auch Erfahrungen aus der Wechselbeziehung von »Empathie« und »Distanz« im Feldforschungsprozess (vgl. Nadig 2000, S. 96) lassen sich in einer ethnopsychiatrischen Ambulanz in den therapeutischen Raum hineinnehmen. Den Disziplinen gemeinsam ist die zentrale Bedeutung des Gesprächs, auch wenn sich die dialogische Praxis einer Feldforschung vom therapeutischen Dialog unterscheidet.

13.2 Zur interdisziplinären Praxis

Die therapeutische Praxis und Theorie lehnt sich konzeptionell an neuere Entwicklungen der Ethnopsychoanalyse und der französischen Ethnopsychiatrie an (zu ihren Vertretern im Überblick Reichmayr et al. 2003). Wo der ethnopsychoanalytische Ansatz im deutschsprachigen Raum Eingang in die klinische therapeutische Praxis und in die psychosozialen Dienste gefunden hat, wird er in der Regel, wie in der Schweiz, von psychoanalytisch supervisierten Ethnologen und solchen mit einer weiteren Ausbildung in Psychologie angewandt oder von Therapeuten/Analytikern mit einer entsprechenden Doppelausbildung in Ethnologie (Egli et al. 2002). In diesem Modell wird versucht, Ethnologie und Psychologie bzw. Psychoanalyse in der Person des Behandlers zu vereinen. Dieses Verfahren haben wir insofern modifiziert, als sich das ethnologische und das therapeutische Herangehen auf zwei Personen aufteilt, die in auch für die Patientinnen deutlich professioneller Unterscheidung im transkulturellen Setting kontinuierlich zusammenarbeiten. Wenngleich sich hier das Team, mit dem die Patientinnen ein therapeutisches Arbeitsbündnis eingehen, auf zwei Personen derselben Kultur begrenzt, es sich also nicht wie an den Pariser ethnopsychiatrischen Zentren um eine größere interkulturelle Gruppe von Behandlern und Kotherapeuten handelt, greift diese Konstellation in der angestrebten »Dezentrierung« des Verhältnisses (vgl. Sturm 2001, S. 221) und Mehrstimmigkeit ein Strukturelement der in Frankreich entwickelten klinischen Ethnopsychoanalyse (Moro et al. 1994, 2000, Nathan 2001, 2003) auf. Jede Sitzung wird im Anschluss von therapeutischer und ethnologischer Seite einer »parallelen Interpretation« (Kubik 2004, S. 115) unterzogen, der Erkenntnisprozess dann gemeinsam reflektiert.

In dieser Vorgehensweise greifen wir auf Devereux' Postulat der Komplementarität und seiner Forderung getrennter Perspektiven von Kulturwissenschaft und Psychoanalyse auf den selben Gegenstand zurück (Devereux 1978). Dabei verstehen wir das therapeutische und ethnologische Herangehen in seiner spezifisch diskursiven Form. In der fachlichen Auseinandersetzung stellen beide Disziplinen alterierend durchlässige Denk- und Handlungsweisen dar, die sich im Austausch und Wechselspiel situieren.

> ❶ Im Zentrum unserer Zusammenarbeit steht das Nachdenken über das Zusammenwirken von Subjekt und Kultur, welche Anteile des psychischen Erlebens der Patienten »politisch kollektiv« (vgl. Felber-Villagra 1996), welche individuell, welche kulturell bestimmt sind. Es geht um die grundlegende Frage, wie sich Symbole und Resymbolisierungen in hybriden Räumen interpretieren lassen und wie Prozesse der Konstruktion und Neuinterpretation kultureller Repräsentationen verstanden werden können, wenn die Referenz- und Bedeutungssysteme sich grundsätzlich voneinander unterscheiden.

Das von den Patientinnen Mitgeteilte erfährt von therapeutischer und ethnologischer Seite aus den methodischen Zugängen und inhaltlichen Fokussierungen beider Disziplinen heraus unterschiedliche Gewichtungen und Bedeutungszuschreibungen, die im dialogischen Prozess reflektiert werden. Darüber wird es möglich, selbstverständlich gesetzte Vorannahmen der eigenen Disziplin zu überdenken und die eigenen kulturellen Hintergründe in Beziehung zu denen der Patientinnen zu setzen. An zentrale Begriffe (Identität, Raum etc.), die von den Vertretern beider Disziplinen verwendet werden, binden sich andere Vorstellungen und

Konzeptionen. Sie abzuklären, ist ein wichtiger Schritt, um zu einer gemeinsamen Sprache zu finden, die zugleich Differenz als Erfahrung mitreflektiert.

13.2.1 Die Gruppe

An den zunächst wöchentlich, inzwischen zweimal im Monat stattfindenden Gruppentherapiesitzungen nehmen Frauen aus verschiedenen Ländern West-, Ost- und Zentralafrikas teil. Neben der Therapeutin und der Ethnologin finden sich in wechselnden Zusammensetzungen bis zu 8 Personen ein. Eine kleinere Kerngruppe setzt sich aus Frauen zusammen, die kontinuierlich kommen. Darüber hinaus suchen einzelne die Gruppe im Rahmen der akuten Krisenintervention auf. Ihre Teilnahme begrenzt sich dann auf wenige Sitzungen.

Diejenigen, die an der Gruppe teilnehmen, sind Frauen, denen es nicht mehr gelingt, ihre multiplen Zugehörigkeiten und Identitäten in Übereinstimmung zu bringen und die sie fordernden Wirklichkeiten in plurale Lebensentwürfe zu integrieren. Gefühle der Fragmentierung, des Auseinanderbrechens und Verlusts haben bei ihnen überhand genommen, bis sich schließlich an keinem Ort mehr Stabilität und Kohärenz herstellen ließ. Oft bestimmen die Angst vor drohender Abschiebung oder das erinnerte Geschehen von Krieg und Flucht den Alltag so übermächtig, dass der kommunikative Bezug zum anderen verloren gegangen ist und sich keine tragenden Beziehungen mehr aufbauen lassen. Manchmal führen die inneren Verletzungen, eingebunden in familiäre Konflikte und gemeinschaftsinterne Bezüge, weit zurück, sind überdeckt von den psychischen Folgen physischer Gewalt, die fast alle an der Gruppe teilnehmenden Frauen auf die eine oder andere Weise erlebt haben, die meisten von ihnen über Bemächtigung ihrer Körper durch Polizei oder Militär. Manches Erleben teilen die Patientinnen trotz aller Diversitäten in ihren Biographien, und immer wieder geschieht es, dass im therapeutischen Raum als einem Raum, in dem sich Erinnerung und Erfahrung verdichten können, eine der Frauen etwas miterlebt, was die andere gerade mühsam in Sprache zu bringen sucht.

Die Frauen kommen aus verschiedenen Lokalitäten Afrikas, aus Gesellschaften, die ihren je eigenen Umgang mit Traumatisierung und Leiderfahrung haben. Neben ihrem subjektiven Krankheitsempfinden in der Diaspora sind sie eingebunden in die kulturspezifischen Erklärungsmodelle ihrer Herkunftsgemeinschaften bezüglich dessen, was Krankheit auslöst und wie ihr heilend begegnet werden kann. Doch die Frauen lassen sich nicht auf ihr Dasein als Patientinnen reduzieren. In der Migrationssituation versucht jede von ihnen auf individuelle Weise, sich in einem »Dazwischen« einzurichten. In ihren Heimatländern haben sie als Krankenschwester, in internationalen Organisationen, als Näherin, Botschaftsangehörige, Kleinhändlerin oder Verwaltungsangestellte gearbeitet, kamen aus Familien von Hirten, Bauern, Händlern, Städtern oder urbanen Eliten, sie waren eingebunden in Verantwortlichkeiten, die sich aus Gruppen- und Familienzugehörigkeit ergeben. Sie alle bringen Erfahrungen, Kosmologien, Handlungsweisen, Kenntnisse und Wissen aus den verschiedensten Lebenswelten und kulturellen, spirituellen, sozialen und politischen Kontexten mit. Was, so ist zu fragen, können angesichts einer solchen Vielfalt und Komplexität Ethnologen mit regionalen und thematischen Spezialisierungen hier überhaupt einbringen?

Diese Frage begleitete mich in ein mir zunächst fremdes Terrain, das therapeutische »Feld«, dessen Regeln ich mir aneignen und mit dessen Abläufen ich mich erst vertraut machen musste. So konzentrierte ich mich zunächst darauf, aus dem Französischen zu übersetzen und im Dialog mit der Therapeutin die Sitzungen in den Nachbesprechungen aus ethnologischer Perspektive zu reflektieren.

Über diese Form der aktiven Partizipation einerseits und der teilnehmenden Beobachtung des interaktiven Geschehens andererseits fand ich zugleich in das ethnologische Arbeiten im therapeutischen Prozess hinein. Zu ihm gehört, in bestimmten Gesprächsmomenten, die Intervention zulassen, Segmente des partizipativ in einer anderen Kultur Erfahrenen oder anderweitig erworbenen ethnologischen Wissens einzufügen, Bilder zu evozieren, die weitere auslösen, in denen sich über Artikulation, Assoziation und virtuelle Bewegung in Raum und Zeit Disparates verknüpfen, Beziehung herstellen lässt.

13.2 Zur interdisziplinären Praxis

Beispiel
Wenn etwa eine Patientin in ihrer Auseinandersetzung mit den für ihren Asylstatus zuständigen Behörden das Unrecht, dem sie sich hier ausgesetzt sieht, heftig, bisweilen verzweifelt, manchmal wütend und immer wortgewaltig anprangert, für eine innere, viel weiter zurückliegende Verletzung (die wir zunächst nur erahnen, von der wir aber nichts wissen) jedoch keine Worte findet, ihre Sprache vielmehr die des nicht Sprechenkönnens ist und diese Frau irgendwann einmal erwähnt, sie sei als Kind von einer Schlange gebissen worden, kann die Ethnologin diese Bemerkung aufgreifen. Sie kann den Umgang mit Schlangenbissen in einer vom Geburtsort der Patientin weit entfernten Region in den Raum stellen, wo die Ursache für einen Schlangenbiss in der Verfehlung der Familie, einer oder mehrerer ihrer Mitglieder gesucht wird. Eine Person, die von einer Schlange gebissen wird, gilt dort als bedrohlich und bleibt dies, lässt sich das Unheil, das als von ihr ausgehend gedacht wird, nicht durch eine Gegenkraft bannen. Andernorts gilt die Schlange als Symbol der Macht, wird verehrt, in manchen kulturellen Kontexten wiederum hat sie keinerlei Bedeutung, so dass es dann allein darum geht, einen Spezialisten aufzusuchen, der die physischen Folgen eines Bisses medikamentös behandeln kann. Möglich also, dass das aus einem ganz anderen gesellschaftlichen Zusammenhang eingebrachte Erfahrungssegment von der Patientin nicht aufgenommen wird, weil es keine Entsprechung findet. Möglich aber auch, wie in diesem Fall geschehen, dass es einen Erinnerungsraum öffnet, in den die Therapeutin mit der Patientin hineingehen kann. Die Mutter hatte ihre Tochter vor den sozialen Folgen des Schlangenbisses nicht schützen können und gab sie an eine Missionsstation, der ein Internat angegliedert war. Hier wuchs das Mädchen auf, ohne Kontakt zur Familie, den es auch später unter den Bedingungen des Bürgerkrieges nicht mehr aufnehmen konnte. Im Bild des Schlangenbisses kristallisierte sich nach und nach die biographische Geschichte einer Stigmatisierung heraus. Bis heute lebt die Patientin im Bewusstsein eines Makels, der ihr anhaftet. Die Schlange hat sich in ein Sinnbild des Diabolischen transformiert, dem die Frau durch strenge Gläubigkeit entgegentritt und das sie als aktives Mitglied einer charismatischen Erneuerungsbewegung in religiösen Praktiken zu überwinden sucht.

Geht es darum, Assoziationen und Bilder in den therapeutischen Raum hineinzutragen (Interventionsformen, wie sie in der französischen ethnopsychoanalytischen Gruppentherapiesitzungen praktiziert werden, hierzu Sturm 2002), so ist der Fundus, auf den hier muttersprachliche Kotherapeuten zurückgreifen, von anderer Intensität und Beschaffenheit. Sie können an kulturelle Repertoires anknüpfen, die in Prozessen des alltäglichen Zusammenlebens ganz selbstverständlich erworben und in Routinehandlungen vollzogen werden (vgl. Hannerz 1995, S. 70). Die Vorstellungen und Praktiken, die Ethnologen aufgreifen, die Lebensumstände, an die sie anknüpfen können, erleben sie in ihren Feldforschungen als Gast, dem bestimmte Bereiche zugänglich werden und andere verschlossen bleiben. In der sie aufnehmenden Gruppe haben sie alltägliche und außeralltägliche Realitäten selbst aus dem Blick des Anderen wahrgenommen. Diese sie von muttersprachlichen Übersetzern bzw. Kotherapeuten unterscheidende Position muss aber nicht unbedingt von Nachteil sein. Im Setting werden natürlich auch der Ethnologin Rollen zugewiesen, auch an sie werden Erwartungen und Vorstellungen geknüpft. Vermutlich löst ihre Präsenz aber unter den Patientinnen sehr viel weniger alters- geschlechts- und statusbedingte Positionierungen aus, wie sie aus dem spezifischen Rollengefüge von Personen hervorgehen, die denselben kulturellen Hintergrund teilen.

Die sprachliche Verständigung mit den Patientinnen verläuft überwiegend auf Französisch (mit wenigen auf Englisch), das heißt nicht über die Erstsprachen, an die sich Beheimatung knüpft. Auch können sich Therapeutin und Ethnologin in der Regel nicht auf lokalsprachliche Nuancen und Begrifflichkeiten stützen, die Universen zugänglich machen können. Doch aus dem Manko, dass angesichts der vielen im Setting vertretenen Sprachen nicht mittels eines Übersetzers in der Muttersprache kommuniziert werden kann, lässt sich auch eine Chance ableiten. Fast alle Frauen sprechen wenigstens eine Verkehrssprache wie Lingala, Kiswahili oder Hausa. Sie können sich untereinander weiträumig verständigen. Sie in einzelnen Momenten als Übersetzerinnen hinzuzuziehen, geht es um die Bedeutung eines zentralen Worts oder um einen Bereich, der sich besser in einer anderen Sprache fassen lässt, knüpft an etwas an, was ihnen im Aufnahmeland häufig abgesprochen wird: ihre Kompetenz.

Die Patientinnen machen die Erfahrung, dass sie ihre Kenntnisse nicht einsetzen können, die Vorstellungs- und Ausdrucksformen, auf die sie zurückgreifen, von der hiesigen Gesellschaft oftmals nicht verstanden werden, vertraute Deutungen ins Leere laufen, bewährte Strategien, mit denen sie hegemoniale Praktiken unterwandern konnten, nicht mehr greifen. Das kann dazu führen, dass sie ihre Referenzsysteme nicht mehr kommunizieren, sie erst gar nicht mehr versuchen, sich verständlich zu machen, sie vielmehr im Nukleus der Kernfamilie »einfrieren« und auf solche Weise dynamische Strukturen zu starren Gebilden werden, die keine beweglichen Verortungen mehr zulassen.

So ist die Ethnologin gefordert, was von den Lebenswirklichkeiten der Frauen in Bruchstücken kommuniziert wird, ihrerseits assoziativ aufzugreifen, sich grenzüberschreitend zu bewegen und sich Räume zu erschließen, die sie physisch nie betreten hat.

> Denn gerade weil Migranten- und Lokalkulturen wechselseitig verbunden sind, ist es notwendig zu versuchen, das jeweils lokal Spezifische in seiner Diversität und Vielschichtigkeit zu verstehen, bildet es doch den Erfahrungshintergrund, der auch in translokalen Räumen sozialem Handeln Sinn und Bedeutungsgebung verleiht. Diesen Erfahrungshintergrund imaginiert das Subjekt in sich wandelnden Rückbezügen aus der Ferne und sucht ihn in der Migration zu festigen, zu negieren, zu transformieren, zu resymbolisieren oder in neue Kontexte zu integrieren.

Und dies, auch wenn die Patientinnen immer wieder zur schmerzlichen Gewissheit gelangen, dass sie Orte, die sie zurückgelassen haben, durch das dort Erlebte nicht mehr besetzen können, dass sie, kehren sie virtuell dorthin zurück, diese als sie abweisend erleben, so dass das Erinnern Verschiebungen erfahren muss.

13.2.2 Therapeutischer Raum, institutioneller Rahmen

Exkurs

Das therapeutische Arbeiten basiert auf dem für jegliche interkulturellen Behandlungssituationen in der psychiatrischen bzw. psychotherapeutischen Praxis gültigen Theorem des transkulturellen Übergangsraums (vgl. Wohlfart u. Özbek 2006, Özbek u. Wohlfart ▶ Kap. 11, zum Begriff des Übergangsraums s. Nadig 2000, 2004), eine Konzeption, die es zulässt, dass eine Pendelbewegung zwischen dem Fremden und dem Eigenen in einem quasi neutralen, nicht wertenden Raum stattfinden kann. Therapeuten wie Patienten können sich zusammen auf eine »Reise« begeben zwischen dem »Gestern und Heute« und darin eine gemeinsame Symbolisierung, eine emotionale Sprache entwickeln. Im therapeutischen Prozess eine gemeinsame Sprache zu finden, ist besonders in interkulturellen Beziehungskonstellationen von zentraler Bedeutung, um Identitätsstörungen, Handlungsunfähigkeiten, transkulturelle Konflikte zu erkennen, zu verstehen und sie für einen Heilungsprozess nutzbar zu machen (Verf. E. Wohlfart).

Der ethnologische Blick fokussiert den therapeutischen Raum als einen Transitraum, in dem Kulturen und Kontexte zusammentreffen, »eine Grenzregion«, »wo wir ein Zusammenwirken von Dingen wahrnehmen, die sowohl miteinander verbunden als voneinander getrennt sind« (Hannerz 1995, S. 79).

In der im transkulturellen Übergangsraum stattfindenden Bewegung zwischen Hier und Dort, Innen und Außen, Vergangenem, Gegenwärtigem und Zukünftigem findet eine raum-zeitliche Verdichtung statt. Das transkulturelle Setting bildet einen Interaktionsraum, in dem sich Zugehörigkeiten, Dissoziationen, Identitäten, Verlust, Wieder- und Neuaneignung derselben artikulieren. Und es ist schließlich auch ein Handlungsraum, in dem die Frauen als Akteure auftreten, und sich ihre eigenen Subtexte und Regelwerke schaffen, so etwa im Umgang mit der Zeit.

13.2 Zur interdisziplinären Praxis

Beispiel

In die Gruppensitzungen kommen die Frauen häufig zu spät. Es ist nicht selten, dass eine oder mehrere von ihnen erst dann erscheinen, wenn die Sitzung schon fast zu Ende ist und es sich kaum mehr lohnt, noch an ihr teilzunehmen. Wer zu spät kommt, vermittelt in der Regel nicht den Eindruck, die Verspätung kommentieren zu müssen. Man setzt sich hin und ist eben da.

Die Regel eines strikt einzuhaltenden zeitlichen Rahmens als einem konstitutiven Element westlicher Therapieformen kollidiert hier unter Umständen mit anderen kulturell gesetzten Zeitvorstellungen, die stärker plural ausgerichteten Zeitsystemen entstammen. Das bedeutet keineswegs, dass es nicht auch in diesen eine Zeitdisziplin gäbe, die vom standarisierten Zeitmaß bestimmt ist. Die Betonung liegt hier vielmehr auf dem jeweiligen Kontext, innerhalb dessen Zeit vom einzelnen wie von der Gemeinschaft verschieden erfahren, konzeptualisiert und bemessen werden kann (vgl. Adam 1995, S. 29).

Transkulturelle Interaktionsprozesse im Setting tangieren nicht nur, wie gleich noch näher beschrieben wird, die Frage nach dem Ort, mit wem, wo, über was kommuniziert werden kann. Sie tangieren auch die Frage nach verschiedenen Konzeptionen von Zeit und ihren alltagspraktischen Realisierungen. Manche unter den Frauen legen sich in ihrer Ankunft nicht auf einen Zeitpunkt fest und wollen offensichtlich auch keinen solchen, wenn es darum geht, aufzubrechen. Ist die Sitzung offiziell beendet, ist dies für die wenigsten ein Anlass, zu gehen, es scheint vielmehr ein gegebener Moment, um sich auszutauschen, und es braucht oft mehrere energische Anläufe, um die Zusammenkunft dann tatsächlich aufzulösen. Dieser Vorgang ist an sich noch nichts Besonderes und kann überall stattfinden, wo sich Gruppen auflösen. Im Hinblick auf die therapeutische Gruppe wirft er jedoch Fragen auf: Sollte das Prinzip des genau definierten Zeitraums von Therapiesitzungen als eine der Grundregeln westlicher Therapieformen gewahrt bleiben oder könnte es die Spezifik transkultureller Behandlungssituationen zulassen, solche Elemente sozialer Interaktion in den therapeutischen Prozess einzubeziehen? In dem hier vorgestellten Zusammenhang besitzt aus ethnologischer Perspektive der Moment des Aufbruchs eine spezifische Qualität. Frauen, zu deren Erfahrungen gehört, dass sie sich in der Migration die neuen Orte nicht aneignen können, beginnen sich über die Gruppe einen Ort zu schaffen, der in die Regeln eines eher flexiblen Zeitsystems eingebunden wird.

Die Stadtviertel, umliegenden Kleinstädte und Dörfer, in denen die Frauen leben, tragen, folgt man ihren Wahrnehmungen, die Züge eines »Nicht-Orts«, eines Raums, der sich nicht über Geschichte, Identität, relationalen Bezug definiert. Marc Augé (1992, S. 97 f) beschreibt Nicht-Orte anhand von Räumen, die in der Übermoderne bestimmend geworden sind, Flughäfen, Shoppingmeilen, Freizeitcenter. In diesen Räumen interagieren die Individuen im Wesentlichen mit Texten (Informations- und Verbotstafeln, Werbeplakate), »moralischen« Personen und Institutionen (Flughafen- und Wachpersonal, Kameras in den Einkaufszentren). Wer Nicht-Orte betritt, ist dazu angehalten, seine »Unschuld« unter Beweis zu stellen (das Vorzeigen der Tickets, des Reisepasses am Check-in, die Akzeptanz, beim Einkaufen per Video gefilmt zu werden). Nicht-Orte bringen spezifische Freiheiten hervor (das Individuum ist seiner ortsgebundenen Verpflichtungen, seiner sozialen Zugehörigkeiten entbunden), aber auch spezifische Einsamkeiten. Solche Nicht-Orte sind künstlich für bestimmte Zwecke geschaffen und werden freiwillig aufgesucht. Doch die Merkmale, die sie aufweisen, lassen sich auf andere Kontexte übertragen. Die Frauen erleben sich in einer Welt, in der, wie in den Räumen der Übermoderne, der »Text« an die Stelle zwischenmenschlicher Erfahrung tritt. Sie führen »stumme Dialoge« mit den Anzeigetafeln in den Wartezimmern der Ämter, mit Automaten, die ihnen per Nummer anzeigen, wann sie an der Reihe sind, mit Briefen von Behörden, denen sich kein Individuum als Gegenüber zuordnen lässt. Die »Unschuld«, die sie unter Beweis stellen müssen, dient hier allerdings nicht einem Gefühl der »Sicherheit« und Ordnung. Sie ist vielmehr Ausdruck ihrer ungesicherten Situation, die über Nachweise, Fristen und Aufenthaltspapiere nach Rechtfertigung ihres Daseins verlangt, einer Situation, in der selbst Schwimmbäder als Kontrollinstanzen erlebt werden.

Den Patientinnen fällt es in ihrer je eigenen individuellen Art offenbar schwer, eigene Handlungsstile in das ihnen fremde System einzuführen, es durch ihre Erfahrung zu ergänzen und in dieser »Kombination« sich einen Spielraum zur Benutzung der aufgenötigten Ordnung des Ortes zu schaffen, ihm solcherweise zur »Pluralität und Kreativität« zu verhelfen (Certeau 1980, 78f). Manchen von ihnen gelingt es, anderen nicht, sich in die Netzwerke der Diaspora zu integrieren. Die hier geschaffenen Treffpunkte liegen in der Regel in der Stadt. Die Frauen wohnen fast alle im Umland, können daher nur selten an ihnen partizipieren, es sei denn ihre Wohnräume werden selbst zum Treffpunkt. Orte, an denen sich Zugehörige von Diasporagruppen einfinden, werden belebt und gestaltet. Kleinen Inseln gleich, liegen sie in einem Raum, der von den Frauen nicht »bewohnt« werden kann.

Auch eine psychiatrische Klinik ist ein Ort hierarchischer Beziehungen, eine zunächst anonym erscheinende Institution, die, suchen sie die Patientinnen zum ersten mal auf, mit ihren Anmeldungsformalitäten, dem Wartezimmer, den langen Gängen und vielen verschlossenen Türen den Behörden gleicht, vor denen sich die meisten Frauen fürchten. Doch dann erfahren sie hier, dass dieser Ort ihnen nicht als unbewegliches machtvolles Gegenüber entgegentritt, dass auf hegemoniale Positionierungen, zumindest dort, wo sie im Setting entstehen, mit Eigenwille reagiert werden kann. Unter einen solchen Aushandlungsprozess könnte auch das Zuspätkommen fallen. Die Tatsache, dass die Patientinnen, die regelmäßig an der Gruppe teilnehmen, hier einen anderen Umgang mit der Zeit ausagieren, lässt sich aus der Perspektive der Ethnologin als Ausdruck dessen begreifen, dass sich die Frauen diese Lokalität zumindest partiell aneignen. Die Therapeutin deutet das Zuspätkommen der Frauen als eine Verweigerungshaltung, Angst, sich dem Geschehen im Setting auszusetzen. Beide, Therapeutin und Ethnologin, sind sich in ihren Interpretationen ein gegenseitiges Korrektiv.

> Von ethnologischer Seite stellt sich die Frage nach dem sinnhaften Handeln von Individuum und Gruppe, von therapeutischer Seite die nach dem inneren Erleben des Subjekts und seinen Widerständen.

Auch wenn diese beiden Zugänge keineswegs dichotomisch gedacht sind, sich Anteile des einen im anderen finden, geben sie verschiedene Richtungen vor. Die Ethnologin erinnert an mögliche nicht pathologische Zusammenhänge, die an einem Ort wie einer Psychiatrie leicht aus dem Blick geraten können. Die Therapeutin evoziert zugleich den Rahmen, innerhalb dessen diese Zusammenarbeit vonstatten geht und der ihrem Gegenüber abverlangt, eine Sensibilität für Ausdrucksformen psychischer Störungen zu entwickeln. Das Vorgehen besteht hier nicht allein darin, wie es das Instrumentarium der Ethnologie vorgibt, das, was im Anderen wahrgenommen wird, stehen zu lassen, sich ihm über Teilhabe anzunähern und es zu verstehen suchen. Der Fokus richtet sich vielmehr auf den Heilungsprozess und damit auf eine Zustandsänderung des Subjekts.

Beispiel

Auch das dritte Beispiel bezieht sich auf den Anfang unserer Zusammenarbeit und auf ein Randgeschehen der therapeutischen Gruppensitzungen. Die Gruppe war zu diesem Zeitpunkt relativ groß, 8 Personen nahmen an ihr teil. Wenn die Gruppe offiziell zu Ende war, wenn Aufbruchstimmung herrschte, Stühle gerückt und Handys eingeschaltet wurden, wenn alle durcheinander redeten, hier miteinander gescherzt, dort nachdenklich ins Leere geschaut oder noch hastig die letzte Träne weggewischt wurde, dann entstanden noch einmal ganz eigene Dynamiken, die das Setting umrahmten. Manchmal auch nahm eine der Patientinnen im Hinausgehen die Ethnologin oder Therapeutin zur Seite und versuchte, mit ihr allein zu sprechen. Dabei konnte es um ganz alltägliche Dinge gehen, um einen kurzen Smalltalk, der aus dem Setting heraus- und in den Alltag hineinführt und möglicherweise den Übergang erleichtert. Nicht selten aber brachten die Frauen gerade hier in ein paar Sätzen, wie beiläufig dahingesagt, etwas Wesentliches zur Sprache, worüber sie zuvor in der Gruppe kein Wort verloren hatten (ein Erinnerungsfragment, das Sehnsucht nach etwas Zurückgelassenem oder ganz im Gegenteil Nähe zu etwas Schrecklichem ausgelöst hat, ein die Patientin umtreibendes Telefonat mit einem Familienangehörigen aus dem Herkunftsland, ein (un)schöner Vorfall in der hiesigen Umgebung, der sich gerade in der Woche ereignet hatte usw.). Die Therapeutin versuchte dann der Patientin zu vermitteln, dass eben diese Inhalte ihren Platz in der Gruppe haben. Die Ethnologin hingegen unternahm erst gar nicht den Versuch, sondern ließ sich bereitwillig in die kurzen Unterhaltungen am Rande einbinden.

Diese Episode erscheint mir in mehrerer Hinsicht aufschlussreich. Zum einen lässt sie nach einem Phänomen fragen, das auf den ersten Blick widersprüchlich erscheint. In der ethnopsychiatrischen Ambulanz wurde gerade bei Patientinnen aus Afrika die Erfahrung gemacht, dass die meisten unter

13.2 Zur interdisziplinären Praxis

ihnen in Einzelgesprächen sehr viel weniger, manchmal auch gar nicht bereit sind, sich zu äußern, hier also die Gruppe das geeignetere Therapiesetting zu sein scheint. Warum aber suchen eben diese Frauen, wenn sie an der Gruppe teilnehmen, dann doch gerade das Gespräch unter vier Augen?

Die Patientinnen bringen unterschiedliche Erfahrungen aus ritualisierten Zusammenkünften mit, aus Moscheen, Kirchen oder solchen, die sich in charismatischen Bewegungen, volksislamischen Praktiken oder magisch kultischen Handlungen realisieren. Welche dieser Institutionen mit ihren je eigenen Performanzen und Symbolgehalten den Frauen aus ihren Heimatländern und der Diaspora vertraut sind, spielt ganz unabhängig davon, ob sie ihnen gleichgültig gegenüberstehen, sie deutlich ablehnen oder aktiv an ihnen teilhaben, eine nicht unwesentliche Rolle dabei, wie sie in den therapeutischen Prozess hineingehen, wie nahe oder fremd ihnen ein solcher im Rahmen eines Einzelgesprächs, einer Gruppensitzung ist, wie sie seinen Ablauf wahrnehmen und wie sie ihn mitgestalten.

Mit den Frauen aus unterschiedlichen Regionen Afrikas treffen im Setting nicht nur die verschiedensten Wahrnehmungs-, Deutungs- und Symbolsysteme aufeinander, sondern auch lokale Sprechgewohnheiten aus diversen Ordnungen der Kommunikation. Was in den Gemeinschaften verschiedener Regionen Afrikas, aus denen die Frauen kommen, gesagt werden kann und was nicht, wer, wann in welchen Sprachregistern spricht, an welchen Orten welche Inhalte von wem verbalisiert werden dürfen, inwieweit es eine Kultur des Schweigens gibt (vgl. Diawara 2003), in welcher Weise Wissen produziert und weitergegeben wird, wie sich das Erinnern konstituiert (u. a. Tonkin 1992), und ob Institutionen bestehen, die das soziale Vergessen fördern (Behrend 1998, S. 15 f), unterliegt kulturellen Voraussetzungen, die auch in den therapeutischen Raum eingehen und ihn zu einem äußerst komplexen Kommunikationsraum werden lassen.

❶ Neben individuellen Ausdrucksformen von Wut, Aggressivität, Trauer-, Verlustempfinden, innerer Erstarrung, ironisch distanzierter Betrachtung oder kreativem Deutungs- und Gestaltungswillen sind es diese Regelwerke der Kommunikation, die im transkulturellen Setting die Inhalte dessen, was zu sagen möglich ist, mitbestimmen.

Dass die Patientinnen gleichwohl immer wieder aus ihnen heraustreten können, dass sie etwa in bestimmten Moment sagen können, was ihnen Werte- und Normsysteme, in die sie hineinsozialisiert wurden, in ihrem alltäglichen Sein nicht zu sagen erlauben, ermöglicht ihnen der ritualisierte Raum, den das transkulturelle Setting mit seinen eigenen Strukturen und Gesetzen bildet.

Man könnte drei Momente, die nach Kramer (2005, S. 267) unter Verweis auf die Ritualtheorien van Genneps und Turners eine Konvergenz der Erfahrungen von Kunst und Ritual beschreiben, auf den Bereich des transkulturell Therapeutischen übertragen:
1. die Distanz zum Alltag in drei Schritten (vorübergehender Abschied, liminale Phase[1], Phase der Reintegration in die alltägliche Welt);
2. das Hervorrufen von Gefühlen »in einer Situation, in der sich diese Gefühle anders als im Alltag einstellen«;
3. die Vergegenwärtigung von Abwesendem, von »Gegenständen der Imagination«.

Auf die Modalitäten eines ritualisierten Raums ist das Setting jedoch nicht zu begrenzen. Allein schon die Tatsache, dass die Frauen hier regelmäßig zusammenkommen, macht trotz der Besonderheiten einer psychiatrischen Ambulanz diese auch zu einem spezifisch sozialen Ort, in seiner Funktion letztlich vergleichbar mit anderen Räumen weiblicher Öffentlichkeit, wie sie in den Herkunftsländern bestehen, so unterschiedlich sie sein mögen: die Brunnen, an denen sich Frauen und Mädchen täglich beim Wasserholen treffen, das Gehöftinnere bäuerlicher Siedlungen, die Plätze und Höfe in den Kleinstädten und urbanen Zentren Afrikas, die Lokalitäten, wo in Gruppen gekocht, gearbeitet, gefeiert wird, die zum Frisiersalon transformierten Hinterzimmer von Call-home-Centern in der Diaspora und andere Örtlichkeiten mehr, an denen Frauen Zeit miteinander verbringen. So gesehen ist auch der therapeutische Raum ein Ort der Idiosynkrasien, der Sympathien und Konkurrenzen, des gegenseitigen Achtens auf und Aushandelns von Regeln und Regelverletzungen, des kommunikativen und sozialen Austauschs.

---

1 Schwellenphase, in der das Alte nicht mehr gilt und das Neue noch nicht gültig ist.

Und das Setting ist ein Ort für Stilisierungen und Selbstdarstellungen. Die Patientinnen bringen etwas mit, setzen Signale, welchen Welten sie sich gerade nahe fühlen: Da sind die Kosmopolitin mit urbanem Lifestyle und jugendlichem Auftreten in eng sitzenden Jeans, Baseballmütze und grellen Farben gekleidet, die einer religiösen Gemeinschaft angehörende Gläubige in farblich dezenter Kleidung mit grauem, streng nach hinten gebundenem Kopftuch und jede Form von Anmut von sich weisend, die Mutter, das Kind im Tuch auf den Rücken gebunden, die mondäne Frau im farbenprächtigen Gewand aus Stoffen der holländischen und westafrikanischen Textilindustrie. Und da sind all die Vermischungen, die sich aus dem Nebeneinander und Ineinander von stilbildenden Elementen in ein und derselben Person ergeben. Mit ihren sich wöchentlich ändernden Outfits und Frisuren, den Farben, Mustern, Formen, den Anleihen aus lokalen und translokalen Kontexten drücken die Frauen Zugehörigkeiten und Lebensgefühle aus, übermitteln nonverbale Botschaften.

Zwischen diesen Räumen, die dem Subjekt verschiedene Präsentations- Erfahrungs- und Handlungsmöglichkeiten öffnen, sie ihm aber auch vorgeben, vollziehen die Frauen bewusst oder unbewusst, immer wieder Wechsel. In dem Moment etwa, wo eine Patientin das Setting als öffentlichen Raum erlebt, lässt sich von ihr, was eben noch in ihm als einem ritualisierten Raum preisgegeben werden konnte und dort aufgehoben war, nicht mehr zur Sprache bringen. Dann können plötzlich Dynamiken eine Rolle spielen, vergleichbar denen, die im Nachdenken über das Private und das Öffentliche bei den Senufo, einer Gesellschaft in Côte d'Ivoire (Elfenbeinküste), als »zweite Öffentlichkeit« (Förster 1997) bezeichnet wurden. Anders als in vielen westlichen Gesellschaften, in denen öffentliche und private Sphäre voneinander geschieden sind – wobei nur in der ersteren Informationen frei zirkulieren und das Wissen von allen geteilt wird oder zumindest geteilt werden kann – gibt es hier eine derartige Beschränkung der Information nicht. Wie die Patientinnen, die schon lange an der Gruppe teilnehmen, kennt auch in der dörflichen Nachbarschaft der Senufo jeder das Geschehen des anderen. Wird es zur Sprache gebracht, kann dies daher an sich nichts Enthüllendes haben. Jedoch ist nicht alles Wissen auf manifeste Weise öffentlich. Informationen, die das moralische und politische Verhalten des Einzelnen betreffen, gehen nur »des Nachts« um, d. h. sie sind davor geschützt, ans Tageslicht und vor aller Augen geführt zu werden. Sie stellen eine Art zweite Öffentlichkeit dar, die die erste ergänzt und mit ihr zusammen die Öffentlichkeit der Gruppe im Ganzen bildet (Förster 1997, S. 224 f). Vergleichbare Ordnungen gibt es auch andernorts in Westafrika (vgl. Hardung 2006). Wer es sich herausnimmt, Wissen über den Anderen von der zweiten Ebene der Öffentlichkeit auf die erste zu heben, d. h. manifest zu machen, demonstriert, bei wem die Macht über die Verteilung des gesellschaftlichen Wissens liegt. Sich hingegen dazu hinreißen zu lassen, mit dem eigenen Erleben gleichermaßen zu verfahren, kann als schamvoll empfunden werden. Will man jemandem etwas mitteilen, was der zweiten Ebene des Öffentlichen angehört, wird man dafür den nichtöffentlichen Raum suchen, den Moment des Aufbruchs etwa, wenn der Gastgeber den Gast zur Tür hinausbegleitet oder noch ein paar Schritte des Weges mit ihm geht. Zwischen Aufbruch und Ziel liegt ein Stück Niemandsland, wo die Werte und Normen des Ortes, den man soeben verlassen hat, nicht mehr und die der Lokalität, zu der man aufbricht, noch nicht gelten. Ein solcher Ort kann auch der Gang einer klinischen Ambulanz sein, die kurze Strecke zwischen dem Behandlungszimmer und der Welt außerhalb des Klinikums, jener Ort, an dem die Patientinnen immer wieder das Gespräch unter vier Augen suchen.

In einer der Nachbesprechungen machte mir die Reflexion von therapeutischer Seite aus, wie solche am Rand geführten Unterhaltungen in die Gruppe zurückgeholt werden können, erst bewusst, dass ich von ethnologischer Seite her hier eine genau gegenteilige Bewegung vollzogen hatte. Ich ließ in diesem Moment zu, den Raum zu öffnen, den Ort, an dem sich inneres Geschehen artikuliert, zu verschieben, anstelle darauf hinzuarbeiten, dass dieses dort hineingetragen wird, wo es in einem therapeutischen Kontext hingehört: in das Setting selbst.

Unwillkürlich hatte ich mich hier in einer Weise verhalten, wie sie mir von meinem ethnologischen Arbeiten her in einer Feldforschung vertraut ist. Mit den Verabredungen zu einem Interview bspw. gibt es zwar auch hier zeitlich und räumlich vorab festgelegte Zusammenkünfte, die, insofern sich

13.2 Zur interdisziplinären Praxis

beide Gesprächspartner darauf einstellen können, von der formalisierten Form her einem Termin für das therapeutische Setting vergleichbar sind. Doch darüber hinaus sind es gerade die Bemerkungen am Rande, der entspannte Austausch in ganz anderen Zusammenhängen als den im Interview gesuchten, die sich zufällig ergebende Unterhaltung an einem beliebigen Ort zu einer beliebigen Zeit, was den Zugang zum Verständnis anderer Lebenswirklichkeiten ermöglicht.

Dass ich zunächst das Gespräch außerhalb des vorgegebenen Rahmens suchte, Perspektivendurch Situationswechsel vornehmen wollte, entstand aus einem anfänglichen Unbehagen, die politischen, kulturellen und sozialen Gegebenheiten der Gesellschaften, aus denen die Patientinnen kommen, und der Diaspora, in der die Frauen leben, nicht situativ, vielstimmig und kontextspezifisch erfassen zu können. Das von den Frauen im Setting Geäußerte oder indirekt zu Erschließende, ihre Symbolwelten und kulturellen Bedeutungsgebungen ließen sich nicht rückbinden, ihre alltäglichen Lebensweisen nicht, wie dies in der Feldforschung geschieht, vor Ort sinnlich erfahren und »intersubjektiv zugänglich« (Gingrich 1999, S. 37) machen. Ethnologisches Arbeiten in einer psychiatrischen Ambulanz bedeutet, dass sich die Begegnung mit dem Gegenüber auf den therapeutischen Raum begrenzt, sich ganz auf das Gespräch und seinen Rahmen konzentriert, auf die verbale und die nicht sprachliche Praxis der Kommunikation.

Die Ethnologin ist mit Dekontextualisierung der sozialen Realitäten, die Therapeutin mit der psychischer Störungen konfrontiert. In allen transkulturellen Behandlungssituationen stellt sich ja zunächst ganz grundsätzlich die Frage, wie überhaupt sich aus den Äußerungen von Patienten anderer Nationalitäten latente Bedeutungen herausarbeiten lassen, wenn schon über die intendierten oft nur wenig Kenntnisse herrschen.

❗ Beiden Disziplinen, Ethnologie und Psychotherapie, methodisch inhärent, im Arbeitsumfeld eines transkulturellen Settings aber in besonderer Weise pointiert ist das Wissen um das Instabile, Prozesshafte, Ungesicherte gewonnener Erkenntnisse, um die Grenzen des eigenen Wahrnehmungsvermögens und des Verstehens. Gemeinsam auch ist Therapeutin und Ethnologin, dass sie sich der Vielschichtigkeit von Übersetzungsvorgängen bewusst sind. Sowohl in der ethnologischen als auch der therapeutischen Praxis stellen sich Fragen nach Diskrepanzen und Verschiebungen von Bedeutungen, ganz allgemein nach der Vergleichbarkeit von verbalen Repräsentationen des inneren und äußeren Erlebens, die in einer anderen Sprache erfasst niemals identisch sind (vgl. Filet 2001).

Im transkulturell therapeutischen Setting und der interdisziplinären Praxis der Nachbereitung realisiert sich nun ein noch komplexerer Übersetzungsvorgang. Das sich im Inneren des Patienten vollziehende Geschehen hat sich über den Akt seiner Verbalisierung, der anschließenden Übersetzung, über das Zuhören und Deuten der Therapeutin und der Ethnologin bis schließlich zu ihrem Austausch untereinander bereits in ein Sprachgebilde der »fünften Auflage« (ebd.) transformiert.

13.2.3 Erfahrungsräume

Zu einem interdisziplinären Verständigungsprozess gehört, dass Wissenschaftsdifferenzen deutlich gemacht werden können. Ebenso aber geht es darum, jenseits des Diversen das Gemeinsame auszumachen. Dies setzt Verstehenskategorien voraus, die den am Austausch Beteiligten gleichermaßen zugänglich sind. Übersetzung, Andersheit und Bewegung stellen drei zentrale Referenzbegriffe dar, die sich in der Semantik beider Disziplinen finden. Mit ihnen lassen sich Erfahrungsräume benennen, in denen sich aus unterschiedlichen Perspektiven, Zentren und Faktizitäten heraus Therapeuten, Ethnologen und Patienten gleichermaßen situieren können.

Andersheit beschreibt der Analytiker Filet als »das Erleben dessen, was Nicht-Ich ist, was für uns selbst und für das, was uns vertraut ist, fremd ist, das Objekt vor seiner Internalisierung« (Filet 2001, S. 161). Andersheit, ein Filet zufolge in der Psychoanalyse bislang zu wenig beachtetes Konzept, stellt ein zentrales Theorem der Ethnologie dar.

❗ Der therapeutische Raum lässt sich als ein Ort begreifen, an dem Erfahrungen von Andersheit und Fremdsein zum konstitutiven Moment der

Interaktion zwischen Therapeutin, Ethnologin und Patientinnen werden. Die relational einseitige Zuschreibung des Fremden in einer geographischen oder in seiner »Grenzbestimmtheit« analogen sozialen Lokalität (Simmel [1908] 1987, S. 63) wird im therapeutischen Raum in wechselnden Positionierungen vorgenommen und kann so Richtungsänderung erfahren.

Als Fremde erleben sich nicht nur die Patientinnen. In Momenten, wo sich diese über die Diversität ihrer eigenen Lebenswirklichkeiten hinaus der Gleichheit ihrer kulturellen, sozialen oder spirituellen Verschiedenheit gegenüber ihrer Umgebung gewahr werden, das Selbst sich augenblicksweise in einem Wir verorten kann, das gegenüber den Anwesenden westeuropäischer Herkunft dann auch vehement proklamiert wird, können die Fremden, die »Anderen« auch die Therapeutin und die Ethnologin sein. Das Eigene und das Andere wird schließlich auch zwischen den Frauen untereinander in wechselnden Positionen akzentuiert. Grenzziehung und Zuordnung, wie sie für Identität bestimmende Aushandlungsprozesse von zentraler Bedeutung sind, vollziehen sich in der Mikrolokalität des Settings temporär und punktuell. Grenzen zwischen dem Ich, dem Wir und dem Anderen werden flüchtig gezogen, sind durchlässig, verschieben sich, öffnen sich, werden erneut manifestiert, lassen immer wieder auch im Nichtverstehen dessen, was sie markieren, Irritationen aufkommen. Im Gegenüber das »irritierende Andere« (Baumann 2000) wahrzunehmen, auch wahrnehmen zu dürfen, und wiederum sich selbst als solches zu erleben, wird, wenn auch in unterschiedlicher Gewichtung, zu einer von allen in der Gruppe Anwesenden geteilten Erfahrung. Sich in wechselnden Perspektiven als fremd und als zugehörig zu erleben, eröffnet zugleich einen Raum für Erfahrungsentsprechung.

Im transkulturellen Setting vollziehen sich Bewegungen im Inneren des Subjekts. Fokussiert man den gesellschaftlichen Kontext, so müssen hier aber auch die Dynamiken und die Vielgestaltigkeit von Bewegungen mitreflektiert werden, wie sie in Form realer Ortswechsel etwa »diasporas« und »travelling cultures« kennzeichnen (Clifford 1994, 1997a). Fragen nach der sozialen Qualität von Fremdheit (vgl. Boesen 2004) und der kulturellen Konzeption von Mobilität beziehen das Verständnis der Menschen von Räumen und Orten ein, zwischen denen sie sich bewegen, wie auch die Erfahrungen, die aus diesen Bewegungen hervorgehen (vgl. de Bruijn 2001). Anders als der Begriff der Migration impliziert Mobilität alle Formen von Bewegung (Nomadismus, Forschung, Dienstreise, Tourismus, Ausbildung, Pilgerwesen, Handel, Migration, Flucht) und wird daher in ihrem konzeptionellen Gebrauch den verschiedenen Erfahrungshintergründen von Patienten eher gerecht. Im Zusammenhang mit den Gründen, die die Patientinnen in eine psychiatrische Ambulanz führen, steht Bewegung zwar in erster Linie für die Folgen politisch, sozial oder ökonomisch zusammengebrochener Systeme. Es darf aber nicht vergessen werden, dass Mobilität und translokale Praktiken in vielen Teilen Afrikas zentraler Bestandteil der alltäglichen Lebensweise sind und somit fundamental für das Verstehen der Lebenswirklichkeiten, aus denen die Patientinnen kommen. Diese bewegen sich gedanklich (Erinnerung, Assoziation), dialogisch (Telefon, besprochene Kassetten), visuell (Fernsehen, Foto, Video) in verschiedenen kulturellen und topographischen Räumen, die sich virtuell oder physisch überlappen können. Sie bleiben Teil der gesellschaftlichen Ordnungen, die sie verlassen haben und wirken auf diese zurück.

Künftig könnten von Therapeuten, Analytikern und Ethnologen neu zu schaffende Kommunikationsräume an Bedeutung gewinnen, die ihre Entstehung komplexen translokalen Bewegungen verdanken. In diesem Zusammenhang spielt auch die Überlegung eine Rolle, wie die Diasporabildung außerhalb Afrikas auf das Krankheitsverständnis in den Herkunftsländern und dort bestehende klinische bzw. therapeutische Einrichtungen zurückwirkt. Wo Remigrierende in ihre Heimatländer mit seelischen Störungen zurückkehren, die ursächlich mit westlich euro-amerikanischen Einflüssen in Verbindung gebracht werden, entziehen sich diese unter Umständen der Kenntnis des Heilers, des Therapeuten oder Analytikers vor Ort. Umgekehrt beziehen sich nach Europa Migrierende immer wieder auf kulturelle Repräsentationen und Vorerfahrungen aus ihren Herkunftskulturen, die wir hier nicht dechiffrieren können. Dort wo die eigenen Grenzen im Zugang zum Patienten erreicht sind, sollten künftig Behandler, die im Aufnahme- bzw. im Herkunftsland der Patienten praktizieren, vice versa einbezogen werden können. Zu denken wäre hier etwa an den Austausch von Kasuistiken via Internet oder an den von zwei Behandlern (im Herkunft- und im Aufnahmeland) in kontinuierlicher Rücksprache vorgenommenen Aufbau eines therapeutischen Arbeitsverhältnisses, das Patienten ihrem Aufenthaltsort entsprechend mit dem Therapeuten aus Europa bzw. Afrika abwechselnd eingehen können. Dies, sofern ihnen ihr Aufenthaltsstatus erlaubt, in periodisch stattfindenden Ortswechseln (wie etwa in der Berliner senegalesischen Diaspora nicht unüblich) transkontinentale Netzwerke aufrecht zu erhalten.

Analog zu einer mobilen Patientenschaft und den translokalen Wissenstransfers einer sich vernetzenden transkulturellen psychiatrischen Praxis, eröffnet sich hier ein Feld auch für weitere ethnologische Forschungen. Um der Zirkulation von Bedeutungen, Vorstellungen und Gütern, der gegenseitigen Durchdringung verschiedener Lokalitäten, Identitäten und Perspektiven besser gerecht zu werden und damit den Forschungsgegenstand in seiner Komplexität überhaupt erst hervortreten lassen zu können, sind Ethnologen gefordert, den Menschen, Dingen und Wissensströmen zu folgen. Ein solches Herangehen lehnt sich an die Konzeption des »multi-sited fieldwork« (Marcus 1995) an, einer Verfahrensweise der Sozialanthropologie, die in Reaktion auf die Dynamiken einer bewegten Welt Mobilität als solche zur Forschungs- und Erkenntnismethode erklärt. Wie die sich rapide wandelnden Gesellschaften muss sich die Disziplin selbst methodisch und wissenschaftstheoretisch in Bewegung setzen (vgl. Clifford 1997b) und mit ihr ihre Vertreter.

13.3 Schlussbetrachtung

Dieser Beitrag geht aus dem Nachdenken über eine Arbeit im Prozess hervor. Er ist aus ethnologischer Perspektive geschrieben, ist aber eingebettet in den intensiven Austausch mit der Therapeutin und unsere Reflexion über einen transkulturellen und interdisziplinären Behandlungsansatz. Viele Fragen sind noch offen, gemeinsame Aufarbeitungen über weitere Aspekte interdisziplinären Arbeitens werden folgen.

Was die formale Struktur solcher Formen der Zusammenarbeit betrifft, so ist es wichtig, weiter nach neuen Wegen zu suchen. Ist der Arbeitsplatz der Ethnologin oder des Ethnologen noch im Bereich der Forschung angesiedelt, so ist in Bezug auf deren Mitarbeit in einer therapeutischen Gruppe zu bedenken, wie sich hier mit Feldforschungszeiten, sofern sie im Ausland stattfinden, umgehen lässt. Einerseits können über ethnologische Forschungsaufenthalte neue Erfahrungen und weiteres Hintergrundwissen in den therapeutischen Prozess einfließen. Andererseits stellt sich die Frage, wie Zeiten längerer Abwesenheit den therapeutischen Prozess beeinflussen, ihn vielleicht auch stören. Hier müssen Modelle entwickelt werden, die diesen Umständen Rechnung tragen.

Und auch inhaltlich gilt es die im dialogischen Prozess entstehenden Dynamiken kritisch zu reflektieren, etwa solche, die entstehen, wenn sich im Team die beiden Gegenüber immer weiter aufeinander zu bewegen. Je mehr sie Konzeptionen, Begriffe, Sichtweisen aus der jeweils anderen Fachrichtung übernehmen, desto weniger bietet sich die Chance des jeweils anderen Blicks auf denselben Gegenstand. Vorteil dieser Angleichung ist, dass sich in der gegenseitigen Durchdringung neue Verständnishorizonte im eigenen Denken und Handeln eröffnen, die den Partnern zweier verschiedener Berufsgruppen den Austausch erleichtern. So müssen nicht mehr alle Begriffsbildungen, alle Herangehens- und Wahrnehmungsweisen von der einen in die andere Wissenschaft »übersetzt« werden. Im Zentrum aber sollte die Überlegung stehen, Differenz nicht zu verwischen und letztlich fruchtbare Unterschiede in den theoretischen und handlungsleitenden Bezugssystemen der Disziplinen aufzuheben, sondern diese gemeinsam im Verfolgen eines komplementären Ansatzes in Theorie und Praxis zu nutzen.

Literatur

Adam B (1995a) Timewatch. Polity Press, Cambridge
Augé M (1992) Non-Lieux. Introduction à une anthropologie de la surmodernité. Éditions du Seuil, Paris
Baumann G (2000) Das Rätsel der multikulturellen Gesellschaft. Neue Wege durch den ethnologischen Dreischritt. In: Schomburg-Scherff SM, Heintze B (Hrsg) Die offenen Grenzen der Ethnologie. Schlaglichter auf ein sich wandelndes Fach. Verlag Otto Lembeck, Frankfurt/M, S 157–169
Behrend H (1998) Einleitung. In: Behrend H, Geider T (Hrsg) Afrikaner schreiben zurück. Texte und Bilder afrikanischer Ethnographen. Rüdiger Köppe, Köln, S 11–24

Boesen E (2004) Hirtenkultur und Weltkultur. Die moderne Mobilität der wodaabe Zentral-Nigers. In: Beck K et al. (Hrsg) Blick nach vorn. Festgabe für Gerd Spittler. Rüdiger Köppe, Köln, S 210–223

de Bruijn M, van Dijk R, Foeken D (eds) (2001) Mobile Africa. Changing Patterns of Movement in Africa and Beyond. Brill, Leiden

Certeau M de (1988) Kunst des Handelns. Merve, Berlin

Clifford J (1994) Diasporas. Cultural Anthropology 9(3): 302–338

Clifford J (1997a) Routes. Travel and translation in the late twentieth century. Havard University Press, Cambridge

Clifford J (1997b) Spacial Practices: Fieldwork, Travel, and the Disciplining of Anthropology. In: Gupta A, Ferguson J (eds) Anthropological Locations. Boundaries and Grounds of a Field Science. University of California Press, Berkeley, pp 185–222

Devereux G (1978) The Argument. In: Devereux G (Hrsg) Ethnopsychoanalysis. Psychoanalysis and Anthropology as complementary frames of reference. University of California Press, Berkeley

Diawara M (2003) L'empire du verbe et l'éloquence du silence. Rüdiger Köppe, Köln

Egli W, Saller V, Signer D (Hrsg) (2002) Neuere Entwicklungen der Ethnopsychoanalyse. LIT, Münster

Felber-Villagra N (1996) Exil, Konflikt und Niederlage. Eine psychoanalytische Kritik des Migrationsbegriffs. In: Kiesel D, Kriechhammer-Yagmur S, Lüpke H von (Hrsg) Gestörte Übertragung. Ethno-kulturelle Dimensionen im psychotherapeutischen Prozeß. Haag & Herchen Verlag, Frankfurt/M, S 29–44

Filet B (2001) Kulturen, Sprachen und das Unbewußte als Problem in der Psychoanalyse. Forschen, Erzählen und Reflektieren – Ethnopsychoanalyse 6: 155–181

Förster T (1997) Zerrissene Entfaltung. Alltag, Ritual und künstlerische Ausdrucksformen im Norden der Côte d'Ivoire. Rüdiger Köppe, Köln

Gingrich A (1999) Erkundungen. Themen der ethnologischen Feldforschung. Böhlau, Wien

Gupta A, Ferguson J (1997) Discipline and practice: »The field« as site, method, and location in anthropology. In: Gupta A, Ferguson J (eds) Anthropological Locations. Boundaries and Grounds of a Field Science. University of California Press, Berkeley, pp 1–46

Hall S (2000) Cultural Studies. Ein politisches Theorieprojekt. Ausgewählte Schriften 3. Argument Verlag, Hamburg

Hannerz U (1992), Cultural Complexity. Studies in the Social Organization of Meaning, New York, Columbia University Press

Hannerz U (1995) »Kultur« in einer vernetzten Welt. Zur Revision eines ethnologischen Begriffs. In: Kaschuba W (Hrsg) Kulturen – Identitäten – Diskurse. Perspektiven Europäischer Ethnologie. Akademie Verlag, Berlin, S 64–84

Hardung C (2006) Arbeit, Sklaverei und soziales Gedächtnis. Gruppen unfreier Herkunft unter den Fulbe Nordbenins. Rüdiger Köppe, Frankfurt/M (im Druck)

Kramer F (2005) Schriften zur Ethnologie. Suhrkamp, Frankfurt/M

Kubik G (2004) Totemismus. Ethnopsychologische Forschungsmaterialien und Interpretationen aus Ost- und Zentralafrika, 1992–2002. LIT, Münster

Malkki LH (1995) Refugees and exile: from »refugee studies« to the national order of things«. Annual Review of Anthropology 24: 459–523

Marcus GE (1995) Ethnography in/of the world system: the emergence of multi-sited ethnography. Annual Review of Anthropology 24: 95–117

Moro, MR (2000) Psychothérapie transculturelle des enfants et des migrants. Dunod, Paris

Moro MR, De la Noë 0, Mouchenik Y (Hrsg) (2004) Mannuel de psychiatrie transculturelle. Travail clinique, travail social. Edition La pensee sauvage, Grenoble.

Nadig M (2000) Interkulturalität im Prozess. Ethnopsychoanalyse und Feldforschung als methodischer und theoretischer Übergangsraum. In: Lahme-Gronosta H, Leuzinger-Bohleber M (Hrsg) Identität und Differenz. Zur Psychoanalyse des Geschlechterverhältnisses in der Spätmoderne. Westdeutscher Verlag, Wiesbaden, S 87–101

Nadig M (2004) Transculturality in Progress. Theoretical and methodological aspects drawn from cultural studies and psychoanalysis In: Sandkühler H J, Hong-Bin L (Hrsg) Transculturality – Epistemology ethics and politics. Verlagsgruppe Peter Lang, Frankfurt/M, S 9 -21

Nathan T (2001) Nous ne sommes pas seuls au monde. Les empecheurs

Nathan T (2003) L'ethnopsychiatrie, une psychothérapie de la modernité. In: Collignon R, Gueye M (eds) Psychiatrie, Psychanalyse, Culture. SPHMD, Dakar, S 35–50

Nordstrom C (Hrsg) (1995) Fieldwork under fire. Contemporary studies of violence and survival. University of California Press, Berkeley

Reichmayr J, Wagner U, Ouederrou C, Pletzer B (2003) Psychoanalyse und Ethnologie. Biographisches Lexikon der psychoanalytischen Ethnologie, Ethnopsychoanalyse und interkulturellen psychoanalytischen Therapie. Psychosozial-Verlag, Gießen

Simmel G (1987), Das individuelle Gesetz. Philosophische Exkurse (hrsg. von Michael Landmann). Suhrkamp, Frankfurt/M

Sturm G (2001) Aktuelle Entwicklungen in der ethnopsychoanalytisch orientierten Psychotherapie in Frankreich: Der ethnopsychiatrische Therapieansatz von Marie Rose Moro. Ethnopsychoanalyse 6: 218–245

Sturm G (2002) Die Ko-Konstruktion kultureller Repräsentationen in transkulturellen Psychotherapien. Ein Beispiel aus der französischen ethnopsychoanalytischen Theoriepraxis. In: Egli W, Saller V, Signer D (Hrsg) Neuere Entwicklungen der Ethnopsychoanalyse. LIT, Münster, S 43–55

Tonkin E (1992) Narrating our Pasts. The Social Construction of Oral History. Cambridge University Press, Cambridge

Wohlfart E, Özbek T (2006) Eine ethnopsychoanalytische Kasuistik über das Phänomen der Besessenheit. Psyche 60: 118–130

Wohlfart E, Özbek T, Heinz, A (2005) Von kultureller Antizipation zu transkulturellem Verstehen. In: Assion J (Hrsg) Migration und seelische Gesundheit. Springer Verlag, Berlin Heidelberg New York Tokio

Interkulturelle Supervision

Ein Modell auf ethnopsychoanalytischer Grundlage

Monika Englisch

14.1 Einleitung – 214

14.2 Interkulturelle Öffnung und Professionalisierung – 215

14.3 Arbeitsgrundlagen interkultureller Supervision – 216
14.3.1 Aktuelle Erkenntnisse aus Ethnologie und Ethnopsychoanalyse – 216
14.3.2 Der Praxisansatz der Ethnopsychiatrie – 218

14.4 Struktur und Arbeitsweise der interkulturellen Supervision – 220

14.5 Ablauf einer Supervisionssitzung anhand einer Kasuistik – 220
14.5.1 Erster Schritt – Eröffnung der Supervisionssitzung mit einer strukturierten Falldarstellung – 220
14.5.2 Zweiter Schritt – kulturspezifische Beiträge der Teilnehmer – 221
14.5.3 Dritter Schritt – Zusammenfassung der Beiträge als Ergebnis – 222
14.5.4 Vierter Schritt – Diskussion der kulturspezifischen und psychodynamischen Zusammenhänge – 223

14.6 Perspektiven: Die Gruppe als Behälter und transkultureller Übergangsraum – 224

Literatur – 225

14.1 Einleitung

Die Praxiserfahrungen in der Psychiatrie und Psychotherapie mit Patienten verschiedener kultureller Zugehörigkeit spielen sich an kulturellen Grenzen und Übergängen ab. Dort spiegeln sich dann häufig aufgrund von kulturellen Missverständnissen in Fehldiagnosen oder Behandlungsabbrüchen die Grenzen der Professionalität wider.

Für die Institutionen der psychiatrischen und psychotherapeutischen Regelversorgung verweisen diese Erfahrungen auf die Notwendigkeit einer Professionalisierung mit dem Ziel, neue Erkenntnismöglichkeiten im Umgang mit kultureller Differenz zu gewinnen und langfristig in ausreichendem Maße interkulturelle Kompetenzen zur Verfügung zu stellen (Bühring 2002, Callies 2003, Erim 2002, Gaitanides 2002).

Die Erweiterung der Kompetenzen erfordert bei den beteiligten Fachkräften und Experten die Entwicklung neuer Arbeitsweisen sowie ein hohes Maß an Selbstreflexion und Kommunikationsfähigkeit, da sie die eigene berufliche und kulturelle Identität kontinuierlich auf die Probe stellt.

An dieser Stelle setzt das Modell der »Interkulturellen Supervision« an: Ausgangspunkt für die Konzeption dieser Supervisionsmethode ist die interkulturelle oder transkulturelle Behandlungspraxis als Erkenntnisprozess, in dem es für die Beteiligten um die Erweiterung ihrer kulturellen und behandlungstechnischen Kompetenzen geht. Ziel der Supervision ist die Arbeit an Kasuistiken auf der Grundlage einer klinisch ausgerichteten Ethnopsychoanalyse, die als Arbeitsmethode die Nutzung kultureller Ressourcen innerhalb der fallbezogenen Zusammenarbeit ermöglicht.

Die hier dargestellte Konzeption der ethnopsychoanalytisch orientierten Supervision, wurde ab 2002 gemeinsam von E. Wohlfart und mir entwickelt. In einer auf der Grundlage dieses Konzepts von uns initiierten Supervisionsgruppe wurde der Supervisionsansatz in die Praxis umgesetzt und wissenschaftlich begleitet: Die Ergebnisse dieser Erprobungsphase wurden überarbeitet und in die vorliegende Konzeption aufgenommen.

Zu den theoretischen Grundlagen der klinisch-ethnopsychoanalytischen Supervision gehören Supervisionsmodelle, die es ermöglichen, kulturelle und kollektive Bezüge mitzureflektieren, Erkenntnisse aus der aktuellen ethnopsychoanalytischen Forschung und Theorie sowie Elemente des Praxis- und Theorieansatzes der Ethnopsychiatrie Tobie Nathans (Möller 2001, Nadig 2000, Nathan 1994, 1999).

Zur Einführung in die Thematik werde ich zunächst Überlegungen zu den Bedingungen und Zielsetzungen einer Supervisionsmethode formulieren, die als Modell die Einbeziehung kulturspezifischer und transkultureller Aspekte beinhaltet.

Im Anschluss daran werde ich in zwei Schritten die theoretischen Grundlagen der interkulturellen Supervision vorstellen. Im ersten Teil werden aktuelle theoretische Entwicklungen aus den Forschungen der Ethnologie und Ethnopsychoanalyse im deutschsprachigen Raum vorgestellt, wie sie insbesondere Maya Nadig formuliert hat (Nadig, 2000, 2002, Bhabha 1997). Die ethnopsychoanalytischen Erkenntnisse über die Herstellung von kultureller Identität werden für die Entwicklung einer interkulturellen Supervisionsmethode auf die Ebene der interkulturellen Psychotherapie übertragen: Dabei geht es besonders um ein transkulturelles Verständnis der Dynamik von Übertragung und Gegenübertragung in therapeutischen Beziehungen.

Der zweite Teil der theoretischen Grundlagen der interkulturellen Supervision umfasst Elemente des Theorie- und Praxisansatzes der Ethnopsychiatrie Tobie Nathans. Für unsere Konzeption stehen insbesondere die klinisch-therapeutischen Aspekte der Ethnopsychiatrie im Zentrum, die für die Arbeit auf der Ebene der Supervision wesentlich erscheinen (Felici-Bach ▶ Kap. 8, Nathan ▶ Kap. 7).

Die klinisch-ethnopsychoanalytische Arbeitsweise in der interkulturellen Supervision wird anschließend anhand einer Kasuistik dargestellt. An einem konstruierten Fallbeispiel entlang werden das Setting und der Ablauf der Supervisionssitzungen und die spezifische Form der Kommunikation und des Umgangs mit kulturspezifischen Aspekten in der interkulturellen Supervision anschaulich gemacht.

Die Thematisierung der Bedingungen und Kriterien für eine Anwendung des Modells einer an der klinischen Ethnopsychoanalyse[1] orientierten Supervision in verschiedenen Institutionen wird den Beitrag abschließen.

14.2 Interkulturelle Öffnung und Professionalisierung

Der Ausgangspunkt für die Entwicklung und Umsetzung eines interkulturellen Supervisionskonzeptes war die Notwendigkeit einer Professionalisierung der in diesem Praxisfeld tätigen Fachkräfte parallel zu den Prozessen der interkulturellen Öffnung auf der Ebene der psychiatrischen und psychosozialen Institutionen. Die Zielsetzung einer interkulturell geöffneten klinischen wie auch ambulanten psychiatrischen und psychotherapeutischen Versorgung erfordert eine Erweiterung des kulturellen Wissens und des Repertoires an kulturspezifischen Formen der Kommunikation bei Fachkräften und Experten. Als Methode zur Erreichung dieser Kompetenzerweiterung erscheint ein Supervisionsangebot geeignet, das kulturelle Aspekte der jeweiligen Behandlung nicht nur streift, sondern den Schwerpunkt auf die kulturspezifischen Bedeutungszusammenhänge setzt. Die Entwicklung des vorliegenden Arbeitskonzeptes für die Supervision hatte zum Ziel, die kulturellen und interkulturellen Kompetenzen von Psychotherapeuten zu erweitern. Eine der Grundlagen zur Entwicklung dieses Konzepts sind die folgenden Kriterien einer interkulturell geöffneten psychiatrischen und psychotherapeutischen Versorgung.

Mit der Umsetzung dieser Kriterien in die Praxis verbindet sich die Frage, welche Theorie- und Praxisansätze von Supervision für die Erweiterung der kulturellen und interkulturellen Kompetenzen geeignet erscheinen.

> **Kriterien einer interkulturell geöffneten Gesundheitsversorgung als Grundlage für die Interkulturelle Supervision**
> — Repräsentation, Vermittlung und Sichtbarkeit kultureller Vielfalt auf der Ebene der Supervisionsgruppe, die aus Therapeuten mit verschiedenen kulturellen Hintergründen zusammengesetzt ist,
> — Nutzung des kulturellen Wissens der Teilnehmer und die Berücksichtigung kulturspezifischer Aspekte des Umgangs mit psychischen Erkrankungen bei Patienten mit unterschiedlichen kulturellen Zugehörigkeiten,
> — Verankerung interkultureller Standards in der Konzeption der fallbezogenen Zusammenarbeit und die gemeinsame Reflexion der interkulturellen Teamentwicklung.

Schreyögg weist darauf hin, dass Supervisoren eine Diagnostik brauchen, die die Perspektive der zu Beratenden zu erfassen hilft. Eine solche Diagnostik untersucht »die Basisannahmen, die Normen und Standards und die Symbolsysteme« der jeweiligen Institution (Schreyögg 1991). Möller hat gezeigt, dass solche Organisationsstrukturen nur dialogisch erschließbar und nur interpretativ zugänglich sind, da es sich um subjektive Phänomene handelt, von denen sich der Supervisor berühren lassen muss. Sie hebt die Sinnerfassungskapazität des Supervisors hervor, der »die Wirkung der fremden Kultur auf sich und seine Wirkung auf die fremde Kultur ernst nehmen und sich auf diese Weise in einen fortlaufenden Deutungsprozess begeben« sollte (Möller 2001).

Der Begriff Kultur steht in den Supervisionskonzepten von Schreyögg und Möller für die Organisationskultur von Institutionen, erscheint aber durchaus übertragbar auf das interkulturelle Supervisionskonzept im buchstäblichen Sinne unterschiedlicher Herkunfts- oder Migrationskulturen. Der Supervisor sollte in die Welt der Supervisanden »eintauchen, um sich dann wieder in die exzentrische Position zu begeben, indem er das ihm neu begegnende System aus der Distanz wahrzunehmen, zu strukturieren und zu verstehen sucht« (Möller 2001).

---
1 Der Begriff „klinische Ethnopsychoanalyse" bezeichnet in Abgrenzung zur Ethnopsychoanalyse als qualitativer Forschungsmethode die Anwendung ethnopsychoanalytischer Methoden im klinisch-psychotherapeutischen Bereich. Für die Anregung zu dieser Präzisierung de Begriffs möchte ich Heinrich Wiesweg danken.

> In der interkulturellen Supervision gilt es, sich probehalber identifikatorisch in verschiedene kulturelle Sphären hineinzubegeben und dann wieder aus ihnen herauszutreten, um mit den zur Verfügung stehenden Mitteln einschließlich des kulturellen Repertoires die jeweilige Problemstellung analysieren zu können.

Eine Supervision, die sich in dieser Weise als Teil eines kontinuierlichen Lern- und Aneignungsprozesses versteht, kann Schlirf zufolge wirksame Impulse für eine Schritt für Schritt weiterführende Personal- und Organisationsentwicklung medizinischer, pädagogischer und psychosozialer Institutionen geben (Schlirf 2001). Gerade vor dem Hintergrund einer gesellschaftlichen Entwicklung, in der verschiedene kulturelle Sphären durchlässiger, andere hingegen unzugänglicher werden, kann eine an der Ethnopsychoanalyse orientierte Supervision einen wichtigen Beitrag zu einer Professionalisierung im Sinne einer interkulturellen Kompetenzerweiterung leisten (Räthzel 1998).

14.3 Arbeitsgrundlagen interkultureller Supervision

14.3.1 Aktuelle Erkenntnisse aus Ethnologie und Ethnopsychoanalyse

In der alltäglichen Behandlungspraxis spiegelt sich anhand von Therapieanfragen das breite Spektrum an Kulturen innerhalb der Gesellschaft immer deutlicher wider. Diese Entwicklung stellt besondere Anforderungen an die Behandler: Bei der Reflexion von Übertragungs- und Gegenübertragungsprozessen geht es um die Bewusstmachung der eigenen emotionalen Beteiligung an der transkulturellen Erfahrung und um Einsichten in die eigene kulturelle Geprägtheit.

Im deutschsprachigen Raum haben die Ethnopsychoanalytiker Paul Parin, Goldy Parin-Matthèy und Fritz Morgenthaler (1971), Erdheim (1988) und Nadig (1986, 1995, 1996) die von Devereux als Begründer der Ethnopsychoanalyse formulierten ethnopsychoanalytischen Grundlagen in Feldforschungen sowie als qualitative Forschungsmethode systematisch weiterentwickelt.

Maya Nadig hat in ihren ethnopsychoanalytischen Forschungen neben anderen methodischen Ansätzen ein Modell der ethnopsychoanalytischen Beziehung entwickelt, das die Analyse von Übertragungs- und Gegenübertragungsprozessen zum Ausgangspunkt der ethnopsychoanalytischen Forschungsmethode nimmt. Neben der ethnopsychiatrischen Arbeitsweise erschien uns für das Supervisionsprojekt auch die Form der transkulturellen Annäherung, die sie entwickelt hat, für die therapeutische Praxis fruchtbar.

Als Ziel der ethnopsychoanalytischen Beziehung formuliert Maya Nadig, »über den Bezug zum Unbewussten des Gesprächspartners die kulturelle Dynamik seines Handelns zu verstehen. Die Dynamik entsteht durch die Verschiedenheit der Gesprächspartner in ihrer kulturspezifischen Psychodynamik und in ihrem kulturellen Milieu« (Nadig 1996a, S. 156). Der ethnopsychoanalytische Prozess verlaufe als »Oszillationsprozess« zwischen der Analyse der eigenen und derjenigen der fremden Kultur, »ohne den die kulturspezifische Umgangsweise des Gegenübers« nicht wahrnehmbar wäre. Grundlage der Ethnopsychoanalyse als Methode sei die forschende Neugier der Beteiligten – nicht der Leidensdruck, wie in der psychoanalytischen Behandlung: »Das Aufeinandertreffen zweier kultureller Kommunikationsmuster löst bei den Ethnologen (und bei Psychotherapeuten, M.E.) subjektive Irritationen aus, die sie unweigerlich in den oszillierenden Prozess der empathisch-identifikatorischen Annäherung und des reflexiv abgrenzenden Rückzugs hineinführen« (Nadig 1996, 156).

Die Einsichten, die sich durch die Ethnopsychoanalyse als Forschungsmethode gewinnen lassen, sind aufgrund der beiden gemeinsamen Analyse von Übertragungs- und Gegenübertragungsprozessen auch als Grundlage für die Reflexion von interkulturellen Prozessen in der therapeutischen Praxis und in der Supervision geeignet. Die wesentliche Verbindung liegt in der Art der Selbstreflexion »von innen heraus«, die Nadig fordert und für die sie die beschriebene Methode entwickelt hat.

> In der Behandlungspraxis geht es parallel zu den universell verstehbaren Aspekten darum, etwas darüber zu erfahren, wie sich Menschen

kulturspezifisch zueinander ins Verhältnis setzen. Die Herausforderung in interkulturellen therapeutischen Beziehungen besteht darin, Einsicht zu gewinnen in kulturspezifische Unterschiede, ohne sie reduktionistisch in das eigene kulturelle Milieu zu integrieren.

Deshalb erschien es für unsere Konzeption wichtig, die eigene kulturelle Eingebundenheit zu reflektieren und im Kontext der Übertragungs- und Gegenübertragungsprozesse differenziert zu betrachten, um auch Übergänge, Vermischungen, Bikulturalität oder die Aneignung von kultureller Identität unter Bedingungen mehr oder weniger durchlässiger kultureller Sphären innerhalb einer Gesellschaft zu erfassen (Englisch 2000).

Diesen Praxisanforderungen entspricht das umfassendere Theoriemodell, das Nadig in der Auseinandersetzung mit aktuellen Entwicklungen in der Ethnologie entwickelt hat. Sie versteht darin Transkulturalität als Produkt der Globalisierung: Unter den gegenwärtigen gesellschaftlichen Bedingungen stellen ihr zufolge migratorische Milieus und transkulturelle Beziehungen den Rahmen dar, in dem Menschen mit verschiedenen kulturellen Hintergründen die Differenz von Kulturen wahrnehmen und ihre Identität und Selbstentwürfe aushandeln. Der Suche nach einem eindeutigen Kulturbegriff und den spekulativen Überlegungen über Globalkultur oder etwa einem Clash der Kulturen setzt sie die Forschung nach konkreten Spuren der Kulturen in der Praxis entgegen. Sie verbindet dabei aktuelle ethnologische Entwürfe mit psychoanalytischen Konstruktionen, die methodisch geeignet erscheinen, der Komplexität der beschriebenen Zusammenhänge gerecht zu werden (Nadig 2000).

Der Ethnologe Homi Bhabha hat in seinem Entwurf einer Ethnologie, die auf die Erforschung gegenwärtiger gesellschaftlicher Prozesse ausgerichtet ist, die Metapher eines dritten Raumes eingeführt, in dem neue Bedeutungen, Repräsentationen und Perspektiven von kultureller Komplexität entstehen (Bhabha 1994, 1997).

❗ In unserem Ansatz ethnopsychoanalytischer Supervision nutzen wir die Erkenntnisse kultureller Identitätsbildung zur Entwicklung einer Methode, die es ermöglicht, die kulturspezifische Dynamik von therapeutischen Prozessen zu analysieren und in die Behandlungspraxis einzubeziehen. Wir gehen davon aus, dass sich gerade in der Beobachtung migratorischer Prozesse Erkenntnisse über die Entwicklung kultureller Identität gewinnen lassen. Der therapeutische Erinnerungs- und Verarbeitungsprozess eröffnet den Patienten häufig einen Zugang zu verdrängten Erfahrungen und den damit verknüpften kulturell bestimmten Bedeutungszusammenhängen.

Nadig verbindet die ethnologischen Erkenntnisse von Bhabha und andere theoretische Ansätze mit den psychoanalytischen Theorien von Winnicott und Bion. Winnicott hat das Modell des Übergangsraums entwickelt, das gleichermaßen ein Beziehungsgeschehen abbildet und Entwicklungsprozesse begreifbar macht (Winnicott 1969, 1992). Die therapeutische Beziehung kann, wie Winnicott in seinem Konzept herausgearbeitet hat, für die Prozesse der kulturellen Aneignung einen Übergangsraum bieten (intermediate space, potential space). Ein Immigrant, so Grinberg und Grinberg anknüpfend an Winnicotts Konzept des Übergangsraums, »braucht einen potentiellen Raum, der ihm als ‚Übergangsort' und ‚Übergangszeit' vom mütterlichen Landobjekt zur neuen äußeren Welt dient« (Grinberg u. Grinberg 1990, S. 14). Zwischenmenschliche ebenso wie therapeutische Beziehungen können einen solchen potentiellen Raum herstellen, »in dem sich Kreativität, Symbole und Differenz, also Kultur und kulturelle Bedeutungen entwickeln können« (Nadig 2003).

Der Rahmen, der durch die Supervisionsgruppe hergestellt wird, lässt sich – anknüpfend an die verschiedenen Metaphern des Übergangsraums nach Winnicott, des Behälters nach Bion oder des dritten Raums nach Bhabha, als transkultureller Übergangsraum definieren. Bezogen auf die Supervision wird das von Nadig beschriebene Oszillieren zwischen der eigenen und den anderen Kulturen als fallbezogene Arbeitsmethode genutzt: Die Gruppensituation ermöglicht darüber hinaus ein Pendeln zwischen den kollektiven Prozessen in der kulturell gemischten Therapeutengruppe und den individuellen Prozessen in den Behandlungen.

❗ Die Supervisionsgruppe stellt als Voraussetzung für die Arbeit an Kasuistiken einen Behälter dar für die durch kollektive und individuelle Prozesse ausgelösten Emotionen der Teilnehmer. Durch die gemeinsame Reflexion des auch jeweils kulturell geprägten Übertragungs- und Gegenübertragungsgeschehens der einzelnen Teilnehmer, lassen sich Einsichten in die kulturspezifische Dynamik der Behandlungsprozesse gewinnen.

14.3.2 Der Praxisansatz der Ethnopsychiatrie

Tobie Nathan entwickelte in Paris als Schüler von Georges Devereux dessen wissenschaftlich-ethnopsychoanalytischen Ansatz zu einem therapeutischen Verfahren weiter. Der Begriff Ethnopsychiatrie, den Nathan für seine therapeutische Methode prägte, betont in Abgrenzung zu Devereux die klinische Seite seines Ansatzes (Bach 1993, 1996, Nathan 1986, 1988, 1993 und ▶ Kap. 7).

Die Ethnopsychiater um Tobie Nathan, die in Paris an der Université VIII im Centre Devereux ein Behandlungs-, Forschungs- und Lehrzentrum etabliert haben, beziehen sich ebenso wie die deutschsprachigen Ethnopsychoanalytiker auf die theoretischen Grundlagen von Georges Devereux (vgl. Heinrichs 1997). Devereux' Anliegen war eine Annäherung von Ethnologie und Psychoanalyse in einem doppelten Diskurs, in dem beide Disziplinen in einem Komplementaritätsverhältnis zueinander gedacht werden (Devereux 1978, Haase 1996, Milkau-Kaufmann 1996).

❗ Nathans Weiterentwicklung über Devereux' Theorie einer metakulturellen Psychiatrie hinaus liegt darin, dass in seinem Konzept die Bedeutung der Kultur für Diagnose und Therapie die zentrale Stelle einnimmt (Nathan 1986, 1988, 1994, Saller 1995) Der Behandlungsansatz erschließt damit kulturelles Wissen allgemein – das kulturelle Bewältigungspotenzial der Patienten ebenso wie das der Behandler – wie auch im Sinne der jeweils kulturspezifischen Behandlungstechnik für die fallbezogene Zusammenarbeit im Therapeutenteam. Der Bezugspunkt zur Ethnopsychiatrie für die Konzeption einer interkulturellen ethnopsychoanalytischen Supervision ist der methodische Ansatz der Ethnopsychiatrie, das dort erprobte Setting, die Form der Kommunikation, die Aneignung und der Transfer von kulturellem Wissen.

Dazu gehören die Struktur der Therapeutengruppe, die sich aus bis zu zwanzig Behandlern unterschiedlicher Kulturen zusammensetzt, und die Form der Kommunikation innerhalb der ethnopsychiatrischen Behandlungssitzung.

Im ethnopsychiatrischen Behandlungsansatz werden bestimmte »Orientierungspunkte« wie kulturspezifische Krankheitstheorien, Passageriten oder kollektiv vermittelte Formen der Verständigung über eine Problemlage ins Zentrum der Behandlung gerückt. Der jeweils kulturgebundene Sinn einer psychischen Erkrankung lässt sich am ehesten an diesen Punkten entlang entschlüsseln, an denen er sich verdichtet. Auf dieser Grundlage werden im Centre Devereux in der Therapeutengruppe in Anwesenheit der Patienten auch kulturspezifische Interventionen entwickelt. In der therapeutischen Behandlung im Ethnopsychiatrischen Zentrum wird nicht nur mit der kulturellen Unterschiedlichkeit von Therapeuten und Patienten ,gearbeitet', sondern auch mit der Gleichstellung von herkömmlichen westlichen Therapieansätzen und traditionellen Behandlungsformen und Denksystemen (Brauner 1986, Englisch 2000, Nathan 1999, Saller 1995).

Die allgemeine Beschäftigung mit ethnischer Identität oder Herkunft führt Nathan zufolge in der therapeutischen Behandlung nicht weiter, da sie »nicht über das dynamische Eingebundensein in ein komplexes Netz Auskunft« gibt, das die konkrete Lebenssituation und die Kultur des Patienten ausmacht (Nathan 1999, S. 207).

Anknüpfungspunkt für die Arbeit auf der Ebene der Supervision ist die Arbeitsweise der Therapeutengruppe im ethnopsychiatrischen Setting: ausgehend vom aktuellen Geschehen untersuchen wir in der fallbezogenen Arbeit Ereignisse entlang der Biographie der Patienten, deren kulturspezifische Bedeutung entschlüsselt werden kann und die gesamte Konfliktsituation verstehbar macht. Diese Punkte sind häufig Schwellensituationen oder, ethnologisch formuliert, Passageriten – Lebensereignisse, die in den meisten Kulturen

14.3 Arbeitsgrundlagen interkultureller Supervision

von bestimmten Ritualen oder Initiationen begleitet werden. Das Erkenntnisinteresse in der Supervision ist dabei – ähnlich wie im ethnopsychiatrischen Therapieansatz – auf die kulturell bedeutsamen Aspekte gerichtet.

> **Kulturell bedeutsame Lebensereignisse**
> - Die Frage nach den Bedingungen der Geburt und den entsprechenden Ritualen (z. B. Namensgebung),
> - die kulturelle Bedeutung der Position in der Geschwisterreihe,
> - Trennungen und Brüche in der Familie (z. B. Schwierigkeiten, die der Migration vorausgingen),
> - Schwellensituationen wie Rituale bei der Aufnahme in die Gemeinschaft der Erwachsenen, das Ergreifen eines Berufes, Heiraten oder Verheiratetwerden, frühere Behandlungen durch traditionelle Heiler, Krankheit, Tod, Verluste usw.

Dabei ist nicht nur von Bedeutung, welche Rituale vollzogen wurden, sondern ebenso die Frage danach, welche Rituale möglicherweise versäumt wurden. Die Konzentration der Ethnopsychiater auf diese Fragestellungen ist behandlungstechnisch eine Art Schlüssel zur Verständigung mit den Patienten. In ähnlicher Weise machen die Therapeuten in der interkulturellen Supervision einen ersten Schritt in Richtung der Erforschung des kulturgebundenen Sinns der jeweiligen Konfliktlage oder Symptomatik. Mit dem Zusammentragen ihres Wissens um die kulturellen Formen, mit der jeweiligen Situation umzugehen, eröffnen die Therapeuten einen gemeinsamen Raum für die Verständigung und können durch ihre unterschiedlichen Perspektiven dem kulturgebundenen Sinn der Erkrankung des Patienten auf die Spur kommen (▶ Kap. 7 u. 8)

> Die größte Abwandlung des therapeutischen Settings in der Ethnopsychiatrie gegenüber herkömmlichen Therapien besteht darin, dass hier eine große Gruppe von Therapeuten zusammenkommt. Diese kommen selbst aus verschiedenen Ländern und sind in den meisten Fällen Psychologen, von denen manche ihre therapeutische Ausbildung im Centre Devereux erhalten haben. Die Therapeutengruppe kommt in einem großen Raum zusammen und bildet einen Kreis, in den dann die Patienten aufgenommen werden. Eine erfahrene Therapeutin oder ein Therapeut oder ein Team aus zwei Therapeuten übernimmt die Leitung der Sitzung. Die Sitzungen der jeweiligen Therapeutengruppe finden regelmäßig jeweils einmal in der Woche statt und dauern je nach Komplexität des Falles mehrere Stunden. Die Patienten oder Familien haben im Abstand von vier bis sechs Wochen eine mehrstündige Sitzung.

Durch die Anwesenheit der Vielzahl von Therapeuten in der Supervisionsgruppe wird eine Reaktivierung der verinnerlichten kollektiven Bindungen wie auch der damit zusammenhängenden Konflikte ermöglicht. Die Patienten kommen mit einer ihrer Kultur eigenen Vorstellung über die Ursache ihrer Erkrankung in die Behandlung, mit ihrer ‚»traditionellen Ätiologie«. Das Heranziehen der Einfälle der Therapeuten wird in der Supervision dazu genutzt, verschiedene Zugänge zu dem aktuellen Problem zu finden. Das Gruppenarrangement schafft einen neuen, kulturell gemischten Raum, in dem es um Vermittlung geht: Es werden Analogien, Sprichwörter, Symbolbedeutungen, Geschichten, ätiologische Theorien aus den einzelnen Kulturen von der Therapeutengruppe beigesteuert, die der Vermittlung dienen.

> ❗ Die Parallele zwischen ethnopsychiatrischer Therapie und interkultureller Supervision liegt darin, die Ressourcen, die in den traditionellen Ätiologien stecken, zugänglich zu machen. Wesentlich ist dabei, dass eine lebendige Verständigung über mögliche Konfliktlösungen

zustande kommt – denn als starre Rituale haben auch die traditionellen Denksysteme und Behandlungsformen ihre Kraft verloren.

14.4 Struktur und Arbeitsweise der interkulturellen Supervision

Voraussetzung der interkulturellen Supervision ist eine kulturell gemischte Gruppe von Therapeuten, die nach Möglichkeit die kulturelle Zusammensetzung der Bevölkerung in der jeweiligen Region widerspiegeln sollte.

Der Ablauf der Sitzungen orientiert sich an einem sehr strukturierten Schema: Nach einer Begrüßung und einer kurzen organisatorischen Besprechung wird von einem Teilnehmer eine Kasuistik vorgestellt. Im Dialog mit den Leiterinnen werden der Zugang des Patienten, Anlass und Auslöser der Behandlung in der Praxis oder Klinik, die Symptomatik, der kulturelle und migratorische Hintergrund und die aktuelle Lebenssituation dargestellt. Den Abschluss der Fallvorstellung bildet die Formulierung einer Fragestellung an die Teilnehmer der Sitzung, in die auch die Reflexion der eigenen Involviertheit in den Behandlungsprozess einfließt.

Die Leiterin greift die Fragestellung auf, verbindet sie mit den Erkenntnissen aus dem Fallvortrag und schaltet dann die Therapeutengruppe ein: In einer Runde tragen die Teilnehmer ihre Beiträge in Form der Mitteilung von Assoziationen, kulturspezifischen Verknüpfungen aus der eigenen Erfahrung, Phantasien, Gegenübertragungsmitteilungen und kulturspezifischen Symbolbedeutungen zusammen. Die Gruppe der Therapeuten stellt keine Fragen, sondern trägt die eigenen Gedanken, z. T. aus der Gegenübertragung heraus zusammen. Jeder einzelne Therapeut ist aufgefordert, die eigenen Assoziationen, Eindrücke, Gedanken oder Erfahrungen aus der eigenen Kultur zu der betreffenden Problemstellung mitzuteilen. Auf diese Weise kommt ein Assoziations-, Erinnerungs- und Verständigungsprozess in Gang: Aus der Betrachtung der Schwierigkeiten unter den vielen verschiedenen Blickwinkeln, Gegenübertragungsreaktionen oder auch kulturellen Ressourcen der Therapeuten ergibt sich ein umfassenderes Verständnis der Problemlage. Diese werden anschließend von der Leiterin bzw. den Leiterinnen zusammengefasst und in Bezug auf die Fragestellung mit einem Ergebnis oder Vorschlag für die weitere Behandlung verbunden.

Daran schließt sich eine Diskussion über die psychodynamischen Zusammenhänge in Verbindung mit den kulturspezifischen Aspekten, Interpretationen und theoretischen Überlegungen zu dem Fall an. Während dieser Diskussion werden auch theoretische Bezüge, kulturspezifische Konzepte und der Gruppenprozess selbst thematisiert. Eine inhaltliche Zusammenfassung durch die eine Leiterin und Rückmeldungen der anderen Leiterin zum Gruppenprozess schließen die Sitzung ab.

14.5 Ablauf einer Supervisionssitzung anhand einer Kasuistik

Im Folgenden stelle ich den Ablauf einer Supervisionssitzung in vier Schritten dar. Die einzelnen aufeinander folgenden Schritte werden mit einem Fallbeispiel verknüpft. Es handelt sich dabei, zum Schutz der Patienten, um eine konstruierte Kasuistik. In die Konstruktion fließen Erfahrungen aus der interkulturellen Supervision ein, es gibt jedoch keine Bezüge zu kasuistischen Beiträgen aus der bestehenden Supervisionsgruppe. Die Falldarstellung und -reflexion ist der Anschaulichkeit halber so formuliert, wie sie sich in der Supervisionssitzung abgespielt haben könnte.

14.5.1 Erster Schritt – Eröffnung der Supervisionssitzung mit einer strukturierten Falldarstellung

Die Einführung der Therapeutengruppe in die Fallgeschichte findet durch einen Dialog zwischen dem vortragenden Therapeuten und dem Supervisor statt.

Im Rahmen des dialogisch gestalteten Fallberichts konzentriert sich die Darstellung auf
— den Zugang, Anlass oder Auslöser der Behandlung in der Praxis, Klinik, Institution,
— die aktuelle und frühere Symptomatik des Patienten und erste Überlegungen zum Konflikt

oder zur transkulturellen Problematik, die zu der Symptomatik geführt hat,
- die aktuelle Lebenssituation und die Genese in groben Zügen,
- den kulturellen und migratorischen Hintergrund, einschließlich Flucht, Verfolgung oder anderer traumatisierender Erfahrungen.

Die Falldarstellung wird mit der Formulierung einer Fragestellung des Therapeuten an die Gruppe und einer Zusammenfassung durch den Supervisor abgeschlossen. In diese Fragestellung sollte er seine eigene Involviertheit und Gegenübertragungsaspekte einfließen lassen.

Einführung in die Kasuistik – Frau E.

Eine Therapeutin aus der Supervisionsgruppe berichtet über Frau E., eine etwa 40-jährige Büroangestellte, die als Jugendliche aus der Türkei nach Deutschland kam. Sie beschreibt sie als schlanke, große Frau, die modisch gekleidet ist und sehr jung wirkt. »Ich hatte den Eindruck, dass sie mich sehr skeptisch beobachtete und gleichzeitig auf gebührendem Abstand hielt. Das Gespräch kam nur langsam in Gang. Sie sprach gut Deutsch mit kaum hörbarem Akzent.«

Frau E. kommt wegen einer schwer depressiven Gefühlslage, Ein- und Durchschlafstörungen, Ordnungs- und Sauberkeitszwängen sowie nächtlichen Ängsten in die Psychotherapie. Vor allem nachts leidet sie auch an Zwangsgrübeleien. Frau E. lebt allein mit ihrer zwölfjährigen Tochter. Von ihrem Ehemann hatte sie sich getrennt, als die Tochter etwa 4 Jahre alt war. Seither hat sie zwei längere Beziehungen zu Männern gehabt.

Sie wurde in einer Stadt im Süden der Türkei als Jüngste in der Familie und einzige Tochter ihrer Eltern geboren. Dort wuchs sie bis zu ihrem 15. Lebensjahr auf. Der Vater hatte vor der Ehe seinen früheren Wohnort verlassen und war in eine andere Stadt gegangen, um dort einen Handwerksbetrieb zu eröffnen. Als Frau E. 12 Jahre alt war, ging ihre Mutter im Rahmen der Anwerbung von Arbeitskräften nach Deutschland. Frau E. schildert die Abschiedssituation von der Mutter sehr eindringlich: Es hatte sie damals niemand auf die Abreise der Mutter vorbereitet – alle seien zum Bahnhof gegangen, dann sei sie in den Zug gestiegen und verschwunden. Sie habe mit einem Schock darauf reagiert.

In den letzten Jahren vor Beginn der Therapie kam es zu einer Reihe von Trennungs- und Verlusterlebnissen für Frau E. Zunächst der Tod des Vaters, dann der Tod der Mutter vor einem Jahr und aktuell die Trennung von ihrem langjährigen Partner. Die seit dem Tod der Mutter bestehenden depressiven Symptome verstärkten sich nach der Trennung von ihrem Freund. Die Mutter litt an einer schweren körperlichen Erkrankung. Durch die Versorgung der Mutter war Frau E. in eine dauerhafte Überforderung hineingeraten. Sie wurde selbst krank und litt an den Symptomen eines psychosomatischen Erschöpfungszustandes. Seit einigen Wochen war sie aufgrund der depressiven Symptomatik arbeitsunfähig. Die ganze erste Phase der Behandlung ist von einer starken Schwere bestimmt. Die bedrückenden Schuldgefühle der Patientin haben zunächst in der Gegenübertragung auch bei der Behandlerin zu Gefühlen von depressiver Schwere und Hoffnungslosigkeit geführt. Frau E. beschreibe immer wieder, häufig nach langem Schweigen, wie schwer es ihr falle, mit der Therapeutin in Kontakt zu treten. Auf diese Schwierigkeit im direkten Kontakt bezieht sich die Frage der Therapeutin an die Supervisionsgruppe. Sie möchte in der Supervision mehr darüber herausfinden, wie diese schwierige Kontakt- und Beziehungsaufnahme psychodynamisch und kulturspezifisch zu verstehen ist.

14.5.2 Zweiter Schritt – kulturspezifische Beiträge der Teilnehmer

Nach der Vorstellung der Kasuistik fordert der Supervisor die Teilnehmer der Supervisionsgruppe auf, die Wirkung der Falldarstellung und ihre Eindrücke mitzuteilen. Dabei wird der Akzent besonders auf die jeweils eigene kulturspezifische Wahrnehmung gesetzt.

Die Beiträge der Therapeuten umfassen
- Assoziationen, Phantasien oder Bilder, die wachgerufen werden,
- kulturspezifische Verknüpfungen aus der eigenen Erfahrung,
- Gegenübertragungsmitteilungen,
- kulturspezifische Symbolbedeutungen oder traditionelle Ätiologien,

> **Mitteilungen der Therapeutenrunde zum Fallbeispiel Frau E.**
>
> - Mitteilungen zu den eigenen Empfindungen:
>   - »Ich konnte die bedrückenden Gefühle von Frau E. sehr stark nachempfinden, die soweit gehen, dass jede Kontaktaufnahme zu einem Kraftakt wird. Die Therapeutin wird dabei zur Zeugin ihres Leidens aber auch beinahe lahm gelegt.«
> - Mitteilungen darüber, wie der Fall in der eigenen Kultur gesehen würde:
>   - In meiner Kultur wäre klar, dass es nicht nur um Trauer und Verlust, sondern um ihre Weiblichkeit geht. Die Schuldgefühle der Mutter gegenüber verstellen ihr die Möglichkeit, offen für eine Beziehung zu einem Mann zu sein. Das zeigt sich dann auch in ihrer Schwierigkeit, mit der Therapeutin in Kontakt zu treten.«
> - Beiträge in Identifikation mit der Patientin:
>   - »In ihrer Kultur hat sie versagt: Sie hat keine Familie im traditionellen Sinne, ist nicht beruflich erfolgreich und konnte ihre Mutter und ihre Tochter nicht angemessen versorgen.«
>   - »Ich habe eine Phantasie von ihr als einem sehr schönen Mädchen, dem viele Möglichkeiten vorausgesagt wurden. Ich stelle mir vor, dass sie als einziges Mädchen unter den Brüdern behandelt wurde wie eine Art Prinzessin. Es schien so, als werde sie verwöhnt oder verehrt und das weckte viel Neid, aber sie blieb dabei sehr einsam. Es könnte sein, dass sie die Behandlerin aufsucht, um diese haltlose Einsamkeit mit ihr zu teilen und zu überwinden.«
> - Kulturspezifische Beiträge:
>   - »Zu dieser besonderen Rolle als Mädchen gehört auch die Kontrolle durch Vater und Brüder. Als ihre Mutter in Deutschland war, hatte sie wahrscheinlich eine sehr schwere Zeit, in der die Ehre und das Ansehen der Familie auf dem Spiel stand, je nachdem wie sie in der Umgebung wahrgenommen wurde. Dabei hatte sie keine mütterliche Unterstützung.«
> - Beiträge zur Behandlung:
>   - »Es ist schwierig für sie, dass sie zu einer Psychotherapeutin geht, ein Teil der Kontaktschwierigkeiten hängt sicher damit zusammen. Ein traditioneller Heiler, in diesem Fall ein Hodscha, würde etwas für sie tun, etwas aus dem Koran lesen oder etwas verschreiben.«
>   - »Die Frauen aus der Verwandtschaft würden sich normalerweise um sie kümmern, sie in traditionelle Rituale einbinden, das Totengebet für die Mutter lesen lassen (mevlüt), ihre Trauer im direkten Kontakt mit ihr durchstehen. Ihr fehlen diese unterstützenden Frauen.«
>   - »Hätte sie gute Beziehungen zu den Familien der Brüder gehabt, wäre sie gar nicht in diesen Sog der Erschöpfung hineingeraten, in den sie die Pflege der Mutter hineingezogen hat. Kulturell angemessen wäre es gewesen, wenn sich der älteste Bruder an der Versorgung der Mutter beteiligt hätte. Es ist unklar, welche Konflikte zu diesen ungleichen Beziehungen geführt haben.«

- traditionelle Diagnosen und Behandlungskonzepte aus der jeweils eigenen Kultur.

14.5.3 Dritter Schritt – Zusammenfassung der Beiträge als Ergebnis

Der Supervisor fasst im Anschluss an diese Sammlung der Mitteilungen Ergebnisse zusammen. Er schließt diesen zentralen Abschnitt der Supervisionssitzung damit ab.

Die Ergebnisse werden verbunden mit
- Vorschlägen für die Behandlung oder
- Herausarbeitung von Fragen, die für die weitere Behandlung zu klären sind, oder
- Einschätzungen zur Dynamik in der Gruppe.

Beiträge zum Fallbeispiel – Zusammenfassung

Frau E. erscheint sehr misstrauisch, sie hält sehr viel zurück. Die Schuldgefühle der Mutter gegenüber erlebt sie als bedrückend. Sie schwankt zwischen Wiedergutmachungsimpulsen und Vorwürfen und vermeidet es aufgrund ihrer starken, sehr ambivalenten Mutterübertragung, sich in die therapeutische Beziehung zu verstricken. Es gab offenbar viele Konflikte innerhalb der Familie, von denen wir noch nichts wissen. Es scheint, als hätten wichtige Ereignisse stattgefunden, von denen sie noch nicht berichtet. Das Sprechen rührt möglicherweise an Tabus. Deshalb fällt das Sprechen mit der Therapeutin so schwer, weil es Frau E. in einen Loyalitätskonflikt bringt. Es geht möglicherweise um Konflikte unter den Geschwistern. Es erscheint zunächst wichtig, dass sie für ihre bedrückenden Zustände eine Begleiterin hat, die das aushält, eine Zeugin ihrer seelischen Verfassung. Ihr Befinden hat sich in der Gruppe deutlich widergespiegelt und trotz des depressiven, fast gelähmten Zustandes der Patientin und auch der Therapeutin in der Gegenübertragung taucht in mehreren Phantasien eine kraftvolle, emotionale Frau auf, der viel zugetraut wird.

14.5.4 Vierter Schritt – Diskussion der kulturspezifischen und psychodynamischen Zusammenhänge

Die anschließende offene Diskussion wird verbunden mit einer gemeinsamen Reflexion der
- kulturspezifischen Aspekte und Interpretationen,
- theoretischen Überlegungen zu dem Fall,
- Entwicklung geeigneter therapeutischer Interventionen auf der Grundlage der erarbeiteten Überlegungen.

Die Diskussion kann im Einzelfall dazu genutzt werden, kulturspezifische Krankheits- und Bewältigungskonzepte herauszuarbeiten. Auf diese Konzeptionen, die aus den spezifischen Falldiskussionen gewonnen werden, kann häufig in späteren fallbezogenen Diskussionen zurückgegriffen werden. Im vorliegenden Fall ist es beispielsweise die soziokulturelle Ordnung der Geschwisterbeziehungen, die eine wesentliche Rolle spielt.

Diskussion des Fallbeispiels

Auf der Grundlage der kulturspezifischen, religiösen und psychodynamischen Aspekte werden die Zusammenhänge zwischen dem individuellen Konflikt von Frau E. und dem kulturellen, kollektiven Kontext der Problematik diskutiert. Die Patientin war in ihrer sehr bedrückenden und angespannten Situation in ihrer persönlichen Entwicklung stark beeinträchtigt. Sie verfügte nicht über die Bewältigungsmöglichkeiten, die ihr in ihrem ursprünglichen kulturellen Kontext zur Verfügung hätten stehen müssen. Die Entwicklung stagnierte. Die Konfrontation mit einer völlig anderen kulturellen Umgebung und die Brüche in den familiären Beziehungen verstärkten diese Situation. Zu den Bewältigungsmechanismen gehören auch die jeweils kulturell geprägten psychischen Abwehrmechanismen, die im Einzelfall untersucht werden müssen.

Die kulturellen Konzepte, die im Fall von Frau E. eine Rolle spielen, sind vor allem die Struktur der Geschwisterbeziehungen.

> Die Geschwisterbeziehungen sind in der türkischen Kultur in einer klaren Hierarchie organisiert, wobei die jeweils älteren Geschwister Verantwortung für die jüngeren übernehmen. Diese Verantwortung der »Abla« (ältere Schwester) oder des »Aðabey« (älteren Bruders) umfasst soziale Kontrolle und fürsorgliche Aufgaben gleichermaßen. Als kulturelle Konzeption wird diese spezifische Struktur der Geschwisterbeziehungen als Abla- und Aðabey-System bezeichnet.

Nur wenn im Fall von Frau E. die kulturell verankerten Positionen und Verpflichtungen der Geschwister und ihre jeweiligen Beziehungen zur Mutter analysiert werden, können die bestehenden Konflikte und Enttäuschungen herausgearbeitet werden. Es bleibt vorerst noch offen, warum der ältere Bruder seine Rolle als Aðabey nicht einnimmt.

Die Therapie bleibt dann, wenn es nicht gelingt, diese kulturspezifischen Zusammenhänge zu erfassen, ein Teil der fremden Kultur, den sich Frau E.

nicht aneignen kann. Ihr Schwanken zwischen einem Bedürfnis nach Nähe zur deutschen Therapeutin als Vertreterin einer abendländischen Medizin und ihren Ängsten davor, sich ihr gegenüber zu öffnen, gibt neben der Mutterübertragung auch etwas wieder von ihrem transkulturellen Konflikt – es bringt ihr ambivalentes Interesse an ihrer deutschen Umgebung zum Vorschein.

Die therapeutische Beziehung könnte für Frau E. eine Begleitung bei ihrem Verarbeitungsprozess der durch die konflikthaften Familienbeziehungen und die Migration entstandenen Verluste, Brüche und Konflikte sein. Erst wenn mehr darüber bekannt ist, können Fragen zu den Belastungen der Beziehungen zu den Eltern und Geschwistern bearbeitet werden – z. B. die Frage, ob möglicherweise noch eine Versöhnung oder entsprechende Rituale ausstehen. Gleichzeitig wäre es wichtig, etwas darüber in Erfahrung zu bringen, wie die Symptomatik von Frau E. in ihrem Herkunftsort behandelt würde. Was würde normalerweise in einer solchen Situation unternommen? Wer vermittelt oder wer heilt jemanden wie sie. Die Patientin kam in einem großen Spannungszustand in die Behandlung. Dieser war offenbar für sie selbst und auch für die Therapeutin kaum aushaltbar und deshalb auch schwer zu behandeln. In der Supervision bietet die Anwesenheit der Therapeutengruppe einen Halt für solche Spannungszustände, die dann durch das Zusammentragen der verschiedenen Beiträge auch verstehbar und analysierbar werden. Der Kontext der Problematik, der individuelle und kulturelle Aspekte umfasst, wird in dieser Weise aufgefächert und für eine differenzierte Betrachtung zugänglich.

14.6 Perspektiven: Die Gruppe als Behälter und transkultureller Übergangsraum

Die Gruppe stellt einen Übergangsraum dar, in dem verschiedene Kulturen repräsentiert sind, so dass sie auch für Therapeuten, die in einem monokulturellen Setting arbeiten, ein Oszillieren zwischen verschiedenen kulturellen Netzen ermöglicht. Für die Arbeit an Kasuistiken war anfangs noch offen, ob die Betrachtung aus unterschiedlichen kulturellen Perspektiven auch bei Settings mit gleicher kultureller Zugehörigkeit von Patienten und Therapeuten Erkenntnisse über die kulturspezifische Seite des Übertragungs- und Gegenübertragungsgeschehens ermöglicht. Die bisherigen Erfahrungen zeigen, dass unabhängig von der Gleichheit oder Unterschiedlichkeit der kulturellen Zugehörigkeit von Behandlern und Patienten die Therapeutengruppe ein Instrument darstellt, mit dem die Spannung zwischen Individuum und Kollektiv in der jeweiligen Kultur ausgelotet werden kann. Verschiedene Perspektiven, die in der Therapeutenrunde formuliert werden, können auch die Verstrickungen eines monokulturellen Settings begreifbar machen. Die ethnopsychiatrische Projektgruppe wird von den Teilnehmern als Unterstützung erlebt, insbesondere wenn es darum geht, in den Einzelbehandlungen mit kulturspezifischen Konfliktsituationen oder destruktiv wirkenden Kräften konfrontiert zu sein, die noch nicht verstehbar oder analysierbar sind. Die Gruppe bildet einen Container für die verschiedensten Problemstellungen in dieser ethnopsychiatrischen Arbeit (Grinberg u. Grinberg 1990).

Zuletzt möchte ich noch einige Anmerkungen zur Frage der Übertragbarkeit des interkulturellen Supervisionsmodells anfügen. Die Erfahrungen mit unserem Supervisionsansatz zeigen, neben der Einführung in die praktische Arbeitsweise, dass die ethnopsychiatrisch ausgerichtete Supervision an bestimmte Bedingungen geknüpft ist. Die wesentliche Voraussetzung für die gemeinsame Reflexion der unterschiedlichen kulturellen Zusammenhänge jedes einzelnen Falles ist die kulturell gemischte Zusammensetzung der Therapeutengruppe. Wesentlich ist dabei das vorhandene Repertoire an kulturspezifischem Wissen in Verbindung mit der therapeutischen Erfahrung und der Bereitschaft zur Selbstreflexion der Teilnehmer. Nach mehreren Jahrzehnten Arbeitsmigration, Fluchtbewegungen und durch die Auswirkungen der Globalisierung ist es heute an vielen Orten möglich, eine solche Gruppe psychotherapeutisch oder psychoanalytisch erfahrener Kollegen unterschiedlicher kultureller Zugehörigkeiten zu bilden, in der die jeweils lokalen kulturellen Minderheiten repräsentiert sind.

Ein weiteres Kriterium für das Gelingen eines solchen Gruppenprozesses ist die Introspektionsfähigkeit der einzelnen Teilnehmer. Bei der Beschäftigung mit interkulturellen therapeutischen Konstellationen oder der Auseinandersetzung mit der eigenen möglicherweise idealisierten oder ambivalent erlebten Kultur ist ein Höchstmaß an Reflexionsfähigkeit gefragt, wenn in den durch die Arbeit an den Kasuistiken in Gang gesetzten Prozessen gesellschaftliche Ausschluss- und Abwertungsmechanismen nicht blind wiederholt oder projektiv wirksam werden sollen.

Eine weitere Bedingung für die Nutzbarkeit der ethnopsychiatrischen Methode in der Supervision ist die konsequente Strukturierung der Arbeitsprozesse in der Gruppe. Die Beiträge der Therapeuten in der mittleren Phase der Sitzung regen sehr stark die Assoziationsfähigkeit aller Teilnehmer an. Die Rolle der Leitung, die strukturiert, die Aufmerksamkeit in der Gruppe im Auge behält und am Ende eine Zusammenfassung als Ergebnis formuliert, stellt demgegenüber eine notwendige Behälterfunktion dar. Sie nimmt die Beiträge ebenso wie die atmosphärischen Veränderungen in der Sitzung auf und lässt sich zu einer umfassenden Sicht der jeweiligen Problemstellung inspirieren.

Unsere Erfahrungen mit Workshops auf Kongressen oder kasuistischen Konferenzen auf Tagungen zu spezifischen Themen wie beispielsweise der therapeutischen Behandlung der psychischen Folgen von u, wo wir in der oben beschriebenen Arbeitsweise mit Kollegen aus verschiedenen Ländern an Fällen gearbeitet haben, bestätigen unsere Einschätzung, dass die Arbeitsweise der ethnopsychiatrischen Supervision durchaus auf andere Arbeitsgruppen oder andere institutionelle Rahmenbedingungen übertragbar ist. In Deutschland steht die im Rahmen unserer Projektgruppe konzipierte und umgesetzte klinisch-ethnopsychoanalytische Supervision noch an ihrem Anfang. Für die psychotherapeutische Arbeit mit Menschen verschiedener kultureller Zugehörigkeiten lassen sich durch den Verständigungsprozess in der kulturell gemischten Therapeutengruppe Erkenntnisse über die der jeweiligen Kultur der Patienten entsprechende Psychodynamik und die traditionelle Ätiologie ihrer Erkrankungen gewinnen. Die therapeutischen Prozesse, um die es dabei geht, bergen nicht selten auch Risiken und Spannungen innerhalb der verschiedenen kulturellen Netze, die es angemessen einzuschätzen gilt. Die kulturellen Ressourcen und Kompetenzen der Gruppe geben den teilnehmenden Psychotherapeuten dafür als Hintergrundunterstützung die notwendige Sicherheit.

Der interkulturelle Supervisionsprozess verspricht – wenn er zur Vertiefung der kulturellen Selbst- und Fremdwahrnehmung genutzt wird – ein zunehmend differenzierteres kulturelles und transkulturelles Verstehen, das über die Ausblendung kultureller Diversität oder die Kulturisierung von Konflikten hinauszugehen vermag.

Literatur

Attia I (1995) Multikulturelle Gesellschaft – Monokulturelle Psychologie? Pschosozial-Verlag, Gießen

Bach H (1993) Des rêves et du voyage de l'âme. Nouvelle Revue d'ethnopsychiatrie 24, edition La pensée sauvage, Paris

Bach H (1996) Psychotherapeutische Behandlung von Migranten: Ein Kind, das kommt und geht. In: Becker S (Hrsg) Setting, Rahmen, therapeutisches Milieu in der psychoanalytischen Sozialarbeit. Psychosozialverlag Giessen

Bach H (1999) Réflexions à propos de l'intervention d'un médiateur traducteur lors d'entretien cliniques. Revue Esquisses 35, edition ACMPP du Val de Marne

Brauner KD (1986) Kultur und Symptom. Über wissenschaftstheoretische und methodologische Grundlagen von George Devereux. Peter Lang Verlagsgruppe, Frankfurt/M

Bhabha H (1990) Interview with Homi Bhabha. The third space. In: Rutherford J (ed) Identity, community, culture, difference. Laurence & Wishard, London

Bhabha H (1994) The location of culture. Routledge, London

Bhabha H (1997) Verortung der Kultur. In: Bronfen E, Marius B, Steffen T (Hrsg) Hybride Kulturen. Beiträge zur anglo-amerikanischen Multikulturalismusdeabtte. Stauffenberg Verlag, Tübingen

Bühring P (2002) Psychisch kranke Migranten. Deutsches Ärzteblatt 8

Callies T, Machleidt W (2003) Transkulturelle Aspekte bei Persönlichkeitsstörungen. Persönlichkeitsstörungen 7. Stuttgart

Devereux G (1978) Ethnopsychoanalyse. Die kompensatorische Methode in den Wissenschaften vom Menschen. Suhrkamp, Frankfurt/M

Englisch M (2000) Zum Umgang mit kultureller Differenz – Ein Blick durch die Brille gängiger Kulturkonzepte. In: Psychologie und Gesellschaftskritik 1

Englisch M (2004a) Migration als Trauma? Psychoanalytische Ansätze zur Verarbeitung von Migrationserfahrungen. In: Sisyphus-Jahrbuch Colloquium Psychoanalyse, Bd 1. Frankfurt/M

Englisch M (2004b) Kulturelle Übergangsräume in der Migration. In: Jaeggi E, Kronberg-Gödde H (Hrsg) Zwischen den Zeilen – Literarische Werke psychologisch betrachtet. Psychosozial-Verlag, Gießen

Erdheim M (1988) Psychoanalyse und Unbewußtheit in der Kultur. Aufsätze 1980-1987. Suhrkamp, Frankfurt/M

Erim Y, Senf W (2002) Psychotherapie mit Migranten. Interkulturelle Aspekte in der Psychotherapie. Psychotherapeut 47

Gaitanides S (2002) Qualitätsstandards zur interkulturellen Teamentwicklung. IZA Magazin 1

Geertz C (1990) Die künstlichen Wilden. Der Anthropologe als Schriftsteller. Fischer, Frankfurt/M

Grinberg L, Grinberg R (1990) Psychoanalyse der Migration und des Exils. Klett Cotta, Stuttgart

Heinrichs HJ (1997) Das Fremde verstehen. Gespräche über Alltag, Normalität und Anormalität. Psychosozial-Verlag, Gießen

Haase H (1996)(Hrsg) Ethnopsychoanalyse, Wanderungen zwischen den Welten. Verlag Internationale Psychoanalyse, Stuttgart

Möller H (2001) Was ist gute Supervision? Grundlagen, Merkmale, Methoden. Kllett Cotta, Stuttgart

Milkau-Kaufmann B, Rötzer F (1996) Georges Devereux. Zum Verständnis der Psychoanalyse als epistemologischer und kulturübergreifender Disziplin. In: Hasse H (Hrsg) Ethnopsychoanalyse. Wanderungen zwischen den Welten. Klett Cotta, Stuttgart

Nadig M (1986) Die verborgene Kultur der Frau. Fischer, Frankfurt/M

Nadig M (1996) Zur ethnopsychoanalytischen Erarbeitung des kulturellen Raums der Frau. In: Haase H (Hrsg) Ethnopsychoanalyse. Wanderungen zwischen den Welten. Verlag Internationale Psychoanalyse, Stuttgart

Nadig M (2000) Interkulturalität im Prozess. Ethnopsychoanalyse und Feldforschung als methodischer und theoretischer Übergangsraum. In: Lahme-Gronostaj H, Leuzinger-Bohleber M (Hrsg) Identität und Differenz. Zur Psychoanalyse des Geschlechterverhältnisses in der Spätmoderne. VS Verlaq, Opladen

Nadig M (2002) Transculturality in progress. Theoretical and methodological aspects drawn from cultural studies and psychoanalysis. In: Sandkühler HJ, Lim Hong-Bin (eds) Transculturality – epistemology, ethics, and politics. Peter Lang Verlagsgruppe, Frankfurt/M

Nathan T (1986) La Folie des Autres, Traité D'Ethnopsychiatrie clinique. Dunod, Paris

Nathan T (1988) Le Sperme du Diable. Eléments D'Ethnopsychothérapie. PUF, Paris

Nathan T (1994) L'influence qui guerit. Odile Jacob, Paris

Nathan T (1999) Zum Begriff des sozialen Netzes in der Analyse therapeutischer Dispositive. In: Pedrina F (Hrsg) Kultur, Migration, Psychoanalyse. Edition Diskord, Tübingen

Parin P (1992) Der Widerspruch im Subjekt. Ethnopsychoanalytische Studien. Europäische Verlagsanstalt, Hamburg

Parin P, Parin-Matthèy G, Morgenthaler F (1971) Fürchte deinen Nächsten wie dich selbst. Suhrkamp, Frankfurt/M

Räthzel N (1998) Listenreiche Lebensweisen, Ethnische Verhältnisse und Klassenverhältnisse in der Wahrnehmung von Großstadtjugendlichen. IZA Magazin 3/4

Reichelt EM (2004) Fremd ist der Fremde nur in der Fremde. Krisenintervention bei MigrantInnen und Flüchtlingen. In: Müller W, Scheuermann U (Hrsg) Praxis Krisenintervention. Kohlhammer, Stuttgart

Saller V (1995) Tobie Nathan: Genialer Theoretiker, orientalischer Geschichtenerzähler oder Scharlatan? In: Möhring P, Apsel R (Hrsg) Interkulturelle psychoanalytische Therapie. Brandes & Apsel, Frankfurt/M

Schlirf H (2001) Faktoren für mehr Effizienz externer Supervision in medizinischen, pädagogischen und psychosozialen Institutionen. Report Psychologie 26(7)

Schreyögg A (1991) Supervision – ein integratives Modell. Paderborn

Winnicott DW (1969) Übergangsobjekte und Übergangsphänomene. Psyche 23: 666–682

Winnicott DW (1982) Playing and Reality. Routledge, London

Wohlfart E, Özbek T (2005) Von kultureller Antizipation zu transkulturellem Verstehen. In: Assion J (Hrsg) Migration und seelische Gesundheit. Springer Verlag, Berlin Heidelberg New York Tokio

Interkulturelle Öffnung und Professionalisierung in Europa

Reflexion zur institutionellen Einbindung

Stephan Gabriel Haufe

15.1 Einleitung – 228

15.2 Gesundheitssystem und Medizinsystem – 228
15.2.1 Das Gesundheitssystem – 228
15.2.2 Das Medizinsystem – 229
15.2.3 Der kulturelle Kontext des Medizinsystems – 230
15.2.4 Die Wissenssektoren des Medizinsystems – 230

15.3 Die 5 Kernfunktionen eines Systems der Gesundheitsfürsorge (Health Care System) – 232

15.4 Das Klinikum San Gallicano – 234
15.4.1 Das Personal: »Un setting interdisciplinare« – 234
15.4.2 Unsichere Position der Mediatoren – 234

15.5 Probleme und Strategien der interkulturellen Öffnung und der interkulturellen Kommunikation – 235
15.5.1 Die interkulturelle Öffnung – 235
15.5.2 Die interkulturelle Kommunikation – 236

Literatur – 237

15.1 Einleitung

Das symbolische Zentrum Europas ist heute Lampedusa, eine kleine Insel südlich von Sizilien, wo jeden morgen tote Afrikaner an den Stränden angeschwemmt werden. Und wir müssen entscheiden, ob das das Europa ist, das wir wollen. (Henning Mankell in einem Interview des Deutschlandfunks am 24.11. 2005)

Wenn afrikanische Flüchtlinge nach Europa streben, erreichen viele von ihnen zuerst Italien. Jährlich sind es mehrere 10.000 Menschen, die über die EU-Außengrenze in das Land gelangen. Für einen Großteil von ihnen ist die Insel Lampedusa die erste Station.

Exkurs

Legale und illegale Migration in Italien
Italien hat 58,6 Millionen Einwohner. Davon sind 2,8 Millionen als »nicht italienisch« gemeldet. Nach Schätzungen der OECD leben in dem Land etwa 300.000 Menschen ohne gültige Papiere. Insgesamt wurden 2004 in Italien etwa 24.500 Ausländer an der Grenze zurückgewiesen (+0,1% im Vergleich zum Vorjahr). Etwa 35.400 Menschen wurden nach illegaler Einreise ab- bzw. zurückgeschoben (-13,5%). Weitere 45.700 Migranten (+12%), die wegen illegaler Einreise bzw. unerlaubter Verlängerung ihres Aufenthalts aufgegriffen worden waren, entzogen sich ihrer Ausreisepflicht. (Quelle: Migrationsreport 2005 der Caritas Italien)

Obwohl der Bevölkerungsanteil der Migranten in Italien (4,8%) nur halb so groß ist wie in Deutschland (8%), versteht sich das Land bereits seit längerem als Einwanderungsland. Neben den katastrophalen Folgen, die immer wieder durch Abweisung »illegaler« Migranten für diese entstehen, sind in dem Land darum auch erste Ansätze entwickelt worden, die die Bedürfnisse der neuen Bevölkerungsgruppen in öffentlichen Versorgungsstrukturen berücksichtigen. Am Beispiel des Klinikums San Gallicano in der italienischen Hauptstadt Rom wird dies verdeutlicht. Seit 1985 bietet das Krankenhaus einen medizinischen Service an, der sich speziell an Migranten richtet. In der Abteilung »Medicina delle Migrazioni« arbeiten neben Ärzten auch Sozialarbeiter und Mediatoren. Auf diese Weise sollen Schwierigkeiten in der Gesundheitsfürsorge, die u.a. wegen rechtlicher Vorschriften, sprachlicher Verständigungsschwierigkeiten oder divergierender Heilungsvorstellungen entstehen können, abgebaut werden und auf mögliche Lebensumstände reagiert werden, die Krankheiten auslösen und Heilungsprozesse behindern, z. B. Armut und Obdachlosigkeit. Durch die Einbindung von Psychologen in die Abteilung soll auf besondere seelische Belastungen reagiert werden. Hierzu zählen u.a. Probleme beim Einleben in die italienische Gesellschaft, schlechte Arbeitsbedingungen, die geographische Distanz zur Familie oder traumatische Erfahrungen durch Folter und Krieg. Das Setting weitet zwar den Blick auf unterschiedliche Krankheitsursachen und ermöglicht eine intensive soziale Betreuung der Patienten. In die direkte ärztliche Behandlung werden die Erkenntnisse über kulturelle oder soziale Hintergründe körperlicher wie seelischer Leiden jedoch kaum eingeflochten, da die Erklärungsmodelle der kooperierenden Experten nicht auf gleicher Ebene stehen. Hierfür fehlt eine institutionalisierte Strategie zum gleichberechtigten Informationsaustausch.

Die Strategien des Krankenhauses beim Umgang mit Migranten zielen auf eine interkulturelle Öffnung der westlichen Gesundheitsfürsorge. Um diesen Prozess besser zu verstehen, geht der folgende Teil auf wichtige Strukturen des Gesundheitswesens und Charakteristika des westlichen Medizinsystems ein. Sie bilden die Basis für interkulturelle Bezüge in der Gesundheitsfürsorge.

15.2 Gesundheitssystem und Medizinsystem

15.2.1 Das Gesundheitssystem

Zunächst eine wichtige Unterscheidung: Gesundheitssysteme und Medizinsysteme sind nicht ein und dasselbe.

Das Gesundheitssystem oder -wesen umfasst alle übergeordneten strukturellen Einheiten, deren

15.2 Gesundheitssystem und Medizinsystem

Aufbau und Aufgaben sowie den gesetzlichen Rahmen, der die Gesundheitsversorgung für eine Bevölkerung regelt. Hierzu zählen auch das Verhältnis staatlicher und privater Strukturen sowie der Einfluss von Interessenverbänden auf die Organisation der medizinischen Versorgung.

Neben kulturellen und sozialen Aspekten kennzeichnet also die westliche Medizin der Einfluss staatlicher Macht. Arzneiverordnungen, Zuzahlungen bei Medikamenten, die Organisation der Krankenversicherung oder die Frage, welche medizinischen Leistungen ein illegaler Migrant erhalten darf, legen staatliche Organe fest.

> Das Gesundheitssystem bildet den politischen und wirtschaftlichen Rahmen für das Medizinsystem. Sein Regelwerk schreibt fest, nach welchem Medizinsystem die Gesundheitsfürsorge ausgerichtet wird. Zudem verfügt es über Strategien zur Überwachung von Krankheiten, Krankheitsursachen und Menschen mit besonderen Krankheitsrisiken.

Illegale Arbeitsmigranten werden beispielsweise zu dieser Gruppe gezählt, da sie häufig unter schlechten Arbeits- und Wohnbedingungen leben und kaum Zugang zu präventiver Gesundheitsfürsorge haben.

Im Klinikum San Gallicano herrschen folgende politische und wirtschaftliche Rahmenbedingungen: Einerseits hilft ein gesetzlich festgelegter Betrag des italienischen Gesundheitsministerium, der für die medizinische Versorgung illegaler Einwanderer vorgesehen ist, die Existenz der Abteilung »Medicina delle Migrazioni« in San Gallicano zu garantieren. Andererseits erkennt der italienische Staat nicht das Berufsbild des Mediators bzw. Sprach- und Kulturmittlers an, der eine wichtige Rolle bei der interkulturellen Öffnung der Gesundheitsfürsorge spielt. Dadurch werden migrantenspezifische Behandlungsstrategien erschwert. Ohne die zusätzliche Unterstützung von kirchlichen und Migrantenorganisationen wäre der Betrieb nicht aufrechtzuhalten. Die Möglichkeit, in der Gesundheitsfürsorge auf kulturell unterschiedliche Handlungs- und Denkweisen eingehen zu können, hängt also nicht zuletzt von institutionellen und gesetzlichen Voraussetzungen ab.

15.2.2 Das Medizinsystem

Medizinsysteme können nebeneinander existieren und miteinander kombiniert werden. Sie sind als Teil des Gesundheitssystems zu verstehen. Kommen in einem Gesundheitssystem mehrere Medizinsysteme (westliche Medizin, chinesische oder Ayurveda-Medizin) vor, spricht man von einem pluralen Gesundheitswesen. Alle medizinischen Systeme unabhängig davon, ob »modern«, »traditionell« oder »alternativ« folgen bestimmten Gesetzmäßigkeiten und verfügen über eine eigene Symbolik. Forschungen der Medizinethnologie/Medical Anthropology machen deutlich, welchen kulturellen Konstruktionen das biomedizinische Modell von Krankheit und Gesundheit unterliegt. Die Auffassung, es sei zeitlos, universell gültig und objektiv, ist ein Produkt unserer eigenen kulturellen Entwicklung. In der dekonstruktivistischen Perspektive der Medizinethnologie/Medical Anthropology werden medizinische Systeme als Gedankengebäude von Wissen und Verstehen aufgefasst, die Kriterien liefern, um Krankheit zu erkennen, zu behandeln und zu heilen. Solche Kriterien bilden die Basis für den Ablauf einer Diagnose oder Therapie.

Das ist die Auffassung der modernen Medizinethnologie, die von Arthur Kleinman begründet wurde. Er ist sowohl Psychiater als auch Ethnologe. Ab 1969 arbeitete er verschiedentlich in Taipeh (Taiwan) als Psychiater und betrieb ethnologische Forschungen. Außerdem war er Professor an der Harvard Medical School.

> In einem Medizinsystem ist geregelt, wie der Arzt eine Krankheit versteht (z. B. als akut oder durch schlechte Luft hervorgerufen) und wie der Patient sie erlebt (als Strafe für amoralisches Verhalten, als Folge harter Arbeit), mit welchem Wissen mithin körperliche und psychische Leiden erklärt werden. Jene Praxis bezeichnet Kleinman (1980) als cultural healing.

15.2.3 Der kulturelle Kontext des Medizinsystems

Das cultural healing macht deutlich, in welchem kulturellen Kontext die Gesundheitsfürsorge verankert ist. In der westlichen Medizin fällen die Behandler ihre Entscheidungen in erster Linie auf der Basis naturwissenschaftlicher Kenntnisse. Der Zustand des Körpers wird mit mikrobiologischen Daten u.a. aus Blutbildern, Bakterien- und Virenbefunden beschrieben. Man kann darum auch sagen, das cultural healing westlicher Medizin fußt auf dem (mikro)biologischen Bild vom Körper. Dagegen werden psychologische, soziale und ökonomische Aspekte nicht gleichwertig in die Vorstellung eines Krankheitsbildes integriert. Dass die Sozialmedizin nach wie vor eine sehr schwache Position hat, hängt beispielsweise mit dieser Prämisse zusammen.

Durch unterschiedliche Werte und Auffassungen bzgl. der Krankheit bzw. der Krankheitsvorstellungen können soziale oder kulturelle Spannungen zwischen Arzt und Patient ausgelöst werden. Innerhalb der Behandlung wird dem Patienten ein bestimmter Verhaltenskodex vorgeschrieben, um im Sinne der medizinischen Auffassung einen erfolgreichen Verlauf zu gewährleisten. Werden dabei kulturelle Differenzen außer Acht gelassen, kann das dazu führen, dass Einnahme- oder Verhaltensvorschriften nicht befolgt werden. Vor diesem Hintergrund stellt sich u.a. die Frage, wie kulturelle Differenzen innerhalb eines Klinikums thematisiert und ausgehandelt werden bzw. welche Strategien und Methoden vorhanden sind, um mit kulturellen Differenzen umzugehen. Findet z. B. eine Reflexion eigener oder fremder kultureller Muster Eingang in den Behandlungskontext?

Schließlich geht es darum, welchem Kulturbegriff Ärzte, Psychologen und Patienten folgen. Salis Gross u. Sabbioni (1997) machen darauf aufmerksam, dass die Medizin analog zu den dominierenden Migrationspolitiken der westlichen Aufnahmeländer von einem Diskurs geprägt ist, der Kultur als geschlossenen Kreis mit scheinbar unüberbrückbaren Distanzen auffasst.

15.2.4 Die Wissenssektoren des Medizinsystems

In der westlichen Medizin sind es Ärzte, die als Experten darüber entscheiden, was als krank und was als gesund gilt (Pfleiderer 1995). Sie bilden die Definitionsmacht des Medizinsystems. Sie verfügen über ein spezielles Wissen, auf dessen Grundlage sie analysieren und schließlich urteilen können. Daneben verfügen aber auch andere Personengruppen über ein Wissen um Krankheit und Gesundheit. Kleinman definiert für das Medizinsystem drei Wissenssektoren, die unterschiedliche Wissensbestände repräsentieren, jedoch mehrfache Überschneidungen aufweisen: a) Professioneller Sektor, b) Laiensektor, c) populärmedizinischer Sektor:

- Der **professionelle Sektor** umfasst die institutionalisierten, legalisierten und professionellen Heilberufe. In westlichen Ländern richten sich die jeweiligen Professionen vor allem an biomedizinischen Erkenntnissen und Methoden aus. In Indien bspw. können auch Teile der Ayurveda-Medizin dazugehören.
- Der **populärmedizinische Sektor** umfasst offiziell nicht anerkannte Spezialisten. Darunter fallen Hebammen, Kräuterkenner, Geistheiler, Ritualheiler, Populärpsychologen, Astrologen oder Priester.
- Der **Laiensektor** umfasst das Wissen, das bei jedem Menschen, seiner Familie und seinen Bekannten vorhanden ist und das für den alltäglichen Umgang mit Krankheitsepisoden genutzt wird. Laien beziehen ihr Wissen sowohl aus modernen wie auch aus traditionellen medizinischen Erkenntnissen. 70–90% der Krankheiten werden ausschließlich im Laiensektor behandelt.

15.2 Gesundheitssystem und Medizinsystem

> **Exkurs**
>
> Die Vorstellungen der Laien vom Kranksein sehen die Krankheitsursachen je nach Situation:
> a) im Individuum (z. B.: Ich habe mich erkältet);
> b) in der natürlichen Welt (z. B.: Ich habe verdorbenes Wasser getrunken und wurde krank);
> c) in der sozialen Welt (z. B.: Meine Arbeitskollegen haben mich so gestresst, dass ich krank wurde, oder: Meine Nachbarin hat mich verhext);
> d) in der übernatürlichen Welt angelegt (z. B. Aids ist die Strafe Gottes für ein sündiges Leben, oder: John aus dem Senegal ist krank, weil den Ahnen seiner Verwandtschaft zu wenig geopfert wurde und sie deshalb erzürnt sind) (vgl. Wicker 2003).

Die Interaktion zwischen Arzt und Patient bildet laut Wicker (2003) die Arena, in der ausgehandelt wird, was für den Arzt die Krankheit und den Patienten das Kranksein bedeutet. Dabei treffen Spezialistenerklärungen auf Laienerklärungen. Die Bedeutungen werden bezüglich Krankheitsursache, -diagnose, -verlauf und Heilung geklärt (Helman 2000). Dabei sind Ärzte in der Regel »disease«-orientiert und Laien (Patienten) »illness«-orientiert.

Es gibt aber auch Heiler oder Behandler wie Schamanen, religiöse Handaufleger, Homöopathen oder Bachblütentherapeuten, die »illness«-orientiert arbeiten, ebenso Psychoanalytiker und Psychotherapeuten. Psychiater dagegen, wie sog. klassische Mediziner auch, sind weitgehend dem »disease«-Ansatz verpflichtet, während Psychosomatiker den »illness«-Ansatz in den Vordergrund rücken.

Der Begriff »sickness« (Kleinman) macht auf die Notwendigkeit einer breit angelegten Schau der Krankheitsursachen aufmerksam, womit neben

> **Exkurs**
>
> **»Illness«, »disease« und »sickness«**
> - Die Begriffe »illness«, »disease« und »sickness« sind Grundbegriffe der Medical Anthropology. Ins Deutsche werden sie behelfsmäßig als Kranksein, Krankheit und Erkrankung übersetzt. Die drei Begriffe bezeichnen jeweils unterschiedliche Sichtweisen, mit denen Krankheitsphänomene betrachtet und physische wie psychische Leiden begründet werden können. Der erste, der zwischen »illness« und »disease« einen deutlichen Unterschied gemacht hat, war David Mechanic in seinem Artikel "The »illness« behaviour" (1961).
> - »disease«: Als »disease« werden organische Leiden bzw. Störungen bezeichnet, die durch bestimmte Symptome hervorgerufen werden. Wie ein Heiler die Symptome bezeichnet, erklärt und welche Ursachen er für das Leiden erkennt, ist eng mit dem Körperbild des Heilers verbunden. Im Falle der westlichen Mediziner basiert es auf naturwissenschaftlichen, insbesondere mikrobiologischen Erkenntnissen.
> Mit »disease« ist also die Perspektive des Heilers gemeint: seine Befunde, Untersuchungen und Techniken zur Suche und Diagnose sowie seine pathologische Grundlage für die Therapie.
> - »illness«: Wie der Patient die Schmerzen empfindet, ein Symptom konstruiert oder wie er sich die eigene Krankheit erklärt und sie meistert, wird unter dem Begriff »illness« zusammengefasst. Er bezeichnet die Perspektive des Patienten, mithin seine Ideen, Erwartungen, Gefühle und Gedanken hinsichtlich seines körperlichen Leidens.
> - »sickness«: Die gesellschaftliche oder soziale Bedeutung einer Krankheit wird mit dem Begriff »sickness« verbunden. Der Begriff ist übergreifend zu verstehen und wird im Zusammenhang mit politischen, ökonomischen und sozialen Zuständen verwendet, die Erkrankungen hervorrufen können, z. B.: Unterernährung, schlechte Arbeitsbedingungen, Zigarettenkonsum oder die gesellschaftliche Stellung von Migranten.

naturwissenschaftlichen und kulturellen Erklärungen auch die Berücksichtigung sozialer und ökonomischer Aspekte gemeint ist. Sie können sowohl Inhalt der »illness«- wie der »disease«-Ansätze sein. Die drei Wissenssektoren unterliegen letztlich einer hierarchischen Ordnung, die durch das Gesundheitssystem legitimiert wird. An dessen Spitze steht das professorale Wissen bzw. die »disease«-Perspektive.

Die drei Wissenssektoren sind auch von den ökonomischen, politischen und bürokratischen Rahmenbedingungen des Gesundheitssystems abhängig. Ob ein Heilungswissen gesellschaftlich anerkannt wird, hängt auch von gesetzlichen Regelungen und der finanziellen Unterstützung der jeweiligen Heilpraktiken ab.

15.3 Die 5 Kernfunktionen eines Systems der Gesundheitsfürsorge (Health Care System)

Nach Kleinman (1980) lassen sich 5 Kernfunktionen eines Systems der Gesundheitsfürsorge

> **Die 5 Kernfunktionen der Gesundheitsfürsorge nach Kleinman**
>
> **1. Die Kulturelle Konstruktion von Krankheit als psychosoziale Erfahrung.** Wie bereits gezeigt, sind zwei Formen der Konstruktion zu unterscheiden: 1. die »illness«-Konstruktion, die durch individuelle Wahrnehmung und/oder Beratung mit Familie und im Bekanntenkreis entsteht, und 2. die »disease«-Konstruktion, mit der der Patient im Gespräch mit dem Arzt konfrontiert wird. Die Differenzen in der Arzt-Patient-Kommunikation führen zu Aushandlungsprozessen, in denen Sichtweisen auf die Erkankung erzeugt werden. Entscheidend dabei sind Kategorien beider Seiten, mit denen Erkrankungen wahrgenommen, ausgedrückt und Symptome letztlich bewertet werden.
>
> **2. Kriterien, die die Gesundheitsförderung (health seeking behavior) leiten.** Um eine Krankheit festzustellen und zu heilen, werden unterschiedliche Kriterien, Erklärungsmodelle, Diagnose- und Therapieverfahren angewendet. Je nach Ausrichtung des Medizinsystems wird der Krankheitsverlauf (und die darauf Einfluss nehmenden Faktoren) anhand biologischer, sozialer oder kultureller Kriterien analysiert.
>
> **3. Umgang mit Krankheitsepisoden durch Kommunikation.** In welcher Weise der Arzt auftritt und wer das Gespräch zwischen Arzt und Patient dominiert, bestimmt wesentlich den kommunikativen Umgang mit Krankheit.
>
> Die Patienten verständigen sich darüber hinaus mit Angehörigen und Vertrauten über ihre Erkrankungen. Die dabei entstehenden Theorien und Erklärungsmodelle sind Teil des Umgangs mit Krankheitsepisoden. Woher solche Modelle und Theorien herrühren bzw. worauf sie sich beziehen, ist Thema zahlreicher ethnologischer Forschung.
>
> **4. Heilungsaktivitäten.** Kleinman trennt die Heilungsaktivitäten in zwei Teilbereiche auf:
> a) Der Arzt entwickelt Strategien zur Kontrolle von biologischen oder psychologischen Störungen, was Kleinman »curing of disease« nennt.
> b) Der Patient verarbeitet (z. B. mit Hilfe eines Psychotherapeuten) die Alltagsprobleme, die eine Krankheit verursacht haben, was Kleinman als »healing of illness« bezeichnet. Der Patient entwickelt dabei eine personelle wie soziale Bedeutung und ordnet die Krankheitserfahrung in seinen Lebenslauf ein.
>
> **5. Gesundheitsfürsorge (Health Care).** Unter Gesundheitsfürsorge ist nicht nur die Behandlung von Krankheit zu verstehen. Darunter fallen auch die Prävention sowie der Umgang mit therapeutischen Resultaten (Heilung, Misserfolg, Rückfall, Chronifizierung, Beeinträchtigung), insbesondere im Zusammenhang mit dem Tod von Menschen. Sie umfasst ebenso den Gebrauch/Missbrauch der zur Verfügung stehenden Ressourcen und die damit zusammenhängenden Nutzungsauffassungen.

15.3 Die 5 Kernfunktionen eines Systems der Gesundheitsfürsorge (Health Care System)

(Health Care System) erkennen, die als universell gedacht sind. Erst die Summe dieser Funktionen macht ein Medizinsystem aus.

Diese fünf Kernfunktionen der Gesundheitsfürsorge/Health Care sind die wichtigsten Bestandteile des Medizinsystems. Sie bilden die theoretische Grundlage zum Aufbau einer interkulturellen Kommunikation, da sie die Akteure des Behandlungsprozesses benennen und Unterschiede in den Denkstilen, Empfindungen und Wertorientierungen der am Heilungsprozess beteiligten Akteure offenlegen und diese als gleichrangig darstellen. Im westlichen Medizinsystem erhalten die »disease«-Perspektive bzw. das Expertenwissen des Arztes eine herausragende Position, die »illness«-Perspektive bzw. das Laienwissen, aber auch anderes Expertenwissen von Soziologen und Ethnologen wird dieser Perspektive untergeordnet. Es handelt sich um eine streng hierarchische Wissensordnung, an deren Spitze die Medizin steht. Von den jeweiligen Trägern des Wissens wird diese Ordnung wieder und wieder reproduziert. Hingegen versuchen Strategien der interkulturellen Öffnung diese Wissenshierarchie zu schwächen und zwischen unterschiedlichen Formen des Expertenwissens auf der einen Seite und dem Laienwissen auf der anderen Seite eine gleichrangige Position zu erreichen. Denn kulturelle Unterschiede treten dann deutlicher hervor, wenn das Wissen des Patienten, seine Interpretation der Krankheit sowie seine Biographie und seine Lebenumstände stärker berücksichtigt werden. Im Falle von Patienten

---

Exkurs

Die Lebenswelt von Migranten in westlichen Gesellschaften – eine Skizze

Die westliche Kultur schafft für nicht westliche Migranten eine ambivalente Lebenswelt. Freilich können eingewanderte Menschen ein Bleiberecht und staatliche Leistungen erhalten. Sie müssen aber sehr hohe Hürden überwinden, um ihre Rechte in Anspruch nehmen zu können.

Migranten haben einen legalen oder illegalen Aufenthaltsstatus, keiner von beiden ist unbedingt konstant.

Es gibt zahlreiche nichtstaatliche Organisationen, die Migranten beraten und ihnen zu ihrem Recht verhelfen. Zuvor haben aber Viele schon die Erfahrung gemacht, bei den staatlichen Stellen teilweise widerwillig und schlecht beraten worden zu sein.

Migranten haben aufgrund zahlreicher staatlicher und gesellschaftlicher Hürden nur wenig Möglichkeiten, an der fremden Gesellschaft teilzuhaben. Der Sozialmediziner Heinrich Hurrelmann (1997) spricht in diesem Zusammenhang auch von einer gewollten Entmündigung von Ausländern durch den Staat.

Migranten sind Opfer von Diskriminierungen. Die westeuropäischen Länder transformieren sich zu Einwanderungsgesellschaften, was von politischer Seite aber nicht explizit anerkannt wird.

Eine entsprechende staatliche und gesellschaftliche Öffnung gegenüber Migranten wird dadurch verhindert. Mit diesem ambivalenten gesellschaftspolitischen Kontext ist auch die medizinische und psychologische Betreuung von Migranten konfrontiert. Als Patienten kommen Migranten einerseits mit Krankheiten, die auch in westlichen Gesellschaften bekannt sind. Andererseits treten bei ihnen Beschwerden auf, die die westliche Medizin nicht gänzlich erklären kann. Darum werden Migranten auch als eigene spezifische Patientengruppe aufgefasst. Wobei fraglich ist, ob es so etwas wie migrantenspezifische Krankheitsbilder überhaupt gibt.

Die angeführten Beispiele zeigen eine bestimmte Alltagswirklichkeit auf, die viele Migranten in westlichen Gesellschaften teilen. Gegenstand der interkulturellen Kommunikation in der Gesundheitsfürsorge sind darum nicht nur die kulturell verschiedenen Vorstellungen von Körper, Heilung und Heilern sondern auch die Gegensätzlichkeit bzw. Ambivalenz der Lebensverhältnisse von Migranten. Die linguistischen, kulturellen, strukturellen und psychischen Barrieren in der Arzt-Patient-Beziehung, die bei der Versorgung von Migranten deutlich werden, sind darum eng mit dieser Alltagswirklichkeit verknüpft bzw. als ihre direkte Folge zu verstehen.

mit Migrationshintergrund ist es darum besonders wichtig, bei der Behandlung Raum für diese Themen zu schaffen. Auf diese Weise kann der Therapeut erfahren, ob die Migration des Patienten ursächlich eine Krankheit befördert oder psychische Störungen erst hervorgerufen hat (Haufe S [2004], Wissenkonstruktionen im Gesundheitswesen. Eine Studie der medizinischen Behandlung von Einwanderern im klinischen Bereich am Beispiel des römischen Klinikums San Gallicano. Magisterarbeit am Institut für Europäische Ethnologie der Humboldt Universität Berlin).

Deutlich wird die komplizierte Lage von Migranten an der Situation von schwangeren Frauen. In der Abteilung für Migrantenmedizin im Klinikum San Gallicano kümmern sich mehrere Mediatoren um diesen Personenkreis.

Schwangere Frauen bekommen in Italien ab dem Zeitpunkt, an dem die Diagnose gestellt wurde, bis zur Geburt des Kindes einen legalen Aufenthaltsstatus, den sie anschließend aber wieder verlieren. Ob sich die Frau dann mit ihrem Kind weiter in Italien aufhalten kann, ist also völlig unklar.

Aufgrund der schlechten Einkommensverhältnisse vieler Migranten ist es notwendig, dabei zu helfen, Kleidung und sonstige Wohngegenstände für das Kind ohne großen Aufwand zu bekommen. Hierfür haben die Mediatoren ein Netzwerk aufgebaut, in dem verschiedene Organisationen in Rom materielle Hilfe leisten können. Der ungeklärte Status und die materielle Unsicherheit bestärken nicht selten den Wunsch nach einer Abtreibung. Diese kann auch dann gewünscht sein, wenn das Kind unehelich ist. So geschehen bei einer 18-jährigen polnischen Frau, die befürchtete, ihre polnische Familie würde das Kind nicht annehmen. Entkräften konnten die Mediatoren den Entschluss der Frau nicht zuletzt dadurch, dass im katholischen Italien ein uneheliches Kind eine völlig anerkannte Form der Kindeszeugung ist.

15.4 Das Klinikum San Gallicano

Das Klinikum San Gallicano liefert ein Beispiel für eine interkulturelle Öffnung der westlichen Gesundheitsfürsorge und den Aufbau einer interkulturellen Kommunikation innerhalb der medizinischen Versorgungsstrukturen. Die Abteilung »Medicina delle Migrazioni« ist seit 1985 eine eigene Krankenhausabteilung des Klinikums San Gallicano und bietet als Ambulatorium mit vielen verschiedenen Fachärzten eine medizinische Grundversorgung für Migranten an.

Der überwiegende Teil der Patienten des Zeitraumes 1999–2002 kam aus osteuropäischen Ländern, wie Polen, der Ukraine oder Rumänien, gefolgt von Menschen aus afrikanischen, asiatischen und lateinamerikanischen Herkunftsländern. In den ersten Jahren nach Gründung der Abteilung (1985 bis 1991) bestand die Patientenschaft zu 73% aus Migranten afrikanischer Herkunft, der Anteil von Lateinamerikanern machte 7%, von Asiaten 12% und von Osteuropäern 8% aus.

Die Mehrheit der Patienten in der Abteilung »Medicina delle Migrazioni« verfügt über keinen legalen Aufenthaltsstatus. Es handelt sich im Wesentlichen um illegale Arbeitsmigranten.

15.4.1 Das Personal: »Un setting interdisciplinare«

Zum Zeitpunkt der Forschung waren fünf fest angestellte Ärzte und Ärztinnen, zwei Sozialarbeiterinnen, eine Krankenschwester und ein Krankenpfleger in der Abteilung tätig. Den Hauptanteil der Mitarbeiter bilden ehrenamtlich arbeitende Ärzte und vier Psychologen, die ein oder zweimal pro Woche arbeiten. Außerdem waren zu diesem Zeitpunkt 24 Sprach- und Kulturvermittler bzw. Mediatoren tätig, die im italienischen als »mediatori linguistico-culturali« bezeichnet werden. Sie stammten aus 18 Ländern. Unter ihnen waren vier männliche Vermittler. Die wichtigste Aufgabe der Sozialarbeiterinnen besteht darin, die Patienten in die Gepflogenheiten, die Strukturen und Regeln des Gesundheitssystems einzuführen. Zudem vermitteln sie den Patienten materielle Hilfen. Sie kooperieren eng mit den Mediatoren.

15.4.2 Unsichere Position der Mediatoren

Die Einbindung von Mediatoren stellte einen entscheidenden Schritt für die Entwicklung der Abteilung dar. Sie fungieren als »Brückenbauer«, die sprachliche wie kulturelle Probleme in der Verständigung überwinden sollen. Sie nehmen auf Seiten des Patienten an Gesprächen mit den Sozialarbeitern, Ärzten und Psychologen teil. Außerdem registrieren sie die Patienten für den Nationalen Italienischen Gesundheitsservice.

> ❗ Mit Hilfe des Sprach- und Kulturmittlers sollen kulturelle, soziale, strukturelle und psychologische Barrieren in der Gesundheitsfürsorge für Migranten vermindert bzw. abgebaut werden. Der Mediator erweitert damit nicht nur die Kommunikationsmöglichkeit des Patienten sondern auch die der Behandler.

Die Stellung der Mediatoren ist jedoch beeinträchtigt. Da ihr Berufsbild politisch umstritten ist und sie von der Krankenhausleitung nicht als Mitarbeiter anerkannt werden, sind sie dem Krankenhauspersonal nicht gleichgestellt. Die dem Kultur- und Sprachmittler zugedachte Aufgabe wird außerdem dadurch erschwert, dass das individuelle Krankheitsempfinden des Patienten für die Wahl der therapeutischen Maßnahme nur eine geringe Bedeutung hat. Der Mediator lernt vor allem die Perspektive des Patienten kennen, dessen Deutungen und Handlungen, und er könnte auf dieser Basis mit den Behandlern zum Wohl des Patienten kooperieren. Mit Hilfe des Sprach- und Kulturmittlers sollen kulturelle, soziale, strukturelle und psychologische Barrieren in der Gesundheitsfürsorge für Migranten vermindert bzw. abgebaut werden. Der Mediator erweitert damit nicht nur die Kommunikationsmöglichkeit des Patienten, sondern auch die der Behandler. Aus der Perspektive des Arztes arbeitet der Mediator jedoch außerhalb des für die Therapie relevanten Bereiches. Denn universell gedachte Medizin vermittelt sich anhand ihrer materiellen Fakten, wie Blut- und Röntgenbildern oder Magenspiegelungen. Für die fremdsprachliche Vermittlung der Diagnose ist dann lediglich ein Dolmetscher nötig.

Der Kontakt zwischen Mediatoren und Ärzten ist darum vom Wohlwollen der Mediziner abhängig. Kooperationen zwischen ihnen finden nur spärlich statt. Eine gemeinsame Erörterung von Anamnesen oder Lebensgeschichten, die auch den sozialen und kultrellen Hintergrund der Patienten berücksichtigen, ist innerhalb der Organisationsstruktur nicht vorgesehen.

Problematisch ist auch die Position des Sozialarbeiters (assistente sociale). Obwohl er der Anlaufpunkt für die Patienten ist, bei dem diese ihre subjektiven Krankheitserfahrungen schildern können, versteht er sich in erster Linie als Vermittler der ärztlichen Perspektive gegenüber dem Patienten, statt als Mittler zwischen Arzt und Patient. Er orientiert sich wie der Arzt hauptsächlich an physiologischen Aspekten und verweist auf die Entscheidungsgewalt des Arztes. Damit reproduziert er die Hierarchie des westlichen Medizinsystems, an dessen Spitze die Definitionsmacht des Arztes steht.

Mediatoren und Sozialarbeiter in San Gallicano könnten mit ihrem Wissen um den kulturellen und sozialen Hintergrund der Patienten eine Vermittlerrolle zwischen Arzt und Patient einnehmen. Stattdessen konzentrieren sie sich auf eine effektive soziale Versorgung und und entlasten die Mediziner dabei, kulturelle und soziale Zusammenhänge erörtern zu müssen. Damit werden die vorhandenen Strukturen des Gesundheitssystems und des Medizinsystems aufrechterhalten und reproduziert. Eine echte interkulturelle Öffnung findet nicht statt. Es werden keine neuen Strategien des health seeking entwickelt. Die Mediatoren und Sozialarbeiter arbeiten deutlich »disease«-orientiert. Die Ärzte und Psychologen verfügen darum über kein hinreichendes (»illness«-orientiertes) Instrumentarium, um kulturelle Diversitäten in ihre Arbeit zu integrieren. Wobei Psychologen weit mehr als Mediziner auf ein solches Instrumentarium angewiesen sind.

15.5 Probleme und Strategien der interkulturellen Öffnung und der interkulturellen Kommunikation

15.5.1 Die interkulturelle Öffnung

> ❗ Die interkulturelle Öffnung ist ein Prozess, der eine politische und finanzielle Grundlage braucht (Gesundheitssystem). Sie basiert auf den fünf Kernfunktionen des Medizinsystems und wird durch Strategien gefördert, die auf die gesellschaftlich schwache Position der Migranten, deren materielle Probleme sowie ihre Diskriminierung reagieren. Daraus ergibt sich eine

enge Kooperation mit Migrantenorganisationen (Laienwissen). Für die Behandler bedeutet die interkulturelle Öffnung gängige Prozeduren, Stereotypen oder Klischees systematisch unter professioneller Anleitung in Frage zu stellen.

Die interkulturelle Öffnung in der Medizin ist ein Prozess, der erst in den vergangenen 10 Jahren seinen Lauf genommen hat, und damit ziemlich am Anfang steht. Die Bedeutung kultureller Aspekte in der Biomedizin ist also nicht selbstverständlich. Wie Schirippa (2000) erklärt, sind umgekehrt aber nur wenige Migranten nicht mit der biomedizinischen Praxis vertraut (vgl. Schirippa 2000, S. 121). Welche Probleme sind es dann, die sich zwischen Patient und Arzt ergeben? Ob kulturelle Differenzen das Gespräch mit dem Patienten und die Therapie behindern, muss der behandelnde Mediziner oder Psychologe anhand des Ablaufes einer Behandlung klären. Dafür ist es jedoch notwendig, dass kulturelle und soziale Probleme a priori in die Analyse einbezogen werden. Anhand von Erfahrungen im niederländischen Gesundheitssystem bekräftigt Spruit (2000) diese Forderung. Er stellt fest, dass die Gesundheitsprobleme von Migranten oft nicht in die gegebenen Segmente der Gesundheitsstrukturen passen. So ist die Diagnose von psychischen Erkrankungen an die Protokollierung von vorgegebenen Fragebögen gebunden, in denen Rubriken zu kulturellen Aspekten gänzlich fehlen. Jene Aspekte können aber für das Verständnis des Leidens sehr wichtig sein.

15.5.2 Die interkulturelle Kommunikation

Die interkulturelle Kommunikation zwischen Medizinern und Psychologen und Patienten und Klienten umfasst
a) Strategien, mit denen sie miteinander kommunizieren,
b) Formen, mit denen die Behandler therapieren,
c) Formen, in denen die Behandler mit anderen Spezialisten kooperieren.

> **Strategien der interkulturellen Kommunikation**
> — verhindern Probleme der sprachlichen Verständigung (mit Sprach- u. Kulturmittlern bzw. Mediatoren);
> — erschließen, wie bedeutend kulturelle Hintergründe für den Erfolg der Behandlung ist;
> — schließen Wissenslücken über kulturell verschiedene Vorstellungsweisen vom Kranksein und dem Heilungsprozess;
> — liefern Informationen über vorhandene Gesundheitseinrichtungen;
> — sprechen die gesellschaftliche Diskriminierung von Einwanderern an;
> — stellen Klischees, Stereotypen in Frage.

Die interkulturelle Öffnung ist eng an den Aufbau der interkulturellen Kommunikation geknüpft. Im Kern erfordert die interkulturelle Kommunikation ein besonders hohes Maß an Informationsaustausch und Reflexion. In einem geöffneten westlichen Medizinsystem bildet sie die Grundlage für den kommunikativen Umgang mit Krankheitsepisoden, wie ihn Kleinman als Kernfunktion definiert hat. Es geht dabei um Situationen, in denen Behandler und Patienten erfahren, dass sie die Strukturen der Alltagswelt, in denen sie (be-)handeln und denken, nicht durchweg miteinander teilen. Der Arzt, der aufgrund seines Heilungswissens dem Patienten überlegen ist, wird in der interkulturellen Kommunikation damit konfrontiert, mit seinen Kenntnissen und Kategorien des health seeking nicht ausreichend helfen zu können. Sein biomedizinisches Wissen reicht womöglich nicht aus, um einen Menschen gesund zu machen. Außerdem können Rasse- und Ethnizitätskonstruktionen der an der Behandlung Beteiligten für den Verlauf von Verständigung und Therapie relevant sein. Ein Arzt-Patienten-Gespräch kann auch daran scheitern, dass der Patient die Anweisungen des Arztes nicht befolgt, weil er die Empfehlungen gegenteilig interpretiert oder nur als guten Ratschlag, statt einer zu befolgenden Vorschrift auslegt (vgl. Koch u. Schulze 1998, S. 154). Hinderlich können auch unterschiedliche Vorstellungen sein, die das Rollenschema zwischen Arzt und Patient betreffen.

In Bezug auf das medizinische Personal beobachtet Korporal (2001) wie Ärzte durch den Kontakt mit Migranten in ihrer Arbeit verunsichert werden. Die Gesprächssituation bleibt häufig unbefriedigend, und die Vorstellung von der Universalität der westlichen Medizin wird durch die Nichtbewältigung des Heilungsauftrages in Frage gestellt. Wenn in solchen Fällen ein Krankheitssymptom nicht erkannt werden kann, wird das Problem häufig als kulturell fremd und deshalb nicht erklärbar aufgefasst. Ein bekanntes medizinethnologisches Beispiel hier für sind die sogenannten kulturgebundenen Culture-Bound-Syndromes.

> Unter dem Begriff Culture Bound Syndroms (CBS) werden in der westlichen Medizin zumeist psychische Leiden zusammengefasst, für die es keine Entsprechung in einer anderen Kultur gibt, z.B. nicht in der westlichen Psychiatrie. Sie werden häufig durch extreme Stresssituationen ausgelöst und drücken sich in kulturell vorgegebenen Mustern aus, wie z.B. bestimmten Vorstellungen zu Sexualität oder Körperbild. Der Begriff hebt hervor, dass ein psychisches Leiden besonders eng an bestimmte kulturelle Einflüsse geknüpft ist. Darum gibt es auch Ansätze, die sowohl Bulimie als auch Magersucht als CBS beschreiben. Da aber jedes Medizinsystem kulturgebunden ist und damit auch die darin beschriebenen Krankheitsphänomene, wird die Bezeichnung dann unbrauchbar, wenn durch sie kulturelle Einflüsse als etwas Besonderes bzw. ein nur als Ausnahme vorkommendes Phänomen dargestellt werden sollen.

Die Definitionsmacht über das was krank, problematisch oder heilsam ist, obliegt in der interkulturellen Kommunikation also nicht automatisch dem Mediziner. Der Patient kann an den Behandler mit einem Problem herantreten, dass im medizinischen Verständnis nichts Krankes, nichts Gestörtes und damit im Sinne der Medizin nichts Therapierbares darstellt, sondern für den Arzt als gesund bzw. normal gilt. Ein Beispiel hierfür ist das »dhat«-Syndrom. Dabei handelt es sich um einen mit Angst besetzten Verlust des Spermas, der mit vielfältigen körperlichen Symptomen kombiniert ist, wie Magen- oder Kopfschmerzen und Schweißausbrüchen. Das Syndrom ist vor allem unter Männern zwischen 18 und 30 Jahren bekannt, die vom indischen Subkontinent stammen (▶ Kap. 23).

> Die interkulturelle Kommunikation stellt also die Definitionsmacht der Behandler in Frage. Ihr Gelingen erfordert eine relative Gleichheit zwischen Patient, Arzt und anderen Experten, wie Kulturmittlern, Psychologen oder Ethnologen. Alle Erklärungsmodelle, ob medizinischer, sozialer, kultureller oder psychologischer Expertise, sollen gleichberechtigt in den Prozess des health seeking aufgenommen werden. Vermieden werden sollte Neben- oder Gegeneinander der Positionen, so dass der Heilungsprozess in einem Dialog stattfindet.

Mit der interkulturellen Kommunikation kann vermieden werden, dass die Krankheitsursachen und -verläufe in Schemata, Klischees und Stereotypen eingeordnet werden. Sowohl die Position des Behandlers als auch die des Patienten können reflektiert werden. Grundlage dafür ist jedoch eine feste, institutionalisierte Form der Abstimmung der am Behandlungsprozess beteiligten Personen, die in den Heileinrichtungen der westlichen Medizin kaum vorhanden sind.

Literatur

Caritas (Hrsg) (2005) Immigrazione – Dossier Statistico. Rom
Hohmann HG (1997) Gewollte Entmündigung. Die Versorgung von Asylbewerbern durch den Staat. Gesundheitsrelevante Beispiele aus der Praxis. In: Abholz et al (Hrsg) Soziale Medizin. Jahrbuch für kritische Medizin 27, Argument Verlag, Hamburg, S 7–22
Hurrelmann K (1998) Sozialisation und Gesundheit. Somatische, psychische und soziale Risikofaktoren im Lebenslauf. Juventa Verlag, Weinheim
Kleinman A (1980) Patients and healers in the Context of culture. University of California Press, Berkeley, S 71–118
Koch DF, Schulze S (1998) Diagnostik in der interkulturellen Therapie und Beratung. In: Castro Varela M et al. Suchbewegungen. Interkulturelle Bewegung und Therapie. dgvt-Verlag, Tübingen, S 149–156
Korporal J, Dangel-Vogelsang B (2001) Interkulturelle Ansätze in der gesundheitlich-sozialen Versorgung von Migranten. In: Marschalck P, Wiedl KH (Hrsg) Migration und Krankheit. Schriften des Instituts für Migrationsforschung und Interkulturelle Studien der Universität Osnabrück, Osnabrück, S 314–334
Kutalek R, Prinz A (2002) Kulturanthropologische und ethnologische Grundlagen der Medizin. (Cultural-anthropological and ethnological fundaments of medicine). In: Karl Witt-

mann (Hrsg) Der Mensch in Umwelt, Familie und Gesellschaft. Ein Lehr- und Arbeitsbuch für den ersten Studienabschnitt Medizin. Wien, Facultas Verlag, S 226-237

Mechanic D (1961) The concept of illness behavior. Journal of Chronic Diseases 15: 189–194

Salis Gross et al. (1997) Die Arzt-Patienten-Interaktion aus der Sicht von Migranten: Vorschläge für die ärztliche Praxis. In: Psychosomatische und Psychosoziale Medizin1–2, Bd 26, S 887–894

Schirippa P (2000) Health care services and health of immigrants: A European research on best practices for the improvement of access to services. In: Vulpiani et al. Health for all, all for health. European experience on health care for migrants. Cidis & Alisei, Perugia

Spruit I P (1987) Moroccan immigrants and health care in the Nederlands. A confrontation of cultural systems. Res Soc Health Care 5: 201–247

Transkulturelle Psychoanalyse: Ein Psychotherapieansatz für Migranten*

Fatih Güç

16.1 Einleitung – 240

16.2 Transkulturelle Psychoanalyse: Ein Psychotherapieansatz für Migranten – 241

16.3 Transkulturelle Ebene – 242

16.4 Persönlich-individuelle Ebene – 243
16.4.1 Das Phänomen der Migration – 244

16.5 Kulturelle Ebene – 247
16.5.1 Der Schamaffekt in der türkischen Kultur – 248
16.5.2 Die 3 Stufen der Selbstreflexivität der türkischen Kultur – 248
16.5.3 Schuld und Scham im Islam – 255

16.6 Intersubjektive Übertragungs-Gegenübertragungs-Ebene – 259

16.7 Selbstreflexivität und Schamaffekt – 261
16.7.1 Zur Phänomenologie der Schuld-Scham-Einheit – 261
16.7.2 Die Selbstreflexivität nach C. G. Jung – 262
16.7.3 Die psychoanalytische Alteritätstheorie von Seidler – 264
16.7.4 Drei Positionen der Selbstreflexion nach Seidler – 264
16.7.5 Zur Einheit und Dialektik von Schuld und Scham – 267
16.7.6 Fallbeispiel – 270

16.8 Schlussbetrachtung – 273

Literatur – 274

---

* Der Ansatz wurde am Beispiel der Migranten aus der Türkei entwickelt. Meinen Erfahrungen mit Menschen aus unterschiedlichen Kulturen nach, gilt dieser Ansatz in wesentlichen Zügen für alle Menschen mit Migrationshintergrund bzw. im interkulturellen Kontext, insbesondere für Menschen aus islamischen Ländern und den Ländern des Mittelmeerraumes.

16.1 Einleitung

In meine Praxis kommen Analysanden verschiedener Nationalitäten. Wenn ich sie frage, warum sie zu mir gekommen sind, erhalte ich unterschiedliche Antworten: Eine deutsche Jugendliche aus Russland wollte zu mir, weil sie »einen türkischen Freund« habe, oder ein ägyptischer Mann, weil ich »auch ein Muslim« bin, oder eine seit 35 Jahren in Berlin lebende Türkin, weil sie »kein Deutsch« kann. Neben solchen »bewusst« gewählten Zugängen gibt es auch Gründe, die wir erst später verstehen. Es kann sein, dass ein Deutscher wegen seiner »schmerzlichen Fremdheitserfahrungen«, die er als Flüchtling nach dem 2. Weltkrieg in einem schwäbischen Dorf gemacht hatte, mich ausgewählt hat. Die Fremdheitserfahrungen sind oft das Geteilte, das gemeinsame Dritte, das diese Analysanden dazu motiviert hat, mich aufzusuchen. Die Interkulturalität beinhaltet sowohl Vertrautheit als auch Fremdheit.

> ❗ Ein Fremder sucht immer das Vertraute in der Fremde, wobei gleichzeitig deutlich wird, wie relativ das Fremde, aber auch das Vertraute ist.

Die unterschiedlichen Erfahrungen, die die türkischen Migranten mit ihrer Wanderung nach Deutschland gemacht haben, prägen sie so, dass sie eine enorme Vielfalt zeigen (vgl. hierzu Güç 1984, 1990). Hinzu kommt die Heterogenität der türkischen Gesellschaft und ihrer Bevölkerungsgruppen wie Kurden, Armenier und Aramäer als christliche Minderheit sowie die beiden Glaubensrichtungen im Islam, Sunniten und Aleviten.

Mit dieser Vielfalt der Vertrautheit und der Fremdheit meiner Analysanden wuchs auch in mir das Bedürfnis nach konzeptionellen Überlegungen bzw. nach einer Struktur, die sowohl zu einem besseren Verstehen führt, als auch eine Systematik einbringt, auf welchen Ebenen sich so eine vielfältige Begegnung vollzieht. Die jahrelange Auseinandersetzung führte dann zu meinem Konzept (siehe Güç 2000a), das ich hier um die Auseinandersetzung mit der Religion und der Schuld-Scham-Einheit weiterentwickle.

Schon mit dem ersten Tag seiner Migration wird der Migrant über die Begegnung mit dem Fremden auf sich zurückgeworfen und erlebt: »Ich bin anders«. Dadurch werden in ihm Internalisierungs- bzw. Verinnerlichungsprozesse angestoßen. Deswegen interessierte mich immer die Frage, wie sich Verinnerlichung bzw. Internalisierung an sich, aber besonders auch bei den Migranten entwickelt. Mit der Frage nach der Verinnerlichung wird gleich der Aspekt des Kulturunterschieds in den Blickwinkel gerückt: Während in der Kultur des Migranten (hier sind islamisch geprägte Kulturen gemeint) die Konfliktgestaltung sich eher in einem interaktionellen Raum entfaltet, wird in der traditionellen Psychoanalyse, einer in westlicher Kultur entstandenen Therapiemethode, von den verinnerlichten Strukturen (z. B. Über-Ich und Ichideal) ausgegangen, in denen sich die intrapsychische Konfliktdynamik ausbreitet. In der Auseinandersetzung mit dem Kulturellen und auf der Suche nach einer kultursensitiven Theorie stieß ich über den Schamaffekt auf die Alteritätstheorie von Seidler (1995), die mir viele Anregungen gab.

Über die Beschäftigung mit meinem kulturellen Hintergrund entdeckte ich in der Schöpfungsgeschichte im Koran, dass sich Schuld und Scham als intersubjektives Affektpaar dialektisch zueinander verhalten. Deswegen fokussiere ich bei der Auseinandersetzung nicht allein auf Scham sondern auf die Einheit des Schuld-Scham-Paares.

> ❗ Diese Affekteinheit Schuld-Scham prägt nicht nur die Grundlagen der islamischen Religion und der türkischen Kultur, sondern scheint ein archetypisches, transkulturelles Phänomen zu sein, das affektiv menschliche Beziehungen reguliert. Diese Schuld-Scham-Einheit begleitet als Hintergrunddynamik die Begegnung zweier Subjekte und fungiert dabei als intersubjektiver Container der therapeutischen Beziehung.

Als an Jung geschulter Psychoanalytiker lernte ich schon während meiner Ausbildung die gegenseitige Beeinflussung vom Analytiker und seinem Analysanden als Grundlage der therapeutischen Beziehung und damit eine intersubjektive Haltung, wobei mir die Entdeckung und Auseinandersetzung mit dem Schamaffekt bzw. mit der Schuld-Scham-Einheit als intersubjektivem Affektpaar geholfen hat.

Im Folgenden werde ich zunächst auf die verschiedenen Ebenen meines psychoanalytischen

Konzepts eingehen und dabei auch aufzeigen, was für einen Stellenwert der Schamaffekt in den Alltagsbeziehungen der türkischen Gesellschaft hat. Da die Scham in der Schöpfungsgeschichte und bei der Vertreibung aus dem Paradies im Judentum und Christentum quasi als Prototyp verstanden wird, war es wichtig, den Koran auf die Bedeutung der Scham im Islam zu befragen. Dabei entstand eine tiefenhermeneutische Analyse des Korantexts zur Schöpfungsgeschichte.

Nach der phänomenologischen Betrachtung der Scham geht es dann um ihre Dynamik, die ich zunächst mit Hilfe von Konzepten C.G.Jungs und der Alteritätstheorie von Seidler erarbeite, um daran eigene Erkenntnisse zur dialektischen Schuld-Scham-Einheit anzuschließen. Eine Fallreflexion wird die theoretischen Überlegungen veranschaulichen und zum Abschluss meines Beitrags führen.

Die vielen Aspekte meines Beitrages, wie Islam, Psychoanalyse, Archetypen, Alteritätstheorie usw., die zur Entwicklung des Verständnisses notwendig sind, erzeugen einen Facettenreichtum und eine gewisse Komplexität, die dadurch erhöht wird, dass ich immer wieder Konzepte Freuds und Jungs nebeneinander stelle bzw. vergleiche. Als Angehöriger einer Minderheit ist es für mich immer wichtig und eine Selbstverständlichkeit, mich mit den Positionen der Mehrheit und der Minderheit auseinander zu setzen und die Sprache der Mehrheit zu lernen, um Gemeinsamkeiten und Unterschiede festzustellen. Das kann eine Bereicherung sein und ich bitte den angestrengten Leser um Verständnis.

16.2 Transkulturelle Psychoanalyse: Ein Psychotherapieansatz für Migranten

> Wenn ich im Folgenden von Migranten spreche, meine ich damit eigentlich alle »Analysanden mit Migrationshintergrund«, also sowohl diejenigen der 1. und 2. Generation, die tatsächlich eine Migration durchlebt haben oder auch die dritte und Folgegenerationen, auf die die Migration als Generationen übergreifende Dynamik auch einen Einfluss hat.

In der psychoanalytischen Therapie mit Migranten wechseln wir nach meiner Erfahrung ständig die Perspektiven und oszillieren auf vier verschiedenen Ebenen, ohne dass wir dies ständig bewusst vollziehen. Diese vier Ebenen sind gleichzeitig Bestandteil meines Konzepts:

1. die transkulturelle Ebene
2. die kulturelle Ebene
3. die individuell-persönliche Ebene
4. die Ebene der intersubjektiven Übertragungs-Gegenübertragungs-Beziehung

Mit dieser Differenzierung möchte ich weder die Transkulturalität der menschlichen Probleme betonen, noch deren besondere kulturelle Geprägtheit in den Vordergrund stellen. Die Konstruktion der Ebenen hilft uns das komplizierte Geschehen in der Stunde und im therapeutischen Prozess zu verstehen.

Ich möchte dies kurz durch ein Beispiel verdeutlichen: Jeder Mensch macht im Laufe seines Lebens Trennungserfahrungen, die uns als transkulturelles Phänomen in jeder Form der Therapie mit jedem Menschen unabhängig von seiner Nationalität, Religionszugehörigkeit, Hautfarbe und Rasse begegnen. Bei der Bearbeitung der Trennungsangst eines Migranten werden wir dagegen unmittelbar mit seiner Migrationsgeschichte und/oder der seiner Eltern konfrontiert. Vielleicht wurde er als Kleinkind in seiner Heimat bei seinen Großeltern gelassen, während seine Eltern in die Fremde gingen. Oder er durfte zwar mit seinen Eltern nach Deutschland reisen, musste aber bald als »Pendelkind«, – was als ein spezifisches Phänomen der Gastarbeiter-Migration zu betrachten ist –, wieder in seine Heimat gehen, weil z. B. beide Eltern in Deutschland arbeiten mussten und er keinen Kindergartenplatz bekam. Der spezifische kulturelle Umgang mit Trennung hat sicherlich dabei auch eine große Rolle gespielt. Vielleicht wird uns die Mutter dieses Pendelkindes beim Nachfragen antworten, dass sie in ihrem Leben zum ersten Mal mit Berufstätigkeit und damit verbundener Trennung von Arbeit und Freizeit in einer Industriegesellschaft konfrontiert wurde und sowieso viele Schuldgefühle ihrem Kind gegenüber hatte und es im Falle einer Arbeitslosigkeit deswegen sofort wieder aus der Türkei hierher holte (zur Migrationsgeschichte und deren psychischen Auswirkungen siehe Güç 1984, 1991).

Wenn wir von diesem »bewusst angegebenen« Grund der Trennungserfahrung zu dem »eigentlichen, unbewussten« Grund kommen, warum gerade dieses Kind und nicht eines seiner Geschwister in die Heimat geschickt oder es angeblich seinem eigenen Wunsch entsprechend in der Heimat gelassen wurde, werden wir uns plötzlich mit der persönlich-individuellen Ebene konfrontiert sehen. Wenn wir die Lebensgeschichte der Eltern des Analysanden erfahren, entdecken wir z. B. eventuell die Wiederholung eines familiären Trennungstraumas der Vergangenheit über Generationen womöglich schon vor der Migration.

Unsere eigenen Erfahrungen mit Trennung bzw. unser womöglich eigenes Trennungstrauma werden auf der Ebene der Übertragungs-Gegenübertragungs-Beziehung angesprochen. Dies gilt besonders für Psychotherapeuten mit Migrationserfahrung, wobei es darauf ankommt, inwieweit wir unsere Migrationserfahrungen verarbeitet haben, um unsere Analysanden auf ihrem Weg begleiten zu können.

Im Folgenden werde ich die vier Ebenen des Konzepts genauer beleuchten, um die jeweilige Bedeutung für den psychoanalytischen Therapieprozess herauszuarbeiten.

16.3 Transkulturelle Ebene

Mit der »transkulturellen Ebene« soll die Universalität der menschlichen Phänomene im Allgemeinen betont werden. Wir werden als Menschen in eine Familie geboren, erleiden unterschiedliche Schicksale, haben sogenannte Schwellensituationen vor uns, wie Schuleintritt, Berufsleben, Heirat, Fortpflanzung, Altern, Sterben usw. und müssen sie meistern oder scheitern an ihnen. Diese kollektiven Themen bzw. Motive werden in Märchen, Mythen, Sagen und religiösen Inhalten von unterschiedlichen Kulturen der Welt bearbeitet. Jung hat in vielen verwandten Märchen, Mythen, Sagen und religiösen Motiven aus unterschiedlichen Kulturen der Welt die gemeinsamen Strukturen dieser Motive nachgewiesen, die nach Jung die Grundlagen des »kollektiven Unbewussten« bilden. Damit erkannte er neben dem persönlichen Unbewussten, das er wie Freud auf Verdrängung zurückführte, diese ursprüngliche Schicht, das kollektive Unbewusste, das die allen Menschen gemeinsamen, angeborenen Strukturen, die »Archetypen« (Jung 1909) beinhaltet. Auch Freud sprach von »archaischen Resten« und erkannte damit die Gegebenheit uralter psychischer Muster an.

Die Archetypen sind nach Jung (1976) »unbewusste, präformierte Regulatoren« (GW 8, §404, S. 231), Organisationsstrukturen, die als unbewusste Gestaltungsprinzipien in der Psyche aller Menschen ungeachtet deren Kultur, Nation, Rasse und Hautfarbe wirken, und strukturieren unsere Erfahrung als Container. Jung schreibt:

> Die Form der Welt, in die er (der Mensch, F.G.) geboren wird, ist ihm bereits als virtuelles Bild eingeboren. Und so sind ihm Eltern, Frau, Kinder, Geburt und Tod als virtuelle Bilder, als psychische Bereitschaften eingeboren. Diese aprioristischen Kategorien sind natürlich kollektiver Natur, es sind Bilder von Eltern, Frau und Kindern im allgemeinen und wohl keine individuellen Prädestinationen. So sind auch diese Bilder als inhaltlos und deshalb als unbewußt zu denken. Sie erreichen erst Inhalt, Einfluß und schließlich Bewußtheit dadurch, dass sie auf empirische Tatsachen treffen, welche die unbewußte Bereitschaft berühren und zum Leben erwecken. (GW 7, §300, S. 209)

Diese kollektiv a priori gegebene strukturelle Ebene bekommt erst in der Erfahrung mit den Bezugspersonen Inhalte, was Jung als »empirische Tatsachen« beschreibt. Seine weitere Annahme, dass die zweipoligen Archetypen als dynamische Strukturen einerseits körperlich verankert sind und dadurch instinkthafte Impulse und Triebe ausdrücken und andererseits das eigentliche Element des Geistes sind, hat weitreichende Konsequenzen: Damit ist das Menschenkind einerseits von Geburt an bereit, Vorstellungen und Phantasien zu entwickeln, ohne dass diese ihm erst durch die Erziehung eingegeben werden. Andererseits prägen diese angeborenen Strukturen die Erfahrungen des Säuglings mit seinen Eltern. Bei dieser Internalisierung bieten die zweipoligen Archetypen nicht nur Strukturen an, sondern greifen nach Jung »regulierend, modifizierend und motivierend in die Gestaltung der Bewusstseinsinhalte ein« (GW 8, S. 231, §404). Neumann (1980) betont vor allem die Intersubjektivität der psychischen Entwicklung, wenn er schreibt:

> Die Evokation der Archetypen und die damit verbundene Auslösung artgemäß angelegter psychischer Entwicklung ist nicht ein innerpsychischer Prozess, sondern geschieht in einem Innen und Außen umschließenden archetypischen Wirklichkeitsfeld, das immer auch einen auslösenden ‚Außenfaktor', einen Weltfaktor, enthält und voraussetzt. (Neumann 1980, S. 90)

Die psychische Entwicklung entsteht damit nach Jungs Verständnis in einem intersubjektiv verstandenen Wirklichkeits- bzw. Beziehungsfeld. Der Begründer der intersubjektiven Psychoanalyse Mitchell (2003) bezieht sich auf Loewald und schreibt:

> Loewald verlegt den Ursprung des Erlebens aus dem Individuum in das Beziehungsfeld, in dem es Bewusstsein erwirbt. ... Das Erleben entwickelt sich nicht von innen nach außen, von den Es-Trieben über das Ich bis hin zum Austausch mit der Außenwelt. In seinen Anfängen entwickelt sich Erleben von außen nach innen, nämlich aus einer zunehmend differenzierten Einheit, deren Teil der Einzelne zunächst ist, bevor er durch eine Internalisierung äußerer Interaktionsmuster zu einem individuellen Wesen heranwächst. (S. 76)

Nach Erkenntnissen neuerer Säuglingsforschung nehmen auch die von Freud geprägten Psychoanalytiker zunehmend Konzepte von angeborenen psychischen Strukturen an (vgl. auch den Begriff der »Prä-Konzeption« von Bion 1992). In seiner Schrift *Plädoyer für eine Neubetrachtung des Unbewußten* sieht Dornes (1998) sein Hauptanliegen in der »Etablierung der Idee eines prozeduralen Unbewußten: Es gibt unbewußtes Wissen, welches das Verhalten und Fühlen in emotional getönten Situationen bestimmt, ohne daß dieses verdrängt oder durch einen Widerstand an der Bewußtwerdung gehindert wird« (S. 28). Als weitere Konzepte unbewusster Wissensstrukturen, die nicht verdrängt aber auch nicht bewusst sind, gibt Dornes an: »Die sensomotorischen Schemata von Piaget (1936, 1937), die Wahrnehmungs-Handlungs-Affekt-Muster von Lichtenberg (1983), die generalisierten Interaktionsrepräsentanzen von Stern (1985) oder Bowlbys (1973) innere Arbeitsmodelle« (S. 28). In diesem Zusammenhang haben auch Zelnick und Bucholz (1991) vorgeschlagen, den Begriff innerer Repräsentanzen aufzugeben und stattdessen »von den unbewussten interaktionellen Organisationsstrukturen« zu sprechen, und betonen damit sowohl ihre angeborenen als auch ihre Entwicklungsaspekte.

Während diese angeborenen, unbewussten, interaktionellen Organisationsstrukturen allen Menschen gemeinsam sind, sind die Inhalte dieser Strukturen sowohl durch persönliche Erfahrungen bestimmt als auch kulturell geprägt. Auch in der therapeutischen Praxis sind die kollektiven Motive z. B. in den archetypischen Träumen von Migranten und Einheimischen zu beobachten, wie sie als kollektive Anliegen und Probleme kulturell (natürlich auch persönlich) unterschiedlich dargestellt und verarbeitet werden. Um diese individuell unterschiedlichen Erfahrungen geht es in der persönlich-individuellen Ebene.

16.4 Persönlich-individuelle Ebene

Diese Ebene kommt in der jeweiligen Entwicklungsgeschichte des Einzelnen zum Ausdruck, die sich in der Übertragungs-Gegenübertragungs-Beziehung mit dem Analytiker schon in der ersten Begegnung entfaltet. Auch die Migrationsgeschichte des Einzelnen in ihrer jeweiligen Dynamik prägt von Anfang an die Übertragungs-Gegenübertragungs-Beziehung. Die enorme Bedeutung der Migrationsgeschichte für die Entwicklung der therapeutischen Beziehung ist nicht zu unterschätzen. Hierzu gehören auch migrationsspezifische Aspekte wie z. B. die Gründe für die Migration, die Phasen und die psychodynamische Bedeutung und die Verarbeitung der Migration. Weil dies so bedeutsam ist, umreiße ich im Folgenden das Phänomen der Migration.

16.4.1 Das Phänomen der Migration

Gründe für eine Migration

Wenn wir Migranten fragen, warum sie ihre Heimat verlassen haben, werden meistens »finanzielle Gründe« angegeben. Einer meiner Analysanden sagte mir: »Ich wollte nur das Geld für 60 Schafe sparen, dann wollte ich wieder zurückkehren«. Eine Analysandin sagte: »Ich wusste, dass ich unterdrückt wurde« (Güç 2000a). Nicht jeder Mensch verlässt eben seine Heimat. Einengende Bindungen, z. B. eine ambivalente Mutterbindung, können dazu bewegen, sich in die angenommene Freiheit der Fremde zu begeben. Das Gefühl der Heimatlosigkeit im eigenen Land oder die Außenseiterrolle in der Familie können in die Fremde treiben. Diese Motive lassen sich auf eine Kernaussage bringen: Vordergründig waren die Migranten unzufrieden mit der Situation in ihrer Heimat, die ihnen zu wenig zum Leben geboten hat. In ihrer unbewussten Phantasie jedoch liegt oft eine Suche nach Wissen um sich selbst, die Suche nach Selbsterkenntnis und Selbstverwirklichung (vgl. Grinberg u. Grinberg 1990).

So gesehen können wir annehmen, dass der Migrant aus irgendeinem Grund sich selber fremd geblieben ist und sich unbewusst wünscht, mit Hilfe des Anderen, Fremden zur Selbsterkenntnis und Selbstverwirklichung zu kommen.

Die Geschichte einer Migration: Kain

Als mythologische Figur der Migration habe ich die Geschichte von Kain und Abel genommen, weil sich der Islam, wie auch das Christentum als Ursprung auf die jüdische Religion beziehen. Außerdem sind die nomadischen Türkenvölker nach ihrer Migration aus Mittelasien nach Anatolien im 11. Jahrhundert zum Islam übergetreten, als sie sesshaft wurden, weil der Schamanismus als Religion für die Anforderungen ihrer Sesshaftigkeit nicht mehr ausreichte (vgl. Sencer 1974). Interessanterweise geht es in der Kaingeschichte auch um den kulturellen Übergang von nomadenhaften Hirten- zum sesshaften Ackerbauernvolk.

Exkurs

Kain und Abel

»Nachdem Adam seine Frau erkannt hat, gebar sie einen Sohn Kain. Sie gebar ein zweites Mal einen Sohn Abel. Abel wurde Scharfhirt und Kain Ackerbauer. Nach einiger Zeit brachte Kain dem Herrn ein Opfer von den Früchten des Feldes dar. Auch Abel brachte eines dar von den Erstlingen seiner Herde und von ihrem Fett. Der Herr schaute auf Abel und sein Opfer, aber auf Kain und sein Opfer schaute er nicht. Da überlief es Kain sehr heiß und sein Blick senkte sich. Der Herr sprach zu Kain: Warum überläuft es dich heiß, und warum senkt sich dein Blick? Nicht wahr, wenn du recht tust, darfst du aufblicken; wenn du nicht recht tust, lauert an der Tür die Sünde als Dämon. Auf dich hat er es abgesehen, doch du werde Herr über ihn. Hierauf sagte Kain zu seinem Bruder Abel: Gehen wir aufs Feld! Als sie auf dem Feld waren, griff Kain seinen Bruder Abel an und erschlug ihn. Da sprach der Herr zu Kain: Wo ist dein Bruder Abel? Er entgegnete: Ich weiß es nicht. Bin ich der Hüter meines Bruders? Der Herr sprach: Was hast du getan? Das Blut deines Bruders schreit zu mir vom Ackerboden. So bist du verflucht, verbannt vom Ackerboden, der seinen Mund aufgesperrt hat, um aus deiner Hand das Blut deines Bruders aufzunehmen. Wenn du den Ackerboden bestelltest, wird er dir keinen Ertrag mehr bringen. Rastlos und ruhelos wirst du auf der Erde sein. Kain antwortete dem Herrn: Zu groß ist meine Schuld, als dass ich sie tragen könnte. Du hast mich heute vom Ackerland verjagt, und ich muss mich vor deinem Angesicht verbergen; rastlos und ruhelos werde ich auf der Erde sein, und wer mich findet, wird mich erschlagen. Der Herr aber sprach zu ihm: Darum soll jeder, der Kain erschlägt, siebenfacher Rache verfallen. Darauf machte der Herr dem Kain ein Zeichen, damit ihn keiner erschlage, der ihn finde. Dann ging Kain vom Herrn weg und ließ sich im Land Nod nieder, östlich von Eden«. (Genesis: 4, 1–16)

Nachdem Kain durch seinen (Vater)-Gott mit seinem Geschenk nicht gesehen und anschließend diskriminiert und beschämt worden ist, ermordet er seinen Bruder, dessen Geschenk von seinem (Vater)-Gott angenommen wurde, und verlässt anschließend das Land seines Vaters mit einem Zeichen Gottes, dem Kainsmal. Er ist stigmatisiert. Mit diesem Zeichen soll er erkannt werden und dieses Erkanntwerden sichert ihm einerseits sein Überleben in der Fremde und andererseits beschämt es ihn ständig als Brudermörder. Damit würden zwei Aspekte im Vorfeld seiner Migration im Vordergrund stehen: die Beschämung und seine Selbstfremdheit, die mit der Nichtbeachtung durch seinen (Vater-)Gott in Zusammenhang steht und in der Ermordung seines Bruders als sein ihm fremder Selbstanteil zum Ausdruck kommt.

Dieses Kainsmal ist dialektisch zu verstehen: Einerseits garantiert es, dass Kain nicht mehr übersehen, sondern ständig beachtet wird. Das ist das, was er sich im Land seines Vaters so gewünscht hatte – in seiner Andersartigkeit als Bauer mit seinem Geschenk gesehen zu werden. Andererseits bekam er es wegen der Ermordung seines Bruders, weil dieser quasi als »braver« Sohn vom Vater gesehen und in seinem Sosein angenommen wurde. Dieses Zeichen zeigt somit auch sein Bedürfnis, gesehen und in seiner Eigenart angenommen zu werden. Die Nichtbeachtung durch den Vater kränkt ihn derart, dass er neidvoll, aus ohnmächtiger Wut gleich zur Waffe greift. Kain ist hin und her gerissen zwischen seinem Zugehörigkeitsbedürfnis nach göttlicher und auch väterlicher Gemeinschaft und der Bestätigung seiner Eigenart.

Die Selbstfremdheit Kains, die auch eine Selbstfremdheit gegenüber seiner Aggressivität bedeutet, hat ihn zum Brudermord getrieben. Mit dem Mord hat er symbolisch auch einen Selbstteil in sich getötet, was auch seine Selbstfremdheit dokumentiert. Seine Schuld seinem Bruder gegenüber ist symbolisch mit seiner Schuldigkeit seinem ihm selber fremd gebliebenen Selbst gegenüber vergleichbar. Dieser ihm fremd gebliebene Teil muss wieder zum Leben erweckt werden, wenn ihm seine Migration gelingen soll.

Jeder Fremde wird als Fremder erkannt und hat quasi auch so ein Gotteszeichen, das aber gleichzeitig auch ein weltliches Zeichen ist, etwas, das ihn anders erscheinen lässt, wie seine Haut- und Haarfarbe, aber auch seine Religionszugehörigkeit, Rasse, Nationalität oder Sprache. Ja sogar ein kleiner Akzent in der geteilten Heimatsprache kann zu einem Kainsmal werden. Alles, was unsere Eigenart zeigt, kann zum Gotteszeichen werden. Jetzt schon wird deutlich, dass wir nicht nur als Fremde, sondern dass jeder von uns so ein Zeichen trägt, weil immer etwas an uns von den Blicken unseres Gegenübers gefangen gehalten wird, während wir uns dessen nicht bewusst sind und uns dem nicht entziehen können. Um es deutlicher zu sagen: In Wirklichkeit laufen wir nackt herum. Damit meine ich natürlich nicht, dass man sich anpassen muss oder solche Zeichen ablegen sollte. Wir können ein solches sichtbares oder verstecktes Zeichen nicht ablegen, weil dies das Zeichen unserer »göttlichen Aufgabe« ist. Da würde uns auch der deutsche Pass nicht helfen, wenn wir ihn auch wie ein Kainsmal vor uns hertragen würden. Es geht hier darum, wie wir Migranten mit dieser speziellen Dynamik des Fremdseins umgehen können.

Migration als Belastungsfaktor

Es gibt keinen Zweifel daran, dass eine Migration immer enorme Belastungen mit sich bringt. Es ist weiterhin anzunehmen, dass von dieser Dynamik besonders die Menschen betroffen sind, die von einem Entwicklungsland in ein hochindustrialisiertes Land kommen. Natürlich werden dabei Erfahrungen mit einer früheren Wanderung (z. B. einer Binnenwanderung im eigenen Land) von Bedeutung sein. Weiterhin wird eine Rolle spielen, ob die Menschen »freiwillig« ihr Land verlassen haben oder ob sie einer politischen oder rassistischen Verfolgung ausgesetzt waren. Es macht auf jeden Fall einen Unterschied, ob man eine Wanderung vorher plant und sich dabei durch eine bewusste, gut vorbereitete Auseinandersetzung die längerfristigen Konsequenzen vor Augen führt, oder ob jemand – wie im Falle eines meiner Analysanden – sagt, dass er nur nach Deutschland gekommen war, »um das Geld für 60 Schafe« zu sparen und dann wieder in sein Land zurückzukehren wollte.

Die in der Heimat erworbenen soziokulturellen Fertigkeiten funktionieren in der neuen Umgebung nicht mehr. Dies führt zunächst zu einer Icheinschränkung, die jedoch mit ungeheuren Anpassungsleistungen und durch ein eher aufgabenorientiertes Handeln kompensiert wird. Die bedeutungsvollen Anderen mit ihren die Identität schützenden, Halt und Geborgenheit gebenden Funktionen stehen nicht zur Verfügung. Wenn die Trauerarbeit um die bedeutungsvollen Anderen auf der Strecke bleibt, kommt es meistens zu einer Idealisierung oder zu einer Entwertung des Verlassenen. Die fremde Sprache, die zum Austausch eigener Gefühle, Phantasien und Vorstellungen mit den Fremden dienen könnte, ist noch nicht verfügbar. Grinberg und Grinberg (1990) sprechen vom »Zustand der Desorganisation« (S. 14) und Erdheim (1988) vom »sozialen Tod«, wenn die Rollensysteme »durch die Konfrontation mit dem Fremden erschüttert werden« (S. 72). Wenn der Migrant zusätzlich zu der Verunsicherung seiner Identität, den Einschränkungen seines Ichs und der Steigerung seiner Angst auch noch Diskriminierung erfährt, werden seine Möglichkeiten der Verarbeitung noch mehr eingeschränkt. Die Diskriminierungen im Wohn- und Arbeitsbereich und im Alltag erzeugen zusätzlichen Stress, den »Minderheitenstress« (Güç 1991). Dieser wird auch Einfluss darauf haben, ob sich der Migrant in seinem Verhalten zu einer der Extrempositionen von traditioneller Lebensweise einerseits und Überanpassung andererseits bewegen wird.

Phasen der Migration

Zusätzlich zu den oben erwähnten Belastungsfaktoren kommen auch die Erfahrungen und die jeweilige Dynamik hinzu, die die Migranten während ihrer Migration nach Deutschland gemacht bzw. erlebt haben. Unter dem Aspekt der Weitergabe der Generationenkonflikte ist es wichtig, sich zu vergegenwärtigen, wie die Gastarbeiter der ersten Generation nach Deutschland gekommen sind bzw. welche Phasen sie dabei durchlebt haben, bis sie sich als Familie wieder zusammengefunden haben. Die Entscheidungsphase zur Auswanderung, die Auswanderung des Erstausreisenden, die Situation der Zurückgebliebenen und die Erfahrungen der getrennt lebenden Familienmitglieder in der Heimat und in Deutschland und deren bewusste oder unbewusste Phantasien, all dies wird die Dynamik der später zusammenlebenden Familie in der Fremde bestimmen. Darüber hinaus werden diese Erlebnisse bewusst oder unbewusst an die späteren Generationen unter dem Aspekt der Mehrgenerationenperspektive weitergegeben und tauchen jetzt im therapeutischen Prozess wieder auf (zu den Phasen des Wanderungsprozesses und deren Dynamik ausführlich in Güç 1984).

Der Auseinandersetzungsprozess als Kernprozess

❗ Der Kernprozess in der Migration ist die Auseinandersetzung mit den eigenen Werten und Normen und denen der neuen Umwelt. Wie jede menschliche Entwicklung bewegt sich dieser Prozess zwischen Progression und Regression, zwischen dem Sicheren und Gewohnten, sowie dem Neuen, dem Unsicheren und Angstmachenden; er braucht seine Zeit und verläuft jeweils individuell.

Dieser Auseinandersetzungsprozess ist ein intersubjektiver, dialektischer Prozess: Einerseits bekommt der Migrant nach seiner Migration in der ihm neuen, unbekannten und fremden Umwelt Angst und läuft Gefahr, sich am liebsten im Gewohnten, Bekannten weiterhin geborgen und gehalten zu fühlen, und verhält sich damit im Sinne der Regression. Andererseits strebt er aber auch durch seine Wanderung in ein fremdes Land bewusst oder unbewusst eine Progression im Sinne der Selbsterkenntnis und Selbstverwirklichung an und erwartet etwas Fremdes von seinem Gegenüber, das ihm hilft, sich selber zu erkennen, vorausgesetzt, dass er in der Lage ist, dieses Fremde schrittweise in sich aufzunehmen.

Auf jedes sich Einlassen auf das Fremde folgt immer ein Abgrenzungswunsch gegenüber dem Fremden, so dass dieser Prozess einem Oszillieren zwischen den beiden Polen des Fremden und des Eigenen gleichkommt. Ein erneutes sich Einlassen auf das Fremde wird dann erwartungsgemäß auf einer tieferen bzw. fortgeschrittenen Ebene stattfinden. Die Migranten bewegen sich in einem Kontinuum zwischen den Polen der traditionellen Lebensweise, die in extremen Fällen bis zur fundamentalistischen Einstellung führen kann, und der Überanpassung an die neue Umgebung, die in extremen Fällen bis zur völligen Ablehnung der eigenen Wurzeln bzw. Identität erfolgen kann.

Ähnlich wie für die Migranten bedeutet die Konfrontation mit dem Fremden über die Migration auch für die Menschen des Aufnahmelandes

Angst, Entfremdung aber auch Bereicherung. So wie die Migranten stehen auch die Menschen des Aufnahmelandes vor einer Belastung, die in Deutschland mit dem folgenden Satz treffend ausgedrückt wurde: »Wir haben Arbeitskräfte geholt und es sind Menschen gekommen«. Jede Seite muss sich eingestehen, dass alle auf einen kurzzeitigen Prozess eingestellt waren und damit Mitverantwortung am heutigen gesellschaftlichen Zustand der Integration tragen. Der Integrationsprozess ist ein intersubjektiver Prozess, ein ständiges Geben und Nehmen und sollte auf einer gleichberechtigten Ebene geschehen, mit gegenseitiger Akzeptanz und Achtung.

Ist Migration an sich krankmachend?

Aus meiner Sicht muss Migration an sich nicht krankmachen. Bei meinen Analysanden konnte ich bisher fast immer feststellen, dass vor der Migration latent bereits ein neurotisches Konfliktpotential vorherrschte. Bei einigen Migranten lösten die Trennung und der Verlust sofort unmittelbar nach dem Verlassen der Heimat eine Erkrankung aus, die jedoch mit massiven Anpassungsleistungen abgewehrt bzw. kompensiert wurde. Diese enormen Anpassungsleistungen konnten jedoch den Ausbruch einer Krankheit nicht verhindern, wenn ein endgültiger Auslöser den bis dahin mehr oder weniger erfolgreich abgewehrten Konflikt zur Entfaltung brachte. Dies kann manchmal erst nach 20 Jahren der Fall sein (dazu ein Fallbeispiel in Güç 2000a).

Widerholung der Psychodynamik der Migration bzw. Migrationsphänomene im analytischen Prozess

❗ Entsprechend den bewussten oder übertragenen unbewussten Erfahrungen der Migranten mit der Migration haben wir auch migrationsspezifische Themen oder Inhalte in der Analyse. Wir können ein transkulturelles Phänomen wie das der Trennung auch auf der migrationsspezifischen Ebene lesen: Bei jeder Trennung von Analysand und Analytiker werden auch Migrationserfahrungen als spezifische Trennungsdynamik mobilisiert.

Die analytischen Konzepte wie »Wiederannäherungskrise«, »Begegnung mit dem Fremden«, »der ausgeschlossene Dritte« usw. können auf der Migrationsebene gelesen und auch von Analysanden mit migrationsspezifischen Inhalten gefüllt werden. Andererseits tauchen an den Umschlagpunkten des analytischen Prozesses mit Migranten bikulturelle Erlebnissymbole auf, mit deren Hilfe die widersprüchlichen Bewusstseinsinhalte durch die synthetische Leistung des Ichkomplexes integriert werden (dazu Güç 2000a, S. 124).

16.5 Kulturelle Ebene

Im Folgenden werde ich viele kulturelle Aspekte, wie Gebräuche, Lebensweisen, Geschlechterverhältnis, Konfliktregulierung nach Geschlecht und Alter und andere Äußerungsformen des Kulturellen außer Acht lassen. Mein Ziel ist hier eher, einen Zugang zu den unbewussten Konflikten, den kulturellen Bewältigungsstrategien und kulturell erlaubten Abwehrmechanismen zu bekommen, die im Laufe der Sozialisation entsprechend den Erfordernissen der Kultur angeboten bzw. anerzogen wurden.

Der Ethnopsychoanalytiker Devereux hat den Begriff des »ethnischen Unbewussten« eingeführt und ihn folgendermaßen definiert:

> Das ethnische Unbewusste eines Individuums ist jener Teil seines gesamten Unbewussten, den es gemeinsam mit der Mehrzahl der Mitglieder seiner Kultur besitzt. Es setzt sich aus all dem zusammen, was jede Generation, entsprechend den fundamentalen Anforderungen ihrer Kultur, selbst zu verdrängen lernt und dann ihrerseits die folgende Generation zu verdrängen zwingt. ... Jede Kultur gestattet gewissen Phantasien, Trieben und anderen Manifestationen des Psychischen den Zutritt und das Verweilen auf bewusstem Niveau und verlangt, dass andere verdrängt werden. Dies ist der Grund, warum allen Mitgliedern ein und derselben Kultur eine gewisse Anzahl unbewusster Konflikte gemeinsam ist. (1974, S. 23 f)

Es ist deswegen nahe liegend, dass wir uns mit diesen »gemeinsamen Konflikten« auseinandersetzen, wenn wir einen Migranten aus einem anderen Kulturkreis behandeln. Dazu habe ich mir zwei kulturell zentrale Aspekte ausgesucht, die in ihrer Bedeutsamkeit hervorstechen: der Schamaffekt, die Wirkung des Islams als Religion auf die Psyche des Menschen.

> Aufgrund meiner Erfahrungen mit Analysanden aus islamischen Ländern bin ich der Meinung, dass meine Erläuterungen auch für die islamisch geprägten Länder des Nahen Ostens eine Gültigkeit haben, in denen die von mir ausgewählten Phänomene Scham und die Religion auch einen hohen Stellenwert haben.

16.5.1 Der Schamaffekt in der türkischen Kultur

Eines der Sprichwörter in der türkischen Sprache, »für die Ehre lebt man, für die Ehre stirbt man«, zeigt die große Bedeutung der Ehre (Namus) und damit die des Schamaffektes, weil in jeder Situation, in der es um Ehre oder Ansehen geht, der Schamaffekt aktiviert ist. Jeder, dessen Ehre oder Würde verletzt worden ist oder der einen Gesichtsverlust erlitten hat, wird von der Gemeinschaft gemieden, und es wird erwartet, dass er sie wiederherstellt. Die vernichtende Intensität des Schamerlebens wird im Türkischen mit dem Ausdruck dokumentiert: »Başıma kaynar sular döküldü« (»mir wurde kochendes Wasser über den Kopf geschüttet«). Wie das Subjekt mit dieser in diesem Sprichwort ausgedrückten Dynamik umgeht, hängt von seiner psychischen Entwicklung ab.

16.5.2 Die 3 Stufen der Selbstreflexivität der türkischen Kultur

Die Darstellung der 3 Stufen der Selbstreflexivität erfolgt in Anlehnung an die psychoanalytische Alteritätstheorie von Seidler (1995). Diese fokussiert den interaktionellen Bereich zwischen dem Subjekt und dem Gegenüber und bietet 3 Stufen von Internalisierung bzw. Selbstreflexivität. Unser Selbst kann sich nach Seidler (1995) »nur und ausschließlich« über die Wahrnehmung des Gegenübers konstituieren.

Auch nach Jung hält unser Gegenüber uns einen Spiegel vor, in dem wir die mit Hilfe unseres Ichs und dessen Schattenprojektionen erzeugten Inhalte einer Realitätsprüfung unterziehen können, wenn er schreibt: »Der Schatten kann nur durch die Beziehung zu einem Gegenüber realisiert werden« (1951, S. 31). Seidler führt fort: »Die Differenz zum Gegenüber ermöglicht, nicht in ihm aufzugehen; sie ist gleichermaßen Ausdruck und Folge des Andersseins, des Getrenntseins« (Seidler S. 163). Diese »überlebensnotwendige« Differenz, die Grundlage unserer Selbstwahrnehmung, entsteht, wenn dem Subjekt plötzlich im Vertrauten Fremdes begegnet. Es wird auf sich zurückgeworfen und erlebt Scham. Deswegen führt der Schamaffekt über die Aneignung des Fremden zu mehr Bewusstheit und Reflexivität, vorausgesetzt es ist dem Subjekt möglich, diesen die Selbstwahrnehmung konstituierenden Blick des Gegenübers auszuhalten und anzueignen, dessen Hintergrund vom Subjekt nicht eingesehen werden kann, aber trotzdem wirkungsvoll ist.

1. Stufe: »Die unreflektierte Position« bzw. die Übereinstimmung mit dem Gegenüber

Auf dieser Stufe hat sich das Subjekt mit den Werten und Normen seiner Gemeinde identifiziert, ohne diese jedoch zu verinnerlichen, was einen bedeutsamen Unterschied ausmacht. Freud sieht die Identifizierung als »die früheste und ursprünglichste Form der Gefühlsbindung« (1921, S. 117). Loewald unterscheidet zwischen Identifizierung und Verinnerlichung:

> Identifizierung als solche führt zur Identität von Subjekt und Objekt oder von Teilen oder Aspekten von ihnen. ... Identifizierung pflegt Unterschiede zu beseitigen: Subjekt wird Objekt und Objekt wird Subjekt. ... Bei der Verinnerlichung handelt es sich um die Umwandlung dieser Beziehungen in eine innere, intrapsychische, entpersonifizierte Beziehung, wodurch psychische Struktur vermehrt und bereichert wird. ... Verinnerlichung als abgeschlossener Prozeß bringt die Emanzipati-

16.5 Kulturelle Ebene

on vom Objekt mit sich. (Zitiert nach Schneider 1995, S. 23)

In einer Schrift »über das Kind im Dorf« schreibt Tonguç, dass die Identifikation der Dorfkinder mit den Eltern soweit geht, dass man am Verhalten der Kinder erkennen kann, wessen Kinder sie sind (1962, S. 100).

❗ Die ständige Anpassung an die kollektiven Werte und Normen der Familie/Gemeinde sichert eine dauerhafte Spiegelung des Subjekts, so dass es sie auch idealisiert. Da die familiären Werte mit den Werten und Normen der Gemeinde übereinstimmen, erlebt das Subjekt das Fremde als bedrohlich.

Wenn zusätzlich dazu der eigenständige Fremde als Gegenüber das Subjekt mit der ihm unbewussten Absicht konfrontiert und dadurch eine Beschämung auslöst, kommt dies einer Vernichtung gleich, weil das Subjekt in seinem Inneren noch keinen Raum für Andersartigkeit in dieser Entwicklungsstufe hat. Die Gemeinde und die Familie bestrafen auch Abweichungen, im Extremfall mit dem Ausschluss aus der Gemeinschaft. Im Falle einer beschämenden Situation hat das Subjekt als »ehrlos« selber das Gefühl des Ausgeschlossenseins, oder es wird tatsächlich von anderen gemieden, so dass der Ausschluss einer Vernichtung gleichkommt. Wunsch und Sehnsucht im Subjekt nach Wiederaufnahme in die Gesellschaft (im Sinne der Idealität) und nach Wiederherstellung der Ehre entsprechen einer offenen oder auch unausgesprochenen Erwartung der Gemeinschaft, die Ehre wieder herzustellen. Während die Wiederherstellung seiner Ehre dann einerseits quasi wie eine Wiedergeburt wirkt, geht dem Subjekt aber andererseits mit der Auslöschung des Gegenübers die Möglichkeit seiner Andersartigkeit verloren. Diese nicht ausgehaltene Andersartigkeit bildet die Grundlage der Schuldigkeit des Subjekts sowohl sich selbst als auch gegenüber dem Anderen.

> **Die vier Kategorien des Schuldgefühls nach Hirsch**
> Hirsch (1997) unterscheidet das Schuldgefühl und die reale Schuld und teilt das Schuldgefühl in vier Kategorien ein (S. 15):
> 1. das Basisschuldgefühl als Folge der Andersartigkeit;
> 2. das Schuldgefühl aus Vitalität als Folge expansiver Impulse des Subjekts;
> 3. das Trennungsschuldgefühl als Folge von Autonomiebestrebungen;
> 4. das traumatische Schuldgefühl: aufgrund einer Traumatisierung introjiziert das Subjekt einen Fremdkörper im Selbst, das Introjekt, das Schuld- und Schamgefühle verursacht.

Da das Subjekt auf dieser Stufe weder seine Existenzscham (entsprechend seiner Andersartigkeit) noch sein Basisschuldgefühl aushalten kann, werden diese Gefühle über die Auslöschung des Gegenübers in der Außenwelt ausagiert. Wenn die Gemeindewerte und -normen dann zusätzlich mit den religiösen Werten in Zusammenhang gebracht werden bzw. identisch wirken, kommt zu seiner Schuldigkeit gegenüber seinen Eltern bzw. seiner Gruppe die Schuldigkeit Gott gegenüber hinzu. Es kann im Extremfall so weit gehen, dass das Subjekt das Gefühl bekommt, »im Namen Gottes« zu handeln. In einem solchen Fall ist zu beachten, dass das Subjekt über kein Bewusstsein seiner unmoralischen, schuldigen Handlung verfügt.

Das Ganze folgt einer Metaregel: »Keine Abweichung im Sinne einer Trennung dulden«. Dadurch wird folgendes abgewehrt:
- die Trennungsangst,
- die Entstehung abweichender Selbstinhalte,
- das Trennungsschuldgefühl,
- die der Andersartigkeit anhaftende Beschämung (als Existenzscham) mit dem dazu gehörigen Basisschuldgefühl.

2. Stufe: Das entstandene Dritte

Auf der zweiten Entwicklungsstufe stellt sich das Subjekt bewusst oder unbewusst vor oder nach einer Handlung ständig die innere Frage, »Was denkt mein Gegenüber jetzt von mir?«. Es geht also immer um den Eindruck bzw. das Wissen darüber, wie das handelnde Subjekt von seinem Gegenüber wahrgenommen wird.

Dieses Bemühen setzt das Subjekt natürlich auch beim Gegenüber voraus, so dass eine Wechselseitigkeit entsteht, die auch auf gegenseitiger Rücksicht beruht.

> ❗ Auf dieser Stufe hat das Subjekt ein Wissen davon, wie es auf andere wirkt. Der Mensch hat ein Wissen von sich im Anderen und ein Wissen vom Anderen in sich; er kann sich dadurch in andere einfühlen und hat, moralisch gesehen, auch ein Gewissen und eine Empathiefähigkeit (vgl. Seidler, 1995).

Die Frage, »Was denken die Anderen« heißt im Türkischen: »el alem ne der«. Das Wort »el« bedeutet »Fremde«, das Wort »alem«, »die Welt« bzw. »die Menschheit«. Paradoxerweise benennt man mit dem Wort »alem« auch einen Menschen, der sich besonders eigensinnig, autonom bzw. abweichend verhält. Die Doppeldeutigkeit von »alem« ist offensichtlich. Es drückt einerseits Bewunderung für die Andersartigkeit, andererseits eine Distanzierung von derselben aus. Interessanterweise wurden diese beiden Wörter in der Alltagssprache zu einem Wort verbunden und werden zusammengezogen ausgesprochen (elalem). Damit entsteht der Ausdruck eines »sich anders verhaltenden Fremden«. Aber warum bezieht man sich auf einen »sich anders verhaltenden Fremden«?

An den Fremden werden widersprüchliche Erwartungen gestellt: Einerseits soll er mit dem Subjekt übereinstimmen und es in seiner Eigenart bestätigen, weswegen man zu ihm einen Bezug herstellt. Das sind die Merkmale der 1. Entwicklungsstufe, in der Trennung und neue Selbstinhalte abgewehrt werden. Andererseits soll dieser sich anders verhaltende, autonome Fremde dem Subjekt etwas Neues, Fremdes anbieten (2. Entwicklungsstufe).

Die Angst vor dem Fremden bzw. vor dem in dessen Blick enthaltenen, gefürchteten Dritten, das sowohl bestätigend als auch abweichend sein kann, ist unter dem Motto »böser Blick« sehr verbreitet (»nazar değmek«, wörtlich übersetzt »berührender Blick«). Das Wort »nazar« bedeutet eigentlich »Blick«. Dass die Menschen aus dem Blick aber gleich einen bösen Blick machen, ist sehr bedeutsam. Vor dem »bösen Blick« des Gegenübers muss das Selbst beschützt werden, weswegen man z. B. auch ein Amulett trägt. Über die Blickvermeidung oder ein Blicktabu kann der Blickende selber aktiv das Selbst seines Gegenübers, aber auch das eigene Selbst schützen.

> Die Blickvermeidung und die Vermeidung eines direkten Kontakts (durch Handschütteln) zum Gegengeschlecht sollen in islamisch orthodox-religiösen Kreisen die Verführung durch das fremde Geschlecht unterbinden und dadurch auch das Selbst des geschlechtlich differenten Subjekts schützen.

Hinter dem bösen Blick zeigt sich der Fremde, der die Selbstverständlichkeit der eigenen Identität in Frage stellt, was vom Subjekt objektivierend bzw. fremd/trennend aber auch subjektivierend bzw. vertraut/übereinstimmend erlebt wird. Nach Seidler (1995) »schützt das Blicktabu also vor dem jederzeit aktuellen ‚bösen Blick', der qua ‚fremder' böse ist, indem er als urteilender unumgänglich die Identitätsfrage an den Angeblickten stellt, und der qua ‚vertrauter' gefährlich ist, indem er die Möglichkeit der Selbstaufgabe anbietet« (S. 77).

> ❗ In diesem Sinne gibt es quasi als Metaregel dieser zweiten Entwicklungsstufe in der Außenwelt das imaginäre Dritte, den äußeren Regulator der Begegnung, der das Vertraute und Fremde als Paar in sich vereinigt und dadurch die Möglichkeit seiner Zulassung abwechselnd im Sinne von »sowohl/als auch« anbietet bzw. sichert.

Dies geschieht aber nur unter der Bedingung, dass »sowohl« und »als auch« nicht gleichzeitig sondern alternierend besetzt werden dürfen bzw. dass Selbst- und Objektanteile getrennt werden. Die Metaregel dieser Stufe hat zwei Aspekte: die Trennung und den Selbstwert. Im Sinne der Trennungsabwehr können die unterschiedlichen Selbstanteile nicht gleichzeitig »sowohl« und »als auch« besetzt werden. Im Sinne des Selbstwertes wird mit der Besetzung des einen Selbstanteils die zugehörige Scham erlebt und zugelassen, während die Schuldigkeit gegenüber diesem Selbstanteil als Verant-

16.5 Kulturelle Ebene

wortung (wegen dessen Beschämung) durch die Trennung abgewehrt wird. Anders ausgedrückt: Das imaginäre Dritte in der Phantasie des Subjekts, das vertraut/fremd im Sinne von sowohl/als auch in sich vereinigt, trennt sich im Falle einer Trennungsabwehr in ein Entweder-Oder. Dieses imaginäre Dritte der Außenwelt kann auch einen Bezug zu den noch nicht sich zu eigen gemachten Bedürfnissen des Subjekts im Inneren haben, die das Subjekt dadurch in der Außenwelt verorten und überhaupt kommunizieren kann.

Es gibt aber natürlich auch ein geteiltes, reales Drittes, das in der realen Begegnung zwischen dem Subjekt und seinem Gegenüber in der Außenwelt entsteht. Während sich das Phänomen der Idealisierung auf der ersten Entwicklungsstufe in der Idealisierung der Einheit mit der Gemeinde zeigt, wird hier die Idealisierung auf das Gegenüber übertragen, das scheinbar über den getrennt gehaltenen, ergänzenden Selbstanteil des Subjekts verfügt, der jedoch auch etwas Beschämendes haben kann und zu seiner Entwertung führen kann. Auf jeden Fall wird das Gegenüber vom Subjekt mit urteilender Kompetenz ausgestattet, weil dem Subjekt die Fähigkeit zur eigenen Beurteilung (im Sinne von einer realistischeren Einschätzung des eigenen Selbst) durch die eigene Selbstreflexivität noch nicht zur Verfügung steht.

Die Schuldigkeit des Subjekts sich selbst gegenüber erzeugt einen Doppelaspekt der Schuld-Scham-Einheit: Sowohl die Verhüllung des Schamhaften bzw. des Verleugneten (wegen der gefürchteten Beurteilung und anschließenden Beschämung) als auch die Enthüllung desselben (im Sinne der selbstgeschuldeten Idealität, weil das Subjekt gleichzeitig zur Selbsterkenntnis verpflichtet ist) werden vorangetrieben und gleichzeitig zurückgehalten, vermieden. Das Subjekt ist zwischen seiner Schuldigkeit nach Innen und seiner Beschämung nach Außen oder umgekehrt hin- und hergerissen. Da die Beziehung zweier Subjekte in meinem Verständnis immer von einer Schuld-Scham-Einheit begleitet wird und das Subjekt auf dieser Stufe die im geteilten Miteinander entstandene Scham und Schuld nicht gleichzeitig erleben kann, führt die Trennung der beiden Affekte zur Trennung von Subjekt- und Objektanteilen. Deswegen verlässt das Subjekt seinen besetzten Selbstanteil, wenn es von seinem Gegenüber gesehen und beschämt wird, und oszilliert zum Objektanteil und entledigt sich damit seiner Schuldigkeit. Ich möchte dieses Oszillieren mit einer kurzen Sequenz aus einer Behandlung demonstrieren:

Beispiel

Zu Beginn der zweiten Stunde nach einer zweiwöchigen Unterbrechung greift eine Analysandin meine Äußerung der letzten Stunde auf, dass sie ihre Analyse wie eine Unterrichtsstunde erleben würde. Sie habe darüber nachgedacht und es würde stimmen, dass sie sich »immer noch nicht« entspannt fühle. Nach einer Weile sagt sie: »Diese Seite versuche ich zu verstecken«. Auf meine Frage, welche Seite sie meint, lacht sie zunächst und fühlt sich ertappt. Dann sagt sie: »Die Seite, die ich auch nicht akzeptiere, meine unerträgliche, langweilige Seite verstecke ich«. Ihr sei aufgefallen, dass sie schon seit 2 Wochen eine andere Analysandin vermisse, die nach ihr ihre Stunden hatte. Sie greift die Metapher »Schule« auf und fühlt sich verlassen, weil die anderen Schüler die Schule schon verlassen haben, während sie noch viel Stoff vor sich habe. Es gäbe etwas, was ihren Kopf nicht so klar arbeiten lasse. Später gesteht sie unter Schuldgefühlen, dass sie wieder Medikamente einnehme. Andererseits könne sie nicht akzeptieren, eine schlechte Schülerin zu sein, weil sie in der Schule immer erfolgreich gewesen sei. Sie fragt sich, warum sie Tabletten nimmt und antwortet: »Weil ich Angst habe«. Dann fügt sie hinzu: »Diese Angst ist so, als ob ich keine Therapie habe«. Sie ist mir gegenüber unbewusst wegen unserer Unterbrechung wütend und wehrt jedoch ihre Enttäuschungswut mit ihrer Trennungsangst ab und nimmt Medikamente. Deswegen hat sie auch Schuldgefühle ihrem wütenden, »unerträglichen« Selbstanteil gegenüber, den sie mit Medikamenten betäubt und »langweilig« macht, weil dieser wegen seiner Unerträglichkeit auch beschämend ist. Sie erlebt die Therapie wie eine Droge, auf die sie nicht verzichten möchte, die sie jedoch aus Ärger über mich mit Medikamenten ersetzt, und sie zeigt ihre Autonomie mir gegenüber, indem sie ihren »Rausschmiss« (»keine Therapie«) phantasiert (wie die fehlende Analysandin nach ihr. Denn diese ist in ihrer unbewussten Phantasie einerseits diejenige, die die Schule erfolgreich abgeschlossen hat, andererseits ist sie in ihrer unbewussten Phantasie eine, die quasi »schon rausgeschmissen« wurde, weil sie sich mir gegenüber vorher womöglich auch schuldig gemacht hatte).
Dann erzählt sie von ihrem in Berlin lebenden Bruder, der sie wieder angerufen und ihr von seinen Problemen mit seiner Frau erzählt habe. Nachdem sie auch von einem

Telefonat mit ihrer in der Türkei lebenden Mutter erzählt und sie mit ihrer an ihr »klebenden Tochter« verglichen hat sagt sie: »Ich will meine Freiheit haben«. Gleich darauf sagt sie: »Mir ist plötzlich schwindlig geworden, als ob ich mich gerade schuldig gemacht hätte«. Unmittelbar nach dem sie sich selbst mit ihrem Autonomiebedürfnis gesehen und diesen nach Freiheit drängenden Selbstanteil kurz mit Libido besetzt hatte, oszilliert sie zu ihrem abhängigen Selbstanteil, und es wird ihr schwindlig. Was Schuld anbelangt, so ist sie einerseits sich selbst gegenüber Autonomie schuldig, andererseits erlebt sie jedoch in Abgrenzung zum Objekt auch Trennungsschuld. Was Scham anbelangt, so betäubt und verhüllt sie diese nach Freiheit drängende »unerträgliche Seite« wegen Schamangst mit Medikamenten, oszilliert zum abhängigen Selbstanteil, den sie dann andererseits »langweilig« findet, und erlebt Abhängigkeitsscham. In der Stunde erlebt sie diese Dynamik voll bewusst.

Dann erzählt sie, dass ihre beiden Kinder übergewichtig sind. Als ihre Kinder gerade geboren waren und ihre Mutter noch in Deutschland lebte, habe diese sich immer bei der Ernährung ihrer Kinder eingeschaltet und gesagt, dass sie ihre Kinder nicht genug füttern würde. Sie habe, »um meine Mutter glücklich zu machen«, weiter gefüttert. Jetzt sage ihre Mutter ihr, dass die Kinder »übergewichtig« seien. Sie fragt sich mit vollem Schuldbewusstsein und voller Scham: »Wie konnte ich das zulassen?«. Ich deute ihr, dass die lebendigen Impulse ihrer Kinder, aber auch ihre eigenen Impulse übersehen bzw. quasi mit Essen/Tabletten betäubt werden, was sie ja jetzt auch während unserer Trennung mit sich gemacht habe. Unmittelbar danach berichtet sie: »Ich bin wütend, andererseits ist mir schwindlig«. Zusätzlich zu ihrem Schwindel kann sie jetzt Wut empfinden. Wir können dann über ihre Wut mir gegenüber reden. Es ist ihr für einen kurzen Moment gelungen, mit Hilfe ihrer Wut den autonomen Selbstanteil mit ihren Abgrenzungsimpulsen zu besetzen, so dass neben dem Schwindel etwas Standhaftes entstehen konnte, wenn es hier zunächst auch nur einen kurzen Moment dauerte.

Umgang mit dem Dritten

Die Idealisierung des Gegenübers erzeugt im Subjekt einerseits eine Offenheit, weil es auf sein Gegenüber zugeht und sich von dem Vertrauten oder auch von dem Fremden »anstecken« lässt. Dies macht das Subjekt lebendig, weil es ständig etwas Neues, Fremdes erfährt, aber es birgt auch die Gefahr der Selbstopferung, Selbstaufgabe und des Selbstverlustes in sich, falls das Subjekt dieser Verführung nichts Eigenes im Sinne des realen Selbst entgegen setzen kann. Neben dieser Möglichkeit der Offenheit gibt es auch die der Einschränkung des Objektes: Die gefürchtete bzw. im Vorfeld vorweggenommene Beurteilung bzw. Verurteilung durch das Gegenüber führt dagegen auch zu einem Selbstverlust, weil das Subjekt sich dieses Mal einschränkt und verhüllt.

Bevor das Subjekt dieses imaginäre Dritte in Beziehungen bringt und es dadurch zum realen Dritten macht, wird es vorher per Einfühlung die Schamgrenzen seines Gegenübers bezüglich des Vertrauten und Fremden überprüfen, um festzustellen, ob dies für sein Gegenüber tolerierbar ist. Eine weitere Schwierigkeit dieser Selbstabgrenzung mit Hilfe des Dritten ist, wenn dies beliebig geschieht und wegen dieser Beliebigkeit Entwicklung verhindert wird: Entweder in Richtung der Selbsterweiterung (im Sinne von fremd) oder Selbsteinschränkung (im Sinne von vertraut) oder in Richtung von Autonomie oder Abhängigkeit. Wenn das Subjekt mit dem imaginären Dritten von dem realen Dritten abweicht, vermeidet es meistens eine Auseinandersetzung im Sinne der Individualisierung. Dadurch kann auch das Dritte nicht zu einer inneren unabhängigen Instanz, zu einem inneren Referenzpunkt werden, der das Subjekt dann unabhängiger von den Urteilen seiner Umgebung machen könnte.

3. Stufe: Verinnerlichung des Dritten

Dieser Gefahr der Selbstentfremdung im Sinne von vertraut und fremd kann das Subjekt erst auf der dritten Entwicklungsstufe entgegen wirken, wenn es mit zunehmender Autonomie dieses imaginäre bzw. reale signifikante Dritte des Außen zunehmend verinnerlicht.

> ❗ Das Dritte in der Außenwelt wird durch Verinnerlichung zu einer selbstreflexiven Instanz im Inneren des Subjekts im Sinne der erreichten Ödipalität. Erst dann hat das Subjekt die Fähigkeit, die beiden Selbstanteile gleichzeitig zu besetzen und mit Hilfe der selbstreflexiven inneren Instanz über sich zu reflektieren. Das Dritte kann dann im Inneren des Subjekts als Garant für seine Subjektivität und sein Begehren eine steuernde Kraft entwickeln.

Das Dritte in der türkischen Kultur und Erziehung

Die kollektive Einhaltung der Schamgrenzen wird über kulturelle Praktiken in der türkischen Kultur sichergestellt, die das Dritte institutionalisiert einführen. Dies geschieht z. B. in Schwellensituationen: Während der Beschneidung wird das Kind von einem befreundeten Familienvater, »Kirve« genannt, betreut, so dass die beschämenden Tabubereiche nicht zwischen Eltern und Kindern zur Sprache kommen müssen. Bei der Heirat wird eine dritte Person zur Vorbereitung der Eheleute auf die Ehe eingeführt, die die jungen Leute beratend begleitet, aufklärt und ihnen emotional zur Seite steht. Bei einem Konflikt zwischen Vater und Sohn wird als das Dritte ein älterer Mann der Familie oder Verwandtschaft hinzugezogen, um eine konflikthafte Begegnung zwischen Vater und Sohn zu vermeiden, die die identitätsschützenden kollektiven Werte in Frage stellen würde. In schamhaften oder konflikthaften Situationen ist es eben die Aufgabe des anwesenden oder imaginär eingeführten Dritten, die persönlichen Schamgrenzen der Konfliktparteien zu berücksichtigen, deren Selbst vor Beschämung zu schützen und dadurch identitätsstiftend zu wirken.

In der Erziehung wird grundsätzlich mit Schamgefühlen gearbeitet. Einem Kind, das etwas Unanständiges, Verbotenes gemacht hat, wird mit dem Wort »ayıp« (schäm dich) begegnet. Es wird für seine Tat beschämt, auch wenn das Kleinkind zunächst seine Regelübertretung noch nicht verstehen kann. Da der Ausschluss aus der Gemeinschaft einer physischen Vernichtung gleich käme, wird ein Kind in der Regel nicht ausgeschlossen. In familientherapeutischen Sitzungen ist zu beobachten, wie die Eltern ihre Kinder zurechtweisen, weil sie z. B. »nicht anständig« sitzen, (indem sie »mit ausgestreckten Beinen« vor einer Autorität sitzen), während die Kinder nicht nachvollziehen können, was sie jetzt »falsch« gemacht haben. Mit dem Wort »ayıp« wird immer auf die Anwesenheit eines imaginären oder anwesenden dritten Beobachters sowohl im Raum als auch in der Außenwelt hingewiesen, den das Kind sehr früh zu berücksichtigen lernt und der ein triadischer Begleiter seiner Beziehungen wird.

Von Eltern wird in einem Konfliktfall mit ihren Kindern auch oft das Dritte als Unterstützung eingeführt. Zum Beispiel wird eine Jugendliche, die länger draußen bleiben möchte, von ihren Eltern gefragt werden, was wohl die Nachbarn, Bekannte oder Verwandte über die Familie, über die Eltern und auch über sie denken würden. Womöglich distanzieren sich die Eltern wegen der Reaktionen des Umfeldes von den Bedürfnissen ihrer Tochter, obwohl sie ihr Kind verstehen. Es kann sogar so weit gehen, dass die Kinder spüren, dass die Eltern es ihnen eigentlich erlauben würden, weil sie selbst zu ihren Bedürfnissen einen guten Kontakt haben, aber aus Angst vor der Verurteilung anderer und vor Ehrverlust den Wünschen nicht nachgeben. Hierbei wird die Trennung der Welten der eigenen Bedürfnisse und der Erwartungen der Gesellschaft sehr deutlich.

Der Einsatz des Dritten in der therapeutischen Praxis

In der Politik ist der Einsatz des Dritten eine hilfreiche, gern genutzte Variante. Scheinbar ist der Umgang mit dem Fremden so schwierig, dass z. B. auch in Deutschland das Dritte zur Hilfe genommen wird, wenn es um die »Ausländer« geht: Wenn z. B. in Deutschland einige Politiker um Toleranz gegenüber Fremden in der eigenen Bevölkerung werben, wird mit Schamgefühlen gearbeitet, wenn gefragt wird, was wohl die anderen Nationen über Deutschland dächten und postuliert wird, dass es um das Ansehen von Deutschland in der Welt gehe. Statt des Appells an die Internalisierung der Grundwerte wird lieber eine vorübergehende Identifikation mit den verurteilend-wertenden Blicken anderer Nationen gefordert, die helfen soll, auf die eigene Nation kritisch zu schauen und Bereitschaft zur Toleranz zu aktivieren.

Auch in der Türkei werden besonders zurzeit in peinlichen Situationen die Blicke der »geschätzten Europäer« als Dritte eingeführt, und es wird gesagt: »Wir können uns unter dem Blick der Europäer so etwas nicht leisten«, statt sich die Werte zu Eigen zu machen. (Als Beispiele seien der Prozess gegen den Schriftsteller Orhan Pamuk oder das peinliche Verhalten der Zuschauer und eines Trainers der türkischen Nationalmannschaft im Fußballspiel gegen die Schweiz genannt.)

Wie die Einbeziehung des Dritten im Therapieprozess hilfreich sein kann, sollen die folgenden Fallbeispiele zeigen.

Beispiel

Beispiel 1: Eine Analysandin, die unter der Trennung von ihrem Freund litt, sagte ärgerlich: »Wie kann ich mit so einem Mann zusammen sein, dem von der Gesellschaft keine Wertschätzung entgegen gebracht wird. Ich bin Akademikerin!« Das bedeutungsvolle Dritte, das in der Phantasie der Analysandin auf ihre Beziehung zu einem Nichtakademiker blickt, wird von ihr im Außen beschämend erlebt. Wenn sie ihre Freundschaft mit ihm fortgesetzt hätte, dann hätte sie wohl auch die Trennung vom Dritten und ihre Verlassenheit fürchten müssen. Da jetzt die Beziehung zum Freund in die Brüche gegangen ist, tauscht sie eine Trennung gegen die andere und entscheidet sich für die Abhängigkeit vom Dritten, statt sich real mit ihrem Trennungsschmerz auseinanderzusetzen. Das ins Innere genommene Dritte erfüllt dabei eine wichtige Funktion: Es fungiert jetzt quasi als ihr Anwalt und gibt ihr die Berechtigung ihrer verletzten Gefühle, als habe sie sonst kein Recht, zu sich, zu ihren Gefühlen und zu ihren Bedürfnissen zu stehen, als sei sie sonst »schlecht«. Auch ihre individuellen Bedürfnisse, die zu dieser Beziehung geführt hatten, werden zurzeit verdrängt. Die vorübergehende Hereinnahme einer zu ihr stehenden Außenfigur wirkt aber auch so, als verfüge sie über ein unbewusstes Wissen ihrer Selbstberechtigung, das ihr im Laufe ihrer Behandlung bewusst werden wird. Dieses Bewusstwerden würde aber auch das Betrauern ihrer Beziehung und damit das Wahrnehmen ihrer Bedürfnisse bewirken.

Beispiel 2: Aus einer Sequenz eines Erstgesprächs mit einer Analysandin wird deutlich, dass sowohl Analysandin als auch Therapeut aktiv und kreativ das Dritte immer wieder einbeziehen: Eine 27-jährige türkische Analysandin kommt zum Erstgespräch 15 Minuten später und sagt, dass sie »ein wichtiges Telefonat« hatte und sich deswegen verspätet habe. Ich reagiere spontan und frage, »Mit Ihrem Freund?« Sie lacht und sagt, »Nein, mit einem Verwandten«. Die Patientin ist eine sehr attraktive junge Frau und bei ihrer Betonung der Wichtigkeit ihres Telefonats reagiere ich prompt in der Rolle des »eifersüchtigen Dritten«. Unmittelbar nach einer Pause fragt sie mich, ob ich in der Türkei studiert habe. Sie verrät mir auf Nachfrage nicht, warum sie diese Frage gestellt hat, die ich nicht beantworte. Sie hat vermutlich die Sorge, ob ich sie verstehen kann, weil sie in Berlin »mit anderen türkischen Studenten nicht klar« kommt, weil diese, wie ich später erfahre, in Deutschland anders sozialisiert worden sind. Die Analysandin versucht, mich als den Dritten, den Verbündeten, zu gewinnen, der das Problem mit den in Deutschland sozialisierten Türken kennt und sie versteht. Sie sucht nach einer Übereinstimmung mit mir, die ihr – ihrer Meinung nach – erst meinen verstehenden Umgang mit ihr garantieren würde. Meine Deutung ihres Wunsches, dass unser von ihr vermuteter gemeinsamer Hintergrund mir erlauben würde, sie mit ihren Problemen besser zu verstehen, nimmt sie mit einem Lächeln entgegen. Andererseits teilt sie mir unbewusst indirekt mit, weswegen sie vermutlich keinen Freund hat, weil sie mit den Türken hier in Deutschland nicht klar kommt. Das würde aber auch implizieren, dass sie für jemanden wie mich, wenn ich denn in der Türkei studiert habe, »noch zu haben« wäre.

Sie habe mich im Internet gefunden und habe auch einmal an meiner Tür geklingelt. Ich hätte ihr mit der Begründung nicht aufgemacht, dass ich in einer Stunde sei. »Ich habe Angst bekommen und bin nicht wiedergekommen«. Vermutlich hat sie meine verschlossen gebliebene Tür als eine Zurückweisung erlebt. Ich hatte sie wegen eines Dritten abgelehnt und damit verletzt. Aber sie spricht lieber von der Angst, die für sie vermutlich unbezogener und damit weniger bedrohlich ist. Sie habe dann mit ihrer Schwester in der Türkei telefoniert, die eine Psychotherapie macht. Ihre Schwester habe ihr gesagt, dass die Therapeuten »einem beim ersten Mal immer Angst machen« würden, aber die Therapie »einem gut tun würde«. Mit Hilfe des Dritten, ihrer Schwester, versucht sie mich zu verstehen und die Beziehung zu mir zu halten. Sie solle es noch mal probieren, habe ihre Schwester ihr gesagt: »Aber ich habe kein Vertrauen«. Am Ende des Gesprächs sagt sie mir; »Es wäre gut, wenn ich zu Gesprächen komme«. Ich sage ihr, dass diese Gespräche von ihrer Kasse nur übernommen werden, wenn sie »krank« sei. Im Nachhinein verstand ich meine Konfrontation mit ihrer eventuellen Erkrankung und die Einbeziehung des Dritten, der Krankenkasse, als meinen Versuch, sie auf die therapeutische Qualität unserer Beziehung aufmerksam zu machen, obwohl ich damit gerade dieser Analysandin etwas zugemutet und sie womöglich gekränkt hatte. Dies zeigt auch meine Sorge, dass ich mit dem von mir eingeführten Dritten womöglich die Schamgrenzen der Analysandin überschritten hatte. Andererseits wollte ich wohl den präödipalen Aspekt für unsere Zusammenarbeit in den Vordergrund stellen, (weil vor allem gerade dieser Teil des geteilten Dritten auch zu unserer Beziehung gehört), der mir in Anbetracht meiner zu Anfang von mir aktiv eingenommenen Rolle des »eifersüchtigen Dritten« vermutlich eine gewisse Erleichterung brachte. Damit wäre das mit einer zugewiesenen Rolle des eifersüchtigen Dritten (im ödipalen Sinne) angefangene Gespräch mit einem präödipalen (Mutter/Vater)-Therapeut Aspekt beendet. Durch das Vorhandensein dieser beiden Ebenen im Dritten hat die Analysandin die Möglichkeit, beides mit mir zu bearbeiten. Wenn wir von ihrem Eröffnungssatz im zweiten Gespräch ausgehen, wurde meine Intervention von ihr wohl nicht als eine Kränkung erlebt. Sie fühlte sich in ihrer Bedürftigkeit und Not gesehen und verstanden. Sie sagte nämlich, sie habe von mir das Gefühl bekommen, ich könne sie verstehen.

Auch wir als Therapeuten müssen uns, besonders in einer intersubjektiv verstandenen Analyse anstecken lassen, ohne jedoch etwas auszuagieren. Dieses sich Ansteckenlassen gewährt uns, aktiv und kreativ werdend, einen Zugang zum nicht Verbalisierbaren. Diese Fähigkeit, unter Bewahrung der Eigenständigkeit, sich vom Gegenüber und dessen Vielfalt anstecken zu lassen und dabei doch wir selbst zu bleiben, ist die Anforderung, nicht nur an uns Therapeuten sondern an eine jede sich entwickelnde Persönlichkeit, eine Fähigkeit, die Jung unter dem Begriff Individuation gefasst hat.

16.5.3 Schuld und Scham im Islam

Nachdem wir die große Bedeutsamkeit der Scham in der türkischen Kultur erfasst haben, ist die Frage, welche Rolle der Islam in diesem Zusammenhang einnimmt. Als ich im Koran nach dem Schamaffekt suchte, entdeckte ich zum ersten Mal die Schuld-Scham-Dynamik in aller Deutlichkeit und Klarheit als ein dialektisches Paar. Da der Prototyp der Beschämung und der Schuldigkeit der Menschheit in der Paradiesszene und damit in der Schöpfungsgeschichte vorkommt, geht es mir darum, zu sichten und zu verstehen, in welchem Zusammenhang die Schuld- und Schamaffekte zur Selbstreflexivität im Islam stehen. Dabei werden Gemeinsamkeiten und Unterschiede zwischen dem Islam und anderen Religionen wie dem Judentum und Christentum deutlich.

In der 2. Sure »Die Kuh«, Vers 30 und 34 (S. 45), heißt es:

> Und (damals) als dein Herr zu den Engeln sagte: »Ich werde auf der Erde einen Nachfolger einsetzen!« Sie sagten: »Willst du auf ihr jemand (vom Geschlecht der Menschen) einsetzen, der auf ihr Unheil anrichtet und Blut vergießt, wo wir (Engel) dir lobsingen und deine Heiligkeit preisen?« Er sagte: »Ich weiß (vieles), was ihr nicht wißt.« (34) Und (damals) als wir zu den Engeln sagten: »Werft euch vor Adam nieder!« Da warfen sie sich (alle) nieder, außer Iblis. Der weigerte sich und war hochmütig. Er gehörte nämlich zu den Ungläubigen. (Koran 2004)

Gott wusste, dass die Engel einen rebellischen Schatten in Gestalt des Teufels haben, der Gott nicht lobsingen und seine Heiligkeit preisen wollte. Um neben der übereinstimmenden Lobpreisung der Engel (1. Entwicklungsstufe) etwas Nichtübereinstimmendes zu ermöglichen, war es zur Herstellung der Ganzheit Vollständigkeit notwendig, dass sich Gott zunächst in Adam verdoppeln musste, damit sich auch die Engel verdoppeln können. Durch den trennenden Akt Gottes kam es zu einer Scheidung von Gut und Böse (bis dahin war beides in den Engeln vereint).

Vor der Entstehung des Teufels bringt in den Versen 32–33 der gleichen Sure Gott Adam die Sprache bei. Mit der Schaffung Adams als Nachfolger Gottes im ersten Schritt und der Vermittlung der Sprache im zweiten Schritt entsteht eine Differenzierung im Sinne von bewusst/unbewusst bzw. verbalisierbar/nichtverbalisierbar. Indem Gott durch seinen trennenden Akt bewusst/unbewusst erschaffen hat, differenziert sich auch der Teufel von den übereinstimmenden Engeln. Dadurch wird die übereinstimmende bzw. lobsingende Phase (1. Entwicklungsstufe) beendet.

In der Sure 7 »Die Höhen«, Vers 12–18 (S. 109), wird differenzierter ausgeführt, warum der Teufel sich weigerte, sich vor Adam niederzuwerfen.

> »Ich bin besser als er. Mich hast du aus Feuer erschaffen, ihn (nur) aus Lehm.« (13) Gott (wörtlich Er) sagte: »Geh von ihm (d. h. vom Paradies) hinab (auf die Erde)! Du darfst darin nicht den Hochmütigen spielen. Geh hinaus! Du gehörst (künftig) zu denen, die gering geachtet sind.« (14) Iblis (w. Er) sagte: »Gewähre mir Aufschub bis zu dem Tag, da sie (d. h. die Menschen) (vom Tod) erweckt (und zum Gericht versammelt) werden!« (15) Gott

(w. Er) sagte: »Du sollst zu denen gehören, denen Aufschub gewährt wird.« (16) Er sagte: »Darum, daß du mich hast abirren lassen (oder: So wahr du mich hast abirren lassen), will ich ihnen auf deinem geraden Weg auflauern. (17) Hierauf will ich von vorn und von hinten und zur Rechten und zur Linken über sie kommen (und sie ganz irremachen). Und du wirst finden, daß die meisten von ihnen nicht dankbar sind.« (18) Gott (w. Er) sagte: »Geh aus ihm hinaus! (Du sollst) verabscheut und verworfen (sein). Wer (auch immer) von ihnen dir folgt, die Hölle werde ich mit euch allen anfüllen.«

Nachdem der Teufel mit Hochmut seine Überlegenheit preisgibt, wird er von Gott als »gering geachtet« beurteilt und in seiner Unreflektiertheit gebrochen, auf sich zurückgeworfen. Dadurch ist der Teufel zum Repräsentanten des Bruches der Ungeschiedenheit und damit zum Repräsentanten des Fremden geworden. Seine »Geringachtung« ist quasi das Schicksal des Teufels, weil er für immer die (paradiesische) Übereinstimmung stören wird. Dadurch ist er aber gleichzeitig entwicklungsfördernd, weil er auf Differenzen hinweist bzw. Gegensätze schafft (wie die Verführung zeigen wird). Deswegen wird ihm von Gott der Aufschub bis zur Auferstehung und zum Jüngsten Gericht gewährt, wissend, dass er aus allen 4 Himmelsrichtungen kommend versuchen wird, die Menschen irre zu machen. Wie die Zahl 4 auch auf Ganzheit verweist, erlaubt Gott das Wirken des Teufels auf der Erde zur Herstellung der Ganzheit und zur Vollständigkeit des Menschen. Da hierzu die Auseinandersetzung des Menschen mit dem Bösen notwendig ist, kommt es später zur Verführung durch den Teufel.

Im 18. Vers wird er nach seiner Geringachtung auch »verabscheut und verworfen«. Während Verabscheuung eindeutig auf Ekel als Abwehr von Scham hinweist, verstehe ich die Verworfenheit hier im Sinne von unsittlich, unmoralisch, verkommen und damit als die schuldige Tätigkeit des Teufel-Geistes. Hiermit erfahren wir zum ersten Mal zwei Begriffe, die für die Schuld-Scham-Einheit stehen, weil das Menschenpaar jetzt eine Selbstbewusstheit über die Geschlechterdifferenz erfahren hat, während das Hochmütige zu einer vorgeschlechtlichen Zeit gehört und damit eher auf eine unbewusste Schuld hinweist.

In der Koran-Version werden Adam und Eva vom Teufel deswegen verführt, weil sie nach der 7. Sure, Vers 20, vom Baum aßen, um zu »Engeln« oder zu Wesen zu werden, »die ewig leben«. Die Verführung des Teufels führt dann zur Vertreibung aus dem Paradies. Im 24. und 25. Vers heißt es:

Gott (wörtlich Er) sagte: »Geht hinab (auf die Erde)! Ihr (d. h. ihr Menschen und der Satan) seid (künftig) einander feind. Und ihr sollt auf der Erde (euren) Aufenthalt haben, und Nutznießung auf eine (beschränkte) Zeit.« (25) Er sagte: »Auf ihr werdet ihr leben und auf ihr sterben, und aus ihr werdet ihr (dereinst bei der Auferstehung wieder) hervorgebracht werden«.

Mit Hilfe des Teufels erfahren Adam und Eva in ihrer schuldhaften und beschämenden Handlung einerseits ihre passiv-regressive Idealität, die sich nach dem ewigen Leben in der Ungeschiedenheit sehnt und auch ihren »verworfenen und verabscheuten« bzw. schuldig-beschämten Schatten, den sie mit Blättern zudecken. Andererseits enthält Gott als Allumfassender, als Einheit sowohl das Eigene als auch das Andere/Fremde in sich. Schon allein der verführende Teufel impliziert hier, dass die Menschen mit dem Essen des Apfels wie auch der Teufel Anderswerden (im Sinne der Erkenntnis) anstreben. Das ist ein dialektischer Sprung: Indem sie mit dem Göttlichen nach Übereinstimmung suchen, erfahren sie über das Andere (im Göttlichen) das andere Geschlecht. Deswegen bedeutet Idealität sowohl die progressive Bestrebung des Subjekts, in seiner Andersartigkeit gesehen werden zu wollen, als auch gleichzeitig dies nicht ertragen zu können und regressiv verschmelzen zu wollen.

Es ist wichtig, diese beiden Tendenzen zur regressiven Übereinstimmung oder zur progressiven Andersartigkeit im Sinne von sowohl/als auch zu berücksichtigen. Beide Tendenzen entsprechen dem Verhalten des Gegensatzpaares Engel-Teufel als Ganzheit, weil sowohl die Engel in ihrer Übereinstimmung als auch der Teufel in seiner Nichtübereinstimmung zunächst defizitär sind.

16.5 Kulturelle Ebene

Über den Teufel können jetzt der Raum (oben-unten/Geist-Körper) und die Zeit der Endlichkeit (in der Unendlichkeit) entstehen, indem er die Unendlichkeit Gottes mit seiner rebellisch-schuldigen Handlung unterbricht und Aufschub wünscht. Durch diese Trennung des Teufels trennt sich auch die progressiv-regressive Idealität:

Der progressive Teil dieser Idealität wird durch die zeitliche und räumliche Trennung in die Ewigkeit bzw. ins Unbewusste als »das gedachte Unbekannte« zurückgedrängt. Mit dem Begriff des gedachten Unbekannten will ich die Virtualität des Unbewussten verdeutlichen. Das Gedachte aber noch nicht Erkannte beinhaltet die Archetypen, unbewusste Wissensstrukturen (bzw. prozedurales Unbewusstes, vgl. 16.3), das Göttliche Wissen der Ewigkeit, das nur über Selbstreflexivität (Seidler 1995) oder als »das ungedachte Bekannte« (Bollas 1997) ins Diesseits gerettet werden kann.

Der regressive Teil dieser Idealität erfüllt den Raum, der mit der Endlichkeitszeit entstanden war, mit Inhalten, die zu dieser epochalen Zeit gehören. Wenn wir dabei die persönliche Lebensgeschichte des Einzelnen in Betracht ziehen, sind dies dann die persönlichen Ideale.

Was passiert aber mit dem Teufel bei der Entstehung der Raum-Zeit-Dimension, die ja gleichzeitig eine Epoche in der Menschheitsgeschichte oder, bezogen auf den einzelnen Menschen, die persönliche Lebensgeschichte bedeutet? Da der Teufel seinen Aufschub wegen seiner Tendenzen zur Übereinstimmung mit dem Göttlichen bekommen hat, behält er immer die Fähigkeit zur Grenzüberschreitung zum Jenseits bzw. Unbewussten.

Neben der Zeit der Endlichkeit (erste Zeitachse) und dem Tod werden der Menschheit die Auferstehung und das Jüngste Gericht in Aussicht gestellt. Diese beiden Gottesvorstellungen werden immer zusammen erwähnt, was nur dialektisch zu verstehen ist: Seine Hochmütigkeit begründete der Teufel mit seiner Entstehung aus dem Feuer. Bei vielen Völkern gilt das Feuer als heilig, reinigend und erneuernd durch seine Zerstörungskraft, die auch eine Neugeburt auf einer höheren Entwicklungsstufe bedeutet (»Phönix aus der Asche«).

Dieses schuldig Rebellische und schamhaft zerstörend Erneuernde sind zwei Aspekte der dialektischen Erneuerungskraft des Feuers, die auch mit der vernichtenden Hitze des Schamaffektes (Höllenfeuer) gekoppelt ist. Hier sehe ich den direkten Bezug des Teufels zur Selbstreflexivität mit den Dimensionen der Schuld und der Scham. Wenn wir den dem Teufel von Gott gewährten Aufschub in unsere Überlegungen miteinbeziehen, dann ergibt sich das folgende Bild: Der Teufel als Symbol für das Höllenfeuer wird sich eben am Tage der Auferstehung und des Jüngsten Gerichts überflüssig machen, weil er durch seine rebellisch-zerstörende Feuerkraft, die gleichzeitig erneuernd wirkt, eine neue Zeitepoche der Menschheitsentwicklung, als Endlichkeit in der Unendlichkeit, wie »Phönix aus der Asche« schaffen wird (die 2. Zeitachse, Erneuerungszeit. Zu den Zeitachsen vgl. Assmann 1994). Während ich die Auferstehung symbolisch als die Selbstreflexivität eines nach der vernichtenden Scham wieder auferstandenen Subjekts verstehe, sehe ich in der Vorstellung des Jüngsten Gerichtes die Schuldigkeit des Subjekts sich selbst (seiner Individualität), seiner Gemeinschaft (Zugehörigkeit), aber auch Gott gegenüber (Bindung in die göttliche Ordnung). Wie wir später bei der Entwicklung der Selbstreflexivität sehen werden, verliert sich bei Grenzüberschreitungen (Blick nach Innen) der substanzlos gewordene Geist und damit der Mensch, wenn die selbstreflexive Funktion noch nicht etabliert ist bzw. mit neuen, dem Subjekt noch nicht bewussten Inhalten konfrontiert wird (Blendung, vgl. 16.7.4 Teiresias und Ödipus). Es fällt auf, dass sich der Islam in der Schöpfungsgeschichte durch die Integration des Teuflischen dem Bösen gegenüber versöhnlicher darstellt, es als notwendiges Medium zur Transformation/Selbstreflexion begreift.

Durch die Vertreibung wurden die gegensätzlichen Elemente des Geistes (wie sie vorher durch Engel und Teufel vertreten waren) die Übereinstimmung und der Widerspruch in den menschlichen Körper übertragen (die Verstofflichung).

Diese Gegensätzlichkeit des Geistpaares entspricht auch der Anima- und Animus-Funktion (siehe dazu auch 16.7.5): Die Anima, die weibliche Funktion der Seele, produziert im Sinne der progressiv-regressiven Idealität immer wieder seelische, substantivierte Bilder im Sinne der göttlichen Einheit, ohne sie unterscheiden zu können (nachdem sie natürlich verstofflicht wurde). Der Teufel bleibt nach wie vor in seinem Wesen Geist, der als Feuer nur funktionieren kann, wenn er Inhalte bekommt, die er vernichten, umwandeln und verändern kann. Dies entspricht dem Begriff Animus, der männlichen Funktion, dem Geist. Die Inhalte für den Feuer-Geist bzw. Animus liefert die Anima. Diese Inhalte sind die seelischen Bilder, Mythen, Märchen, unsere Phantasien. Es entsteht hier eine Triangulierung: Progression/Regression/Realität. Sowohl zu der progressiven als auch zu der regressiven Phantasiebildung der Seele wird durch den (Feuer-)Geist Stellung bezogen (vorausgesetzt die selbstreflexive Funktion ist etabliert). Diese beiden Funktionen bilden eine Einheit und verhalten sich dialektisch zueinander (▶ **Abschn. 16.7.5**). Es ist dabei wichtig, die Funktionsebene der Geschlechter (Animus/Anima) von deren Verstofflichung (Mann/Frau) zu unterscheiden.

Das Geistpaar Übereinstimmung/Widerspruch hat in der erdhaften, verkörperten, verstofflichten Entsprechung das sich inzwischen seines Unterschiedes bewusst gewordene Menschenpaar: Mann-Frau. Durch seine Verstofflichung erfährt der Mensch sein Begehren, seine Subjektivität, Selbstbegrenzung und Privatheit und deren Verhüllung (über die Schuld-Scham-Einheit) und ebenso seine Endlichkeit und die Schuldigkeit gegenüber dieser im Körper sich progressiv/regressiv nach Geborgenheit und Autonomie sehnenden Idealität und deren Enthüllung (über die Schuld-Scham-Einheit).

In den Versen 26 und 27 geht es um die neu entstandene Innen-Außen/Vertraut-Fremd-Dimension:

> Ihr Kinder Adams! Wir haben Kleidung auf euch herabgesandt, daß sie eure Scham verberge, und Flaumhaar (?) (wörtlich Federn). Aber die Kleidung der Gottesfurcht, die ist besser (als die Kleidung, die nur äußerlich die Scham verhüllt). Das ist (eines) von den Zeichen Gottes. Vielleicht würden sie sich mahnen lassen. (27) Ihr Kinder Adams! Daß euch der Satan nur nicht in Versuchung führt, wie er (einst) eure (Stamm)eltern (in Versuchung geführt und) aus dem Paradies vertrieben hat, indem er ihnen (gewissermaßen) ihre Kleider auszog, um sie ihre Scham sehen zu lassen! Er und seine Sippschaft sehen euch, wobei ihr sie nicht seht. Denen, die nicht glauben, haben wir die Satane zu Freunden gemacht.

Dialektisch wird einerseits an die Kleider zur Bedeckung erinnert (wie die Feigenblätter), andererseits wird deren Bedeutung im nächsten Schritt mit der Unmöglichkeit des Verdeckens zunichte gemacht. Der Teufel und seine Sippschaft würden die Menschen nämlich mit ihrem Begehren sehen. Damit wird die Sinnlosigkeit der Bedeckung (auch die der Kopfbedeckung) vor Augen geführt. Im Koran wird eigentlich eine Symbolisierungsfähigkeit vorausgesetzt, die bedeutet, dass Symbole auf einer konkreten Ebene nicht zu verstehen sind. In dieser Unmöglichkeit des Bedeckenkönnens des menschlichen Begehrens, seines Schattens, versteckt sich die Aussage, dass das Gegenüber, in diesem Fall der Teufel, in jedem Augenblick Zugang zum Schatten des Subjekts hat. Der Teufel könne die Kleider ausziehen und uns zur Beschämung bringen. Damit wird der Teufel zum Gegenüber, der uns mit seinem Blick beschämt. Er ist zwar außen, aber nicht sichtbar, und damit ist er in uns. Die Plötzlichkeit des Nacktseins ist über die vielschichtige Verhüllung geschützt (wie eine Maske/Persona). Die Bedeckung gilt hier eigentlich als eine Warnung vor einer regressiven Verwischung der gerade entstandenen Grenzen sexueller Differenziertheit im Subjekt.

> **Exkurs**
>
> Die Kopfbedeckung als ein zu konkret und damit falsch verstandenes Zeichen Gottes soll die Geschlechterdifferenzierung rückgängig machen und betont sie aber gleichzeitig. Es kann quasi wie ein Kainsmal funktionieren, indem es sowohl dem Gesehenwerden als auch der diskriminierenden Beschämung dient. Hier liegt auch die Gefahr, aus Protest gegenüber der Umwelt, wenn diese ablehnend und diskriminierend ist, eine Begegnung mit dem Anderen zu verfehlen (zur Dynamik der Kopfbedeckung Güç 2003a). Im Sinne von, »ihr wolltet mich so sehen, dann verhalte ich mich auch so«.

Im Text hat die Unsichtbarkeit des Teufels und seiner Sippschaft zwei Bedeutungen: erstens die Nicht-Vorhersehbarkeit dieser Überraschung und zweitens die Nicht-Einsehbarkeit der Rückseite des Blickes des Gegenübers (vgl. Seidler 1995). Deswegen wird die »Kleidung der Gottesfurcht« als Gotteszeichen empfohlen. Einerseits wird durch den Hinweis auf die Verfehlung unserer Stammeltern und auf deren Begehren verwiesen, andererseits wird durch die Unsichtbarkeit des Teufels auch Verständnis impliziert. Die Gottesfurcht verstehe ich als die Selbstreflexivität bzw. Selbsterkenntnis des Menschen, die von der Schuld-Scham-Einheit gestaltet wird.

Zum Schluss fasse ich noch mal die Schuld-Scham-Einheit und deren Beziehung zur Selbstreflexivität, wie dies im Islam konzipiert ist, zusammen: Der Islam als Prozess-Religion, versteht die Entwicklung linear als unterbrochene Entwicklungsabschnitte in der Unendlichkeit. Durch diese Unterbrechungen entsteht die Idealität, die wiederum den Bezug zur Unendlichkeit sicherstellt. Mit der Idealität entsteht gleichzeitig auch Schatten. Zwischen Idealität und Schatten, zwischen dem Göttlichen und Teuflischen findet die Erneuerung als Selbstreflexion statt. Die schuldig-rebellische und die schamhaft-zerstörende Erneuerungskraft des Teufelsfeuers, die die zwei Aspekte der dialektischen Erneuerungskraft des Teufels bilden, werden von der Schuld-Scham-Einheit als intersubjektivem Affektpaar begleitet und bilden den Container der Selbstreflexivität.

16.6 Intersubjektive Übertragungs-Gegenübertragungs-Ebene

Alle Aspekte der bisherigen Ebenen haben selbstverständlich einen Einfluss auf die Übertragungs-Gegenübertragungs-Beziehung. Die analytische Beziehung ist für Jung eine Bindung. In seiner Schrift *Die Psychologie der Übertragung* (1945) schreibt er:

> Diese Bindung nun ist des öfteren von solcher Intensität, dass man von einer *Verbindung* sprechen könnte. Wenn zwei chemische Körper sich verbinden, so werden beide alteriert. Das ist auch bei der Übertragung der Fall«. (GW 16, § 358)

Er erkannte damit die gegenseitige intensive Beeinflussung, an der »das ganze Wesen des Patienten sowohl wie das des Arztes teilhat« (GW 16, §163).

> Obwohl Jung sehr früh die Beziehung als von einer Gegenseitigkeit geprägt konzipiert hat, ist er vielleicht wegen der »Intensität der Bindung« dem Beziehungsaspekt nicht gerecht geworden.

Gerade in der Beziehung zweier Menschen mit unterschiedlichem kulturellem Hintergrund können wir die Möglichkeit einer intensiven gegenseitigen Beeinflussung annehmen, vorausgesetzt natürlich, dass beide Teilnehmer diese Gegenseitigkeit wechselseitig zulassen. Eine im Vorfeld phantasierte Nähe oder Vertrautheit zu einem Landsmann kann sich auch als Täuschung herausstellen. Deswegen bleibt es eine gemeinsam zu überwindende Aufgabe der Beziehungspartner, dafür zu sorgen, dass sie gemeinsam jeweils eine für sie angenehme Nähe und Distanz herstellen, unabhängig davon, ob sie einen gemeinsamen kulturellen Hintergrund haben oder nicht.

> ❗ Die therapeutische Arbeit mit Migranten ist eine kulturelle Angelegenheit und jede Art von Therapie muss die kulturellen Besonderheiten des Analysanden berücksichtigen. In einer intersubjektiv verstandenen Beziehung wird sich das Fremde im geteilten Dritten repräsentieren.

Nehmen wir ein fiktives Beispiel: eine deutsche Analytikerin entdeckt in sich nicht nur eine erhöhte Aufmerksamkeit für die Geschehnisse im Alltag, die die Migranten angehen, sondern auch für die Ereignisse in der Türkei, und entwickelt sogar den Wunsch, das Land zu bereisen, nachdem sie eine türkische Patientin in Behandlung genommen hat. Wir nehmen an, dass der Wunsch erst in der Behandlung entstanden ist. Selbstverständlich muss die Analytikerin ihr Interesse zumindest dahin gehend analysieren, ob es aus dem Druck der Gegenübertragung entstanden ist, weil sie sich durch die Bemerkungen der Analysandin zunehmend »dumm« vorkommt und dieses Nichtwissen nicht aushält. Es käme einer Verleugnung gleich, wenn man behaupten würde, dass man völlig »neutral« ist. Ob wir es zugeben oder nicht, unsere Psyche funktioniert so, dass wir über eine besondere Beziehung eine gezielte, erhöhte Aufmerksamkeit entwickeln. Es geht hier darum, ob wir dem Fremden einen Raum in uns geben.

> ❗ Jede therapeutische Arbeit mit Migranten ist eine interkulturelle Begegnung.

Die sogenannten interkulturellen Phänomene, die bei der Begegnung zweier Menschen unterschiedlicher Kulturen auftauchen, gehören zur 4. Beziehungsebene des Konzeptes. Wenn wir die therapeutische Beziehung als Begegnung in einem politisch-gesellschaftlichen Alltag begreifen, dann schafft auch die gesellschaftspolitische Dimension einen Zugang in den Behandlungsraum. Die gesellschaftspolitischen Themen, angefangen von Diskriminierungserfahrung und Einbürgerung bis zu den politisch aktuellen Ereignissen und den dadurch hervorgerufenen Affekten, haben ihren Einfluss in der Therapie, ob sie von den Analysanden angesprochen werden oder nicht.

Nicht nur auf mich als Landsmann wird von meinen Analysanden bikulturell übertragen, sondern auch der deutsche Kollege wird mit interkulturellen Inhalten konfrontiert, die immer wieder als geteiltes Drittes im Sinne der Intersubjektivität nicht nur als Innerpsychisches sondern auch als etwas Interkulturelles verstanden und analysiert werden (zur Bikulturalität eines multiprofessionellen Teams vgl. Güç 2000b). Da wir auch ein Mitglied dieser Gesellschaft sind und vom Gesellschaftspolitischen beeinflusst werden, wird es wichtig, wie wir zur Integration stehen und was wir darunter verstehen.

> ❗ Der Beginn der Therapie ist für Migranten der Einstieg in eine fremde aber auch vertraute Welt.

Auch in einem monokulturellen Setting kann schon allein unsere psychoanalytische Methode mit ihrer zeitlichen Begrenzung, Neutralität und Abstinenz und die damit einhergehende Asymmetrie der therapeutischen Beziehung, (die jedoch durch die »intersubjektive Wende« eine gewisse Relativierung erfährt) Fremdheitsgefühle in Migranten erzeugen, weil sie diese Methode nicht kennen. In meinem Modell wird das psychoanalytische Setting mit seinen Regeln als eine dem Migranten fremde, gesellschaftliche Gegebenheit bzw. Realität verstanden, weil die psychoanalytische Methode eine dem Analysanden fremde Methode ist und damit auch der aus der Heimat des Analysanden stammende, vertraute Therapeut zum Fremden wird, weil er durch seine Methode als fremd erlebt wird. Dadurch bekommt die Fremdheitsbeziehung zwischen dem Migranten und der ihm fremden Gesellschaft einen Zugang in den Behandlungsraum. Unter dem Begriff »aktiv« verstehe ich eben den Beitrag des Analytikers, trotz dieser Fremdheit zur Entstehung des analytischen Prozesses seinen »kreativen« Beitrag zu leisten und sich nicht auf den Standpunkt zurückzuziehen, dass sie eben »nicht analysierbar« sind. Durch das so zwischen Analysanden und Analytiker entstandene geteilte Dritte ist es möglich, die Fremdheit zu überwinden, bzw. durch Transzendenz der Fremde in eine transkulturelle Ebene zu kommen. Damit relativiert sich auch die Frage der Anwendbarkeit der Psychoanalyse auf andere Kulturen, indem wir das in dem potentiellen Raum (Winnicott) entstandene, gemeinsam geteilte Dritte zum Gegenstand unserer Analyse in der Übertragungs-Gegenübertragungs-Beziehung machen.

> ❗ Eine intersubjektive Haltung des Analytikers ist unerlässlich. Wenn wir die Entstehung des geteilten Dritten im Sinne einer intersubjektiven Beziehung verstehen, wird das Anderskulturelle als etwas Trennendes und Fremdes zu einem gemeinsam Geteilten.

Diese Spannung entfaltet sich dann im psychoanalytischen Raum als Übergangsraum (im Sinne von Winnicott) in der Übertragungs-Gegenübertragungs-Beziehung. Dadurch können aber auch neue von beiden Partnern geteilte Bedeutungen im Sinne des Dritten entstehen. Die psychoanalytische Bearbeitung dieses geteilten Dritten kann zur Überwindung der kulturellen Unterschiede führen. Zur Entfaltung eines solchen potentiellen Raumes ist jedoch die Einnahme einer intersubjektiven Haltung unerlässlich, in der sowohl der Analysand als auch der Analytiker aktiv und kreativ ihren eigenen Beitrag zur Entstehung der Beziehung leisten. Gerade eine neutrale Haltung kann bspw. von einem Analysanden als Gleichgültigkeit verstanden werden, wenn er wegen des gemeinsamen kulturellen Hintergrundes ein anderes Verhalten, z. B. Solidarität erwartet hätte. Die Frage, wie wir mit diesem Druck umgehen sollen, wird uns zu einer aktiven Analyse unserer Gegenübertragung führen.

> **Die Vorteile einer intersubjektiven Übertragungs-Gegenübertragungs-Beziehung**
>
> Eine intersubjektiv verstandene Übertragungs-Gegenübertragungs-Beziehung wird mehreren Aspekten der psychoanalytischen Arbeit mit Migranten gerecht:
> 1. Allein der Begriff »interkulturell« reduziert das Subjekt auf seine Kultur und verführt die Subjekte im Falle ihrer nicht gelungenen Begegnung dazu, die Unterschiedlichkeit ihrer Kulturen für den Misserfolg verantwortlich zu machen und sich nicht in erster Linie als Subjekte zu begreifen und in Frage zu stellen.
> 2. Mit Intersubjektivität wird der Aspekt der wechselseitigen Gegenseitigkeit der Teilnehmer und ihre Wichtigkeit im Sinne einer Gleichzeitigkeit betont. Dadurch wird für den Migranten seine Fähigkeit zur Beeinflussung des Anderen in der Fremde erlebbar.
> 3. Außerdem verteilt das intersubjektive Verständnis in der Psychoanalyse die Verantwortung für die Begegnung auf beide Schultern und betont damit den Aspekt der gemeinsamen Gestaltung der Beziehung durch Aktivität und Kreativität. Die Betonung der Gemeinsamkeit der Verantwortung unterstreicht in meinem Verständnis der Intersubjektivität eine gegenseitige Beeinflussung in den drei Dimensionen: Gegenseitigkeit, Wechselseitigkeit und Gleichzeitigkeit. Diese wiederum werden von dem von mir als dialektisch verstandenen Schuld-Scham-Affektpaar als Container der therapeutischen Beziehung getragen und gestaltet.

16.7 Selbstreflexivität und Schamaffekt

In der therapeutischen Arbeit mit Migranten aus den islamischen Ländern spielt die Schuld-Scham-Einheit, wie im Koran dargestellt wird, eine besondere Rolle im kulturellen Kontext. Zur Förderung der Selbstreflexivität bzw. der Verinnerlichungsprozesse, die in meinem Verständnis das Hauptziel der therapeutischen Arbeit mit Migranten darstellen, muss dieses Affektpaar eine besondere Berücksichtigung erfahren. Die Figur der Selbstreflexivität ist nach islamischer Version der Teufel, der, von Gott mit Geringachtung ausgestattet, als Störer des paradiesischen Glücks, als Repräsentant des Fremden auf die Erde geschickt wurde. Er ist der Fremde. Deswegen zieht diese Figur jegliche (Schatten)-Projektionen auf sich, kann zum Schatten des Individuums werden und seine Individuation blockieren, wenn er nicht verinnerlicht wird. Wie jeder Schatten lebt er von dem inhaltlichen Sein, dem er angehört. Im Folgenden wird ein Einblick vermittelt, wie diese Figur zu einem geistreichen Helfer des Menschen werden kann.

16.7.1 Zur Phänomenologie der Schuld-Scham-Einheit

Wie wir aus dem Korantext erfahren haben, macht jede menschliche Handlung, die im Sinne einer Selbstrealisierung stattfindet, den Handelnden zunächst schuldig und ist dann beschämend. Als der Teufel-Geist das Stoffliche negativiert (»Adam ist aus Lehm«) und mit dieser Handlung im Sinne einer trennenden Tätigkeit in das göttliche Geschehen eingreift und sich schuldig macht, wird er zum verworfenen und verabscheuten Schatten. Durch seine Entführung entstehen einerseits eine Idealität (wegen der verloren gegangenen Einheit mit Gott) und andererseits ein »verworfener und verabscheuter« Schatten. Dadurch, dass Gott dem Teufel den Aufschub gewährt, erkennt er seine Andersartigkeit und überlebt seine Aggression, was zur Entstehung von oben/unten, Körper/Geist und Erkennung des Geschlechtsunterschiedes führt (Überwindung der 1. Entwicklungsstufe). Sicherlich nehmen wir unbewusst in schamvollen Situationen mit dem Ausdruck »vor Scham im Boden versinken« zu dieser Szene immer einen Bezug.

Durch Erröten oder Schweißausbrüche als körperliche Begleiterscheinungen des Schuld-Scham-Geschehens zeigen wir den Anderen, unserem Gegenüber, dass wir uns schämen. Angekommen im Körperlichen zeigt sich die Schuld-Scham-Einheit in seiner neuen Qualität, und es entstehen neue Dimensionen: innen/außen und fremd/vertraut. Während wir innerlich den geheimen Wunsch haben, »in den Boden zu versinken«, werden wir äußerlich durch unsere Schamreaktion »gesehen«. Diese beiden Dimensionen werden sowohl von Schuld als auch von Scham begleitet. Als ob sich das Subjekt einerseits aus voller Scham wegdenkt und gegen jegliche Enthüllung wehrt, andererseits aber, sich nach außen zeigend, zu sich stehen will. Es ist wichtig festzuhalten: Diese Ambivalenz des Subjekts wird erst durch seine Körperlichkeit und durch sein Begehren ein Sowohl/als-auch. Nach der Entstehung dieser neuen Dimensionen wird der Mensch im Koran gewarnt, dass er nicht zu den Kleidern greifen soll, sondern die Gottesfurcht im Sinne seiner Schuldigkeit und Schamhaftigkeit ihn begleiten und bekleiden soll. Die Gottesfurcht erinnert an das Kainsmal, wie das Erröten oder Schweißausbrüche. Das Kainsmal sichert Kain über die Wahrnehmung durch sein Gegenüber das Überleben und die Beschämung. Das Überleben bedeutet, die Anerkennung seiner »schuldigen Andersartigkeit« in der Fremde mit gleichzeitiger Beschämung. Die Schuldigkeit seinem andersartigen (Bruder-)Selbstanteil gegenüber, die er damals nicht übernehmen konnte, ist im Kainsmal mit impliziert. Mit dem Kainsmal ist er ständig zum Gestehen seiner Schuld und damit zu seiner Individuation gezwungen.

16.7.2 Die Selbstreflexivität nach C. G. Jung

C. G. Jung hat sich zwar sehr selten explizit zum Schamaffekt geäußert, seine Konzepte von »Persona« und »Schatten« sind aber zum Verständnis der Schamdynamik hilfreich, indem sie auf die Verhüllungs-Enthüllungs-Dynamik Bezug nehmen.

Für Jung ist die Persona »eine Art Maske, welche einerseits darauf berechnet ist, einen bestimmten Eindruck auf die andere zu machen, andererseits die wahre Natur des Individuums zu verdecken« (GW 7, § 305). Der Mensch bewegt sich in einer Spannung zwischen seinen Idealen (Ichideal), seinem tatsächlich realen Sosein (ein Zustand, den das Subjekt erst nach der erlangten Fähigkeit zur Selbstreflexivität in Begegnung mit Anderen immer mehr anstreben kann) und seiner wahren aber verdeckten Natur (Schatten). (Idealität bzw. Ich-Ideal ist die als Ersatz für seine verlorene Einheit und durch die Identifizierungen mit den Eltern entstandene Instanz, die wiederum eine Funktion des Über-Ichs ist.

Jungs Schattenbegriff beinhaltet zunächst das Verleugnete, und er definiert ihn als das, was ein Mensch »nicht sein möchte« (GW 16, § 470, S. 262). Jung schreibt (1943): »Unter Schatten verstehe ich den ‚negativen' Teil der Persönlichkeit, nämlich die Summe der versteckten, unvorteilhaften Eigenschaften, der mangelhaft entwickelten Funktionen und der Inhalte des persönlichen Unbewussten« (GW 7, S. 71). In diesem Sinne ist der Schatten ein lebendiger Teil der Persönlichkeit, »und will darum in irgendeiner Form mitleben« (GW 9/I, § 44, S. 30). Andererseits hat der Schatten aber seine Wurzeln auch im kollektiven Unbewussten. Entsprechend entsteht dann im Inneren des Subjekts neben dem Triebhaften ein persönlicher Schatten, bestehend aus dem Verleugneten, das zum persönlichen Unbewussten gehört und dem Unpersönlichen, das zum kollektiven Unbewussten gehört und dem Subjekt nie bewusst gewesen ist.

In ▶ Abschnitt 16.3 »Transkulturelle Ebene« hatte ich die Annahme von Jung dargestellt, dass die zweipoligen Archetypen als dynamische Strukturen einerseits körperlich verankert sind und dadurch instinkthafte Impulse und Triebe ausdrücken und andererseits das eigentliche Element des Geistes sind. Durch diese Annahme sind die biologischen Grundlagen der Triebe und ihre psychisch-geistige Repräsentanz gekoppelt.

Die zwei Konzepte Schatten und Persona verbinden strukturell die Dimensionen von innen/außen und vertraut/fremd und verhalten sich dialektisch zueinander. Jung hat postuliert, dass sich das Unbewusste dem Bewusstsein gegenüber immer kompensatorisch verhält. Dies besonders dann, wenn das Bewusstsein bzw. das bewusste Ich einseitig wird und mit Hilfe seiner Persona eine Rolle

16.7 Selbstreflexivität und Schamaffekt

spielt, die zu dem wahren Wesen des Subjekts aber nicht passt. Dann tauchen aus dem Unbewussten diese Einseitigkeit kompensierende Inhalte, Bilder auf (z. B. im Traum des Subjekts tauchen Verwahrlosungstendenzen auf, während er sich mit seiner Maske als »Anständiger« benimmt) und zwingen das Subjekt zur Wahrnehmung seines wahren Selbst bzw. zu dessen Enthüllung. Die kompensatorische Funktion des Unbewussten strebt ausschließlich die Vollständigkeit an. Deswegen spricht Jung von der Objektivität des kollektiven Unbewussten. »Das kollektive Unbewußte stellt das Objektiv-Psychische, das persönliche Unbewußte aber das Subjektiv-Psychische dar« (GW 7, S. 71). Wenn dieses Angebot des Unbewussten in der Außenwelt projiziert ist, hängt es von der Fähigkeit des Ichs ab, ob es in der Lage ist, sich das anzueignen. Das führt uns zur Selbstreflexivität.

> Zu der selbstreflexiven Fähigkeit des Ichs schreibt Jung (1921):
> Der Ich-Komplex ist ein Inhalt des Bewußtseins sowohl wie eine Bedingung des Bewußtseins, denn bewußt ist mir ein psychisches Element, insofern es auf den Ich-Komplex bezogen ist. (GW 6, § 810)

Eine Doppelfunktion des Ich-Komplexes wird in dieser Aussage deutlich, seine Subjektivität bzw. Intentionalität und seine Objektivität bzw. Reflexivität. Mit dieser Formulierung hat Jung die Bedingungen der Selbstreflexivität des Subjekts konzipiert.

> Von Subjektivität des Ich-Komplexes spricht man, wenn das Ich im Dienste der Selbstverwirklichung sich mit den Zielen des Selbst identifiziert und diese realisiert.

Nach der Paradiesszene im Koran ist diese Selbstverwirklichung immer zunächst schuldig und »hochmütig« (im Sinne der Idealität) und es entsteht dabei immer auch ein schuldiger (»verworfener«) und beschämter (»verabscheuter«) Schatten. Zur Realisierung seines Schattens braucht das Subjekt nach Jung (1951) immer ein Gegenüber: »Der Schatten kann nur durch die Beziehung zu einem Gegenüber realisiert werden« (GW 9/II, S. 31, § 42). Unser Gegenüber hält uns also diesen Spiegel vor, in dem wir die mit Hilfe unseres Ichs und dessen Schattenprojektionen erzeugten Inhalte der Realitätsprüfung unterziehen können. Nach Jung begegnet der Mensch auf dem Weg zu seiner Ganzheit drei Figuren, »nämlich erstens dem, was er nicht sein möchte (Schatten), zweitens dem, was nicht *er*, sondern der andere ist (individuelle Wirklichkeit des Du), und drittens dem, was sein psychisches Nicht-Ich, nämlich das kollektive Unbewußte ist« (GW 16, § 470, S. 262).

Wenn das Subjekt auf Übereinstimmung ausgerichtet ist und dabei etwas Fremdes erfährt, wird es, nach Seidler auf sich zurückgeworfen und erlebt Scham. In meinem Verständnis will das Subjekt sowohl in seiner Übereinstimmung als auch in seiner Andersartigkeit gesehen werden (wie in der Vertreibungsszene). Was es jedoch nicht erträgt, wenn es in seiner frühen Entwicklung in beiden Bedürfnissen nicht bestätigt wurde. Die Betrachtung des Sowohl/als-auch erlaubt uns zu verstehen, dass dieses Differenzerleben nicht nur Scham verursacht, sondern auch ständig von einer Schuldigkeit des Subjekts begleitet wird: die Schuldigkeit aufgrund seiner Selbstverwirklichung als auch aufgrund seiner Selbsterkenntnis, die das Subjekt gleichzeitig zu Enthüllungen veranlasst. Die Frage, wie das Subjekt mit dieser Dynamik umgeht, führt uns zur Objektivität des Ich-Komplexes.

> Die Objektivität des Ich-Komplexes kommt dann zum Tragen, wenn sich das Ich bei der Selbstverwirklichung selber zum Objekt des Erkennens macht und Selbsterkenntnis gewinnt, was aber die Fähigkeit zur Selbstreflexivität voraussetzt.

Die Konzepte von Persona und Schatten im Zusammenhang mit der Subjektivität (Selbstverwirklichung) und Objektivität (Selbsterkenntnis) regulieren das Geschehen zwischen Innen- und Außenwelt des Subjekts. In diesem Übergangsbereich wirkt der Schamaffekt: Hultberg (1987) sieht zwei entgegengesetzte Funktionen der Scham: »Die eine sichert Zugehörigkeit zur Gesellschaft durch Konformität, die andere achtet darauf, daß das Kollektiv nicht zu stark eindringt in die Persönlichkeit« (S. 102). Er schreibt der Scham eine differenzierende Qualität zwischen fremd und vertraut und »eine grenzbildende Funktion zwischen äußerer und innerer Welt zu« (Hultberg 1987, S. 102). Auch Seidler (1995) siedelt den Schamaffekt genau in diesem Zwischenbereich zwischen Innen und Außen an, der »als Grenzwächter die Abgegrenztheit und Objektivität des äußeren Objektes und die sich zunehmend konsolidierende Selbststruktur auseinander hält und vor einer regressiven Verwischung dieser Grenzen schützt« (S. 138).

In meinem Verständnis hat die Scham diese Funktion nur dadurch, dass sie zur Schuld, die sowohl trennende (aggressive) als auch verbindende (libidinöse aber auch regressive) Fähigkeit im Dienste der Abgrenzung besitzt, in einer dialektischen Beziehung steht (▶ Abschn. 16.7.5).

16.7.3 Die psychoanalytische Alteritätstheorie von Seidler

Wie ich bereits in der Einführung betont habe, spielt in einer psychoanalytischen Therapie mit Migranten aus einem islamisch geprägten Kulturkreis das Verständnis von Internalisierungsprozessen eine enorm wichtige Rolle, da in diesem Kulturkreis die Beziehungsgestaltung in einem interaktionellen Bereich stattfindet. Das Subjekt ist eher gruppenorientiert und Individualität im Sinne der Internalisierung wird nicht gefördert. Bei der Darstellung von 3 Stufen der Reflexivität wird deutlich, dass wir schon auf der 1. Stufe der Entwicklung von verinnerlichten Strukturen nicht sprechen können, was ich ja auch bereits in ▶ Abschnitt 16.5 »Kulturelle Ebene« beschrieben habe. Zusätzlich hat das Konfliktverständnis der Psychoanalyse, das auf den verinnerlichten Strukturen aufbaut, zur Trennung von »Frühstörungen« vs. »reiferen, konfliktfähigeren Neurosen« geführt. Deswegen erlaubt uns eine Theorie, die Wechselbeziehungen zwischen Subjekten in einem interaktionellen Raum untersucht und mit Hilfe des Schamaffektes den Grad der Internalisierungsvorgänge konzipiert, einen wertneutraleren Zugang zu den Menschen anderer Kulturen. Ich habe den Eindruck, dass sich die 3 Stufen der Reflexivität bei der diagnostischen Einstufung der Analysanden aus islamisch geprägten Kulturen gut eignen (vgl. auch Güç 2000a). Deswegen halte ich das intersubjektive Verständnis der Selbstentwicklung und das dynamische Verhältnis der therapeutischen Beziehung eher für angebracht. Die Internalisierungsprozesse ohne begleitende dialektische Schuld-Scham-Einheit sind nicht denkbar.

Die Alteritätstheorie von Seidler (1995) ist eine Theorie der Wechselbeziehungen zwischen Subjekten und damit eine interaktionelle Theorie. Die Wechselseitigkeitsbeziehung untersucht Seidler sowohl nach innen als auch nach außen. Bei der Beziehung nach innen geht es um Rückbezüglichkeit, Reflexivität und das Selbstverhältnis. Bei der Beziehung nach außen geht es um Wechselbeziehungen zwischen Subjekt und Gegenüber. Diese ineinander verschränkten Wahrnehmungsvorgänge determinieren und definieren sich gegenseitig in ihrer Identität. Das Subjekt wird in einer Interaktion mit Hilfe seines Ichs beim Realisieren einer ihm unbewussten (Selbst-)Absicht plötzlich und überraschend mit einem ihm unbewussten Bild konfrontiert, das sein Gegenüber als Zeuge des Geschehens von ihm bekommen hat. Das Subjekt hat sich exponiert und wurde mit Verworfenheitserleben konfrontiert. Für die Fähigkeit zu seiner Selbstreflexivität ist für das Schamsubjekt entscheidend, ob es in der Lage ist, sich mit diesem Bild zu identifizieren und es sich anzueignen. Bei dieser Wechselbeziehung geht es auch um den Gestaltwandel des Selbst und den des Anderen, d. h., dass sich die beiden in diesem Prozess verändern, alterieren. Wenn sich dieser Austausch in einem interaktionellen Raum des interpersonellen Austausches manifestiert, wird er zunehmend angeeignet und findet seinen Ausdruck in der internalisierten Struktur der »objektiven Selbstbewusstheit«. Der Vorgang der Verinnerlichung geht über die Umwandlung des Blickes des Gegenübers in die Fähigkeit der Selbstwahrnehmung, Selbstbeobachtung und Selbstbeurteilung des Subjekts.

16.7.4 Drei Positionen der Selbstreflexion nach Seidler

Für das Ausmaß der Reflexivität als Fähigkeit des Subjekts, den Blick des Gegenübers wahrzunehmen und sich anzueignen, sich also selbst zum Objekt der Betrachtung zu machen, hat Seidler (1995) drei Positionen herausgearbeitet.

1. Modell Narziss – die unreflektierte Position

In der »unreflektierten Position« ist die Realität des Gegenübers kränkend und muss vermieden werden. Mit seiner Vermeidung bzw. symbolischen Vernichtung geht dem Subjekt »die Bedingung seiner realen Existenz« verloren. Die mythologische Figur des Narziss war schroff und abweisend Echo gegenüber, die nur seine letzten Worte wiederholen und Narziss keine eigene, objektivierende Antwort geben konnte. Narziss sehnt sich einerseits nach einem eigenständigen Gegenüber, das ihn in seinem Sein wahrnimmt, was er aber gleichzeitig nicht ertragen kann.

> Nach Seidler gibt es ohne eine Antwort des Gegenübers, die einen unreflektierten Vorgang des Subjekts bricht und transformiert, keine Selbsterkenntnis und keine Symbolbildung.

Für diese Position stellt er die Behauptung auf, »daß Ich und Selbst bei Narziss, wie er uns in dem klassischen Text begegnet, ungeschieden sind« (S. 85). Seiner Annahme einer »intendierten Ungeschiedenheit« kann ich als »Ausdruck einer regressiven Phantasiebildung« folgen, was sich auch in der Praxis bestätigt (siehe das folgende Fallbeispiel). Sonst gibt es, wenn auch rudimentär, immer eine Selbst-Objekt-Trennung, wie dies auch die Ergebnisse der Säuglingsforschung bestätigen.

Seidler empfiehlt auf dieser Stufe für die therapeutische Arbeit, an den Wünschen nach passiver und aktiver Wahrnehmung zu arbeiten, weil es hier darum geht, existentiell wahrgenommen zu werden (»bin ich überhaupt?«), sowie um den Wunsch nach einer wechselseitigen Existenz bestätigender Wahrnehmung. Andererseits wird von Analysanden der Wunsch gesehen werden zu wollen, genauso auch gefürchtet. Hier kommen nach Seidler sowohl der Analysand als auch der Therapeut mit Vergeblichkeitserleben, Verzweiflung und Angst, »nicht wahrgenommen worden zu sein« in Berührung.

Beispiel

In die erste Stunde ihrer Behandlung bringt die Analysandin einen Traum: »Mein Freund bereut es und will wieder mit mir zusammen sein. Ich steige in sein Auto, das wie ein kleiner Kinder-Schuh aussieht. Plötzlich wird sein Auto zu einem Bus mit einem Busfahrer. Danach streite ich mich mit ihm und sage: »Erst jetzt hast du daran gedacht«. Sie träume immer wieder von seinem Auto. Wenn sie Probleme gehabt habe, sei sie sofort zu ihm gegangen und »er gab mir Kraft, als ob ich unter seinen Flügeln Asyl gesucht habe«. Als ich hierbei innerlich ganz kurz an den »Kinderschuh« denke und darin die Bedürftigkeit der Analysandin erblicke, sagt sie gleichzeitig, »als ob ich mich nicht ausdrücken kann, dieses Gefühl hatte ich neulich auch bei Dr. Rahmet«.

Unbewusst wird sie mit meinem inneren Bild vom Kinderschuh und damit ihren sie beschämenden Abhängigkeitsbedürfnissen konfrontiert. Der Fluss zwischen uns ist durch meine innere Ablenkung, mit dem mir zunächst unbewussten Ziel, sie zu verstehen, gestört. Ohne dass ich es ausgesprochen hatte, fühlte sie sich dadurch einerseits von mir gesehen, aber gleichzeitig konnte sie diese Wahrnehmung auch nicht ertragen. Eine Identitätsdiffusion entstand, die ihre sprachliche Kompetenz zum Scheitern brachte. Einerseits will die Analysandin wie bei ihrem Freund auch bei mir quasi Asyl suchen und von mir verstanden bzw. mit ihren Abhängigkeitsbedürfnissen gesehen werden, andererseits erzeugt dies in ihr auch eine Verwirrung.

Indem ich mich innerlich mit dem Kinderschuh-Auto beschäftige, fühlt sich die Analysandin von mir für einen kurzen Augenblick verlassen, obwohl ich mich explizit mit ihren Trauminhalten beschäftigt habe. Sie möchte mich als »subjektives Objekt« (Winnicott 1971) oder als »Selbstobjekt« (Kohlt 1971) zu sich zugehörig erleben. Ich habe jedoch mit meiner eigenständigen Handlung ein Geschehen verursacht, das als geteiltes Drittes für uns beide Beschämung und Schuld bedeutete. Da ihr abhängiger Selbstanteil als beschämend von ihr getrennt ist, kann ich ihn zwar mit meinem Blick wahrnehmen und verstehen, aber dies bedeutet gleichzeitig, dass ich sie, ohne dass ich es bewusst gewollt habe, verlasse und mich ihr gegenüber schuldig mache (zusätzlich zu ihrer Beschämung). Meine Beschämung hatte dagegen mit meinem Erkennen zu tun, das aber zunächst unbeabsichtigt war. In diesem Moment entstehen für sie auch Beschämung und Schuldigkeit. Sie musste sich für den durch mich wahrgenommenen abhängigen Selbstteil schuldig fühlen, weil sie für diesen Teil und dessen Bedürfnisse Verantwortung übernehmen muss. Da sie jedoch früher mit diesem Bedürfnis nicht wahrgenommen wurde, kann sie ihre Schuldigkeit noch nicht empfinden bzw. diese Schuldigkeit entsteht beim Objekt bzw. bei mir oder bei ihrem Freund. Das Kinderschuh-Auto ihres Freundes weist daraufhin, dass er auch ähnliche Bedürfnisse geha-

bt haben muss, so dass er sie mit ihren Bedürfnissen nicht sehen konnte (das Kinderschuh-Auto als geteiltes Drittes zwischen ihr und ihrem Freund). In diesem Kinderschuh-Auto sind auch ihre aggressiven, den Mann kastrierenden Impulse untergebracht, die zunächst in meiner Wahrnehmung keinen Platz hatten. Ich verstehe das nicht als meine Gegenübertragungsabwehr. Dies wird auch im Traum durch die Umwandlung in eine öffentliche Busszene unterstützt, in der Aggression erst ihren Platz bekommt: Mit der Herstellung der Öffentlichkeit ist ein unterstützendes Drittes eingeführt, das ihr erlaubt, ihre Enttäuschungswut wegen der Trennung zum Ausdruck zu bringen, als ob sie dazu sonst keine Selbstberechtigung hätte. Tatsächlich kann sie diesen abhängigen, beschämenden Selbstanteil nicht genug mit aggressiver Libido im Inneren besetzen, die ihr auch erlaubt hätte, für diesen Selbstanteil Verantwortung zu übernehmen. Stattdessen führt sie ein öffentliches Drittes ein, das im interaktionellen Zwischenbereich platziert ist, aber nicht in ihrem Inneren. Diese Szene zeigt prospektiv, dass sie ihren Ärger mir gegenüber zunächst auch mithilfe des Dritten zeigen wird.

Wie das Beispiel zeigt, kann die Arbeit an der Wahrnehmungsbeziehung auf dieser Stufe für beide Teilnehmer besonders beschämend und auch schuldhaft sein. Es zeigt auch die intersubjektive Bedeutung der Schuld-Scham-Einheit: Ohne dass ich es verbalisieren musste, erzeugte meine bzw. unsere Wahrnehmung unserer Wechselseitigkeit eine gleichzeitige, unbewusste Reaktion meiner Analysandin.

2. Modell Teiresias – die außenreflektierte Position

In der »außenreflektierten Position« ist die Aneignung des Blickes des Gegenübers möglich, ohne dass das Subjekt sich dabei verliert, und die Entwicklung der Reflexivität ist ablesbar »an der Herausbildung und Entwicklung der Schamfähigkeit« (S. 211). Hier hat das Subjekt die Fähigkeit, vorübergehend die Position des Gegenübers einzunehmen und kritisch auf das eigene Selbst zu schauen. Teiresias war ein Hirte und hat zwei Schlangen bei der Paarung gesehen. »Er tötete das Schlangenweibchen und wurde zur Frau. Nach sieben Jahren erblickte er wieder ein sich paarendes Schlangenpaar. Dieses Mal tötete er das Männchen und wurde wieder zu einem Mann. Als etwas später Zeus und Hera miteinander stritten, ob Mann oder Frau mehr Lust beim Geschlechtsverkehr erlebten, wurde Teiresias zum Schiedsrichter gewählt, weil er das Erleben beider Seiten kennen gelernt hatte. Als er der Frau den größeren Lustgewinn zusprach, wurde er von Hera mit Blindheit geschlagen, von Zeus wurde ihm aber die Gabe eines Sehers verliehen« (Seidler 1995, S. 243).

Indem es Teiresias gelingt, als Mann aber auch nach seinem Erleben als Frau, Hera in ihrer Lustfähigkeit zu erkennen, macht er im Blendungsgeschehen sich auch das Bild zu eigen, das Hera von ihm als »unverschämten Mann« gewonnen hat: »... die Aneignung des differenten Blickes des Gegenübers« (Seidler, S. 244). Hier fallen nach Seidler punktuell Blick und Angeblicktes in eines. »Das Ergebnis ist eine Vorform reflexiver Selbstbewusstheit, die immerhin die Fähigkeit, sich im Vergleich zu anderen beurteilen zu können, einschließt« (Seidler, S. 244). In dem Nach-innen-Gehen des Blickes sieht Seidler »die Geburt des eigenen Selbst«. Anders als Seidler sehe ich in dieser vorübergehenden Einnahme der kritischen Position eine klare Schuldabwehr. Diese Schuldabwehr ist für die Trennung der beiden Selbstanteile verantwortlich (wie ich dies im Kapitel über das Dritte deutlich gemacht habe). Wegen dieser Trennung hat auf dieser Stufe die dritte selbstreflexive Position noch keine eigenständige Existenz im Subjekt, sondern konstelliert sich außerhalb desselben. Zur Objektivierung des Subjekts ist es aber notwendig, dass es sich diese dritte Dimension aneignet. Während hier zwar eine Triangulierung gelungen ist, steht dem Subjekt »die objektive Selbst-Bewußtheit« noch nicht sicher zur Verfügung, sondern ist »als ein Bild im Gegenüber lokalisiert«. Auf dieser Stufe sind Subjekt und Objekt sicher getrennt.

Die therapeutische Arbeit auf dieser Stufe wird nach Seidler von der Frage begleitet: »Wer bin ich?«. Die Scham manifestiert sich hier nicht nur beim subjektivierenden Blick, sondern auch beim objektivierenden. Durch den subjektivierenden Blick kann das Subjekt sich jedoch derart verstanden, erkannt und identifiziert fühlen, dass ein Gefühl der Leere entstehen kann.

3. Modell Ödipus – die selbstreflexive Position

In der »selbstreflexiven Position« ist die Fähigkeit von »Leibesscham« und Selbsterkenntnis gegeben, d. h., das Subjekt kann sich triangulär selbstempathisch erleben und auf empathische Wechselbeziehungen zum Gegenüber eingehen. Der in der zweiten Position Teiresias noch äußerlich realisierte Blick ist jetzt vom Subjekt angeeignet.

Dem König von Theben, Laios, und seiner Frau Iokaste wurde vorausgesagt, dass der eigene Sohn den Vater töten und die Mutter heiraten werde. Zur Vermeidung dieser Weissagung wurde der Neugeborene ausgesetzt. Der kleine Junge wurde gerettet und in einem fremden Königshof aufgezogen. Nachdem er erfährt, dass seine Eltern nicht seine richtigen sind, befragt er das Orakel und erfährt das Gleiche, was seinen Eltern vor seiner Geburt gesagt wurde. Er kehrt nicht mehr zu seinen Zieheltern zurück und erschlägt, ohne zu wissen, auf dem Weg nach Theben einen alten Mann, seinen Vater. Als er dann das Rätsel der Sphinx löst, wird er zur Belohnung mit Iokaste, seiner Mutter verheiratet. Als Theben von der Pest heimgesucht wird, muss nach Aussagen des Orakels der Mörder von Laios gefunden und bestraft werden. Als er dem Seher Teiresias die Täterschaft unterstellen will, prophezeit dieser Ödipus die Blindheit. Nachdem die Zusammenhänge offenbar wurden, erhängt sich Iokaste voller Entsetzen und Ödipus blendet sich mit einer Nadel, die er aus dem Kleid seiner Mutter zog.

Ödipus ist einerseits auf der Suche nach seiner eigenen Identität, andererseits sucht er gleichzeitig den Mörder, den er bestrafen will und der er selber ist. Damit war er, wie ihm Teiresias vorausgesagt hatte, sowohl sich ‚zeugend' als auch ‚vernichtend' zugleich. Während der Seher-Blick des Teiresias nach seiner Blendung als Fähigkeit zur Reflexion eher im Dienste für Andere funktioniert, (Narziss konnte nur den Widerhall von Echo als eine »eindimensionale externe Reflexivität« zulassen), erschließt sich Ödipus nach seiner Blendung der Blick in die eigene Innenwelt. Nach Seidler »war es dem Ödipus beschieden, sich auf dem Wege einer Selbst-Objektivierung aus der Verstrickung mit seiner eigenen Urszene zu entfremden, aus ihr herauszutreten und als Subjekt auf sich und seinen Ursprung zugleich sehen zu können« (S. 245).

Auch auf dieser Ebene hat nach Seidler zunächst die therapeutische Arbeit an der Beziehungsfigur eine größere Wichtigkeit als die Arbeit an Inhalten. Die Arbeit an Inhalten wird nicht unwichtig, aber zweitrangig. Eine Ursachenforschung birgt nach Seidler die Gefahr, die unbewussten Bemühungen des Analysanden um Schuldexternalisierung mitzumachen. Während der Analysand sich mit biographischen Inhalten auseinandersetzt, kann er dies zur Abwehr der Aneignung der Selbstreflexivität einsetzen.

16.7.5 Zur Einheit und Dialektik von Schuld und Scham

Das Schamgefühl, als etwas Archaisches wird in der Regel in der psychoanalytischen Literatur der Entwicklungsphase zugeschrieben, in der Strukturen noch nicht entwickelt sind. Beim Schuldgefühl werden dagegen Strukturen vorausgesetzt und Schuld wird intrapsychisch als etwas Reiferes verstanden. Diese Unterscheidung wird weder der Scham noch der Schuld gerecht, die, wie im Koran konzipiert und wie an meinen Fallbeispielen deutlich wurde, immer vor und mit der Scham auftritt. In der Psychoanalyse ist das Über-Ich das Erbe des Ödipuskomplexes und beinhaltet die verinnerlichten elterlichen Forderungen und Verbote. Das Schuldgefühl entsteht als Konflikt zwischen Über-Ich und Ich, dessen Inhalte auf die sexuellen und aggressiven Impulse zurückzuführen sind.

Ich gehe konzeptionell davon aus, dass sich jeder Mensch mit jeder Handlung, die im Sinne einer Selbstrealisierung geschieht, schuldig macht, weil ich jede Handlung zunächst im Sinne einer trennenden Tätigkeit verstehe. Mit dieser schuldigen Trennung entsteht unmittelbar auch die Scham.

> ❗ Diese Affekte Schuld und Scham treten von Anfang an als Affektpaar auf, bilden eine Einheit und verhalten sich in dieser Einheit dialektisch zueinander. Sie verhalten sich zueinander sowohl begrenzend als auch sich gegenseitig bedingend.

Nach Seidler (1995) liegt bei der Scham »die epistemologische Unbewußtheit des Blickes von Gegenüber zugrunde, der die Reflexivität des Subjekts begründet« und bei der Schuld, »die intrapsychische Unbewußtheit der verinnerlichten Urszene, die die ganz-personale Selbstreflexivität des Subjekts ermöglicht« (S. 254). Nehmen wir eine therapeutische Situation als Beispiel: Wir vollziehen in der Gegenübertragung einen selbstreflexiven Verstehensvorgang, indem wir uns mit dem regressiven Teil unserer idealen Selbstbeziehung identifizieren (weil die Problematik des Analysanden uns regressiv angesprochen hat). Mit Hilfe unserer urteilenden Selbstbeziehung reflektieren wir progressiv und erlangen eine Identität feststellende Beurteilung des Analysanden. Diese Funktion ist erst möglich, wenn das Subjekt über die Reflexivität verfügt (bezogen auf Scham) und wenn es die ganz-personelle Selbstreflexivität erlangt hat (bezogen auf Schuld).

In der Vertreibungsszene wurde deutlich, dass der Mensch eine progressiv-regressive Idealität entwickelt. Entsprechend dieser Idealität entstand auch ein »verworfen-verabscheuter«, uns unbewusster Schatten im Körperlichen. Dieser Idealität entspricht im Verständnis von Jung die Anima, die weibliche Funktion der Seele. Nach Giegerich (1994) ist die Anima »die unerschöpfliche mythenschaffende Tätigkeit der Seele, sie stellt plastische Gestalten vor uns hin, personifiziert, produziert Gehalte, spinnt, dichtet, fabuliert und erzeugt so eine faszinierende Welt vor unseren inneren Augen ... Sie glaubt an ihre Bilder« (S. 41). Die Anima funktioniert eben im Sinne des Progressiven, das aber schein-progressiv sein kann, weil sie in Wahrheit auch regressiv ist und uns in diese Welt mit hineinziehen will. Die Funktion der Seele, die mit dieser Welt umgehen und ihr Einhalt bieten kann, ist die des Animus, die männliche Funktion der Seele. Zum Animus schreibt Giegerich (1994): »Der Animus bezieht dieser substantiell erlebten Welt gegenüber Stellung. Er geht mit dem bildhaft und substantiell vor uns Stehenden um und verwandelt Substanz in Funktion oder Prinzip. Er entgegenständlicht, abstrahiert, vergeistigt. ... Er ermöglicht das Durchschauen der animahaften Projektion«. Für Giegerich ist der Animus die Negation der Anima selbst. Weiterhin heißt es: »Der Animus hat kein eigenes Sein oder qualitatives Wesen. Er ist nur *als* die Aufhebung der Anima. ... Vielmehr wird der, der sich ihm zuwendet, zunächst einmal auf sich selbst zurückgeworfen. Es gibt für den Animus ... keinen theoretischen Beweis« (S. 43).

Wie Seidler (1995) hat auch Giegerich (1994) 3 Stufen der Reflexivität herausgearbeitet, indem er das Verhältnis von Anima-Animus als Gegensatz in einer syzygischen Einheit zueinander untersucht hat. Der alchemistische Begriff Syzygie ist ein »mannweibliches Götterpaar«, ein miteinander verwobenes Gegensatzpaar. Giegerich (1994) konzipiert Anima und Animus als Gegensatzpaar unter der Einheit der Syzygie und schreibt: »Die Syzygie ist die Einheit *von* Einheit *und* Gegensätzlichkeit *der* Gegensätze« (S. 48). Giegerich (1994) fasst zusammen:

> Zum Mysterium wird die Syzygie, weil sie gleichzeitig in ein und demselben Akt trennt und verbindet. Wir haben also erstens zwei Gegensätze (Animus und Anima). Diese können zweitens ihrerseits versöhnt und vereinigt werden. Das ist das Interesse der Anima. Sie können aber auch getrennt oder gespalten werden. Das ist das Anliegen des Animus. Und das Anliegen der Seele als Syzygie ist drittens, beide Anliegen zugleich (ineins gesetzt) zu haben (S. 49).

Aus meiner Sicht sind die Konzepte von Seidler »ideale Selbstbeziehung« (in Anlehnung an das Ich-Ideal) und »urteilende Selbstbeziehung« (in Anlehnung an das Über-Ich) und das Anima- und Animus-Konzept aus der Perspektive von Giegerich (1994) ähnlich. Ähnlich deswegen, weil Seidler bei der Erarbeitung der »urteilenden Beziehung« einen (präödipalen) strukturellen Rahmen- und einen (ödipalen) Inhaltsaspekt dieser Beziehung unterscheidet, was auch meiner Vorstellung entspricht (siehe Islam). In meinem Verständnis arbeiten aber Strukturelles und Persönliches von Anfang an immer dialektisch zusammen und bilden sowohl auf der präödipalen, strukturellen als auch ödipalen, inhaltlichen Ebene sowohl Gegensätze als auch die Gegensätzlichkeiten der Gegensätze. Damit werden die Dinge kompliziert und wir stoßen auf die Frage, wie die präverbalen Erlebnisse nach dem Erwerb der Sprache überschrieben werden.

Deswegen ist mein Vorschlag, diese beiden Funktionen in einer (syzygischen) Einheit als Gegensätze zu konzipieren, die von einer dialektisch verstandenen, intersubjektiven Schuld-Scham-Einheit dirigiert werden. Um zu veran-

16.7 Selbstreflexivität und Schamaffekt

schaulichen, was damit gemeint ist, gehe ich kurz auf die Schöpfungsgeschichte im Koran ein: Im Islam ist Gott, wie in allen monotheistischen Religionen, eine ewige Einheit. Diese ewige Einheit entwickelt sich in der Schöpfungsgeschichte zu zwei Einheiten und bleibt gleichzeitig eine ewige Einheit: auf einer strukturellen und auf einer inhaltlichen (verstofflichten/körperlichen) Ebene. Zunächst verdoppelt sich das Göttliche auf einer strukturellen Ebene im gleichberechtigten Gegen-

> **Die 4 Dimensionen der syzygischen Bewegung von Scham und Schuld**
>
> 1. Aspekt der Örtlichkeit (Seinsweise-Struktur, verbindend und trennend): Grundsätzliches zum Ort: Bei der Verführung im Paradies wollte der Mensch wie die Engel werden, zu einem grenzenlosen Geistwesen, aber wurde zu Mann und Frau (1×1=1 – Ewigkeit oder 1+1=2 – Differenz). Beim Schamerleben kann das Subjekt die Scham sowohl erleben (Seinsaspekt, vereinigend) als auch anschließend von einer Außenposition seine vergangene Beschämung beobachten (Strukturaspekt, der mit einer Trennung gekoppelt ist). Auch bei der Schuld hat das Subjekt die Möglichkeit eine urteilende Beobachterposition einzunehmen (Strukturaspekt, der mit einer Distanzierung bzw. Trennung vor der Handlung gekoppelt ist und es hat auch mit freier Entscheidung zu tun), um zu überprüfen, bevor es die Handlung durchführt (es geschieht ihm nicht wie bei der Scham), (Seinsaspekt, Scham-Schuld vereinigend).
> 2. Aspekt der Zeit (Vergangenheit-Gegenwart-Zukunft): Grundsätzliches zurzeit: Ohne den Teufel gab es in der Zeit der Unendlichkeit eine ununterbrochene, durchgehende Identität (1×1=1). In der Zeit der Endlichkeit entsteht eine wechselseitige Durchdringung, eine unerschöpfliche Vielheit des Seins (1+1=2). Entweder ist das Subjekt im Schamerleben (jetzt im Sein seiend, vereinigend) und kann erst später reflektieren (später sich vom Erlebten trennend). Auch in Schuld gibt es ein Vor-der-Handlung (vorher, sich von der Tat distanzierend) und ein Nach-der-Handlung (später, über das Erlebte urteilend). Interessanterweise bildet die Schuld-Scham-Einheit zusammen genommen ein Vorher-Jetzt-Später.
> 3. Aspekt der Struktur bzw. Aspekt des Innen/Außen: Dieser Aspekt ist über die Schuld-Scham-Einheit mit dem Aspekt der Örtlichkeit verbunden. Scham und Schuld trennen und verbinden Innen und Außen. Die Scham ist dabei der Grenzwächter zwischen Innen-Außen (hier im Sinne der Struktur). Die Schuld geht im Sinne der Abgrenzungsenergie (aggressiv-libidinös) sowohl nach Innen als auch nach Außen (Struktur). Die Grenzüberschreitungen des Animus zu den Inhalten der regressiv-progressiven Anima sichern den Transport zwischen und die Transformation von Innen/Außen (strukturelle Blendung von Teiresias).
> 4. Aspekt des Seins bzw. Aspekt des Vertraut/Fremd: Dieser Aspekt ist über die Schuld-Scham-Einheit mit dem Aspekt der Zeit verbunden. Scham und Schuld trennen und verbinden Innen und Außen (hier im Sinne des Seins). Es findet mit dem Transport jetzt auch eine Transformation (im Sinne von vertraut/fremd) von Außen nach Innen und im Innern statt. Die Scham identifiziert das Vertraute und Fremde in der Seinsweise, und die Schuld vernichtet aggressiv oder beschützt libidinös dabei sowohl das Vertraute/Eigene als auch das Fremde (doppelschichtige, d. h. sowohl strukturelle als auch inhaltliche Blendung von Ödipus). Es wird über den Aspekt der Zeit entschieden, ob eine »durchgehende Identität« oder eine »wechselseitige Durchdringung« des Subjekts stattfindet, weil sie sich über die Zeit ausschließen lassen.
>
> Es wird deutlich, dass die syzygische Einheit mit Hilfe dieser 4 Dimensionen eine unerschöpfliche Vielheit des Seins vollbringt, in der sich alles wechselseitig durchdringt. Die Reduzierung eines so komplexen Geschehens auf 4 Dimensionen muss unvollständig bleiben.

satzpaar Engel-Teufel als Einheit der Gegensätze, in der der Teufel das Gegensätzliche der Engel verwirklicht, indem er Gott widerspricht.

In einem weiteren Schritt (über die Vertreibung) zeigt sich auf einer inhaltlichen Ebene die Einheit der Gegensätzlichkeit der Gegensätze. Der Mensch bekommt von Gott den Hinweis, dass sein Schicksal mit dem des Teufels verwoben ist, dass er sich vor ihm hüten soll, was er aber gleichzeitig nicht kann. Diese Verwobenheit ist auf 2 Ebenen zu verstehen: auf einer körperlichen Ebene mit dem sich seines Unterschiedes bewusst gewordenen Menschenpaar und seinem triebhaften Begehren und auf der Ebene des Geistes mit dem Anima-Animus-Paar. Während Anima (aufgrund ihrer progressiven und regressiven Idealität) ständig Bilder als Inhalte produziert und Animus als Geist zu diesen Stellung bezieht, bilden sie auf einer inhaltlichen Ebene die Gegensätzlichkeit der Gegensätze. Dadurch, dass Animus zu Grenzüberschreitungen fähig ist, kann er auch Inhalte aus dem Unbewussten ins Diesseits befördern. Damit entstehen Dimensionen von innen/außen und vertraut/fremd.

Schuld und Scham begleiten in dieser Einheit die beiden Funktionen (»die ideale Selbstbeziehung«, »die urteilende Selbstbeziehung« und Anima/Animus) mit ihrer Dialektik: Sie helfen den Funktionen dabei, sich sowohl trennend als auch vereinigend zu verhalten und dadurch gegenseitig begrenzend und bedingend zu sein. Während die Scham das Sein im Sinne der Integrität von vertraut-fremd identifiziert, hilft die Schuldigkeit, mit Hilfe der aggressiven und libidinösen Energie dieses von der Scham als fremd oder vertraut Identifizierte zur Integrität zugehörig zu verbinden oder zu trennen. Dadurch tragen sie zur Entstehung von intersubjektiven Dimensionen der Wechselseitigkeit, Gegenseitigkeit und Gleichzeitigkeit bei.

16.7.6 Fallbeispiel[1]

Eine türkische Analysandin, eine 34-jährige Hausfrau, teilt mir zu Anfang der 98. Stunde den folgenden Traum mit: »Meine ältere Schwester ist bei uns zu Besuch, und ich soll aber auch zur Therapie kommen. Aber ich will nicht kommen. Andererseits sage ich mir, das kann doch nicht als eine Entschuldigung gelten. Es gibt wenig Zeit, aber ich kann mich nicht umziehen. Dann ändere ich meine Meinung, ich gehe nicht hin. Dann sage ich mir, Herr G. hat gesagt, ich sollte kommen, wenn es auch nur für eine halbe Stunde ist. Sofort will ich mich wieder umziehen, aber finde keinen Platz, wo ich mich umziehen kann. An jedem Platz guckt jemand mich an und dies sind Bauarbeiter. Ich sage mir, es ist unmöglich, mich anzuziehen, was mache ich jetzt.«

Im Folgenden werde ich mich auf die scham- und schuldrelevanten Einfälle der Analysandin konzentrieren: Mit ihrer in der Türkei lebenden, älteren Schwester verstehe sie sich »sehr gut«. Ihre Schwester habe ihr zweites Baby bekommen. Sie würde ihr gern helfen, sich um ihr Baby zu kümmern, damit sie mehr Zeit für sich hat. In der vorletzten Stunde hatte die Analysandin sich gewünscht, dass jemand ihr sagt; »Komm, leg dich hin«, und ihr einiges abnimmt und sie verwöhnt. Sie fährt jetzt fort: »Vielleicht können meine Gedanken albern klingen, weil ich einerseits über meine Kinder klage und andererseits mir wünsche, ihr zu helfen, aber ich kann sie am besten verstehen, die gleichen Probleme habe ich auch erlebt«. Ihre Schwester fungiert hier im Sinne eines Selbstobjekts und repräsentiert gleichzeitig ein sich nach Verwöhnung und Regression sehnendes abhängiges Teil-Selbst der Analysandin. Die idealisierte Selbstobjekt-Schwester wurde in der vorletzten Stunde ein Stück entidealisiert: Die Analysandin sagte: »Ich habe festgestellt, dass ich meine Probleme inzwischen viel besser lösen kann als meine ältere Schwester. Meine Geschwister haben viel mehr Probleme.«

Durch die Entidealisierung des Selbstobjekts Schwester (damit auch die Entidealisierung ihres eigenen pseudo-unabhängigen Teil-Selbsts, weil sie real autonomer wird) entstand das Bedürfnis, ihr zu helfen, und damit auch die Bereitschaft, sich dieses eigenen bedürftigen, abhängigen Teil-Selbsts endlich anzunehmen, (statt diese Bedürfnisse altruistisch abzutreten). Die Analysandin ist hier dabei, einen dialektischen Sprung zu machen, der jedoch zunächst wie in einem Filmstill in einem Zeitraffer kurz eingefroren wird: Sie erkennt ihr bedürftiges, abhängiges Teil-Selbst in ihrem (Schwester)-Teilselbst und negiert es. Sie will nicht zur Therapie

---
1 Dieses Beispiel wurde zuerst in Güç 2003b geschildert.

kommen, während sie gleichzeitig aktiv, autonom dieses Teil-Selbst bejahend zur Therapie bringt. Indem sie beide Teil-Selbst erkennt, wird sie zu einem Sowohl/als-auch.

Den Therapeuten ihrer Tochter, auch türkischer Herkunft, der dieser einmal angeboten hatte, eine halbe Stunde später zu kommen, findet sie »toleranter und milder«, während sie das Gefühl hat, bei mir »pünktlich« sein zu müssen. Außerdem sei ich »strenger«. Dass es der Analysandin gelingt, mich, den Therapeuten jetzt mit diesen beiden Qualitäten auszustatten, hat mit unseren letzten beiden Stunden zu tun, in denen sie sich mir gegenüber einerseits abgrenzte und sich andererseits abhängig erlebte. Entsprechend der Selbstdifferenzierung im Inneren (die beiden deutlich wahrgenommenen Teil-Selbst) findet auch eine Objektdifferenzierung im (Therapeut-)Objekt draußen statt (im Sinne von sowohl/als-auch: im Hinblick auf das Selbst sowohl autonom als auch regressiv, im Hinblick auf das Objekt sowohl streng als auch verwöhnend).

Auch der Zeitaspekt im Sinne der Endlichkeitszeit und Erneuerungszeit ist am Werk: »Es gibt wenig Zeit« hält zu beiden Aspekten der Zeit den Kontakt. »Eine halbe Stunde« bringt einen herausgeschälten Abschnitt in der Zeitachse zum Ausdruck, der auf die Möglichkeit hinweist, innerhalb dieses endlichen (Zeit-)Raums eine Erneuerung (mit Hilfe der Schuld-Scham) durchzumachen. Da jedoch dieser Zeitabschnitt keine 50 Minuten sondern nur 30 Minuten ausmacht, soll er die Schuldigkeit der Analysandin kompensieren und auch die Möglichkeit einer Erneuerung innerhalb reduzierter Zeit betonen.

Eine weitere wichtige Figur der Schuld-Scham-Einheit sind die Bauarbeiter. Zu ihnen fällt der Analysandin ein: »In Wirklichkeit passieren ähnliche Dinge bei uns. Ich komme nach Hause, dann kommen die Kinder gelaufen, es gibt immer jemanden zu Hause, meine Mutter oder meine jüngere Schwester, dann erzählen sie etwas, ich bin meistens nicht allein, sogar beim Duschen kommen sie rein. Wenn ich 5 oder 10 Minuten später nach Hause komme, fragt mich meine Mutter schon an der Tür: ›Wo warst du?‹«.

Die in der Türkei lebende Mutter ist manchmal zu Besuch. Während dieser Zeit ist natürlich die in der Nähe wohnende jüngere Schwester auch zu Besuch. Als ich ihr deute, dass ihre Verfolger sie daran hindern, zu mir, zu dem »strengen« Therapeuten zu kommen, korrigiert bzw. ergänzt sie mich: »Ja, mal erleichtern sie mich dadurch, aber manchmal stören sie mich auch, wenn ich hierher kommen will« (es wird hier deutlich, wie sie zwischen den Polen der beiden Teil-Selbst oszilliert). Deswegen habe sie ständig Schuldgefühle. »Wenn ich diese Entschlossenheit nicht gehabt hätte, hätten sie mich schon längst überzeugt«. Hier wird ihre Schuldigkeit aufgrund der Subjektivität ihrem eigenen abhängigen Teil-Selbst gegenüber deutlich, die dialektisch aber nur mit Hilfe der Schamhaftigkeit und dessen Verhüllung geschehen kann. Denn erst damit wird die Subjektivität als Selbst-Begrenzung hergestellt, die wiederum nur mit Hilfe der schuldigen Handlung des Zuziehens der Gardinen nach außen und des Zumachens der Badezimmertür nach innen verwirklicht werden kann. Diese Dialektik kann dann anschließend zur Entstehung eines innerpsychischen Raums führen, was sie jedoch zurzeit noch nicht schafft. Die Gleichzeitigkeit der Entstehung des Verhältnisses von innen/außen und vertraut/fremd in der Schuld-Scham-Einheit wird damit ersichtlich.

In den letzten beiden Stunden hatte die Analysandin sich mir gegenüber einerseits abgegrenzt und andererseits abhängig erlebt. Genau diese Dynamik in der Beziehung zu mir träumt sie mit dem Bauarbeiter: Einerseits fühlt sie sich von mir »abhängig« und will zur Therapie, andererseits will sie sich mir gegenüber abgrenzen, weil sie sich von mir im Inneren »verfolgt« fühlt. Wenn der (Bauarbeiter-)-Therapeut ihr im Inneren im Sinne der Verhüllung ihrer Subjektivität bei ihrer Selbst-Begrenzung helfen soll, bedeutet das gleichzeitig eine Abgrenzung ihm gegenüber, was aber ihre Trennungsangst steigern würde, weil diese Abgrenzung gleichzeitig den beschützenden Aspekt des (Bauarbeiter-)Therapeuten im Außen zunichte machen würde.

Der Bauarbeiter als Fremder, als Therapeut, ist sowohl in der Außenwelt, als auch qua seines Blicks durch das Fenster in der Innenwelt der Analysandin. Er ist eine Figur der Schuld-Scham-Einheit mit einer Doppelrolle. Als Grenzwächter ist er derjenige, der »die Abgegrenztheit und Objektivität des äußeren Objekts und die sich zunehmend konsolidierende Selbststruktur auseinander hält und vor einer regressiven Verwischung dieser Grenzen schützt« (Seidler 1995, S. 138).

Nach Seidler ergeben sich also zwei Aufgaben des Schamaffektes: Zum einen die sich zunehmend konsolidierende Selbststruktur und zum zweiten die Abgegrenztheit und die Objektivität des äußeren Objekts auseinander zuhalten und die Gefahr der regressiven Verwischung dieser Grenzen zu bannen. Da ich im Unterschied zu Seidler die Scham immer mit Schuld in einer dialektischen Einheit eingebettet sehe, möchte ich einen dritten Aspekt hinfügen: Nur als Affektpaar können Schuld und Scham in einer dialektisch verstandenen Schuld-Scham-Einheit den Prozess der Selbstreflexivität als Behälter begleiten.

Die 3 Aufgaben des Schamaffektes

1. Die sich zunehmend konsolidierende Selbststruktur. In den letzten Stunden gelang es der Patientin zunehmend ihre beiden Teil-Selbst deutlich wahrzunehmen und zuzulassen: ein pseudo-progressives Teil-Selbst und ein regressiv-abhängiges Teil-Selbst, zwischen denen sie hin- und her oszilliert, wie sie selbst sagt; »Mal erleichtern sie mich, mal machen sie es mir schwer«. Durch den Blick der Bauarbeiter sowohl im Inneren als auch im Außen soll jetzt der beliebigen Austauschbarkeit der inneren und äußeren Objekte ein Riegel vorgeschoben werden: mal in Bezug auf die Abhängigkeit und mal in Bezug auf die Autonomie.

Mit der Beschränkung auf die Abhängigkeit vermeidet die Analysandin ihre Trennungsangst und Trennungsschuld sowie ihre Scham, die über ihre Abgrenzungsabsicht entstehen würde, die sie aber auch als etwas Böses erlebt. Diese Scham möchte ich entsprechend dem Basisschuldgefühl (▶ Abschn. 16.5.2) als Existenzscham bezeichnen. Demgegenüber entspricht dem Schuldgefühl aus Vitalität eine Vitalitätsscham, die der Bauarbeiter durch seinen Blick nach Innen immer wieder in Erinnerung ruft. Der Bauarbeiter hat im Inneren die Aufgabe, sie über ihre Beschämung an die Selbst-Begrenzung bzw. Verhüllung und an ihre Subjektivität zu gemahnen. Mit seiner Allgegenwärtigkeit erinnert er sie ständig an diese Schuldigkeit sich selbst gegenüber.

2. Die Abgegrenztheit und die Objektivität des äußeren Objekts auseinanderhalten und die Gefahr der regressiven Verwischung dieser Grenzen bannen. Über die Konsolidierung der Selbststruktur kam es auch zu einer Objektdifferenzierung im Inneren: das (Selbstobjekt-)Schwester, die (Verfolger-)Objekte (z. B. Mutter, jüngere Schwester und Kinder) und die kontrollierend-überwachenden und beschützenden (Verfolger-)Bauarbeiter. Mit Hilfe der Bauarbeiter entsteht hier eine Triade im Inneren. Das Sich-nicht-umziehen-Können impliziert auch, dass sie sich nicht besonders schick machen muss. Aber sie hat als »übersehene Frau« das Gefühl »nicht zu genügen«. Sie fühlt sich auch von den Familienmitgliedern übersehen, hat enorme Geltungsbedürfnisse, weswegen es ihr nicht möglich ist, die Gardinen zuzumachen. Ihr Bedürfnis zu gefallen, hindert sie daran, ihre Wohnung zu verlassen, ohne sich umzukleiden. Der Blick der Bauarbeiter soll sie schon vorm Verlassen der Wohnung auf ihre jetzt mobilisierten präödipalen Abhängigkeits-, Geborgenheits- und Anlehnungsbedürfnisse aufmerksam machen, die die Analysandin jedoch mit ihrer exhibitionistischen Zeigelust sexualisierend-ödipal abwehren möchte (in früheren Träumen stand sie in der Nacht mit einer Laterne in der Hand am Bürgersteig einer der Hauptstraßen ihrer Geburtsstadt und wunderte sich, warum sie von Männern belästigt wurde). Dieses abhängig-regressive Teil-Selbst braucht diese Schuld-Scham-Einheit als den beschützenden, begleitenden Affekt. Ihre Angst, auf der Straße »von einem Mann überfallen zu werden« oder ihre Symptomatik »Schwindelanfälle« sind in diesem Sinne zu verstehen.

Wie gestaltet sich aber die Schuld-Scham-Einheit in Bezug auf die Autonomie im Außen? In der Außenwelt erlebt sie ihre Autonomieangst und Autonomieschuld, die ihr regressiv droht, sich mit ihrer Trennungsschuld zu verschmelzen und zu einer Existenzscham bzw. Autonomiescham/Vitalitätsscham zu werden. Dies erlebt sie als etwas Böses und möchte es weiterhin nicht enthüllen. Die Aufgabe der Bauarbeiter als Schuld-Scham-Einheit besteht darin, sie am exhibitionistisch-sexualisierenden Ausagieren ihrer mobilisierten regressiven Abhängigkeitsbedürfnisse zu hindern, also deren Enthüllung zu verhindern, bzw. sie durch beschämende-beschützende Überwachung zu verhüllen und sie damit ständig an ihre Schuldigkeit gegenüber diesem Teil (jetzt im Außen) zu erinnern.

3. Das Schuld-Scham-Affektpaar in einer dialektisch verstandenen Schuld-Scham-Einheit und deren

Bedeutung für die Selbstreflexion. Der Bauarbeiter als Fremder symbolisiert hier auf der zweiten Entwicklungsstufe die Unlusterfahrungen der Mutter-Kind-Dyade quasi als störender Fremder/Dritter und ist deswegen ambivalent besetzt: Einerseits wird er gebraucht, weil er zur Abgrenzung verhilft, andererseits wird er als störend erlebt. Auf dieser Stufe ist der Fremde/Dritte nicht als eigener persönlicher Vater verinnerlicht. Dies wäre der Fall, wenn die Analysandin die Stelle des Bauarbeiters einnimmt, indem sie sich aus einer ideal phantasierten Beziehung (der Urszene) ausschließt und selbst zum Fremden, zum Bauarbeiter wird. Die Verinnerlichung dieses Über-Ichs hätte sie gegen den regressiven Sog einer »präödipalen Teilnahme an der Urszene« geschützt (vgl. Seidler 1995). Damit wäre sie, bezogen auf den Traum, auch in der Außenwelt vor einer exhibitionistisch-sexualisierenden Abwehr ihrer präödipalen Abhängigkeits-, Geborgenheits- und Anlehnungsbedürfnisse geschützt. Mit dem Sich-Umziehen und dessen Unmöglichkeit durch den Bauarbeiter ist der Doppelaspekt der Schamhaftigkeit angedeutet: im Sinne der Verhüllung und der Enthüllung. Sowohl im Inneren als auch im Außen bedeutet Verhüllen die Selbstbegrenzung und Enthüllen die drohende Verwischung der Selbstgrenzen. Da diese Selbstabgrenzung der Analysandin noch nicht gelungen ist, muss sich der Bauarbeiter als Repräsentanz der Schuld-Scham-Einheit aktiv einmischen, statt ein eher verinnerlichter, passiver Begleiter zu sein. Seidler hat für die dritte, selbstreflexive Entwicklungsstufe die Scham- und Schuldfähigkeit gut herausgearbeitet:

> Bei der Scham liegt die epistemologische Unbewußtheit des Blickes von Gegenüber zugrunde, der die Reflexivität des Subjekts begründet, bei der Schuld, ..., die intrapsychische Unbewusstheit der verinnerlichten Urszene, die die ganz-personale Selbsreflexivität des Subjekts ermöglicht. (S. 254)

Als an Jung geschulter Psychoanalytiker sehe ich in dem Bauarbeiter auch die Konstellation des Vater-Archetyps mit seinem positiven und negativen Elementar- und Wandlungscharakter (Dieckmann 1991, S. 15): In seinem Elementarcharakter entspricht er der Rolle des Vaters als Fremder in der frühen Triangulierung, der durch seine ständige Aufforderung zur Grenzziehung sowohl positiv als auch störend-negativ erlebt wird. In seinem Wandlungscharakter, was hier noch nicht der Fall ist, wäre er im Inneren einerseits Entwicklung initiierend positiv (auf regressive Bedürfnisse hinweisend) und andererseits festhaltend negativ. Im Außen wäre er dagegen beschützend-positiv, aber gleichzeitig auch negativ-belästigend. Die positiven und negativen Eigenschaften werden so intensiv erlebt, weil er zurzeit noch nicht verinnerlicht ist.

Wenn die Analysandin nicht zur Therapie kommt, bleibt sie ihrem eigenen regressiv-bedürftigen Teil-Selbst gegenüber schuldig, während sie sich gleichzeitig im Inneren vor den Bauarbeitern schämt, so dass nur eine schuldige Selbstbegrenzung den Weg zur Therapie ermöglicht. Kommt sie zur Therapie, fühlt sie sich wegen ihrer Bedürftigkeit vor ihrer Schwester beschämt und von ihren Verfolgern wegen ihrer Abgrenzung schuldig verfolgt. Die Schuld-Scham-Einheit als Affektpaar fördert hier sowohl Autonomie als auch Abhängigkeit gleichzeitig nach Innen und nach Außen, im Sinne der Abgrenzung der Selbstbedürfnisse von den Erwartungen der abgegrenzten Objekte.

Dieses Beispiel zeigt deutlich den Konflikt eines Subjekts zwischen seiner Individualität und Konformität. Dieser universale Konflikt tritt in solchen Kulturen besonders verschärft auf, in denen Gruppenwerte den Vorrang haben. Die Analysandin verteidigte ihre Therapie gegen ihre Familie und tat damit etwas Fremdes, und es fiel ihr schwer, sich gegen ihre kulturelle (Familien)-Gemeinschaft abzugrenzen. Dadurch, dass sie zur Therapie kommt, gelingt es ihr autonomer zu sein und gleichzeitig für ihr abhängiges Teil-Selbst die Schuldigkeit und Beschämung zu übernehmen und eine subjektgerechte Abhängigkeit zuzulassen. Damit zeigt dieses Beispiel gleichzeitig die Transkulturalität dieses Konfliktes.

16.8 Schlussbetrachtung

Abschließend möchte ich noch auf einige allgemeine Konsequenzen für die therapeutische Praxis hinweisen:

Die Schuld-Scham-Affekte durchdringen die Kultur und tragen sozusagen den Hauptkonflikt des Subjekts, seinen Individualität-Kollektivität-Konflikt in den intersubjektiven Zwischenraum der Therapie. Grundsätzlich hat hier das Subjekt Probleme, etwas Individuelles zu äußern, weil es das kulturell unterdrücken musste. Die kulturell geprägten, massiven Schamaffekte hindern das Subjekt aus Schamangst, sich mit seinen unbewussten Phantasien zu beschäftigen, was zu mehr Individualität führen würde. Als ich z. B. in einem Elterngespräch meine Phantasie über die versäumte letzte Elternstunde vorsichtig mitteilte, reagierten die Eltern schockiert und sagten, dass »solche schlechten Gedanken draußen bleiben« sollten. Damit bleibt die Schuldigkeit im Sinne der Übernahme der Verantwortung für die unbewussten Absichten auf der Strecke, und die Schuld wird mit Scham abgewehrt.

Zwar entstehen Schuld und Scham im Moment der Handlung gleichzeitig, sie können aber nicht genau gleichzeitig erlebt und verarbeitet werden. Die Entscheidung, worauf sich ein Mensch zuerst konzentriert, ist sicher eine individuelle, aber auch eine kulturelle. Hier wird dann meistens einer der Affekte, Schuld oder Scham jeweils zur Abwehr des anderen eingesetzt. Auch die Kulturen unterscheiden sich als eher scham- oder eher schuldorientiert, was sich vielleicht u. a. auch über die Unmöglichkeit der gleichzeitigen Verarbeitbarkeit der Affekte entwickelt hat.

Wenn ein Migrant von einer mehr an Kollektivität orientierten Scham-Kultur in eine mehr an Individualität orientierte Schuld-Kultur kommt, potenziert sich sein Hauptkonflikt. Dies wird z. B. in der Praxis deutlich: Wenn ein Analysand bei einer Handlung von seinem Therapeuten »gesehen« wird, sagt er als erstes: »Nein, ich habe das nicht absichtlich gemacht«. Ihm ist wichtig, die Schuldfrage abzuwehren bzw. zu klären, und er zeigt sich damit als schamorientiertes Subjekt. Während das imaginäre Dritte in der eigenen Kultur das Fremde und Vertraute vereinigte, scheint es in der Fremde eher »nur« vom Fremden in Beschlag genommen zu sein, so dass das imaginäre Dritte ein fremdes und gefürchtetes werden kann. Dabei spielt sicher eine große Rolle, dass das Dritte sich in Deutschland verändert, potenziert bzw. verkomplizert hat. Das Dritte kann sich auf die deutsche Gesellschaft, die türkische Gemeinschaft in Deutschland oder die Türken in der Türkei oder andere kulturellen Minderheiten beziehen. Es kommt vor, dass die hier »Freiheit« genießenden Kinder wegen des Dritten in der Türkei eher eingeschränkt werden, oder auch umgekehrt. Ein nicht mehr gemeinsam geteiltes Drittes, sondern ein sehr stark differenziertes und sich widersprechendes Drittes ist entstanden. In dieser Komplexität und Vielfalt ist es verständlich, dass die gleich gebliebene Religiosität für einige Migranten als das Sicherheit und Orientierung gebende Dritte fungiert.

Die durch das sehr stark differenzierte und sich widersprechende Dritte entstandene größere Verunsicherung und nicht verarbeitete Migrationskonflikte lassen Analysanden mit ihrem Wunsch nach Gesundheit meine Praxis aufsuchen. Sie wollen mehr Subjektivität und Reflexivität. Sie wollen sich mit ihrer Gruppen-Rolle und fremden Erwartungen auseinandersetzen und mehr eigene Bedürfnisse zulassen und Synthesen bilden. Das geteilte Dritte der therapeutischen Beziehung hat Anteile, die sowohl verhüllt als auch enthüllt werden. Da in einer intersubjektiv verstandenen therapeutischen Beziehung diese Verhüllungs-Enthüllungs-Dynamik auch von der Verhüllungs-Enthüllungs-Dynamik des Analytikers abhängig ist, reguliert unsere Gegenübertragung die therapeutische Beziehung mehr als wir es vielleicht manchmal wahrhaben möchten.

Meines Erachtens können wir mit Hilfe einer intersubjektiv verstandenen therapeutischen Einstellung und Haltung die Grenzen des Kulturellen überwinden und Erfahrungen machen, die Kulturen transzendieren und für beide Subjekte der Beziehung Entwicklung bringen. Damit können wir der Dialektik einer Intersubjektivität gerecht werden, die die Kultur und die Individualität des Subjekts berücksichtigt und sie gleichzeitig im Transkulturell-Menschlichen überwindet.

Literatur

Assmann J (1994) Zeit der Erneuerung, Zeit der Rechenschaft. Mythos und Geschichte in früheren Kulturen. In: Huber J, Müller AM (Hrsg) Kultur und Gemeinsinn. Stroemfeld Verlag, Frankfurt/M, S 171-195

Die Bibel: Altes und Neues Testament (1980) (Einheitsübersetzung). Herder Verlag, Freiburg

Bion WR (1992) Lernen durch Erfahrung. Suhrkamp, Frankfurt/M

Literatur

Bollas C (1997) Das ungedachte Bekannte. Zur Psychoanalyse der frühen Entwicklung. Klett-Cotta, Stuttgart

Devereux G (1974) Normal und anormal. Aufsätze zur allgemeinen Ethnopsychiatrie. Suhrkamp, Frankfurt/M

Dieckmann H (1991) Komplexe, Diagnostik und Therapie in der analytischen Psychologie. Springer Verlag, Berlin Heidelberg New York Tokio

Dornes M (1998) Plädoyer für eine Neubetrachtung des Unbewußten. In: Trautmann-Voigt S, Voigt B (Hrsg) Bewegung ins Unbewußte. Brandes & Apsel, Frankfurt/M

Erdheim M (1988) Die Psychoanalyse und das Unbewußte in der Kultur. Suhrkamp, Frankfurt/M

Freud S (1921) Massenpsychologie und Ich-Analyse. Gesammelte Werke, Bd 13, Fischer, Frankfurt/M, 1966 ff

Giegerich W (1994) Animus-Psychologie. Peter Lang Verlagsgruppe, Frankfurt/M

Grinberg L, Grinberg R (1990) Psychoanalyse der Migration und des Exils. Verlag Internationale Psychoanalyse, München

Güç F (1984) Geteilte Familie – Die Auswirkung des Wanderungsprozesses auf die Familiendynamik. In: Kentenich et al. (Hrsg) Zwischen zwei Kulturen. Was macht Ausländer krank? Verlagsgesellschaft Gesundheit, Berlin

Güç F (1990) Multikultureller und bikultureller Alltag in Kindertagesstätten. Theorie und Praxis der Sozialen Arbeit 11

Güç F (1991) Ein familientherapeutisches Konzept in der Arbeit mit Immigrantenfamilien. Familiendynamik – interdisziplinäre Zeitschrift für systemorientierte Praxis und Forschung 16(1): 3–23

Güç F (2000a) Auf der Suche nach Heimat. Ein Konzept in der analytischen Psychotherapie mit Migranten aus der Türkei. Analytische Psychologie 31: 105–130

Güç F (2000b) Bikulturelle und multiprofessionelle Arbeit des Kinder- und jugendpsychiatrischen Dienstes Berlin in Kreuzberg. In: Heise T (Hrsg) Transkulturelle Beratung, Psychotherapie und Psychiatrie in Deutschland, VWB-Verlag für Wissenschaft und Bildung, Berlin

Güç F (2003a) Das Andere: Perspektiven der Jugendhilfe zum Umgang mit kultureller Vielfalt. In: Verein für Kommunikationswissenschaften e.V. (Hrsg) Aktuelle Beiträge zur Kinder- u. Jugendhilfe 34, Dokumentation der Fachtagung 2002

Güç F (2003b) The Importance of shame in the treatment of migrants from Turkey. In: Cambridge 2001. Proceedings of the 15th International Congress for Analytical Psychology in Cambridge, UK. Daimon Verlag, Einsiedeln, S 595–600

Hultberg P (1987) Scham – eine überschattete Emotion. Analytische Psychologie 18: 84–104

Neumann E (1980) Das Kind: Die Struktur und Dynamik der werdenden Persönlichkeit. Adolf Bonz, Stuttgart

Neumann E (1989) Die große Mutter: Eine Phänomenologie der weiblichen Gestaltung des Unbewussten. Walter Verlag, Olten

Jung CG (1909) Die Bedeutung des Vaters für das Schicksal des Einzelnen. Gesammelte Werke, Bd 4, Walter Verlag, Olten, 1971

Jung CG (1912) Über die Psychologie des Unbewussten. GW Bd 7

Jung CG (1921) Definitionen. GW Bd 6

Jung CG (1946). Die Psychologie der Übertragung. GW Bd 16

Jung CG (1947) Theoretische Überlegungen zum Wesen des Psychischen. GW Bd 8

Jung CG (1951) Aion. GW Bd 9/II

Mitchell AS (2003) Bindung und Beziehung: Auf dem Weg zu einer relationalen Psychoanalyse. Psychosozial Verlag, Gießen

Paret R (2004) Der Koran. Übersetzung. Kohlhammer, Stuttgart

Schneider G (1995) Internalisierung und Strukturbildung: Einleitung und Überblick. In: Schneider G, Seidler GH (Hrsg) Internalisierung und Strukturbildung. Westdeutscher Verlag, Wiesbaden

Seidler GH (1995) Der Blick des Anderen. Eine Analyse der Scham. Verlag Internationale Psychoanalyse, Stuttagrt

Seidler GH (2001) Scham- und Neidaffekte. Psyche 55(1): 43–62

Sencer M (1974) Dinin Türk toplumuna etkileri (Der Einfluss der Religion auf die türkische Gesellschaft). May Yayinlari, Istanbul (auf Türkisch)

Tonguç IH (1962) Köyde Çocuk. (Über das Kind im Dorf).Tipida yenilikler 7: S 1000–1003 (auf Türkisch)

Winnicott DW (1989) Vom Spiel zur Kreativität. Klett-Cotta, Stuttgart

Zelnick L, Ester S, Bucholz ES (1991) Der Begriff der inneren Repräsentanz im Lichte der neueren Säuglingsforschung. Psyche 45(9): 810–846

Traditionelle Heilformen, Spiritualität, Bewältigungsstrategien

Religionswissenschaften, Anthropologie, Ethnologie, transkulturelle Psychiatrie, kulturelle Psychologie

17 Grundlagen der kultursensitiven Krisenintervention – 279

18 Vorstellung eines Besessenheitsrituals – »Ndoep« aus dem Senegal – 285

19 Krise oder Kritik? Zur Ambiguität von weiblicher Besessenheit als translokale Strategie – 299

20 Ein religiöses, spirituelles Ereignis, eine neurotische Einbildung oder eine dissoziative Störung? *Kasuistik einer Stigmatisation* – 313

21 Spiritismus und Psychiatrie in Brasilien – eine anthropologische Analyse – 323

22 Der »alltägliche Umgang« mit Schizophrenie in Zentraljava – 331

Grundlagen der kultursensitiven Krisenintervention

A. Tarik Yilmaz

17.1 Einleitung – 280

17.2 Therapeutische Beziehung im interkulturellen Setting – 280
17.2.1 Respekt statt Toleranz in der therapeutischen Beziehung – 280
17.2.2 Kultursensitive Haltung statt kulturspezifischer Haltung – 280
17.2.3 Berücksichtigung der Loyalität – 280
17.2.4 »Ohne wen läuft nichts?« – 281

17.3 Analyse der Ressourcen – 281
17.3.1 Auf persönlicher Ebene – 281
17.3.2 Auf familiärer und sozialer Ebene – 281
17.3.3 Auf sozialer und kultureller Ebene – 282

17.4 Kultur als Ressource: Kultursensitive Umdeutung – 282

17.5 Schlussfolgerung – 284

Literatur – 284

17.1 Einleitung

Der Migrationsprozess führt häufig zu akuten Überforderungen der gewohnten Bewältigungsstrategien in Form von persönlichen oder familiären Krisen. In der Krisenintervention stellt die Behandlung von Migranten aufgrund des fremden kulturellen Hintergrundes immer eine besondere Herausforderung für die professionellen Helfer dar. Wird dieser andere kulturelle Hintergrund nicht berücksichtigt, kann die Krisenintervention ineffektiv sein und zur Chronifizierung und Psychiatrisierung führen (Reiter 1975, Baldwin 1979, Sonneck 1977).

Interkulturelle Konzepte sind notwendig, da die Grundannahmen der traditionell westlich orientierten Therapien nicht unbedingt für die nicht westlichen Kulturen zutreffen. Schamgefühle spielen z. B. eine wichtigere Rolle als Schuldgefühle. (Lloyd u. Bhugra 1993, Hwang 1995, Battegay u. Yilmaz 1997, Yilmaz 1997, 2000). In sozialorientierten Kulturen sind Schamgefühle die häufigste Ursache für suizidale Krisen (Lester 1998).

Die grundsätzliche Herausforderung in einem interkulturellen Setting ist der Unterschied zwischen den traditionell westlichen psychotherapeutischen Ansätzen, welche auf Individuation, Selbständigkeit und Selbstverwirklichung basieren, und den nicht westlichen Psychotherapien, bei denen Interdependenz und Selbstkontrolle grundlegend sind (Lee 1996).

Im Folgenden werden die wesentlichen kulturellen Aspekte der Krisenintervention dargestellt.

17.2 Therapeutische Beziehung im interkulturellen Setting

17.2.1 Respekt statt Toleranz in der therapeutischen Beziehung

Die Einstellung bzw. die Gegenübertragung des Therapeuten im Hinblick auf die Kultur des Patienten ist in der Regel entscheidend für die Entwicklung der therapeutischen Beziehung in einem interkulturellen Setting. Dabei bildet Toleranz gegenüber einer anderen Kultur keine genügende Basis für eine effektive therapeutische Beziehung. Um eine produktive Beziehung zu erreichen ist grundsätzlich Respekt gegenüber der Kultur des Anderen notwendig. Ohne diesen Respekt wird nicht nur die Chance einer gelungenen therapeutischen Beziehung, sondern auch die Chance zur Nutzung der Kultur als Ressource verpasst.

17.2.2 Kultursensitive Haltung statt kulturspezifischer Haltung

Im interkulturellen Setting besteht die Gefahr, dass der Therapeut entweder die kulturellen Aspekte ignoriert oder eine sogenannte kulturspezifische Haltung einnimmt. Das Ignorieren der Kultur des Patienten verhindert in der Regel das Entstehen einer effektiven therapeutischen Beziehung.

Eine kulturspezifische Orientierung des Therapeuten, bei der die Rolle der Kultur überbetont wird, führt häufig zur Entfremdung in der Therapie. Es ist also notwendig, in einem interkulturellen Setting eine kultursensitive Haltung einzunehmen.

> ❗ Der Begriff »kultursensitiv« reflektiert die Grundannahme, dass die kulturellen Faktoren entsprechend ihrer Relevanz in den therapeutischen Prozess einbezogen, d. h. weder überbetont noch unterschätzt werden (Yilmaz 2001, 2004).

17.2.3 Berücksichtigung der Loyalität

Während in den traditionell westlichen Kulturen die Selbstverwirklichung der Individuen hervorgehoben wird, werden in den nicht westlichen Kulturen als persönliche Eigenschaften Gehorsam und Loyalität bevorzugt (Abadan-Unat 1985, Kagitcibasi 1981, 1990). Dementsprechend definieren die Menschen in traditionellen, nicht westlichen Gesellschaften ihre Existenz über ihre sozialen Beziehungen und ihre soziale Rolle. Loyalität und die Erfüllung der mit der zugeteilten sozialen Rolle verbundenen Aufgaben ist die Basis der Existenz. Die Negierung der Loyalität führt zu Scham- und Schuldgefühlen (Boszormenyi-Nagy 1973, ▶ Kap. 16) und bedeutet existentielle Isolation, da der Ausschluss aus der Familie bzw. der Gruppe droht.

Die westlichen therapeutischen Konzepte, die auf eine grundsätzliche Änderung von Denkmu-

17.3 Analyse der Ressourcen

stern oder Verhalten und/oder auf Selbstverwirklichung ausgerichtet sind, werden hier nicht nur ineffektiv sein, sondern auch vom Patienten als eine Gefahr erlebt, da jegliche Individuationsbestrebungen als Abweichung von der sozialen Rolle, der Loyalität zur Familie und Gruppe gesehen werden und existentielle Ängste auslösen können.

> Die Unterschätzung der Rolle der Loyalität ist einer der Hauptgründe für das Scheitern einer therapeutischen Beziehung im interkulturellen Setting. Die Integration der Loyalität in den therapeutischen Prozess reduziert den Widerstand der Betroffenen zur Änderung.

17.2.4 »Ohne wen läuft nichts?«

Aufgrund der sozial- und familienorientierten Lebensweise von Patienten aus nicht westlichen Gesellschaften sind bei Krisen in der Regel die Familienangehörigen direkt oder indirekt involviert. Die Involvierung von Personen, die im Entscheidungsprozess in der Familie eine relevante Rolle spielen, ist von großer Bedeutung, da die Familie in der Regel nach Alter und Geschlecht hierarchisch strukturiert ist. Aus diesem Grund sollte sich bei einem interkulturellen Setting ein Therapeut nicht nur im Rahmen einer systemisch orientierten Therapie, sondern auch in einer Einzeltherapie die Frage stellen: »Ohne wen läuft nichts?«(Liechti u. Engel 1998) und dementsprechend handeln.

17.3 Analyse der Ressourcen

17.3.1 Auf persönlicher Ebene

> Die Kultur ist eine dynamische Wiederherstellung der Adaptation und Identifikation für jede Generation (Kareem 1992).

In multikulturellen Gesellschaften leben ethnische Minoritäten nicht in einer sogenannten homogenen Kultur, sondern in einer Übergangskultur. Die Erfassung der kulturellen Identität, wozu die Einbettung in Bezugsgruppen, das Pflegen der Herkunfts- und Aufnahmekultur, Sprachgebrauch, Religiosität sowie die Einstellung gegenüber der eigenen Kultur gehören, wird die kultursensitive Analyse der persönlichen Ressourcen vereinfachen.

Auch die persönlichen Erklärungsmodelle bezüglich der Krise geben wichtige Hinweise zur Erfassung der persönlichen Wahrnehmung der Patienten. Dabei sollte berücksichtigt werden, dass häufig sowohl traditionelle als auch westlich orientierte Erklärungsmodelle verwendet werden.

17.3.2 Auf familiärer und sozialer Ebene

Für ein gelingendes therapeutisches Setting ist die Erfassung der hierarchischen Struktur in der Familie und der gewohnten Problemlösungsstrategien von besonderer Bedeutung. Der Entscheidungsprozess bei familiären Angelegenheiten und die Konfliktbewältigungsstrategien der Familie werden dem Therapeuten wichtige Hinweise zur Bewältigung der Krise geben. Dabei ist zu beachten, dass durch den Kontakt mit dem Therapeuten, der als Fremdintervention erlebt wird, Loyalitätskonflikte ausgelöst werden. Es kann ein Familienmythos (Stierlin 1973) entstehen, indem eine Erklärungsformel bzw. ein Klischee von der Familie wie »ungestörte Harmonie«, präsentiert werden. Wenn eine kultursensitive Analyse der familiären Strukturen ausbleibt oder nicht entsprechend berücksichtigt wird, kann dies zu Rivalitätsgefühlen der Autoritätspersonen gegenüber dem Therapeuten führen.

> Bei Abwesenheit der entscheidenden Familienmitglieder sollte die therapeutische Technik des zirkulären Fragens (Selvini Palazolli et al. 1980) eingesetzt werden. Dabei werden die Ansichten und Meinungen von Abwesenden durch die subjektive Wahrnehmung des Patienten erfasst. Diese Technik erlaubt es dem Patienten, bewusste und unbewusste Loyalitätskonflikte zu reflektieren und ermöglicht dem Therapeuten eine entsprechende Bearbeitung.

17.3.3 Auf sozialer und kultureller Ebene

Jede Kultur bringt eigene Lösungsmöglichkeiten bzw. Bewältigungsstrategien mit. Die kulturellen Werte sollten nicht nur als Ursache der Probleme und Hindernisse in Bezug auf Veränderung erachtet werden, denn jede Kultur bietet auch flexible Elemente, Werte und Weisheiten, die für den therapeutischen Prozess sehr nützlich sein können. Die Aufgabe des Therapeuten sollte es sein, diese im Sinne des sokratischen Dialoges herauszukristallisieren.

> Der psychotherapeutische sokratische Dialog bezeichnet einen philosophisch orientierten, durch eine nicht wissende, fragende, um Verständnis bemühte, respektierende Theareapeutenhaltung geprägten Gesprächsstil (Stavemann 2002).

Zudem sind in der Regel in jedem System Personen zu finden, die Flexibilität, Kompromissbereitschaft oder Weisheit verkörpern. Die Integration solcher Personen in den therapeutischen Prozess ermöglicht es, Krisen, insbesondere Loyalitätskonflikte, zu überwinden.

17.4 Kultur als Ressource: Kultursensitive Umdeutung

Die Definition des Patienten bezüglich seines Problems ist entscheidend, da sie nicht nur weitere Probleme auslösen, sondern auch das eigentliche Problem aufrechterhalten und somit die Lösung erschweren kann (Watzlawick 1974). Die kulturellen Besonderheiten können aber als potentielle Ressourcen für verschiedene therapeutische Interventionen betrachtet werden.

> Die kultursensitive Umdeutung der subjektiven kulturell geprägten Wahrnehmung und Erfassung der Ereignisse ermöglicht eine grundsätzliche Umdefinition bzw. alternative Einstellung zum Problem. Dabei wird die subjektive Definition bzw. Interpretation der Ereignisse, welche die Lösung des Problems erschwert, in einen neuen Rahmen gesetzt, in dem die kulturellen Grundannahmen mit Hilfe von kulturell vertrauten Werten umgedeutet werden.

Die kultursensitive Umdeutung reduziert die Gefahr eines Widerstandes, da die kulturell vertrauten Definitionen in einem interkulturellen Setting einfacher akzeptiert und durch die Veränderung ausgelöste Ängste und Loyalitätskonflikte minimiert werden.

Zudem wird die soziale Rolle, mit der sich der Betroffene identifiziert und seine Existenz aufrecht erhält, nicht gefährdet, sondern mit Ressourcen der eigenen Kultur umdefiniert.

Beispiel
*Ein 46-jähriger Mann aus der Türkei wurde aufgrund der akuten Suizidalität in die Kriseninterventionsstation der psychiatrischen Universitätspoliklinik Basel eingeliefert. Der Patient berichtete über seine 17-jährige Tochter, die seit dem dritten Lebensjahr in Basel aufgewachsen ist. Sie soll einen 18-jährigen serbischen Freund haben. Der Patient habe ihr zunächst verboten, ihn zu sehen. Als er später erfahren habe, dass seine Tochter mit dem Freund trotzdem ausgeht, habe er ihr eine Ohrfeige gegeben und verboten ohne Begleitung das Haus zu verlassen. Sie habe daraufhin das Elternhaus verlassen und sei in einem Heim untergekommen. Er habe mit der Heimleitung Kontakt aufgenommen, wo er einen Wutausbruch erlitt, da man ihm nicht erlaubt habe, seine Tochter mit nach Hause zu nehmen. Die Tochter lehnte ebenfalls eine Rückkehr nach Hause ab und habe versucht, sich die Pulsadern aufzuschneiden.
Zum Hintergrund des Patienten ist zu erwähnen, dass er, aus einer ländlichen Gegend in der Osttürkei stammend, mit 30 Jahren in die Schweiz eingereist ist. Er absolvierte in der Schweiz die Mittelschule und war als Hilfsarbeiter in einer Metallfabrik tätig. Außer der Tochter hat er noch zwei weitere Kinder. Die Ehefrau stammt aus der gleichen Gegend wie der Patient und hat die Primarschule absolviert. Zum Hintergrund der Krise gab der Patient an, dass er als Familienvater für die Wahrung der Ehre der Familie bzw. der Tochter verantwortlich sei und dass er in keiner Weise akzeptieren könne, dass die Tochter einen Freund hat. Ein Serbe käme sowieso nicht in Frage. Auf der anderen Seite habe er Angst davor, dass die Tochter sich umbringt. Nach den Erwartungen der Tochter befragt gab er an, sie solle eine gute Schulausbildung*

17.4 Kultur als Ressource: Kultursensitive Umdeutung

haben, einen Beruf erlernen, und später einen heiraten, den sie selber wählt, damit sie nicht das gleiche Schicksal erdulden muss wie er und seine Frau. Er sei schließlich in die Schweiz gekommen, um die Zukunft seiner Kinder zu sichern, damit sie gute Schulen besuchen und eine bessere Lebensqualität genießen könnten.

Der Patient hatte einen älteren Freund aus der Türkei, auf dessen Meinung er großen Wert legte. Wir haben den Freund kennen gelernt und er riet, dass der Patient auf die Tochter keinen weiteren Druck ausüben solle, sonst werde sie sich umbringen. Er könne in bestimmten Situationen ruhig ein Auge zudrücken.

Auf die Frage, ob die Ehre der Familie oder das Leben der Tochter bzw. sein eigenes als Familienvater wichtiger ist, teilte der Patient mit, dass die Ehre ihm zwar wichtig sei, aber selbstverständlich wolle er nicht die Familie deswegen zerstören. Auf die Frage, ob die Tochter in ihrer Beziehung glücklich sein oder ob er selbst den Mann, den sie heiraten soll, auswählen wolle, antwortete der Patient, dass er gegen die arrangierte Ehe sei. Viele von seinen Bekannten seien deswegen unglücklich. Im Laufe der Gespräche wurde deutlich, dass der Patient sich in einem Dilemma zwischen Änderung und Aufrechterhaltung von traditionellen Werten befand. Im therapeutischen Prozess wurde die Umdeutung der kulturellen Annahme, dass die Ehre verletzt wird, wenn die Tochter einen Freund hat, schrittweise erarbeitet. Der Patient wurde danach befragt, ob sich in seinem Dorf in der Türkei junge Menschen heimlich treffen würden. Er bejahte dies, und über die Reflexion dieser Tatsache wurde ihm bewusst, dass selbst in seinem Dorf das heimliche Treffen junger Menschen kein Tabu ist. Der Patient gelangte zu der Einsicht, dass das strikte Verbot gegenüber der Tochter dazu geführt hat, dass sie sich entzogen und er gänzlich die Kontrolle über sie verloren hat. Wenn er sich aber kompromissbereit zeigt, bleibt ihm immer die Möglichkeit einer gesunden Kontrolle über die Situation, und erst dann kann er als Vater seine Tochter schützen. Gemeinsam wurde die folgende Definition des Familienvaters erarbeitet. Die allererste Aufgabe eines Familienvaters ist es, für den Zusammenhalt der Familie zu sorgen, sie vor Gefahren zu schützen und die Kinder auf die Zukunft vorzubereiten.

Wir haben den Freund des Patienten in den therapeutischen Prozess integriert. Er akzeptierte unsere Interventionen und bekräftigte sie sogar noch durch Beispiele. Der Patient war dann irgendwann soweit, zu akzeptieren, dass seine Tochter ihren Freund tagsüber in einem Café oder Kino trifft, befürchtete aber gleichzeitig, dadurch sein Gesicht als Vater zu verlieren. Daraufhin haben wir ihn gefragt, ob er als junger Mann vor seinem Vater geraucht habe. Er habe geraucht, aber nicht vor seinem Vater. Ob der Vater davon wusste. »Ja«, antwortete er, aber er habe so getan, als ob er nichts davon wisse. Wir haben dann mit der Ehefrau vereinbart, dass die Tochter ihren Freund treffen kann, und der Patient hatte einen Ausweg aus der ihm ausweglos erscheinenden Situation.

> **Folgende Schritte wurden unternommen, um die suizidale Krise zu überwinden:**
>
> 1. Nutzung der persönlichen Ressourcen: Der Patient war nicht in allen Bereichen traditionell orientiert. Wie bei den meisten Migranten hatte er gleichzeitig traditionelle und westlich orientierte Ansichten und Werte nebeneinander. Zum Beispiel war er gegen den Freund aber auch gegen die arrangierte Heirat. Die flexiblen Anteile konnten zur kulturellen Umdefinition genutzt werden.
> 2. Nutzung der sozialen Ressourcen: Ein vertrauter Freund, der bei der Bewältigung der Krise hilfreich sein kann, wurde in den therapeutischen Prozess integriert. Dies hat ihm dabei geholfen den Widerstand gegen Veränderung zu überwinden und er konnte sich erlauben, seine soziale Rolle umzudefinieren.
> 3. Nutzung der flexiblen kulturellen Elemente: Dem Patienten wurde ein Modellverhalten aus seinem Kulturkreis, nämlich ein Auge zuzudrücken und so zu tun, als ob man von etwas nichts weiß, als Beispiel gezeigt. Dies ermöglichte dem Patienten Flexibilität, ohne dass er sein Gesicht dabei verliert.
> 4. Kultursensitive Umdeutung: Die auf die Wahrung der Ehre beschränkte Definition des Familienvaters wurde im Laufe der Therapie umdefiniert, indem bei der Definition Aspekte wie Zusammenhalt und Schutz der Familie und die Vorbereitung der Kinder für die Zukunft hervorgehoben wurde.

17.5 Schlussfolgerung

Eine grundsätzlich kultursensitive Einstellung, die Einbeziehung kultureller Faktoren in den therapeutischen Prozess entsprechend ihrer Relevanz, die Berücksichtigung des Faktors der Loyalität, die Integration der wichtigen Bezugspersonen, die bei Entscheidungen eine wesentliche Rolle spielen – dies sind Grundelemente für eine optimale therapeutische Beziehung im interkulturellen Setting. Darüber hinaus leistet – neben der Nutzung der persönlichen, familiären und sozialen Ressourcen – die kultursensitive Umdeutung, also die Nutzung vertrauter kultureller Werte als Ressource, einen entscheidenden Beitrag zu einer effektiven Therapie.

Literatur

Abadan-Unat N (Hrsg) (1979) Türk toplumunda kadin (Die Frau in der türkischen Gesellschaft). Ekin Yayinlari, Ankara

Baldwin BA (1979) Crisis Intervention. An overview of theory and practice. The Counseling Psychologist 8: 43–52

Battegay R, Yilmaz AT (1997) Group psychotherapy with immigrants from Turkey. Group Analysis 30: 217–228

Boszormenyi-Nagy I (1973) Invisible Loyalties. Harper & Row, New York

Hwang YH (1995) A study of Hwa-Byung in Korean society: Narcissistic/masochistic self-disorder and christian conversion. Dissertation Abstracts International Section A: Humanities and Social Sciences 56(5-A): 1848 AF. Princeton Theological Seminary, USA

Kagitçibasi C 1981 (The Value of the Child.) Cocugun degeri. Bogaziçi üniversitesi Idari Bilimler Fakultesi yayinlari, Istanbul

Kagitçibasi C (1990) Insan – Aile – Kültür (Human being – family – culture). Remzi Kitabevi, Istanbul

Kareem J (1992) The Nafsiyat Intercultural Therapy Centre: Ideas and experience in intercultural therapy. In: Kareem J, Littlewood R (eds) Intercultural therapy: themes, interpretations and practice. Blackwell, London, pp 14–37

Lee E (1996) Asian American families: An overview. In: McGoldrick M, Giordano J, Pearce JK (eds) Ethnicity and family therapy. Guilford Press, New York

Lester D (1998) The association of shame and guilt with suicidality. The Journal of social psychology 138 (4): 535–536

Liechti J, Eggel T (1998) Skript zur Aus- und Weiterbildung in Systemtherapie. Zentrum für Systemtherapie und Beratung, Bern

Lloyd K, Bhugra D (1993) Cross-cultural aspects of psychotherapy. International Review of Psychiatry 5: 291–304

Reiter L (1975) Krisenintervention. In: Strozka H (Hrsg) Psychotherapie: Grundlagen, Verfahren, Indikationen. Urban & Schwarzenberg, München, S 412–425

Selvini Palazzoli M et al. (1980) Hypothesizing – circulatory – neutrality. Family Process 19: 73–85

Sonneck G, Ringel E (1977) Technik der Krisenintervention. Psychiatria Clinica 10: 85–95

Stavemann HH (2002) Sokratische Gesprächsführung in Therapie und Beratung. Beltz Verlag, Weinheim

Stierlin H (1973) Group fantasies and family myths – Some theoretical and practical aspects. Family Process 12: 111–125

Watzlawick P, Weakland, Fish R (1974) Change principals of problem formulation and problem resolution. Norton, New York

Yilmaz AT (1997) Immigranten aus der Türkei in ambulant-psychiatrischer Behandlung. Schweizerische Rundschau für Medizin (Praxis) 86: 895–898

Yilmaz AT, Weiss M (2000) Cultural formulation: Depression and back pain in a young male Turkish immigrant. Culture, Medicine and Psychiatry 24 (2): 259–272

Yilmaz AT (2001) Culturally sensitive psychotherapeutic interventions in crisis. In: Yilmaz AT, Weiss M, Riecher-Rössler A (eds) Cultural Psychiatry: Euro-international perspectives. Karger Verlag, Freiburg

Yilmaz AT (2004) Kultursensitive Krisenintervention. In: Riecher-Rössler A et al. (Hrsg) Psychiatrisch-psychotherapeutische Krisenintervention. Göttingen, Hogrefe, S 91–99

Vorstellung eines Besessenheitsrituals – »Ndoep« aus dem Senegal

Omar Ndoyé
(Aus dem Französischen von Christine Hardung unter Mitarbeit von Malick Faye)

18.1	Einleitung	– 286
18.2	»Ndoep«: Heilungsritual bei den Lebu (Senegal)	– 286
18.2.1	Allgemeines –286	
18.2.2	»Ndoep«: Traditionelle Therapie für Besessene	– 286
18.3	Psychoanalytische Annäherung	– 288
18.4	Das Wesen der Besessenheit	– 289
18.4.1	Allgemeines –289	
18.4.2	Kollektive Vorstellungen von den »rab«	– 291
18.5	Parallele zwischen Psychoanalyse und Besessenheitskult	– 292
18.6	Der Körper im Besessenheitsanfall	– 293
18.7	Perspektiven der Psychoanalytiker	– 294
18.7.1	Die Freud'sche Beziehung zum mystischen Objekt	– 294
18.7.2	Jung und das Mystische	– 295
18.7.3	»Die Götter sind im Realen« (Lacan)	– 296
18.8	Schlussbetrachtung	– 296
	Literatur	– 297

18.1 Einleitung

In der ersten Ausgabe der Zeitschrift »Psychopathologie Africaine« (1965) hat Henri Collomb näher ausgeführt, dass psychische Krankheit niemals dem Zufall unterliegt. Vielmehr »ist sie das Resultat von schlechten Beziehungen zwischen mehreren Mitgliedern der Gruppe, von Schwierigkeiten mit dem Regelsystem, das die Gemeinschaft bestimmt (ein Regelsystem, das die Vorfahren einbindet und Verbote enthält)«. Die psychische Störung wird mit bösen Begegnungen mit den Geistern erklärt (Besessenheit durch Geister, die Dschinn oder »rab« genannt werden) oder mit der Intervention von Menschen, die mit geheimen, oft unheilvollen Kräften ausgestattet sind (Hexer, Kannibalen, Marabouts [Korangelehrter, A. d. Ü.] oder »Feticheure«, die mit Magie oder Religion arbeiten).

In diesen kulturellen Kontext ist in Afrika die Kausalität seit jeher eingebunden. Henri Collomb sagt zu Recht, dass »die psychische Erkrankung die Störung einer etablierten Ordnung ist, die Modifikation der Beziehungen zwischen Individuen und Geistern. Die Krankheit interessiert nicht nur das Individuum und seine Familie, sondern die gesamte Gruppe, die mit jeder sich ändernden Beziehung in ihrem Zusammenhalt gefährdet ist.« (Collomb 1965)

Es ist selbstverständlich, dass im Rahmen traditioneller Therapien die Gruppe die Verantwortung für den Kranken übernimmt und ihn im Blick darauf, die übertretene soziale Ordnung wieder herzustellen, in seiner Krankheit begleitet.

Heutzutage stellt sich die Frage, ob wir auf der Ebene des Psychischen tatsächlich so verschieden sind. Muss man sich, wie Tobie Nathan, fragen, ob die Unterschiede in der Sprache, den kulturellen Gebräuchen, den Glaubensvorstellungen Teil des eigentlichen Person-Seins sind, und von daher unsere Disziplin entsprechend überdenken?

Sich in eine Gesellschaft zu begeben, sie zu verstehen, ist dies eine deskriptive Form, Analyse und Interpretation auf der Basis universell anerkannter Gegebenheiten?

Gibt es nicht in den traditionellen Gesellschaften sich unterscheidende, ganz andere Paradigmen?

Ausgehend von dem Postulat, das der Universalismus, was die psychopathologischen Phänomene betrifft, stimmen mag, sich aber hinsichtlich der angewandten therapeutischen Methoden (die sich zwangsläufig auf einen kulturellen Rahmen beziehen) nicht bewahrheitet, stellen wir die Hypothese auf, dass die Lösung der Störung eine allein kulturelle sein kann und sich in einer symbolischen oder realen Resozialisierung vollzieht.

18.2 »Ndoep«: Heilungsritual bei den Lebu (Senegal)

18.2.1 Allgemeines

Die Zeremonie des »ndoep« hat zum Ziel, »rap« (den Geist der Vorfahren) zu bestimmen, um ihn zu domestizieren, über die Gründung mit »xamp« eine Allianz zu bekräftigen und der besessenen Person zu ermöglichen, ihr »fit« (ihr Ich) wiederzufinden.

Die Lebu sind eine Gemeinschaft von Fischern. Sie leben hauptsächlich auf der Halbinsel Cap Vert und an der Küste. Sie sprechen Wolof (die Nationalsprache im Senegal) und außerdem noch ein Wolof in einer ihnen eigenen dialektalen Form. Das Ritual ist ausschließlich Frauen vorbehalten, es gibt aber auch einige Männer wie Daouda Seck (wenn er der Zeremonie vorsteht, kleidet er sich oft als Frau).

18.2.2 »Ndoep«: Traditionelle Therapie für Besessene

Die Zeremonie kann je nach Tier, das geopfert wird, zwischen 3 und 7 Tagen dauern: 3 Tage, wenn das Opfertier ein Schaf, 7 Tage, wenn es ein Stier ist. Die Zeremonie besteht aus 6 Etappen, die von öffentlichen Sitzungen begleitet sind. Letztere sind wegen der Besessenheitstänze und der Opfergaben die spektakulärsten. Sie finden dreimal am Tag statt (morgens, mittags, abends). Jeder kann daran teilnehmen.

18.2 »Ndoep«: Heilungsritual bei den Lebu (Senegal)

◘ Die 6 Etappen der Besessenheitszeremonie

1. Seet (Suche): Die Kranke und ihre Familie begeben sich zum Wohnort der Heilerin. Im Verlauf dieser ersten Etappe sucht Ndoepkat, die Heilerin, nach der Ursache der Krankheit. Sie nimmt dafür Kontakt mit ihren Geistern auf, entweder im Traum, mit Hilfe von Kaurimuscheln oder auf dem Wasser schwimmenden Wurzeln, deren verschiedene Positionen sie interpretieren kann. Es kann auch sein, dass der für die Krankheit verantwortliche »rap« für diese Kontaktaufnahme die Initiative übernimmt. Alle diese auf Traum oder Divination beruhenden Verfahren ermöglichen es der Heilerin, herauszufinden, ob die Kranke besessen ist oder nicht, ob es notwenig ist, »ndoep« durchzuführen.

2. Ngomar (Beginn): Am Vortag der Opferhandlung belagern Ndoepkat, ihre Assistentinnen und die Griots (Preissänger, A. d. Ü.) das Haus der Kranken. Diese hat sich, nur mit einer Pagne bekleidet, in der Mitte eines Zimmers auf einer neuen Matte niedergelassen. »Taggu«, das Bitten um Erlaubnis, kann beginnen: der »rab« des Patienten, wer er auch sei, wird dazu eingeladen, gemeinsam mit den anderen »rab« und großen »tuurs« in Erscheinung zu treten. Die Verheißung der Opfergabe trägt dazu bei, dass er den Gesetzen aus der Welt der Geister der Vorfahren nicht mehr entkommen kann. Das alles fordert ihn dazu auf, sich nach ihnen zu richten und seine Wünsche zu offenbaren. Nach einer Stunde, wenn alle großen »tuurs« angerufen wurden, beginnt »buusu« (das Spuken, Bespritzen): Ndoepkat bittet um Ruhe, dann besprizt sie verschiedene Körperstellen der Kranken mit saurer Milch, der pulverisierte Wurzeln beigemischt sind. Die Ritualmeisterinnen stimmen »raay« (Zärtlichkeit, streicheln) an, wobei sie den Körper der Kranken von oben nach unten massieren, so dass »rab«, um den es geht, herabsteigt, die Kranke in Besitz nimmt und solcherweise erkannt werden kann. »Ngomar« endet mit dem Tanz der Kranken, und es ist möglich, dass diese in Trance fällt und die Identität des »rab«, der von ihr Besitz ergriffen hat, kund tut, indem sie »bakk« (sein Lied) singt.

3. Das Benennen des »rab«: »natt« (abmessen) und »waccé« (herunterziehen): Das Benennen von »rab« (was ritualisiert sein muss) kann während des ganzen Rituals erfolgen: während »seet«, »ngomar« oder »bukotu«. Die Ankunft des »rab« vollzieht sich in Trance. Sobald die Kranke besessen ist, diskutieren Ndoepkat und der Geist miteinander. Ndoepkat treibt »rab« dazu an, sich zu zeigen, seinen Namen preiszugeben.

Natt: Alle relevanten Körperteile der Kranken (Hände, Kopf, Hals, Schultern und Arme sowie Brust, Rücken, Beine und Füße) werden mit Hilfe von Hirse bemessen, die gestampft und zu »nak« (Hirsebällchen) geformt wird, die die Familie und die Therapeuten essen. »Rab« verlässt den abgemessenen Teil und ist symbolisch von denjenigen, die »nak« gegessen haben, absorbiert.

Wacce: Nach dem Abmessen der unteren Gliedmaßen zieht die Therapeutin »percale« (einen weißen Stoff), der den Kopf der Kranken bedeckt, herunter. Ein »Van«, mit Hirse und den Messinstrumenten gefüllt, wird auf dem Stoff mit aller Kraft umgestülpt. Dann faltet die Therapeutin den Stoff zusammen und führt im eigentlichen Sinn »wacce« mit Hilfe des »van« durch. Sie schwingt ihn dreimal um den Kopf, um dann der vertikalen Linie des Körpers bis hin zu einem Tongefäß zu folgen, das an den Füßen platziert ist. Es ist dieses Tongefäß, das das Hauptgefäß der Opferstätte sein wird. »Wacce« ist die Symbolisierung der vertikalen Bewegung, des Herabsteigens des Geistes in den Körper der belagerten Person (Zempleni 1966, S. 375). Man findet diese Visualisierung des Herabsteigens des »rab« in »raay«, »natt«, im Moment des Opferns und während der Errichtung der Opferstätte wieder.

4. Bukotu (kreisen): Das Opfertier und die Kranke liegen auf derselben Matte, die Kranke streckt sich zum Rücken des Tiers hin aus. Mensch und Tier sind jetzt eins. »Bukotu« ist Tod und Wiedergeburt, Symbol der Initierten. Die Kranke wird von dem Moment an zur Priesterin des Geistes, der sie bewohnt. Unter den vielen Decken und Pagnes gehen »rab« und damit auch die Krankheit auf das Opfertier über. Eine Allianz ist besiegelt. Die Kranke muss jetzt rituelle Verhaltensweisen an den Tag legen, die den besonderen »rab« symbolisieren, mit dem sie nun über den Tanz verbündet ist.

▼

Dieser muss in einem Anfall münden (dem Trancezustand der Besessenheit), um mit »rab« in Beziehung treten zu können, damit er sich enthülle.

5. Rey (Opfer): Die Krankheit verlässt das Tier im selben Moment, in dem das Blut fließt. Man bestreicht den Körper der Kranken mit dem Blut des Tieres, sie wird sich erst am darauf folgenden Morgen mit Wasser vom Opfertisch waschen. Die Assistentinnen befestigen Stücke vom Darm an Knöchel, Handgelenk und auf den Haaren. Das Gedärm verwendet man als gris-gris (magische Mittel, A. d. Ü.) und Amulette. Ein Teil des Fleisches wird von allen anwesenden Personen konsumiert, ein zweiter Teil ist dafür bestimmt, die künftige häusliche Opferstelle der Kranken zu errichten, und ein dritter Teil schließlich ist eine maritime Opfergabe.

6. Samp (in die Erde stecken, A. d. Ü.): Dieser letzte Akt der Ritualhandlung vollzieht sich im engsten Kreis der Familie (wie auch »seet«, »taggu«, und »natt«). Er ist auch einer der wichtigsten, weil die Errichtung der häuslichen Opferstätte symbolisch und konkret die Allianz mit dem Geist repräsentiert. Einzig die Opferstätte und der Körper der Kranken bezeugen auch noch nach der Zeremonie die Realität des persönlichen und familiären Paktes (Zempleni 1966). Von jetzt an ist diese von den Vorfahren stammende Instanz domestiziert und in die große Gemeinschaft der »tuur« integriert. Die ganze Familie wird ihr mit den Opfergaben »nak« (Trankopfern in Form von Milch und zerkauten Kolanüssen) huldigen. Eine häusliche Opferstätte besteht aus vier Hauptelementen: einem mit Wasser gefüllten Tongefäß, in dem Baumwurzelstücke schwimmen, einem zweiten Tongefäß, das im Boden vergraben ist, einem 50 bis 60 cm tief in die Erde gerammten Stößel und schließlich noch einem Stein aus dem Meer.

Die öffentlichen Sitzungen: Zahlreiches Publikum (aller Altersgruppen) ist bei den Sitzungen zugegen. Mehrere Zuschauer fallen in Trance und begleiten so den Kranken in seiner Krankheit.

18.3 Psychoanalytische Annäherung

Wir denken über das Phänomen der Besessenheit nach, indem wir einen psychoanalytischen Blick einzunehmen suchen. Ein solches Vorgehen mag einigen wie eine kulturelle Extrapolation der Psychoanalyse erscheinen, was letzten Endes bedeuten würde, diese Reflexion allein um eine ethnozentristische Achse kreisen zu lassen.

> Nach dem Standpunkt der Psychoanalyse ist jedes Subjekt, gleich welcher Kultur es angehört, geteilt. Es kann sich nicht ohne diesen Riss wahrnehmen, den man im Anderen wiederfinden kann. Deshalb scheint es hier keinerlei Gründe zu geben, warum nicht die psychoanalytische Interpretation auf jede Art des Denkens und in diesem Fall auch auf die Trance im »ndoep«, zutreffen kann. Von daher ist es interessant, Besessenheit zu einem psychoanalytisch interpretierbaren Gegenstand zu erklären.

Über kulturelle Tatsachen zu reflektieren, indem man die Psychoanalyse zu Hilfe nimmt, kann außerdem die ethnologische Perspektive erweitern, die oft dazu tendiert, die Beforschten auf simple, radikal andere Beobachtungsobjekte zu reduzieren. Die Methode der Psychoanalyse bietet hingegen an, die andere Kultur unter dem Primat der Einzigartigkeit des Menschen zu reflektieren, das Unbewusste, das sich aufgrund eines sich kulturell unterscheidenden Erscheinungsbildes anders ausdrückt. Welche Kultur es auch sei, wäre es möglich, alle sozialen Tatsachen so zu überdenken, dass sie in den Bereich einer psychoanalytischen Analyse oder, genauer noch, einer analytischen Anthropologie fallen könnten? Dieses Vorgehen wurde im Übrigen verschiedentlich aufgegriffen. *Totem und Tabu* von Freud (1912/13) – eine Fiktion, die Inszenierung der Einverleibung des Hordenvaters, die den in jedem Subjekt vorhandenen Kern des Andersseins bildet – sei als erstes Beispiel zitiert. Andere Autoren wie Géza Roheim (1972)[1] sind auf diesem Gebiet gefolgt.

In der klassischen Periode wurde die poetische Inspiration als von den Musen kommend gedeu-

---

[1] Polnischer Anthropologe, promovierte in Philosophie und unterzog sich einer Analyse bei Ferenczi. Roheim hat die Universalität des Ödipus aufzuzeigen versucht.

tet, sie wurde der Besessenheit des Subjekts durch Gottheiten zugesprochen. Heute scheint diese Idee von der Erschaffung eines Kunstwerks passé, und man geht eher davon aus, den schöpferischen Akt als einen Raum zu begreifen, der es dem Subjekt erlaubt, sich selbst auszudrücken, wie ein für die Produktionen des Unbewussten bereitliegendes unbeschriebenes Blatt. In diesem Sinn ist es jedoch möglich, das, was Sokrates die »poetische Inspiration« nannte, als Eingriff von etwas außerhalb des Subjekts Liegendem zu begreifen, als etwas aus einem ihm unbekannten Raum, der jener des eigenen Unbewussten sein könnte oder, anders ausgedrückt, einem Raum, der dem Diskurs des Anderen offen steht. Denn beinhaltet das Unbewusste nicht eine dem Bewusstsein des Subjekts fundamental fremde Dimension? Macht nicht Rimbauds »je est un autre« (»ich ist ein anderer«) gerade in diesem Kontext Sinn? Und macht sie nicht auch Sinn im Kontext der rituellen Besessenheit, die ja, erinnern wir uns, die Substitution des Subjektes durch eine andere Persönlichkeit ist?

❗ Offenbar definiert sich das Subjekt im Zustand der Besessenheit nicht mehr als solches und wird in seinem Status als Subjekt durch einen allmächtigen Anderen substituiert, der wiederum als eigentliches Subjekt dessen erscheint, was sich während der Besessenheit abspielt. Die Beziehungen der Besessenen zur Welt scheinen radikal transformiert zu sein – dass das Subjekt die »Geister der Vorfahren« im Zustand der Besessenheit anerkennt, bezeugt dies.

Vielleicht wäre die eigentliche Frage, die es sich in Bezug auf das besessene Subjekt zu stellen gilt, neben der, den Ablauf des Rituals zu verstehen zu suchen, und neben dem eigentlichen Ziel, das hier von der Besessenen verfolgt wird, die folgende: Von welcher Art ist die Befriedigung, zu der die Besessenen während ihrer Trance finden? Wäre hier nach der »anderen Befriedigung« (l'autre satisfaction) zu fragen, von der Lacan (1975) spricht? Die andere Befriedigung hätte natürlich mit dem Unbewussten zu tun und resultiert unmittelbar aus einem »Verfehlen« des Objekts, das das Subjekt tatsächlich suchte. Es wäre dieses Genießen (jouissance), das immer unerreichbar bleibt und das im Kern genau darin besteht, immer verfehlt zu werden.

Diese Befriedigung könnte auch unmittelbar von der Tatsache herrühren, dass sich die Besessene als Antwort dem Begehren des Anderen überlässt, das heißt, dass sie mittels ihres ganzen Körpers das repräsentiert, was der Andere genau nicht besitzt: den Phallus. In diesem Zusammenhang verortet Lacan die Position der Hysterika, die als Frau den Phallus unter dem Schleier verbirgt, was für jedes weibliche Subjekt zugleich die Bedingung für den Eintritt in die Weiblichkeit ist. Was nun genauer die Hysterika betrifft, so wird der Phallus hinter der Maske des Symptoms suggeriert, Signifikant des Begehrens des Anderen. So betrachtet könnte man sagen, dass während der Trance die Besessene im Blick des Anderen den Platz des Phallus besetzt. Hält sie das unvollkommene Begehren dieses Anderen wach, das durch die Kastration markiert ist?

18.4 Das Wesen der Besessenheit

18.4.1 Allgemeines

Zuerst sollten wir uns nach dem Wesen und Ursprung dieser Modifikation des Bewusstseins des Selbst fragen, die sich während der rituellen Besessenheit des Subjekts vollzieht. Es sei noch einmal vermerkt, dass die den Kult praktizierenden Adepten diese Substitution der Persönlichkeit keineswegs als pathologisch betrachten. Von daher würden wir ebenfalls meinen, dass diese Zustände nichts Pathologisches aufweisen. In der Tat wäre es problematisch, in diesem Fall von pathologischen Zuständen zu sprechen. Zwar sind die Adepten des »ndoep« im Senegal nicht besonders zahlreich, betrifft dieser Kult doch nur eine Ethnie des Landes. Aber wenn wir beispielsweise den (dem »ndoep« sehr ähnlichen) Wodu in Haiti betrachten, der dort wie auch in Benin und Togo ein sehr verbreiteter Kult ist, oder den Bori-Kult in Niger, den Candomblé in Brasilien, Santaria auf Kuba, lässt sich wohl kaum noch behaupten, dass alle diese Bevölkerungsgruppen psychischen Störungen unterliegen, die bereits von der westlichen Psychiatrie klassifiziert sind. Weiter noch, angesichts der vielen wichtigen Formen religiöser Besessenheit auf dieser Welt erscheint es ungeheuerlich, zu behaupten, dass ein guter Teil der Menschheit von psychischen Krankheiten betroffen ist. Außerdem sollte die Tatsache berücksichtigt werden, dass in diesen Ländern weder die davon betroffenen Gruppen noch Teile der Bevölkerung, die diese Kulte nicht praktizieren, solche Formen von Besessenheit als pathologisch ansehen. Was die Adepten betrifft, so ist eine denkbare pathologische Dimension des »ndoep« weder unter den senegalesischen Muslimen, die nicht Lebu sind, noch unter den Lebu selbst Gesprächsgegenstand. Relevant ist vielmehr jener Aspekt des Kultes, der im Gegensatz zu ihren religiösen Überzeugungen steht wie auch die Angst vor der Wirkung, den diese Geister auf sie haben könnten. Die senegalesischen Frauen, die den »rab«-Kult nicht praktizieren, weil sie sich mehr der Religion zuwenden, weigern sich entschieden, den Zeremonien beizuwohnen, aus Angst, von einem Dschinn (bösen Geist) »befallen« zu werden. Doch selbst wenn man sich weigert, in Besessenheit zu geraten, so fragt doch der Geist nicht nach der Meinung des Subjekts. Es genügt schon, sich im Bereich des Symbolischen zu situieren, in dem die Besessenheit in ihrer Unentrinnbarkeit angesiedelt ist. Im Senegal praktizieren nicht alle den Kult der »rab«, aber man glaubt an ihre Existenz. Die grundsätzliche Barriere, die Leute daran hindert, sich diesem Kult und jeder anderen animistischen Praxis zuzuwenden – wobei gesagt sei, dass sich viele Menschen, wenn es sich als nötig erweist, an die Marabouts wenden – ist der Islam und nicht die Infragestellung der »rab« oder anderer animistischer Phänomene. (Im Übrigen sei nur daran erinnert, dass bei den Lebu der »rab«-Kult mit dem Islam, der den Animismus verbietenden Hauptreligion Senegals, koexistiert.)

Auf den ersten Blick scheint es also vernünftiger und weniger eurozentristisch, den Zustand der rituellen Besessenheit als einen nichtpathologischen zu begreifen. Daher könnte man vielleicht sagen, dass der Zustand eines Subjekts entsprechend der Norm und in diesem Fall der Norm seiner Gruppe als pathologisch einzustufen ist.

Im Senegal werden die Wesenheiten, die sich eines Subjekts bemächtigen, von der Gruppe der Adepten anerkannt, mehr noch, ihre Existenz wird auch nicht von der restlichen Bevölkerung in Zweifel gezogen. Von daher können wir, ohne den Trancezustand mit einer psychischen Krankheit gleichzusetzen, sie einfach als Abwehr begreifen, die vom Ich gegenüber der Angst angesichts einer zu schwierigen Realität errichtet wird. Wir wissen ja auch, dass der »hysterische Anfall« wie auch der Traum eine solche Modifikation der Realität zur Folge haben.

❗ Von dem Postulat ausgehend, dass der Zustand der rituellen Besessenheit der Gruppennorm nach kein pathologischer ist, müssen wir den Besessenheitsanfall als einen Zustand begreifen, der einer kulturellen Kodifizierung unterliegt, die dem besessenen Subjekt besondere Signifikanten zuschreibt.

Diese gehören dem Mythos der senegalesischen Kultur, genauer noch, der Kultur der Lebu an. Halten wir fest, dass Besessenheitskulte in industrialisierten Ländern eigentlich nicht vorkommen – heute lässt sich in der westlichen Welt auch der hysterische epileptische Anfall extrem selten beobachten –, dass aber die kulturellen Signifikanten hier ganz andere sind. Dennoch gibt es in diesen Ländern analoge Zustände, die verglichen mit solchen der Besessenheit jedoch anders interpretiert werden, etwa die manchmal gewaltsamen Gefühlsausbrüche, die in Konzertsälen oder auf Tribünen von Fußballstadien vorkommen – ganz zu schweigen von den Herzattacken, Ohnmachtsanfällen oder Weinkrämpfen einiger Fans, die fast unvermeidbar mit diesen Sportveranstaltungen einhergehen. Natürlich wird solchen Zusammenkünften nichts Göttliches zugeschrieben, aber vielleicht erfüllen die Objekte »der Anbetung« eine dem Objekt des Besessenheitskults vergleichbare Funktion.

Außerdem wird der große hysterische Anfall (grande hystérie), wie auch Maleval (1981) hervorhebt, ohnehin nur in Schriften der »exotischen« Psychiatrie behandelt. Tatsächlich lässt das mythische Verhalten das Subjekt einen transmenschlichen Raum betreten, wo die nicht mehr gültige profane Zeit durch eine sakrale Zeit ersetzt wird. In diesem Raum ist das Subjekt den Gottheiten am nahesten, es befindet sich an einem Ort, der es vollständig transzendiert. Für Mircea Eliade entspricht in unseren modernen Gesellschaften die Erfolgssucht den mythischen Verhaltensweisen, die ihr zufolge den »verborgenen Wunsch, die Grenzen der Conditio humana zu transzendieren, zum Ausdruck bringt.« In jedem Fall würde ein Besessener, der in der westlichen Welt öffentlich seine Besessenheit ausleben würde, unmittelbar als verrückt betrachtet werden und eine theoretische Reflexion, hier von Psychiatern vorgenommen, wäre sicherlich eher auf der Ebene der Gesundheit angesiedelt, als dass sie sich auf den Anderen bezöge. Ziehen wir außerdem das von Laplanche und Pontalis nach Freud definierte Konzept der Regression heran, welches die meisten sich einer Analyse unterziehenden Subjekte erfahren, so können wir lesen, dass die Regression »die Rückkehr des Subjekts zu Etappen (ist), die in einer Entwicklung bereits überschritten sind [libidinöse Stufen, Objektbeziehungen, Identifizierungen etc.]« (Laplanche u. Pontalis 1972, S. 436). Und ist dies nicht genau das, worum es in der Besessenheit durch einen »rab« geht?

❶ Der Signifikant, der in der Besessenheit angerufen wird, scheint sehr wohl eine Gestalt zu sein, die dem mythologischen Fundament eines jeden Subjekts entstammt, eine Gestalt also, die in der mythologischen Struktur eines jeden enthalten ist, eine Vergangenheit, die zwangsläufig verjährt und dennoch integraler Bestandteil der Metapsychologie des Subjekts bleibt.

Demnach würden möglicherweise Wesen, die integraler Bestandteil der individuellen Metapsychologie sind, am Erscheinen der vergötterten Vorfahren teilhaben. Wie dem auch sei, die Wesen, die während der ritualisierten Besessenheit vom Subjekt Besitz ergreifen, sind Gegenstand kollektiver Vorstellungen, da sie von allen erkannt werden.

18.4.2 Kollektive Vorstellungen von den »rab«

Die Subjekte im Zustand der rituellen Besessenheit, können unter dem Deckmantel der verkörperten Gottheiten verschiedene Gefühle ausdrücken, die auszudrücken normalerweise untersagt sind, wie etwa die Aggressivität gegenüber seinesgleichen. Sie können ebenso Handlungen vollziehen, die im Alltag zensiert sind, wie etwa den Geschlechtsakt zu simulieren oder als Frau zu rauchen. Das alles geschieht während dieser Séancen, als handele es sich vom »ökonomischen Gesichtspunkt« aus um eine Kanalisierung der Gewalt und Aggressivität des Subjekts, mit dem Effekt, es von seinen inneren Spannungen zu entlasten.

❶ Befindet man sich im Zustand der rituellen Besessenheit, so ist es erlaubt, Handlungen und Worte zu gebrauchen, die außerhalb dieses Zustands von der Gruppe nicht akzeptiert werden. Das Subjekt kann sich also in diesen Momenten, vollständig losgelöst von den in der Gruppe etablierten Werten, treiben lassen. Tatsächlich ist während der rituellen Besessenheit den Besessenen alles erlaubt, weil sie nicht in ihrem eigenen Auftrag, sondern in dem der repräsentierten Gottheit handeln.

Beeinflusst vom Gedankengut Freuds sind wir versucht zu meinen, dass es im Subjekt bestimmte Elemente des Unbewussten sind – wie die Aggressivität oder das Begehren – die sich am helllichten Tag offenbaren und die unter den Blicken aller Zuschauer projiziert werden. Diese vom Subjekt repräsentierten Bilder sind sehr kodifiziert und gewinnen in den Augen der Gemeinschaft insofern Sinn, als sie dem gemeinsamen kulturellen Erbe angehören. Als kollektive Bilder rühren sie offenbar nicht von der Spontaneität des besessenen Subjekts her, sondern scheinen sich vielmehr in das Innere eines kohärenten Systems kollektiver Vorstellungen zu integrieren. Diese schaffen Konsens innerhalb der Gruppe und stärken zugleich das gemeinsame mythologische Gut, das eine Grundwahrheit vermittelt. Im Verlauf dieser Form der Theatralisierung des Mythos können sich die Adepten, Akteure und Zuschauer in das Innere ihrer Kultur versetzen. Während der Séancen vollzieht sich eine Rückkehr zu dem, was sie als Subjekte konstituiert, die einer kulturellen Gruppe angehören. Dabei spricht der Mythos von sich selbst, und so ist die Ordnung wieder hergestellt.

In Bezug auf die Freiheit des Handelns des Subjekts im Zustand der rituellen Besessenheit sollte daran erinnert werden, dass diese Besessenheitsséancen im Verlauf des »ndoep« normalerweise von den Frauen praktiziert werden. Frauen nehmen im Senegal trotz der sich bessernden Geschlechterverhältnisse generell einen inferioren Status gegenüber den Männern ein. Der Terminologie Lewis' (1971) zufolge gehört »ndoep«, wie auch viele andere Besessenheitskulte, zu den »peripheren Kulten« (cultes périphériques), das heißt zu den Kultformen, die von Subjekten praktiziert werden, die nicht der dominanten Klasse angehören. Tatsächlich wurden die Besessenheitskulte oft in dem Sinn interpretiert, dass sie zu einer Revolte gegen die dominante Instanz anstiften – so auch im Fall der kolonisierten Länder, wo die koloniale auf die traditionelle Ordnung prallte.

Beispiel
Der haitianische Wodu, von den Sklaven der Kolonialmacht praktiziert, ist ein gutes Beispiel dafür, dass in den Äußerungen der Besessenen eine Revolte angesichts der politischen Ohnmacht der kolonisierten Bevölkerungen zum Ausdruck gebracht wird. Die Frauen des Bori – des Bori-Kultes in Niger – die wegen Unfruchtbarkeit oder Scheidung von der Gesellschaft ausgeschlossen werden, konnten aufgrund der Angst vor ihren Geistern einen herausragenden Platz einnehmen und bewirken, dass Frauen aktiv am sozialen Leben partizipieren. Hinsichtlich dieser Funktion der sozialen Rehabilitierung der dominierten Klasse erinnert Georges Lapassade daran, dass die Frauen, die an dionysischen Kulten teilnahmen, gesellschaftlich marginalisiert waren und Jeanmarie stellte gar die Hypothese auf, dass den Besessenheitskulten die Funktion der Befreiung vom sozialen Druck zukommt.

Zusammenfassend lässt sich sagen, dass die besessenen Adepten gegenüber der restlichen Bevölkerung, aber auch gegenüber der Gruppe wegen ihrer Unabhängigkeit von den gemeinschaftlichen Werten und dem Respekt, den man sonst Mächtigeren gegenüber zu erweisen hat, ein nicht unwesentliches Privileg genießen. Von daher könnte man von einer soziologischen Funktion der Besessenheitskulte sprechen, die darin besteht, dass sie die dominierten und unterdrückten Klassen stärkt.

Was die kollektiven Vorstellungen von übernatürlichen Wesen betrifft, so steht Freud mit seiner Ansicht eher auf der Seite einer psychoanalytischen Interpretation, die in diesen Phänomenen den psychischen Mechanismus der Projektion ins Spiel bringt: Etwas von dem, was sich im Unbewussten des Subjekts abspielt, wird durch den Projektionsmechanismus zu Tage befördert.

18.5 Parallele zwischen Psychoanalyse und Besessenheitskult

Psychoanalyse und Besessenheitskult gehen aus einer Symbolisierung dessen hervor, was zuvor nicht symbolisiert war. Diese beiden Techniken versuchen nicht, den psychischen Konflikt, den Grund für die Symptome, unter Kontrolle zu bringen, sie übernehmen es vielmehr, ihn ins Symbolische zu verschieben und im selben Zug die negativen Symptome aufzuheben, die sich unbemerkt vom Subjekt manifestieren.

Bedenken wir, dass die psychoanalytische Haltung nicht darin besteht, dem Subjekt Antworten oder Weisungen zu geben, sondern vielmehr darin, es in einem Ansatz zu unterstützen, selbst eine singuläre Antwort zu finden. Der »rab«-Kult platziert einen am besonderen Verhalten des Subjekts in Trance erkennbaren Signifikanten – den für das Übel verantwortlichen »rab« – um den herum sich der psychische Konflikt des Subjekts artikulieren und somit ausgleichen kann, indem er für alle akzeptabel wird, sich vor allem in einen Mythos einfügt, der allen Mitgliedern der Gruppe gemeinsam ist. Im Verlauf der Analyse formuliert der Analysand seinerseits seinen Mythos. In beiden Fällen ist es Sache des Subjekts selbst, die symbolische Lösung zu finden, die eine Alternative psychischer Entschlusskraft eröffnen wird. Ebenso scheint das Zurückgehen, das in der Psychoanalyse herbeigeführt wird, auch in den Besessenheitskulten bekannt zu sein, da die Rückkehr in die mythische Zeit ein tatsächliches Zurückgehen konstituiert, eine Reaktualisierung der heiligen Zeit. Dieser Begriff des Zurückgehens ist offenbar auf der Ebene der erzielten therapeutischen Resultate entscheidend, sei dies in der Psychoanalyse oder im Zustand der Besessenheit: Über eine Rückkehr zu den Ursprüngen kann sich die Ordnung herstellen. Insofern der Mythos die Grundlage bildet, ist diese Kenntnis vom Ursprung einer Gegebenheit oder einer Sache tatsächlich hilfreich für deren Kontrolle.

Erinnern wir uns daran, dass wie alle Analytiker ehemalige Analysanden, die Ndoepkats ehemalige Besessene sind. Auch in dieser Parallele zwischen Analytiker und Ndoepkat können wir auf der Basis jeder intersubjektiven Beziehung an einen möglichen Übertragungsmechanismus in der ganz offensichtlich asymmetrischen Beziehung zwischen Besessener und Ndoepkat denken. Letztere wird für diejenige gehalten, die mehr weiß und die dazu da ist, die Besessene auf ihrem Weg zur Wahrheitsfindung über die Ursache ihrer Krankheit, ihre Lösung und Initiation zu unterstützen.

Wir wissen, dass die Übertragung ein Mechanismus ist, der in den alltäglichen Beziehungen eine Rolle spielt. Auch in der Hysterie vollzieht sich gewöhnlich der Mechanismus der Übertragung, und wie auch der/die Hysteriker(in) befragt die Besessene einen Meister in Person der/des Ndoepkat.

18.6 Der Körper im Besessenheitsanfall

Der Besessenheitsanfall stellt ein elementares körperliches Erleben dar. Der Körper, Ort des Genießens (jouissance) schlechthin, vermittelt das Sakrale. Die Körper, von übersteigerten, unkontrollierbar scheinenden Bewegungen geschüttelt, sind offenbar das tragende Element – in den vorangehenden Symptomen ebenso wie im Anfall selbst –, über den der »rab« sich manifestiert und sich des Subjekts bemächtigt, das er ausgewählt hat.

> ❗ Die körperlichen Grenzen des Subjekts scheinen sich aufgrund der Inbesitznahme seines Körpers während des Anfalls nach und nach aufzuheben. Das alles geschieht dem Subjekt, als ob die Grenze zwischen dem Inneren und dem Äußeren seines Körpers nicht mehr vorhanden wäre, und damit einhergehend die Vorstellung ausgelöscht würde, die es von sich selbst haben könnte.

Die Besessene wird in gewisser Weise zum Objekt eines allmächtigen Anderen. In der Tat sind wir versucht, die Gottheiten auf der Seite des Anderen zu situieren, dem Herrscher über den Körper der Besessenen, der sie diverse Handlungen ausführen lässt, die sie im Normalzustand zu tun nicht in der Lage wäre. Hier wird das Subjekt zum Objekt des Begehrens des Anderen. Dieser wiederum, da in der Zeit des Genießens, die der Trancezustand der Besessenheit wäre, tatsächlich anwesend ist für das Subjekt nicht mehr Objekt seines Begehrens. Während dieser Zeit könnte man aus der Tatsache der sichtbaren Substitution der Persönlichkeit des Individuums durch eine andere Instanz schließen, dass es der Andere selbst ist, der Genuss über dieses »Genießen des Körpers« verspürt. Das im Trancezustand der Besessenheit des »ndoep« präsente Lustempfinden entspricht der konkretisierten Position der Subjekte, die, geht es um das phallische Genießen, nicht »pas-tout« sind und bei denen es einen Zugang zu einem zusätzlichen Genießen geben kann.

Dieser Andere, von dem man meinen könnte, er wäre im Begriff, den fundamental unvollständigen Körper des Subjekts in gewisser Weise zu vervollständigen, erscheint uns in einem Moment des Genießens angesiedelt, in dem die Besessene mit dem Eintreten dieses Anderen in sie selbst vorübergehend ihren konstitutiven Mangel ausgleicht. Das Genießen des Anderen wäre hier nicht mehr über das Gesetz des Signifikanten bestimmt und würde in den Objekten wirken, die Bestandteil des Körpers des Subjekts sind. Die Anpassungsfähigkeit des Objekts Körper, dieses »Körperwunder« (»corps-miracle«), wie es France Schott-Billmann (1977) nennt, hängt offenbar vollständig von den Vorstellungen ab, die das Subjekt während seines Besessenheitsanfalls haben kann.

Dieser Mechanismus scheint tatsächlich Ähnlichkeiten mit der Konversion aufzuweisen, die sich in der Hysterie vollzieht, wo bestimmte unbewusste symbolische Strukturen körperlich transparent werden können. Die für die Besessenheit charakteristischen körperlichen Signifikanten scheinen einem allen Mitgliedern der Gruppe gemeinsamen Code zu unterliegen und sind Synonyme von Ordnung und nicht von Un-Ordnung – was in der Hysterie nicht a priori der Fall ist. Über diesen Verlust der Grenzen schreibt Maleval, dass dieser häufig in den Formen hysterischer Anfälle vorkommt und einem Prozess der Regression folgt. Tatsächlich könnten wir Spuren von Regression zumindest in den Etappen des »ndoep« ausfindig machen, die der Trance vorangehen. Diese einleitenden Etappen sind im Großen und Ganzen von der Passivität der Kranken bestimmt, die von den Assistentinnen der Ritualmeisterin umsorgt wird. Sie nehmen Körpermassagen vor, um sie zu entspannen und Nähe zwischen ihnen und der Kranken herzustellen. Bis zur

Etappe der Trance – wo die Kranke in der Gruppe der Besessenen aufgeht – widmen die anderen der Kranken all ihr Bemühen und ihre Aufmerksamkeit. Im Übrigen begründen alle diese Formen von Aufmerksamkeit – in der Besessenheit ebenso wie im hysterischen Wahn – sicherlich einen nicht unbedeutenden sekundären Krankheitsgewinn. Denn all die Aufmerksamkeit, die auf sich zu lenken die Besessene zuvor nicht müde wurde, war ihr, bevor sie Ndoepkat konsultiert hatte, vielleicht nicht zuteil geworden.

18.7 Perspektiven der Psychoanalytiker

18.7.1 Die Freud'sche Beziehung zum mystischen Objekt

Zunächst scheint es wichtig, wie Moscovici (1980) dies tut, die möglichen Ähnlichkeiten zwischen dem metapsychologischen und dem für das mystische Herangehen spezifischen Ansatz zu betonen. Selbst wenn Freud tendenziell das Mystische als ein epistemologisches Hindernis betrachtete, erwachsen beide Bereiche aus dem Versuch, das, was mit dem Unbekannten, Abwesenden, Unsichtbaren zu tun hat und sich in einer Form des »Jenseitigen« verortet, zu verstehen. Bei beiden Herangehensweisen könnte es sich um dasselbe »Jenseitige«, um denselben Raum handeln, was im Subjekt in ähnlicher Weise ein Gefühl der »beunruhigenden Fremdheit« erzeugen mag, weil es vollkommen außerhalb seiner Fassungskraft und seines Wissens liegt und doch ein stückweit in den Bereich des Bekannten fällt, der in gewisser Weise etwas ihm selbst Unbekanntes enthält.

> Wir wissen, dass das Phänomen der »beunruhigenden Fremdheit« aus diesem Gefühl des Unbekannten im Bekannten herrührt.

> ❶ In allen Fällen lässt sich vorab sagen, dass Metapsychologie und Mystik sich beide auf einen mythologischen Raum berufen – wobei sich die Metapsychologie mehr auf eine private Mythologie bezieht.

Freud greift in seinem Werk den von dem französischen Schriftsteller Romain Rolland stammenden Begriff des »ozeanischen Gefühls« auf – das er im Bereich des Religiösen von sich weist –, das sich aber vielleicht zutreffender mit dem Gefühl in Verbindung bringen ließe, welches im Besessenheitszustand empfunden wird. Dieses Gefühl impliziert einen Verlust der bewusst wahrgenommenen zeitlichen und räumlichen Orientierungspunkte, einen Verlust, der ohne weiteres im Besessenheitsanfall wieder zu finden ist. Sicher, diesen Orientierungsverlust gibt es ebenfalls in der Pathologie, wo die Grenze zwischen dem Innen und Außen manchmal ungenau bis vollständig aufgehoben ist, kommt aber auch beim Säugling vor. Während der präödipalen Phase fügt sich die Mutter zusammen mit dem Säugling in eine Art Ganzheit ein, und es ist vielleicht diese Form von Wirklichkeitsverständnis, die das besessene Subjekt im Verlauf der Trance wiederzufinden sucht, als ob ein Teil dieses Säuglings heimlich in ihm überleben würde. Dieser psychische Vorgang, der im Subjekt ein Gefühl der Allmacht der Gedanken hervorruft, könnte übrigens auch in Beziehung zu dem gesetzt werden, was sich in der Magie abspielt, die in gewissen mystischen Praktiken häufig angewandt wird. Kurz, die infantilen Dispositionen, die im Entwicklungsverlauf einander folgen, könnten uns dazu verhelfen, bestimmte Gegebenheiten in den Kulturen der Menschen und, mit Blick auf unser Interesse, genauer noch in den Kulturen sogenannter primitiver Gesellschaften zu verstehen. Roheim (1972), so sei angemerkt, stellte in diesem Zusammenhang klar heraus, dass der Animismus unsere »psychische Vergangenheit« konstituiert. Der Animismus – denken wir an traditionelle Gesellschaften – kennzeichnet auch eine bestimmte Form des Wirklichkeitsverständnisses und ist imstande, im Inneren des Subjekts beständig präsent zu bleiben. Wir wissen diesbezüglich, dass Freud die Angewohnheit hatte, auf die Analyse infantiler Verhaltensweisen zurückzugreifen, um die Funktionsweise primitiver Gesellschaften besser zu verstehen, die ihm zufolge von narzisstischen, denen der ersten Lebensphasen ähnlichen Komponenten geprägt sind. Um auf dieses »ozeanische Gefühl« im Bereich des Religiösen zurückzukommen, so kann man tatsächlich in der Besessenheit einen Versuch sehen, diesen Anfangszustand des sich in der Primärphase der narzisstischen Identifikation befindenden Kleinkindes wiederzufinden. Während dieser Phase nimmt das Kleinkind noch keine Unterscheidung zwischen ihm und der Außenwelt vor und genau das ist es, was während der Besessenheit stattzufinden scheint. In diesem Sinn interpretiert Freud in seinem ersten Kapitel von *Das Unbehagen in der Kultur* (1930) das ozeanische Gefühl als progressive Reaktion und geht von der Hypothese aus, es in Beziehung mit Zuständen wie solchen der Trance oder Ekstase zu setzen. Diese Zustände verstand Freud gewissermaßen als ein Refugium außerhalb der Realität angesichts einer Gefahr, die dem Subjekt droht. Dieses würde sich in der Tat in einen archaischen Zustand flüchten, den es im Kleinkindalter erlebt hat, und das mittels der Halluzination, über die es, wie schon gesagt, in präödipale Empfindungen hineinversetzt wird. Nach Freud ist es wohl dieses Archaische, das solche Zustände definiert, die das ihm zufolge Pathologische an ihnen aufzeigen, sind doch die Grenzen des Ichs eines gesunden Subjekts normalerweise klar und deutlich.

So könnten wir annehmen, dass die Besessenheit im »ndoep« die Sehnsucht nach der Rückkehr zu einer Ganzheit in Szene setzt, einer einstmals am Ende der präödipalen Phase verlustgegangen Einheit mit einem Anderen. Diese Regression, um, wie man sagen könnte, das Einssein zu erreichen, ist im Übrigen nach Juranville für die Besessenheit insgesamt charakteristisch.

18.7.2 Jung und das Mystische

Von 1921 an wollte Jung sogenannte primitive Völker aufsuchen. Er brach auf, um andere Kontinente zu entdecken und, neben weiteren Zielen, seine Konzeption des »kollektiven Unbewussten« zu verifizieren. Dieses liegt ihm zufolge jenseits des individuellen Unbewussten und besteht aus »Archetypen«, die für den Autor kulturell geformt sind. Dieses kollektive Unbewusste verstand Jung anhand der »primitiven Mentalität«, die ihm zufolge grundsätzlich durch die »mystische Teilnahme« (Ausdruck von Lévy-Brühl, der die Deutung bezeichnet, die sich der »primitive« Mensch von der Wirklichkeit macht, die ihn umgibt) gekennzeichnet ist. Seine Theorien waren sehr umstritten, und er sah sich mit dem Vorwurf des Rassismus konfrontiert, besonders wegen der psychologischen Unterschiede, die er zwischen den verschiedenen ethnischen Gruppen aufstellte. Jung ging davon aus, dass jede Gruppe – von der ethnischen bis hin zur Familie – ein eigenes kollektives Unbewusstes besaß. Der Autor postulierte daher die Existenz eines ethnischen und ebenso eines familiären Unbewussten.

Jung siedelt die Idee vom Archetypus im Ursprung der Mythen eines Volkes an, das heißt, im Ursprung seiner Riten und Glaubensvorstellungen, die an ihn gebunden sind. Dieser Archetypus soll nach Jung die Elemente organisieren, die der Realität außerhalb des Subjekts entstammen. Diese Konzeption bleibt jedoch relativ konfus, da Jung selbst im Verlauf der Weiterentwicklung seines Werkes von verschiedenen Annahmen ausging. Indessen taucht der Archetypus bei Jung immer in einer dualen gegensätzlichen Form auf: hell und dunkel, gut und verhängnisvoll etc.

In Bezug auf jene mystische Teilnahme, von der Lévy-Brühl sprach, fragte sich Jung, ob sie nicht tatsächlich einen Wahrheitsgehalt besitzt, das heißt, dass die Primitiven mit ihren erstaunlichen Kräften und Intuitionen tatsächlich in einer Art und Weise an der Evolution der Natur partizipieren würden, zu der die westliche Welt nicht mehr fähig wäre. Bedenken wir, dass Jung Erfahrung mit Psychosen hatte und dass für ihn die Realität relativ und nicht einzigartig war. Keine Stufe der Realität soll zum Vorteil einer anderen herabgesetzt werden.

Das ozeanische Gefühl von Freud könnte auf den ersten Blick in Beziehung zur »archaischen Identität« von Jung gesetzt werden, die ebenfalls diese vom Säugling erlebte ursprüngliche Nichtunterscheidung vom Objekt repräsentiert. Jung rückt die Mutter ins Zentrum seiner Problematik, was in Richtung Dadoun gehen könnte, für den der Weg der Mutterschaft, der Weg der Regression, »der Königsweg jeder Mystik« ist. In diesem präödipalen Stadium, wo zwischen Subjekt und Objekt nicht wirklich unterschieden wird, funktioniert der Projektionsmechanismus des Subjekts, der dem Objekt seine eigenen unbewussten Bewegungen zuweist, reibungslos.

Kann aber die Theorie Jungs, die die Existenz eines kollektiven Unbewussten herausstreicht, in Bezug auf das, was uns interessiert, standhalten oder müsste sie nicht vielmehr in Frage gestellt werden, wie dies übrigens mehrfach geschehen ist? Jungs Postulat vom kollektiven Charakter des Unbewussten könnte man entgegenhalten, dass das Unbewusste nur individuell sein kann, dass es sich nur in der Einzahl denken lässt. Als Funktionsmodus und nach Ansicht Lacans entspricht es dem Diskursiven, einer Verkettung von Signifikanten. Die Vielfalt der Diskurstypen könnte also mit verschiedenen Ebenen der sozialen Bindung in Beziehung gesetzt werden, die für das »parlêtre« kennzeichnend sind.

Folglich erscheint es uns schwierig, Jungs Theorie vom kollektiven Unbewussten zu berücksichtigen und sie als psychoanalytische Theorie anzuerkennen.

18.7.3 »Die Götter sind im Realen« (Lacan)

Vielleicht können wir die Besessenheitsanfälle für das Subjekt als eine Dimension begreifen, dem Realen zu begegnen, das in der Regel insofern fehlt, als das Objekt verloren gegangen ist, als Begegnung mit dem Realen, insoweit, als das Aufkommen der ersten Störungen – der Beweggrund für die Konsultation – noch nicht mit irgendeinem symbolisierbaren Element verbunden ist. Diese Verschmelzung mit dem wiedergefundenen Anderen ist Lacan zufolge für das Subjekt nicht möglich, dem schlicht aus der Tatsache heraus, dass es spricht, der Zugang zum Genießen verwehrt bleibt. Für das Subjekt ist das entscheidende Objekt verloren, und die Verschmelzung mit diesem Objekt kann folglich nur illusorisch sein. Letzteres ist übrigens sicher der Grund, warum die Vereinigung mit dem wiedergefundenen Objekt nur in den Bereich des Verborgenen gehören kann, ist sie doch in der Realität unmöglich. Dagegen können wir davon ausgehen, dass während der Besessenheitsanfälle die Wesenheit »rab« als reales Objekt erscheint, um sich des Körpers der Besessenen zu bemächtigen.

Von Besessenheit zu sprechen erfordert auch, das weibliche Genießen zur Sprache zu bringen. Dies deutet nach Lacan auf das Genießen des Anderen, was über ein rein phallisches Lustempfinden hinausgeht und den anderen miteinbezieht. Diese eigenartige Position gegenüber dem phallischen Genießen ist der weiblichen Position zu Eigen: Die Frau ist »pas-toute« und eben dieses konstituiert die Basis ihres Genießens. Aber wie wir wissen und im Gegensatz zu dem, was Lacans Bezeichnung meint, ist diese Position nicht für die Frauen vorgesehen (bestimmt). Wie in der Besessenheit wird die weibliche Position des Genießens auf passive Weise im Subjekt ausgelebt, das sich dem Willen und dem Ansturm des Genießens des Anderen fügt. Die Lebu, um von einer Besessenen zu sprechen, sagen über diese, dass sie von einem »rab« »bestiegen« (»montée«) ist und dieser Ausdruck beschreibt besonders gut eine Form von Passivität, die auch in der Besessenheit präsent ist.

Lacans Konzept des »pas-tout«, kennzeichnend für das weibliche Genießen, erscheint uns grundlegend, um besser die Besessenheitsanfälle der Lebu-Frauen zu verstehen. Insofern dieses weibliche Genießen jenseits des Phallischen angesiedelt ist, ist es das vollkommen Andere und das ist es, was für uns interessant sein kann. Die Frau würde sich daher näher an dem befinden, was möglicherweise die Gestalten des Anderen repräsentieren könnte, anders gesagt, Gestalten, die mit dem Göttlichen zu tun haben.

18.8 Schlussbetrachtung

Neben dem Konsens unter den Adepten des »ndoep«, der zweifelsohne dazu beiträgt, den bestehenden sozialen Zusammenhalt zu stärken, konstituiert sich ein In-Ordnung-Bringen, das aus der Welt der Geister stammt. In der Welt der Menschen regelt die Intervention der Geister nicht nur das, weswegen man sie ruft, das heißt, die Krankheit, die Störung. Vielmehr lässt sich behaupten, dass diese Intervention an einer Verbindung des Subjekts mit der Welt, die es umgibt, teilhat. Subjekte und Welt sind zusammen mit interagierenden Elementen in einem vereinigenden Ganzen umfasst, und es ist, das sei bemerkt, charakteristisches Kennzeichen des kosmogonischen Mythos, die Welt zu ordnen, damit sie vorstellbar werden kann. Anders gesagt, der Anruf der Geister würde auf den Nicht-Sinn antworten, dem gegenüber sich das Subjekt in einer schwierigen Lage befindet, und es ist genau dies, was die Funktion des Mythos – Gegensätze des Realen wie das Leben und den Tod hochzuspielen – konstituiert. Dieses In-Ordnung-Bringen ist charakteristisch für den Diskurs des Mythos vom Ordnen der Welt, aber auch für die Wissenschaft, die ebenfalls nach einer Ordnung strebt. In der Tat scheint dieser Anspruch an die Ordnung für jedes Denken charakteristisch.

Der Diskurs des Mythos schließt die Natur und das Subjekt in derselben Totalität ein. Er vermittelt dem Subjekt den Eindruck, in die Natur einzugreifen, indem es beginnt, an seiner eigenen Heilung beteiligt zu sein, indem es zunächst seinem Übel einen Namen gibt – die Krankheit wäre versprachlicht, in einer signifikanten Form – was zweifelsohne zu einem ersten In-Ordnung-Bringen der durch die Krankheit verursachten Störung beiträgt. In der Tat, der Rückgriff auf den Diskurs des Mythos würde die Rückkehr zu einer ursprünglichen Ordnung erlauben, der Ordnung des Mythos, seines Erhalts und seiner Wiederherstellung.

Anhand der verschiedenen Etappen der Resozialisierung des »ndoep« lässt sich feststellen, dass die Störung kulturell erklärt, unterstützt und gehandhabt wird. »Wir sind nicht alleine auf der Welt« schreibt Tobie Nathan (2001) und präzisiert, dass andere Vorstellungen und Formen existieren, die Verantwortung für die Schmerzen des Daseins zu übernehmen. Es ist diese Formulierung, mit der man in Westafrika das Handeln der Geister anerkennt, die das Leben der Menschen zu stören suchen. Auf alle Patienten sollte Rücksicht genommen, sie sollen angehört und ihnen muss geholfen werden als Zeugen und nicht als Opfer, indem man von ihren Kräften und nicht von ihren Schwächen ausgeht.

Literatur

Collomb H (1965) Les Bouffées délirantes en psychiatrie africaine. Psychopathologie africaine 1/2: 304–322

Dadoun R (1980) Un vol d'upanishads au-dessus de Sigmund Freud. Nouvelle revue de psychoanalyse 22, Gallimard, Paris

Dadoun R (1972) Geza Roheim. Payot, Paris

Eliade M (1963) Aspects du mythe. Gallimard, Paris

Freud S (1912/1913) Totem und Tabu. Einige Übereinstimmungen im Seelenleben der Wilden und der Neurotiker. Gesammelte Werke, Bd IX, Fischer, Frankfurt/M

Maleval JC (1881) Folies hystériques et psychoses dissociatives. Payot, Paris

Jeanmaire H (1978) Dionysos, histoire du culte de bacchus. Payot, Paris

Juranville A (2001) Figures de la possession. Presses Universitaires de Grenoble

Lacan J (1973) Les quatre concepts fondamentaux de la psychanalyse. Editions Le Seuil/Les empêcheurs de penser en rond, Paris

Lacan J (1975) Encore. Editions Le Seuil/Les empêcheurs de penser en rond, Paris

Lapassade G (1976) Essai sur la transe. Editions Universitaires, Delarge

Laplanche J, Pontalis B (1997) Vocabulaire de la psychanalyse. PUF, Paris

Lewis IM (1971) Ecstatic religion. A Study of Shamanism and Spirit Possession. Penguin Books, Harmondsworth

Moscovici M (1980) Le monde réel. Nouvelle revue de psychanalyse, numéro 22, Automne, Gallimard

Nathan T (2001) Nous ne sommes pas euls au monde. Essai d'écologie des invisibles non-humains. Le Seuil/Les empêcheurs de penser en rond, Paris

Ndoye O (1998) La thérapie du »ndoep« à la fin du XXeme siècle – le cas d'une adolescente sénégalaise. Actes du premier colloque de psychiatrie transculturelle croyances et santé mentale, Nouakchott (Mauretanien), 30.3. – 1.4.1998

Roheim G (1972) »The panic of the gods« and other essays. Harper & Row, New York

Schott-Billman F (1977) Corps et possession. Bordas, Paris

Zempleni A (1966) La dimension thérapeutique du culte des rab, ndoep, tuuru et samp. Rites de possession chez les lébou et les Wolofs du Sénégal. Psychopathologie africaine 2/3: 291–439

# Krise oder Kritik? Zur Ambiguität von weiblicher Besessenheit als translokale Strategie*

Sabine Strasser

19.1 Konzepte der Reinheit und der Geschlechtersegregation – 301

19.2 Differenz und Hierarchie – von Gott geschaffen und von den Männern fortgepflanzt – 303

19.3 Creatures in between – Dämonen, Heiler und besessene Frauen – 303

19.4 »Cin/peri« – Erzählungen von einer anderen Gemeinschaft – 304

19.5 Besessene Frauen – Strategien der Veränderung – 306

19.6 »Cinci-Hoca« – die Praktiken der Reinigung – 308

19.7 Zur Ambiguität der Besessenheit von Frauen – 310

Literatur – 311

---

* Dieser Beitrag erschien zuerst in: Ulrike Davis-Sulikovski, Hilde Diemberger, Andre Gingrich und Jürg Helbling (Hrsg.) Körper, Religion und Macht. Sozialanthropologie der Geschlechterbeziehungen. Campus Verlag, Frankfurt New York, 2001. Abdruck in leicht veränderter Form mit freundlicher Genehmigung des Campus Verlages.
Der Artikel beruht auf Feldforschungen der Jahre 1988 bis 1993 in der Provinz Trabzon/Türkei und in Wien. Für Kritik und Anregungen möchte ich mich bei Heidi Armbruster, Gundi Dick, Andre Gingrich, Jürg Helbling, Nicole Hofman, Aslıhan Karabiber und Barbara Neuwirth bedanken. Die Forschungen wurden durch die Unterstützung der Universität Wien, des Bundesministeriums für Bildung, Wissenschaft und Kultur sowie der Kulturabteilung der Stadt Wien ermöglicht.

»Hatice[1] abla (ältere Schwester) ist gestorben. Sie hat plötzlich aufgehört zu atmen und ihr Gesicht ist blau geworden. Komm schnell ins Krankenhaus!« Zwanzig Minuten später sah ich die junge Frau, müde aber sehr lebendig in ihrem Bett in einem Wiener Krankenhaus sitzen. Immer wieder wurde von den Besuchern das schreckliche Ereignis erörtert. Demnach hatte sie während des Abendessens plötzlich einen Anfall von Atemnot gehabt. Bisswunden zeugten noch von Hatices Kampf gegen die Gefühllosigkeit in ihren Armen, doch darüber hinaus wies nichts auf eine bedrohliche Krankheit hin. Wir warteten alle gespannt auf die medizinischen Befunde.

Nur Hatices Ehemann schien nicht neugierig auf die Ergebnisse der Untersuchung zu sein. Sie hat nichts, es sind die Nerven, sie ist »çalgılı«, »peri lenmiş« (von Dämonen besessen) und das alles ist eine Angelegenheit für den »hoca«. Ich werde sie in die Türkei schicken, hier können sie sowieso nichts dagegen machen.

> »Hoca« bezeichnet unterschiedliche gesellschaftliche Funktionen, weist aber immer auf Gelehrte oder Schriftkundige hin. Das umfasst Lehrerinnen, Vorbeter in der Moschee, respektierte Personen, die den Koran lesen und interpretieren können und Heilerinnen. Je nach Problemstellung werden bei Krisen auch unterschiedliche »hoca« aufgesucht. Bei kleineren Krisen reicht der Besuch bei einem Schriftkundigen im Dorf, kommt es aber zu Ohnmachtsanfällen oder anderen langanhaltenden körperlichen Symptomen und seelischen Krisen wird der Meister der Dämonen aufgesucht – der »cinci-hoca«. Diese Heiler werden in diesem Beitrag als »hoca« bezeichnet. Heilerinnen werden nicht als Meister der »cin« bezeichnet, sondern als »perili«, was sie als Medium der Dämonen kennzeichnet.

Das Gespräch mit dem österreichischen Arzt unmittelbar darauf bestätigte seine Erwartungen.

Hatice sei körperlich vollkommen gesund, weshalb das Krankenhaus nicht weiter zuständig sein könne. Ihre Symptome seien psychisch verursacht und möglicherweise Ausdruck einer Depression. Der Arzt schickte die Frau ohne weitere Behandlung und ohne Medikamente nach Hause.

Hatice lebte damals schon mehr als 10 Jahre in Österreich und litt schon seit einigen Monaten an Ohnmachtsanfällen und immer wiederkehrender Gefühllosigkeit in den Gliedmaßen. Doch der Ausdruck ihres Leidens in Form von Atemlähmung forderte erneut eine Beachtung ihrer Krise. In der Folge wurde sie vom Hausarzt zu Spezialisten geschickt, die ebenfalls bescheinigten, was zu erwarten war: Hatice war in den Augen der westlichen Medizin gesund. Die hilflosen Ärzte machten immer wieder die türkische Kultur für Hatices Symptome verantwortlich und stimmten darin mit ihrem Mann überein, dass die westliche Medizin da nichts machen könne. Psychotherapeutische Behandlung, die nun seit einigen Jahren in Beratungsstellen für Migrantinnen in verschiedenen Sprachen angeboten wird, gab es 1993 noch kaum, bzw. wurde eine Therapie weder von Hatice noch von den Ärzten in Erwägung gezogen. Für Hatice und ihr Umfeld waren die nächsten Schritte klar: Die Anfälle sind »cincilik« (eine Angelegenheit für den Heiler) und da die besten Heiler in der Türkei leben, wurde für den darauffolgenden Sommer eine Türkeireise mit Hoca- und Arztbesuchen geplant.

Da Hatice bei dieser Suche nach Heilung in Wien die Vorstellungen von Besessenheit in ihrem Herkunftsort (Yeşilköy) miteinbezogen hat, werde ich zuerst den Umgang mit »cincilik« in diesem türkischen Dorf am östlichen Schwarzen Meer skizzieren und dabei Hatices Suche nach Heilung als translokale Strategie im Umgang mit Geschlechterhierarchie und Krisen sichtbar machen. Populäre Konzepte von diesen Krisen verbinden Besessenheit mit den islamischen Vorstellungen von Reinheit und Unreinheit. Interventionen der Heiler stellen dabei sowohl eine Entlastung für die einzelne Frau als auch eine Auseinandersetzung mit gesellschaftlichen Widersprüchen dar. Die körperlichen Krisen von Frauen werden so nicht nur ein Schlüssel zum Verständnis der sozialen und kosmologischen Ordnung, sondern viel mehr Grundlage zur Entschlüsselung von gesellschaftlichen Wider-

---
[1] Die Namen von Dörfern und Personen sind Pseudonyme.

sprüchen und damit auch zu einer Kritik an der herrschenden Ordnung.[2]

19.1 Konzepte der Reinheit und der Geschlechtersegregation

»İbadetlerin ve hayatın temelini temizlik teşkil eder« (Reinheit bildet die Grundlage des rituellen Handelns und des Lebens). (Cumhur 1981, S. 56)

Yeşilköy (Grünes Dorf) liegt am Ende eines der vielen Täler, die von der Schwarzmeerküste wegführen und das steile Pontische Gebirge durchschneiden. Große Mengen an Niederschlag versorgen die Provinz mit ausreichend Wasser und ermöglichen Haselnusskulturen. Haselnüsse und Wasser bilden aber nicht nur die ökonomische Basis für die Einwohner dieser Dörfer, sondern erfüllen die Menschen mit Stolz. Wasser ist nach islamischen Vorstellungen zentral für rituelle Reinheit und das Grün (yeşillik) erinnert an das Paradies. Das Land bietet – da sind sich alle Dorfbewohner einig – die besten Voraussetzungen für die Reinheit der Menschen und die Reinheit der Gesellschaft.

> Die Schöpfung bevorzugt nach Ansicht der Dorfbewohner die Gläubigen. Die positive Beurteilung der eigenen Umgebung als besonders fruchtbar und schön ist somit auch ein Ausdruck von Glauben und Unterwerfung und relativ unabhängig von den tatsächlichen klimatischen und ökonomischen Bedingungen. Stirling berichtet von einem Dorf, in dem im Winter Schnee als Wasservorrat für den Sommer gesammelt wird. Trotzdem waren die Menschen von der Qualität ihres Wassers überzeugt. »Every village has the best drinking water, and the best climate« (Stirling 1965, S. 29).

> ❗ Nach islamischen Vorstellungen ist es die irdische Existenz des Menschen selbst, die den Zustand von Reinheit immer wieder unterbricht.[3] Menschen müssen essen, trinken, schlafen und sich fortpflanzen. Durch materielle Ausscheidungen wird die körperliche Abgeschlossenheit und durch den Schlaf die Kontrolle darüber durchbrochen. Reinigungsrituale sind ein Mittel die metaphysische Ordnung und nicht die hygienische Sauberkeit wieder zu erlangen, um Entfremdung und Chaos zu vermeiden.

> »Aptes« (rituelle Reinigung) ist ein Mittel zur Aufhebung kleiner Verunreinigungen wie sie durch das Ausscheiden von Exkrementen oder Urin, Erbrechen oder den Austritt von Blut, Eiter oder jeder Art von gelber Flüssigkeit (sarı su) hervorgerufen werden.

> Milch, die beim Stillen aus dem Körper der Frau fließt, gilt nicht als verunreinigend. Eine mögliche Erklärung dafür wäre, dass die Körper von Mutter und Kind nicht getrennt gedacht werden.

---

2 Boddy (1989, S. 5) sieht Besessenheit als »a feminine response to hegemonic praxis, and the privileging of men that this ideologically entails, which ultimately escapes neither its categories nor its constraints.« Boddy beschäftigt sich mit dem Zar-Kult im nördlichen Sudan, der sich von den türkischen Vorstellungen und Heilungspraktiken in wichtigen Punkten unterscheidet. Gemeinsam ist beiden lokalen Formen von Besessenheit »the fundamental ambiguity of the subordinate discourse: they do not express an explicit class consciousness; they are neither revolutionary nor alternatively hegemonic; instead they are counterhegemonic, rephrasing consensually accepted realities from the perspective of the oppressed« (Boddy 1989, S. 264). Diese Vorstellungen können auch mit europäischen Formen der Hysterie um die Jahrhundertwende in Verbindung gebracht werden (s. Strasser 1995a, 1995b, von Braun 1990).

3 La vie du musulman est une succession d'états de pureté acquise puis perdue et d'impureté effacée puis retrouvée (Bouhdiba 1973, S. 120).

Schlaf, Ohnmacht oder Trunkenheit verlangen ebenfalls nach einer rituellen Reinigung. Neben all diesen festen, flüssigen oder gasförmigen Ausscheidungen des Körpers ist nach dem Koran auch das Berühren von Leichen und unreinen Tieren wie Schweinen oder Ratten verunreinigend.

Die großen Verunreinigungen (cenabet) werden durch Ejakulat, Scheidenflüssigkeit, Menstruation und Wochenfluss verursacht. Gemeinsam ist diesen verunreinigenden Ausscheidungen, dass sie in Zusammenhang mit Fortpflanzung auftreten und wesentliche Differenzen zwischen Mann und Frau darstellen. Die große Verunreinigung durch Sexualität, die auch den Mann betrifft, ist kontrollierbar und kann jederzeit durch ein »banyo« rituelle Reinigung der gesamten Körperoberfläche, rituelles Bad) aufgehoben werden. Die Menstruation und der Wochenfluss – die exklusiv weiblichen großen rituellen Unreinheiten – können für bestimmte Zeitabschnitte nicht aufgehoben werden. Obwohl diese Körperflüssigkeiten Zeichen der weiblichen Fruchtbarkeit repräsentieren, schließen sie die Frauen gleichzeitig von heiligen Orten und rituellen Handlungen aus.

> Immer wieder wurden diese Flüssigkeiten in Verbindung mit Schwäche und mit Gefahr gebracht. Manche Frauen sind aber der Meinung, dass sie diese Unreinheiten durch die Schöpfung bekommen haben, damit sie sich erholen können: vom Fasten, Beten und von der Sexualität.

Da die Reinheit des Körpers Voraussetzung für rituelles Handeln ist, und sie dadurch den Zugang zum Paradies kontrolliert, scheinen die exklusiv weiblichen Unreinheiten die grundsätzliche Inferiorität der Frauen mitzubegründen.

Körperfunktionen formulieren damit nicht nur die Geschlechterdifferenz, sondern durch die Darstellung von Reinheit auch das asymmetrische Geschlechterverhältnis: Die angeblich mangelnde Selbstkontrolle der Frauen legitimiert die Kontrolle der Frauen durch die Männer, verursacht die Trennung der sozialen Räume nach Geschlecht, verlangt die Verhüllung der Frauen und beschreibt damit die Hierarchie zwischen den Geschlechtern als einen Akt der Schöpfung (zur Naturalisierung von Macht siehe Yanagisako u. Delaney 1995, Delaney 1998).

> C'est quand le langage sur le corps devient langage du corps qu'il n'ya plus rien à dire sur la société et sur l'univers: il n'y a plus qu'à vivre un ordre social et cosmique auquel, au-delà des discours conscients et volontaires, le corps a déjà adhéré. C'est dans le corps, plus que dans la pensée qui argumente consciemment, que s'accomplit l'intime conviction, que s'achève la demonstration que poursuit la conscience. (Godelier 1982, S. 353)

Während das »aptes« die Gläubigen mehrmals am Tag an ihre Pflichten gegenüber Gott erinnert und den Tag strukturiert, sind die großen Unreinheiten eine Strukturierung der Lebenszeit in Verbindung mit der Produktion von neuem Leben.

Exkurs

Die Reinheit ist Vorbedingung der fünf Säulen des Islam: Das Glaubensbekenntnis, das den Zugang zur Gemeinschaft der Gläubigen ermöglicht, wird von einer Ganzkörperwaschung begleitet. Das Gebet (namaz kılmak), das als die wichtigste Pflicht angesehen wird, kann nur im Zustand der Reinheit durchgeführt werden. Von der Pilgerfahrt nach Mekka (hac) sind Frauen vor der Menopause praktisch ausgeschlossen. Sie könnten im Zustand der Unreinheit die heiligen Orte nicht betreten und die Rituale nicht durchführen, die Reise wäre wertlos.

Am deutlichsten wird die Geschlechterdifferenz in der Erfüllung der religiösen Pflicht des Fastens (oruç tutmak) während des Fastenmonats Ramazan. Menstruierende Frauen dürfen nicht fasten, gleichzeitig dürfen die Männer aber nicht mit ihrer Unreinheit konfrontiert werden. Das bedeutet, sie können nur heimlich essen und müssen in der Nacht trotzdem aufstehen. Nach dem Fastenmonat müssen Frauen die »versäumte« Fastenzeit, die als Schulden (borç) bezeichnet werden, nachholen.

Diese Rituale werden das erste Mal an Übergängen in neue und irreversible Lebensabschnitte erforderlich und erinnern die Menschen an die Verbindung von Sexualität, Fruchtbarkeit und göttlicher Schöpfung.[4]

19.2 Differenz und Hierarchie – von Gott geschaffen und von den Männern fortgepflanzt

Die US-amerikanische Kulturanthropologin Carol Delaney beschäftigt sich in ihren Forschungen eingehend mit der monogenetischen Vorstellung von Zeugung (1991, 1998). Sie findet in der Türkei zentrale Symbole (core symbols) der Fruchtbarkeit – das Feld und der Samen – die ihrer Ansicht nach auf die Körper übertragen werden und sich von dort über alle Ebenen der Gesellschaft ausbreiten.

> Die »seed-field theory of procreation«[5] teilt die Welt in zwei Prinzipien: in das schöpfende/männliche und das nährende/weibliche. Der Mann zeugt demnach die Kinder (procreator) allein und wird zum Ebenbild Gottes (creator), die Frau nährt diese Kinder mit ihrem Blut und ihrer Milch.

Die Ehre des Mannes wird dadurch an der Fähigkeit gemessen, die Zeugung seiner Kinder durch seinen Samen zu garantieren. Die Kontrolle der Frauen ist eine notwendige Folge dieser Vorstellungen der getrennten Prinzipien, die wiederum eine segregierte Welt nach sich ziehen. Die Frauen und das Land müssen beschützt und behütet werden, damit kein falscher Samen eindringen kann. Das Geschlechterverhältnis begründet sich in diesen Prinzipien und ist komplementär (zeugend und nährend) aber asymmetrisch. In einem türkischen Dorf »… men give life, women merely give birth« (Delaney 1991, S. 27).

Die Identität eines Individuums ist in der Folge einerseits durch den Erzeuger und andererseits durch die nährende Mutter geprägt. Durch den Vater wird die Zughörigkeit zur »sülale« (patrilineare Deszendenzgruppe) weitergegeben, durch die Mutter wird zwar eine Beziehung zur »sülale« der Mutter hergestellt, diese Form der Zugehörigkeit kann allerdings nicht weitergegeben werden. Während die Männer ihre Wurzel (kök) an ihre Söhne und Töchter weitergeben, können Frauen diese Zugehörigkeit lediglich für sich beanspruchen. Die Kinder eines Paares gehören zur »sülale« des Vaters, auch wenn die Verwandtschaftsgruppen von Vater und Mutter herangezogen werden, um die Verwandtschaft (akraba) einer Person zu erfassen. Darin liegt auch die Erklärung für den selbstverständlichen Anspruch der Väter auf die Kinder im Fall einer Scheidung. Die asymmetrische Komplementarität von zeugenden/männlichen und nährenden/weiblichen Prinzipien setzt sich somit in den Konzepten um die Verwandtschaftsbeziehungen fort.

> The theory of procreation lends itself to a distinction between spiritual/essential and material/supportive, the first male and the second female. (Delaney 1991, S. 156)

Die Legitimierung der Hierarchie zwischen den Geschlechtern erfolgt über die Sprache der Körper: Die Differenzen aufgrund der großen exklusiv weiblichen Verunreinigungen sowie die monogenetischen Zeugungsvorstellungen schaffen und legitimieren männliche Dominanz und weibliche Inferiorität.

19.3 Creatures in between – Dämonen, Heiler und besessene Frauen

Der Körper zeugt von Differenzen zwischen den Geschlechtern, die in der Sprache der Fruchtbarkeit (Zeugung, weibliche Unreinheiten) ausgedrückt werden. Die daraus folgende Notwendigkeit der Ungleichheit zwischen den Geschlechtern setzt sich in der Teilung des sozialen Raumes fort. Die-

---

4   Mernissi (1987, S. 10) erinnert daran, dass der Orgasmus im Islam einen Vorgeschmack auf den Zustand im Paradies darstellt und Bouhdiba (1973, S. 202) nennt sein Kapitel über das Paradies »Orgasme Infini«.

5   Ähnlich dem dichotomen Verhältnis von Sex und Gender, werden auf Grundlage der biologischen Zeugung unterschiedliche kulturelle Konstruktionen dieses Prozesses »… by which life comes into being« (Delaney 1991, S. 27) entwickelt. Zur Diskussion der Dichotomie von Sex und Gender siehe z. B. Collier u. Yanagisako 1987, Butler 1990, Landweer 1993, 1994.

se Vorstellungen werden von Männern und Frauen geteilt, was aber nicht bedeutet, dass es nicht trotzdem zu Konflikten oder Widersprüchen zwischen individuellen Wünschen und gesellschaftlichen Erwartungen kommen kann. Da es die Unreinheit des Körpers ist, die von Frauen erwartet wird und die sie zu untergeordneten Wesen macht, ist es eine Form der unkontrollierbaren Unreinheit – in der Form der Besessenheit – die als eine Übertreibung der Erwartungen erscheint und damit an den Grundfesten der Gesellschaft rüttelt. Frauen greifen die Ausdrucksformen, die ihnen von der Gesellschaft zugeschrieben wurden auf, erweitern sie durch externe Wesen, die Dämonen, und enthüllen (vielleicht unbewusst) soziale Effekte der Unreinheit/Inferiorität. Dämonen (cin) verunreinigen diesen Vorstellungen nach die Körper der Frauen, indem sie deren Körpergrenzen überschreiten. Immer steht ein besessener Frauenkörper unter fremdem Einfluss. Die gesellschaftliche Ordnung, die in enger Verbindung mit der Fähigkeit der Männer, »ihre« Frauen und deren Fruchtbarkeit zu kontrollieren, zu sehen ist, wird dadurch gefährdet. Die durch »cin« verunreinigten oder besessenen Frauen werden durch Reinigungsrituale, die von einem »cinci-hoca« verordnet werden, wieder in die Gesellschaft integriert. Die Interpretation dieser Abweichungen scheint aber nicht eindeutig festgelegt zu sein. »Some said he was deli (crazy), some said he was veli (saint)« (Öztürk 1964, S. 349).

> Öztürk verwendet dieses Sprichwort in seiner Studie »Folk Interpretation of Mental Illness«. Es ist bei ihm mit dem grammatikalischen Maskulin übersetzt. Frauen sind jedoch öfter von Besessenheit betroffen. Nach Hentschel (1987, S. 68) und einem von mir befragten »hoca« kommen ungefähr zweimal so viele Frauen wie Männer zu den Heilern.

19.4 »Cin/peri« – Erzählungen von einer anderen Gemeinschaft

Die Langeweile der Seele (canı sıkılmak) ist nach den Vorstellungen in Yeşilköy durch Dämonen verursacht, die meist aufgrund von einem heftigen Schrecken oder falschem Verhalten der Menschen in deren Körper eindringen und sie verletzen oder gar besetzen.

❗ Dämonen werden immer dann aktiv, wenn die gesellschaftliche Ordnung von Menschen nicht befolgt wird, verursachen aber auch selbst von der Norm abweichendes Verhalten.

Das türkische Wort »cin« (Dämon) wird etymologisch vom arabischen Ğinn abgeleitet, das verborgene, geheimnisvolle Wesen bezeichnet (Henninger 1981, S. 157). Die Wurzel »ğnn« bedeutet im Arabischen sowohl bedecken als auch versteckt sein. »Die Wurzelbedeutung informiert uns also darüber, dass sich die Ğinn vor den Menschen verbergen, und dass sie ebenso den Verstand des Menschen verhüllen können, sodass er besessen (maǧnun) wird« (Hentschel 1987, S. 4).

In Yeşilköy wird fast ausschließlich der Begriff »peri« zur Bezeichnung von Dämonen verwendet, der nach Boratav (EI II. »Djinn«) in der Türkei ein Synonym für »cin« ist.

> Das Begriffspaar »cin/peri« soll sowohl auf die synonyme Verwendung der beiden Begriffe im Dorf, als auch auf die Unterschiedlichkeit der Vorstellungen in der Orthodoxie und im lokalen Islam hinweisen. »Peri« wird häufiger in Märchen und Erzählungen von übernatürlichen Wesen verwendet und bezeichnet auch mythische Feen und damit weibliche Wesen. In Yeşilköy wird mehrheitlich der Begriff »peri« verwendet, während im Koran und von Heilern Dämonen als »cin« bezeichnet werden.

Die Einwohner von Yeşilköy empfinden ihre Vorstellungen von Dämonen und ihren Umgang damit nicht als eine Abweichung von den Vorschriften im Koran. Der »cin/peri«-Glaube lässt sich auch vom Koran ableiten, enthält aber eindeutig Elemente

19.4 »Cin/peri« – Erzählungen von einer anderen Gemeinschaft

vorislamischer Zeit (Henninger 1981, S. 151 ff). »Cin« sind nach dem Koran Wesen, die tausend Jahre vor den Menschen aus dem Feuer der sengenden Glut geschaffen (Sure 15, S. 27, Sure 55, S. 15) wurden. Es gibt Gute und Böse unter ihnen (Sure 37, S. 158–160), Gläubige und Ungläubige, weibliche und männliche. Sie besitzen Verstand wie die Menschen und werden sich vor Gott verantworten müssen (Sure 6, S. 128–130). Eine Kontaktaufnahme zu den Dämonen wird nach der Orthodoxie jedoch als unmöglich betrachtet und jegliche Anrufung von Wesen außer Allah strikt abgelehnt.

Nach den dörflichen Vorstellungen bewachen die Dämonen vor allem die Grenzen der Menschen. Sie sitzen nicht nur an den Grenzbächen der Dörfer und Schwellen der Häuser, sondern tauchen auch vermehrt an den Übergängen zu neuen sozialen Rollen, insbesondere bei Frauen, auf. Häufig bewohnen »cin/peri« verunreinigte Orte wie Badehäuser und Toilettenanlagen, Quellen und Bäche, verlassene Orte, wie Mühlen, Ruinen, alte Häuser, große Bäume, Höhlen und Friedhöfe. In Abfallhaufen, unter zerknitterten Kleidern und an den Orten, wo Abwaschwasser ausgeleert wird, muss mit ihrer Anwesenheit gerechnet werden. Sie können in verschiedenen Gestalten erscheinen, als Winde, Tiere oder gar als Menschen. Erscheinen sie als menschliche Wesen, so sind sie an irgendeiner Unvollkommenheit (z. B. falsch geformte Augenbrauen) erkennbar.

Besitz ergreifen können Dämonen jedoch nur von Menschen, die bestimmte Verhaltensregeln nicht einhalten. Da die »basmala« (Anrufung Gottes) angeblich die »cin/peri« warnt, soll sie zu jeder Tageszeit vor jeder Tätigkeit, vor allem beim Hinaustreten über die Schwelle des Hauses, ausgesprochen werden. Wird die Formel vergessen, so könnte ein »cin/peri« verletzt oder gestört werden. Besonders gefährlich sind sie nach dem »ikindi« (Nachmittagsgebet). Ab diesem Gebet bis nach der Morgendämmerung schützen Koranrezitationen die Menschen vor Angriffen der Dämonen, gefährdete Personen sollen allerdings in dieser Zeit das Haus überhaupt nicht verlassen. Dämonen zeigen sich nie mehr als einer Person gleichzeitig. »Es ist gefährlich über längere Zeit allein in einem Zimmer zu schlafen, weil der Schutz durch menschliche Energie nur gegeben ist, wenn viele Menschen in einem Raum sind« (ein »hoca« aus der Provinz Trabzon). »Cin/peri« werden zu Hütern der Ordnung, indem mit ihrer Hilfe Normverletzungen und Unreinheiten sichtbar gemacht werden.[6]

Die Existenz der »cin/peri« wird von allen bestätigt: von Frauen und Männern, Jungen und Alten. Die Dämonen leben in ihrer eigenen Welt, zeigen sich den Menschen aber so regelmäßig, dass nie ein Zweifel über ihre Anwesenheit entsteht. Insbesondere ältere Personen erzählen immer wieder von ihren Begegnungen mit Dämonen in Form von Hunden oder Kröten.

»Als ich eines Tages von der Arbeit am Feld nach Hause ging, traf ich auf eine Kröte, die am Straßenrand hockte. Ich dachte: ›Ach, was für ein hässliches Tier!‹, und stieß es, ohne bismillah zu sagen, den Abhang hinunter. In der gleichen Nacht hatte ich einen Traum. Eine riesige Kröte kam auf mich zu und trug mich zum Bach hinunter. Vor Angst zitternd wachte ich auf und konnte bis zum Morgen nicht mehr einschlafen. Am nächsten Tag konnte ich meine Beine nicht mehr bewegen und sie begannen anzuschwellen. Da verstand ich, dass die Kröte ein »peri« war. Ich ging zum Yakup »hoca«, der hat für mich aus dem Koran gelesen. Da ging es mir bald wieder gut« (alter Mann aus Yeşilköy).

> ❗ Dämonen verhalten sich als Hüter der Ordnung: von Allah geschaffene Wesen dürfen nicht verletzt werden, Ältere müssen mit Respekt behandelt werden, Unreinheit muss vor dem Gebet (aptes), nach dem Geschlechtsverkehr, nach der Menstruation und nach den Lochien durch große Reinigungsrituale entfernt werden (banyo, büyük aptes).

Sogar kleine Fehltritte können die jähzornigen »cin/peri« erregen, deshalb darf Menstruationsblut nie verbrannt, sondern muss unter fließendem Wasser gewaschen werden; Haare dürfen nie einfach achtlos weggeworfen und Brotkrümel nicht

---

6 Vorstellungen über die Aufenthaltsorte, Lebensweisen und Erscheinungsformen von cin in der Türkei sind bei Boratav (1984, S. 74 ff), die im arabischen Raum bei Hentschel (1987 S. 36 ff) und Henninger (1981, S. 28 ff) ausführlich behandelt. Hentschel bestätigt die Bedeutung der »cin« als Ordnungshüter und Grenzwächter: »Die Einzigen, die vor den Nachstellungen der Ğinn gefeit sind, sind die wahren Gläubigen« (Hentschel 1987, S. 10).

auf den Boden geworfen werden. Die normativen Vorstellungen des alltäglichen und rituellen Lebens spiegeln sich in den Gefahren, die von »cin/peri« ausgehen, wider. Wenn Dämonen allerdings von einer Person Besitz ergreifen, sorgen sie durchaus nicht für angebrachtes Verhalten, sondern bewirken weitere Verletzungen der sozialen Ordnung, verdeutlichen die individuelle Entfremdung von der Gesellschaft.

19.5 Besessene Frauen – Strategien der Veränderung

Wie bereits erwähnt sind entschieden mehr Frauen von diesen Krisen betroffen als Männer. Frauen sind eher gefährdet, weil sie durch Menstruation, Schwangerschaft und Geburt – alles Zeichen der weiblichen Fruchtbarkeit und rituellen Unreinheit zugleich – körperlich und rituell weniger geschützt sind. Austretende Körperflüssigkeiten sind unrein und ziehen Dämonen an. Doch während Männer die Körperflüssigkeit kontrollieren können, sind ihnen Frauen immer wieder für bestimmte Zeiten ausgeliefert. Häufig fallen diese körperlichen Krisen auch in die Phase der ersten Menstruation, der Hochzeit oder der ersten (meist kinderlosen) Zeit der Ehe – also in Lebensabschnitte, in denen die Frauen aufgrund ihrer neuen Rolle (junge Frau, Ehefrau, Mutter) ohnedies starken Verunsicherungen, Veränderungen und Kontrollen ausgesetzt sind.

> ❗ In schwierigen Übergangsphasen lösen die Trennung von den Eltern, harte Arbeit als junge Ehefrau (gelin) oder eine ausbleibende Schwangerschaft oft Angst aus und machen so den Körper für Krisen anfällig oder anders ausgedrückt: für Dämonen durchlässig.

Ein Anfall von Besessenheit hat einen bestimmten Ablauf. Die betroffene Frau ist rastlos und vernachlässigt ihre Pflichten. Ein häufiges: »Canım sıkılıyor!« (Meine Seele langweilt sich!), begleitet ihre Unruhe. Häufig verweigern die Frauen in diesem Zustand normgerechtes Verhalten: Sie zeigen bspw. nicht den gebotenen Respekt gegenüber den Eltern, schreien mit ihnen, rauchen in ihrer Gegenwart, tanzen vor der Schwiegermutter oder gar vor fremden Männern. Eine Frau legte in der Öffentlichkeit ihren Kopf auf den Schoß ihres Mannes, eine sperrte sich in einem Zimmer ein und eine andere lief auf das Dach mit der Drohung, sich in den Tod zu stürzen. Alle diese Verhaltensweisen haben gemeinsam, dass sie Normüberschreitungen darstellen, verzweifeltes Aufbegehren ausdrücken und damit die gesellschaftlichen Normen, insbesondere das hierarchische Geschlechterverhältnis und die Macht der Eltern und Älteren herausfordern.

Während eines Anfalles treten unterschiedliche körperliche Symptome auf, die aber begrifflich nicht unterschieden werden. Man benennt sie – mit Ausnahme von baygınlık (Ohnmacht) – entweder nach der angenommenen Ursache:

- »marazlı« (von Kummer oder einer Plage betroffen),
- »çalgılı« oder »peri lenmiş« (von Dämonen besessen),

oder nach der Zuständigkeit:

- cincilik (eine Angelegenheit für den »hoca«).

> Öztürk bezeichnet die Anfälle entsprechend einer psychiatrischen Taxonomie: »aphonia, aphasia, strokes, epileptic attacks, schizophrenic reactions, manias, and severe delusional depressions« (Öztürk 1964, S. 351).

Krisen können aus einem Anfall bestehen, aber auch immer wiederkehrende Symptome aufweisen, die sich manchmal über Jahre hinziehen. In den Phasen von Krisen kommt es zu unterschiedlichen, oft dramatischen Höhepunkten, die immer in Formen von Schwächeanfällen enden: Ohnmacht, Atemnot, Unfähigkeit zu sprechen. Die Frauen können sich ihren Aussagen nach weder an die Normverletzungen noch an die Anfälle erinnern. Sie erzählen übereinstimmend von schönen Erlebnissen, von angenehmen oder ersehnten Begegnungen. Nach einem Anfall, so bestätigen sie immer wieder, fühlen sie sich müde aber irgendwie gestärkt und befreit. Manche Krisen lösen sich mit einer rituellen Intervention (meist verbunden mit einer sozialen Veränderung) endgültig auf, andere beginnen in einer nächsten schwierigen sozialen Phase wieder. Alle Frauen innerhalb eines Dorfviertels wissen genau über Verlauf und Entwicklung der Krisen Bescheid.

Gegenüber Außenstehenden werden diese Phänomene jedoch verheimlicht oder verharmlost, insbesondere wenn die Frauen unverheiratet sind.

Im Sommer 1993 fuhren Hatice und ich in die Türkei, beide auf der Suche nach den Gründen und der Heilung ihrer Krise. Sie ging zu praktischen Ärzten und unterschiedlichen »hoca« sowohl in Istanbul, wo ihr Bruder lebt, als auch in Adapazari, in der Umgebung ihrer Schwiegereltern als auch in Trabzon, in der Umgebung ihrer Eltern. Das Thema Krankheit bestimmte den Aufenthalt in der Türkei, alle wollten helfen und brachten die junge Frau zu Ärzten mit gutem Ruf und zu »hoca« mit großen Namen und viel Erfahrung. In Istanbul wurden insbesondere Mediziner aufgesucht, und die verschriebenen Medikamente türmten sich im Gepäck. Doch das Ziel der Heilung schien durch Ärzte, die eine vertraute Sprache reden, aber den Körper trotzdem nicht verstehen, noch immer nicht erreicht. Hatice wirkte abwesend und unkonzentriert und antwortete auf jede Frage mit ihrer Krankheitsgeschichte und den neuen Erkenntnissen ihrer Ratgeber. Sie wollte nach Adapazarı in das Dorf ihrer Schwiegereltern fahren, nur kurz bleiben und gleich weiterreisen zu ihren Eltern nach Trabzon.

Im Haus der Schwiegereltern war die Kraft der »peri« gut bekannt, da der Schwiegervater selbst einmal betroffen gewesen war. Er hatte zwar keine körperlichen Symptome, aber angeblich war damals sein Verstand vollkommen von den Dämonen besetzt gewesen. Er erzählte von seinen ersten Begegnungen mit den schönen Frauen (die er als »peri« erkennen konnte, weil ihre Füße verkehrt herum angebracht waren) in einem einsamen Haus im Wald. Es waren Christinnen und Muslima und sie kamen aus unterschiedlichsten Ländern. Nachdem sich eines dieser schönen Wesen (eine Muslima namens Hanife) ihm genähert hatte, weigerte er sich für mehr als ein Jahr das Bett mit seiner Frau zu teilen und schlief immer allein im alten Haus. Befallen werden konnte er seiner Ansicht nach, weil er sich vor einem Hund im Feld erschreckt hatte, die Angst machte ihn für die Dämonen anfällig. Der Schwiegervater[7] wunderte sich als Kenner von Besessenheit zwar, dass Hatice keine »peri« sah und keine Namen von ihnen wusste, war aber überzeugt, dass der »hoca« sie schon finden und identifizieren würde.

Auch im Haus der Schwiegereltern, wo die Schwiegertochter (gelin) eigentlich den Haushalt führt, musste Hatice nicht arbeiten. Sie bereitete sich auf einen weiteren Besuch bei einem »hoca« vor. Es standen mehrere zur Auswahl und in langen Verhandlungen wurde entschieden, welchen Hatice – mit ihrer Schwiegermutter und mit mir gemeinsam – aufsuchen sollte. Mit wenigen Fragen klärte dieser »hoca«, dass Hatice weit weg von ihren Eltern im Ausland lebte, dass sie nicht glücklich war, dass sie zwei Söhne geboren und ein Kind »verloren« hatte und stellte fest, dass ihr Mann auf dem falschen Weg sei und dringend zu ihm kommen sollte.

Die anschließenden Diskussionen zwischen Hatice und ihrer Schwiegermutter über die Aussagen des »hoca« waren heftig und widersprüchlich. Geklärt wurde, dass Hatice kurz nach ihrer Hochzeit von ihrem Mann sehr erschreckt worden war, indem er sich hinter der Eingangstür der Wiener Wohnung versteckt hatte (Auslöser der Krankheit durch einen großen Schrecken), und dass er jetzt in Wien nicht ausreichend für sie sorgte und sich vom richtigen (religiösen) Weg entfernt hatte. Plötzlich brach es aus der Schwiegermutter hervor: Mein Sohn ist genauso ein Esel wie sein Vater. Er hat eine Geliebte und vergisst deshalb seine Familie. Die Schwiegermutter hat die Botschaft Hatices durch die Interpretationen der Aussagen des »hoca« verstanden, sie wollte ihren Sohn bei ihrem nächsten Aufenthalt in Österreich auf den rechten Weg zurückbringen. Am nächsten Tag kam ein Bote mit zwei »muska« (Amulett) vom »hoca«, der auch Vorschriften für Reinigungsrituale übermittelte.

Hatice nahm ein Bad, befestigte ihre »muska«, erklärte mir, dass ich die Geschichte von ihrem Mann in Trabzon auf keinen Fall erzählen dürfe, weil es sonst zu einer Scheidung käme, und wir brachen auf ins Dorf ihrer Eltern. Dort wurde der »hoca« in den endlosen Erzählungen langsam zu einem tiefgründigen (derin) Spezialisten: »Er hat alles gewusst, und es stimmt alles, was er gesagt hat.« Auch dort wurde von ihr in diesem Zustand keine Mithilfe im Haushalt oder bei der Ernte erwartet. Hatice ging jeden Tag zu einem »hoca« im

---

7 Die Schwiegereltern haben auch acht Jahre in Österreich gelebt und pendeln jetzt zwischen Österreich und der Türkei. Hatices Ehemann behauptet, dass der Vater immer wieder sexuelle Beziehungen mit Frauen im Dorf eingeht.

Dorf, der die vom Heiler in Adapazarı vorgeschriebenen Stellen des Korans für sie las. Hatice erzählte wenig von den angenommenen Ursachen ihrer Leiden, dafür umso mehr von den Reden des »hoca« und ihren Symptomen. Doch ihre Verwandten wissen, dass sie ihren Mann nicht heiraten wollte und dass seine Familie sie immer schlecht behandelt hat. Jetzt hatte sie einen Weg gefunden, allen mitzuteilen, dass es ihr schlecht ging. Da sie gegen ihren Willen nach Österreich verheiratet worden war, erzeugte dieses sichtbare Leiden Schuldgefühle bei den Eltern und den Älteren. Hatices Krise wurde erst zwei Jahre später durch eine Schwangerschaft beendet.

Junge Frauen, die nicht gesund sind, werden verstärkt Ritualen und Kontrollen ausgesetzt, bekommen jedoch von ihrem sozialem Umfeld sehr viel Aufmerksamkeit und betreiben durch ihre Erzählungen und Interpretationen der Interpretationen des »hoca« auch soziale Kritik. Die Frauenkörper legitimieren angeblich das Geschlechterverhältnis als komplementär-hierarchisch, diese Hierarchie wird aber auch zum Auslöser von Krisen. Indem körperliche Krisen nicht als Kritik, sondern als von Dämonen verursachte Besessenheit verstanden werden, kann das abweichende Verhalten der Frauen als körperliche Unreinheit und damit als Angelegenheit für den Heiler dargestellt werden. Die Frauen werden aus diesem Grund für ihre Abweichungen nicht bestraft und die Heilung erfolgt durch Reinigung. Doch durch die Verbindung der kollektiven rituellen und körperbezogenen Sprache mit individuellen Krisen verwandeln die Frauen, vermittelt durch die Dämonen und formuliert durch die Heiler, ihre zur Sprache gewordenen Körper/Krisen wieder in eine Rede gegen die Macht.

19.6 »Cinci-Hoca« – die Praktiken der Reinigung

Krankheiten werden in Yeşilköy in unterschiedlichen Kategorien zusammengefasst: »Wenn du dir das Bein brichst, dann gehst du zum Beineinrichter (kırıkçı), wenn du eine Grippe hast, dann gehst du zum Arzt und wenn deine Seele krank ist, dann gehst du zum ›hoca‹« (Alter Mann in Yeşilköy).

> Jegliche Heilungspraktiken jenseits der Schulmedizin sind in der Türkei seit 1925 untersagt (Öztürk 1964, S. 348). Der Koran bestätigt die Existenz von »cin/peri« (Dämonen), aber auch die Orthodoxie wendet sich entschieden gegen die Möglichkeit, mit diesen Wesen Kontakt aufzunehmen (Hentschel 1987, S. 62, Eyüboglu 1978, S. 8). Trotzdem praktizieren Heiler in der Türkei und auch in Europa und werden von der türkischen (vor allem ländlichen) Bevölkerung mit unterschiedlichsten (die Seele betreffenden) Symptomen konsultiert. Auch das Aufdecken von illegitimen sexuellen Beziehungen von »hoca« zu minderjährigen Klienten lässt die potentiellen Kunden ziemlich unbeeindruckt: Böse »hoca« hat es immer gegeben, solche, die ihre Macht benutzen, um Schlechtes zu tun, und die »muska« machen, um die Sinne von jungen Mädchen zu verwirren. Doch diese Männer sind in ihren Augen keine Gläubigen, und was sie tun, ist nicht Heilen, sondern Schwarze Magie.

Diese Spezialisten (cinci-hoca) haben die Macht, Dämonen zu kontrollieren. Eine Fähigkeit, die sie angeblich von Gott bekommen haben und die durch jahrelanges Training unter Kontrolle gebracht werden muss. »Man muss sich Dämonen wie Radio- oder Fernsehwellen vorstellen. Sie sind nicht sichtbar, und du kannst sie nicht hören, aber wenn du das Gerät einschaltest, kannst du sie hören und sehen. Auch wenn du die Cin nicht siehst, sind sie immer vorhanden. Nur wenn du weißt, wie man mit ihnen umgeht, kannst du sie ›einschalten‹« (Hoca).

Viele Heiler leben ein durchschnittliches Leben als Bauern oder Arbeiter, haben Familien und manche gehen in die Migration. Die Heiler sind über große Entfernungen bekannt und werden unter erheblichem finanziellem Aufwand aufgesucht. Die Preise für die Dienste der »hoca« sind unterschiedlich hoch. Manche verlangen nichts, andere akzeptieren Spenden und Geschenke, und wieder andere haben sogar fixe Tarife für ihre angebotenen Leistungen. Die Praktiken sind unterschiedlich und auch die Leistungen und Erfolge, die ihnen nachgesagt werden.

19.6 »Cinci-Hoca« – die Praktiken der Reinigung

Alle »hoca«, die heilende Absichten haben, lesen aus dem Koran. Manche arbeiten zuerst mit Sternzeichen (yıldızname) und interpretieren diese für die Patientinnen, um die Ursachen für die Besessenheit zu klären. Andere nehmen direkt mit den »cin« Kontakt auf, um von den Dämonen die Geschichte des Leidens zu erfahren.

Mit Hilfe verschiedener Rituale vertreiben die »hoca« die »cin/peri« aus dem Körper der Hilfesuchenden und stärken sie gegen neue Angriffe. Zu diesem Zweck werden von den Spezialisten häufig »muska« hergestellt: Eine Koransure oder ein Zauberspruch wird auf ein Stück Papier geschrieben, das zu einem Dreieck gefaltet und in Stoff eingenäht wird. Manchmal werden die stärkenden Worte des Korans auch auf einen Teller geschrieben, mit Wasser abgespült und die Flüssigkeit anschließend als Heilmittel verabreicht. Die schützende oder heilende Kraft kann auch mit dem Rauch der verbrennenden Worte eingeatmet werden. Darüber hinaus gelten Olivenöl, Honig und mit Koranversen besprochenes, also geweihtes Wasser (okunmuş) als Heilmittel. Die Haselnuss, die in der Provinz Trabzon wirtschaftlich große Bedeutung hat, wird ebenfalls als Amulett verwendet. Die Hilfesuchenden wissen nicht, was auf den Zetteln und Tellern geschrieben steht, vertrauen aber auf die Kraft der heiligen Worte und auf den Schutz ihrer Amulette. Viele Menschen, die schon einmal von Dämonen heimgesucht worden waren, tragen immer ein »muska« (Amulett).[8]

Beispiel

Gül ist auch in Yeşilköy aufgewachsen. Als sie von meiner Absicht hörte, dass ich für meine Forschungen einen »hoca« in der Nähe von Caykara aufsuchen wollte, erzählte sie mir, dass dieser die Krankheit und den nahen Tod ihrer Schwester vor ein paar Jahren richtig vorhergesehen hatte und dass sie mich begleiten möchte. Sie hatte seit dem Tod ihres Onkels immer wieder Ohnmachtsanfälle, die sie bei dieser Gelegenheit untersuchen lassen wollte. Wir wurden vom »hoca« in einem kleinen Zimmer empfangen, in dem sich nur ein kleiner Ofen und eine Sitzbank befanden. Der Heiler fragte sie zuerst nach ihren Beschwerden und versuchte damit offensichtlich einerseits medizinische Ursachen für ihre Symptome auszuschließen und andererseits ihre Familiengeschichte zu rekonstruieren.

Er schrieb dann den Namen der Mutter in arabischen Zeichen auf ein Papier und gab dieses Gül in die Hand. Er befahl ihr anschließend, sich auf Allah zu konzentrieren und Gottes Namen immer wieder leise zu wiederholen. Während er Suren aus dem Koran vortrug, blies er ihr immer wieder ins Gesicht, bis sie schließlich ohnmächtig wurde. Zufrieden nickte er und stellte fest: Ja, sie ist besessen. Dass ich wegen der Ohnmacht nervös wurde, bestätigte ihm offensichtlich nur, dass ich »cahil« (unwissend, vorislamisch) war und nichts von den Vorgängen verstand. Er weckte seine Patientin mit gewöhnlichem Wasser und bemalte anschließend ihre Finger mit unsichtbarer Tinte. Nachdem er so ihren Körper mit heiligen Buchstaben für »cin« verschlossen hatte, hielt er ihr ein rauchendes Büschel Haare unter die Nase, das er ihr während ihrer Ohnmacht abgeschnitten hatte. Sie begann sich zu winden und zu schreien, und wieder schien der Heiler sehr zufrieden mit den Effekten seiner Arbeit. Er beruhigte sie und versprach, dass sie innerhalb von zwei Wochen wieder ganz rein (tertemiz) sein würde. Er schrieb heilige Worte auf einen Teller, wusch die Buchstaben ab und sammelte die Mixtur in einer kleinen Flasche. Sieben Tage lang sollten Gül und ihre Mutter Wasser mit ein paar Tropfen aus dieser Flasche vermischen und trinken, dazu sollte Gül ebenfalls sieben Tage lang ein wenig von ihrem Haar abschneiden, es verbrennen und den Rauch einatmen. Drei Tage sollte sie auch ein Bad nehmen, wobei die Mixtur der kleinen Flasche ins Badewasser gemischt werden musste. Während dieser drei Tage sollten Bad, Toilette, Waschbecken und der Brunnen mit dem heiligen Wasser besprengt werden. Olivenöl wurde als Nasentropfen verschrieben und Honigwasser als Frühstücksgetränk verordnet, Gül sollte Kraut und Eier meiden.

Die Begegnungen mit »cin/peri« stehen nicht nur im Zusammenhang mit Grenzüberschreitungen und Normverletzungen, sondern sind selbst Ausdruck von Verunreinigung des Körpers. Wenn Dämonen die Körpergrenzen überschritten haben, können nur noch Reinigungsrituale – wie nach Sexualität, Menstruation und Lochien – den Zustand der Reinheit wieder herbeiführen.

---

8   Eine Auflistung von Zaubersprüchen und magischen Praktiken findet sich bei Eyüboglu (1978), speziell im Zusammenhang mit Fruchtbarkeit bei Barlas (1974).

19.7 Zur Ambiguität der Besessenheit von Frauen

Die islamischen Konzepte von Reinheit und Zeugung geben dem Körper eine besondere Bedeutung für die soziale und kosmische Ordnung. Die Differenz zwischen den Geschlechtern wird durch diese Vorstellungen betont und bildet eine scheinbar natürliche (gottgegebene) Legitimation für die Geschlechterhierarchie (Yanagisako u. Delaney 1995). Während Männer ihre Reinheit kontrollieren, also immer wieder herstellen können, sind Frauen ihren körperlichen Unreinheiten ausgeliefert, während die Männer zeugen, gebären die Frauen nur. Die Sprache über den Körper von Mann und Frau erscheint als Sprache des Körpers selbst und erzählt von männlicher Überlegenheit und weiblicher Inferiorität.

> Große rituelle Reinigung ist sowohl mit den rituellen Übergängen (erste Menstruation, Hochzeit und Geburt) als auch mit Befreiung von Dämonen verbunden. Große Reinigungsrituale dienen immer auch der Reintegration in die Gesellschaft.

Doch während die Verwobenheit von körperlichen Übergängen mit großer ritueller Unreinheit als notwendige Entwicklung von Frauen erscheint, ist Besessenheit eine besondere Form von Unreinheit, die nur bestimmte (schwache) Menschen durchlaufen. Die Sprache des Körpers erzählt nicht nur von den Vorstellungen der Reinheit, sondern auch von Besessenheit, die unerträgliche Last ausdrückt, die Frauen durch genau diese Geschlechterhierarchie ertragen müssen. Mit dieser besonderen Verunreinigung durch Dämonen werden nicht nur die gesellschaftlichen Gefahren und normativen Grenzen sichtbar, sondern auch die gegenhegemonialen Strategien im Kampf gegen Unterordnung.

Hatice sucht nach Linderung ihrer Schmerzen in allen ihr zur Verfügung stehenden Systemen, den westlich medizinischen in deutscher und türkischer Sprache und schließlich den lokalen rituellen in türkischer und arabischer Sprache. Während ihr die Medizin nicht weiterhelfen kann, bieten ihr die Vorstellungen von Besessenheit gleich mehrere Erleichterungen: Erstens ist sie in diesem Kontext nicht für ihren Zustand verantwortlich, zweitens gibt ihr dieses System viel Aufmerksamkeit und Entlastung und drittens hilft es ihr, die Probleme, die sie kaum ansprechen kann, über dritte Wesen (Dämonen und Heiler) zu formulieren.

> Auch wenn die Krisen durch die Migration (Trennung von der vertrauten Umgebung), durch österreichische Gesetzgebungen (Aufenthaltsgesetze, die zum Beispiel eine Scheidung unmöglich machen) oder neue Erfahrungen sozialer Ausgrenzung (Rassismen) miterzeugt sind, greifen viele Frauen bei bestimmten Problemen auf ein System zurück, das es ihnen ermöglicht, das Leiden zu formulieren und die entfernten sozialen Welten wieder zu verbinden.

Sie bringen dadurch für ihre österreichische Umgebung neue Erfahrungen und Lösungsvorschläge ein und erzeugen »diasporic public spheres«.[9] In diesen Nachbarschaften von einander unbekannten Erfahrungen passen oft Betrachter nicht mehr in die lokalen Betrachtungsweisen und stören lokale Bilder (in diesem Fall von Körper und Gesundheit). Nicht nur – wie in diesem Fall – durch einen Rückgriff auf eine Strategie der Veränderung sozialer Konflikte, sondern auch auf der Ebene von ökonomischen Kooperationen, politischen Organisationen oder religiösen Vereinigungen versuchen Migranten ihre unterschiedlichen lokalen Einbindungen in ihren Alltag zu integrieren. Ich möchte diese körperlichen, gegenhegemonialen Strategien der Veränderung über Grenzen hinweg in den Kontext transnationaler Forschung stellen, weil diese nicht nur die Politik der Aufnahmeländer und die Integration der Migranten in den Blick nimmt, sondern Prozesse von multiplen Identitäten, die durch mehrfache lokale Einbindungen neue Formen von Zugehörigkeit hervorbringen. Die Heilung unaussprechlicher Krisen über Grenzen hinweg zeigt eine Strategie, alltägliche Probleme nicht nur lokal, sondern durchaus translokal[10] zu bewältigen.

---

9 Appadurai (1996) verwendet »diasporic public spheres«, »new neighborhoods« und »ethnoscapes«, um diese neuen Dynamiken begrifflich zu fassen.

10 Ich verwende den Begriff translokal anstelle von transnational (Appadurai 1991, Basch et al. 1994), weil meiner Ansicht nach nicht nur »diasporic« oder »transnational communities«, sondern auch mehrfache lokale Einbindungen von Subjekten und damit Prozesse multipler Identitäten erforscht werden sollen.

Literatur

Appadurai A (1991) Global Ethnoscapes. Notes and Queries for a Transnational Anthropology. In: Fox R (ed) Recaptering anthropology. Working in the present. Santa Fe, New Mexico, pp 191–210

Appadurai A (1996) Modernity at large. Cultural dimensions of globalization. University of Minnesota Press

Basch L, Glick-Schiller N, Szanton-Blanc C (1994) Nations Unbound. Transnational projects, postcolonial predicaments, and deterritorialized nation-tates. Routledge, London

Barlaş U (1974) Anadolu düğünlerinde büyüsel inanmalar. Halk Eğitimi Yayını, Karabük

Boddy J (1989) Wombs or alien spirits. Women, men and the zar cult in Northern Sudan. University of Wisconsin Press, Madison

Boratav Pertev N (1973) 100 Soruda Türk Folkloru. Inanışlar, Töre ve Törenler, Oyunlar. (=100 Soruda Dizisi 40). Gercek Yayınevi, Istanbul

Bouhdiba A (1973) Islam et Sexualité. Dissertation an der Universität Lille III

Butler J (1991) Das Unbehagen der Geschlechter. Suhrkamp, Frankfurt/M

Collier JF, Yanagisako SJ (eds) (1987) Gender and Kinship. Essays toward a unified analyses. University of California Press, Stanford

Cumhur N (1981) İslam Esasları. Cumhur Yayınları, Istanbul

Delaney C (1991) The seed and the soil. Gender and cosmology in Turkish village society. University of California Press, Berkeley

Delaney C (1998) Abraham on Trial. Princeton University Press

The encyclopaedia of islam (El II) (1954). New edn, vol 1. Brill Academic Publishers, Leiden

Eyüboğlu İZ (1978) Cinci Büyüleri ve Yıldızname. Seçme Kitaplar, Istanbul

Godelier M (1982) La production des grandes hommes. Pouvoir et domination masculine chez les Baruya. Fayard, Paris

Henninger J (1981) Geisterglaube bei den vorislamischen Arabern. In: Henninger J (Hrsg) Arabica Sacra. Aufsätze zur Religionsgeschichte Arabiens und seiner Randgebiete (Orbis Biblicus et Orientalis 40). Universitätsverlag Freiburg

Hentschel K (1987) Ğinn-Glaube, Zauber- und Heilwesen im heutigen Kairo. Dissertation an der Universität Wien

Landweer H (1993) Kritik und Verteidigung der Kategorie Geschlecht. Wahrnehmungs- und symboltheoretische Überlegungen zur sex/gender-Unterscheidung. Feministische Studien 11(2): 34–43

Landweer H (1994) Generativität und Geschlecht. Ein blinder Fleck in der sex/gender-Debatte. In: Wobbe T, Lindemann G (Hrsg) Denkachsen. Zur theoretischen und institutionellen Rede vom Geschlecht. Suhrkamp, Frankfurt/M, S 147–176

Mernissi F (1987) Geschlecht, Ideologie, Islam. Frauenbuchverlag, München

Öztürk O (1964) Folk treatment of mental illness in Turkey. In: Kiev A (ed) Magic, faith, and healing. Studies in primitive psychiatry today. The Free Press, New York, pp 343–363

Paret R (1979) Der Koran. Übersetzung. Kohlhammer, Stuttgart

Stirling P (1965) Turkish Village. Lexington

Strasser S (1995a) Die Unreinheit ist fruchtbar! Grenzüberschreitungen in einem türkischen Dorf am Schwarzen Meer. Wiener Frauenverlag, Wien

Strasser S (1995b) Cincilik – eine Angelegenheit für die Heiler? Zur Bedeutung von körperlichen Krisen der Frauen in einem trükischen Dorf. Promedia, Wien, S 205–225

Strasser S (1998) Ambiguité de l´impureté: Corps de femme, moments critiques de la vie, et possession par les esprits dans une village de la côte est de la mer Noire en Turquie. In: Godelier M, Panoff M (eds) Le corps humain: Supplicié, possedé, cannibalisé. Édition des archives contemporaines, S 29–54

Strasser S (2000) Impurity as criticism: Reports from a Black Sea village in Turkey. ISIM (International Institute for the Study of Islam in the Modern World) Newsletter 5: 13

Yanagisako SJ, Delaney C (eds) (1995) Naturalizing Power. Essays in feminist cultural analysis. Routledge, London

20

Ein religiöses, spirituelles Ereignis, eine neurotische Einbildung oder eine dissoziative Störung?

Kasuistik einer Stigmatisation

Berenice Romero, Aron Craemer, Cecilia Gamboa

20.1	Einleitung – 314	
20.2	Psychiatrische und psychoanalytische Überlegungen zu Stigmatisation – 315	
20.2.1	Psychopathologischer Befund – 315	
20.2.2	Psychodynamische Überlegungen – 315	
20.3	Einordnung in den soziokulturellen Kontext – 315	
20.3.1	Wie können wir uns dem Phänomen der Stigmata heutzutage annähern? – 316	
20.4	Die Rolle der Charismatiker in ihrem kulturellen Kontext – Religionswissenschaftliche Aspekte – 318	
20.5	Diskussion – 319	
	Literatur – 321	

»Auch fragen mi die Leut' so oft, ob i so stark an die Sachen denk?« und sie deutete auf die Wundmale an ihren Händen. »Ob i mi konzentrier«? I hob da einem g'sagt: »Wennst dir stark, stark und immer wieder einbild'st du wärst ein Ochs, wachsen dir dann Hörner?« Therese von Konnersreuth (zitiert nach Benz 1969)

20.1 Einleitung

Im Rahmen der interkulturellen Arbeit am Zentrum für Interkulturelle Psychiatrie und Psychotherapie (ZIPP) sahen wir uns mit einem Fall von religiöser Stigmatisation konfrontiert. Es handelte sich um eine Frau aus dem lateinamerikanischen Kulturraum, bei der ein Prozess der Stigmatisation im Alter von 53 Jahren einsetzte.

> Stigmatisation: Das plötzliche Auftreten der 5 Leidensmale Jesu (Stigmata) am Leib eines lebenden Menschen, die nicht zu Entzündungen führen und sich ärztlicher Therapie entziehen.

Diese uns vorgestellte Frau (wir wählen in diesem Zusammenhang bewusst nicht den Begriff Patientin, da sie nicht als Patientin zu uns kam) berichtete von Visionen der heiligen Jungfrau Maria, von der Fähigkeit, ihre Botschaften zu empfangen sowie von der Gabe, Prophezeiungen zu empfangen, die sich später bewahrheiten würden.

Diese sonderbare Begegnung löste in unserem Team anfänglich Unglauben und Skepsis aus. Es konfrontierte uns mit unserem eigenen Glauben, unserer eigenen Realität, unserem naturwissenschaftlichen Weltbild. Eine Reihe von Assoziationen, Spekulationen und psychodynamischen Erklärungsversuchen wurde im Therapeutenteam lebhaft diskutiert. In der anfänglichen Auseinandersetzung mit diesem Fall hatten alle in die Diskussion eingebrachten Ideen eines gemeinsam: Dieses Phänomen sollte in unser Weltbild gepresst werden, Erklärungen aus unserer säkularen westlichen Kultur sollten das uns Fremde erklären. Handelte es sich um einen Fall von Scharlatanerie, eine anhaltende wahnhafte Störung, um eine Form von Schizophrenie oder eine dissoziative Störung?

Angelehnt an unseren interkulturellen Ansatz entschlossen wir uns zu einer offenen Annäherung und Betrachtung. Nicht die vermeintliche Realität, die Überprüfbarkeit oder etwa die Überführung (als Simulantin – Pathologisierung) dieser Frau sollten im Mittelpunkt unserer Betrachtungen stehen, sondern der Versuch, dieses Phänomen in seinem kulturellen Zusammenhang zu verstehen.

Folgende Fragen taten sich auf:

Im Allgemeinen:
- Was ist Stigmatisation aus historischer bzw. aus religionstheoretischer Sicht?
- Gibt es ähnliche Phänomene in anderen, nicht christlichen Kulturen?
- Was bedeutet Stigmatisation für den religiösen Menschen? Wie äußert sie sich, welche Gemeinsamkeiten weisen die in der Literatur beschriebenen Fällen auf?

Im Konkreten:
- Was bedeutet Stigmatisation für die uns vorgestellte Frau? Wie hat diese »Gabe« ihr Leben verändert?
- Welche sozialen und religiösen Aufgaben sind mit dieser »Gabe« verbunden?
- Wie hat sich die soziale Stellung dieser Frau in ihrem kulturellen Umfeld verändert?

Im Folgenden werden die Ergebnisse dieser Überlegungen und Recherchen dargestellt. Zunächst wird der Fall aus psychiatrischer Sicht betrachtet, es folgt eine historische Einordnung des Phänomens der Stigmata sowie eine religionswissenschaftliche Aufarbeitung. Anhand all dieser Punkte wird dann in der Diskussion der ethnopsychoanalytisch/ethnopsychiatrische Zugang verdeutlicht und verdichtet.

20.2 Psychiatrische und psychoanalytische Überlegungen zu Stigmatisation

20.2.1 Psychopathologischer Befund

Wir begegneten einer gepflegten Frau mit altersentsprechendem Aussehen. Frau X. war freundlich und aufgeschlossen. Mnestik, Auffassung und Konzentration waren unbeeinträchtigt. Der formale Gedankengang war geordnet. Die Stimmungslage war ausgeglichen, sie war affektiv schwingungsfähig. Der Antrieb war unauffällig. Im inhaltlichen Denken waren überwertige Ideen/Überzeugungen zu eruieren (sie empfange Botschaften der heiligen Jungfrau Maria). Es lagen keine Ichstörungen vor.

Die Inhalte der Überzeugungen (Visionen) sowie die begleitenden körperlichen Empfindungen und Symptome waren innerhalb ihres Kulturkreises anerkannt und erfüllten somit nicht die Kriterien eines Wahns (DSM IV). Es lag keine Suizidalität vor. Insgesamt war der psychopathologische Befund von Frau X. unter Betrachtung des kulturellen Umfeldes unauffällig.

> Als Wahn bezeichnet man eine krankhafte falsche Beurteilung der Realität, die erfahrungsunabhängig auftritt und an der mit subjektiver Gewissheit festgehalten wird. Die Überzeugung steht also im Widerspruch zur Wirklichkeit und zur Überzeugung der Mitmenschen.

20.2.2 Psychodynamische Überlegungen

Versuchen wir für dieses Phänomen eine passende psychodynamische Erklärung zu liefern, so liegt es nahe, den Prozess der Stigmatisation im Sinne einer Dissoziationsstörung zu deuten, als einen Prozess der Verdrängung, bei dem Vorgänge unbewusst ablaufen, getrennt nebeneinander existieren, bedingt von sich widersprechenden Bewusstseinsinhalten (die linke Hand weiß nicht, was die rechte tut) (Mentzos 2000).

Hierbei wird etwas für das Äußere und für das Innere (Über-Ich) inszeniert. Durch das Ausgedrückte kann der Betreffende »in einem anderen Licht erscheinen«.

❗ Laut Stavros Mentzos geschieht das »Anders-Erscheinen« in zwei Richtungen. Entweder erscheint der Patient schwächer, kränklicher, hilfloser, verzweifelter, verrückter als er ist (pseudoregressiv), oder aber stärker, reifer, attraktiver, erfolgreicher, potenter, vitaler, dominierender, angstfreier, unerschrockener (pseudoprogressiv).

Im Falle von Frau X. könnte dieser Prozess als pseudoprogressiv gedeutet werden, da sie in ihrem soziokulturellen Umfeld Annerkennung und Wertschätzung erfährt. Intrapsychisch wird dieser Prozess als sinnstiftend erlebt. Frau X. ist in der Lage, aus dem Prozess der Stigmatisation eine Lebensaufgabe für sich zu schaffen und umzusetzen. Seit Auftreten der Stigmata engagiert sich Frau X. unter anderem für sozial schwache Menschen.

Auf diese Weise, so könnte man mutmaßen, entsteht die Möglichkeit, Schuld- und Ohnmachterlebnisse im persönlichen sowie im sozialen Bereich im Sinne einer Verschiebung zum »Größeren« hin (Anderen zu helfen, soziale Umstände zu verändern) erträglicher zu machen oder gar zu kompensieren. Aufgrund ihrer Auserwähltheit gelang es ihr, in einer »Männergesellschaft« als Frau eine bedeutende Rolle einzunehmen.

20.3 Einordnung in den soziokulturellen Kontext

Nach Angaben der katholischen Enzyklopädie ist der erste dokumentierte Fall von Stigmatisation der des heiligen Franz von Assisi (1224). Vor dem 13. Jahrhundert sind keine Stigmataerscheinungen bekannt. Seit dem wurden 321 Fälle von Stigmatisation dokumentiert (davon lediglich 41 Männer) (Yarom 1992). 62 dieser Fälle wurden von der katholischen Kirche heilig oder selig gesprochen (www.enciclopediacatolica.com).

> **Exkurs**
>
> **Der erste Stigmatisierte**
> Am 14. September 1224, in Alter von 43 Jahren, zwei Jahre vor seinem Tode, traten bei Franz von Assisi erstmalig, nach 20 Jahren religiösen Lebens, die er fast gänzlich in dem von ihm gegründeten Orden der Franziskaner zugebracht hatte, mystische Stigmata auf. Das Ordensleben richtete sich nach dem Vorbild Jesu, ein Leben in Armut und Leiden, bei dem die Liebe zu Gott und Natur – Spiegelbild seiner Größe – im Mittelpunkt stand. Der Stigmatisationsprozess war somit nur der höchste Grad in einem langen Prozess von Liebe und Identifikation, der es Franz von Assisi erlaubt hat, mit Jesus den intimsten Moment, den Moment der Kreuzigung zu teilen (Yarom 1992). Während des 19. und 20. Jahrhunderts hat die katholische Kirche keinen Stigmatisierten mehr heilig gesprochen. Es wurden seitens der katholischen Kirche lediglich einige Stigmatisationsfälle anerkannt, ohne die Betroffenen jedoch auf Grund dieser Tatsache heilig zu sprechen.

20.3.1 Wie können wir uns dem Phänomen der Stigmata heutzutage annähern?

In Europa ist das Phänomen der Stigmatisation sukzessive verschwunden. In Lateinamerika dagegen findet man mehrere aktuelle Fälle. Diese Fälle sind in der Bevölkerung bekannt und genießen eine breite Öffentlichkeit. Stigmatisierte in diesem kulturellen Umfeld haben einige Gemeinsamkeiten. Es stellt sich die Frage, ob es sich in diesem Zusammenhang um ein anachronistisches Phänomen handelt oder möglicherweise um ein soziokulturelles Phänomen.

Beispiel
Fall 1: Frau X., eine Malerin, verliert aufgrund eines häuslichen Unfalls die Mobilität einer Hand. Es tritt keine Besserung auf und so bittet sie im Gebet die Jungfrau Maria um eine baldige Heilung. Zum Dank verspricht sie, Marienbilder zu malen. Nach einem chirurgischen Eingriff erlangt Frau X. zunehmend mehr Beweglichkeit in der verletzten Hand. Sie beginnt, Bilder der heiligen Jungfrau zu malen, um ihre Dankbarkeit kund zu tun. Es treten sich wiederholende Träume auf. Einige Jahre später weint eines der von ihr gemalten Marienbilder Tränen aus Blut. Ab diesem Zeitpunkt tritt Frau X. immer wieder in Ekstasezustände ein, sieht die Zukunft in ihren Träumen vorher und hat Visionen der Jungfrau Maria. In diesen Visionen bittet die Jungfrau Maria sie, zu beten. Einige Zeit danach treten Stigmatisationswunden spontan auf. Frau X. versucht während dieser Zeit, zu verstehen was ihre Aufgabe ist (im Sinne einer höheren Aufgabe). Es erstaunt Frau X., dass gerade sie, die in ihren eigenen Augen unwürdig ist, auserwählt wurde. Sie ist nicht besonders religiös und eine geschiedene Frau. Ihre Umgebung reagiert jedoch vom ersten Moment an positiv auf sie. Die Menschen in ihrem Dorf versammeln sich zum Gebet, Wunder geschehen und werden über Mundpropaganda weitergegeben, bis die öffentlichen Medien auf sie aufmerksam werden. Menschen pilgern aus dem ganzen Land zu ihr. Frau X. wird zur Verkünderin des Wortes der heiligen Jungfrau Maria. Sie wird von Gläubigen mit Problemen oder Erkrankungen aufgesucht. Nach und nach und mit Hilfe der Jungfrau Maria erfährt sie, was ihr Auftrag ist: Kindern zu helfen, die in extremer Armut leben, verlassenen Kindern, Opfern sexueller Misshandlungen und jungen werdenden Müttern. (www.puertaalcielo.com.ve)

Fall 2: Frau J. berichtet, in ihrem 5. Lebensjahr eine Vision der heiligen Teresita del Niño Jesus gehabt zu haben. Dabei habe die Heilige ihr vom Fluss aus eine Rose zugeworfen. Im Alter von 12 Jahren sei sie an einer Bronchopneumonie erkrankt und sei auf wundersamerweise Weise nach einer Vision der heiligen Jungfrau Maria geheilt worden.
Während der Adoleszenz sei sie erneut erkrankt und partiell gelähmt gewesen. Ärzte hätten ihr kaum Hoffnung auf Heilung gemacht, doch nach einer Vision des »Sagrado Corazon de Jesus« (des heiligen Herzens Jesu) sei sie wieder genesen. Diese Vision war mit einer Botschaft verknüpft. Es sollten viele weitere Botschaften folgen. Frau J. entschloss sich Nonne zu werden und trat in ein Kloster ein. Während ihres Klosteraufenthalts hatte sie eine Vision von der heiligen Teresita del Niño Jesus, die ihr mitteilte, ihre wahre Berufung sei es, Ehefrau und Mutter zu sein, dabei jedoch durch die Welt zu reisen und Gottes Botschaft zu verbreiten. Am selben Tag erfuhr sie vom Herzen Jesu, sie solle nach Rom reisen, wo sie später ihren Ehemann kennen lernen sollte.

20.3 Einordnung in den soziokulturellen Kontext

Frau J. erlebt Stigmatisationen, Zukunftsvisionen, Levitationen[1], Bilokationen[2], es erscheinen Rosenblätter, und sie erlebt die Geburt einer Rosenblüte aus ihrer Brust. Die katholische Kirche erkennt die Erscheinungen der Jungfrau Maria im Fluss an, es entsteht ein Pilgerort. Frau J. reist durch die Welt, um die Botschaften der Jungfrau Maria zu verkünden, und hilft Bedürftigen. (www.maria-esperanza.com)

Fall 3: *Frau S. betet Tag und Nacht für die Pilger. Sie ist schüchtern und vermeidet öffentliche Auftritte, außer, wenn die heilige Jungfrau Maria, die sie täglich besucht, ihr Botschaften zukommen lässt, die sie der Welt verkünden soll. In einer dieser Erscheinungen der Jungfrau Maria bitte diese Frau S., zu fasten, wie sie es bereits mehrere Male (über Zeiträume von bis zu 40 Tagen) getan hatte. Etwa ein Jahr nach ihrer ersten Begegnung mit der heiligen Jungfrau Maria erfährt sie die ersten Stigmatisationen. Zu Beginn sind dies innere Stigmatisationen (d.h. sie empfindet die Schmerzen der Kreuzigung Jesu ohne äußerliche Anzeichen). Seit dem erleidet sie jedes Jahr zur Fastenzeit einen Stigmatisierungsprozess. Am Karfreitag liegt sie mit qualvollen Schmerzen im Bett und am nächsten Tag verschwinden alle Wundmale.*

Frau S. sieht ihre Aufgabe hauptsächlich darin, die Botschaften der heiligen Jungfrau Maria zu übermitteln und somit die Einigung des Volkes mit Gott durch Maria zu ermöglichen. Eine weitere Mission war es, ein Heiligtum zu erbauen, das von Tausenden von Pilgern aufgesucht wird. (www.devocionesypromesas.com.ar/historia_virgen_san_nicolas.htm)

Was haben diese drei Fälle gemeinsam?

In erster Linie die Tatsache, dass die Protagonistinnen Frauen sind. Es handelt sich vordergründig um normale Frauen im lateinamerikanischen kulturellen Kontext. Sie sind Mütter mit Kindern und Enkelkindern, reifere Frauen, die zum Zeitpunkt ihrer Stigmatisation fest im Leben stehen. Mit Ausnahme des ersten Falles handelt es sich um »glücklich« verheiratete Frauen. Die drei Frauen sind in einem katholischen Umfeld aufgewachsen, wenn auch nicht in einer streng gläubigen Umgebung. Bei allen beginnt diese Lebensveränderung nach der wundersamen Heilung einer schweren Erkrankung. Sie hatten die Jungfrau Maria um Hilfe gebeten, nachdem die moderne Medizin an ihnen gescheitert war. Alle hatten der heiligen Jungfrau etwas versprochen, falls sie geheilt werden sollten, und haben das Versprechen eingehalten. Frau X. sollte Bildnisse der heiligen Jungfrau malen, Frau S. sollte auf Knien bis zum »altar major« (dem Hochaltar einer bestimmten Kirche) pilgern. Allen gemeinsam ist, dass sie vor dem Einsetzen des Stigmatisierungsprozesses Visionen hatten. Alle drei Fälle haben Erscheinungen der heiligen Jungfrau, bei denen diese ihnen ähnliche Aufgaben gibt: Gebet, Konversion, Vergeben, Vereinigung, Liebe, und sie erhalten jeweils einen speziellen Auftrag. Frau X. bekommt Anleitung, wie man den Rosenkranz »richtig« betet und die Aufgabe, ein Heim für sexuell misshandelte Kinder zu erbauen. Frau J. soll die Botschaften der heiligen Jungfrau in der Welt verbreiten, ebenso Frau S., die zusätzlich einen »santuario«, einen heiligen Gebetsort, erbauen soll.

In allen diesen Fällen reagiert das Umfeld positiv, entweder mit Neugierde und Interesse oder Übernahme der Glaubensvorstellungen. Diese »gewöhnlichen« Frauen erfahren einen bedeutenden Wandel ihrer sozialen Stellung, sie rücken in ihrer jeweiligen Umgebung ins Zentrum der öffentlichen Aufmerksamkeit. Sie werden zu Rollenmodellen, zu Leitfiguren. Sie werden zwar von der katholischen Kirche nicht hundertprozentig akzeptiert, aber von der Bevölkerung voll und ganz getragen. Es wird von Wundern berichtet, diese verbreiten sich durch Mundpropaganda, und so erlangen diese Frauen überregionalen Ruhm. Menschen mit Erkrankungen oder Problemen pilgern zu ihnen.

Die Frauen reagieren unterschiedlich auf das ihnen entgegengebrachte Interesse. Einige machen sich das Medieninteresse zu Nutze, um die ihnen zugetragenen Botschaften einer breiteren Öffentlichkeit zugängig zu machen, andere meiden den Medienrummel und ziehen sich zum Gebet zurück.

---

1 Vermeintliche Aufhebung der Schwerkraft, freies Schweben.
2 Gleichzeitige körperliche Gegenwart an zwei verschiedenen Orten.

20.4 Die Rolle der Charismatiker in ihrem kulturellen Kontext – Religionswissenschaftliche Aspekte

Die Frage der Stigmatisation wirft für denjenigen, der sich nicht in religiösen Kontexten bewegt, fast reflexhaft Fragen auf: Wie kommt das? Wie entsteht das? Ist es eine höher entwickelte Form von körperlicher Kontrolle? Dabei richtet sich unsere Aufmerksamkeit fast zwingend auf die Stigmata als sichtbares Zeichen, obwohl diese für die Stigmatisierte selbst nur äußeres Symbol ihrer Berufung sind.

> Das Problem bei diesen Fragen besteht darin, dass sie außerhalb eines religiösen Kontextes etwas zu erklären versuchen, was innerhalb des religiösen Kontextes längst erklärt ist: Die Stigmata sind gottgesandte Zeichen für die Berufung eines Menschen, als Sprachrohr Gottes zu dienen. Eine andere Erklärung zu finden heißt automatisch, eine Umdeutung vorzunehmen, sprich, mit einer Glaubensvorstellung gegen eine andere zu Felde zu ziehen.

Das Misstrauen gegen die Vorstellung einer derartigen Berufung und der Verdacht, es handele sich dabei eher um Anzeichen psychischer Krankheit, hängt allerdings nicht nur mit einem neuzeitlichen Misstrauen gegenüber religiösen Phänomenen generell zusammen, sondern hat seine Wurzeln in der christlichen Tradition selbst, in der derart berufene Einzelpersönlichkeiten mitunter eher als eine Gefahr für die Kirche denn als Bereicherung wahrgenommen werden.

Stigmatisierungen gehen immer einher mit einer ganzen Reihe von durch die göttliche Berufung erlangten »Gaben«, die den Stigmatisierten in eine Reihe mit Visionären, Propheten, Mystikern oder Schamanen vieler religiöser Traditionen stellen: die Gabe der Vision, der Prophetie, der Heilung von Besessenheiten, der »Unterscheidung der Geister« – eine Art visionärer Menschenkenntnis, Levitation u. a. Darum zählt man Menschen mit Stigmata zu der Gruppe der religiösen Charismatiker – Einzelpersönlichkeiten mit der Begabung, andere von ihrem religiösen Auftrag zu überzeugen. Charismatiker gibt es in allen religiösen Kontexten, zu ihnen zählen auch alle Religionsstifter. Stigmatisierte tauchen selbstverständlich – aufgrund des religiösen Symbolgehaltes der Stigmatisation – nur in christlichen Kontexten auf.

Während in allen Stammesgesellschaften Charismatiker sehr häufig anzutreffen sind, da sie als Schamanen einen festen Platz in der Gesellschaft beanspruchen können – der Charismatiker stellt dort also einen Berufsstand dar – sind sie im christlichen Kontext eher selten. Freie Charismatiker stehen schon in altjüdischer Zeit in direkter Konkurrenz zu den Priestern, die beide die Vorherrschaft über das Orakel für sich beanspruchen. Der Konflikt zwischen Priestern und Propheten über die Führungsrolle in der religiösen Gemeinschaft entscheidet sich schon in der frühchristlichen Gemeinde zugunsten der Priester. Schon Paulus – selbst ein Charismatiker – stellt Visionen und Prophezeiungen per se in frage, weil sich nicht entscheiden ließe, ob die Eingebungen von Gott oder vom Teufel stammten.

Im frühen Christentum, das ja auf einer eschatologischen Naherwartung basiert, also auf der Vorstellung, dass der Tag des jüngsten Gerichts unmittelbar bevorstehe, steht die Notwendigkeit neuer Prophezeiungen selbst in Frage, da ja von Christus, dem Gottessohn alles Wichtige schon prophezeit ist. Auch die Heilung von Besessenheiten, die in vielen anderen religiösen Gesellschaften den freien Charismatikern vorbehalten ist, wird in der Kirche institutionalisiert und darf nur noch von Personen durchgeführt werden, die ein Priesteramt innehaben (was weibliche Charismatiker generell ausschließt, da das Priesteramt Männern vorbehalten ist).

Auch im christlichen Mittelalter, in dem die eschatologische Naherwartung sukzessive wieder in die Ferne rückt, stellt der Umgang mit Visionen ein Problem dar. Ein großer Teil der Visionen christlicher Charismatiker handelt vom Niedergang der Kirche. Da die Kirche laut eigener Definition aber schon die Verwirklichung des Gottesreiches auf Erden ist, kann sie als Institution nicht reformiert und erst recht nicht infrage gestellt werden. Im Gegensatz zum alttestamentarischen Judentum, das sich durch den Einfluss von Prophezeiungen immer wieder neu generiert, muss jede Prophezeiung für die Kirche mit ihrer statischen Struktur als ein Angriff erlebt werden. Da die Kirche das Auftreten christlicher Charismatiker nicht gänzlich ignorieren kann – besonders wenn Charismatiker durch so spektakuläre Zeichen wie das auftreten von Stigmata als Gottesboten gekennzeichnet sind –, versucht sie, Art und Inhalt der Botschaften sowie auch die Obhut der Charismatiker selbst unter ihrer Kontrolle zu halten.

Die Folgen dieses dem freien Charismatikertum eher ablehnend gegenüberstehenden kulturellen Umfeldes zeigen sich in einer sehr spezifischen Ausprägung des christlichen Charismatikertums.

Es herrscht ein besonders starker Legitimationszwang nach Außen und nach Innen, zum einen durch die Forderung einer besonders deutlichen Sichtbarmachung der göttlichen Erwähltheit, z. B. durch Stigmata (die sich kaum jemand selbst zugefügt haben kann), zum anderen durch den Zwang zu besonders asketischer und tugendhafter Lebensführung.

Während sich in Gesellschaften, in denen Charismatikertum einen Berufsstand darstellt, die göttliche Erwählung oft in jungen Jahren zeigt, manchmal sogar vererbt werden kann, stellt sie sich bei christlichen Charismatikern in der Regel erst in einer späteren Lebenszeit und häufig mit deutlichen Widerständen der Charismatiker gegen ihre Berufung ein.

Die Vision wird nicht aktiv gesucht, sondern passiv empfangen. Es gibt keine bewusst ausgeübten christlichen Ekstasetechniken. (Die Ekstase ist eine – nicht immer erwünschte – Nebenwirkung des Fastens und Betens, nicht ihr Ziel.) Auch der Zusammenhang zwischen Askese und Vision wird selten bewusst hergestellt.

Da innerhalb der christlichen Kirche nichts prophezeit werden darf, was nicht schon prophezeit worden ist, zeichnen sich die meisten Visionen und Lehren durch Originalitätsarmut aus. Von der herrschenden Lehrmeinung abweichende Visionen setzen den Charismatiker zwangsläufig des Häresieverdachts oder des Verdachts der dämonischen Besessenheit aus. Wirklich originelle Prophezeiungen bei christlichen Charismatikern sind selten. (Originelle Visionen christlicher Charismatiker sind nachzulesen bei Hildegard von Bingen, Meister Eckhard oder William Blake.)

Während im Berufscharismatikertum meist Männer erwählt werden, sind es im christlichen Mittelalter und auch heute noch überwiegend Frauen.

Charismatiker haben auch in christlichen Gesellschaften die Aufgabe, Besessenheiten, sündhaftes Verhalten oder andere Charismatiker zu erkennen. Dämonen offenbaren sich, nach der Entdeckung durch den Charismatiker, in der Regel selbst, um dann in einem aktiven Prozess aus dem Besessenen herauszufahren. Bei all diesen »Arbeitsfeldern« des Charismatikertums, handelt es sich um Prozesse, wechselseitiger Bestätigung, die in einer gemeinsamen Symptomeinigung mündet.

Ein Charismatiker, der zu solch beidseitiger Kommunikation nicht in der Lage ist, kann seine Funktionen nicht erfüllen, wird über kurz oder lang seine Anerkennung verlieren und selbst als besessen gelten.

20.5 Diskussion

Es fällt schwer, sich mit dem Phänomen der Stigmatisation auseinander zu setzen. Zu viele Widerstände führen zu einer immer wiederkehrenden Distanzierung vom Thema, zu einer ungläubigen Haltung den Berichten dieser Frauen gegenüber. Was im soziokulturellen Teil des Artikels von den drei Frauen berichtet wird, ist für einen aufgeklärten Mitteleuropäer kaum zu verkraften: spontan auftretende Wunden, Bilokationen, Prophezeiungen, und die »Gabe«, Botschaften der Jungfrau Maria zu empfangen. Die Schilderungen, die in diesem Artikel erwähnt werden, sind zum einen Berichte, die von den betroffenen Frauen selbst stammen, teilweise aber handelt es sich auch um Berichte über diese Frauen in den öffentlichen Medien (Fernsehen, Zeitungen, Internet). Unumstritten ist, dass eine Vielzahl von Menschen in ihrem Umfeld an dieses »Wunder« glaubt. Auch die katholische Kirche akzeptiert Stigmatisation als göttliche Auserwählung. »Extra Ecclesiam nulla salus« (Außerhalb der Kirche gibt es kein Heil), der Glaube bedarf einer Absicherung durch die Gruppe (Henseler 2003). Diese Absicherung bzw. Legitimation erfahren die Frauen innerhalb ihres kulturellen Umfeldes.

Aus dem kulturellen Kontext gerissen könnte es ein Leichtes sein, diese Frauen für »verrückt« zu erklären. Die Diagnose einer hysterischen Persönlichkeitsstörung mit dissoziativer Symptomatik ließe sich auch nicht leicht vom Tisch wischen, stünden dem nicht eine katholische Gesellschaft und der Glaube nicht nur der betroffenen Frauen, sondern auch der ihrer Herkunftskultur gegenüber.

Nun kann der Versuch einer Erklärung gewagt werden, warum dieses Phänomen häufig in Lateinamerika und kaum in Europa auftritt.

- Wie ist die soziale Stellung der Frauen in Lateinamerika?
- Welche Rechte haben sie?
- Was für Alternativen haben sie, um sich innerhalb der katholischen Kirche religiös zu entfalten?
- Was für Alternativen haben sie, um in einer sich säkularisierenden Welt ein religiös erfülltes Privatleben zu führen?
- Ist es ein Zufall, dass in den drei geschilderten Fällen mit der Jungfrau Maria und nicht mit Jesus oder Engeln kommuniziert wird?
- Ist dieses Phänomen eine Frauensache?
- Gibt es Parallelen zu den Hysterieerkrankungen im 19. Jahrhundert?
- Kann die Stigmatisation als eine Form des Ausbruchs innerhalb der katholischen symbolischen Ordnung begriffen werden?

Die heilige Teresa von Ávila wandte sich gegen das ihr immer wieder entgegengehaltene Apostelwort: »Das Weib schweige in der Gemeinde« (Erdheim 1990).

Diese Überlegungen führen jedoch wieder zu einer Distanzierung von dem Fremden, führen zu einer Pathologisierung, wo weder die Frauen noch ihr kulturelles Umfeld etwas Krankhaftes sehen. Diese Erwägungen spiegeln ein rein soziologisches Interesse wider, eignen sich aber kaum für eine ernsthafte Auseinandersetzung mit dem religiösen Phänomen der Stigmatisation.

Unzweifelhaft ist, dass Stigmata heutzutage nur in Gesellschaften auftreten, die einen stark ikonischen Zugang zur christlichen Religion haben, wie in Südamerika oder Afrika. Die Stigmata zeigen sich, wie auf den Bildnissen, in den Handinnenflächen, nicht an den Handgelenken, in die bei den historischen Kreuzigungen die Nägel geschlagen wurden. Die stigmatisierten Frauen sind über dieses Faktum durchaus im Bilde sind. Der Körper der Stigmatisierten kopiert also das Symbol, nicht die Wirklichkeit und wird dadurch selbst zu einer Ikone.

Die Psychoanalyse studiert die Änderungen gegebener biologischer Bedürfnisse des Menschen und ihre »Strukturierung« durch die gewährende und versagende Umwelt (Fenichel 1998). Die Ethnopsychoanalyse geht einen Schritt weiter. Was, wenn die Umwelt, aus der das Individuum stammt, das einem gegenüber steht, nicht der eigenen Umwelt entspricht? Wenn es keine oder nur sehr vage Parallelen zwischen der eigenen und der fremden Erfahrungswelt gibt? Wir bewegen uns meist innerhalb der Koordinaten unserer eigenen Kultur. Innerhalb dieses Koordinatenmusters versuchen wir, der Welt und den Ereignissen, die unser tägliches Leben ausmachen, zu begegnen. Wir versuchen, innerhalb unserer symbolischen Ordnung zu bleiben, denn das Verlassen dieser erzeugt Angst, Ungewissheit und ein Gefühl der Machtlosigkeit. Von besonderer Bedeutung ist dies im Umgang mit Patienten aus »fremden Kulturen«.

Die Begegnung mit Menschen aus anderen Kulturkreisen geht immer mit Verunsicherung einher. Will man diese Verunsicherung überwinden, so muss der Versuch gewagt werden, die eigene Matrix zu verlassen und sich auf das Fremde so offen wie möglich einzulassen.

Wollte man also Menschen aus einer ganz anderen gesellschaftlichen Ordnung und anderen Kulturverhältnissen analysieren, so müsste man zuerst diese Gesellschafts- und Kulturverhältnisse und die bewusste Denkweise der Leute lange und genau studieren (Fenichel 1935, 1998).

❗ Das, was wir als real bezeichnen, ist eine stark vom kulturellen Kontext abhängende und tradierte symbolische Ordnung, die sich mit den gesellschaftlichen Veränderungen ebenfalls ändert, sich potenziert oder verschwindet. Das religiöse Symbol ist mehr als ein Zeichen: Es ist die physische Manifestation von etwas stets Abwesendem (Gott, die Jungfrau Maria) in etwas Anwesendem (den Stigmata). Der Zugang zur religiösen Erfahrung funktioniert generell über die sinnliche Erfahrung der Symbole. In diesem Sinne ist die Ikonisierung des Körpers im religiösen Kontext nicht ungewöhnlich und erst recht nicht »abnormal«.

Es ist erforderlich, sich von den Normalitätsvorstellungen seiner eigenen Kultur zu distanzieren, um das Fremde aus seinem eigenen kulturellen und sozialen Kontext heraus verstehen zu können. Diesen Prozess bezeichnet Moro als »Dezentrierung«. (Moro 2002). Es ist ein schwieriger und herausfordernder Prozess. So können wir zusammenfassend und anhand der bemerkenswerten Begegnung mit Frau X. uns erneut auf die Probe stellen. Die Regungen, Inspirationen und Widerstände, die »das Fremde« in uns erzeugt, müssen uns bewusst sein, und die Neugierde und Offenheit für andere Kulturen soll und kann uns, wie aus diesem Fallbeispiel klar wird, mit Wissen bereichern und den Patienten zu Gute kommen.

Literatur

Benz E (1969) Die Vision – Erfahrungsformen und Bildwelt. Ernst Klett, Stuttgart, S 92

Erdheim M (1990) Sinngebung und Kulturwandel, Ethnopsychoanalyse – Glaube, Magie, Religion. Brandes & Apsel, Frankfurt/M, S 15

Fenichel O (1935) Besprechung: Róheim, G.: The evolution of culture. International Journal of Psychoanalysis 15(4). In: Internationale Zeitschrift für Psychoanalyse 21, S 300–304

Fenichel O (1998) 119 Rundbriefe. Hrsg. von Reichmayr J, Mühlleitner E, Bd 1: Europa (1934–1938); Bd 2: Amerika (1938–1945). Stroemfeld, Frankfurt/M, S 1129 ff

Henser H (2003) Psychoanalyse im Spannungsfeld von Humanwissenschaft, Therapie und Kulturtheorie. Brandes & Apsel, Frankfurt/M, S 181

Mentzos S (2000) Neurotische Konfliktverarbeitung. Geist und Psyche, Fischer, S 157

Möller HJ, Laux G, Deister A (2001) MLP Duale Reihe, Psychiatrie. Hippokrates Verlag, S 29

Moro MR (2002) Ethnopsychoanalyse. In: Mijolla A de (Hrsg) Dictionnaire international de la psychoanalyse. Calmann-Levy, Paris, S 551–552

Yarom N (1992) Body, blood and sexuality. A psychoanalytic study of St. Francis stigmata and their historical context. Peter Lang Verlagsgruppe, Frankfurt/M, S 11

Spiritismus und Psychiatrie in Brasilien – eine anthropologische Analyse

Anna Jessica Theissen

21.1 Einleitung – 324

21.2 Geschichte des brasilianischen Spiritismus nach Alan Kardec – 325

21.3 Geschichte der Psychiatrie in Brasilien – 325

21.4 Spiritistische Erklärungen von Geisteskrankheit – 326
21.4.1 Besessenheit – 327

21.5 Spiritistische Behandlung – 327

21.6 Diskussion – 328
21.6.1 Wissenschaftsverständnis – 328
21.6.2 Experten und Laienverständnis – 329
21.6.3 Moralische Wertung und Entfremdung – 329
21.6.4 Moralische oder Soziale Reform? – 329

Literatur – 330

> Bei Menschen, die an Geisteskrankheiten leiden, handelt es sich um Seelen, die ihre Intelligenz in der Vergangenheit missbraucht haben, wie zum Beispiel Mörder und Selbstmörder. Neben der konventionellen psychiatrischen Behandlung muss die moralische Transformation des Patienten stimuliert werden, ohne die alle anderen Maßnahmen nur einen palliativen Effekt haben können. (Roberto Lúcio V. De Souza, Psychiater und Vizepräsident der Vereinigung Spiritistischer Ärzte)

21.1 Einleitung

Die obige Aussage fasst die Grundauffassung der spiritistischen Psychiatrie zusammen, in der sich die neurowissenschaftliche Psychiatrie und spirituelle Behandlungsmethoden fast nahtlos durchdringen. Dieser Beitrag hinterfragt religiöse und moralische Interpretationen von Geisteskrankheit in der Konstruktion psychiatrischer Intervention.

Spiritismus ist eine religiöse Bewegung mit Ursprüngen im Amerika und Europa des 19. Jahrhunderts, die in den letzten Jahren in Brasilien sehr an Bedeutung zugenommen hat. Spiritismus könnte als moderner Geisterbesessenheitskult mit einer extensiven Theorie bezeichnet werden, der ihn intellektuell attraktiv für die städtische Ober- und Mittelschicht macht (Hess 1991). Spiritistische Praktiken und Ideen sind in der brasilianischen Bevölkerung weit verbreitet und ein Drittel aller privaten psychiatrischen Krankenhäuser in Brasilien wird von Spiritisten geleitet.

> ❗ Spiritisten behaupten nicht nur, Geisteskrankheit besser und effektiver behandeln, sondern auch ihre Ursachen erhellen zu können. Sie glauben, dass Geisteskrankheit durch Besessenheit durch Geister verschlimmert, wenn nicht sogar hervorgerufen wird, und ihrer Lehre zufolge liegen die Wurzeln der Geisteskrankheit fast immer in der moralischen Verworfenheit der geisteskranken Person, die in einem vergangenen Leben ihre Mitmenschen in amoralischer Weise aus Selbstnutz und Gier ausgebeutet und manipuliert haben soll. Nun wird sie von den Seelen derer, denen sie Schaden zufügte und die sie in den Ruin trieb, heimgesucht.

Es liegt der Geisteskrankheit also immer eine moralische Verfehlung der Person zu Grunde, und so tragen die Patienten in letzter Instanz allein Verantwortung für ihr gegenwärtiges Leiden, egal wie sehr sie durch äußere Umstände traumatisiert worden sind. Diese Ethik individueller Verantwortung und einer primär spirituellen Ursache impliziert ein moralisches Werturteil, durch das biologische Prädispositionen, soziale Faktoren, und traumatische Erlebnisse in der Genese von Geisteskrankheit in den Hintergrund treten. Unschuldige Opfer existieren im Spiritismus nicht.

Diese spirituelle Ätiologie steht im starken Kontrast zur biologischen Psychiatrie, die Geisteskrankheit im Körper verankert und als ein physiologisches Problem betrachtet. Auf diese Weise vereinigt das spiritistische psychiatrische Krankenhaus theoretisch unvereinbare und gegensätzliche Epistemologien, die aber in der klinischen Praxis doch koexistieren. Verschiedene Formen der Erkenntnisgewinnung und Behandlung der geisteskranken Person werden zusammengebracht und durchdringen einander: Informationen, die in spiritistischen Séancen gesammelt wurden, berichten psychiatrische Behandlung und die psychiatrische Diagnosis leitet spiritistische Interventionen.

Es steht nicht die Effektivität spiritistischer Behandlungsmethoden oder die Wahrhaftigkeit von Besessenheit und Kommunikationen mit Geistern zur Diskussion, sondern die spiritistische Psychiatrie als Diskurs mit bestimmten »Wahrheitseffekten«, in dem sich Bedeutungen zwischen medizinischen und religiös-moralischen Registern übertragen und ineinander fließen.

Diese Analyse stützt sich auf ethnographische Feldforschung in einem privaten spiritistischen psychiatrischen Krankenhaus mit 200 Betten in einer Großstadt in Zentralbrasilien. Dort kommt neben der herkömmlichen psychiatrischen pharmakologischen und therapeutischen Behandlung auch eine Reihe von spiritistischen Praktiken zum Einsatz, die in die allgemeine Behandlung und Diagnosestellung einbezogen werden. Während die biomedizinische psychiatrische Behandlung hauptsächlich durch Psychopharmaka und Elektroschocks auf den Körper wirkt, zielt die spiritistische Behandlung auf die Seele und besetzende Geister ab. Das Krankenhaus unterhält Verträge mit verschiedenen Versicherungsträgern und funktioniert innerhalb staatlicher Richtlinien für psychiatrische Versorgung. Die komplementäre spiritistische Behandlung stellt einen integralen Teil der Gesamtbehandlung dar, auch wenn sie nicht in Rechnung gestellt werden darf.

21.2 Geschichte des brasilianischen Spiritismus nach Alan Kardec

Spiritismus ist eine religiöse Praxis und Moralphilosophie, die ihren Ursprung in den U.S.A. und im Europa des 19. Jahrhunderts hat und aus der der französische Lehrer Alan Kardec eine systematische Lehre entwickelt hat. Der Spiritismus fand seinen Weg über den Atlantik nach Brasilien, wo er sich zu einer zunehmend populären und weitverbreiteten Praxis entwickelte. Spiritisten glauben an die Unsterblichkeit der Seele, die sich in aufeinanderfolgenden Leben zu immer größerer Vollkommenheit und immer größerem Bewusstsein entwickelt. Dabei bewegt sie sich in einem Spannungsverhältnis zwischen freiem Willen und Determinismus (Cavalcanti 1983).

Spiritisten unterhalten regelmäßige und komplexe Kommunikationen mit den Geistern der Verstorbenen. Spiritistische Moralvorstellungen basieren auf einer eigenen Interpretation des christlichen Evangeliums, sind jedoch ebenso stark von Ideologien des 19. Jahrhunderts geprägt, wie z. B. Auguste Comtes Sozialevolutionismus, Liberalismus und Positivismus – Ideen, die auch stark das Selbstverständnis der brasilianischen Moderne prägen (Carvalho 1990). Deshalb könnte man Spiritismus provokativ als einen »modernen Besessenheitskult« bezeichnen.

Brasilien wird durch eine starke religiöse Vielfalt geprägt und Spiritismus ist neben z. B. Umbanda und Candomblé, die mehr afrikanische Einflüsse aufweisen, nur eine von vielen Besessenheitsreligionen. Spiritismus ist wahrscheinlich aufgrund seiner bürgerlichen Werte und der Betonung eines theoretischen Studiums besonders beliebt bei der weißen Ober- und Mittelschicht (Aubrée u. Laplantine 1990, Bastide 1978). Während sich ca. 10% der Bevölkerung (Tendenz steigend) zum Spiritismus bekennen, wird geschätzt, dass spiritistische Ideen und Praktiken durch ihre enorme literarische Produktion (Moura 1996), ihre therapeutischen und wohltätigen Aktivitäten bei rund zwei Drittel der brasilianischen Bevölkerung vertreten sind.

Ein wichtiger Aspekt des Spiritismus ist seine starke Betonung der Nächstenliebe und Wohltätigkeit: Abgesehen von der immer kostenfreien spirituellen Hilfe in ihren Zentren unterhalten Spiritisten eine Vielfalt von wohltätigen Programmen, die sich von Nahrungsmittelverteilung, über medizinische Grundversorgung, bis zu Schulen und Berufstraining erstrecken (Giumbelli 1995). Spiritisten unterhalten eine große Anzahl von Krankenhäusern und ein Drittel der privaten und philanthropischen psychiatrischen Krankenhäuser Brasiliens sind de facto spiritistisch geleitet – ein wenig bekannter Umstand.

21.3 Geschichte der Psychiatrie in Brasilien

Psychiatrie in Brasilien etablierte sich erst spät am Anfang des 20. Jahrhunderts und wurde stark von der französischen Schule der biologischen Psychiatrie geprägt; ihr kam auch eine wichtige Aufgabe in der Nationsbildung zu, indem sie durch präventive Eugenik, moralische Erziehung und Kampagnen für mentale Hygiene den idealen Nationalkörper beeinflussen, d. h. die »Verweißung« der brasilianischen Bevölkerung fördern sollte (Costa 1981, Stepan 1991). Psychiatrischer Diskurs artikulierte ein soziales Projekt und bot Lösungen für politische und soziale Probleme an, indem er sie auf die wissenschaftliche Ebene verlagerte. So waren psychiatrische Normen an gesellschaftliche Vorstellungen von akzeptablem Verhalten und eine Idealvorstellung eines weißen rationalen Bürgers gebunden und disqualifizierten die als minderwertig eingestuften physischen und postulierten Charaktermerkmale ihrer indigenen und afrikanischen Bevölkerung (Birman 1978, Machado 1978).

Viele spiritistische Asyle für Geisteskranke wurden in den zwanziger Jahren gegründet, um die offensichtliche Unterversorgung im psychiatrischen Sektor auszugleichen, aber auch um Anklagen zu entkräften, dass Spiritismus selbst wahnsinnig mache (Giumbelli 1997, Moreira-Almeida et al. 2005a). Jedoch mit der Einführung der Psychopharmaka (Neuroleptika) in den fünfziger Jahren trat auch in spiritistischen psychiatrischen Krankenhäusern die spirituell-geistige Behandlung gegenüber der biologisch-pharmazeutischen in den Hintergrund.

Eine zweite Gründungswelle spiritistischer Kliniken vollzog sich unter der strengen sozialen und politischen Kontrolle des Militärregimes (von 1964–1985), das Brasiliens Gesundheitssystem privatisierte. Die Gründung vieler privater psychiatrischer Kliniken und großer privater Asyle führte zu einer obszönen Anzahl staatlich subventionierter psychiatrischer Betten, und die Kosten für psychiatrische Internierungen standen bis 1990 an der Spitze der Kosten des staatlichen Gesundheitswesens.

Die Redemokratisierung Brasiliens in den neunziger Jahren ging mit einer starken Deinstitutionalisierungs- und Reformbewegung in der Psychiatrie einher (Serra 1988), die sich, vom italienischen Psychiater Franco Basaglia inspiriert, zum Ziel setzte, das psychiatrische Krankenhaus durch ein Netz von multidisziplinären substitutiven psychiatrischen Angeboten zu ersetzen. In der Folge wurden viele psychiatrische Institutionen entweder aufgrund menschenunwürdiger Verhältnisse geschlossen oder ihr Vertrag mit dem staatlichen Gesundheitssystem gekündigt. Die gegenwärtige Restrukturierung psychiatrischer Versorgung stößt auf den Widerstand einer Lobby privater psychiatrischer Krankenhäuser, die wirtschaftlich und existentiell an der Erhaltung psychiatrischer Betten interessiert ist.

Um ihre eigene Daseinsrechtfertigung bemüht und durch die zunehmende Popularität des Spiritismus und Verbreitung der transpersonalen Psychologie angespornt, befinden sich viele spiritistische psychiatrische Krankenhäuser in einem Prozess der »Respiritualisierung«, d. h., sie erweitern und binden die spiritistische stärker in die konventionelle psychiatrische Behandlung ein. Gegenwärtig integrieren circa ein Zehntel, Tendenz stark steigend, der spiritistischen psychiatrischen Krankenhäuser biomedizinische und spiritistische Behandlungsmethoden.

21.4 Spiritistische Erklärungen von Geisteskrankheit

Dem Erklärungsmodell des Spiritismus zufolge entstehen geistige Leiden infolge eines Missbrauchs von Intelligenz und geistiger Macht in vergangenen Leben. Da diese Verbrechen berechnend die eigene geistige Überlegenheit zum eigenen Vorteil nutzten oder schwere Demagogie und Manipulation beinhalten, leiden Geisteskranke unter schweren Schuldgefühlen oder der Verleugnung ihrer moralischen Verbrechen. Dementsprechend können die verschiedenen Störungen verschiedenen seelischen Mechanismen zugeordnet werden:

- Depressive und dysthymische Störungen werden Seelen, die unter der Last der eigenen Schuld leiden, zugeordnet;
- Bipolare Störungen gehören demselben Formenkreis an, jedoch geht man bei ihnen auch von einem Machtmissbrauch aus, der noch nicht völlig überwunden ist und in der manischen Phase wieder auflodert. D. h. die Seele schwankt sozusagen zwischen der Bewusstwerdung der eigenen Schuld und einem Rückfall in die alten Muster von Manipulation und Größenwahn;
- Der Formenkreis der schweren Psychosen und Schizophrenien wird mit schweren Verbrechen in vergangenen Leben assoziiert, so dass die Seele das Bewusstsein ihrer Schuld nicht zulassen kann und unter dem Druck ihrer Verleugnung zersplittert.

Ein wenig anders gelagert sind Angststörungen, Phobien und obsessiv-zwanghafte Störungen, die mit traumatischen Erlebnissen in vergangen Leben verbunden werden. Down-Syndrom und angeborene Geistesschwächen werden als vom inkarnierenden Geist selbst auferlegte Behinderungen gedeutet, die der Seele helfen sollen, vergangenen Intelligenzmissbrauch zu sühnen und andere Charaktereigenschaften wie z. B. Mitgefühl zu entwickeln, bzw. am eigenen Leib zu erfahren, was es bedeutet, von der Liebe und dem Wohlwollen anderer abhängig zu sein. Bei Epilepsie kann es sich nach gegenwärtigem spiritistischem Verständnis entweder um eine besonders schwere Form von Besessenheit oder um einen neurologischen Defekt handeln.

> Geisteskrankheit wird von Spiritisten als schwererwiegender als physische Krankheiten (wie z. B. Krebs) eingestuft, da die letzteren oft schon ihre eigene Sühne beinhalten, und es wird angenommen, dass es insbesondere im Falle schwerer Psychosen und Schizophrenien mehrerer Inkarnationen bedarf, bis diese Störungen überwunden sind. Dementsprechend zielt spiritistische Behandlung weniger auf eine sofortige Heilung, als auf eine Linderung der Leiden, moralische Erziehung und Bewusstwerdung der Person ab.

21.4.1 Besessenheit

Bezerra de Menezes, eine der wichtigsten Gründerfiguren des brasilianischen Spiritismus, erklärte Ende des 19. Jahrhunderts, dass 90% aller Geisteskrankheiten auf Besessenheit durch Geister zurückzuführen seien (Menezes 1898). Diese Behauptung ist inzwischen von Spiritisten selbst weitgehend relativiert worden, dennoch wird nach wie vor dem Einfluss leidender Geister in der Verursachung oder Verstärkung von psychiatrischen Leiden eine sehr wichtige Rolle zugeschrieben.

Besessenheit wird in drei verschiedene Stadien aufgeteilt:
1. »Einfache Besessenheit« (obsessão simples) ist die am häufigsten verbreitete Form, in der die besetzenden Geister ihrem Opfer mental bestimmte Gedanken, Emotionen und Taten suggerieren;
2. »Faszination« (fascinação): In ihr dominiert ein bestimmter Geist schon den Willen seines Opfers, das unter erheblichem Realitätsverlust und Wahnvorstellungen leidet;
3. »Unterwerfung« (subjugação): Der besetzende Geist übernimmt die vollständige Kontrolle über den Körper seines Opfers. Ein gewisser Teil epileptischer Anfälle ließe sich darauf zurückführen.

Die besetzenden Geister lassen sich im Wesentlichen in zwei Gruppen unterscheiden:
1. Geister, die eine persönliche Beziehung zu ihrem Opfer haben. Sie sind durch starke Emotionen an ihre Opfer gekettet, z. B. durch enttäuschte oder unerwiderte Liebe, Rache und Hass.
2. Geister, die sich aufgrund einer Frequenzübereinstimmung (sintónia) ohne persönliche Motive an ihre Opfer hängen. Sie beuten ohne bewusste Absicht die Verwundbarkeit und Offenheit ihrer »Wirte« aus.

21.5 Spiritistische Behandlung

❶ Während die biomedizinische Behandlung die Symptome kontrollieren soll, zielt die spiritistische Behandlung auf die Therapie der Ursachen der Erkrankung ab. Die spiritistische Behandlung, die parallel zur biomedizinischen verläuft, setzt auf zwei Ebenen an: die eine konzentriert sich auf die besetzenden Geister und versucht diese zu überzeugen, von ihrem Opfer abzulassen; die andere konzentriert sich auf die moralische Erziehung der Patienten, da kein bleibender Erfolg erreicht werden kann, solange die moralische Ursache der Besessenheit nicht aufgelöst ist.

Die besetzenden Geister werden in den Deobsessionsséancen (desobsessão) entfernt, die charakterlichen Ursachen und moralischen Verfehlungen vergangener Leben werden in der spirituellen Anamnese (captação) eruiert, und die moralische Reform (reforma intima) wird durch belehrende Vorträge, Gebete und spirituelles Lesematerial angestrebt. Hier ein kurzer Abriss der wichtigsten spiritistischen Techniken:

Desobsessão – Entfernung besetzender Geister

Interessanterweise gilt die desobsessão in der Hauptsache »leidenden Geistern« und nur indirekt den betroffenen Patienten, die während dieser Sitzung nicht gegenwärtig sind. In der desobsessão geben eine Reihe von Medien Geistern Ausdruck, die sich durch sie inkorporieren; auf diese Weise kann ein Therapeut (indoutrinador) sich mit ihnen unterhalten, sie moralisieren und dazu bewegen, von der Verfolgung ihrer Opfer abzulassen. Im Gegensatz z. B. zum katholischen Exorzismus wird in der desobsessão immer der freie Wille des besetzenden Geistes respektiert, d. h. er wird nicht »ausgetrieben«, sondern will überzeugt werden.

Captação – Spirituelle Anamnese

In psychiatrischen Fällen, die sich einer eindeutigen Diagnose entziehen, bittet der behandelnde Psychiater um Hintergrundinformationen von der »spirituellen Seite«. Medien geben durch höhere Geister inspiriert oder aufgrund der eigenen subtilen Wahrnehmung eine kurze Zusammenfassung der vergangenen Leben und der psychodynamischen Struktur des Patienten; oft nehmen sie auch physische Probleme und das feinstoffliche Umfeld des Patienten wahr, z. B. welche Art von Geistern den Patienten verfolgen und ihm zusetzen.

Passe – Energiebehandlung

Dies ist eine allgegenwärtige Behandlungsform, die in fast allen spiritistischen Sitzungen angewendet wird, und jeder spiritistische Vortrag (palestra) wird mit einem Passe für alle Besucher abgeschlossen. Beim Passe wird der subtile Energiekörper (perispírito) mit streichenden Handbewegungen geglättet und harmonisiert. Spiritisten glauben, dass dieser subtile Körper mentales und emotionales Ungleichgewicht als erstes ausdrückt und dass alle physischen Krankheiten im Energiekörper beginnen.

Weitere Behandlungsformen

Apometria. Dabei handelt es sich um eine Analyse und Behandlung von Seelenteilen des Patienten. Da es sich um eine neuere Technik handelt, die nicht Teil von Kardecs traditioneller Doktrin ist, ist sie bis heute umstritten von Seiten der spiritistischen Orthodoxie. Apometria stellt eine Differenzierung des spiritistischen Verständnisses der Person dar und mit ihr vollzieht sich ein Übergang innerhalb des Spiritismus von einer modernistischen fortschrittsorientierten zu einer postmodernen fragmentarischen Subjektivität und Weltanschauung.

Preçe e Evangelho no Lar. Gottesdienst und Gebete zu Hause. Einer fortdauernden und regelmäßigen moralischen und religiösen Disziplin wird große Wichtigkeit beigemessen. Durch regelmäßiges Gebet und spiritistische Literatur soll auch in der häuslichen Umgebung eine moralische und harmonische Atmosphäre geschaffen werden.

Komplementäre Behandlungsformen – nicht spiritistisch

a) In der Chakrabehandlung wird – oft mit Hilfe eines Pendels – der Status der Energiezentren des Körpers bestimmt, die dann durch Passe behandelt werden.
b) Cromotérapia – Behandlung mit farbigem Licht zur Harmonisierung und Heilung des Energiekörpers.
c) Homöopathie ist als »energetische Medizin« eine traditionelle Behandlungsmodalität des Spiritismus, die jedoch selten in der Psychiatrie eingesetzt wird.
d) Rückführung in vergangene Leben ist eine Technik der transpersonalen Psychologie, die seltener in akuten psychiatrischen Fällen, aber oft in der spiritistisch geprägten Psychotherapie zum Einsatz kommt.

21.6 Diskussion

21.6.1 Wissenschaftsverständnis

Es ist für Spiritisten nicht wesentlich, ob ihre Behandlungen spürbare Erfolge zeigen. Für sie ist die Heilung des physischen Körpers nebensächlich, wenn sie die Seele auf den richtigen Weg führen und so zu einer besseren Existenz im nächsten Leben verhelfen können. Da Spiritisten voraussetzen, dass fortdauerndes geistiges Ungleichgewicht die Physiologie des Körpers irreversibel verändert, lassen sich Heilerfolge auf der geistigen Ebene nicht unbedingt auf der physischen Ebene nachvollziehen. Obwohl Spiritisten gerne Anekdoten von dramatischen Zustandsveränderungen von Patienten nach Deobsessionssitzungen anführen, sind sie doch häufiger von den Mitteilungen ihrer Mentoren auf der geistigen Ebene über den Erfolg ihrer Bemühungen abhängig.

Da bis heute keine wissenschaftlichen Studien über die Effizienz spiritistischer Praktiken existieren, besteht keine Möglichkeit, die Wirksamkeit oder Vergeblichkeit dieser Heilmethoden zu falsifizieren. Die Verankerung im Glauben, unabhängig von psychiatrischer Wissenschaft, ist erstaunlich, da es sich doch in der Mehrzahl um wissenschaftlich ausgebildete Psychiater und deren Mitarbeiter handelt. Weiterhin zeigen spiritistische Psychiater oft weitgehende Ignoranz gegenüber neuerer psychiatrischer Forschung oder lediglich eine partielle Absorption typischer »New Age«-Pseudowissenschaft, die ihre eigenen dogmatischen Positionen bekräftigt.

21.6.2 Experten und Laienverständnis

Spiritisten selbst geben an, dass die spiritistische Auffassung den Patienten Hoffnung und eine aktive Rolle in der Behandlung und Verbesserung ihres eignen Zustandes gäbe.

Tatsächlich stehen Patienten der spiritistischen Behandlung allgemein offen gegenüber, da die große Mehrzahl der brasilianischen Bevölkerung an Geister und deren möglichen Einfluss auf die Existenz der Lebenden glaubt. Auch nicht spiritistische Psychiater räumen spiritistischer Behandlung einen beruhigenden und entspannenden Einfluss auf Patienten ein, da diese sich dadurch auch auf der geistigen und religiösen Ebene aufgehoben fühlten.

Doch es bestehen signifikante Unterschiede zwischen dem spiritistischen Experten- und Laienverständnis in Bezug auf Geisteskrankheit, insbesondere was die Zuordnung von Verantwortung angeht. Die spiritistischen Experten sehen die Wurzel der Störung in der moralischen Verworfenheit ihrer Patienten, während viele Patienten und ihre Angehörigen die spiritistische Psychiatrie in der Hoffnung aufsuchen, so dem sozialen Stigma von Geisteskrankheit zu entgehen, da sich ihr Leid durch den Spiritismus als Einwirkung von außen (Geisterbesessenheit) erklären ließe.

21.6.3 Moralische Wertung und Entfremdung

Da Spiritismus Geisteskrankheit nicht allein als physisch verursacht, sondern vor allem als geistiges und spirituelles Problem wahrnimmt, wäre anzunehmen, dass er trotz seines offensichtlichen Moralismus dem spezifischen Ausdruck des Leidens seiner Patienten Gehör schenken würde. Tatsächlich war genau das Gegenteil der Fall: Spiritistische Ideologie schob sich wie ein Filter zwischen Psychiater und sein Behandlungsteam einerseits, und Patienten andererseits, und verlagerte die Einschätzung der Patienten auf die moralische Ebene. Sobald Captação, Desobsessão und eine psychiatrische Diagnose die Natur der moralischen Vergehen eingegrenzt hatten, wurde dieses Urteil über die Persönlichkeit und den Charakter der Patienten stärker gewichtet, als die Aussagen und das Verhalten der Patienten selbst.

Spiritistische Psychiatrie überlagert die ursprüngliche Entfremdung des psychischen Leidens durch den psychiatrischen Diskurs mit einer weiteren Entfremdung: die Ausgrenzung schloss nun auch neben der körperlichen und psychischen die spirituellen Ebene in Form einer moralischen Verurteilung mit ein.

21.6.4 Moralische oder Soziale Reform?

Abgesehen vom sinnstiftenden Charakter einer religiös-moralischen Praxis für Patienten und Psychiater gleichermaßen, muss Spiritismus in seinem soziopolitischen Kontext erfasst werden, denn er funktioniert innerhalb der vorhandenen sozialen Strukturen und bekräftigt vorhandene Statuspositionen.

Indem Spiritisten Geisteskrankheit als eine langwierige und ernsthafte Erkrankung auffassen und die moralische Unreife, Verantwortungslosigkeit und potentielle Gefahr der Patienten betonen, rechtfertigen sie Zwangseinweisungen und lange Aufenthalte in geschlossenen Abteilungen und die Aufhebung der zivilen Grundrechte der Person.

Obwohl Spiritisten auch soziale Ursachen oder traumatische Erfahrungen als Auslöser für Geisteskrankheit nennen, müssen diese Aussagen eher als Lippenbekenntnis verstanden werden, da sich die Behandlung in der spiritistischen Psychiatrie oft auf die physiologische, i. e. pharmakologische Kontrolle der Symptome einerseits und auf die moralische Entwicklung und Erziehung des Individuums andererseits beschränkt.

Die spiritistische Betonung des moralischen Registers und die Frage nach individueller Schuld und Verantwortung der Patienten individualisiert und medizinisiert seelisches Leid, spielt den Einfluss sozialer Aspekte in der Genese von Geisteskrankheit herunter und entmutigt so radikalere Formen sozialer Reform und Assistenz.

Es muss erwähnt werden, dass Spiritismus auch Interpretationen unter anderen ethischen Gesichtspunkten zuließe, die den freien Willen und das Recht auf Selbstbestimmung der Patienten bekräftigen würden. Leider dominiert in den untersuchten spiritistischen Institutionen eine paternalistische Haltung von Seiten einer Lobby, die um die Wahrung ihrer Interessen bangend, in direkter Opposition zur Deinstitutionalisierungsbewegung steht.

Obwohl dies nur ein kurzer Abriss spiritistischer Psychiatrie ist, wird hoffentlich deutlich, wie aufschlussreich eine genauere Betrachtung von Glaubens- und Moralvorstellungen in den Gesundheitswissenschaften sein kann. Diese stehen innerhalb der spiritistischen Psychiatrie explizit im Vordergrund und fließen in die Diagnosestellung und Behandlung ein; jedoch können moralische Wertungen auch in der allgemeinen Psychiatrie nicht ausgeschlossen werden, da eine psychiatrische Diagnose sich immer auf kulturell geprägte Normen von Verhalten und Moral stützt. Weiterhin möchte diese Analyse verdeutlichen, dass Glaubens- und Moralvorstellungen innerhalb der Psychiatrie auch in ihrem gesellschaftlichen Kontext als soziopolitische Diskurse und Sprechakte erfasst werden müssen.

Literatur

Gemessen an der zunehmenden Bedeutung des Spiritismus in Brasilien, ist das wissenschaftliche Interesse an dieser weit verbreiteten Praxis sehr zurückhaltend. Erste Studien zur Spiritistischen Psychiatrie sind erst 2005 in Portugiesischer Sprache erschienen.

Aubrée M, Laplantine F (1990) La table, le livre et les esprits: naissance, évolution et actualité du mouvement social spirite entre France et Brésil. Magies et médiums: 341
Bastide R (1978) The African religions of Brazil: toward a sociology of the interpenetration of civilizations. Johns Hopkins University Press
Birman J, Serra A, Gabbay A (1988) Os descaminhos da subjetividade: um estudo da instituição psiquiátrica no Brasil. Universidade Federal Fluminense Editora, Niterói
Braude A (1989) Radical spirits: spiritualism and women's rights in nineteenth-century America. Beacon Press, Boston
Brown DDG (1994) Umbanda: religion and politics in urban Brazil. Columbia University Press, New York
Burns EB (1993) A history of Brazil. Columbia University Press, New York
Cavalcanti ML (1983) O mundo invisível: cosmologia, sistema ritual e noção de pessoa no espiritismo. Zahar Editores, Rio de Janeiro
Costa JF (1981) História da psiquiatria no Brasil: um corte ideológico. Campus, Rio de Janeiro
Fuller JG (1974) Arigo: surgeon of the rusty knife. Crowell, New York
Giumbelli E (1995) Em nome da caridade: assistência social e religião nas instituições espíritas. Núcleo de Pesquisa/ISER, Rio de Janeiro
Giumbelli E (1997) O cuidado dos mortos: uma história da condenação e legitimação do espiritismo. Ministério da Justicia Arquivo Nacional, Rio de Janeiro
Goodman Y (2001) Dynamics of Inclusion and Exclusion: Comparing Mental Illness Narratives of Haredi Male Patients and their Rabbis. Culture, Medicine and Psychiatry 25(2): 169–194
Greenfield S (1987) The return of Dr. Fritz: Spiritist Healing and Patronage networks in urban industrial Brazil. Social Science and Medicine 24(12): 1095–1108
Greenfield S (1992) Spirits and spiritist therapy in Southern Brazil: A case study of an innovative syncretic healing group. Culture, Medicine and Psychiatry 16(1): 23–51
Hess DJ (1991) Spirits and scientists: ideology, spiritism, and Brazilian culture. Pennsylvania State University Press
Hess DJ (1994) Samba in the night: spiritism in Brazil. Columbia University Press, New York
Kardec A (2004a) Das Buch der Medien. Hermann Bauer Verlag, Freiburg
Kardec A (2004b) Das Evangelium im Lichte des Spiritismus. spiritismus verlag, München
Kardec A (2004c) Das Buch der Geister. Hermann Bauer Verlag, Freiburg
Matta R da, Hess DJ (1995) The Brazilian puzzle: culture on the borderlands of the western world. Columbia University Press, New York
Moreira-Almeida A, Neto FL, Silva de Almeida A (2005a) History of »Spiritist madness« in Brazil«. History of Psychiatry 16(1): 5–25
Moreira-Almeida A, Neto FL (2005b) Spiritist Views of Mental Disorders in Brazil. Transcultural Psychiatry 42(4): 570–595
Spinu M (1994) Captação: Trancetherapie in Brasilien. Reimer, Berlin
Stepan N (1991) The hour of eugenics: race, gender, and nation in Latin America. Cornell University Press, Ithaca
Website mit spiritistischer Literatur in englischer Sprache: http://www.panoramaespirita.com.br/livros_espiritas/livros_interna/ingles/livros_ingles.html

Der »alltägliche Umgang« mit Schizophrenie in Zentraljava*

Manfred Zaumseil

22.1	Einleitung	– 332
22.2	Das Verständnis von Schizophrenie als Gegenbild unseres Verständnisses von Normalität	– 333
22.3	Untersuchungen über psychisches Kranksein (sakit jiwa) in Java	– 334
22.3.1	Eigene Fragestellung	– 337
22.4	Besonderheiten von Java und des Untersuchungsortes Yogyakarta	– 337
22.5	Methoden	– 338
22.5.1	Methodischer Zugang	– 338
22.5.2	Forschungsbedingungen	– 339
22.5.3	Datenquellen	– 339
22.5.4	Datenanalyse	– 340
22.5.5	Beschreibung der Stichprobe	– 340
22.6	Umgang mit psychischer Erkrankung	– 340
22.6.1	Fallbeispiel Frau Kaca	– 340
22.6.2	Modell über den Umgang mit psychischem Kranksein in Java	– 344
22.6.3	Plurale Behandlungsmöglichkeiten	– 352
22.6.4	Bilanz der Nachuntersuchung 2003	– 355
22.7	Diskussion/Schlussfolgerungen	– 356
	Literatur	– 358

---

* Wir möchten uns für die freundliche Unterstützung von Prof. Dr. Sri Mulyani Martaniah MA, Prof. Dr. KRT Soejono Prawirohusodo, Dr. Endang Ekowarni und Dr. Adi Soekarto bedanken. Besonderer Dank gebührt Prof. Dr. Sri Rahayu Partosuwido für ihren Rat und ihre emotionale Unterstützung. Wir bedanken uns außerdem bei LIPI, der zentralen Forschungsbehörde in Jakarta für die Erlaubnis zur Forschung.

22.1 Einleitung

Was geht den nicht-indonesischen Leser der Umgang mit psychisch Kranken in Java an? – Ich denke, wir sind uns der kulturellen Besonderheiten unseres alltäglichen oder professionellen Umgangs mit psychisch Kranken und speziell solchen mit der Diagnose »Schizophrenie« wenig bewusst. Dieses »wir« kann sich auf jede Gemeinschaft beziehen, die kulturelle Selbstverständlichkeiten teilt. Daher ist ein detaillierter Blick in einen spezifischen recht unterschiedlichen kulturellen Kontext zum einen spannend, weil die Andersartigkeiten überraschen und faszinieren und zum anderen, weil er die Besonderheiten der eigenen Sicht und Umgangsweisen erst erkennbar macht. Dies war ein großer Gewinn für den Autor, den er hofft, mit den Lesern teilen zu können.

In der vorliegenden empirischen Studie wird untersucht, wie psychisch kranke Menschen, ihre Verwandten und Nachbarn mit psychischer Erkrankung in der Familie und im kommunalen Zusammenhang umgehen und wie sie diese innerhalb des kulturellen Kontextes von Zentraljava/Indonesien verstehen. Kern der Untersuchung sind 8 Einzelfallanalysen, für die insgesamt 110 Interviews und Analysen zusätzlichen Materials durchgeführt wurden. Die meisten Daten wurden in den Jahren 1991/1992 gesammelt. Bei allen Fällen gelang es, im Jahr 2003 erneut Interviews durchzuführen und die Fälle zu reanalysieren.

Im »ngemong«[1]-Konzept fanden wir einen spezifischen Entwurf der kontrollierenden Fürsorge für schwer psychisch Kranke, die den lokalen Kategorien »sakit siva« (seelisch krank), »sakit saraf« (nervenkrank) oder »gila« bzw. javanesisch »edan« (verrückt) oder der psychiatrischen Kategorie »Schizophrenie« entsprachen. »Ngemong« stellt eine besondere Form des Umgangs mit Kindern dar und impliziert eine Reihe von Vorkehrungen, um Einflüsse von Kindern fernzuhalten, die der Gesundheit schaden. Dieses Konzept wird auf psychisch Kranke übertragen und strukturiert den familiären, nachbarschaftlichen und kommunalen Umgang mit ihnen unter besonderer Berücksichtigung ihrer emotionalen Befindlichkeit. »Ngemong« überschneidet sich mit einem ausgeprägten Bemühen, die real erfolgende Stigmatisierung von psychisch Kranken und ihrer Familien in der Kommunikation zu verdecken und diese Personen keinesfalls abschätzig zu behandeln. So soll als dritter Konzeptbestandteil eine für alle Beteiligten sozial akzeptable soziale Wirklichkeit erzeugt werden, in der niemand beschämt wird. Diese komplexe Struktur des Umgangs mit psychischem Kranksein stellt unseres Erachtens eine günstige Form der kommunalen Problembewältigung dar, die in vielen Fällen zu einer tatsächlichen Integration von psychisch Kranken in die Familien und Nachbarschaften führt.

Seine Grenzen findet dieses integrierende Konzept, wenn aggressive Handlungsweisen der Kranken als »ngamuk« identifiziert werden. Die Neigung, »ngamuk« zu pathologisieren, verweist auf komplexe soziokulturelle und politische Zusammenhänge. In diesem Fall erfolgen harte physische Kontrollmaßnahmen in der Familie bzw. Nachbarschaft.

> Das kulturgebundene Syndrom »Amok« ist zwar von dem Wort »Ngamuk« abgeleitet, die Bedeutung ist jedoch eine andere.

Der alltägliche Umgang mit psychisch Kranken in den Familien und in der Gemeinde wird ergänzt durch einen in Yogyakarta (Sultanat in Zentraljava) außerordentlich vielfältigen »medizinischen Pluralismus«. Es spricht vieles dafür, dass der Markt der Möglichkeiten des »traditionellen und religiös fundierten Heilens«, der von allen unseren Untersuchungsteilnehmern genutzt wurde, gegenwärtig expandiert.

---

1 Wir verwenden die javanische Schreibweise, um darauf zu verweisen, dass »ngemong« in der lokalen javanischen Sprache eine reichhaltigere Bedeutung hat als in der indonesischen (Bahasa Indonesia), in der es »mengemong« hieße.

22.2 Das Verständnis von Schizophrenie als Gegenbild unseres Verständnisses von Normalität

❗ Schizophrenie ist keine ontologische Entität, die in Individuen wohnt und darauf wartet, von der psychiatrischen bzw. psychologischen Wissenschaft auf objektive Weise enthüllt zu werden. Es ist genauso wenig eine von den Psychiatern erfundene Etikettierung oder gar ein Mythos.
Es ist eine Interaktionswirklichkeit, materialisiert in stabil gebauten psychiatrischen Einrichtungen und eingelassen in vielfältige Praktiken.
Schizophrenie, als inzwischen in der euroamerikanisch dominierten psychiatrischen Wissenschaft definiertes Phänomen, ist relativ spät zusammen mit der westlichen Moderne entstanden und mit der darin ausgearbeiteten Konzeption eines spezifischen Verständnisses der Person herausgearbeitet worden (Leferink 1997a). Das, was es als Wahnsinn – oder wie immer es benannt wurde und wie immer es in Erscheinung trat – schon immer gab, wurde zur Schizophrenie mit den spezifischen Bedeutungen und Bewertungen, die auf die so Identifizierten zurückwirken.

Diese Bedeutungen sind vage und vielgestaltig, haben lokale Besonderheiten und die Alltagsvorstellungen stehen in vielen Punkten im Gegensatz zu denen der Psychiater (s. Angermeyer u. Matschinger 1999a, b). Es gibt einige Gemeinsamkeiten in der europäischen Entwicklung wissenschaftlicher Konzepte der Schizophrenie. Insbesondere entwickelte sich eine Auffassung vom Personsein, die sich spiegelbildlich zur gleichzeitig entwickelten Idee von der Schizophrenie verhält (s. Leferink 1997a, Zaumseil 1997). So heißt es in der ICD-10: »Die Schizophrenie beeinträchtigt die Grundfunktionen, die dem normalen Menschen ein Gefühl von Individualität, Einzigartigkeit und Entscheidungsfreiheit geben« (WHO 1993, S. 103). Wer Person im Sinne der westlichen Moderne bleiben will, kann nur schwer gleichzeitig die Krankheit Schizophrenie akzeptieren und im Sinne der Psychiater »krankheitseinsichtig« sein.

Die letztlich biologischen Wurzeln des Modells der Schizophrenie verknüpfen den Wahnsinn mit der Natur des Menschen, wobei in der euroamerikanischen Tradition Natur und Kultur meist als Gegensätze gesehen werden und der Körper der Natur zugerechnet wird.

Die Krankheitsentwicklung beginnt danach vorgeburtlich in der Formierung einer Disposition, so dass Schizophrenie mit fundamentalen Qualitäten der individuellen Identität und der gesamten sich entfaltenden Biographie verbunden wird. Die Unterscheidung zwischen psychischer und körperlicher Krankheit ist keine Dichotomie, die universelle kulturelle Gültigkeit hat. Ebenso wenig ist die scharfe Trennung zwischen Kognition und Emotion in vielen Kulturen nachvollziehbar (s. Lutz 1985), die seit Kraepelin zur Trennung der affektiven Störungen und der Störungen der Kognition und Wahrnehmung geführt haben.

❗ Vielleicht die folgenreichste mit diesen Vorstellungen verbundene Verknüpfung ist die Identifizierung der Schizophrenie mit einer dieser Störung innewohnenden Chronizität mit lebenslangem Defekt, progressiver Verschlechterung und schwerer Behinderung. Diese Defizit-Vorstellung, die historisch an ältere Degenerationstheorien anknüpft, hält sich hartnäckig in vielen Lehrbüchern, Klassifikationssystemen (in denen allenfalls eine Remission, aber keine Heilung vorgesehen ist) und in der Praxis des Umgangs mit Menschen, die auch heute noch in vielen Publikationen in der Verschmelzung von Person und Krankheit (s. Estroff 1994) schlicht als »Schizophrene« bezeichnet werden.

Insofern ist die Stigmatisierung, die oft mit Schizophrenie verbunden wird, keine verwerfliche Handlung, die wir dem eigentlich neutralen Krankheitskonzept der Schizophrenie hinzufügen, sondern sie steckt im Schizophreniekonzept selbst und ist untrennbar mit ihm verbunden (Barret 1988).

Wir haben in einer Studie (s. Zaumseil u. Leferink 1997) u. a. zu zeigen versucht, dass das Leben von psychisch Kranken in einer deutschen Großstadt nicht dadurch gekennzeichnet ist, dass ihnen Individualität, Einzigartigkeit und Entscheidungsfreiheit fehlen, sondern sie hier – wie alle anderen normalen Menschen (s. o.) – nach diesem kulturellen Ideal streben. Gerade deshalb kommen die psychisch Kranken in große Schwierigkeiten, weil sie erleben, dass ihnen Individualität, Einzigartigkeit und Entscheidungsfreiheit auf Grund ihrer Krankheit nicht zugestanden werden. Terzioglu (2005) hat gelingende Psychiater-Patient-Beziehungen in Berlin untersucht und gezeigt, dass eine von den Beteiligten als gelungen erlebte Kooperation sowohl dialogische Elemente, eine Auseinandersetzung sich gegenseitig respektierender Partner als auch die zeitweise Delegation der Verantwortung an die Psychiater enthält. Ausschlaggebend ist der Zustand des Patienten. Die flexible Übernahme und Rückgabe der Verantwortung ist zentrales Bestimmungsstück der untersuchten Form der Zusammenarbeit. Wie die Psychiater die ihnen übertragene Verantwortung handhaben wird nachträglich durch die Patienten vor dem Hintergrund ihres Erlebens der Behandlungsbeziehung bewertet. Die Patienten waren in hohem Maße an der Wahrung individueller Selbstbestimmung interessiert. In Berlin war somit das delikate Gleichgewicht zwischen der Wahrung und Einschränkung der Autonomie ein zentrales möglicherweise kulturspezifisches Thema in der Psychiater-Patient-Beziehung (Zaumseil u. Terzioglu 2004).

Mit dieser kurzen und pointierten Kennzeichnung soll die Bedeutung sich wandelnder europäischer Vorstellungen vom »normalen« Personsein deutlich werden.

❗ Die Vorstellungen vom beschädigten, defizitären Personsein bei der Diagnose von Schizophrenie haben sich gleichzeitig als Gegenbild und als damit verbundene Praxis etabliert. Das Bild, das Gegenbild und die damit verbundenen Praktiken sind im Fluss. Sie stehen bei uns unter dem Einfluss einer zunehmenden Medikalisierung der Schizophrenie, wieder zunehmender sozialer Exklusion, aber auch einer zunehmenden Befähigung und zunehmender Partizipations- und Selbstbestimmungsansprüche der Laien (Zaumseil ▶ Kap. 1).

Diese Reflexion unseres Normalitäts- und Schizophrenieverständnisses soll dazu dienen, sich darüber klar zu werden, mit welcher Perspektive man – von Deutschland kommend – an die Untersuchung entsprechender oder möglicherweise ganz anderer Bilder und Gegenbilder in Zentraljava herangeht.

22.3 Untersuchungen über psychisches Kranksein (sakit jiwa) in Java

Im Jahre 1904 begab sich Emil Kraepelin mit seinem Bruder, dem Direktor des Naturhistorischen Museums von Hamburg, auf die beschwerliche 4-monatige Reise nach Niederländisch-Indien. Bendick (1989) hat die Reise in einer medizinhistorischen Studie auf Grund der Originalaufzeichnungen rekonstruiert. Die Kolonialregierung hatte in den javanischen Provinzen psychiatrische Anstalten (die erste 1882 in Bogor/Westjava, damals: Buitenzorg) errichtet, die von holländischen Direktoren geleitet wurden. Der berühmte Psychiatrieprofessor beehrte den holländischen Direktor Hofmann in Buitenzorg mit seinem Besuch und ließ sich 100 der damals 225 dort untergebrachten einheimischen sowie 100 europäische Insassen vorführen. Über eine Dolmetscherkette der Hin- und Rückübersetzung führte er diagnostische Explorationen durch und sah in der Analyse seines Materials die Universalität seiner diagnostischen Kategorien bestätigt. Er zog die Konsequenz, dass es keine grundsätzlich anderen Erkrankungen in Java gäbe (Fälle von Amok und Latah führte er auf Epilepsie zurück), dass die aus den »Kulturnationen« bekannten Erkrankungen jedoch eine andere Ausgestaltung der Symptome erfahren würden. In 67 von 100 Fällen diagnostizierte Kraepelin »Dementia praecox« und fand seine Diagnosen bei einer 16 Jahre späteren Nacherkundigung in der Klinik in 73% der Fälle bestätigt. Abgesehen von der Bestätigung seiner diagnostischen Kategorien war er einer der ersten, die weniger gravierende Formen der Beeinträchtigung durch psychische Erkrankung in einem nichtwestlichen Land beobachtete (Kraepelin 1904a, S. 435).

Pfeiffer (1967) gibt einen Überblick über die psychiatrische Versorgung in Indonesien Anfang der 60er Jahre. Danach habe es im Jahr 1964 26 psychiatrische Krankenhäuser (einschließlich sogenannter Durchgangskrankenhäuser für akut Kranke) und eine Bettenziffer von 1 auf 20.000 Einwohner gegeben. Nach der Auflösung der niederländischen Kolonialverwaltung seien nach dem 2. Weltkrieg vorwiegend deutsche Psychiater (40 deutsche Regierungsärzte) nach Indonesien gekommen. Die geringe Bettenzahl sei »weniger Ausdruck eines Bettenmangels als eines geringeren Bedarfs, der sich aus der hohen Toleranz der Gesellschaft gegenüber Geisteskranken erklärt. Besonders im ländlichen Bereich werden Patienten nicht wegen der Tatsachen der Erkrankung zur Aufnahme gebracht, sondern wenn das Verhalten sozial untragbar geworden ist« (S. 103). Der Indonesier – vor allem aus einfachem Stand – stünde der akuten Psychose unreflektiert gegenüber, würde Halluzinationen gleichmütig hinnehmen, sie seltener als die Mitteleuropäer in Form von Wahn rationalisieren und Emotionen eher in motorischer Aktion ausspielen. Ein ähnliches Argument findet sich schon bei Kraepelin (1904b), der annahm, dass primitive Völker ein weniger reiches Seelenleben haben und die Geringfügigkeit der Wahnbildungen mit dem niedrigen Stand der geistigen Entwicklung zu erklären sei. So meint Pfeiffer, dass hebephrene und katatone Bilder dominieren und Wahn nur flüchtig auftrete – nicht wie bei uns am häufigsten in Form der Verfolgung, sondern am ehesten in Form der religiösen Berufung und Erleuchtung.

Pfeiffer (1967) beschreibt weiterhin den Umgang mit psychischem Kranksein und stellt fest, dass durch die allgemeine Akzeptanz magischer Deutungen der akut Geisteskranke von keinem Makel betroffen sei und daher nach seiner Heilung wieder voll angenommen werde. Ohnehin seien akute, vorübergehende Psychosen sehr viel häufiger als in Europa.

> Die chronisch-symptomarm verlaufenden Psychosen werden großenteils nicht als krank erkannt, da sie sich in die festen Schranken der Sitte fügen und Arbeitsleistungen sowie engere gemütsmäßige Resonanz ohnehin nicht von jedem Menschen erwartet werden. (Pfeiffer 1967, S. 115)

Hier steht der aus europäischer Perspektive ontologisierende und universalisierende Blick des Psychiaters im Gegensatz zu den indigenen Kategorien vor Ort.

Browne (2001) hat eine ausführlich kommentierte Fallstudie vorgelegt, in der er beschreibt, wie Symptome einer schizoaffektiven Psychose eine besondere Bewertung aufgrund kultureller Ideale (cultural ideals, cultural premiums, social preoccupations) erfahren. Er beobachtete, dass jegliche Form heftigen emotionalen Ausdrucks – vor allem bei Frauen – mit dem Ausdruck »ngamuk« (s. u.) bezeichnet wird, und ebenso wie sozialer Rückzug sowohl von Laien als auch von javanischen Psychiatern schnell pathologisiert wird.

Die Pathologisierung von »ngamuk« bringt Browne (2001b) mit dem kulturellen Ideal sozialer Harmonie, innerer Kontrolle und einer sanften, ruhigen Selbstdarstellung in Verbindung. Bei der Pathologisierung des Rückzugs sieht Browne einen Zusammenhang mit der besonderen Bedeutung, die sozialem Beisammensein und sozialem Austausch beigemessen wird. Außerdem zeigt er, dass Grübeln, Tagträumen, geistige Abwesenheit auf einem soziokulturellen Hintergrund besonders auffällig sind, auf dem man – als Javaner – immer bewusst, aufmerksam und achtsam zu sein hat. Laien würden – so Browne (2001a) – annehmen, dass psychische Krankheit auf dem Boden einer naturgegebenen Schwäche entsteht, die die entsprechenden Personen besonders verwundbar für Schreck, Stress und Schock macht. Dann könne leicht das Denken in Unordnung kommen, und es könnten Geister eindringen. Behandlungsvorstellungen umfassten alternative Therapien wie Kräuter und das Wirken traditioneller Heiler durch übernatürliche Kräfte, oft in religiösem oder naturreligiösem Zusammenhang. Auch das Erfüllen religiöser Pflichten werde sowohl als Mittel zur Gesundung als auch als Zeichen von Gesundheit gewertet. Als Weg zur Gesundheit werde auch die Form der Kontrolle gesehen, die in der gewissenhaften Befolgung ärztlicher Anordnungen bestehe. Hierzu gehörten die Einnahme der Medikamente und die Bejahung der häufig eingesetzten Elektrokrampfbehandlung.

Good u. Subandi (2004) haben die subjektive psychotische Erfahrung einer akuten, wiederholt auftretenden Psychose bei einer javanischen Frau untersucht. Sie weisen auf die besondere Bedeutung hin, die psychotisches Erleben mit Hinblick auf die Beschädigung des javanischen Selbst haben könne. Hier spiele die durch spirituelle Praktiken unterstützte innere Kraft bzw. Vitalität (tenaga dalam) eine Rolle, mit der man dem Eindringen von Geistern und psychotischem Chaos widerstehen könne. Ebenso sei es bei der javanischen Vorstellung von Macht als unsichtbare mystische göttliche Energie, die mit dem Kosmos in Verbindung stehe und die sich – entsprechend der Stellung in der sozialen Hierarchie – durch eine Verfeinerung (halus) des Inneren, der Sprache, des Gefühls und des Benehmens ausdrücke. Der Bruch, der etwa in aggressiven, lauten und unschicklichen Verhaltensweisen (mengamuk) mit dieser verfeinerten Präsentation des Selbst erfolge, mache die Psychose zu einer öffentlichen Angelegenheit von großer Bedeutung. Die magischen Interpretationen (Besessenheit von Geistern, Verhexung etc.) seien allerdings nicht so sehr von Alltagsvorstellungen entfernt und daher auch nicht besonders auffällig.

Eine große Bedeutung haben nach Good u. Subandi (2004) Reinheits- und Unreinheitsvorstellungen, die mit dem javanischen Islam – besonders der modernen Form des »Muhamadiya« – verbunden sei. Die intensive Konzentration auf islamische Praktiken, das Rezitieren von Suren und »dzikir« (Sufigesang), das Herumwandern und Aufsuchen reiner Orte und spezifische Formen des Rückzugs in Form asketischer und mystischer Praktiken gelten als heilend und können auch in psychotischen Zuständen inhaltlich zum Thema werden. Good u. Subandi (2004) verweisen außerdem auf die Bedeutung der Beziehungsdynamik in Familien, in denen unterschiedliche Glaubensvorstellungen – mehr oder weniger puristische Auslegungen des Islam, Orientierung an älteren javanischen Traditionen (kejawen) – aufeinanderprallen könnten.

❗ In den Untersuchungen zum psychischen Kranksein in Java spiegelt sich die Entwicklung der transkulturellen Psychiatrie und der psychiatrischen Anthropologie. Die frühen Untersuchungen spiegeln das koloniale Denken und das Bemühen um die Etablierung universeller psychopathologischer Kategorien.

In Java wurden später durch Geertz und seine Arbeitsgruppe (Geertz C 1960, 1987, Geertz H 1961, Jay 1969) Grundlagen für eine Erneuerung der Ethnologie gelegt, die befruchtend auf spätere Untersuchungen von psychischer Krankheit in Java wirkte. Good (1997) und Browne (2001a) stellen ihre Untersuchungen in einen größeren Kontext, in dem Globales und Lokales zusammenfließen, und sie verstehen Kultur als einen Prozess und sehen den Untersucher in diesem Prozess in einer Position der Selbstreflexion mitgebrachter Konzepte. Umfassend wurde dies für den Bereich der körperlichen chronischen Krankheiten, die sogenannten »modernen Krankheiten« von Ferzacca (2001) verwirklicht, der das Ineinander und die überraschenden Umkehrungen von Tradition und Moderne im Umgang mit und in den Diskursen über Diabetes 2, Bluthochdruck und anderen Krankheiten in Yogyakarta untersuchte.

❗ Ich hatte zu Beginn gezeigt, wie europäisches Person- und Weltverständnis in die Konzeption der Schizophrenie eingeschrieben wurde und seitdem als Konzeption mit universellem Anspruch die Vorstellungen allerorten auf der Welt bestimmt. Der Beitrag von Kraepelin blieb erhalten in der Idee vom universellen, biologischen Kern und seiner kulturellen Überformung (diese Konzeption bestimmt weiterhin die kulturvergleichende Psychiatrie) – als gäbe es einen im Individuum wohnenden Prozess, der sich irgendwie von kulturellen, sozialen und psychologischen Besonderheiten ablösen ließe.

Vielleicht war Java einer der besonderen Orte, an denen der Eurozentrismus der Schizophreniekonzeption zum einen im schon frühen Export psychiatrischer Versorgungspraxis umgesetzt wurde und zum anderen in besonderer Weise zum Bewusstsein seiner selbst kam und sichtbar gemacht wurde.

Es war der kulturanthropologische Blick, mit dem die Besonderheiten des Ausdrucks psychischen Leids (idioms of distress) betrachtet wurden und der neue Perspektiven im Verständnis eröffnete. Es wurde klarer, warum auf dem javanischen Verständnis- und Lebenshintergrund Phänomene wie z. B. »ngamuk«, »ngalamun« (Tagträumen) und sozialer Rückzug zu etablierten Ausdrucksformen psychischen Leids werden und warum diese den Beteiligten als bedrohlich, inakzeptabel und pathologisch erscheinen. Darüber hinaus wurde in der Spiegelung klarer, warum in Europa andere Formen des Ausdrucks psychischen Leids in das Konzept der Schizophrenie eingeschlossen und als ihr Wesen begriffen werden.

22.3.1 Eigene Fragestellung

Weniger als über die javanischen »idioms of distress« ist bisher über den alltäglichen Umgang mit psychischem Leid bekannt und darüber, durch welche Vorstellungen und Praktiken ein solcher Umgang geformt wird. Ich hatte oben die Widersprüchlichkeit europäischer Umgangsweisen angesprochen, die nach wie vor zwischen sozialer Exklusion und mehr oder weniger erfolgreichen Integrationsbemühungen oszillieren. Das Thema ist deshalb so brisant, weil durch die Serie der weltweit von der WHO durchgeführten Studien immer wieder das Ergebnis bestätigt wurde, dass der Verlauf der Schizophrenie in Entwicklungsländern günstiger ist als in den sogenannten entwickelten Ländern. Hopper (2004) unterzog die Ergebnisse einer erneuten Analyse und bestätigte sie, macht aber deutlich, dass bei den groben Unterscheidungen, die verwandt wurden (Vergleich von Nationen) gänzlich unklar sei, welchen Einfluss die Kultur auf diese Ergebnisse haben könnte.

Wir wollten in dieser Untersuchung unter einer gemeindepsychologischen Perspektive herausfinden, welche kollektiven Orientierungen und Praktiken den alltäglichen Umgang mit psychisch Kranken in Zentraljava bestimmen. Wir suchten nach den sozial und kulturell verallgemeinerbaren Regeln, die den familiären und nachbarschaftlichen bzw. kommunalen Umgang mit schwerem, psychischem Kranksein bestimmen.

❗ »Schweres, psychisches Kranksein« entspricht in dieser Untersuchung der psychiatrischen Kategorie »Schizophrenie« und der lokalen Kategorie »sakit jiwa« (seelisch krank), »sakit saraf« (nervenkrank), »gila« bzw. javanisch: »edan« (verrückt) oder »kurang waras« (nicht vollständig).

Bei diesem Regelgefüge ging es uns darum, wie die Familienmitglieder (einschließlich der Kranken selber), Nachbarn, kommunalen Amtsträger, traditionellen Heiler, Krankenschwestern und Psychiater zusammenwirken (oder nicht zusammenwirken), um den alltäglichen Umgang mit und die Bewältigung von psychischem Kranksein zu realisieren. Sofern eine Struktur kollektiven Handelns identifizierbar wäre, wollten wir die impliziten und expliziten Regeln und deren innere Zusammenhänge herausfinden.

Solche Orientierungen und Praktiken hängen sowohl mit Vorstellungen vom psychischen Kranksein als auch mit den Ausdrucksformen psychischen Leids zusammen, und sie sind in die Vorstellungen vom kommunalen und familiären Zusammenleben und die damit verbundenen Verpflichtungen eingebettet.

22.4 Besonderheiten von Java und des Untersuchungsortes Yogyakarta

Java ist eine sehr fruchtbare und dicht bevölkerte Insel. Dort leben ca. 135 Millionen Menschen in einem Gebiet, das etwas größer ist als ein Drittel von Deutschland. Die Insel wird traditionsgemäß als das alte kulturelle Herz von Indonesien gesehen. 60% der indonesischen Bevölkerung lebt auf Java und fast 90% von ihnen sind muslimisch.

Die »Daerah Istimewa Yogyakarta« ist eine kleine Provinz in Zentraljava mit 3,2 Millionen Einwohnern und einer Fläche, die etwas größer ist als die des Saarlandes. Die Stadt Yogyakarta (ca. 400.000 Einwohner + ca. 150.000 Studenten) hat ein altes Zentrum und verfügt über viele Schulen und mehr als 100 Universitäten, einen Sultanspalast (der Sultan ist Regierungschef der Provinz), eine reiche Tradition der Kunst- und Handwerksproduktion und wenig Schwerindustrie. Als Stadt der Universitäten und Studenten gilt sie als intellektuell, politisch progressiv und äußerst lebendig und auch als Zentrum modernen islamischen Gedankenguts. Die Stadt und der Sultan spielten eine spezielle Rolle bei der Formung der nationalen Identität von Indonesien, im Unabhängigkeitskampf gegen die Holländer und zuletzt bei der Ablösung von Staatschef Hadji Mohamed Suharto 1998. Die Stadt und der Sultanshof haben eine spezielle Stellung in der javanischen Kosmologie und in der Vermittlung zwischen dem spirituell bedeutsamen, aktiven Merapi-Vulkan im Norden und der mythologischen Gestalt der Königin Ratu Kidul, die im südlichen Meer wohnt (s. Schlehe 1998). Die Kosmologie des »Kejawen«, das vielfach dargestellte javanische Weltbild (s. Magnis-Suseno 1989, Mulder 1990) – in dem alles Existierende eine Einheit darstellt, das eine Harmonieethik, Konfliktvermeidung, die Kontrolle der Gefühle und das Prinzip von Respektbezeugung und gegenseitiger Hilfe einschließt – ist inzwischen vielfältigen Veränderungen unterworfen, spielt aber nach wie vor eine Rolle.

> Zum Vergleich: In Westberlin gab es 1982 in psychiatrischen Stationen 4310 Betten für 1,87 Millionen Einwohner (d. h. 1 Bett pro 434 Einwohner) In der Zwischenzeit gibt es weniger Betten.

❗ Für die Psychologie ist bedeutsam, dass zwischen einem äußeren Verhaltens- und Erscheinungsbereich (lahir) und dem inneren feinstofflichen Wesen mit einer inneren Ordnung (batin) unterschieden wird. Durch das intuitive gefühlsmäßige »rasa« besteht die Möglichkeit, sich mit der Essenz alles Existierenden und der göttlich spirituellen Dimension hinter den weltlichen Dingen zu verbinden. Die Konzentration auf das eigene, tiefste Innere erschließt über eine mystische Korrespondenzvorstellung auch die Regeln der kosmischen Abläufe.

Schlehe (1998) hat gezeigt, welchen Einfluss heute noch – und offenbar wieder zunehmend – mystische und asketische Praktiken und die magische Beeinflussung von Alltagsproblemen auch in unteren sozialen Schichten haben. Ferzacca (2001) hat die Aspekte der Modernisierung in der Revitalisierung der Tradition aufgespürt. Gleichzeitig wächst der Einfluss des Islam und der »Gesamtbereich der Moderne wird als neues Erfahrungselement in ein traditionelles Wirklichkeitsverständnis integriert« (Schlehe 1998, S. 39).

Für psychiatrische Versorgung in Indonesien gibt es nur 7.770 Betten in 34 Krankenhäusern (Gardjito 1992) und fast keine ambulanten Dienstleistungen für Patienten. Die psychisch Kranken werden in den über das Land verteilten Gesundheitszentren (PusKesMas) mitversorgt, wobei das Personal dort keine spezielle psychiatrische Ausbildung besitzt. Es kommt ungefähr 1 Bett auf 23.000 Einwohner. In Yogyakarta gibt es verglichen mit dem indonesischen Durchschnitt für psychisch kranke Menschen mehr Betten in den Krankenhäusern (1 auf 10.000 Einwohner). Es gibt das »Rumah Sakit Lali Jiwa« (Krankenhaus der verlorenen Seelen) mit 225 Betten mit landwirtschaftlichem Reha-Bereich (Reisfelder, Wasserbüffel etc.) am Fuße des Vulkans Merapi, die Universitätspsychiatrie mit 35 Betten und ein privates Krankenhaus in der Nähe des Sultanpalastes mit 50 Betten.

Weltweit wird von einer Prävalenz der Schizophrenie von 2 bis 10 Erkrankungsfällen pro 1000 Einwohner ausgegangen. Soweit wir wissen, hat es in Indonesien zwei epidemiologische Studien gegeben: In einem Elendsviertel in Jakarta fand Salan (1992) 1,41 Fälle pro 1000 Einwohner (1,76 Männer, 1,04 Frauen). Die Rate war in einem ländlichen Gebiet vom zentralen Sulawesi (ehemals Celebes) mit 4,6 Fällen pro 1000 Einwohner viel höher (Tong et al. 1989). Uns sind keine Daten über den Langzeitverlauf der Schizophrenie in Indonesien bekannt.

Nur eine Minderheit von psychisch kranken Menschen wird in den Krankenhäusern behandelt. Da es kein Sozialversicherungssystem gibt (außer für Beschäftigte im öffentlichen Dienst), können sich viele Familien die Behandlungskosten nicht leisten. Die meisten Menschen, die als verrückt oder nicht normal angesehen werden, werden zu den traditionellen Heilern (dukun, paranormal, orang pintar) gebracht und der Unterstützung und Kontrolle durch ihre Familien und Nachbarschaften überlassen. Andere, die dem Familienkontext entflohen oder von ihm ausgeschlossen worden sind, leben als psychotische Obdachlose (gelandangan psikotik), meist einfach Verrückte (orang gila) genannt, auf den Straßen. Sie fallen durch ihr seltsames Verhalten auf, sind schmutzig und manchmal völlig nackt, was eigentlich das Schamgefühl verletzt und bei anderen Menschen massive Konsequenzen haben würde.

22.5 Methoden

22.5.1 Methodischer Zugang

Wir versuchten, den Umgang mit psychischem Kranksein in Java mit Hilfe einer limitierten Zahl von detaillierten Einzelfallstudien im Längsschnitt über einen Zeitraum von 11 Jahren zu erfassen. Wegen begrenzter Mittel waren nur zwei Zeitpunkte der Datenerhebung möglich. Datenbasis waren »halboffene« Interviews mit ausführlichen Feldnotizen, Skizzen und Bildmaterial, die von javanischen Interviewern nach einer intensiven 3-monatigen Schulung in Methoden der qualitativen Sozialforschung durchgeführt wurden. Die Interviewerinnen (nur 2 von 11 waren männlich) stellten mit uns zusammen die Forschungsgruppe dar und waren in die Auswertung einbezogen. Die Daten zum zweiten Untersuchungszeitpunkt (2003) wurden von denselben Interviewerinnen erhoben. Die Auswertung erfolgte im Dialog mit den anderen Mitgliedern der Forschungsgruppe. Im Auswertungsprozess wurde festgelegt, welche weiteren Personen bei den bereits untersuchten Fällen noch zusätzlich interviewt werden sollten und welche Art von Fällen die bis dahin gesammelten interpretativen Hypothesen in Frage stellen könnten (theoretisches Sampling).

22.5.2 Forschungsbedingungen

Die Untersuchung erfolgte im Rahmen von zwei Forschungsaufenthalten (1991/92 ein Jahr, 2003 zwei Monate) an der Gadja Mada Universität, Yogyakarta. Wir erlernten die nationale Sprache (Bahasa Indonesia), die von den meisten, aber nicht von allen Menschen in der Gegend von Yogyakarta gesprochen wird. Speziell im Bereich von zwischenmenschlichen Beziehungen und Gefühlen ist zum differenzierten Verständnis der sprachlichen Bedeutungen die lokale javanische Sprache notwendig.

Wir benötigten viel Zeit, um eine Atmosphäre von freier und spontaner Diskussion in der Forschungsgruppe zu ermöglichen, damit wir von den Ideen und vom kulturellen Wissen unserer Kollegen profitieren konnten. Aufgrund der Hierarchie und der Höflichkeit gab es am Anfang keine Grundlage für ein solches Teamwork. Später profitierten wir sehr von der Diskussion mit unserer Forschungsgruppe.

Alle Texte der Interviews, die in Javanisch geführt wurden, wurden in drei Sprachen übersetzt (Javanisch, Bahasa Indonesia und Englisch). Wir interpretierten auf der Grundlage der Texte in BI und Englisch und sind uns der Begrenzung eines solchen Vorgehens bewusst. Präziser wäre es gewesen, zumindest passagenweise zu überprüfen, was eine Rückübersetzung ergibt, außerdem ist Englisch nicht unsere Muttersprache. Wir versuchten, diese Nachteile zumindest ein wenig dadurch auszugleichen, dass wir jede Fallinterpretation unter Hinzuziehung der javanischen Texte in der Forschungsgruppe zur Diskussion stellten und gerade bei zentralen Textpassagen das meist komplexe Bedeutungsfeld javanischer Begriffe mit weiteren javanischen Kollegen besprachen.

Alle Interviews wurden an den Orten durchgeführt, wo die Interviewten wohnten bzw. arbeiteten. Die Interviewerinnen wurden oft von den Interviewten mit dem Krankenhaus in Verbindung gebracht. Dies bedeutete, dass die Interviewerinnen, die keine Schwierigkeiten hatten, von den Familien und den Nachbarschaften akzeptiert zu werden, als Leute vom Krankenhaus und von der Universität mit einem höheren Status betrachtet wurden. Die Interviewerinnen interviewten zu zweit und berichteten in ihren Feldnotizen, dass sie als Gäste behandelt und z. T. bewirtet wurden. Bei manchen Begegnungen erschien die soziale Distanz groß, und es gab viel Austausch von »small talk«, bei anderen fühlten die Interviewerinnen sich durch die ärmliche Umgebung beeinträchtigt bzw. abgestoßen (z. B. beim Fall Hilang). Die Aussagekraft der Daten ist hierdurch eingeschränkt.

22.5.3 Datenquellen

Insgesamt wurden 110 Interviews zum Thema der psychischen Erkrankung in Zentraljava einbezogen. Auf der Basis von 89 Interviews (mit psychisch Kranken, Familienmitgliedern, Nachbarn, Mitarbeitern der Gesundheitsdienste) und zusätzlichem Material (z. B. Krankenhausakten) wurden 8 eingehende Fallstudien erarbeitet.

21 weitere Interviews wurden geführt, um allgemeine Kontextinformationen zu erhalten und das theoretische Sampling zu ermöglichen (mit Psychiatern, Klinikleitern, Leuten aus der Sozialverwaltung, traditionellen Heilern). Die Interviewerinnen (Mitglieder unserer Forschungsgruppe) waren 8 fortgeschrittene Studenten der Psychologie (sieben Frauen, ein Mann), zwei Anthropologen (eine Frau, ein Mann) und eine Sozialarbeiterin – die meisten arbeiteten 2003 als Dozenten an den Hochschulen

in Yogyakarta. Sie nahmen 1991/92 über einen längeren Zeitraum am Projekt teil, einschließlich der Phase der Datenanalyse. Alle sprachen Javanisch, Indonesisch und Englisch.

Die Interviews wurden auf einer »halboffenen« Grundlage geführt, dauerten zwischen 30–120 Minuten und wurden wörtlich transkribiert und ergänzt durch Feldnotizen. »Halboffen« bedeutet, dass die Interviewerinnen einem Interviewleitfaden folgten, aber dass sie narrative Beiträge durch die Interviewten erlaubten und anregten.

22.5.4 Datenanalyse

Die Auswertung erfolgte nach dem Ansatz der Grounded Theory von Glaser u. Strauss (1976, s. auch Strauss 1987, Strauss u. Corbin 1990, Lofland J u. Lofland LH 1984). Wir entwickelten im Prozess der Fallanalysen sukzessive eine gegenstandsangemessene Theorie.

22.5.5 Beschreibung der Stichprobe

Unsere Stichprobe bestand aus vier Männern und vier Frauen, zum Zeitpunkt der ersten Erhebung im Alter von 23 bis 46 Jahren. Alle hatten im psychiatrischen Krankenhaus die Diagnose »Schizophrenie« erhalten mit Ausnahme von Herrn Kuat, der von einem traditionellen javanischen Heiler behandelt worden war und nie Kontakt mit der Psychiatrie gehabt hatte. Zwei der Betroffenen waren verheiratet, einer geschieden und eine verwitwet. Fünf der untersuchten Personen kamen vom Dorf und drei aus der Stadt – eine stammt aus der gehobenen Gesellschaftsschicht. Die Dauer der Erkrankung reichte von 6 Monaten bis zu 20 Jahren und die Zeichen der Krankheit waren nach unserer Einschätzung meistens ziemlich schwer. ◘ Tab. 22.1

22.6 Umgang mit psychischer Erkrankung

22.6.1 Fallbeispiel Frau Kaca

Beispiel

Bu Kaca ist eine 41-jährige Witwe, die mit ihrem 12-jährigen Sohn in einem dicht bevölkerten Gebiet der Stadt Yogya(karta) lebt. Die Geschwister von Bu Kaca leben mit ihren Familien in einem Komplex von 5 kleinen Häusern, wo sie kleine Läden (Benzinverkauf in Flaschen) und einen Lebensmittelstand betreiben. Ihr Vater hatte eine kleine Batikmanufaktur (mit Stempeldruck) und ihre Mutter verkaufte Gemüse auf dem Markt. Bu Kaca war das siebte von 9 Kindern, von denen 4 verstorben waren. Bu Baut, ihre um 12 Jahre ältere Schwester ist jetzt ihr »wali« (eine Art Vormund).

Bu Kaca absolvierte die Senior High School (SMA). Alle Informanten (außer Bu Kaca) stimmen darin überein, dass sie wegen einer Schwächlichkeit und häufiger Krankheiten von ihrer Mutter verwöhnt worden sei, die ihr eine besondere, prinzessinnenähnliche Position unter den Geschwistern eingeräumt habe. Jedoch änderte sich diese Situation, als sie von ihrem Vater gezwungen wurde, aus ökonomischen Gründen ihren Vetter zu heiraten. Die Ehe war aufgrund der Tatsache, dass Bu Kacas Ehemann der Sohn der jüngeren Schwester ihres Vaters war, gegen die traditionellen javanischen Regeln.

Das junge Paar ging nach Jakarta, wo der Ehemann als Wächter in einem Armeedepot arbeitete. Sie lebten im Haus des Bruders des Ehemannes (Pak[2] Abri), der selbst in Yogya wohnte. In Jakarta fingen ihre Schwierigkeiten an. Nach den Aussagen von Pak Abri, sei Bu Kaca zu extravagant im Umgang mit Geld gewesen, und infolgedessen hätte sie viele Schulden gemacht. Bei jeder ihrer 3 Schwangerschaften sei sie aufgrund von Schwangerschaftspsychosen in einem psychiatrischen Krankenhaus behandelt worden. Die beiden ersten Kinder starben sehr jung; ein Sohn, der 1980 geboren ist, lebt. Nach der Aussage von Bu Barut, Bu Kacas älterer Schwester, hätte der Ehemann angefangen zu trinken und zu spielen. Er entwickelte in der Folgezeit eine ernste Herzkrankheit. Pak Abri kümmerte sich um ihn, zahlte die Schulden und brachte die Familie zurück nach Yogya, wo der Ehemann 3 Monate später starb. Inzwischen war auch Bu Kacas Vater gestorben. Seitdem (1980) hat Bu Kaca mit ihrem Sohn in ihrem geerbten

---

2 »Pak« bedeutet Vater und ist das Äquivalent zu »Herr« in der indonesischen Sprache.

22.6 Umgang mit psychischer Erkrankung

Tab. 22.1 Beschreibung der Stichprobe

Name	Kaca	Muda	Alone	Kidul	Pakem	Diam	Hilang	Kuat
Geschlecht	weiblich	weiblich	weiblich	weiblich	männlich	männlich	männlich	männlich
Geboren	1951	1969	1951	1969	1946	1969	1962	1956
Diagnose	Schizophrenie	Schizophrenie	Schizophrenie	Schizophrenie	Schizophrenie	Schizophrenie	Schizophrenie	Keine Diagnostik
Kinder	1 (2 gestorben)	1	-	-	4	-	-	2
Schule*	SHS	SHS	SHS	ES	JHS Level 2	SHS Level 2	ES Level 3	SHS
Wohnung	eigenes Haus	bei Eltern	bei Verwandten	bei Eltern	bei Schwiegermutter	bei Eltern	bei Eltern	bei Eltern
Land/Stadt	Stadt	Land	Stadt	Land	Land	Stadt	Land	Land
Beruf Einkommen	Hausfrau Rente	Hausfrau Familie	keine Arbeit Familie	keine Arbeit Familie	keine Arbeit Familie	keine Arbeit Eltern	keine Arbeit Eltern	»ojek« Fahrer** Eltern
Psychische Erkrankung in der Familie	Schwester	Mutter	Großmutter, Onkel	keine Information	Vater	Mutter	Mutter	Großmutter, Onkel
Krankenversicherung	ja	nein	ja	nein	nein	ja	nein	nein
Religion	Islam	Islam	Islam	Islam	Islam	Islam	Islam	Islam
Dauer der Erkrankung (in Jahren)	16 oder 4	halbes Jahr	1 oder mehr	3	14 oder 4	4	14	20
Wirtschaftliche Verhältnisse	ausreichend	ausreichend (Felder verkauft)	ausreichend, Versorger reich	sehr arm (Felder verkauft)	sehr arm (Felder verkauft)	sehr arm	sehr arm (Felder verkauft)	ausreichend (?) (Felder verkauft)
Anzeichen	»ngamuk«, nackt, Zerbrechen von Glas	verwirrt, weggelaufen	paranoid	hat Menschen angegriffen, halluziniert	»amuk«, Schreien	autistisch, keine Selbstversorgung	zusammenhangloses Reden, Rückzug	»amuk«, nackt, zerstört Dinge
Status des Versorgers	niedrig, Händler	verrentete Sekretärin, Farmer	Professor, Adel	Farmer	Verkäufer auf dem Markt	gering, verrentete Sekretärin	Verkauf auf dem Markt	Land, Händler/Farmer
Schwangerschaftspsychosen	3 vorgeburtlich	selbst postpartal, Mutter	Großmutter postpartal	-	-	Mutter postpartal	Mutter postpartal	?
Besonderheiten	Witwe	kurze Dauer der Erkrankung	upper class	zwei Jahre an Fußketten	mittleren Alters, Kopf der Familie	autistisch, Rückzug	psychotisch, Obdachloser	bei trad. Heiler in Behandlung
2003	2002 gestorben	sehr gute Verfassung, keine Medikamente	2001 gestorben	immer noch verwirrt, nimmt Medikamente sehr schlechte Verhältnisse	gute Verfassung, nimmt Medikamente, arbeitet, abhängig von Familie	viel bessere Verfassung, nimmt Medikamente, arbeitet	sehr schlechte Verfassung psychisch und wirtschaftlich	gute Verfassung, arbeitet

* SHS = Senior High School, JHS = Junior High School, ES = Elementary School   ** ojek = Mopedtaxi

Haus gelebt. Als Witwe eines Staatsbeamten erhält sie eine Pension von 50.000 Rp. (25 US-$) pro Monat. Sie sagt, sie sei die Inhaberin einer Pension für 4 Studenten. Ihre ältere Schwester behält den Profit von diesem Haus.

Die Mutter, die sich so viel um sie kümmerte, starb im Jahr 1984. Seit 1988 war Bu Kaca viermal in psychiatrischen Kliniken. Laut der Krankenhausakte sprach sie oft fremde Männer an, entblößte sich nackt am Lebensmittelstand und in der Pension der Familie. Sie sang, tanzte und lachte ohne Grund, war aggressiv (mengamuk) indem sie Spiegel, Teller und Gläser im Haus zerschlug und vulgäre und beleidigende Worte auf der Straße rief. Sie fürchtete sich, erschossen zu werden. 1990 wurde in der Universitätsklinik eine Schizophrenie diagnostiziert und mit Elektrokrampftherapie (EKT) und Neuroleptika behandelt.

> Die Patientin bekam fünfmal Elektrokrampfbehandlung, die (auch 2003 noch) aus Kostengründen ohne Begleitmedikation und Muskelrelaxation durchgeführt wird.

Im Interview, 4 Monate nach der Krankenhausentlassung, bezeichnet Bu Kaca ihren Zustand als gut und genesen (sudah baik, sudah sembuh). Sie habe seit 3 Monaten keine weitere Medizin genommen, erfülle ihre religiösen Pflichten, biete in ihrer Familie und der Nachbarschaft Hilfe an, kümmere sich um ihren Sohn und sei finanziell unabhängig. Es scheint keine Probleme zu geben. Sie äußert keine Ängste, Hoffnungen oder andere Emotionen. Die einzigen Symptome, die sie nennt sind, dass sie häufig »mumet« und müde sei. Es sei aber besser geworden durch die EKT im Krankenhaus und da sie kein Ziegenfleisch esse und mittags ein Nickerchen mache.

> »Mumet« ist ein allgemeiner Indikator für Beschwernisse in Indonesien, der oft von unseren Informanten verwandt wurde. Sie zeigen auf ihren Kopf und nennen sich selbst »mumet« (jav.) oder »pusing« (indon.). Das Konzept von »mumet« in Java ist etwas zwischen Benommenheit, einem Gefühl von Schwindel oder Kopfschmerzen.

> In der malayischen Volksmedizin gibt es eine heiß/kalt-Dichotomie. Ziegenfleisch ist danach eine heiße Speise. Heiß wird mit rotem Kopf, »mumet« und »Bludrek«, dem alten holländischen Begriff für zu hohen Blutdruck, verbunden, der im Javanischen eine komplexe Bedeutung hat (vgl. Ferzacca 2001, Browne 2001b).

Die Nachbarin Bu Hadi sagt, alle wüssten, dass Bu Kaca nicht richtig im Kopf (kurang waras) sei. Wenn sie sich deswegen nicht korrekt benehme, würde man einfach schweigen (didiamkan saja). Bu Kaca und ihre ganze Familie würden sich nicht viel an sozialen Aktivitäten beteiligen, aber sie würde manchmal anderen helfen, beim Fasten und beim Tarawih-Gebet mitmachen, aber das sei nicht beständig, sie sei eben nicht normal (kurang genap – wenig vollständig) und mache eigentlich, was sie wolle (Pokoknya masih semaunya sendiri). Weil die Nachbarn um ihren Zustand wüssten (karena sudah tahu keadaan Bu Kaca), würden sie sich um sie auf eine bestimmte Weise kümmern, die sie als »ngemong« bezeichnet. Dies ist eine Art von Fürsorge, die man eigentlich Kindern mit besonderer Berücksichtigung der gegenwärtigen emotionalen Verfassung angedeihen lässt. Sie würden ihr keine volle Verantwortung geben und ihr abweichendes und merkwürdiges Benehmen ignorieren. Für Bu Kacas Zukunft sehe sie nur eine Chance auf Veränderung, wenn sie einen Mann findet, der zu ihr passt (kalau cocok ya bai-baik saja). Ansonsten werde sie Rückfälle haben und nur eingeschränkt arbeiten können.

Pak Abri, Bu Kacas Schwager ist von der Armee pensioniert und hat somit eine angesehene, lokale Position. Seine Frau ist die Kusine von Bu Kaca und die Schwester ihres verstorbenen Mannes. Pak Abri scheint dem Verhalten Bu Kacas gegenüber eine kritische Haltung zu haben, besonders bezüglich ihrer Verschwendung von Geld und ihrem »prinzessinnenähnlichen« Verhalten. Aber gleichzeitig wird sie akzeptiert wie sie ist, und es gibt keine Forderung, sich zu ändern. Abweichendes Verhalten erfordert Pak Abris Ansicht nach praktische Hilfe und strenge Kontrolle durch andere. Er denkt, dass Biologie und die Veranlagung für eine psychische (Nerven-)Krankheit (sakit saraf) eine große Rolle bei Bu Kacas Problemen spielt. An Männer heranzutreten wird mit einer »zweiten Pubertät« erklärt. Da die Konsultation von verschiedenen traditionellen Heilern (dukun) nicht erfolgreich war,

22.6 Umgang mit psychischer Erkrankung

schließe er die Möglichkeit aus, dass Bu Kaca besessen ist. Er denkt, dass solche »magischen« Modelle auf andere Fälle (z. B. seine Schwester) anwendbar sind, aber dass in diesem Fall eine biologische Störung zugrunde liegt. Für Pak Abri ist es selbstverständlich, einem Familienmitglied zu helfen und dieses zu kontrollieren, wenn es in Schwierigkeiten ist. Diese Verpflichtung, zu helfen und zu kontrollieren, wird streng durch die Verwandtschaftsverhältnisse reguliert. Er beschuldigt die Ursprungsfamilie, diese Verpflichtung nicht richtig erfüllt zu haben. Zur Prognose sagt er: »*Wenn niemand sie stört, gibt es vielleicht keinen Rückfall, wenn ich sehe, dass sie ihr Kind liebt und sich kümmert, dann ist das ein Zeichen von Genesung. Einen Ehemann wird sie schwer finden, weil sie nicht normal (kurang waras) ist ... Bei der Hausarbeit ist sie nur gewohnt zu helfen, weil sie von ihrer Mutter verwöhnt wurde.*«

Bei der Wiederaufnahme des Kontakts mit der Familie im Jahr 2003 (es gab zwei Interviews mit Bu Panut) war Bu Kaca 19 Monate vorher verstorben. Die Todesursache ist dabei ungeklärt. Eines Morgens habe sie einfach tot im Bett gelegen.

Kurz vor ihrem Tod sei Bu Kaca sehr anhänglich gegenüber Bu Panut gewesen. Sonst hätte sie andere Familienmitglieder, vor allem Bu Panut wüst und vulgär (kata-kata kotor) beschimpft (memaki-maki) und an den Haaren gezogen. Dieses Verhalten bezeichnet Bu Panut als »mengamuk« oder auch »kumat« (heftiger Rückfall). Die Familie hätte Bu Kaca gemieden (dijauhi), was angesichts der engen Wohnverhältnisse schwer vorstellbar ist. Immerhin hätte die jüngere Schwester ihr dreimal täglich Essen gebracht. Das aggressive Verhalten war möglicherweise der Dauerzustand, und dennoch bezeichnet Bu Panut Bu Kaca als normal und gesund. Als einen Beweis ihrer Gesundheit führt sie an, dass Bu Kaca ihren religiösen Pflichten nachgekommen sei und dass sie das aggressive Verhalten niemals außerhalb der Familie gezeigt hätte. 1995/96 war sie wieder in der psychiatrischen Klinik. Auf Betreiben Bu Panuts wurde der Aufenthalt auf über 1 Jahr verlängert. Ungefähr 3 Monate vor Bu Kacas Tod lief diese weg und wurde nach einer Woche herumirrend wieder gefunden.

Wenn wir uns das Material als Ganzes ansehen, finden wir auffallende Widersprüche in den verschiedenen Perspektiven unserer Informanten. Zum Beispiel hören wir, dass es eine unpassende Heirat (mit ihrem Vetter) war und gleichzeitig dass es keine unpassende Heirat war, dass die Ehe aus Liebe (Bu Hadi, Bu Barut) geschlossen wurde und dass es nicht so war (Pak Abri), dass Bu Kaca glücklich ist und dass sie es nicht ist. Es gibt Widersprüche bei der Erwartung einer guten und schlechten Prognose, bei den Aussagen über die Konsultation traditioneller Heiler. Bu Kaca und teilweise Bu Barut zeichnen ein Bild von Wohlbefinden und Normalität, während die anderen Informanten sie als abhängig und schwerwiegend reduziert in ihren Fähigkeiten sehen. Es gibt Berichte von angemessener und nicht angemessener Sorge der Ursprungsfamilie und von Bu Kacas Besitz einer Pension für Studenten bzw. keinem solchen Besitz.

Sicher hängen in jeder Kultur Interviewaussagen in hohem Maße vom Kontext und vom Augenblick ab. Vielleicht ist diese Kontextabhängigkeit von unterschiedlichen Wirklichkeitskonstruktionen in Java noch mehr als anderswo von der Absicht geprägt, eine für alle Beteiligten angenehme und harmonische Situation zu schaffen, niemanden zu beschämen und sozialen Regeln zu entsprechen. Unser Eindruck war, dass alle Betroffenen hierbei in einer Weise kooperieren, die einer gemeinsamen Problembewältigung dienlich zu sein schien (s. u.). Widersprüchliche Versionen der Wirklichkeit ließ man nebeneinander bestehen, niemand bestand darauf, seine Version zu behaupten oder festzustellen wie es »wirklich« war, selbst wenn er dabei war, wenn jemand anderes das Gegenteil von dem berichtet, was jener zuvor erzählt hat.

> Es ist fast nicht möglich, in Java ein Interview mit nur einer Person zu bekommen – dementsprechend sind es wechselnde Konstellationen während eines Interviews und verschiedene Personen, die Kommentare abgeben.

Dies kann mit der Beobachtung zusammenhängen, dass wir keine offen ausgetragenen Konflikte vorfanden, die als treibende Kraft für Ansprüche nach persönlicher Veränderung hätten gelten können. Pak Abri, Bu Hadi u. a. stellten Fehlverhaltensweisen, Schwächen und fehlende Kompetenzen von Bu Kaca fest, aber es gab keine Anklagen und Vorwürfe und niemand forderte oder erwartete, dass sie sich zu ändern habe. Die Übernahme der Verantwortung für Hilfe und Kontrolle wurde ohne solche Ansprüche übernommen. Wir waren erstaunt, dass diese Hilfe in keiner Weise etwa als Sanktion für Versagen und negativ bewertetes Sozialverhalten aufgekündigt wurde.

Auffallend waren mehr oder weniger verdeckte Spannungen in der Familie. Sie bestanden zwischen der Ursprungs- und der angeheirateten Familie, die hier gleichwohl verwandt sind. Diese Spannung wurde auch von Bu Kaca selbst angesprochen, die zwischen beiden Familienteilen stand und offenbar heftige Aggressionen gegen ihre Geschwister (vor allem Bu Panut) äußerte. Bu Panut war wohl in besonderem Maße gegen die vom Vater durchgesetzte regelwidrige Heirat.

22.6.2 Modell über den Umgang mit psychischem Kranksein in Java

Beim Fall Kaca entstanden die Umrisse eines verallgemeinernden Modells über den familiären und nachbarschaftlichen bzw. kommunalen Umgang mit schwerem psychischem Kranksein.

Der Umgang mit Menschen, die als »sakit jiwa« (seelisch krank) gelten, wird von 3 sich überlappenden Konzepten bestimmt, die im Schema in ◘ Abb. 22.1 dargestellt sind.

Soziokulturell akzeptable Wirklichkeitsentwürfe – Umgang mit Scham

Neben dem fürsorglichen oder kontrollierenden Umgang mit dem Betroffenen wirkten alle Beteiligten so zusammen, dass ein soziokulturell akzeptabler Entwurf der Wirklichkeit entstand. Es gab ein gemeinsames Bemühen darum, die Situation so darzustellen, dass alles nicht so schlimm ist. Um eine solche Darstellung waren besonders die psychisch Kranken selbst bemüht. Dies führte zu einer Abmilderung belastender Aspekte der Wirklichkeit: Man tat so, als sei alles besser bestellt, als es tatsächlich war. Dies hatte oft mit dem Bedürfnis zu tun, Schamgefühle bei sich und anderen zu vermeiden.

Am Beispiel des Falles Kaca wurde diskutiert, dass die unterschiedlichen Arten der Darstellung aus den jeweiligen Perspektiven der Beteiligten der gemeinsamen Problembewältigung dienen könnten.

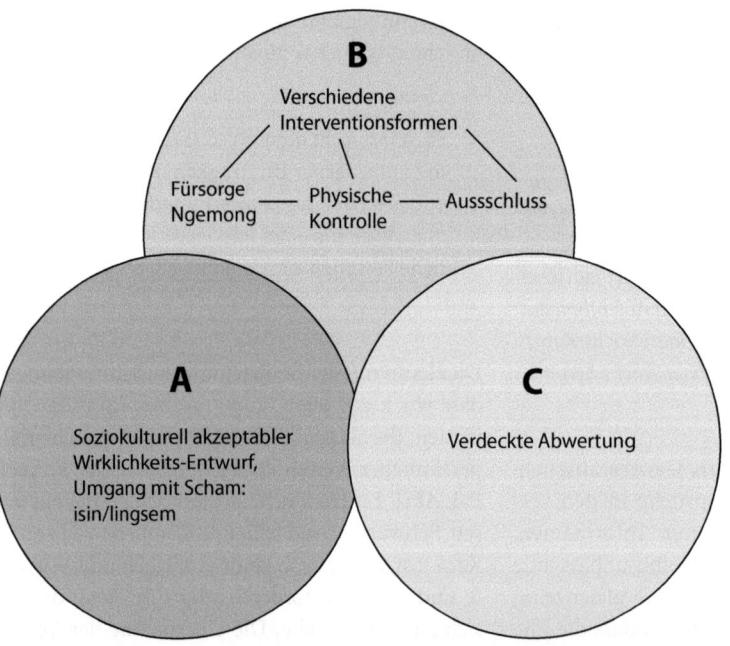

◘ Abb. 22.1 Sich überlappende Konzepte des Umgangs mit psychischem Kranksein

22.6 Umgang mit psychischer Erkrankung

Nicht nur Frau Kaca sondern fast alle psychisch kranken Interviewpartner (bis auf Kuat, auf den wir weiter unten eingehen) boten kaum Beschreibungen von Erfahrungen mit ihrer Erkrankung[3]. Im Gegenteil – sie verwiesen mit Nachdruck auf ihre Genesung und ihre Normalität. Wenn über Beschwerden geklagt wurde, dann wurde mit großer Regelmäßigkeit eine sehr unspezifische Bezeichnung gewählt. Sie zeigten auf ihren Kopf und sagten sie seien mumet (jav.) oder pusing (indon.). Dies bezeichnet etwas zwischen einem Gefühl von Schwindel, Kopfschmerzen, auch Verwirrtheit und Ratlosigkeit. Ferzacca (2001) berichtet, dass dieselbe Bezeichnung für die Beschwerden bei Diabetes und Bluthochdruck verwendet wird. Zu hoher Blutdruck und zu hoher Blutzucker werden in Java mit einer Neigung verbunden, leicht kränkbar zu sein und leicht ärgerlich zu werden. Die holländisch-javanische Bezeichnung für hohen Blutdruck ist »bludrek«, was gleichzeitig einen explosiven emotionalen Zustand beschreibt.

Man kann die als verharmlosend erscheinende Verwendung der Bezeichnung »mumet/pusing« als »Normalisierung« von psychischer Krankheit verstehen, wie es Estroff (1997) beschrieben hat. Während allerdings Estroff unter »Normalisierung« versteht, dass pathologische oder »verrückte« Phänomene so dargestellt werden, als wären sie nicht außergewöhnlich, bestehen die Interviewpartner unserer Stichprobe darauf, wieder genesen zu sein und allenfalls unspezifische Beschwerden (wie »pusing«) zu haben, die bei allen möglichen Krankheiten auftreten.

Durchweg stellen enge Verwandte im Interview die Krankheit als nicht so gravierend dar – auch wenn das im Gegensatz zu anderen Details der eigenen Darstellung steht. Dies wurde im Fall Kaca beim Bericht der Schwester Bu Panut deutlich, bei Kidul ebenfalls in der Darstellung der Schwester (s. u.), beim Fall Diam in der Darstellung des Vaters etc. Im Fall Kaca macht die Nachbarin Bu Hadi klar, dass zwar alle wissen, dass Kaca psychisch krank sei, dass sich aber alle ihr gegenüber so verhalten, als sei das nicht so, auch dies lässt sich an verschiedenen anderen Fällen belegen. Die Leute agieren dem psychisch Kranken gegenüber, als sei sie/er gesund, und der Familie gegenüber so, als sei es keine Schande, eine psychisch Kranke in der Familie zu haben.

Auf diese Weise wird niemand offen in Verlegenheit gebracht, und es entsteht äußerlich eine harmonische Realität, die möglicherweise eine stabilisierende Funktion für den psychisch Kranken und die Gemeinschaft hat, in der er lebt.

Das Ineinandergreifen der Darstellungsweisen zeigt ◘ Abb. 22.2.

Bei der Konstruktion dieser Wirklichkeit spielen die verschiedenen Arten des Schamgefühls in Java eine wichtige Rolle.

Im Fall Diam wird der komplizierte Umgang mit diesen unterschiedlichen Aspekten von Scham besonders deutlich: Der Vater (Pak Duriman) erzählt, wie er seinen Sohn (Diam) aus der Psychiatrie abholt: *»Gestern, als wir zurück aus dem Norden kamen, versuchte ich, einen Weg zu finden, auf dem ich möglichst keine Freunde (Verwandten)*

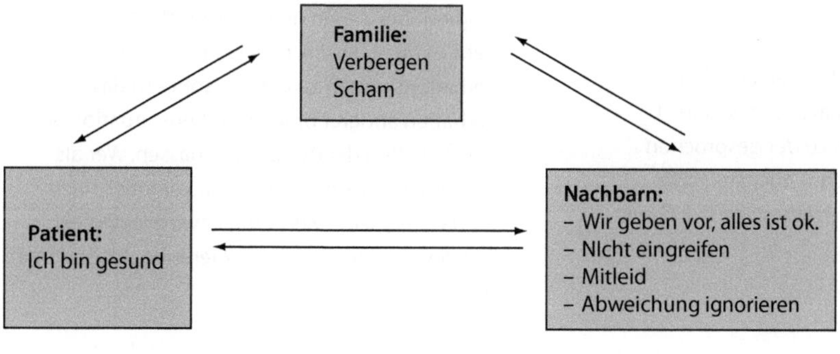

◘ Abb. 22.2

Familie:
Verbergen
Scham

Patient:
Ich bin gesund

Nachbarn:
- Wir geben vor, alles ist ok.
- Nicht eingreifen
- Mitleid
- Abweichung ignorieren

---

3 Dies stand im deutlichen Gegensatz zu unseren Interviews mit chronisch psychisch Kranken in Berlin, die wir in einer späteren Untersuchung (s. Zaumseil u. Leferink 1997) führten.

treffe; wir versteckten uns (›sembunyi-sembunyi‹) auf dem Weg nach Hause (er lacht). Es gab noch welche, die nicht Bescheid wussten.«

Ein weiteres Problem hatte er, ins psychiatrische Krankenhaus selbst zu kommen, das eine Abteilung einer großen Universitätsklinik ist: »*Ich habe viele Freunde/Verwandte (saudara), die dort zum medizinischen Hilfspersonal gehören. Ich war wachsam, dass sie nichts erfuhren, um sie nicht »lingsem« (s. u.) zu machen ... Ich verbarg alles, so dass sie nichts über meinen Sohn herausfanden. ... Wenn ich ins Krankenhaus ging, versteckte ich mich immer und ging vom Südeingang rein ... Die Leute hier (auf den umliegenden Bereich zeigend) wissen Bescheid. Es soll ja nicht sein, dass sie das anderen Leuten weitererzählen, um den Patienten nicht »isin« fühlen zu lassen.*«

Es scheint wichtig zu sein, die Verwandten davor zu bewahren, »lingsem« zu fühlen und seinen Sohn davor »isin« zu fühlen. Obwohl er nicht über seine eigenen Gefühle spricht, legen seine komplizierten Vorstellungen und Vorkehrungen in Bezug auf andere nahe, dass er diese Gefühle auch selbst vermeiden möchte (sein Lachen könnte darauf hinweisen).

Nach Koentjaraningrat (1985) verweist »isin« »*to a feeling in which an individual ego considers himself extremely inferior towards another person because he, Ego, thinks that the other person despises him very much and thinks that he (Ego) is a very inferior and worthless person. In terms of behavior and action Ego will constantly try to avoid the other person, and keep away from him*« (S. 248). »Lingsem«, die Krami-Version von »isin«, entspreche eher der englischen Bedeutung von Scham.

> Die javanische Sprache hat verschiedene Sprachlevels, die vom Status der Person abhängen, die spricht und zu der gesprochen wird. Krami entspricht dem höchsten javanischen Sprachniveau, welches von Pak Durinam verwendet wird.

Diams Vater will also seinen Sohn vor dem vernichtenden Gefühl »isin« schützen, bei dem Diam sich aus der väterlichen Perspektive verachtet, sehr minderwertig fühlen und in extremer Weise den Kontakt mit anderen vermeiden würde, wenn sie von seiner psychischen Erkrankung Kenntnis hätten. Andererseits erwartet er, dass seine entfernten Verwandten/Bekannten, die im Krankenhaus arbeiten, sich »lingsem« fühlen, wenn sie wüssten, dass ein Verwandter oder Sohn eines Bekannten Patient in der Psychiatrie ist.

Das komplizierte Netzwerk von schambezogenen Handlungen, um das starke Gefühl »isin« und das schwächere »lingsem« sowohl bei sich als auch bei anderen zu vermeiden, dürfte ein starkes Motiv für jeden darstellen, zu einer allseits sozial akzeptablen Wirklichkeitskonstruktion beizutragen.

Verschiedene Interventionsformen: Fürsorge (ngemong), physische Kontrolle und Ausschluss

Es gibt verschiedene auf den Kranken bezogene mögliche Interventionsformen. Eine besondere Bedeutung gewann im Laufe der Untersuchung eine spezifische Form der Fürsorge, die mit »ngemong« bezeichnet wird. Je nach Art, wie sich »sakit jiwa« oder »sakit saraf« zeigt bzw. wahrgenommen wird, überwiegt Fürsorge oder aber physische Kontrolle, die dann zum Einsatz kommt, wenn das Verhalten der Betroffenen als bedrohlich im Sinne des »ngamuk« gedeutet wird. Aggressives und provozierendes Verhalten kann auf Grund fehlender Ressourcen – oder weil die Betroffenen weglaufen – zum aktiven oder hingenommenen Ausschluss aus der Gemeinschaft führen. Die Dynamik dieses letzteren Prozesses haben wir nicht untersucht.

> ❗ Ob man nun fürsorglich, physisch kontrollierend oder ausschließend auf psychisches Kranksein reagiert, bei diesen drei Reaktionsformen geht es nicht darum, die Person oder deren Verhaltensweisen zu ändern, sondern das Verhalten anderer bzw. die äußere Situation an das Verhalten der Person anzupassen. Wer als psychisch krank gilt, wird nicht verantwortlich für das gemacht, was er tut. Er wird als Objekt kompensierender und korrigierender Maßnahmen gesehen.

»Ngemong«

Beim Konzept »ngemong« sollen alle, die mit psychisch kranken Menschen zu tun haben, ihr Verhalten ändern.

22.6 Umgang mit psychischer Erkrankung

Beispiel

Dies wurde besonders im Fall der zum ersten Untersuchungszeitpunkt 23-jährigen Bu Muda deutlich, als sie nach ihrem ersten Aufenthalt in einer psychiatrischen Klinik zurück ins Dorf kommt: Alle Interviewten und sogar die javanischen Interviewerinnen stimmen darin überein, dass man mit ihr in der »ngemong«-Weise umgehen soll. Pak Dirjo (der Onkel des Ehemanns von Frau Muda) führt aus: »Ja, ich habe oft gesagt, solch ein Kind muss mit Geduld und in freundlicher Art und Weise behandelt werden, nicht rabiat ... Ja, ich habe sie oft gewarnt – zuerst ihren Ehemann und dann beide Elternteile –, sie müssen behutsam sein. Ihr Vater kann geduldig mit ihr sein, kümmert sich (ngemong) um sie, aber ihre Mutter hat eher grob (agak kasar) mit ihr gesprochen, Muda war unglücklich (kurang senang) wie unter Druck (tekanan). Mit diesem Kind muss man geduldig umgehen, auf eine feine (halus) Weise, nicht grob (tidak dikasari).« Der Ehemann von Muda will sich bessern und seinen Umgang verfeinern (memperhalus), um einen Rückfall zu vermeiden, denn dieser hängt seiner Meinung nach vom Verhalten der Familienmitglieder ab. Es soll jegliche emotionale Verunsicherung oder Beeinträchtigung der »Kind«-Patientin vermieden werden. Alle Familienmitglieder sollten geduldig sein, es sollten keine rauen Wörter verwendet werden, es sollte keine Enttäuschung geben, und ihr Ehemann sollte aufmerksam und sorgsam sein, ihr nicht zuviel bezüglich der Hausarbeit abverlangen. Wenn ihr Ehemann sich nicht um sie kümmern kann, sollten es die Eltern tun. Insgesamt argumentieren die Interviewten, als würden sie den Interviewern die Grundregeln des Expressed-Emotion-Konzepts[4] zur Vermeidung eines Rückfalls erklären.
*Der Dorfkrankenpfleger führt aus: »**Die ganze Familie sollte sie im Herzen annehmen (menerima dalam hati), sich ihr gegenüber friedlich verhalten, und ich denke, dass sie bald genesen wird.**« Die Nachbarin berät Frau Muda: »**Ja, du solltest zuerst eine Pause machen, dich beruhigen und über nichts nachdenken.**« Der Onkel hebt besonders die Notwendigkeit einer Veränderung im Verhalten des Ehemanns hervor und gibt strikte Anweisung: »**Wenn Du sie immer mehr liebst, dann wird es ihr besser gehen, und sie wird glücklicher. Wenn du normalerweise Volleyball am Nachmittag gespielt hast, bleibe jetzt zu Hause, um mit ihr zusammen zu sein. Gehe nirgendwohin!**«*

❗ Das hier von den Interviewten so beredt ausgebreitete »ngemong«–Konzept scheint die Übertragung von spezifischen javanischen Vorstellungen über den Umgang mit Kindern bis zum Alter von 5–6 Jahren auf psychisch Kranke darzustellen.

Hildred Geertz (1959, 1961) hat die javanische Kindererziehung und die emotionale Sozialisation beschrieben:

> The child before he is five or six is said to be »durung djawa«, which literally means »not yet Javanese«. The same phrase is applied to mentally unbalanced persons and to adults who are not properly respectful to their elders – for instance, a daughter-in-law who is rude to her parents-in-law. It implies a person who is not yet civilized, not yet able to control emotions in an adult manner, not yet able to speak with the respectful circumlocutions appropriate to different occasions. He is also said to be »durung ngerti«, »does not yet understand«, and therefore it is thought that there is no point in forcing him to be what he is not or punishing him for incomprehensible faults. (S. 105)

Noch nicht oder nicht mehr javanisch zu sein bedeutet also, nicht fähig zu sein, seine Gefühle in erwachsener Weise zu kontrollieren und sich wie z. B. im Fall Kaca schicklich und respektvoll zu benehmen, und nicht in der Lage zu sein, Verantwortung für das eigene Handeln zu übernehmen. Es bedeutet auch, dass es sinnlos ist, jemanden, der so ist, verändern zu wollen, weil er die Zusammenhänge nicht verstehen kann. Wenn z. B. psychisch Kranke, die auf der Straße leben (gelandangan psikotik), sich schmutzig und nackt zeigen (was hoch tabuisiert ist), erzeugt dies keine Empörung, da sie als nicht verantwortlich für ihr Handeln gelten.

Außerdem fand Hildred Geertz, dass ein Kind als extrem vulnerabel gegenüber emotionaler Aufregung gilt. Alle Extreme wie laute Geräusche, grobe Umgangsweisen, zu starke Gefühle, Ärger, Frustration und Enttäuschung können einen Zustand

---

4   EE = »Expressed Emotion« beschreibt ein Maß der emotionalen Reaktion der Familie dem Patienten gegenüber, welches mit der Rückfallgefahr zu korrelieren scheint (s. Leff et al. 1985, 1987, 1990a).

von Schreck und Schock hervorrufen, der wiederum als Ursache für Krankheit und geminderten Widerstand gegenüber dem Eindringen böser Geister gesehen wird.

Das »ngemong«-Konzept enthält somit Aspekte dessen, was in Java als zuträglich für kleine Kinder gilt, d. h. man muss – wie es im Fall Muda deutlich beschrieben wird – auf eine freundliche, sanfte, unterstützende und unemotionale Weise mit psychisch Kranken umgehen, um Rückfälle zu vermeiden. Enttäuschungen wurden in mehreren Fällen als gleichbedeutend mit »Stress« (Das Wort gibt es sowohl im Indonesischen als auch im Javanischen) und als Grund für die psychische Erkrankung gesehen.

Beispiel
Bei Diam wurde als Ursache angeführt, dass er nicht auf die von ihm bevorzugte Schule kam und nicht das vom Vater versprochene und von ihm gewünschte Moped erhielt. Der Vater berichtet: »**Ja, Entschuldigung, es war nur die Yamaha Jahrgang 81 für Mädchen, nicht das neue Moped, was er sich gewünscht hatte. Er schämte sich** (malu) **vor seinen Freunden, er wurde »mutung, mutung«** (javanisches Konzept der Enttäuschung, die so tief geht, dass man sich zurückzieht und gar nichts mehr will), **da war sein Lebensmut gebrochen** (putus asa), **ja, sein Lebensmut war gebrochen, und er wurde körperlich schwächer immer schwächer.**«
Im Fall Diam gibt es verschiedene Beispiele für eine familiäre und kommunale Form des »ngemong«. Diam war zur Zeit der ersten Untersuchung stark beeinträchtigt. 2003 war er erstaunlich gut integriert. Es waren verschiedene Rehabilitationsbemühungen erfolgt. Die Schwester berichtet: »**Er arbeitete zusammen mit seinem älteren Bruder im Möbelbau. Sein Bruder kümmerte sich um ihn** (ngemong), **er tat es gerne, weil er ein Kind wie ihn verstand** (maklum anak seperti itu).« *Inzwischen hat er einen einträglichen Job als Müllsammler und -verwerter in seiner Nachbarschaft. Pak RT (der Nachbarschaftschef) hatte die Arbeit für ihn besorgt. Der Vater berichtet, dass er das getan habe, weil er sich wegen seiner besonderen Situation um ihn kümmern wollte (ngemong). Diam bekommt dabei wieder Hilfe von seinem älteren Bruder, sieht sich aber – obwohl er der Jüngere ist – als Chef mit alleiniger Verfügungsgewalt über das eingenommene Geld. Die Schwester erzählt:* »**Er müsste das Geld gleich aufteilen, gibt ihm aber so viel, wie er gerade will. Aber der ältere Bruder akzeptiert das, er hat ja noch einen anderen Job, und kümmert sich so** (ngemong) **um Diam.**«
»Ngemong« bedeutet in diesem Zusammenhang, dass das fürsorgliche Handeln mit besonderer Berücksichtigung der speziellen emotionalen Situation dessen erfolgt, für den etwas getan wird. Der Vater hatte eine untergeordnete Stellung in der Abteilung für religiöse Angelegenheiten der Stadtverwaltung. Als sein Sohn mit der Diagnose »hebephrene Schizophrenie« aus dem Krankenhaus entlassen wurde, gab er im Alter von 53 Jahren seine Stellung auf. Er sagt 1992: »**Ja, schon eineinhalb Jahre, es sollte eigentlich noch nicht sein, nun ist es so** (sieht verwirrt, ratlos aus). **Es war, weil ich ›bingung‹** (nach H. Geertz 1959 bedeutet dies im Javanischen, seine Richtung zu verlieren) war… **Es war eben deswegen.**« (Er lacht verlegen und seine Hand deutete in die Richtung von Diams Zimmer.) »**Er muss von einer kleinen Pension leben, und es gibt keine wöchentliche Reiszuteilung mehr von der Stadtverwaltung.**«
Er stellt es so dar, dass er sich ganz der Betreuung seines Sohnes (ngemong) widmet. Es gibt aber starke Spannungen zwischen ihm und dem Rest der Familie, die ihn als zu autoritär, rigide und kontrollierend erleben und ihn für die Erkrankung von Diam verantwortlich macht. Er habe ihn auch grob behandelt und geschlagen. Diam selbst verteilt im Jahr 2003 das Geld in der Familie um. Nicht nur dass er seinem Bruder für das Müllsammeln zu wenig zuteilt – er lässt sich auch von seinem Vater für die Einnahme der Neuroleptika Zigaretten und Geld geben und bittet seine Geschwister um Geld. Er steckt der Mutter, die vom Vater sehr kurz gehalten wird, Geld zu, und kauft ständig Spielzeug und Süßigkeiten für seine 4-jährige Nichte, mit der er viel Zeit verbringt.

❗ »ngemong« hat ein spezifisches Bedeutungsumfeld, das eng mit den javanischen Vorstellungen über den Umgang mit Kindern zusammenhängt, die noch nicht zu Javanern sozialisiert sind. Von ihnen sind spezifische Belastungen fernzuhalten, die Krankheiten erzeugen oder verschlimmern können.

Es liegt nahe anzunehmen, dass die Wünsche der jungen Leute sich an den Angeboten der modernen Konsumwelt formen, die im Fernsehen und den großen Einkaufszentren allgegenwärtig sind. Das Fernhalten von Enttäuschungen scheint, in vielen Fällen die Mittel oder die Orientierungen (s.u.: Verweigerung der Heirat bei Kidul) der Eltern und der sich besonders in der Verantwortung sehenden Väter zu überschreiten.

Bei dem Vater von Diam, dem viel an der Wahrung seiner Familienautorität lag, entstand möglicherweise eine explosive Mischung von Scham, Wut und Hilflosigkeit, die sich auch darin äußerte, dass er seinen Sohn schlug.

Physische Kontrolle

Beim Fall Diam ist schon deutlich geworden, dass die Fürsorglichkeit des »ngemong«, die den Anderen zum kleinen Kind macht, auch Kontrolle und Führung und die gänzliche (und nicht selten überfordernde) Übernahme der Verantwortung enthält. Die Kontrolle bekommt eine ganz andere physische Komponente, wenn die Beteiligten bei einem psychisch Kranken aggressives Verhalten wahrnehmen, das sich in Java schnell zu der bedrohlichen Kategorie des »ngamuk« aufschaukelt und dann leicht mit psychischem Kranksein in Verbindung gebracht wird. Nach der umrisshaften Entwicklung der Konzepte des Umgangs mit psychischem Kranksein beim Fall Kaca hatten wir davon gehört, dass psychisch Kranke über lange Zeit außerhalb des Hauses an hölzernen Blöcken (javanisch/holländisch: »dibelok«) fixiert werden. Dies schien uns mit dem »ngemong«-Konzept wenig vereinbar und wir suchten im Rahmen des theoretischen Sampling aktiv nach einem solchen Fall.

Beispiel

Kidul ist zum Zeitpunkt der ersten Untersuchung 23 Jahre alt. Sie kommt aus einem kleinen Dorf in Gunung Kidul (südliche Berge), einem wenig fruchtbaren Teil der ländlichen Region Yogyakarta. Mit dem Bus braucht man drei Stunden bis in die Stadt. Sie hat einen jüngeren Bruder und eine Schwester. Alle Kinder müssen in die Stadt, um Geld zu verdienen. Ursprünglich besaßen ihre Eltern ein Feld und einige Kühe, aber ihr Vater hatte einen Unfall. Er fiel von einem LKW und musste für ein halbes Jahr im Krankenhaus bleiben. Seitdem ist sein Bein verformt, so dass er nicht richtig gehen oder arbeiten kann. Die Familie musste ihre Kühe verkaufen, um die Krankenhausgebühren zu zahlen.

Kurz nach diesem Unglück bekam Kidul Probleme. Die Mutter gibt die Dispute zwischen ihr und der Tochter wieder: »*Sie zog nach Yogya und wurde verwirrt (bingung).* ›*Warum hast Du Probleme? Ist es, weil Du heiraten willst und ich es nicht erlaube?*‹ ›*Ja Mutter, Du erlaubst mir nicht zu heiraten, deshalb ist Dein Kind in diesem Zustand.*‹ *Ich sagte, dass ich keine Leute aus dem Norden* (Richtung der Stadt) *mag.* ›*Wenn Du jemanden heiraten willst, dann nimm jemanden aus dem Dorf!*‹ *Ich bin arm, es ist nun mal wie es ist* (sie lacht), *und sie will jemanden aus dem Norden heiraten, Bu* (Frau, Anrede an die Interviewerin), *sehen Sie unsere Hütte an! Ich verstehe die jungen Leute nicht mehr, da war eine, die heiratete jemanden aus Jakarta!*«

Kidul wurde aggressiv (ngamuk) gegen ihren Onkel. Ein respektierter Mann im Dorf (früher beim Militär) riet den Eltern von Kidul, sie ins psychiatrische Krankenhaus nach Yogya zu bringen. Er und der Leiter des Dorfes halfen, eine kostenlose Behandlung zu arrangieren. Trotzdem musste die Familie die Hälfte der Behandlungskosten übernehmen und zusätzlich viel Geld für die Transportkosten zahlen, um Kidul regelmäßig besuchen zu können.

Ihre Eltern brachten sie zu diversen »dukun« (traditionellen Heilern) in der Nähe, die nicht viel in Rechnung stellten, weil sie die wirtschaftliche Lage der Familie kannten. Während einer Zeremonie mit einem dieser »dukuns« wurde die gesamte Kleidung, die Kidul aus der Stadt mitgebracht hatte, in eine tiefe Höhle in den Bergen geworfen, um die schlechten Einflüsse zu neutralisieren. Aber Kidul ging es danach nicht besser.

Die einzige Möglichkeit, an Geld zu gelangen, war, das Feld zu verkaufen, auf dem sie Mais und Maniok anbauen. Leider hatte Kidul einen Rückfall einen Monat nach der Entlassung aus dem Krankenhaus. Ihre Eltern und ihre Nachbarn berichten, dass sie wieder verrückt wurde, als sie hörte, dass das Land um ihrer Gesundheit Willen verkauft wurde. Sie lief »Amok« und griff ihre Mutter und besonders ihren Onkel mit einem Messer an, weil sie dachte, dass er die Familie gedrängt hatte, das Feld zu verkaufen.

»*Wir ergriffen die Maßnahmen zusammen*«, *erklärten die Nachbarn später.* »*Wir fingen sie ein und hielten sie fest; dann versuchten wir, sie zur Vernunft zu bringen* (sadar). *Aber nach einer Weile ging es wieder los*«.

Die Mutter erzählt: »*Sie jagte Kinder und warf mit Steinen*«. *Jeder hatte Angst vor ihr, und es wird betont, dass man nicht wusste, was sie tun wird* (tidak tahu). *Also hielt die Familie eine Dorfsitzung mit den Nachbarn und dem Dorfoberhaupt ab.*

Er erklärte später: »*Die Entscheidung der Familie und der Nachbarschaft war, dass sie mit »dibelok« behandelt werden sollte* (eine traditionelle Form der »Bändigung« mit hölzernen Fußfesseln) *– ich stimmte* zu. Eigentlich wollten wir sie wieder ins Krankenhaus schicken, aber die Familie hatte kein Geld mehr, und das Land war bereits verkauft.«

Kidul blieb 17 Monate lang in einem Kuhstall hinter dem Haus ihrer Eltern an Fußfesseln gebunden. Die Nachbarn beschreiben, wie sie nachts schrie und weinte. Ihre Mutter gab ihr etwas zu essen und ihr Bruder schnitt ihr die Haare.

Die Mutter gibt Auseinandersetzungen wieder: »*Die Leute denken, ich bin ›edan‹ (verrückt), ich habe nur ›bludrek‹ (zu hohen Blutdruck). – Nein, wenn Du Deinen alten Onkel mit dem Messer jagst, und er fällt und sich das Bein bricht, musst Du verrückt sein. – Sie hat mir oft leid getan, warum konnte ich sie nicht in die Klinik schicken? Wenn ich schlief, hat sie oft gerufen: Mutter! Mutter! Hilf mir! Mach mich los! – Du wirst auf Deinen Onkel und die anderen losgehen. – Nein, nein, tu ich nicht. – Ich hatte sehr großes Mitleid.«*

Die hölzerne Fußfessel wurde einmal von »randu« zu »jati« (Teakholz) gewechselt, das härter ist und für chronische Fälle verwendet wird.

Als der Chef ihres Bruders – ein Arzt – das Dorf besuchte, war sie dünn, schmutzig und ihr Fuß wurde durch die Fußfesseln verformt. Er entschied, sie in seinem Auto ins psychiatrische Krankenhaus im Norden von Yogya zu bringen, zu dem ein großer landwirtschaftlicher Rehabereich gehört. Sie war sechs Monate dort, wir wissen nicht, wer die Kosten trug, der Arzt oder das rudimentäre soziale Wohlfahrtssystem der Stadt. Nach Ansicht der Leute im Dorf, kümmerten sich die Familie und die Nachbarn um Kidul so gut es ging. Aber nachdem ihre Mittel erschöpft waren, wussten sie nicht anders mit Kiduls Aggression umzugehen, als sie zu fesseln. Ihrer Meinung nach ist »dibelok« immer noch dem Schicksal der »orang gila« vorzuziehen, die schmutzig, nackt, und heimatlos auf der Straße leben und um die sich ihre Familien nicht kümmern.

Die Interviews wurden von einer Ethnologin durchgeführt. Ihr Mann fuhr sie auf dem Motorrad zum Haus der Familie. Möglicherweise meinten die Leute aus dem Dorf, sich vor den Leuten aus der Stadt rechtfertigen müssen. Sowohl die Interviewerin als auch die Untersucher waren von dem Schicksal der Familie so berührt, dass sie Kidul und der Familie eine Ziege und einen Geldbetrag schenkten. Wenn man dies im ethnopsychoanalytischen Sinne deutet, so mag es eine Antwort auf einen starken Appell im Sinne einer Gegenübertragung gewesen sein.

Als die Interviewerin 2003 mit ihrem Mann wieder zum Haus der Familie kam, traf sie dort Kidul, ihre Schwester und deren Tochter an. Die Mutter arbeite auf dem Feld. »*Ich bin wieder gesund*«, sagte Kidul. »*Ich kann alles tun, ich arbeite, ich bin wieder gesund. Ich nehme Medizin, sie kauften mir Medizin für fünf Jahre ... das ist so teuer wie fünf Kühe*«.

Sie läuft dann vor das Haus und erzählt den Leuten, die vorbei kommen, dass sie Besuch von Freunden aus der Stadt habe und dass diese ihr etwas mitgebracht haben (eine Schachtel Kekse). Die Schwester berichtet: »*Sie stimmt nie mit Mutter überein.*« »*Kidul, warum hast Du den Hass (benci) gegen Mutter?*« Sie antwortet: »*Streiten (oder Widerstand leisten) (melawan).*« Kidul kann oft dem Interview nicht folgen und wirkt stellenweise desorientiert. Die Schwester, die sich um sie, ihre Tochter und die alte Mutter kümmert, wirkt überfordert: »*Kiduls Zustand hat sich verschlechtert. Sie muss sicher wieder in die Klinik, aber wir haben kein Geld, zu wenig zu essen. Es gibt keinen Mann in der Familie, mein Vater starb, ebenso mein Mann. Ich wage als Frau nicht, den Dorfchef um Hilfe zu bitten.*« Sie weint.

Der Fall Kidul gibt einen Eindruck davon, wie mit aggressivem Verhalten unter den Bedingungen von Armut umgegangen wird. Entscheidend ist die Wahrnehmung dessen, was als »ngamuk« (javanisch) oder »mengamuk« (indon.) bezeichnet wird. In unserer Stichprobe wurde das Schreien vulgärer Worte, das Zerbrechen von Glas, die Zerstörung von Sachen und das Angreifen von Menschen (an den Haaren ziehen, Steine werfen und mit einem Messer jagen) als »mengamuk« bezeichnet (bei zwei Frauen und zwei Männern).

Browne (2001b) fand in der Yogya Region, dass 77% der Familien »ngamuk« als wichtigstes Symptom und Einweisungsgrund in die Klink angeben. Er sieht »ngamuk« als ein wichtiges »idiom of distress«, das kulturelle Ängste über psychische Krankheit, Aggression, Kontrollverlust und die Verletzbarkeit des Selbst widerspiegelt. Browne setzt es in Beziehung zum politischen Kontext, indem eine starke Unterdrückung von Gefühlen und von Widerspruchsgeist praktiziert wird. Er weist das Konstrukt von »Amok« als kulturgebundenes Syndrom zurück, weil es das essentialisiere und vom soziokulturellen Kontext ablöse, was in der Praxis einen komplexen Ausdruck von psychischem Leid darstelle.

22.6 Umgang mit psychischer Erkrankung

❗ Browne empfiehlt, die Idee des »Amok« als seltenes, exotisches, psychiatrisches Syndrom zu verabschieden und sich damit zu beschäftigen, wie psychisches Leid lokal wahrgenommen, erfahren und repräsentiert wird und sich damit der sehr viel aussagefähigeren Ausdrucksform »ngamuk« zuzuwenden.

Diese Sichtweise kommt unseren Daten sehr entgegen, zumal es bei unserer Untersuchung um die Verknüpfung der sozialen Wahrnehmung mit sozialem Handeln geht. Die Leute aus dem Dorf sehen im gegebenen Interviewkontext ihr Handeln als rechtfertigungsbedürftig. Die Maßnahme des »dibelok« wird damit begründet, dass das Handeln von Kidul unberechenbar, gefährlich und sogar gegen Unbeteiligte und Kinder gerichtet war und es keine Alternative (Psychiatrie) gab. Außerdem waren Friede und Harmonie im Dorf gestört (alle hatten Angst). Gleichzeitig erfahren wir aber auch einen guten und sogar selbstlosen Grund, warum Kidul wütend auf ihren Onkel war, der einer ungerichteten, irrsinnigen und mörderischen Wut widersprechen würde. Die Interviewdaten geben uns keine Fakten, sondern die verwandten Konzepte. Eindrucksvoll ist der von der Mutter wiedergegebene Disput mit der gefesselten Tochter. Sie führen einen Streit um Erklärungskonzepte: Kidul reklamiert danach das javanische Konzept des »bludrek« für ihr Handeln, die Mutter argumentiert, wer seinen Onkel mit dem Messer jagt, kann nur »edan« (wahnsinnig) sein. Nach Ferzacca (2001) ist »bludrek« ein explosiver emotionaler Zustand und bedeutet, sehr wütend zu sein. Eine Mutter könne z. B. zu ihrem Kind sagen: Du machst mich »bludrek« (im Deutschen vielleicht »rasend«). Obwohl es bei »bludrek« um den zu hohen Blutdruck gehe, werde dieser metaphorisch verstanden – als ein Gefühl (rasa), unter Druck zu sein. Wenn man den gemessenen Blutdruckwert meine, sage man eher »hipertensi« oder »tensi«. Somit steht in dem Disput das normalisierende Konzept »bludrek« gegen das pathologisierende »ngamuk« als Konsequenz von »edan«, das allein die Fesselung rechtfertigen kann.

Ein anderer Aspekt des Falles Kidul ist das Drastische und Konsequente der physischen Kontrolle. Ähnlich war es bei Kuat, der an einen Pfahl im Hof des Hauses gebunden wurde. Pak Abri berichtet beim Fall Kaca über seine von einem gewalttätigen König besessene Schwester: »*In solchen Fällen sind wir grausam, wir sind hinterher, wir haben sie uns geschnappt und gebunden, und dann war's gut.*« In allen Fällen wurde jedoch die Aggressivität im Zusammenhang mit »ngamuk« nicht in der Verantwortung des psychisch Kranken oder Besessenen gesehen. Aus den Beschreibungen geht ein entschlossenes Vorgehen gegen die Aggressivität hervor, das jedoch unemotional ist und sich nicht als Rache oder Bestrafung gegen den Kranken richtet. Zudem muss das Vorgehen legitimiert sein (bei Kidul durch das Dorfoberhaupt). Das Drastische hatte durchaus seine Entsprechung in der psychiatrischen Abteilung der Universitätsklinik. Die Patienten, von denen man »ngamuk« erwartete, waren in großen Eisenkäfigen eingesperrt und darin noch einmal an Händen und Füßen fixiert. Browne (2001a) berichtet, dass auch das Krankenhauspersonal zur Pathologisierung jeder Form von »ngamuk« neigt und belegt mit seinen Feldbeobachtungen eindrucksvoll die Dynamik, die auf der Station in Gang kommt, wenn man glaubt »ngamuk« zu diagnostizieren.

Ausschluss oder Weglaufen

Wir haben keine Daten über die Dynamik, die zum Ausschluss oder zum Weglaufen eines psychisch Kranken führt. Der Fall von Hilang, der von seinen Eltern weglief und ein halbes Jahr auf der Straße lebte, enthält Hinweise darauf, dass Hilang wegen seiner Außenseiterposition und Hänseleien im Dorf, aber auch wegen der inadäquaten Erziehung durch die Eltern davonlief. Er erlitt einen Unfall und kann seitdem nicht mehr laufen. Die Eltern, die auch eine Außenseiterposition im Dorf haben, kümmern sich seitdem um einen körperbehinderten psychisch schwer gestörten Sohn, leben in extrem ärmlichen Verhältnissen und sind gänzlich überfordert. Hilang zeigt kein »ngamuk«-Verhalten. So ist dieser Fall eher ein Beispiel für »ngemong« unter extremen Bedingungen.

Im Fall von Pakem berichtet das Oberhaupt der Nachbarschaft, dass sie einige Nachbarschaftssitzungen aufgrund des beunruhigenden Verhaltens von Herrn Pakem in den letzten Jahren abgehalten hätten. Die Geduld der Nachbarn sei am Ende und auch ihre Bereitwilligkeit, Unterstützung zu geben, weil Herr Pakem Zigaretten oder Geld von jedem verlange, den er auf der Straße treffe. Er dränge sich den Leuten mit Worten auf, störe Festlichkeiten durch sein respektloses und impertinentes Verhalten, achte nicht angemessen auf seine Kleidung und entwende Sachen von den Lebensmittelständen. 1992 hatten wir den Eindruck, dass die Grenze des »ngemong« erreicht ist und er – wenn es keine Mittel mehr gibt, ihn ins Krankenhaus zu bringen – eher in Gefahr ist, ausgeschlossen zu werden. 2003 war er aber zu unserer Überraschung in guter Verfassung und kommunal sehr gut integriert. Er holte sich regelmäßig Medikamente aus dem lokalen Gesundheitszentrum, arbeitete zu einem geringen Lohn auf Baustellen und wurde finanziell von seinen Kindern unterstützt.

Verdeckte Entwertung ohne Herabsetzung

> Psychische Krankheit ist in Java stigmatisiert. Wenn man psychisch krank ist, ist man als Mitglied der Gemeinschaft insofern weniger wert, als einem unterstellt wird, dass man gravierende Defizite im Denken, Urteilen, Fühlen und Handeln hat. Man wird von bestimmten Gemeinschaftsaktivitäten ausgeschlossen. Auch der Familie haftet ein Makel an.

Dies zeigte sich besonders bei dem Oberschichtsfall »Alone«.

Insgesamt spricht vieles dafür, dass der Umgang mit Stigmatisierung besonders ist. Wir fanden eine gewisse Sachlichkeit im Umgang mit psychisch Kranken. Die unterstellte Andersartigkeit oder das unterstellte Defizit wird hingenommen, ohne dem Betroffenen vorgehalten zu werden. Man zeigt nicht mit dem Finger auf das Opfer. Dies hängt sicher mit dem Wunsch zusammen, eine sozial akzeptable Konstruktion der Wirklichkeit zustande zu bringen. Es gibt kein Beschuldigen, Anklagen oder zur Verantwortung Ziehen des Kranken. Die mit psychischer Erkrankung verbundene Abwertung der Person oder der damit belasteten Familie erfolgt in verdeckter Form.

> Das Auf-etwas-Zeigen ist in Yogyakarta sehr spezifisch. Wenn es denn unvermeidbar ist, hat man dort eine sehr spezifische, vornehme Art mit einer gewundenen Handbewegung unter Verwendung des Daumens allenfalls die Richtung anzudeuten, in die man zeigen will.

Obwohl versteckt, existiert offensichtlich Entwertung und das daraus resultierende Stigma übt beträchtlichen Einfluss auf das Leben von psychisch kranken Menschen und ihren Familien aus. Die fehlende Abschätzigkeit ist schwer im empirischen Material zu zeigen. Sie zeigt sich in der Haltung unserer Interviewpartner und in der Art, wie sie über die psychisch Kranken sprechen. Es dominiert Mitleid (Kasihan), und wir fanden nichts Verachtendes.

Wir entwickelten die Hypothese, dass – während Abwertung offenbar stattfindet – die Tatsache, dass die psychisch Kranken in Java nicht mit dieser Abwertung konfrontiert werden, bedeutet, dass sie möglicherweise weniger Selbstentwertung entwickeln, als dies vielleicht in anderen kulturellen Zusammenhängen geschieht. Es wäre sicher interessant, diesen Zusammenhang genauer zu untersuchen.

Selbst bei Kidul, die eine entwürdigende Behandlung – gefesselt wie ein Tier im Kuhstall – erfährt, gibt es zumindest in den Interviews keine Hinweise darauf, dass sie abschätzig behandelt oder verachtet wird. Dass die Mutter sie als verrückt bezeichnet, erscheint in diesem Fall als notwendige Begründung für die harte Maßnahme. Die ausführlichen Begründungen und Rechtfertigungen bestätigen die sozialen Regeln, die wir in den anderen Fällen gefunden haben. Das Kontrollieren von Aggression wurde nicht als Bestrafung gesehen. Es erschien als Maßnahme, die notwendigerweise vollzogen werden muss, ohne die Person damit erniedrigen zu wollen.

22.6.3 Plurale Behandlungsmöglichkeiten

Neben den Laienmöglichkeiten gibt es in Yogyakarta ein in hohem Maße plurales System von Behandlungsmöglichkeiten. Behandeln – »mengobati« – ist die Anwendung einer »obat«, eines äußeren Mittels. Ein »obat« kann neben einem Medikament oder dem Elektroschock z. B. auch ein Kräuterelixier, ein Amulett mit einer Sure des Korans oder geweihtes Wasser sein. »Mengobati« umfasst die reiche Palette magischer Praktiken.

Fokus der Untersuchung ist der alltägliche Umgang mit psychischem Kranksein in der Familie und Gemeinde. Das Behandlungssystem ist in diesem Zusammenhang insofern von Bedeutung, als es in besonderer Weise wahrgenommen wird und mit den alltäglich kursierenden Bedeutungen vom Umgang mit psychischem Kranksein in Interaktion steht. Die Leute haben ihre Vorannahmen über professionelle Hilfe, machen ihre Erfahrungen damit, interpretieren diese Erfahrungen und nutzen dementsprechend die Angebote. Den Großteil der Angebote müssen die Nutzer auf einem äußerst vielfältigen Gesundheitsmarkt kaufen, das Sozialsystem ist nur rudimentär entwickelt. Wir hatten an verschieden drastischen Fallbeispielen deutlich gemacht, dass die knappen Mittel bis hin zu extremer Armut es entweder unmöglich machen, Gesundheitsleistungen zu nutzen, oder die Wahlentscheidung zugunsten der kostengünstigeren alternativen Behandlungsmethoden beeinflussen (alternativ zu dem Teil des medizinischen Systems, der sich an der westlich dominierten medizinischen Wissenschaft orientiert).

❗ Wir denken, dass es fruchtbar ist, wie Ferzacca (2001) aus medizinanthropologischer Perspektive eine umfassende Sichtweise auf medizinische Praktiken einzunehmen. Medizin würde danach volksmedizinische und traditionelle Praktiken und Vorstellungen umfassen und wird bestimmt als »substances ingested, practices enacted, technological interventions, and applied theories and philosophies« (S. 5). Nach dieser Konzeption steht kein Sektor des medizinischen Systems für sich, sondern es gibt eine hybride Struktur der Gesundheitswahrnehmung und -praxis und die Grenzen zwischen den Teilsystemen sind durchlässig.

Ferzacca versucht zu zeigen, dass medizinisches Wissen und medizinische Praktiken in diesem umfassenden Sinne nicht nur dem Heilen von Kranken dienen, sondern auch in die Selbstverständnisse und Identitätskonstruktionen der Menschen einfließen. Medizin sei ein sozialer Prozess, innerhalb dessen die in der Medizinanthropologie viel diskutierte medizinische Pluralität (s. Baer, 2004) eine Momentaufnahme vor Ort sein könne.

So gesehen wäre auch das hier vorgestellte Modell des Umgangs mit psychischem Kranksein ein Teilaspekt der Medizin als sozialer Prozess und z. B. der Disput zwischen der gefesselten Kidul und ihrer Mutter über »bludrek« versus »edan« eine Spiegelung dieses Prozesses.

Lesley (1976) war besonders daran interessiert, wie Modernisierungsbewegungen sich in der Suche nach möglichst authentischen Traditionen zeigen. Er sah in den medizinischen Wiederbelebungsbewegungen (medical revivalism) der Traditionen in Indien, China und Indonesien einen Aspekt des kulturellen Nationalismus, der auch der Abgrenzung von sogenannten westlichen Einflüssen diene.

Ferzacca (2001) hat ein detailreiches Bild der medizinischen Vielfalt in Yogyakarta gezeichnet und ist deren Spuren in fachlichen und Alltagsdiskursen und Selbstverständnissen der Menschen in der Stadt nachgegangen. Das Angebot an gesundheitsfördernden Aktivitäten ist enorm. Überall finden sich Reklametafeln zur Anpreisung von Kräuterelixieren und -tees, die industriell oder im Familienbetrieb hergestellt werden. Massageangebote mit diversen Heilversprechungen gibt es überall und eine breite Palette von Heilern, die entweder altmodisch als »dukun« bezeichnet werden oder als »orang pintar« (weiser Mensch) oder einfach »orang tua« (alt). Es gibt auch muslimische »kiai«, die z. B. mit speziellen Suren aus dem Koran heilen. Eine modernere Bezeichnung ist »paranormal«. Wir hatten einen Psychiater der Universitätsklinik gefragt, ob er einen Heiler kenne, der psychiatrische Patienten behandelt. Er nannte uns Pak Yoso und gestand uns, dass er bei ihm selber in Behandlung sei wegen seiner Rückenprobleme – ein schönes Beispiel der Verschränkung der medizinischen Teilsysteme.

Pak Yoso selbst bezeichnete sich als »paranormal« und grenzte sich von einem »dukun« ab, der Geld verlange. Das würde ihm seine spirituelle Kraft rauben. Es sei für ihn in Ordnung, wenn die Leute nach Gutdünken Geld dalassen. Er erzählte uns eine lange Geschichte über seine Berufung und zeigte uns Photos auf denen er mit »Pak Harto« (Der damalige indonesische Präsident Suharto) zu sehen war, der ihn öfters konsultiert habe. Er betonte immer wieder, dass er in allem, was er täte, nur das Werkzeug Gottes sei im Sinne einer 1949 entstandenen Glaubensgemeinschaft (Sasangka Djati), die sich sowohl auf den Koran als auch die Bibel beruft. Er gebe seinen Patienten vor allem Wasser aus heiligen Quellen und Tees aus speziellen Blättern zu trinken und bade sie in Wasser mit speziellen Zusätzen. Patienten mit seelischen Erkrankungen würden länger bei ihm wohnen, wie z. B. Kuat, der oft bei ihm in Behandlung war.

Beispiel

Pak Yoso erzählt, Kuat sei in einem Zustand von »ngamuk« in Polizeibegleitung zu ihm gebracht worden, er hätte noch ein paar Tage fest gebunden werden müssen, dann wurde er gesund durch die Bäder und das heilige Wasser – er sei dann noch einen Monat in seinem Haus gewesen. Die Eltern hätten vor seiner Rückkehr mit den Nachbarn, mit ihm und Kuat einen »Slametan« (rituelles Essen) abhalten müssen. Kuat selbst berichtet: »*Ich wurde von einem Riesen (Raksasa) angegriffen und ich kämpfte, die Nachbarn und mein Vater hatten mich an einen Pfahl gebunden. Aber ich fühlte mich nicht gefesselt, sondern glücklich (perasaan senang). Dann wurde ich von allen zu Pak Yoso gebracht – gefesselt auf einem Handwagen. Dann wurde ich gebadet, und ich musste einen lebenden Fisch herunterschlucken – aber es war o. k. Ich wurde viele Male gebadet und fühlte, dass etwas oder jemand mich störte – es war nicht ich – wie ein unsichtbares Wesen. Ich wurde von Pak Yoso geheilt.*«

Der Fall Kuat unterscheidet sich wesentlich von den anderen sieben Fallgeschichten.

Kuat hat keine Erfahrungen mit Psychiatrien oder anderen schulmedizinischen Einrichtungen. Obwohl Kuat ca. 10 Jahre lang (ca. 1971 bis 1981) viele, z. T. sehr heftige »psychotische Schübe« erlitt, scheint er seine Störung »besiegt« zu haben. Im Gegensatz zu Psychiatern benutzt Pak Yoso dasselbe magische System des Verständnisses »psychotischer« (im psychiatrischen Sinne) Phänomene wie Kuat. Sie haben eine gemeinsame Sprache. Pak Yoso sagt: »*Kuat kann gut davon erzählen, wenn er von Geistern gestört wird (roh halus yang memgganggu).*«

Kuat war der Einzige in unserer Stichprobe, der eindrucksvolle Schilderungen seiner inneren Erlebnisse gab: »*Es war ein helles Licht, das in meinen Körper eingedrungen war. Danach konnte ich eine Woche kaum schlafen. Es war dann Montagnacht. Das Licht (das zuvor in meinen Körper eingedrungen war) wurde ein alter Mann ... dann, erzählte mir der alte Mann ... ›Mein Junge ... sei geduldig. Du wirst ein schwieriges Leben, – eine Prüfung – haben. Dein Glück wird später kommen.‹ In diesem Moment hatte ich ein tiefes Gefühl des Friedens in meinem Herzen. Dann verschwand der alte Mann. Danach kam ein Riese (oder etwas von enormer Größe), der über mich kam. Es war wie ein Krieg, aber ein Krieg mit etwas Unsichtbarem. So war es dann ... Ich war verwirrt und wusste nicht, was ich tun sollte. ... Wie ein Feind, der zu mir kam. Ein Krieg, das ist die Bezeichnung. Aber niemand kannte den Feind außer mir selbst. Dann wurde ich zornig und ›ngamuk‹. Ich fühlte, ich wollte diesen Feind angreifen ... Das dauerte lange und dann wurde ich zu Pak Yoso gebracht.*«

Später führte er aus: »*... ich hatte einen Rückfall, als ich dem Übernatürlichen gegenüber stand, das nicht in dieser Welt existiert, aber in einer anderen mystischen Welt, und ob ich glücklich oder traurig war, ob ich lachte oder sang, war abhängig von dieser mystischen Welt ... Es sah aus, als ob ich mit mir selbst sprach, aber wirklich, ich wurde von einem unsichtbaren Geschöpf oder einem Geist eingeladen zu sprechen ...*«

Herr Kuat beschrieb auch Erfahrungen, die noch fortbestehen: »*... Bis jetzt ist es so. Immer noch so. Aber jetzt bin ich stark, nicht wahr? Ich meine ... es ist wirklich etwas Übernatürliches, das in meinen Körper eindringt. Jetzt bin ich stark genug ... Sogar jetzt, wenn ich traurig bin, kommen sie zu mir und unterhalten mich* (lacht) *... die Freunde, die unsichtbar sind ... Das ist normal für mich. Es ist, als ob mir jemand eine Massage gibt. Sobald, ich diese Empfindung der Massage hatte, konnte ich nur Hände sehen. Da war nichts anderes, nur Hände. Das ist normal* (biasa) *...*«

Möglicherweise hat Kuat im Austausch mit Pak Yoso gelernt, über seine vergangenen und jetzigen »psychotischen« Erfahrungen zu sprechen. Dieser hätte dann Konzepte und eine Sprache mit ihm kultiviert, um seine Erfahrungen in einer Weise auszudrücken, die von den Leuten in seiner Umgebung geteilt werden kann. Rogler und Hollingshead (1985) haben ähnliche Beobachtungen in den Familien in Puerto Rico gemacht. Die Praxis des Paranormalen habe eine hohe Anschlussfähigkeit an die lokale Alltagskultur. Ich bin in meinem Artikel »Beiträge der Psychologie zum Verständnis des Zusammenhangs von Kultur und psychischer Gesundheit bzw. Krankheit« (▶ Kap. 1) auf die wachsende Bedeutung von Sinngebungsprozessen bei der Bewältigung von psychischer Krankheit eingegangen. Möglicherweise sind eine befriedigende Sinnfindung und die Möglichkeit, sie mit anderen zu teilen (meaning making settings), gesundheitsfördernd.

Im Vergleich zu den anderen Betroffenen, die im Rahmen ihrer Möglichkeiten auch am öffentlichen Leben teilnehmen, scheint Kuat eine aktivere Rolle zu spielen. Er geht nicht nur seiner Arbeit nach (er arbeitet als »ojek«-Fahrer (Mopedtaxi), beteiligt sich am »gotong-royong« (den Gemeinschaftsaktivitäten in der Kommune) und geht freitags in die Moschee, sondern er singt auch in einem Chor, spielt Ketoprak (Volkstheater unter Verwendung von Motiven aus den alten indischen Epen) und wünscht sich Lieder bei einem Radiosender. Dieses »interessengeleitete« Engagement fehlt in den anderen Fallgeschichten.

Bei der Beschreibung seines aktuellen Zustandes, verwendet Kuat ein javanisches Konzept der inneren Kraft (tenaga dalam). Er ist stark geworden (indonesisch: »kuat«) und ist infolgedessen in der Lage, mit der übermächtigen Kraft, die in seinen Körper eindringt, fertig zu werden. Er kann nach seiner Ansicht auf diese Weise mit Erfahrungen umgehen, die Psychiater als akustische, haptische und visuelle Halluzinationen beschreiben würden.

❗ Die Ansammlung innerer Kraft mithilfe mythischer und magischer Praktiken als Schutz gegen gesundheits- oder existenzbedrohende Gefahren ist ein Thema, das in Java zunehmend populär wird und im Alltag eine zunehmende Bedeutung bekommt (Schlehe 1998). Man könnte dies als eine Art unspezifisches Behandlungskonzept deuten, das über die »ngemong«-Fürsorglichkeit und äußere Kontrolle hinausweist und an spezifische javanische Vorstellungen der Veränderung der Innerlichkeit im Sinne einer Stärke durch Verfeinerung anknüpft.

Die pluralen medizinischen Vorstellungen und Angebote Yogyakartas und die Verbindungen zwischen den verschiedenen medizinischen Teilsystemen zeigen sich an vielen Stellen in unseren Fällen. Bei unseren Interviewpartnern gibt es eine recht pragmatische Nutzung der einen oder anderen Option. Allesamt waren irgendwann in Behandlung eines traditionellen Heilers. Pak Abri meinte, wenn der Heiler bei Kaca keinen Erfolg hat, dann versuche er es mit der Psychiatrie. Pak Yoso berichtet von einem Chirurgen, der vor schwierigen Operationen seinen Patienten lieber ein von Pak Yoso empfohlenes heiliges Wasser zu trinken gibt.

22.6.4 Bilanz der Nachuntersuchung 2003

Elf Jahre nach der ersten Untersuchung waren wir gespannt auf die Entwicklungen in den Familien. Die Suharto-Ära der »Neuen Ordnung« war 1998 beendet, die Asienkrise hatte zu einer Verschlechterung der ökonomischen Bedingungen geführt, und die Schere zwischen arm und reich klaffte noch weiter auseinander. Der Einfluss des Islam hatte sich vergrößert.

Wir waren überrascht darüber, dass sich einige Fälle sehr positiv entwickelt hatten. Die beste soziale Integration fanden wir bei Kuat, der mit seinen zahlreichen Rückfällen ausschließlich von einem traditionellen Heiler behandelt worden war – aber dies entsprach schon unserer Einschätzung von 1992. Überrascht waren wir von der sehr guten familiären und kommunalen Integration von Diam und Pakem. Muda war wieder gänzlich hergestellt und ihre Störung gehörte wohl in der psychiatrischen Terminologie zu jenen akuten wiederholt auftretenden Psychosen, die Good und Subandi (2004) in Yogyakarta untersuchten, und die durch eine gute Prognose ausgezeichnet sind. Frau Kaca hatte Rückfälle und lebte mit ihren Beeinträchtigungen im Kreise ihrer ausgedehnten Familie. Sie starb im Jahr 2002 an einer ungeklärten Ursache. Alone starb ein Jahr früher. Sie wurde von ihrer gut situierten Familie jeweils bei entfernten Verwandten untergebracht, die sie nach einiger Zeit als Belastung empfanden – teilweise zog sie auch ohne Ankündigung selbst einfach zu anderen und wieder anderen Verwandten – sozusagen in selbstgewählter wechselnder Familienpflege. Im Haus der Familie, in der sie zuletzt lebte, stürzte sie von einer Balustrade. Es lässt sich nicht klären, ob es sich um einen Unfall oder um Suizid handelte.

Die Familien von Kidul und Hilang leben am Existenzminimum. Gleichwohl (und vielleicht mehr oder weniger gezwungenermaßen) lebten diese beiden psychisch Kranken in ihren Familien, die sich mehr oder weniger hilflos und am Rande ihrer Möglichkeiten eher im Sinne des »ngemong« um sie kümmerten.

Insgesamt hat die Untersuchung 2003 die Tragfähigkeit des »ngemong«-Konzeptes bestätigt und in kommunale Richtung erweitert. Die darum herum gruppierten anderen Konzepte konnten präziser gefasst werden. Die unseres Erachtens spezifisch javanische, familiäre und kommunale Form des Umgangs mit psychischem Kranksein war offenbar auch unter den Bedingungen wirtschaftlicher Verschlechterung tragfähig.

Erst bei der Untersuchung 2003 trat deutlicher hervor, dass in allen untersuchten Familien über lange Jahre z. T. gravierende Konflikte vorhanden waren, in die die psychisch Kranken verwickelt waren und die von den direkt Beteiligten meist nicht offen angesprochen wurden. So erfuhren wir erst von Pakems Tochter, dass seine Frau seit Jahren mit seinem Nachbarn ein Verhältnis hat. Diams Vater versuchte bei allen mit anderen Familienangehörigen geführten Interviews dabei zu sein – erst als er kurz den Raum verließ, erzählte seine Frau, wie sehr sie unter seiner autoritären Art leidet. Der Vater von Muda hat ihre Mutter verlassen und eine andere Frau genommen, worunter Muda leidet. Die massiven Spannungen zwischen Kidul und ihrer Mutter und Kaca und ihrer älteren Schwester lagen für alle Beteiligten auf der Hand.

22.7 Diskussion/ Schlussfolgerungen

Es gab bei dieser Art der Studie eine Reihe von Schwierigkeiten und Gefahren, mit denen wir uns auseinander setzten. Die Leser mögen entscheiden, ob wir sie wenigstens ansatzweise bewältigen konnten:

- Waren wir einem Exotismus erlegen, der in der Fremde die »heile Welt« zu entdecken glaubt?
- Haben wir beim verwandten Forschungszugang den Untersuchten unsere Konzepte übergestülpt oder haben wir das spezifisch Differente einfach nur als Gegenbild zu dem konstruiert, was wir bei »uns« kennen?
- Gelang es, bei der Verwendung einheimischer Interviewer angesichts der Sprachprobleme und der Übersetzungskette tatsächlich, die Konzepte der Untersuchten zu rekonstruieren? Oder haben wir die der einheimischen Interviewer und Übersetzer entdeckt? War es möglich, mit Hilfe der dialogischen »Validierung« der interpretativen Konzepte in der Forschungsgruppe zutreffende Generalisierungen zu erarbeiten?
- Haben wir die »zentraljavanische Kultur« essentialisiert und als statische Einheit begriffen oder war es möglich, etwas von dem kulturellen Prozess abzubilden, der unter vielgestaltigen äußeren Einflüssen ständig unter Verwendung des Hergebrachten etwas Neues hervorbringt, was manchmal oberflächlich so aussehen mag wie das Alte?

Im Mittelpunkt der Ergebnisdarstellung stand das »ngemong«-Konzept, welches auf psychisch Kranke übertragen wird und den familiären, nachbarschaftlichen und kommunalen Umgang mit ihnen unter besonderer Berücksichtigung ihrer emotionalen Befindlichkeit strukturiert. »Ngemong« überschneidet sich mit einem ausgeprägten Bemühen, die real erfolgende Stigmatisierung von psychisch Kranken und ihren Familien in der Kommunikation zu verdecken und diese Personen keinesfalls abschätzig zu behandeln. So soll als dritter Konzeptbestandteil eine für alle Beteiligten sozial akzeptable Wirklichkeit erzeugt werden, in der niemand beschämt wird. Es wurde vermutet, dass diese komplexe Struktur des Umgangs mit psychischem Kranksein, in der die Kranken sozusagen in der Weise »mitspielen«, dass sie alle beteuern gesund, normal oder schon wieder genesen zu sein, eine günstige Form der kommunalen Problembewältigung darstellt, die in vielen Fällen zu einer tatsächlichen Integration von psychisch Kranken in die Familien und Nachbarschaften führt.

Der alltägliche Umgang mit psychisch Kranken in den Familien und in der Gemeinde wird ergänzt durch einen in Yogyakarta außerordentlich viel-

22.7 Diskussion/Schlussfolgerungen

fältigen »medizinischen Pluralismus«. Es spricht vieles dafür, dass der Markt der Möglichkeiten des »traditionellen und religiös fundierten Heilens«, der von allen unseren Untersuchungsteilnehmern genutzt wurde, gegenwärtig expandiert.

> ❗ Insgesamt stellt die von uns erarbeitete Struktur eine Mischung aus geteilten Orientierungen, sozialen Regeln und Praktiken dar, die wir als traditionell fundiert und als im Prozess befindlich begreifen. Im medizinanthropologischen Sinne könnte man in Anlehnung an Scheper-Hughes und Lock (1987) und Ferzacca (2001) davon sprechen, dass wir einen Teilaspekt einer umfassend verstandenen »urban medicine as social process« konzeptualisiert haben. Mit den theoretischen Mitteln der Soziologie ließe sich die identifizierte Struktur als eine Formation »Sozialer Repräsentationen« im Sinne von Moscovici (1995) verstehen.

Jodelet (1997) hat in diesem Sinne die sozialen Repräsentationen und die in dieses Konzept einbezogenen Praktiken des Umgangs mit psychisch Kranken in einem französischen Dorf mit einer Tradition der Familienpflege untersucht. In meinem Artikel in Kapitel 1 war ich auf das eher soziologisch inspirierte Konzept des »Social Capital« (Putnam 1995) und das gemeindepsychologische Modell des »psychological sense of community« (Sarason 1974) eingegangen. Alle diese Modelle versuchen, aus unterschiedlichen theoretischen Traditionen heraus kommunal repräsentierte Regelstrukturen und Praktiken zu fassen, wobei möglicherweise am ehesten die anthropologische Herangehensweise und der Ansatz der sozialen Repräsentationen auch die sinnhafte Dimension und deren Verknüpfung mit anderen gesellschaftlichen Teilbereichen berücksichtigt. Die aus der Psychologie und der Psychiatrie stammenden Modelle greifen hier kürzer: Die gefundene Struktur etwa theoretisch so einzuordnen, dass es sich um ein Beispiel für soziale Unterstützung handelt, erscheint uns relativ nichtssagend – geht doch so gerade das verloren, was dieses soziale Arrangement im Umgang mit psychischem Kranksein im gegebenen Kontext sinnhaft konstituiert.

Gehaltvoller ist das »Expressed-Emotion-Konzept« (EE) (Brown 1990, Leff et al. 1985). Darin wird versucht, die familiären Kommunikationsformen in messbarer Weise zu spezifizieren, die im Fall erhöhter Werte zu einer erhöhten Rückfallrate im Verlauf der Schizophrenie führen. Anfangs wurde schon die Hypothese erwähnt, dass die bessere Prognose der Schizophrenie in einigen sogenannten Entwicklungsländern damit zusammenhängen könnte, dass dort generell niedrigere Ausgangswerte für »Expressed Emotion« in Familien gemessen wurden. Bei der EE-Messung werden folgende Konstrukte von trainierten Ratern eingeschätzt:

1. gegenüber den psychisch Kranken geäußerte Ablehnung, Missbilligung oder Abneigung (Kritik);
2. abfällige Zurückweisung, die sich auf die Person als Ganzes bezieht (Feindseligkeit);
3. emotionale Überinvolviertheit mit Dramatisierung;
4. und fehlende emotionale Wärme und positive Kommentare.

In der Tat lesen sich die ausführlichen Anweisungen und Ratschläge, die für ein Rückfall verhütendes Verhalten der Familienmitglieder im Fall Muda gegeben wurden so, als würden die Befragten den Interviewern das EE-Konzept erklären. Soekarto (2001) fand in Yogyakarta in Familien mit schizophrenen Familienangehörigen, dass eine javanische Lebensstilorientierung mit günstigen EE-Werten einherging.

In unserer Untersuchung ging es nicht darum, günstige Outcome-Bedingungen für die Schizophrenie zu untersuchen. Möglicherweise schließt aber die »ngemong«-Haltung Aspekte von EE mit ein.

> ❗ Wie Jenkins (1991) empfohlen hat, erschiene es lohnend, in der EE-Forschung stärker die soziokulturellen Kontexte und kulturellen Bedeutungen zu untersuchen, innerhalb derer die Variablen des EE-Konstruktes für die betroffenen Familien einen Sinn ergeben. Vielleicht ist auch für entsprechende familientherapeutische Trainings diese Anschlussfähigkeit zu beachten.

McGruder (2004) hat bei der Untersuchung von drei Familien in Sansibar (Tanzania) die Methode der ethnographischen Beschreibung, statt des standardisierten Camberwell-Family-Interviews

(Vaughn et al. 1976) verwandt. Sie fand, dass der Glaube an die externe Kontrolle von allem, was geschieht, durch Allah und kulturelle Orientierungen der Swahili in zwei Fällen hauptsächlich Kritik und emotionales Überengagement verhinderte. In einer anderen Familie, in der biologische, medizinische Erklärungen und ein Bekenntnis zu »modernen Anschauungen« dominierten, war dies nicht der Fall.

Es ist relativ unsinnig, einen sogenannten westlichen Umgang mit Schizophrenie mit dem in den »Entwicklungsländern« zu vergleichen. Es ist aber verführerisch, die in Yogyakarta gefundene Art des alltäglichen Umgangs mit den Verhältnissen z. B. in Berlin zu kontrastieren. Dies kann hier aus Raumgründen nicht in der notwendigen Differenzierung erfolgen.

Ein wesentlicher Unterschied besteht darin, dass in Berlin nach der Enthospitalisierung und dem gemeindepsychiatrischen Umbau des Versorgungssystems eine eigene Welt einer sozialpsychiatrischen Versorgungskultur entstanden ist, die im wesentlichen über kommunale Mittel der Eingliederungshilfe finanziert wird. Diese Welt wird von Professionellen verwaltet und durch sozialrechtliche Regeln bestimmt, die so kompliziert sind, dass sogenannte Fallmanager und von Professionellen besetzte bezirkliche Steuerungsgremien die Betroffenen durch das Dickicht von Zuständigkeiten führen sollen. Psychisch Kranke bilden in dieser Welt eigene Selbstverständnisse aus (s. Zaumseil u. Leferink 1997), fühlen sich »sozial entbunden« (s. Leferink 1997b) und lernen in einer bestimmten Weise über sich, ihre psychotischen Erlebnisse und ihre Krankheit zu sprechen, manche versuchen sich auch, durch eine Radikalopposition dem System zu entziehen. Estroff et al. (1981, 1997) fanden in einer relativ gut versorgten US-amerikanischen Stadt ähnliche Entwicklungen. Als einen Aspekt der Chronifizierung arbeiteten sie die Verschmelzung vom Selbst und der Krankheit heraus. In Berlin gibt es unterschiedliche Teilgruppen von psychisch Kranken. Es gibt die, die in der Versorgungskultur kreisen, die in Kooperation mit ihren Psychiatern relativ gut zurechtkommen (vgl. Terzioglu 2005) und die, die als so unkooperativ und aggressiv gelten, dass sie an allen Steuerungsgremien vorbei meist dauerhaft in Pflegeheimen untergebracht werden. (Wir sind gerade dabei, die Ergebnisse einer Studie zu diesem Phänomen auszuwerten).

In Yogyakarta, fanden wir keine Entsprechung zu dieser Berliner Versorgungskultur, keine Fusion von Selbst und Krankheit und, abgesehen von der speziellen Deutungsweise von Kuat, keine ausgedehnten Diskurse über die Erfahrungen mit psychischem Kranksein bei den psychisch Kranken. Wir fanden dort aber interessante Beispiele familiärer und kommunaler Integration auf der Basis des »ngemong«-Konzepts und der Vorgabe, dass die psychisch Kranken selbst und die Leute um sie herum so taten, als ob die psychisch Kranken normal oder wieder gesund seien. In Berlin wird so getan, als ob die psychisch Kranken in die Gemeinden integriert seien, während sie faktisch in Parallelwelten in den Bezirken leben und kaum einen Kontakt zu den Bürgern haben. Da die Finanzierung dieser Parallelwelten für die Kommunen zu teuer wird, werden möglicherweise Teile des Systems in die Regie der Pflegeversicherung überstellt.

Wir wollen keineswegs die Verhältnisse in Yogyakarta idealisieren, die harten Konsequenzen nicht ausreichender Ressourcen dürften hinreichend deutlich geworden sein.

In der letzten Dekade ist eine drastische Zunahme der sozialen und psychiatrischen Gesundheitsprobleme in den Entwicklungsländern zu beobachten (vgl. Kleinman et al. 1997, WHO 2001, Mezzich et al. 2001). Besonders in den schnell wachsenden Megacities (wie Jakarta) mit ihren großen Slumbereichen sind die sozialen Ressourcen, die wir in unserer Studie beschrieben haben, möglicherweise schon verloren gegangen.

Literatur

Angermeyer MC (1992) Streß – ein moderner Mythos? Vorstellungen in der Bevölkerung zur Genese psychischer Erkrankungen. In: Götze P, Mohr M (Hrsg) Psychiatrie und gesellschaftlicher Wandel. S. Roderer, Regensburg

Angermeyer MC, Matschinger H (1999a) Social representations of mental illness among the public. In: Guimon J, Fischer W, Sartorius N (eds) The image of madness. Karger, Basel, pp 20–28

Angermeyer MC, Matschinger H (1999b) The public's attitude towards drug treatment of schizophrenia. In: Guimon J, Fischer W, Sartorius N (eds) The image of madness. Karger, Basel, pp 152–161

Baer HA (2004) Medical pluralism. In: Ember CR, Ember M (eds) Encyclopedia of medical anthropology. Health and illness

Literatur

in the world's cultures, vol I: Topics. Kluwer Academic/Plenum Publishers, New York, pp 109–116

Barret RJ (1988) Interpretations of schizophrenia. Culture, Medicine and Psychiatry 12: 357–388

Bendick C (1989) Emil Kraepelins Forschungsreise nach Java im Jahre 1904. Ein Beitrag zur Geschichte der Ethnopsychiatrie. Arbeiten des Forschungsinstituts für Geschichte der Medizin der Universität zu Köln, Bd 49

Brown GW (1990) Die Entdeckung von Expressed Emotion: Induktion oder Deduktion? In: Olbrich O (Hrsg) Therapie der Schizophrenie – Neue Behandlungskonzepte. Kohlhammer, Stuttgart, S 25–41

Browne KO (2001a) Cultural formulation of psychiatric diagnosis – sakit jiwa, (ng)amuk, and schizoaffective disorder in a Javanese woman. Culture, Medicine and Psychiatry 25: 411–425

Browne KO (2001b) (Ng)amuk revisited: Emotional expression and mental illness in central Java, Indonesia. Transcultural Psychiatry 38(2): 147–165

Estroff SE, Lachicotte WS, Illingworth LC, Johnston A (1997) »Jeder ist ein bisschen krank«– Die Krankheits- und Selbstdarstellungen von Menschen mit schweren langwierigen psychischen Krankheiten. In: Angermeyer MC, Zaumseil M (Hrsg) Ver-rückte Entwürfe – Kulturelle und individuelle Verarbeitung psychischen Krankseins. Psychiatrie-Verlag, Bonn, S 102–165

Estroff SE (1994) Identity, disability and schizophrenia. The problem of chronicity. In: Lindenbaum S, Lock M (eds) Knowledge, power and practice. The anthropology of medicine and everyday life. University of California Press, Berkeley

Estroff SE (1981) Making it crazy. An Ethnography of Psychiatric Clients in an American Community. University of California Press, Berkeley

Ferzacca S (2001) Healing the modern in a central Javanese city. Carolina Academic Press, Durham

Gardjito SO (1992) Upaya rehabilitasi sebagai upaya kesehatan yang terbaru. Contribution to: Kongress Nasional Ke-II Ikatan Dokter Ahli Jiwa, Yogyakarta, July 8–11, 1992

Geertz C (1987) Dichte Beschreibungen. Beiträge zum Verstehen kultureller Systeme. Suhrkamp, Frankfurt/M

Geertz C (1960) The religion of Java. Free Press of Glencoe, New York

Geertz H (1961) The Javanese Family. Free Press of Glencoe, New York

Geertz H (1959) The vocabulary of emotion – A study of the Javanese socialization processes. Psychiatry 22: 225–37

Glaser BG, Strauss AL (1967) The discovery of grounded theory. Strategies for qualitative research. New York

Good BJ (1997) Studying mental illness in context: Local, global or universal? Ethos 25(2): 230–248

Good BJ, Subandi MA (2004) Experiences of psychosis in Javanese culture: Reflections on a case of acute, recurrent psychosis in contemporary Yogyakarta, Indonesia. In: Jenkins JH, Barrett RJ (eds) Schizophrenia, culture and subjectivity: The edge of experience. Cambridge University press, pp 167–195

Hopper K (2004) Interrogating the meaning of »culture« in the WHO International studies of schizophrenia. In: Jenkins JH, Barrett RJ (eds) Schizophrenia, culture and subjectivity: The edge of experience. Cambridge University press

Jay R (1969) Javanese villagers. Social relations in rural Modjokuto. MIT Press, Cambridge

Jenkins JH (1991) Anthropology, expressed emotion, and schizophrenia. Ethos 19: 387–431

Jodelet D (1997) Soziale Repräsentationen psychischer Krankheit in einem ländlichen Milieu in Frankreich. In: Angermeyer MC, Zaumseil M (Hrsg) Verrückte Entwürfe. Kulturelle und individuelle Verarbeitung psychischen Krankseins. Edition Das Narrenschiff im Psychiatrie-Verlag, Bonn

Kleinman A, Cohen A (1997) Psychiatrie in den Entwicklungsländern. Spektrum der Wissenschaft S 80–84

Koentjaraningrat (1985) Javanese culture. Oxford University Press, Singapore/Oxford

Kraepelin E (1904a) Vergleichende Psychiatrie. Centralblatt für Nervenheilkunde und Psychiatrie 27: 468–469

Kraepelin E (1904b) Psychiatrisches aus Java. Centralblatt für Nervenheilkunde und Psychiatrie 27: 433–437

Leferink K (1997a) Sympathie mit der Schizophrenie. Die Moderne und ihre psychische Krankheit. In: Zaumseil M, Leferink K (Hrsg) Schizophrenie in der Moderne – Modernisierung der Schizophrenie. Lebensalltag, Identität und soziale Beziehungen von psychisch Kranken in der Großstadt. Edition Das Narrenschiff im Psychiatrie-Verlag, Bonn, S 27–82

Leferink K (1997b) Die Alltäglichkeit des Wahnsinns. Der Lebensalltag chronisch psychisch kranker Menschen in einer sich wandelnden Kultur. In: Zaumseil M, Leferink K (Hrsg) Schizophrenie in der Moderne – Modernisierung der Schizophrenie. Lebensalltag, Identität und soziale Beziehungen von psychisch Kranken in der Großstadt. Psychiatrie-Verlag, Bonn, S 83–144

Leff J et al. (1987) Influence on relatives' expressed emotion on the course of schizophrenia in Chandigarh (India). British Journal of Psychiatry 151: 166–173

Leff J et al. (1990a) The international pilot study of schizophrenia: Five-year follow-up findings. In: Häfner H, Gattaz WF (eds) Search for the causes of schizophrenia, vol II. Springer Verlag, Berlin Heidelberg New York Tokio

Leff J et al. (1990b) Relatives' expressed emotion and the course of schizophrenia in Chandigarh (India). A two-years follow-up of a first contact sample. The British Journal of Psychiatry 156: 351–356

Leff J, Vaughn C (1985) Expressed emotions in families. Guilford Press, New York

Lesley C (1976) Asian medical systems: A comparative study. University of California Press, Berkeley

Lofland J, Lofland LH (1984) Analyzing social settings. Wadsworth, Belmont

Lutz C (1985) Depression and the translation in emotional worlds. In: Kleinmann A, Good B (eds) Culture and depression: Studies in the anthropology and cross cultrual psychiatry of affect and disorder. University of California Press, Berkeley, pp 63–100

Magnis-Suseno F (1989) Neue Schwingen für Garuda. Kindt Verlag, München

McGruder JH (2004) Madness in Zanzibar: An exploration of lived experience. In: Jenkins JH, Barrett RJ (eds) Schizophrenia, culture and subjectivity: The edge of experience. Cambridge University Press, pp 255–281

Mezzich JE, Fabrega H (2001) Cultural psychiatry: international perspectives. WB Saunders, Philadelphia

Moscovici S (1995) Geschichte und Aktualität sozialer Repräsentationen. In: Flick U (Hrsg) Psychologie des Sozialen – Repräsentationen in Wissen und Sprache. Rowohlt, Reinbek, S 266–314

Mulder N (1990) Individuum und Gesellschaft in Java. Bielefelder Studien zur Entwicklungssoziologie, Breitenbach, Saarbrücken

Pfeiffer WM (1967) Psychiatrische Besonderheiten in Indonesien. In: Petrilowitsch N (Hrsg) Beiträge zur vergleichenden Psychiatrie. Aktuelle Fragen der Psychiatrie und Neurologie. Karger, Basel, S 102–142

Putnam RD (1965) Bowling alone. America's declining social capital. J. Democr. 6(2):65–67

Rogler LH, Hollingshead AB (1985) Trapped: Puerto Rican families and schizophrenia. Waterfront Press, Maplewood

Salan R (1992) Epidemiology of schizophrenia in Indonesia (The Tambora I Study). Asian Journal of Psychiatry 2(1): 52–57

Sarason S (1974) The psychological sense of community: Prospects for a community psychology. Jossey-Bass, San Francisco

Scheper-Hughes N, Lock MM (1987) The mindful body: A prolegomenon to the future work in medical anthropology. Medical Anthropology Quaterly 1(1): 6–41

Schlehe J (1998) Die Meereskönigin des Südens, Ratu Kidul – Geisterpolitik im Javanischen Alltag. Dietrich Reimer Verlag, Berlin

Soekarto A (2001) Hubungan ekspressi emosi dengan sikap hidup Jawa. Berita Kedoktoran Masyarakat. Fakultas Kedoktoran, Universitas Gadjah Mada Yogyakarta/Indonesia XVII, pp 2/63–65

Strauss AL (1987) Qualitative analysis for social scientists. Cambridge University Press, New York

Strauss A, Corbin J (1990) Basics of qualitative Research. Grounded theory – procedures and techniques. Sage, Newbury Park

Terzioglus P (2005) Die gelungene Arzt-Patient-Kooperation in der psychiatrischen Praxis. Psychiatrie-Verlag, Bonn

Tong D, Maryati T (1989) Prevalensi Gangguan Jiwa di Sebua Dusun Tana Toraja. Jiwa – Indonesian Psychiatric Quarterly 2: 43–54

Vaughn CE, Leff JP (1976) The measurement of expressed emotions in the families of psychiatric patients. British Journal of Social and Clinical psychology 15: 157–165

Weltgesundheitsorganisation (1993) Internationale Klassifikation psychischer Störungen. ICD-10 Kap V. Huber, Bern

World Health Organization (2001) Mental health – new understanding, new hope. Genf

Zaumseil M, Terzioglu P (2004) Beziehungsaspekte in der Pharmakabehandlung. In: Bock T, Dörner K, Naber D (Hrsg) Anstöße zu einer anthropologischen Psychiatrie. Psychiatrie-Verlag, Bonn, S 123–135

Zaumseil M (1997) Modernisierung der Identität von psychisch Kranken? In: Zaumseil M, Leferink K (Hrsg) Schizophrenie in der Moderne – Modernisierung der Schizophrenie. Lebensalltag, Identität und soziale Beziehungen von psychisch Kranken in der Großstadt. Psychiatrie-Verlag, Bonn, S 145–200

Konzepte, Phänomene in kulturellen Kontexten

Anthropologie, transkulturelle Psychiatrie, Medical Anthropology

23   Somatisierung im kulturellen Kontext   –363

24   Die Konzeption des »Selbst« im kulturellen Vergleich   –377

25   Trauma und Verarbeitung in den USA nach dem 11. September 2001
Ein anthropologischer Blick auf virtuelle Traumata und Resilienz   –391

Somatisierung im kulturellen Kontext

Michael Kraus

23.1 Einleitung – 364

23.2 Bedeutungsebenen – 364

23.3 Stellenwert des Somatischen bei psychischer Erkrankung – 364

23.4 Metapher, Erfahrung und Kommunikation – 365

23.5 Kulturelle »Idioms of Distress« – 367

23.6 Somatisierung und kulturelle Konzepte der Person – 367
23.6.1 Fernost – 368
23.6.2 Südasien – 369
23.6.3 Afrika – 370
23.6.4 Naher Osten und südlicher Mittelmeerraum – 371
23.6.5 Resümee – 372

23.7 Globale Veränderungsprozesse – 372

23.8 Soziale Faktoren – 373

23.9 Ausblick – Therapeutische Implikationen – 374

Literatur – 375

23.1 Einleitung

Somatisierung ist ein weltweit verbreitetes Phänomen. Im weitesten Sinn – im Erleben körperlicher Symptome in Verbindung mit psychosozialer Belastung oder psychischer Krankheit – somatisiert der überwiegende Teil der Menschheit zumindest zeitweise. Deren subjektive Erfahrung und Interpretation unterscheidet sich interindividuell oft beträchtlich, wobei die Divergenzen zu wesentlichen Teilen auf kulturellen Einflüssen beruhen. Diese umfassen so unterschiedliche Elemente wie die Zuordnung von Stimmungen zu somatischen Metaphern und Analogien, kulturtypischen Vorstellungen von der Struktur des Menschen, oder Charakteristika des Gesundheitssystems, um nur einige exemplarisch zu nennen. Somatisierung erscheint so als ein kaum eingrenzbarer und vielleicht ungeeigneter Überbegriff für Aspekte der menschlichen Leiblichkeit. Gerade in transkulturellen Begegnungen werden Therapeuten mit Überzeugungen konfrontiert, die mitunter stark von den vertrauten, auf dem spezifisch westlichen Leib-Seele-Dualismus beruhenden Auffassungen abweichen. Diesen Sichtweisen der Patienten eine Bedeutungshaftigkeit zuzuerkennen und sie so in die Behandlung einbringen zu können, eröffnet in vielen Fällen erst einen wirksamen therapeutischen Zugang. Dazu sollen die folgenden Überlegungen, unter anderem hinsichtlich kulturell geprägter Entstehungsbedingungen und Funktionen körperlicher Klagen, wie auch der Bedingtheit des eigenen Standpunkts, Anregungen und Anhaltspunkte bieten.

23.2 Bedeutungsebenen

Bei dem Versuch, Somatisierung begrifflich näher zu erfassen, wird deutlich, dass es »ein Konzept mit mehreren verschiedenen Bedeutungen ist und oft mehrdeutig verwandt wird« (Kirmayer 2001). Es lassen sich zumindest drei Definitionsebenen unterscheiden (Kirmayer u. Young 1998).
1. Auf der allgemeinsten Ebene wurde das Phänomen körperlicher Beschwerden bei primär psychosozialer Belastung mit dem Somatisierungsbegriff belegt (Katon, Ries u. Kleinman 1984). In ähnlicher Weise wurden darunter medizinisch nicht erklärbare somatische Symptome subsummiert (Keyes u. Ryff 2003).
2. Auf der zweiten Ebene gelten spezifische Verhaltenszüge als »Somatisieren«, so vor allem ein fokussiertes Wahrnehmen und exzessives Beklagen körperlicher Symptome. In diesem Zusammenhang stehen auch die als somatoforme Störungen beschriebenen Krankheitsbilder.
3. Als dritte Definitionsebene ist eine Theorie der Krankheitsentstehung bzw. der Psychodynamik abzugrenzen, bei der körperliche Beschwerden durch eine Verlagerung psychischer Konfliktspannung in den somatischen Bereich erklärbar werden (Dubovsky 1997). Oft wird damit auch das Konzept der Alexithymie verknüpft, einer mangelnden Fähigkeit, insbesondere Emotionen als solche wahrzunehmen und mitzuteilen.

Im Folgenden werden in einem ersten, allgemeineren Teil kulturelle Aspekte körperlicher Beschwerden im Vordergrund stehen. Im zweiten Abschnitt geht es zentral um die Auswirkungen von Persönlichkeitskonzepten spezifischer Kulturgruppen auf Selbsterleben und Krankheitsverhalten. In der abschließenden Diskussion stehen soziale Wechselwirkungen und therapeutische Implikationen im Vordergrund.

23.3 Stellenwert des Somatischen bei psychischer Erkrankung

Körperliche Symptome sind weltweit die mit Abstand häufigsten Klagen, mit denen sich Menschen mit psychischen Erkrankungen an das Gesundheitssystem wenden (Kirmayer u. Young 1998). Bei Depressionen, dem in diesem Zusammenhang transkulturell am besten untersuchten Störungsbild, stellen weit über die Hälfte der Betroffenen den ersten Arztkontakt mit somatischen Beschwerden her (Kirmayer u. Groleau 2001). In der ausgedehntesten, in diesem Kontext bisher durchgeführten Studie (The WHO Cross-National Study on Mental Disorders in Primary Care, Gureje et al. 1997) wurden 25.916 Patienten der allgemeinmedizinischen Versorgung in 14 Ländern erfasst. Dabei äußerten 45–95% der Depressiven zunächst nur körperliche Symptome. Über 85% somatische Präsentation fanden sich in Ankara, Athen, Ibadan (Nigeria), Shanghai und Bangalore, unter 60% nur in Paris und Verona. Der Unterschied zwischen diesen Zentren war hoch signifikant (p=0,002). Mittlere Positionen nahmen u.a. Berlin, Nagasaki, Seattle und Rio de Janeiro ein. Dass dabei aber psychosoziale Belastungen durchaus mit dem Krankheitserleben in Zusammenhang gebracht wurden, zeigte sich an der Bereitschaft der überwiegenden Mehrzahl der Patienten, sich mit diesem Themenbereich auseinander zu setzen, wenn sie von ärztlicher Seite darauf angesprochen wurden. Nur durchschnittlich 11% – und dies ohne erkennbare transkulturelle Unterschiede – bestritten jegliche derartigen Stressoren (Simon et al. 1999). Ein ähnliches Ergebnis reproduzierte sich in der Studie von Small (2003) an depressiven Patientinnen aus der Türkei, Vietnam und den Philippinen. Diese zeigten ebenfalls zunächst eine sehr hohe Rate an somatischer Präsentation, waren aber, darauf angesprochen, fast ausnahmslos zur Mitteilung psychosozialer Belastung bereit.

> Psychosoziale Belastung und somatisches Krankheitserleben bilden offensichtlich für weite Bevölkerungsteile in unterschiedlichen Kulturen eine integrale und selbstverständliche Einheit. Menschen aus den meisten ethnischen Hintergründen erfahren viele psychiatrische Störungen als körperliche Erkrankung.

Unter den kulturübergreifend häufigsten Symptomen der Depression rangieren ein allgemeiner Verlust an Vitalität und Beschwerden über muskuläre Schmerzen, Abgeschlagenheit und Schlafstörungen weit vor psychischen Symptomen wie gedrückter Stimmung oder schuldhaften Denkinhalten (Simon et al. 1999, Weissman 1996). Interessanterweise finden sich auch in der neurobiologischen Forschung vermehrt Erkenntnisse über Interaktionen zwischen psychischen Erkrankungen und dem Gesamtorganismus. So gibt es neben der schon länger bekannten hormonellen Dysregulation im Rahmen der Depression neuere Befunde über immunologische und metabolische Veränderungen. So fand Dantzer (2005) Hinweise für Wechselwirkungen zwischen einem peripheren und einem zerebralen Zytokin-System, das bei längerer Aktivierung und vorhandener Disposition Depressionen mit bedingen könnte. Rief (2004) beschrieb erniedrigte Plasmaspiegel einiger Aminosäuren (so bei Tryptophan und verzweigtkettigen Aminosäuren) bei Patienten mit somatoformen Symptomen, wobei Verknüpfungen mit dem Muskelstoffwechsel wahrscheinlich sind.

23.4 Metapher, Erfahrung und Kommunikation

Dass psychische Erkrankungen sich auch im körperlichen Bereich konstituieren und in wesentlichem Maße in diesem Raum erfahren werden, stellt offenkundig die Regel und nicht die Ausnahme dar (Kirmayer u. Young 1998, Kirmayer 2001). Diese Erfahrung beinhaltet bestimmte Charakteristika, von denen die Zusammenhänge zwischen Körper-, Selbst- und Umwelterleben und die Bedeutung von Metaphern und Symptomen im interpersonellen Kontakt näher diskutiert werden sollen.

Individualentwicklung ist ohne Körperlichkeitserleben nicht vorstellbar. Der Körper bildet den primären Ort der Persönlichkeitserfahrung und wird gleichzeitig zum Schlüssel für das Erfassen der Außenwelt (Lux 2003).

> Die Einordnung psychischer Prozesse, die vermutlich zunächst von Körpersensationen nicht zu differenzieren sind, geschieht zu wesentlichen Teilen anhand von somatischen Analogien. Ein wesentlicher Hinweis darauf ist, dass Begriffe für Emotionen sich in den meisten Fällen auf Körpersensationen zurückführen lassen (Beeman 1985). In vielen Sprachen ist das noch unmittelbar erhalten geblieben.

Beispiel
Als Beispiele nennt Pfeiffer 1984 das Indonesische, wo mit »hati kecil« (große Leber) Verzagtheit und mit »hati besar« (kleine Leber) Freude ausgedrückt wird. In vielen nahöstlichen Sprachen ist das Herz Ausgangspunkt für Metapherbildungen, es kann rasen, stehenbleiben oder sinken (Good 1977). Auch im Deutschen finden sich Anklänge daran wie »Mir ist das Herz schwer«, die heute vom wörtlichen Erleben entfremdet sind. Auf einer abstrahierteren Ebene sind noch weitere Bezüge nachvollziehbar, wie Angst aus der Enge (anguis) am Hals, Depression aus »niederdrücken« (deprimere), besonders

im Brustbereich, und Melancholie, »schwarze Galle«, einer im Oberbauch lokalisierten Veränderung im humoralen Gleichgewicht.

Somatische Vorgänge dienen so als Metaphern für das psychische Erleben. Sie prägen darüber hinaus aber auch das Erfassen zahlloser Phänomene in der Außenwelt. So werden in vielen Kulturen Familienbeziehungen mit Körperbegriffen benannt.

Beispiel
So trägt der Vater, mancherorts auch die Mutter, die Rolle des Kopfes, des »Familienoberhauptes«, und Heranwachsende haben zu lernen, auf »eigenen Füßen« zu stehen. Auch größere gesellschaftliche Verbände und Aspekte der unbelebten Umwelt werden durch somatische Metaphern begreifbar. So pflegen auch hiesige Unternehmen einen »Kopf«, einen »Stamm« von Mitarbeitern usw. zu haben. Die westafrikanischen Haussa ordnen der Struktur ihres Wohnhauses Charakteristika von Körperteilen zu. Den Qollahuaya in den Anden wird ihr Lebensraum in somatischen Begrifflichkeiten erlebbar.

Die »subjektive Erfahrung des Körpers« ist nach der von Hsu (2003) wiedergegebenen Phänomenologie der Wahrnehmung des Philosophen Merleau-Ponty »grundlegend für das Erfassen eines jeglichen kulturellen Gegenstands«.

❶ Eine genauere Betrachtung körperbezogener, subjektiver Erfahrungen stellt so ein wesentliches Instrument dar, um sich der kulturellen Wirklichkeit des Gegenübers anzunähern.

Dabei stellt auch der Körper selbst keinen präkulturellen Gegenstand, kein »bloßes Faktum der Natur« (»brute fact of nature« Csordas 1994) dar. Für den Menschen ist er untrennbar mit Geschichte und Kultur verbunden. Der äußere Habitus, wie beispielsweise die spezifische Art zu gehen, ist ebenso wie die innere Gestimmtheit nicht erst sekundär kulturell modifiziert, sondern von Beginn an von kulturellen Einflüssen mitbestimmt (Kraus u. Koch 2006). Verschiedene Gesellschaften entwickelten sehr unterschiedliche Vorstellungen von der Struktur und Funktion des Körpers. Dies zeigt sich nicht zuletzt in den oft kaum in Einklang zu bringenden Konzepten kulturell verwurzelter medizinischer Traditionen.

Augenfällig wird dies auch, wenn die der Betrachtung immer ein Stück weit verborgen bleibende Innenwelt des Körpers durch soziale Metaphern »begreifbar« wird.

Beispiel
Ein interessantes historisches Beispiel nimmt Hsu (2003) mit einer Textpassage aus einem der klassischen Werke der chinesischen Medizin auf. Im **Inneren Kanon des Gelben Kaisers** *werden den Organen im Körper die Funktionen von Ämtern in der Zentralregierung zugeschrieben: »Das Herz ist das Amt des Herrschers: Lebensgeist und Erleuchtung kommen daraus hervor; die Lunge ist das Amt des Ministers: Kontrolle und Rhythmus kommen daraus hervor« usw. Den verschiedenen Aspekten der unbekannten Welt im Körper wurden Funktionen zugeschrieben, die den damaligen chinesischen Gelehrten geläufig waren.*

In unserer Gesellschaft wird der Körper oft mit einer Maschine verglichen: Man fühlt sich »ausgeleiert« oder »aufgedreht«, oder man spricht von »Batterien, die wieder aufgeladen werden müssen«. In der Neurophysiologie finden sich dagegen auffallend oft der Informationstechnologie entlehnte Begriffe (z. B. »Arbeitsspeicher«), während besonders für Prozesse der Immunologie eine nationalistisch-militärische Metaphorik (u.a. Abwehrsystem, Killerzellen, etc.) verwendet wird, die treffend gegenwärtige soziale Verhältnisse illustriert (Lock u. Scheper-Hughes 1987).

❶ Metaphern spielen so eine entscheidende Rolle, um dem Erleben Struktur und Mitteilbarkeit zu geben. Der Körper als primäre Quelle der Metaphorik findet dabei in der Erfahrung und Kommunikation von Verstimmungs- und Krankheitszuständen weite Verwendung. In vielen Kulturen zeigt sich dabei ein eher gradueller Übergang und die Möglichkeit der Gleichzeitigkeit von wörtlicher und übertragener Bedeutung.

Über die Haut kriechende Schlangen werden so vielerorts als Metapher u.a. für eine gestörte Sexualität gebraucht, aber durchaus als tatsächliche Empfindung beschrieben. Die von mediterranen Patienten häufig geschilderte allgemeine Kraftlosigkeit wird neben ihrer Symbolik physisch auch so erlebt.

23.5 Kulturelle »Idioms of Distress«

❗ Beklagte Symptome sind in keinem Fall ausschließlich Indikatoren »tatsächlicher« oder »somatisierter« Krankheiten, sondern sind immer auch als Botschaften zu verstehen (Kirmayer 2001). Dieser interpersonelle Bedeutungsgehalt wird besonders in kulturell determinierten Beschwerdemustern deutlich. Dabei wählen verschiedene Kulturen aus der Bandbreite beispielsweise depressiver Symptome mitunter sehr unterschiedliche Schlüsselbeschwerden aus, die dann in typischer Weise vorgebracht und mit spezifischer Bedeutung verknüpft werden (Kirmayer u. Young 1998, Kraus u. Koch 2006).

Diese lokaltypischen Symptommuster wurden aufgrund ihrer kommunikativen Funktion zuerst von Nichter (1981) als »idioms of distress« (auf Deutsch etwa »Belastungsformeln«) bezeichnet. Sie dienen als metaphernhafter, aber deutlicher Ausdruck gestörter individueller und sozialer Befindlichkeit. Obeyesekere (1985) beschreibt dabei die Transformation von Symptomen und Motiven in »öffentlich akzeptierte Sätze von Bedeutung und Symbolik« als spezifisch kulturelle Leistung.

Beispiel
So verbindet der in Korea als »hwa-byung« (»Feuerkrankheit«) bekannte Komplex epigastrisches Brennen oder Völlegefühl als Leitsymptome mit Beschwerden wie allgemeinem Schweregefühl, Kopfschmerzen und Palpitationen, aber auch Reizbarkeit, trauriger Verstimmung und weiteren psychischen Symptomen. Dieser Beschwerdekomplex ist implizit verknüpft mit unterdrückter Wut oder erlittenem Unrecht, was aus Sicht der Betroffenen zu einer Art verklumpter, brennender Masse in der Brust führt (Pang 1990).

In transkulturellen Begegnungen wird der Botschaftscharakter der »idioms of distress« zwar nur gelegentlich unmittelbar verständlich, kann aber oft mit Hilfe des Betroffenen zugänglich gemacht werden (Kirmayer 2001). So werden die psychosozialen Hintergründe von vielen »hwa-byung«-Patienten, darauf angesprochen, durchaus klar artikuliert. Ein spezifisches Problem ist aber, dass die Beschwerdecluster sich oft aus Symptomen zusammensetzen, die in der gegenwärtigen Nosologie getrennt als somatoforme, affektive, dissoziative oder Angstphänomene zu klassifizieren wären. So klagen türkische Patienten häufig über »typisch depressive« Symptome wie Interesseverlust, Schlafstörung und Vergesslichkeit, gleichzeitig aber auch oft über dissoziative und impulsive Phänomene und diverse somatische Beschwerden wie Schwindel, Schwitzen und Kopfschmerzen (Koch u. Kraus 2005). Dabei besteht die Gefahr, dass eigentlich zusammengehörig erlebte Beschwerden auf verschiedene Diagnosen verteilt oder mit gegenwärtigen diagnostischen Mitteln nicht hinreichend erfasst werden. Unter Umständen werden dadurch die Schwere der Symptomatik unterschätzt und sozial bedeutungsvolle Belastungsmuster nicht wahrgenommen, die aber relevant für die Selbsteinschätzung des Patienten als krank sind.

> Die Fähigkeit des Klinikers, lokale »idioms of distress« zu verstehen, ist entscheidend, um zutreffende Diagnosen zu stellen und um die Kommunikation aufzubauen, die für eine therapeutische Allianz unerlässlich ist«. (Kirmayer u. Groleau 2001, Übersetzung durch den Autor)

23.6 Somatisierung und kulturelle Konzepte der Person

Die verschiedenen Bedeutungsebenen des Begriffs der Somatisierung enthalten in unterschiedlichem Ausmaß kulturelle Konnotationen. Dabei begegnet man bereits auf der ersten Ebene einer Spaltung in somatische versus psychische Symptome und Erkrankungen. Diese zunächst natürlich erscheinende Klassifikation ist aber Produkt einer spezifisch westlichen kulturellen Entwicklung und weltweit nicht überall unmittelbar verständlich (Kirmayer u. Young 1998). Auf der zweiten, Verhaltens- bzw. syndromalen Ebene besteht die Vermutung, dass der Kategorie der somatoformen Störungen eine erhebliche Zahl kulturspezifischer »idioms of distress« global zugeordnet werden, die nach ihren sonstigen Charakteristika aber eher als Subtypen affektiver Erkrankungen zu beschreiben wären.

> Am ausgeprägtesten kulturell bedingt sind aber die Konzepte der Somatisierung als Verschiebung psychischer Inhalte in den körperlichen Bereich und der Alexithymie. Implizite Vorraussetzungen dieser Konzepte sind dabei u. a. die Sicht von einer sowohl gegenüber dem Körper als auch der Umwelt recht klar abgegrenzten Psyche, die als eine eindeutig bestimmte Entität den zentralen, wesentlichen Teil der Person darstellt.

In dieser typisch westlichen Perspektive (Kirmayer u. Young 1998) ist eine Verschiebung oder Transformation von Problemen, Symptomen oder Konflikten von der »primär wichtigen« Sphäre der Psyche in den »untergeordneten« Bereich des Körpers folgerichtig. Entsprechend stuft der traditionell psychodynamische Ansatz auch »höher strukturierte, reifere intrapsychische« anders als »basalere, eher interpersonale Konfliktformen« ein (Kapfhammer 2001). Ein überwiegendes Erleben im körperlichen Bereich ist nach Schur (1995) Resultat einer nicht gelungenen »Desomatisierung« und Resultat einer Beeinträchtigung zentraler Etappen der Affektentwicklung. Im Geltungsbereich des westlichen Persönlichkeitskonzeptes dürfte dies eine sinnvolle Analyse sein. Allerdings wird diese Sicht keinesfalls weltweit geteilt, sondern von einer begrenzten Zahl von Kulturen und einem kleineren Teil der Menschheit vertreten.

Werden die Konzepte unkritisch in anderen Kontexten angewandt, kommt es unweigerlich zu Fehleinschätzungen (Koch u. Kraus 2005). So wurde lange Zeit die Auffassung vertreten, dass nichtwestliche Kulturen wesentlich mehr zum Somatisieren neigten (Kirmayer 2001). »Viele Menschen in den Ländern der Dritten Welt [haben] die Tendenz, Probleme in Form von körperlichen Beschwerden und Missempfindungen zu demonstrieren; sie neigen zu einer Somatisierung neurotischer Störungen« (Ebigbo 1997).

Außer dass sich diese Einschätzungen – gerade auch angesichts einer hohen Zahl beklagter körperlicher Symptome seitens westlicher Patienten – wissenschaftlich nicht halten lassen (Ebert u. Martus 1994, Keyes u. Ryff 2003, Kirmayer u. Young 1998), implizieren sie eindeutig elitäre oder rassistische Anteile. Es entsteht der Eindruck, nichtwestliche »Entwicklungskulturen« hätten ungenügende sprachliche oder mangelnde psychische Möglichkeiten, Gefühle wahrzunehmen und auszudrücken (Small et al. 2003).

Selbstverständlich haben sich aber in den großen und kleinen kulturellen Traditionen der Welt in Auseinandersetzung mit ihrer jeweiligen Umwelt und (Geistes-)Geschichte mannigfaltige Formen des Erlebens und des Umgangs mit den Problemen entwickelt, die wir mit dem Begriff »psychische Erkrankungen« belegen. Sie unter »nichtwestlich« zu subsumieren, kann ihrer Diversität nicht Rechnung tragen (Kirmayer 2001).

In der Folge werden deswegen – nach (in sich noch heterogenen) Regionen unterteilt – kulturell geprägte Erlebnis- und Umgangsstile mit psychosozialer Belastung, meist im Rahmen von Depression, dargestellt. Ein besonderes Augenmerk gilt dabei dem Zusammenhang mit den korrespondierenden Persönlichkeitskonzepten. Dabei ist aber angesichts der Fülle von Kulturen und Erlebnisweisen eine Beschränkung auf exemplarische Darstellungen unvermeidlich.

23.6.1 Fernost

In den großen fernöstlichen Kulturen mit einem vornehmlich beziehungshaften Selbstempfinden ist die soziale Harmonie fundamental (Kirmayer u. Groleau 2001). Um diese zu gewährleisten, wird der offene Ausdruck von Emotionen begrenzt und die Bedeutung von Affekten insgesamt reduziert (Triandis 1989). So betrachteten Chinesen innere Befindlichkeiten als wenig relevant und mitunter schamhaft (Singelis u. Sharkey 1995).

> Depressivität und andere Verstimmungen affektiv klar erkennbar werden zu lassen, würde als selbstzentriert, unsozial, distanzierend und die soziale Struktur gefährdend erlebt. Akzeptabler ist der Ausdruck von physischem Leid und körperlichem Schmerz (Yen et al. 2000).

Affekte werden so vorwiegend vegetativ erlebt und gestörte Befindlichkeit in äußeren Begrifflichkeiten, in somatischen, situationalen und dissoziativen Metaphern kommuniziert (Kleinman 1980).

Entsprechend steht dort auch im psychiatrischen oder psychotherapeutischen Kontakt in der Regel die körperliche Erfahrung gegenüber der emotionalen Befindlichkeit im Vordergrund. Auch wenn affektive Belastungen erkennbar vorliegen, bleiben Patienten zurückhaltend, sich dazu zu äußern. Dabei werden aber durchaus Beziehungen zwischen der sozialen Situation und der beeinträchtigten Gesundheit hergestellt und mitunter sogar psychiatrische Begriffe als Bezeichnung dafür verwandt. Als typisch beschreibt Kleinman (1980) dazu das folgende Fallbeispiel (Übersetzung durch den Autor).

Beispiel
Der 60-jährige Herr H. beklagte Druck auf dem Kopf und der Brust nach einem schweren geschäftlichen Misserfolg und verbuchte dies unter der Diagnose Depression, die er für sich komplett somatisch auffasste. »Dann hat das schlimme finanzielle Problem die Depression auf meinem Herzen und Gehirn ausgelöst.« Wurde er gefragt, wie ihn das fühlen lasse, verstummte er, Tränen kamen in seine Augen, aber nach einigen Minuten äußerte er, es wäre besser, das Thema nicht anzuschneiden. Er spräche niemals darüber, nicht einmal mit sich selbst, und sicherlich nicht mit einem Arzt. Dann lenkte er das Gespräch höflich, aber bestimmt auf einen anderen Gegenstand. Ein näheres Eingehen auf beteiligte Emotionen erschien entsprechend kultureller Werte unschicklich und auch irrelevant für die therapeutische Beziehung, wogegen Herr H. für das rein körperlich aufgefasste Krankheitskonzept im Rahmen westlicher und traditionell chinesischer Medizin sozial legitimierte, wenn auch begrenzte Unterstützung erlangen konnte.

Deutlich wird ein Persönlichkeitskonzept, das eine von Gefühlen, Trieben und Phantasien bestimmte Innenseite von einer sozial präsenten und vernetzten Außenseite abgrenzt. Im Gegensatz zu westlichen Vorstellungen wird dem inneren Anteil kein höheres Maß an Bedeutung beigemessen, dagegen wird dem Äußeren, das vom Körper sichtbar repräsentiert wird, klare Priorität eingeräumt (Hofstede 1991).

❶ Im Falle auch von psychischer Krankheit dienen die somatischen Anteile sowohl als therapeutischer Anknüpfungspunkt als auch als Bereich, in dem vorrangig Verbesserung erwartet wird. Die Betroffenen setzen dabei in der Regel Bezüge zwischen der körperlichen und der interpersonellen Situation voraus; eine Dynamik, für die der Begriff der »Soziosomatik« (anstelle »Psychosomatik«, Kirmayer 2001) geprägt wurde und die über nutzbare therapeutische Ansatzpunkte verfügt.

23.6.2 Südasien

❶ Eine Vielfalt teils sehr unterschiedlicher, miteinander aber im Austausch stehender Persönlichkeitskonzepte findet sich unter den Kulturen Süd- und Südostasiens. Verbreitet ist das Erleben des Eingebundenseins in kosmische Strukturen. Daraus resultierten z. T. befremdlich anmutende Vorstellungen über somatisch-psychisch-metaphysische und -naturalistische Wechselwirkungen.

So werden in dem in Indien unter »dhat« bekannten Syndrom ein Spektrum körperlicher und psychischer Symptome der Furcht vor einem Vitalitätsverlust durch unwillkürlichen Samenabgang zugeordnet (Bhatia u. Malik 1991). Verbunden mit Todesangst ist das in Indonesien endemische Erleben genitaler Retraktion, »koro« (ähnlich »suo yang« in Südchina). Betroffene alarmieren Angehörige, Nachbarn etc., die den Penis vor völligem Verschwinden im Körper sichern sollen. Neben mechanischen Maßnahmen (Ziehen, Massieren) werden ein »Heiltrunk aus ›männlichen‹ Zutaten, die einen erigierten Penis symbolisieren (Hirschgeweih, Bambus, bestimmte Pflanzenstiele)«, verabreicht (Freudenmann u. Schönfeldt-Lecuona 2005). Dies wird erklärlich durch Vorstellungen von einem sich komplementär in Körper und Umwelt manifestierenden männlichen Prinzip.

Nach Phan und Silove (1999) besteht unter einigen Völkern Vietnams keine Vorstellung einer abgegrenzten psychischen Sphäre. Der Integration und Balance der Gesamtheit der Organe werden emotionale, physische, soziale und spirituelle Bedeutung beigemessen (Small et al. 2003).

❶ Entsprechend existiert keine kohärente Systematik psychischer Krankheit; mit westlichen Begriffen korrelierbare Affektzustände werden mit somatisch-organhaften und kosmologischen Erklärungen in Zusammenhang gebracht. Konkretistisch anmutende Klagen über körperliche Beschwerden sind also kein Ausdruck von einem Verkennen psychischer Veränderungen, sondern eines anders akzentuierten Persönlichkeitskonzepts. Emotionale Anteile sind bei gezielter Nachfrage durchaus eruierbar und besprechbar.

In Malaysia werden unter dem »angin«-Konzept diverse somatoforme Symptome in Persönlichkeitsdispositionen lokalisiert. Danach besitzen Menschen einen oder mehrere »angin«, (»innere Winde«), vergleichbar mit der traditionell westlichen Vorstellung der Temperamente, in unterschiedlicher Zusammensetzung und Stärke, von einer leichten Brise bis zum Orkan. Starke Winde können zu allseits respektierten Qualitäten und Fertigkeiten führen. Gelingt es ihrem »Eigentümer« aber nicht, sie in persönlich erfüllende und gesellschaftlich nützliche Weise zu integrieren, bleiben die »angin« in der Person verschlossen, türmen sich auf und führen zu Disharmonie, der »sakit berangin«. Dieser Begriff umfasst nach westlichen Kriterien ein Spektrum affektiver und psychosomatischer Krankheiten und beinhaltet u. a. Beschwerden wie Rücken- und Kopfschmerzen, Verdauungsprobleme, Schwindel und Asthma sowie depressive und ängstliche Affekte. In Heilungsritualen, oft mit musikbegleiteter Trance, wird angestrebt, dass die »inneren Winde« freigesetzt werden und der Betroffene wieder zu einer gesunden Balance zurückfindet. Sonst unterdrückte (und unter Umständen außerhalb des Rituals inakzeptable) Wesenszüge können symbolisch ausgelebt werden. Nach der Trance bestehe ein tiefer Entspannungszustand, der Kopf- und Rückenschmerzen oft für längere Zeit abklingen lasse (Laderman 1992).

23.6.3 Afrika

Für afrikanische Kulturen (hier vornehmlich solche West- und Zentralafrikas) wurden Persönlichkeitskonzepte beschrieben, die von einem fundamentalen Einssein im Psychisch-Körperlichen und einer untrennbaren Einbindung in zwischenmenschliche, natürliche und übernatürliche Bezüge ausgehen. »Die afrikanische Einstellung erlaubt nicht die Unterscheidung zwischen psychischer und physischer Ebene. Für Afrikaner ist der Körper die Psyche und die Psyche der Körper« (Ebigbo 1997).

In interpersonellen (z. B. Hexerei) und somatischen Metaphern sind Emotionen mit eingeschlossen. Häufige Klagen sind dabei Hitzegefühl oder Schwere in Kopf und Schulter, ein Gefühl des Wurmkriechens am ganzen Körper, der Eindruck, das Herz sei aufgetaut und wolle wegfliegen, oder Empfindungen wie Fäulnis im Mund. Oft finde sich die Vorstellung, Tiere oder Objekte seien in den Körper eingedrungen, was unter Umständen Anlass zu endoskopischen oder operativen Eingriffen gibt, bis hin zu Schädeltrepanationen.

Pfeiffer (1978) weist hier auf die Gefahr somatischer, aber auch schizophrener oder hysterischer Fehldiagnosen bei kulturtypischer Darstellung dysphorischer Affekte hin. Andererseits können gerade in tropischen Breiten aber auch ungewöhnliche und manifeste organische Erkrankungen hinter sonst eher als somatoform eingestuften Klagen stehen.

Giel (1975) berichtet von einem plötzlichen Stimmverlust bei niedergeschlagener Stimmung; in der körperlichen Untersuchung war ein Blutegel im Hals als Ursache auszumachen.

»Brain fag« stellt ein in Afrika vor allem unter Studierenden verbreitetes Beschwerdebild dar. Dabei wird eine angsterregende Lernunfähigkeit auf ein schwaches Gedächtnis bezogen und gleichzeitig u.a. Schmerzen und Schweregefühl im Kopf geklagt. Hinter diesem dort als legitimer Grund für Studienverzögerungen akzeptierten »idiom of distress« steht ein Spektrum von Diagnosen, so Angst- und depressive Störungen, akute Psychosen, aber auch organische Erkrankungen (Prince 1989). In dem überwiegend somatischen Krankheitskonzept werden implizit anderweitig nicht ausdrückbare psychische und soziale Probleme kommuniziert.

Dies wird auch in dem von Ebigbo (1997) aufgeführten Fallbeispiel plastisch.

Beispiel
Eine jüngere Nigerianerin, verheiratet, ein Kind, klagt über Hitzegefühl und intensive Schmerzen im Kopf sowie ein im Bauch beginnendes, sich über die Brust auf den

23.6 Somatisierung und kulturelle Konzepte der Person

ganzen Körper ausdehnendes kriechendes Gefühl, ähnlich wie einer Schlange, begleitet von innerer Hitze. Am Kopf finden sich Risse mit einer durch einen lokalen Heiler aufgebrachten schwarzen Masse; Hinweise auf eine organisch begründbare Erkrankung ergeben sich nicht. In einer Reihe von Gesprächen werden verschiedene depressive Symptome vor dem Hintergrund einer ambivalenten und hoch belasteten Ehe deutlich. Vorhandene sexuelle Wünsche sind in die Ehe nicht mehr integrierbar, gleichzeitig sei es kulturell »sehr stressvoll«, nur ein Kind zu haben, und auch Scheidung stelle keine sozial legitimierte Option dar.

In diesem Kontext dienen »Somatisierungsbeschwerden (…) als Abwehr des totalen Zusammenbruchs« und geben gleichzeitig »symbolische Hinweise auf die Probleme.« (Ebigbo 1997)

23.6.4 Naher Osten und südlicher Mittelmeerraum

❗ In den Kulturen des Nahen Ostens und südlichen Mittelmeerraums findet sich in der Regel eine Vorstellung des »Seelischen«, das aber nicht dem Körperlichen entgegengestellt wird, sondern gemeinsam die Lebendigkeit des Menschen ausmacht.

Poeck illustriert dies anschaulich in einer bereits 1962 erstellten Arbeit über körpernahe Depressionen bei Italienern. Dabei sind körperliches und psychisches Selbsterleben nicht voneinander zu trennen. Die gefühlte »vitale Potenz« drängt im Gesunden nach einem entsprechenden Erleben in der Außenwelt. Im »gelingenden Umgang mit der Welt« spiegelt sich dies in einer ganzheitlich-euthymen Grundverfassung wider; wird die Anerkennung von außen aber einschneidend oder anhaltend versagt, dann kann der Anspruch, der in diesem Daseinsentwurf liegt, nicht mehr erfüllt werden. Es resultiert die »Furcht vor einem Leben, das nicht mehr aus der Fülle schöpfen kann, in der der Leib mit jener naiven Ungebrochenheit und extrovertierten Sicherheit gelebt werden kann, welche ihnen Bedürfnis, aber auch Bedingung war, die ihre Freiheit dem Leib gegenüber einschränkte. … Wir haben also nicht triebschwache, besorgte, unsichere Persönlichkeiten vor uns, bei denen in der Depression zum ersten Male das Leiberleben beunruhigend auftaucht, sondern gleichsam ›Virtuosen des Gefühls‹ …, denen das Instrument abhanden gekommen ist, auf dem sie in einer »Lust des ungehemmten Könnens« … zu spielen gewohnt waren« (Poeck 1962).

Es stellen sich dann Klagen über eine darniederliegend empfundene Vitalität ein. So beklagten die von Poeck untersuchten »Gastarbeiter«, kein Leben mehr in sich zu fühlen, dass die Kraft den Körper verlasse oder dass der Körper so schwer geworden sei, dass man ihn keine 100 Meter mehr tragen könne. Hinzu kamen Beschwerden über allgemeine Wertlosigkeit, Schmerzen, Sexual- und Verdauungsstörungen (Speisen würden nicht mehr verdaut, der Leib sei schwer und aufgetrieben).

Diese vorrangig somatische Krankheitsdarstellung, die aber nur im Rahmen des ganzheitlichen Persönlichkeitskonzepts angemessen bewertet werden kann, findet sich häufig im mediterran-nahöstlichen Kulturraum (vgl. Good 1977 bezüglich iranischer sowie Koch 1995 und Arslan 1998 bezüglich türkischer Patienten). Gerade dabei ist aber die soziosomatische Perspektive, die das Körper- und damit das basale Persönlichkeitsempfinden mit Vorgängen im sozialen Bereich in Bezug setzt, von besonderer Bedeutung. Dies sei an einem kurzen Fallbeispiel eines türkischen Patienten aus unserer Klinik illustriert.

Beispiel

Der 45-jährige Herr A. kommt mit allgemeiner Kraftlosigkeit, Schlafstörung und Kopfschmerzen zur stationärpsychiatrischen Aufnahme. Vorübergehend übernimmt er sogar das Beschwerdebild seines an einer dissoziativen Hemiparese leidenden Bettnachbarn. Erst nach einer Reihe von Gesprächen, auch unter Einbeziehung seiner Frau, wird das Ausmaß der anfangs bagatellisierten (»keine Probleme!«) Belastung deutlich. Dabei ist er verbittert über die ignorant-selbstsüchtige Haltung seines Vaters und massiv gekränkt über den »Ungehorsam« seines Sohnes, der sich in einer entscheidenden Frage gegen den Patienten an die Seite seiner eigenen Frau gestellt hat. Allmählich lässt sich ein auch für Herrn A. schlüssiges Konzept erarbeiten, demzufolge sein Hass den Fluss seiner Kräfte in andere Lebensbereiche blockiert. Eine bessere Verständigung in der Familie kann angebahnt werden.

23.6.5 Resümee

In den obigen Ausführungen konnten nur streifzugartig Prägnanztypen einiger Kulturräume dargestellt werden. Dabei besteht immer die Gefahr einer Stereotypisierung, die der Varianz individuellen Erlebens und Verhaltens in jeder Volksgruppe ungenügend Rechnung trägt. Auch sind weitere wichtige Beispiele, wie das in Lateinamerika verbreitete »susto« (Weller et al. 2002), auf Deutsch als »Schreckkrankheit« wiedergegeben, nicht enthalten.

Erkennbar werden sollte aber dennoch, dass es für das Phänomen somatischer Symptome bei psychischen Erkrankungen keine monolithische Erklärung gibt und dass diese, abhängig von kulturgeprägten Persönlichkeitskonzepten, sehr unterschiedliche Funktionen erfüllen (Keyes u. Ryff 2003). Letztlich stellt sich dabei die Frage, inwieweit westlich determinierte psychiatrische Krankheitskategorien überhaupt weltweit gültig sein können.

Im Falle von Depression, einer global intensiv untersuchten Kategorie, gibt es Anhaltspunkte für eine kulturübergreifende Grundstörung (Kirmayer 2001, Kirmayer u. Groleau 2001). Diese manifestiert sich jedoch in so unterschiedlichen kulturabhängigen Erlebnis- und Ausdrucksformen, dass von einem typisch depressiven Affekt transkulturell nicht gesprochen werden kann (Kleinman 1980). Ähnliches ist für die Rolle somatoformer Symptome zu erwarten.

> In vielen Kulturen ist die Frage eines emotionalen oder körperlichen Erlebens irrelevant und Ausdruck der westlichen Weltsicht, die diese Aspekte eines Kontinuums in separate Entitäten trennt. Depressionen, wahrscheinlich aber auch andere psychische Erkrankungen, werden dabei primär vegetativ-leibnah erfahren und nicht erst sekundär in den körperlichen Bereich verschoben (Koch u. Pfeiffer 2000). Hinzu kommen ein unterschiedlicher Bedeutungsgehalt einzelner somatischer Beschwerden in verschiedenen Kulturen, die oft weniger strikte Trennung von Metapher und wörtlicher Bedeutung und zahlreiche weitere kulturabhängige Variablen, so dass »Somatisierung« zu einem pauschal nicht besprechbaren, sondern nur im gegebenen Einzelfall unter Nutzung kultureller und biographischer Hintergründe interpretierbaren Phänomen wird.

23.7 Globale Veränderungsprozesse

Menschen und Ideen sind nicht statisch. Wanderbewegungen und Austausch von Konzepten hat es immer gegeben. Die Prozesse, die gegenwärtig unter dem Schlagwort der Globalisierung subsumiert werden, übertreffen in ihrem Ausmaß aber wahrscheinlich alles Bisherige. In fast allen westlichen Großstädten leben mittlerweile Menschen aus mannigfaltigen (oft weit über 100 Herkunftsländer) und teils sehr unterschiedlichen ethnischen Hintergründen auf engem Raum zusammen. Der weltweite Austausch von Waren und vor allem Informationen hat zum einen vor allem westliche Kulturanteile bis in entlegene Regionen hinein verbreitet und zum anderen hier Zugänge zu den verschiedensten kulturellen Traditionen ermöglicht. Dabei sind immer wieder neue Kulturinhalte in lokal gewachsene Systeme zu integrieren. Das Gesundheitswesen ist davon selbstverständlich nicht ausgeschlossen (Kirmayer u. Groleau 2001).

Gerade medizinische Kategorien werden überwiegend aus der westlichen Welt mit dem Anspruch der Allgemeingültigkeit verbreitet, stoßen aber besonders im Bereich psychischer Erkrankungen oft auf sehr unterschiedliche, kulturell-historisch verwurzelte Anschauungen.

Beispiel

Ein interessantes, insgesamt positives Beispiel ist die Integration des Begriffs »Neurasthenie« ins Chinesische. Das Konzept gelangte zunächst über das Englische nach Japan, wo es in der wörtlichen Übersetzung »shenjing shuairuo« recht weite Verbreitung, u.a. bis nach China hin fand. Im Gegensatz zum ursprünglich chinesischen Depressionsterminus »yiyu zheng«, der außer in der Fachkommunikation selten gebraucht werde, erfuhr »shenjing shuairuo« eine inhaltliche Umdeutung zu einem somatische, affektive und kognitive Anteile umfassenden Begriff, der in der Umgangssprache zu einem Depressionsäquivalent wurde. Dazu trugen etymologische und metaphorische Bezüge zu traditionellen Vorstellungen um den Verlust vitaler Energie oder »qi« entscheidend bei.

»*Die Ontologie der chinesischen Medizin transformiert den metaphorischen Gebrauch von Energie und Nervosität zu einer buchstäblichen Krankheitsbeschreibung, die jeden Aspekt der Existenz betreffen kann*« *(Kirmayer u. Groleau 2001, Übersetzung durch den Autor).*

In vielen Fällen gelingt eine solche Synthese von Konzepten aber nicht oder nur unzureichend. So haben die in die türkische Psychiatrie übertragenen Begriffe »depresyon« und »anksiyete« keinen Bezug in der sonstigen Sprache. In Interviews, die der Autor im Rahmen einer Feldstudie durchführte, zeigte sich, dass selbst depressive bzw. Angstpatienten den diagnostischen Begriffen kaum Assoziationen zuordnen konnten und sie insgesamt als wenig hilfreich erlebten. Sie erhielten zwar eine angemessene Behandlung, wofür, blieb aber in der eigenen Begrifflichkeits- und Vorstellungswelt auch nach ärztlicher Aufklärung unbestimmt. Bäärnhielm (2004) konnte aufzeigen, wie sich im Verlauf weniger Jahre die Erklärungsmuster von in Schweden lebenden somatisierenden türkischen Patientinnen einschneidend veränderten. Im Kontakt mit professionellen Therapeuten waren ein Verlust an traditioneller Bedeutungsgebung und eine zunehmende Übernahme psychologisch-psychiatrischer Deutungen zu beobachten, begleitet von der oft schwer zu bewerkstelligenden Notwendigkeit, sich zwischen beiden Wertewelten zu bewegen.

Die Uneinheitlichkeit oder Pluralität von nebeneinander existierenden Wertewelten stellt wahrscheinlich auch insgesamt ein entscheidendes Charakteristikum der Globalisierung dar. Dies findet u. a. in der westlichen Welt seinen Niederschlag in der Polypragmasie der Nutzung des Gesundheitssystems, von konventionell-biomedizinischer Versorgung bis zu alternativmedizinischen Angeboten aus anderen kulturellen Traditionen oder modernen esoterischen Strömungen (Hoffmann 2003). Daraus ergeben sich Implikationen in verschiedene Richtungen.

❗ Nicht zuletzt ist damit zu rechnen, dass sich im Zuge der Globalisierung sukzessive auch die Krankheitskonzepte westlicher Patienten verändern und es dabei zu neuartigen oder in dieser Gruppe ungewöhnlichen somatischen Ausdrucksformen kommt. Unter zunehmend globalisierten Bedingungen werden die Möglichkeiten einer kulturell eindeutigen Zuordnung geringer, »Hybrid-Identitäten« üblicher (Kirmayer u. Young 1998).

Dabei werden Verständnis und Einfühlungsvermögen für kulturelle Aspekte von anhaltender oder wahrscheinlich noch zunehmender Bedeutung sein.

23.8 Soziale Faktoren

Weitere wesentliche Einflussgrößen auf das Erscheinungsbild psychischer Erkrankungen sind die Struktur des Gesundheitssystems und gesellschaftliche Einstellungen. Zu letzterem brachten in einer Bevölkerungsumfrage in Istanbul 68% der 707 Interviewten Depression mit einer schwachen Persönlichkeit in Zusammenhang. Auch nach Klärung anhand einer Fallvignette hielten 43% depressive Patienten für aggressiv und 23% befürworteten eine Einschränkung ihrer Bewegungsfreiheit (Özmen et al. 2003). Auch wenn sich diese Meinungen wahrscheinlich im Blick auf andere Störungsbilder entwickelt haben, ist eine Einstufung als »psychisch krank« vielerorts (Keyes u. Ryff 2003, Kirmayer 2001) mit einem beträchtlichen und kaum differenzierten Stigma verbunden. Es ist daher nicht verwunderlich, wenn – soweit möglich – ein somatisch orientiertes Krankheitsverhalten bevorzugt wird, zumal Patienten dafür in der Regel auch mehr familiäre und weitere soziale Unterstützung mobilisieren können (Kleinman u. Good 1985). Dies setzt sich bis zu subjektiven Erklärungsmodellen hin fort, bei denen es für die Betroffenen erträglicher ist, die eigene Krankheit nicht im potentiell stigmatisierten psychischen, sondern eher im somatischen Bereich anzusiedeln (Kirmayer 2001).

Der Zugang zu einer fachspezifischen Versorgung ist aber nicht nur aus diesem Grund erschwert. So existieren vielerorts keine oder nur für exklusive Teile der Bevölkerung zugängliche psychiatrisch-psychotherapeutische Angebote (Kirmayer u. Young 1998). Im besten Fall ist dabei über Allgemein- oder Familienärzte eine begrenzte Behandlung erreichbar. Dabei zeigte sich, dass das Äußern somatischer Symptome offensichtlich in verschiedenen Kulturen als am angemessensten empfunden wird, einen solchen Arzt-Patient-Kontakt zu initiieren (Simon et al. 1999). Neben kulturell gewachsenen Vorstellungen hinsichtlich der ärztlich-therapeutischen Funktion spielt dabei sicher auch die technologisch-positivistische Orientierung der »Biomedizin« mit ihrer spezifischen Betonung des Nachweisbaren eine wesentliche Rolle. Oft gelten auf Seiten der Patienten wie auch der Therapeuten emotionale Probleme per se nicht als valider Grund, einen Arzt zu konsultieren. Dafür kann insbesondere das Klagen über Abgeschlagenheit und Schmerzen im Bewegungsapparat – den weltweit häufigsten somatischen Symptomen bei Depression und Angst – als »ticket behavior« funktionalisiert werden, um so in legitimierter Weise in medizinische Behandlung zu kommen (Kirmayer 2001).

Dies wäre, auch angesichts der ganzheitlich geprägten Krankheitskonzepte von Patienten aus vielen Kulturräumen, nicht problematisch, wenn daraus nicht die in mehreren Studien dokumentierten hohen Raten an Fehldiagnosen resultieren würden. So zeigte sich in der Studie von Özmen (2002) an 1997 Patienten der türkischen Primärversorgung, dass Allgemeinärzte in 86% eine vorhandene Depression nicht erkannten (bei 74% ausschließlich somatische Klagen vorbringenden Patienten). Bei Verständigungsschwierigkeiten und ungewohntem Beschwerdebild dürfte das Risiko fehlgeleiteter Diagnosen, unzureichender Behandlungen (▶ Kap. 9) und dadurch mitbedingt chronifizierter Verläufe wohl noch größer sein (Koch 2000). Dies ist auch insofern tragisch, weil für verschiedene psychische Erkrankungen Behandlungsmöglichkeiten existieren, die durchaus unterschiedlichen kulturellen Rahmenbedingungen angepasst werden können.

23.9 Ausblick – Therapeutische Implikationen

Bei Depression und ähnlichen Erkrankungen ist davon auszugehen, dass sowohl eine Akzentuierung des Beschwerdebildes im Sinne einer Somatisierung als auch ihr Gegenteil, eine Psychologisierung, je nach Kontext Vor- und Nachteile haben wird (Kirmayer u. Young 1998).

❗ Gerade die ausgeprägte psychologische Orientierung der westlichen Gesellschaften (Kleinman 1980, Triandis 1989) könnte mit dafür verantwortlich sein, dass vielen Migranten, aber auch anderen Subgruppen der Zugang zur psychiatrisch-psychotherapeutischen Versorgung erschwert ist.

Niedrigschwellige, sich von herkömmlichen Rahmen unterscheidende Behandlungsoptionen mit aus Sicht der Betroffenen plausiblen Therapieangeboten zu schaffen, stellt von daher eine wesentliche Herausforderung dar (Kirmayer 2001). Dabei ist sowohl einer grundsätzlich positiven Haltung körperlichen Beschwerden gegenüber als auch der Heterogenität der Persönlichkeitskonzepte und Somatisierungsmechanismen Rechnung zu tragen (Kirmayer u. Young 1998).

Nötig sind spezifische psychotherapeutische Ansätze. Koch und Pfeiffer (2000) betonen dabei im Blick auf mediterrane Patienten, sie »in ihrer Körperbezogenheit zu akzeptieren, aber das ganzheitlich erfahrene Leid nicht auf den körperlichen Aspekt zu reduzieren.« In einer einfühlenden Betrachtung belastender Ereignisse können deren persönliche Bedeutung und emotionales Gewicht fassbar werden. Kleinman (1980) hebt für die chinesische Situation direktive und supportive Elemente, Achtsamkeit gegenüber den kulturell geformten Umgangsstilen mit Affekten und eine stärkere Einbeziehung allgemeinmedizinischer Probleme hervor. Einer reinen »Gesprächstherapie« mit vorrangig einsichtsorientiertem Vorgehen würde dagegen rasch Plausibilität abgesprochen. Bei Berücksichtigung lokal vorherrschender Bewältigungsstrategien könnten auch für andere Ethnien bzw. Subkulturen mehr interpersonell-somatisch und weniger introspektiv orientierte Therapien nützlich sein.

Ein zu starkes Eingreifen in kulturell geprägte Krankheitskonzepte ist auch aus weiteren Gründen problematisch. So ist keinesfalls erwiesen, dass der westliche, offene Umgangsstil mit Affekten die psychische Gesundheit fördert. Es gibt Hinweise darauf, dass Somatisierung die Authentizität des Selbsterlebens und die Integration chaotischer Affekterlebnisse fördert (Kapfhammer 2001) und dass vorrangig körperlich erlebte Depressionen möglicherweise eine bessere Prognose haben (Keyes u. Ryff 2003, Kirmayer u. Young 1998, Kirmayer 2001).

ℹ️ Die kulturell konstituierte Krankenrolle wirkt sich bei der Mehrzahl der Betroffenen stabilisierend aus (Kleinman 1980). Einem entsprechenden Krankheitskonzept zu folgen, öffnet einem Teil psychisch Kranker den Zugang zu einer zumindest begrenzten Versorgung im Rahmen der traditionellen oder der westlich geprägten Medizin, insbesondere wenn ein um einen sensitiven Zugang bemühter Therapeut das Beschwerdebild einzuordnen vermag (Kraus u. Koch 2006 ▶ **Kap. 17**).

Schließlich stellt der Ausdruck psychosozialer Belastung in körperlichen Bildern eine nicht zu unterschätzende Aktivität der Lebensbewältigung dar, die auch in einzelnen westlichen Therapiekonzepten (so körpertherapeutische Ansätze nach Reich, Rolf u.a., Moyer et al. 2004, Müller-Oerlinghausen et al. 2004) kreativ aufgegriffen wurde.

Der in der heutigen Medizin vorherrschende Ansatz beinhaltet dagegen die Tendenz, Krankheiten zu potentiell behebbarer Pathophysiologie zu reduzieren, während der individuelle Bewältigungs- aber auch Leidensaspekt kaum aufgegriffen wird. »Das Leiden, für das die Biomedizin keine Sensibilität und keine therapeutische Antwort hat, wird schlussendlich euphemistisch zur Depression medikalisiert« (Lux 2003). Im Gegensatz dazu bieten viele kulturell verwurzelte Krankheitskonzepte Möglichkeiten zu einer existentiellen Auseinandersetzung mit der Lebenssituation in ihren unterschiedlichen Facetten (Kleinman 1980).

Aus dieser Perspektive wird deutlich, dass eine Einschätzung von Somatisierung als unerwünschtem oder nachteiligem Ausdruck psychischer Erkrankung nicht nur einer differenzierten Prüfung nicht standhält, sondern auch wesentliche und oft konstruktive Anteile des Menschseins außer Acht lässt. Körperliche Symptome bei psychosozialer Belastung sind nicht von kulturellen Mustern der Persönlichkeitsstruktur und der gesellschaftlichen Krankheitsverarbeitung zu trennen und stellen in vielen Fällen eine sinnvolle adaptive Strategie dar. Dazu fragt Kleinman (1980, Übersetzung durch den Autor), auch im Blick auf unseren eigenen Kulturraum, treffend an: »Was geht verloren, wenn wir im Westen keinen akzeptierten somatischen Ausdruck von Depression (…) mehr besitzen?«

Literatur

Arslan Ş, Uslucan HH, Flötotto C (1998) Sozialpsychiatrische Versorgung von Migranten. In: Koch E (Hrsg) Chancen und Risiken von Migration. Lambertus, Freiburg

Bäärnhielm S (2004) Restructuring illness meaning through the clinical encounter: A process of disruption and coherence. Culture, Medicine and Psychiatry 28: 41–65

Beeman WO (1985) Dimensions of Dysphoria: The view from linguistic anthropology. In: Kleinman A, Good B (eds) Culture and depression. University of California Press, Berkeley

Bhatia MS, Malik SC (1991) Dhat syndrome – A useful diagnostic entity in Indian culture. British Journal of Psychiatry 159: 691–695

Csordas TJ (1994) Embodiment and experience. The existential ground of culture and self. Cambridge Studies in Medical Anthropology, vol 2, Cambridge

Dantzer R (2005) Somatization: a psychoneuroimmune perspective. Psychoneuroendocrinology 30(10): 947–952

Dubovsky SL (1997) Mind-body deceptions: The psychosomatics of everyday life. Norton, New York

Ebert D, Martus B (1994) Somatization as a core symptom of melancholic type depression. Evidence from a cross-cultural study. J Aff Disorders 32: 253–256

Ebigbo PO (1997) Somatisierungserscheinungen bei Nigerianern in Psychiatrie im Kulturvergleich. VWB, Berlin

Freudenmann RW, Schönfeldt-Lecuona C (2005) Das Syndrom der genitalen Retraktion aus Sicht der transkulturellen Psychiatrie. Der Nervenarzt 76: 569–580

Giel R (1975) Notes on psychiatric needs in a developing country. African Journal of Psychiatry 1: 25–29

Good B (1977) The heart of what's the matter. Culture, Medicine and Psychiatry 1: 25–58

Good BJ, Good MJ (1982) Toward a meaning centred analysis of popular illness categories. In: Marsella AJ, White GM (Hrsg) Cultural conceptions of mental health and therapy. Reidel, Dorndrecht

Gureje O, Simon, GE, Üstün, TB (1997) Somatization in cross-cultural perspective: A world health organization study in primary care. American Journal of Psychiatry 154: 989–995

Hoffmann K (2003) Standortbestimmung. Grundfragen der transkulturellen Psychiatrie. In: Lux T (Hrsg) Kulturelle Dimensionen der Medizin. Reimer, Berlin

Hofstede G (1991) Cultures and organizations: software of the mind. McGraw-Hill, London

Hsu E (2003) Die drei Körper – oder sind es vier? Medizinethnologische Perspektiven auf den Körper. In: Lux T (Hrsg) Kulturelle Dimensionen der Medizin. Reimer, Berlin

Kapfhammer HP (2001) Somatisierung – somatoforme Störungen. Ätiopathogenetische Modelle. Fortschritte der Neurologie Psychiatrie 69(2): 58–77

Katon W, Ries R, Kleinman A (1984) The prevalence of somatization in primary care. Comprehensive Psychiatry 25: 208–215

Keyes CLM, Ryff CD (2003) Somatization and mental health: A comparative study of the idiom of distress hypothesis Social Science and Medicine 57: 1833–1845

Kirmayer LJ, Young A (1998) Culture and somatization: Clinical, epidemiological, and ethnographic perspectives. Psychosomatic Medicine 60: 420–430

Kirmayer LJ (2001) Cultural variations in the clinical presentation of depression and anxiety: implications for diagnosis and treatment. Journal of Clinic Psychiatry 62, Suppl 13: 22–28

Kirmayer LJ, Groleau D (2001) Affective disorders in cultural context. Psychiatric Clinics of North America 24(3): 465–78

Kleinman A (1980) Patients and healers in the context of culture. University of California Press, Berkeley

Kleinman A, Good B (1985) Culture and depression. University of California Press, Berkeley

Kleinman A (1995) Writing at the margin. Disourse between anthropology and medicine. University of California Press, Berkeley

Koch E (1995) Hintergründe »gescheiterter« Migration. In: Koch E (Hrsg) Psychologie und Pathologie der Migration: deutsch-türkische Perspektiven. Lambertus, Freiburg

Koch E (2000) Zur aktuellen psychiatrischen und psychosozialen Versorgung von Minoritäten in Deutschland – Ergebnisse einer Umfrage. In: Koch E, Schepker R, Taneli S (Hrsg) Psychosoziale Versorgung in der Migrationsgesellschaft Lambertus, Freiburg

Koch E, Pfeiffer W (2000) Migration und transkulturelle Psychiatrie. curare 23 (2): 133–139

Koch E, Kraus M (2005) Andere Kulturen – anders depressiv. Ärztliche Praxis Neurologie Psychiatrie 3: 12–14

Kraus M, Koch E (2006) Kultur. In: Stoppe G, Bramsfeld A, Schwartz FW (Hrsg) Volkskrankheit Depression? Springer Verlag, Berlin Heidelberg New York Tokio

Laderman C (1992) Malay medicine, Malay person In: Nichter M (Hrsg) Anthropological approaches to the study of ethnomedicine. OPA, Amsterdam

Lock M, Scheper-Hughes N (1987) The mindful body. A prolegomenon to future work in medical anthropology. Medical Anthropological Quarterly 1: 6–41

Lux T (2003) Kulturelle Dimensionen der Medizin. Reimer, Berlin

Markus HR, Kitayama S (1991) Culture and the self: Implications for cognition, emotion, and motivation. Psychological Review 98: 224–253

Moyer CA, Rounds J, Hannum JW (2004) A meta-analysis of massage therapy research. Psychological Bulletin 130(1): 3–18

Müller-Oerlinghausen B et al. (2004) Verknüpfung einer »Slow Stroke«- Massage als komplementäre Therapie bei stationären depressiven Patienten. Deutsche Medizinische Wochenschrift 129(24): 1363–1368

Nichter M (1981) Idioms of distress: Alternatives in the expression of psychosocial distress. A case study from India. Culture, Medicine and Psychiatry 5: 379–408

Obeyesekere G (1985) Depression, Buddhism, and the work of culture in Sri Lanka. In: Kleinman A, Good B (Hrsg) Culture and depression. University of California Press, Berkeley

Özmen E et al. (2002) Dysthymic disorder in primary health care. Türk Psikiyatri Derg. 13(1): 23–32

Özmen E et al. (2003) The knowledge and attitudes of the public towards depression: an Istanbul population sample. Türk Psikiyatri Derg. 14(2): 89–100

Pang KYC (1990) Hwa-byung: The construction of a Korean popular illness among elderly immigrant women in the United States. Culture, Medicine and Psychiatry 14: 495–512

Pfeiffer W (1978) Transkulturelle Aspekte pathologischen Verhaltens. In: Pongratz LJ (Hrsg) Handbuch der Psychologie, Hogrefe, Göttingen

Pfeiffer W (1984) Transkulturelle Aspekte der Depression. Nervenheilkunde 3: 14–17

Phan T, Silove D (1999) An overview of indigenous descriptions of mental phenomena and the range of traditional healing practices among the Vietnamese. Transcultural Psychiatry 36: 79–94

Poeck K (1962) Hypochondrische Entwurzelungsdepressionen bei italienischen Arbeitern in Deutschland. Deutsche medizinische Wochenschrift (28): 1419–1424

Prince R (1989) The Brain-fag syndrome in Nigerian students. Journal of Mental Science 1(6): 559–570

Rief W et al. (2004) Psychobiological aspects of somatoform disorders: contributions of monoaminergic transmitter systems. Neuropsychobiology 49(1):24–29

Rolf I, Feitis R (2000) Rolfing im Überblick. Physische Wirklichkeit und der Weg zu innerem Gleichgewicht. Junfermann, Paderborn

Schur M (1995) Some comments of the metapsychology of somatization. Psychoanalytic Study of the Child 10: 119–164

Simon et al. (1999) An international study of the relation between somatic symptoms and depression. New English Journal of Medicine 341(18): 1329–36

Singelis TM, Sharkey WF (1995) Culture, self-construal, and embarrassability. Journal of Cross-Cultural Psychology 26: 622–644

Small R, Lumley J, Yelland J (2003) How useful is the concept of somatization in cross-cultural studies of maternal depression? A contribution from the Mothers in a New Country (MINC) study. Journal of Psychosomatic Obstetrics and Gynaecology 24(1): 45–52

Triandis HC (1989) The self and social behaviour in differing cultural contexts. Psychological Review 96: 506–52

Weller et al. (2002) Regional variation in Latino descriptions of susto. Culture, Medicine and Psychiatry 26(4): 449–472

Weissman MM, Bland RC, Canino GJ (1996) Cross-national epidemiology of major depression and bipolar disorder. Journal of the American Medical Association 276: 293–299

Yen S, Robins CJ, Lin N (2000) A cross-cultural comparison of depressive symptom manifestation: China and the United States. Journal of Consultation and Clinical Psychology 68: 993–999

Die Konzeption des »Selbst« im kulturellen Vergleich

Andreas Heinz

24.1 Einleitung – 378

24.2 Antike Selbstkonzepte und die Entdeckung des unendlichen Regresses des Selbstbewusstseins – 378

24.3 Klassische Thesen zum Selbstbewusstsein: Hume, Kant und die zen-buddhistische Tradition – 379

24.4 Beziehungsfreier Selbstbezug und soziale Konstitution des Selbst – 381

24.5 Ichstörungen – kulturübergreifend oder zeitspezifisches Korrelat moderner Selbsterfahrungsmöglichkeiten? – 383

24.6 Psychoanalytische Selbst-Modelle – 384

24.7 Dissoziation und Besessenheit – 385

24.8 Selbst und Körper – 387

24.9 Identität und Konstruktion – 389

Literatur – 390

24.1 Einleitung

Verschiedene psychische Störungen betreffen die Aspekte der Persönlichkeit, die gemeinhin als »Selbst« oder »Ich« bezeichnet werden. So sollen bspw. in der Schizophrenie die Ichaktivität oder die Abgrenzung des Selbst gegenüber den anderen beeinträchtigt sein. Der Versuch, westliche Krankheitsmodelle auf andere Kulturen zu übertragen, stößt jedoch auf Schwierigkeiten, da sich die Konzepte vom Ich oder Selbst in verschiedenen Kulturen grundlegend unterscheiden können. Der vorliegende Essay unternimmt den Versuch, wesentliche Selbstkonzepte der westlichen Tradition in ihrer historischen Entstehung nachzuvollziehen und mit Selbstkonzepten anderer Kulturkreise zu vergleichen. Dabei sollen traditionelle und psychoanalytische Konzepte des Selbst und seiner Störungen untersucht und mit Selbstkonzepten aus karibischen, afrikanischen und südostasiatischen Kulturen verglichen werden. Besonderes Gewicht wird auf die jeweilige soziale Funktion des Selbstkonzepts und die soziale Determination seiner Störungen gelegt.

24.2 Antike Selbstkonzepte und die Entdeckung des unendlichen Regresses des Selbstbewusstseins

Auch wenn weder Geschichte noch Kultur mit dem antiken Griechenland begannen, sind die dort vorgeprägten Konzepte doch stilbildend zumindest für die europäischen Traditionen geworden. Die ältesten überlieferten Traditionen trennten noch nicht zwischen Geist und Materie, die Natur wurde als belebt empfunden, und die präsokratischen Philosophen suchten nach dem grundlegenden Prinzip, das Thales im Wasser und Anaximenes in der Luft bzw. im Atemhauch zu entdecken glaubte. Die Idee der unsterblichen Seele soll zuerst von Pythagoras vertreten worden sein und war von östlichen Ideen der Seelenwanderung und dem ekstatischen Kult des Dionysos beeinflusst (Morris 1994). Der Glaube an die Unsterblichkeit der Seele findet sich auch bei Plato. Plato unterschied zwischen der trügerischen Welt der Sinne und den unsterblichen Formen bzw. »Ideen«. Plato entwickelte dieses Konzept z. B. aus der Frage, was es ist, schön zu sein, und zielte dabei auf die Begriffbestimmung des Schönen selbst, die als Idee ein Gegenstand des reinen Denkens und eben nicht sinnlich wahrnehmbar ist (Tugendhat u. Wolf 1983). Das konkrete Einzelding hat an einer solchen Idee nur teil.

Artistoteles dagegen verwarf die losgelöste Existenz der Ideen, die seiner Meinung nach nur in den konkreten Einzeldingen existieren. Dieses Konzept wird klarer, wenn man sich die Bedeutung der Ideen als Form vergegenwärtigt: Das griechische Wort »eidos« wird im lateinischen mit »forma« und »species« übersetzt (Tugendhat u. Wolf 1983).

❗ Aristoteles unterschied zwischen Stoff (hyle) und Form (eidos): »So erscheint etwa die Form des Menschen immer im Fleisch, den Knochen und derartigen Teilen; sind diese nun Teile der Form und des Begriffes? Doch wohl nicht, sondern Stoff. Wir sind nur nicht in der Lage, die Form des Menschen abzutrennen, weil sie nicht auch an anderen Stoffen vorkommt« (Aristoteles 1970, S. 189). Die Seele sei nun das »erste Wesen« und damit die einem Ding innewohnende Form. Seele bekommt damit eine funktionelle Bedeutung.

Laut Aristoteles ist die Seele keine unsterbliche Idee, die unverbunden im materiellen Körper haust, sondern das Wesen bzw. Potential des Körpers, so wie das »Axtsein« das Wesen bzw. die »Seele« der Axt wäre (Aristoteles 1993, S. 22).

Die Seele als Potential des Menschen habe drei unterscheidbare Funktionen:
1. die Fähigkeit zur Ernährung, die der Mensch mit den Pflanzen teile;
2. Sinneswahrnehmung und Begierde nach angenehmen Erfahrungen, die auch Tiere besitzen;
3. die intellektuelle Einsicht, die die höchste Fähigkeit des Menschen sei.

Die Herrschaft des Intellekts über die Begierden verglich Aristoteles dabei mit der Herrschaft des Staatsmannes über das Volk, und er behauptete, dass die intellektuellen Fähigkeiten der Seele bei Sklaven fehlen, bei Frauen ineffektiv und bei Kindern unterentwickelt seien (Morris 1994).

24.3 Klassische Thesen zum Selbstbewusstsein

❗ Bei Aristoteles findet sich auch eine frühe Beschreibung des Dilemmas, das viele Theorien des Selbstbewusstseins kennzeichnet: die Frage, wer oder was eigentlich das wahrnimmt, was die Sinne abbilden.

Beispiel

Das Dilemma bei der Frage nach dem Wahrnehmenden lässt sich an Hand der Betrachtung eines Baums verdeutlichen. Wenn wir den Baum ansehen, ist uns bewusst, dass das äußere Objekt (der »reale Baum«) irgendwie anders ist als der von uns wahrgenommene. Z. B. hat der reale Baum eigentlich keine »Farbe«, sondern reflektiert Licht unterschiedlicher Wellenlänge. Im Großen und Ganzen aber gehen wir im Alltag davon aus, dass uns unsere Sinne ein ganz verlässliches und alltagstaugliches Bild unserer Umwelt liefern. David Hume (1711–1776) nannte diese Wahrnehmungen »impressions«. Wenn wir die Augen schließen, können wir eine Vorstellung vom Baum aufrechterhalten. Hume nannte das eine »idea« und behauptete, sie sei im Unterschied zur Impression der schwächere Eindruck (Hume 1978).

Demgegenüber kann postuliert werden, dass der entscheidende Unterschied der ist, dass wir eine Vorstellung willkürlich verändern können (z. B. den Baum auf den Kopf stellen), was uns bei einer Wahrnehmung nicht gelingt. Unabhängig davon stellt sich die Frage, wo sich die Wahrnehmung oder Vorstellung befindet. Eine geläufige Alltagsannahme ist nun, dass sich die Vorstellung irgendwo im Kopf befindet; damit haben wir jetzt eigentlich drei Bäume, einen »realen« (das Ding an sich), einen »wahrgenommenen« und einen »vorgestellten«.

Edmund Husserl (1859–1938) würde einwenden, dass nicht der eine Baum im Kopf ist und der andere nicht, sondern dass wir jeweils einen intentionalen Bezug auf den Baum haben, und zwar auf den als vermeintlich »real« wahrgenommenen ebenso wie auf den vorgestellten Gegenstand (Husserl 1962). Aber wenn der wahrgenommene Baum im Kopf ist, wer nimmt ihn denn dann wahr? Gibt es im Kopf einen eigenständigen Betrachter? Ein Ich, das die Abbilder der Wirklichkeit »sieht«? Oder sind die Abbilder für das Bewusstsein irgendwie transparent? Aber was ist dann das Bewusstsein? In Aristoteles Worten:

In as much as we perceive that we see and hear it must either be by sight or by some other sense that the percipient perceives that he sees. But, it may be urged, the same sense which perceives sight will also perceive the colour which is the object of sight. So that either there will be two senses that perceive the same thing or the one sense, sight, will perceive itself. Further, if the sense concerned with sight were really a distinct sense, either the series would go on to infinity or some one of the series of senses would perceive itself. (Aristoteles 1993, S. 51)

Aristoteles verfolgt die Frage nicht weiter, wer eigentlich das Subjekt der Wahrnehmung ist, und beschäftigt sich im Folgenden mit der Frage, wie das Sinnesorgan mit dem wahrgenommenen Objekt in Kontakt treten kann. Aber die Frage, wer eigentlich die Ideen im Geist betrachtet, wird die abendländische Philosophie weiter beschäftigen. Denn wenn die Ideen Abbildungen äußerer Objekte sind, ist der Betrachter nicht das Selbst oder die Seele? Und wie kann man dem unendlichen Regress entgehen, in der Seele wieder ein Abbild der Wirklichkeit und einen Betrachter zu postulieren?

24.3 Klassische Thesen zum Selbstbewusstsein: Hume, Kant und die zen-buddhistische Tradition

❗ In seinem »Treatise of human nature« entging Hume dem unendlichen Regress in der Seele wieder ein Abbild der Wirklichkeit und einen Betrachter zu postulieren, indem er den inneren Betrachter negierte. Laut Hume gibt es kein identisches Selbst, sondern nur die sich rasch abwechselnde Vorstellungen: »I can never catch myself at any time without a perception, and never can observe anything but the perception« (Hume 1978, S. 252). Neben diesem »bundle of perceptions« gebe es keinen separaten Beobachter.

Der Geist ist eine Bühne ohne Zuschauer, auf der die Vorstellungen aufgeführt werden. Da der Wandel der verschiedenen Vorstellungen fast unmerklich vor sich geht, neigen wir irrtümlich dazu, diesem steten Wechsel eine Identität zuschreiben. Letztendlich gibt es aber nur die einzelnen Vorstellungen:

> Thus we feign the continu'd existence of the perceptions of our senses, to remove the interruption; and run into the notion of a soul, and self, and substance, to disguise the variation. (Hume 1978, S. 254)

Laut Hume fühlen wir, dass es eine Verbindung zwischen den verschiedenen Vorstellungen gibt, wenn das Denken von der einen zur anderen wechselt.

❶ Da es aber keine wahrnehmbare Verbindung zwischen den verschiedenen Vorstellungen gibt, bleibt Hume bezüglich der persönlichen Identität skeptisch, die sich ja aus der vermeintlichen Einheit des Bewusstseins ergeben soll: »I cannot explain the principles that unite our successive perceptions in our thought or consciousness« (Hume 1978, S. 636).

Einen anderen Weg ging Immanuel Kant (1724–1804), der eine grammatisch anmutende Possession der eigenen Gedanken postulierte, die selbst von keinem separaten Akt der Wahrnehmung begleitet ist:

> Das: Ich denke, muß alle meine Vorstellungen begleiten können ... Diese Vorstellung aber ist ein Actus der Spontaneität, d.i. sie kann nicht als zur Sinnlichkeit gehörig angesehen werden. (Kant 1982, S. 175)

Kant verweist darauf, dass meine Vorstellungen nicht die meinen wären, wenn sie nicht in einem »allgemeinen Selbstbewusstsein zusammenstehen« können und mir somit durchgängig angehören. Er räumt ein, dass das auch von Hume zugestandene »empirische Bewusstsein, welches verschiedene Vorstellungen begleitet«, an sich zerstreut und »ohne Beziehung auf die Identität des Subjekts« sei. Kant hält aber dagegen, dass die Beziehung zwischen den Vorstellungen dadurch entstünde, »daß ich eine zu der anderen hinzusetze und mir der Synthesis derselben bewusst bin. ... Verbindung liegt aber nicht in den Gegenständen und kann von ihnen nicht etwa durch Wahrnehmung entlehnt und in den Verstand dadurch allererst aufgenommen werden, sondern ist allein eine Verrichtung des Verstandes, der selbst nichts weiter ist als das Vermögen, a priori zu verbinden ...« (Kant 1982, S. 176–178).

Wichtig: Eine weitere Antwort auf die Frage, ob es einen inneren Betrachter der Wahrnehmungen und Vorstellungen gibt, der sie zu einer Einheit verbindet, liefert laut Watts (1981) der Buddhismus, insbesondere in Form des Zen-Buddhismus. Im Hinduismus wird die individuelle Seele (Atman) als Teil des Absoluten (Brahman) verstanden (Morris 1994, S. 76). Das kann aber zur Folge haben, dass die individuelle »Vorstellung« von der eigenen Seele für die Seele selbst gehalten wird. In Humes Worten:

> When I turn my reflection on myself, I never can perceive this self without some one or more perceptions. (Hume 1978, S. 634)

Damit besteht aber die Gefahr, ein Dia im Projektionsapparat mit dem Projektionsapparat selbst zu verwechseln, wenn diese Metapher erlaubt ist. Der Buddhismus negiert deshalb die Vorstellung eines individuellen Selbst:

> Ich muss mir bewusst sein, dass ich nicht dieser Körper, diese Sinneswahrnehmungen, diese Gefühle, diese Gedanken, dieses Bewusstsein bin. Die Grundwirklichkeit meines Lebens bildet nicht irgendein vorstellbares Objekt. (Watts 1981, S. 59)

Vielmehr ist es »weder einfaches Bewusstsein, noch blindes Empfinden, noch bloße Dunkelheit. Es ward nie erblickt, bezieht sich auf nichts, ist unbegreifbar, unableitbar und unbeschreibbar – das Wesen des Selbst-Bewusstseins, das Ende von Maya [der Täuschung]« (Mandukya Upanischade, zit. nach Watts 1981, S. 59–60). Das Licht des Bewusstseins kann seine Quelle nicht selbst anstrahlen.

❶ Metzinger, ein zeitgenössischer Philosoph, kommt auf Grund seiner Analyse neurowissenschaftlicher Befunde bei Phantomgliedern zu vergleichbaren Theorien. Demnach ist unsere Vorstellung von »uns selbst«, das »phänomenale Selbstmodell«, eine Erfindung des Gehirns, das »Resultat von Informationsverarbeitungs- und Darstellungsvorgängen im zentralen Nervensystem« (Metzinger 2005). Gegenüber allen anderen Vorstellungen und Wahrnehmungen zeichnet sich das Selbstmodell durch kontinuierlichen sensorischen und sensiblen Input aus dem Gleichgewichtssinn, dem Körperschema, den Eingeweiden etc. aus.

Das Selbstmodell beinhaltet aber nur eine vereinfachte Darstellung der realen Prozesse:

> Das virtuelle Selbst, das sich in der phänomenalen Welt bewegt, besitzt kein Gehirn, kein Motorsystem und keine Sinnesorgane: Teile der Umgebung erscheinen direkt in seinem Geist, der Wahrnehmungsprozess ist anstrengungslos und unmittelbar. Auch Körperbewegungen werden scheinbar »direkt« ausgelöst. (Metzinger 2005, S. 263)

Es ist uns aber nicht bewusst, dass unser erlebtes Selbst eine Konstruktion des Gehirns ist:

> Das System (erkennt) das von ihm selbst aktivierte Selbstmodell auf der Ebene des bewussten Erlebens nicht mehr als Modell ... Hüten Sie sich deshalb vor allem auch auf theoretischer Ebene immer davor, sich mit ihrem eigenen Bild von sich selbst zu verwechseln. (Metzinger 2005, S. 265)

Der Buddhismus würde hinzufügen, dass sich diese Verwechslung nicht nur auf theoretischer Ebene nachteilig auswirken würde: Die Identifikation mit den vermeintlich eigenen Wünschen, Fähigkeiten und Erfolgen führt zum Leid. »Deshalb besteht das eigentliche Gehen auf dem Wege der Selbstbefreiung aus einem fortschreitenden herauslösen des eigenen Selbst aus jeder Art von Identifikation« (Watts 1981, S. 59).

24.4 Beziehungsfreier Selbstbezug und soziale Konstitution des Selbst

Wie sieht nun das phänomenale Selbstmodell aus, zumindest das der europäischen Tradition? Metzinger (2005) nennt drei phänomenale Eigenschaften, die das Selbstmodell erfüllt:

1. die »Meinigkeit«, ausgedrückt in dem Gefühl, dass mein »Bein immer schon zu mir« gehört,
2. die »präreflektive Selbstvertrautheit«, die Metzinger als »erlebnismäßig unhintergehbares Ich-Gefühl« beschreibt,
3. und die Perspektivität, die den Bewusstseinsraum auf das handelnde und erlebende Subjekt zentriert.

Alle diese Erfahrungen können in psychischen Störungen verändert sein, z. B. wenn in einer »floriden Schizophrenie« »bewusst erlebte Gedanken ... nicht mehr als meine Gedanken« erlebt werden (Metzinger 2005, S. 252). Wichtig: Diese letzte Aussage widerspricht natürlich Kants Postulat, dass das »Ich denke« zwar notwendigerweise jedem Gedanken vorangestellt werden kann, aber selbst von keinem Akt der sinnlichen Wahrnehmung begleitet ist – wenn dem so wäre, wieso können dann manche Patienten in der akuten Psychose das Fehlen des Ichbezugs erleben, z. B. als Gedankeneingebung? Bei dieser »Ichstörung« werden die eigenen Gedanken ja als von außen eingegeben empfunden? Gibt es also doch eine Vertrautheit mit den eigenen Gedanken? Und wie ist diese vorzustellen?

Eine häufig postulierte These besagt, dass der Bezug auf die eigenen Gedanken und Vorstellungen analog zum Bezug auf andere Vorstellungsinhalte gedacht werden muss. Wenn ich meine Aufmerksamkeit nicht auf die Wahrnehmung des Baumes richte, sondern auf mich, wie ich den Baum betrachte, ergäbe sich dann ein reflexives Selbstbewusstsein. Aber woher weiß ich, dass ich es bin, der diese Gedanken oder Vorstellungen hat? Wie entsteht meine Vertrautheit mit mir selbst? Auf diese Frage wurden unterschiedliche Antworten gegeben.

George Herbert Mead postulierte, dass der Selbstbezug durch eine besondere Bedingung der (vor)sprachlichen Kommunikation ermöglicht wird:

> Indem ich in der Wahrnehmung meiner eigenen Lautgebärde auf mich so reagiere, wie es mein Gegenüber tut, versetze ich mich in eine exzentrische Perspektive, aus der heraus ich ein Bild von mir selber gewinnen kann und somit zu einem Bewusstsein meiner Identität zu gelangen vermag. (Honneth 1992, S. 119)

Die Vertrautheit mit der eigenen Person erfolgt also über die Perspektive des Gegenübers, der zweiten oder dritten Peron. Der Philosoph Manfred Frank (1991) hat im Anschluss an Dieter Henrich dagegen eingewandt, dass ohne primäre Vertrautheit mit mir selbst der reflexive Rückbezug immer misslingen müsse. Denn woher sollte ich sonst wissen, dass bestimmte Äußerungen oder Gedanken »zu mir« gehören?

Alle Vorgänger Fichtes, und selbst Kant, hatten aber Selbstbewusstsein (»Ichheit«) als Reflexivität gedacht und waren damit in Zirkel geraten, deren Logik Henrichs Fichte-Lektüre ans Licht gebracht hat: Bei der Beschreibung des Phänomens wird eine Bekanntschaft schon vorausgesetzt, von der das falsche Erklärungsmodell unterstellt, sie werde erst durch das Spiegelbild der Reflexion erworben. (Frank 1991, S. 161)

Beispiel
Diese primäre Vertrautheit sei kein propositionales Wissen in dem Sinne wie ich weiß, dass ich in Stuttgart geboren bin. Das zweite »ich« in diesem Satz scheint unproblematisch zu sein – ich weiß etwas über mich, so wie ich etwas über das Wetter wissen kann, wenn es regnet. Es ist ein propositionales Wissen über einen Sachverhalt, in diesem Fall eine Reflexion über mich selbst. Woher aber weiß ich, wer dieses »Ich« ist? Dass es mit dem ersten »ich« identisch sein soll, das etwas über »sich selbst« weiß? Franks Antwort ist eben, dass dieses Wissen kein Tatsachenwissen ist, nicht aus einer Reflexion über wahrnehmbare und diskursiv zu diskutierende Eigenschaften dieses Ichs entsteht, sondern als »vollkommen beziehungsfrei« zu deuten ist, da »kein Moment eines wissenden Selbstbezugs darin auftritt« (Frank 1991).

> Da Selbstbewusstsein kein Fall von Wissen oder von expliziter Reflexion sei, sei ihm auch der Status des »Vorbewussten oder gar des Unbewussten« zugeschrieben worden (Frank 1991, S. 29). Dieser vorbewusste Selbstbezug hat seinen Weg in die Neurophilosophie gefunden und erscheint bei Metzinger als »präreflektive Selbstvertrautheit«.

Wenn wir zugestehen, dass es ein solches Gefühl – anders als von Kant postuliert – zumindest in der europäischen Tradition gibt, und dass es in Form von »Ichstörungen« oder im Erlebnis der Depersonalisation verloren gehen kann, dann stellen sich folgende Fragen:
a) Finden sich diese Ichstörungen in allen Kulturen oder nur in westlich geprägten?
b) Wie entsteht neben der präreflektierten Selbstvertrautheit der reflektive Selbstbezug, also das bewusste Bezugnehmen auf jene Eigenschaften oder Tatsachen, die mich selbst charakterisieren sollen?

Auf die zweite Frage hat Honneth (1992) mit seiner Theorie der Anerkennung eine Antwort gegeben. Demnach entwickelt sich die Selbstbeziehung in Abhängigkeit von drei Formen der Anerkennung:
1. Liebe, die als individuelle Zuwendung bestimmte Eigenschaften des aufwachsenden Menschen bejaht;
2. Recht, das die grundsätzliche Gleichberechtigung aller Menschen garantiert;
3. Wertschätzung, die als solidarischer Akt den individuell besonderen Beitrag, den jeder für die Gesellschaft leisten kann, bejaht.

Werden diese Annerkennungsformen missachtet, kommt es zu Konflikten – so ist bspw. die Bürgerrechtsbewegung der Afroamerikaner in den 50er und 60er Jahren des letzten Jahrhunderts ein Beispiel für einen Kampf um gleiche Rechte.

> Gelungene Formen der Anerkennung bewirken, dass die bejahten Eigenschaften Teil eines gelingenden Selbstbezugs werden. Das bewusste Selbstbild ist also immer schon sozial vorgeprägt. Von daher kann man sich vorstellen, dass sowohl primär biologische Faktoren als auch der Entzug der sozialen Anerkennung wesentlicher Aspekte des Selbstbildes zur Depersonalisation und damit zu einem entfremdeten Selbstbezug führen können.

Tatsächlich ist das Symptom der Depersonalisation nosologisch unspezifisch und findet sich nach psychischer Traumatisierung ebenso wie in neurotischen und psychotischen Störungen. Auf die kulturelle Prägung der Abspaltung wesentlicher Aspekte des Selbstbezugs in dissoziativen Stö-

24.5 Ichstörungen – kulturübergreifend oder zeitspezifisches Korrelat moderner Selbsterfahrungsmöglichkeiten?

❗ Ichstörungen wie die Gedankeneingebung, der Gedankenentzug oder die Gedankenausbreitung sind richtungsweisende Symptome schizophrener Psychosen (Schneider 1942). Sie betreffen eine Vertrautheit mit den eigenen Gedanken, ein »Vollzugsbewusstsein« (Jaspers 1973), zu dem wir im Gegensatz zur Wahrnehmung äußerer Objekte einen individuell privilegierten Zugang besitzen.

Denn bei wahnhafter Verkennung der Bedeutung äußerer Objekte und Vorgänge können Patient und Psychiater in gleicher Weise den Sachverhalt prüfen, während es keinen Sinn macht, einem Menschen zu widersprechen, der berichtet, dass die Gedanken in seinem Kopf von außen manipuliert werden – nur er hat den direkten Zugang zu dieser Erfahrung.

Beispiel
Sind die eigenen Gedanken also enger mit dem Selbstbewusstsein verknüpft als die Selbst-Zuschreibung von Körperteilen? Dies wird von einigen Autoren postuliert, da ich mich – z. B. wenn mein Arm anästhesiert ist und ich nach einem Unfall in einem Menschenknäuel liege – über die Zugehörigkeit meines Arms irren kann (Frank 1991, S. 271).

Bei dem genannten Beispiel handelt es sich aber um einen pathologischen Zustand, und unter solchen außergewöhnlichen Bedingungen kann ich mich – bspw. bei Vorliegen einer Ichstörung – eben auch bezüglich der Zugehörigkeit meiner eigenen Gedanken irren.

❗ Die These, dass ein unmittelbarer Selbstbezug sowohl zu den eigenen Gedanken wie zu den Körperwahrnehmungen besteht, passt zu der Annahme, dass das »phänomenale Selbstmodell« gerade durch den beständigen Zustrom sensorischer und sensibler Informationen gegenüber allen anderen Repräsentanzen ausgezeichnet wird. Auch bei Schneider (1942) zählen leibliche Beeinflussungserlebnisse ebenso wie die Gedankenbeeinflussung zu den Symptomen ersten Ranges einer Schizophrenie.

Sind diese Symptome nun bei Manifestation schizophrener Psychosen in allen Kulturen gegeben, da sie eine allgemeinmenschliche Eigenschaft des normalerweise ungestörten Selbstbezugs spiegeln, oder finden sich hier doch kulturell bedingte Unterschiede?

Für die Annahme der kulturübergreifenden Manifestation schizophrener Erstrangssymptome in allen Kulturen spricht die Beobachtung der WHO-Studie, dass schizophrene Psychosen in allen untersuchten Kulturen mit gleicher Häufigkeit auftraten, und zwar gerade dann, wenn schizophrene Psychosen an Hand traditioneller Symptome ersten Ranges diagnostiziert wurden (Sartorius et al. 1986). Allerdings berichten Meyer Fortes und Doris Mayer (1969) von einem selteneren Auftreten schizophrener Erstrangssymptome bei indischen im Vergleich zu europäischen schizophrenen Patienten.

Beispiel
Der Psychiater Wulff beschrieb bei seinen Studien in Vietnam ein Fehlen von Ichstörungen bei schizophrenen Psychosen, das er auf die anderen sprachlichen Ausgangsbedingungen zurückführte. Demnach bezeichnet sich ein Sprecher in Vietnam nicht als »ich«, sondern immer im Kontext seiner sozialen Stellung, z. B. als Vater, ältere Schwester etc. Eine allgemeine Bezeichnung für den Akteur findet sich nur in Liebesgedichten, in denen der Sprecher in tiefster Verzweiflung auf das universellste Charakteristikum seiner personellen Existenz reduziert ist – »Sklave des Königs« zu sein (vgl. Heise et al. 2001).

Was man als Unterschiede im alltäglichen und literarischen Sprachgebrauch reduzieren könnte, hat möglicherweise wichtige Korrelate im Erleben des individuellen Selbstbezugs und des Vollzugsbewusstseins der eigenen Handlungen. So postuliert Müller (1981) in Anlehnung an Whorf, dass bspw. bei den Sioux viele Erfahrungen im Passiv ausgedrückt werden, was das Affiziertwerden durch eine Konstellation im Gegensatz zu ihrer aktiven Gestaltung betont. Auch in der Ilias und Odyssee sind es die Götter, die die Helden zu ihren Taten aufstacheln, so dass deren Handlungen oft diesen allgemeinen Mächten und nicht den Intentionen der Individuen zugeschrieben werden können (Feyerabend 1983, S. 325). Natürlich stellt sich die Frage, ob es sich um poetische Umschreibungen handelt, denen im Alltag kein Unterschied zur modernen europäischen Selbstwahrnehmung entspricht.

❗ Wichtig: Verschiedene Indizien sprechen aber dafür, dass unser europäischer Selbstbezug historisch entstanden ist und dass sich durch Ichstörungen charakterisierte Krankheiten wie die Schizophrenien erst zu einem Zeitpunkt ausbilden konnten, als das begriffliche Werkzeug der modernen Selbstreflexion soweit in die Alltagserfahrung vorgedrungen war, dass die Menschen bspw. den Verlust der Fähigkeit, die eigenen Gedanken aktiv zu steuern, als Ichstörung beschreiben konnten (Sass 1992).

Exkurs

Tatsächlich findet sich die erste Beschreibung einer schizophrenen Psychose in England zum Ende des 18. Jahrhunderts, als ein Patient beschreibt, wie seine Gedanken vom mechanischen Ticken der Webstühle fremdgesteuert werden (Leferink u. Heinz 1999). Auffällig ist auch das Fehlen von Beschreibungen schizophrener Psychosen durch Anthropologen, die Völker untersuchten, die noch weitgehend ohne Kontakt zu industriellen Kulturen lebten. Schizophrene Psychosen traten dann gehäuft auf, wenn die jungen Männer als Arbeitsmigranten ihre Dörfer verließen und in die kolonialen Großstädte zogen (Fortes u. Mayer 1969). Eine systematische Untersuchung des Zusammenhangs zwischen kulturell unterschiedlichen Formen des Selbstbezugs und des Vollzugsbewusstseins und dem Auftreten von Ichstörungen in schizophrenen Psychosen steht derzeit noch aus.

24.6 Psychoanalytische Selbst-Modelle

❗ Freud entwickelte seine Theorie vom »Ich« im Rahmen seines Versuchs, eine Erklärung für die Störung der Bezugnahme zur Außenwelt in der Dementia praecox bzw. den Schizophrenien zu finden. Er postulierte, dass der »Narzissmus« auf die ursprüngliche Entwicklungsstufe des »Autoerotismus« folge, indem die autoerotischen Teiltriebe zu einer Einheit zusammengefasst und auf das »Ich« gerichtet würden (Freud, GW Bd. VIII, S. 309). Das »Ich« sei nämlich nicht von Anfang an im Individuum gegeben gewesen, sondern habe sich als seelische Einheit erst entwickeln müssen (Freud, GW Bd. X, S. 142).

Die Objektliebe entsteht dann als weiterer Entwicklungsschritt nach der Phase des Narzissmus. Während der Entwicklung vom Autoerotismus zur Objektliebe verwandle sich das Ich vom Lust-Ich, das nur wünschen könne, zum Real-Ich, das sich an den Anforderungen der Außenwelt orientiert.

In der Schreber-Studie und der etwa zeitgleich entstandenen Schrift zum Narzissmus postulierte Freud, dass es in der Psychose zu einer Ablösung der Libido von den äußeren Objekten komme. Die Libido müsse dann als Spannung in der Psyche gehalten werden, bis sie auf neue Objekte verschoben werden kann; im Falle einer Entwicklungshemmung fließe die Libido aber auf das Entwicklungsstadium zurück, in dem eine pathologische Fixation der Libido entstanden sei.

Beispiel
Gibt es bspw. eine Entwicklungshemmung im Stadium des Narzissmus, kann die Libido zum »Ich« zurückfließen, so dass das narzisstische Entwicklungsstadium wieder erreicht werde. Der Verlust der libidinösen Objektbesetzungen werde dann als Weltuntergang erlebt.

Freud fragte sich allerdings, warum nicht die Besetzung mit Ichtriebenergie genüge, um den Rapport mit der Außenwelt aufrechtzuerhalten, und vermutete, dass die Libidoregression Rückwirkungen auf die Ichbesetzung der Repräsentanzen der Außenwelt haben könne (Freud, GW Bd. VIII, S. 311). 1916 führte er seine Thesen von den Ichtrieben weiter aus. Auch die Ichtriebe machen demnach eine Entwicklung durch, die weder ganz unabhängig von der Libido erfolge noch ohne Rückwirkung auf sie sei. Da das »Ich« eine eigene Entwicklungsgeschichte habe, könne es auf dieser auch zurückschreiten, was Freud als Ichregression bezeichnete (Freud, GW Bd. XI, S. 364).

❗ In seiner Schrift *Das Ich und das Es* entwickelte Freud 1923 die bekannte Theorie vom »Ich« als relativ schwachem Mittler zwischen den mächtigen Triebansprüchen des »Es« und den Moralgeboten des »Über-Ichs«. Dabei muss das »Ich-Ideal«, das sich am Bild der Eltern entwickelt, von den moralischen Vorschriften des »Über-Ichs« unterschieden werden, die zwar ebenfalls von den Eltern stammen, von diesen aber meist weitgehend unverändert übernommen und übermittelt wurden.

Aber wenn es ein solches »Ichideal« gibt, müsste es dann nicht auch eine Repräsentation des eigenen Selbst geben, die weniger idealisiert ist? Kohut (1992) ging davon aus, dass das »Selbst« ein Inhalt des »psychischen Apparats« sei, der mit Triebenergie besetzt ist und eine zeitliche Kontinuität hat. Laut Kohut kann es »widersprüchliche bewusste und vorbewusste Selbstrepräsentanzen nebeneinander geben, ... die entweder umschriebene Lokalitäten im Bereich des Ichs oder Sektoren im Bereich der Psyche einnehmen, in dem Es und Ich ein Kontinuum bilden« (Kohut 1992, S. 15). Kann das Selbst also fragmentiert sein? Und wäre dies als sekundärer, pathologischer Vorgang zu verstehen oder entsteht die Selbstrepräsentanz im Verlauf der individuellen Entwicklung aus der Integration unterschiedlicher Kernbereiche?

24.7 Dissoziation und Besessenheit

❗ Ronald D. Laing (1983) ging davon aus, dass »unsere Zivilisation »nicht nur die ›Triebe‹, sondern jede Form der Transzendenz« unterdrücke. Auf Grund mangelnder Anerkennung könne sich eine Person »ontologisch unsicher« fühlen und sich in eine äußere konforme Persönlichkeit aufspalten, die immer das tue, was die anderen wollen, sowie in ein eigenes Selbst, das als nicht verantwortlich für das Tun der Persönlichkeit empfunden werde und sich immer mehr von der Außenwelt zurückziehe: ▼

> **Exkurs**
>
> **Melanie Klein und das Konzept von der »guten und der bösen Brust«**
> Eine mögliche Antwort auf diese Frage gab Melanie Klein. Während Freud 1911 den Autoerotismus als primär objektlose, erste Entwicklungsstufe des Menschen beschrieb, sprach er noch 1905 davon, dass der ursprüngliche orale Sexualtrieb ein »Sexualobjekt außerhalb des eigenen Körpers in der Mutterbrust« habe (zu Freuds Versuchen, diesen offensichtlichen Widerspruch zu lösen, siehe Heinz 2002). Die Psychoanalytikerin Melanie Klein (1962) knüpfte an diese Bemerkungen Freuds an und postulierte, dass der Säugling seine Vorstellung von der Mutterbrust spalte, je nachdem, ob sie seine Bedürfnisse befriedige oder versage. Per Introjektion entstünde nun aus der mit Libido besetzten, »guten Brust« ein Kristallisationspunkt des Ichs, während die »böse Brust« auf Grund der vom Säugling auf sie gerichteten destruktiven Impulse als »in Teile aufgelöst« empfunden werde. Vom Überwiegen der Lebens- über die Zerstörungsimpulse hänge es nun ab, ob das Kind die Spaltung des introjizierten Objekts mehr oder weniger stark erlebe und damit sein Ich integrieren könne. Die Integration folge dann in der nächsten Entwicklungsstufe, die von depressiver Angst um das geliebte Objekt gekennzeichnet sei, das aus der Verschmelzung der guten mit der bösen Mutterbrust entstehe. So eigentümlich Kleins Fixierung auf die »Mutterbrust« erscheint, die alle anderen Aspekte der frühen zwischenmenschlichen Kommunikation ausblendet, so wichtig wurde ihr Beitrag für die weitere Entwicklung psychoanalytischer Erklärungsmodelle, die Spaltungsvorgänge im Ich und in der Selbstrepräsentanz erklären wollen.

> Unser normaler, angepasster Zustand (ist) zu oft der Verzicht auf Ekstase, Verrat an unseren wahren Möglichkeiten, … viele von uns sind nur zu erfolgreich darin, sich ein falsches Selbst anzuschaffen (Laing 1983, S. 11–12).

Was Laing ursprünglich als Modell zur Entstehung schizophrener Psychosen konstruierte, erscheint so als »Normalzustand neurotischer Konfliktverarbeitung«, als außer Kontrolle geratene Strategie der Anpassung an gesellschaftlich vorherrschende Normen. Die Wiederkehr des Verdrängten kann sich dann im dissoziativen Zustand ereignen, und zwar unabhängig davon, ob die dissoziative Störung als Remanifestation einer primären Spaltung oder als Folge der Kompromissbildung zwischen Trieb und Abwehr verstanden wird. Aber wie sieht diese Wiederkehr des verdrängten in verschiedenen Kulturen aus?

Autoren wie Richard Castillo (1994a, 1994b) postulierten, dass die Besessenheit durch Geister in Indien als dissoziativer Zustand zu interpretieren ist, bei dem ein »übernatürliches Wesen« zeitweise vom Bewusstsein der Person Besitz ergreift.

Beispiel
Wird in Indien eine junge Frau durch grausame Dämonen besessen, kann sie Aggressionen gegen familiäre Zwänge und Traumatisierungen ausleben, die sie ansonsten auf Grund ihres untergeordneten gesellschaftlichen Status nicht ausdrücken darf.

Die Entstehung dissoziativer Zustände erklärte Castillo durch die Manifestation tranceartiger Bewusstseinszustände in lebensbedrohlichen Situationen. Diese Erklärung dissoziativer Zustände erinnert an Erklärungsmodelle zur Manifestation multipler Persönlichkeitsstörungen. Diese sind in Indien im Gegensatz zu den USA allerdings selten. Wenn sie auftreten, manifestiert sich in ihnen bezeichnenderweise ein »glamouröses idealisiertes Selbst, das westliche Charakterzüge aufweist und typischerweise Englisch und nicht Hindi sprach« (Adityanjee et al. 1989). Phänomenologische Unterschiede zwischen multipler Persönlichkeitsstörung und Besessenheit beschrieben Varma et al. (1981), die darauf hinweisen, dass sich der besessene Mensch meist seiner Besessenheit bewusst sei, während Personen mit multipler Persönlichkeitsstörung von der Existenz der anderen Persönlichkeiten nichts wüssten. Zudem sind es Dämonen oder die Geister verstorbener Personen, die in der Besessenheit von einer Person Besitz ergreifen, während die »anderen« Persönlichkeiten bei der multiplen Persönlichkeitsstörung eben unbekannte Personen und keine übernatürlichen Wesen seien.

> Varma und Mitarbeiter (1981) postulieren, dass kulturell vorgeprägte Erwartungen, bspw. zur Existenz von Geistern, die Symptomwahl entscheidend beeinflussen.

Eine kulturell unterschiedlich ausgeprägte Fähigkeit, in Trance zu fallen, mag zur Manifestation von Zuständen der Besessenheit beitragen.

Beispiel
So beschreiben Lewis-Williams und Dowson (1989), dass die Mehrzahl der Buschleute bei entsprechenden gemeinsamen Ritualen in Trance fallen kann. Die genannten Autoren schreiben ferner, dass die Tranceerfahrungen in den Felsmalereien und Mythen der Buschleute reflektiert werden. Die Fähigkeit zur Trance ist hier aber ein Charakteristikum gerade der gesunden Menschen, die diesen Zustand ja bewusst und gemeinsam anstreben und ihn eben nicht sozial isoliert in einer seelischen Notsituation erleiden.

Es hat auch Versuche gegeben, Trancezustände und andere, meist mit religiösen Ritualen verbundene Erlebnisformen nichteuropäischer Völker auf deren angeblich infantilen oder primitiven Geisteszustand zurückzuführen. Auch Freuds Werk *Totem und Tabu* (1912/13) greift diese Vorstellungen auf. Die genannten Modelle beruhen auf einer fehlgeleiteten Gleichsetzung der Völker, die zu Beginn des 20. Jahrhunderts unter europäische Kolonialverwaltungen gezwungen wurden, mit onto- oder phylogenetischen Frühformen des zeitgenössischen Menschen. Diese Gleichsetzung negiert die Geschichte der kolonisierten Völker ebenso wie ihre speziellen kulturellen und geistigen Leistungen und gilt in der modernen Ethnologie als Irrweg (Heinz 2002).

24.8 Selbst und Körper

Schon Jung hatte 1907 darauf hingewiesen, dass der »Ichkomplex« als psychische Struktur durch das »ständige Gefühl des eigenen Körpers genährt« werde. Auch Metzinger (2005) geht davon aus, dass das »phänomenale Selbstmodell« sich gegenüber allen anderen repräsentationalen Strukturen durch »eine kontinuierliche Quelle intern generierten Inputs« auszeichnet, der aus dem Gleichgewichtssinn, dem invarianten Teil des Körperschemas, aus Sensoren der Eingeweide und aus bestimmten Teilen des Hirnstamms und des Hypothalamus stamme.

Deshalb gebe es einen Teil des menschlichen Selbstmodells, der »hochgradig stimuluskorreliert ist und ausschließlich auf intern erzeugter Information beruht« (Metzinger 2005, S. 257). Wie diese Informationen allerdings interpretiert und in ein bewusstes Körperschema integriert werden, ist wiederum von kulturellen Faktoren abhängig.

Beispiel
Sobo beschreibt (1993) traditionelle jamaikanische Vorstellungen zu Bau und Funktion des Körpers, die auch die überlieferten Erklärungsmodelle körperlicher und psychischer Krankheiten prägen. Demnach kann das Blut zu heiß oder zu kalt sein, zu dünn oder zu dick, zu süß oder zu bitter. Wenn ein westlich geschulter Arzt einem jamaikanischen Patienten mitteilt, er habe Diabetes, d.h. zu viel Zucker im Blut, und müsse deshalb Diät leben, wird sich der traditionell gesinnte Patient daran halten, aber als Diätmaßnahme bittere Tees trinken, um den zu süßen Zustand des Blutes auszugleichen (Heinz u. Payne-Jackson 1998).

Soziale Regeln und Gebote beeinflussen die Konstruktion der Körpervorgänge. So ist das Blut gleichzeitig die Substanz, die Verwandte miteinander verbindet und gleichzeitig die Verpflichtung auferlegt, nicht nur das Blut sondern auch die Nahrungsressourcen in der Verwandtschaft zu teilen (auf die Wurzeln dieser Vorstellungen in der matrilinearen Kultur der westafrikanischen Ashanti wird weiter unten eingegangen). Das eigennützige Horten von Nahrung und Ressourcen blockiert den Fluss des gegenseitigen Gebens und Nehmens zwischen Verwandten ebenso wie übermäßiges Essen den Bauchraum verstopfen kann (Sobo 1993).

Wilhelm Reich postulierte, dass eine sozial erwünschte oder erzwungene Triebversagung den Körper direkt beeinflussen könne (Reich 1985). Er ging davon aus, dass das sexuelle Streben durch »Eltern und Lehrer als Vollzugspersonen gesellschaftlicher Macht« gehemmt werde.

> Reich verwendete das Bild des Wasserstrahls, der beim Auftreffen auf ein Hindernis zerstäube, und nahm an, dass auch ein Trieb dissoziiere, der sich unter dem Druck der Außenwelt nicht manifestieren könne.

Das »Ich« verwende nun einen Teil der dissoziierten Triebenergie, um sie dem ursprünglichen Trieb entgegenzustellen. Aus dieser Triebhemmung durch das »Ich« resultiere eine Energiestauung. Das »Ich« panzere seine affektive Persönlichkeit ab und erwerbe automatisierte Verhaltensweisen, die in ihrer Gesamtheit dem Charakter entsprechen. Diese Panzerung werde von einem erhöhten Muskeltonus und einer verstärkten Erregung des vegetativen Nervensystems begleitet, die ihre Ursache in der aufgestauten Triebenergie habe. Auch wenn Reichs psychovegetative und psychomotorische Modelle heute antiquiert wirken, bahnten seine Vorstellungen doch den Weg für ein Verständnis psychosozialer Einflüsse auf den Körper. Demnach werden Konzeption und Wahrnehmung des eigenen Körpers nicht nur durch soziale Faktoren geprägt, auch die interindividuellen und sozialen Konflikte selbst können sich in die Funktion und Erlebnisweisen des Körpers einschreiben. Der kulturelle Einfluss auf die Verknüpfung von Selbst- und Körperbild soll im Folgenden an Hand von Selbstkonzepten in zwei unterschiedlichen westafrikanischen Kulturen näher beleuchtet werden.

Beispiel
Bei den matrilinearen Ashanti im Süden Ghanas ziehen die Ehemänner zu den Familien ihrer Frauen, wo der älteste Bruder der Ehefrau die höchste Autorität besitzt. Kinder müssen also den Konflikt zwischen ihrer Loyalität zu ihrem Vater und zum Mutterbruder aushalten, so wie die Ehefrauen den Loyalitätskonflikt zwischen ihrem Mann und ihren Verwandten bewältigen müssen (Morris 1994). Diese Konflikte spiegeln sich im Konzept der Person. Diese besteht aus »Okra«, der Seele, dem Sitz der Vitalität, die ähnlich wie bei Aristoteles als das Funktionsprinzip der

Person verstanden wird, das nicht dualistisch als rein spirituelle Substanz im Gegensatz zum »materiellen« Körper verstanden wird. »Okra« wird dem Menschen vom höchsten göttlichen Wesen im Moment der Geburt zugeteilt, es ist eine Seele bzw. ein Lebensprinzip, das in verschiedenen Körpern wiedergeboren werden kann. »Sunsum« ist dagegen der spirituelle Aspekt der Person, den sie vom Vater empfängt. Als aktives Prinzip ist »Sunsum« mit den Persönlichkeitszügen und dem sittlichen Charakter der Person verbunden. »Sunsum« kann den Körper im Schlaf verlassen und durch Hexerei geschädigt werden. »Ntoro« wird oft mit »Sunsum« synonym verwandt und bezeichnet direkt den Ursprung des Charakters, den Samen des Vaters, der die individuellen Begierden begründet, während »Mogya«, das Blut, von der Mutter stammt und die Clanzugehörigkeit und damit die soziale Konformität bestimmt. Nach dem Tod wird »Mogya« zu einem Geist, der die körperliche Form behält. Dies zeigt, dass »Mogya« spirituelle wie materielle Aspekte beinhaltet, ja dass diese uns aus der eigenen Tradition gewohnte Dichotomisierung hier offenbar nicht angebracht ist (Morris 1994). Auch in Jamaika wird der Zusammenhalt im Clan durch das gemeinsame »Blut« erklärt (Sobo 1993). Dies könnte mehr als eine oberflächliche Analogie sein. Denn etwa die Hälfte aller afrikanischen Sklaven, die nach Jamaika verschleppt wurden, waren Ashanti. Die Westafrikaner reagierten sehr unterschiedlich auf die Sklaverei, je nachdem, ob sie aus Dörfern mit starken kollektiven Zügen stammten oder aus Sklavenhaltergesellschaften, die sich – wie die Ashanti – unter dem Druck der jahrhundertelangen Sklavenjagden als große Staaten an den Küsten formierten (Martin 1985). Menschen aus Dörfern mit sehr starkem Zusammenhalt hungerten sich oft an Bord der Sklavenschiffe zu Tode oder begingen auf andere Weise Selbstmord. Die Ashanti dagegen waren selbst mit der Sklaverei bekannt und wurden oft als Aufseher eingesetzt. Sie zettelten allerdings so viele Aufstände an, dass es in der Karibik zu einem Importverbot für Ashanti kam, das nur die Briten nicht einhielten, die weiter in großem Umfang Ashanti auf ihre von den Spaniern übernommene Insel Jamaika verschleppten. Hier kam es zu zwei großen Kriegen mit den freien Dörfern der entflohenen Sklaven (Maroons), die mit einer beschränkten Selbstverwaltung der Maroons endeten (Martin 1985, Campbell 1985).

Macht es Sinn, (west)afrikanische Konzepte der Person danach einzuteilen, ob sich in der Dorfgemeinschaft ein »Kollektiv-Ich« oder in der verwestlichten Sklavenhaltergesellschaft ein »Individual-Ich« ausprägt? Wahrscheinlich nicht, denn die genannten Begriffe sind eine grobe Vereinfachung der kulturell jeweils unterschiedlichen und komplexen Konzepte der Person.

Beispiel
Eine Beschreibung der Tallensi, eines Volkes im Norden Ghanas, zeigt, wie stark die Konzepte der Person zwischen zwei westafrikanischen Völkern differieren können, die in demselben Staat (Ghana) leben und in kulturellem Kontakt stehen (Morris 1994). Die Tallensi gehen davon aus, dass alle Lebewesen aus dem Körper und dem Atem bestehen. Der Mensch besitzt zudem eine Seele (sii), die sich vom Atemhauch unterscheidet. Wie bei den Ashanti kann die Seele den Körper im Schlaf verlassen und im Traum einer anderen Person auftauchen, obwohl sie als integraler Bestandteil des Körpers verstanden wird. Das Selbst (meng) ist eng mit der Seele verbunden. Den Status einer Person erlangt der Mensch allerdings nur schrittweise im Verlauf seines Lebens in Verbindung mit seinem sozialen Aufstieg. Nur eine männliche Person, die als Ältester einer sozialen Gruppe vorsteht und männliche Nachkommen hat, erlangt den vollen Status einer Person. Nach dem Tod wird eine solche männliche Person zu einem Ahnen, die religiös verehrt werden und das Schicksal der Lebenden bestimmen. Bei der Geburt eines Kindes bestimmt die Gruppe der Ahnen, die über das Kind wachen, dessen weiteres Schicksal. Die Ahnen werden so zu Wächtern der herkömmlichen Ordnung. Zwar liegt in dieser Konzeption der Fokus auf den kollektiven Ahnen und Überlieferungen, der individuelle Status wird aber durch die eigenen Kindern und die soziale Rolle bestimmt, die der einzelne einnimmt.

Morris (1994) warnt dementsprechend immer wieder vor vereinfachenden Behauptungen wie jener, dass in Europa nur die Individualität und in Afrika die Kollektivität betont werde – in jeder Kultur finden sich Mechanismen und Konzepte, die die Ansprüche des Individuums und der Gesellschaft aufeinander abstimmen.

24.9 Identität und Konstruktion

❗ Kulturelle Identitätskonstruktionen beeinflussen nicht nur das Selbstverständnis des Individuums, sondern auch das gesellschaftlicher Gruppen, Schichten und Klassen.

Die Rastafaris

Wie kam es, dass Jamaikaner ab 1930 Ras (Fürst) Tafari, den Thronfolger Äthiopiens, besser bekannt unter seinem Königsnamen Haile Selassie I, als Heilsgestalt zu verehren begannen und eine religiöse Bewegung gründeten? In seinem Buch »Rasta and resistance« verweist Campbell (1985) auf die sozialen Auseinandersetzungen, die den Hintergrund der neugegründeten Bewegung bildeten. Jamaika war in dieser Zeit eine Kolonie Englands, und das Bild der jeweils regierenden Könige schmückte jedes Klassenzimmer. Afrika dagegen galt im offiziellen kolonialen Diskurs wie in der Sicht der Oberschicht als primitiv und geschichtslos. Die Zeitungsbilder der Thronbesteigung eines afrikanischen Königs aus einem Jahrtausende alten Reich widersprachen dieser Sicht. Schwarze Nationalisten in Harlem, in anderen Städten der USA und in Jamaika nutzten diese Bilder. In Jamaika postulierte Howell, dass die Jamaikaner nur zu einem König loyal stehen könnten, und dass dies Haile Selassie sein müsse. Howell und sein Stellvertreter Hinds wurden verhaftet, die Bewegung konnte aber nicht mehr unterdrückt werden. Die Rastafaris hatten sich schon früh mit dem antikolonialen Kampf in Afrika identifiziert. Weiteren Aufschwung gewann ihre Bewegung nach der Invasion Äthiopiens durch italienische Truppen auf Geheiß der faschistischen Regierung. Wieder fanden sich Bilder vom Widerstand der Äthiopier und von Haile Selassie in allen Zeitungen. Ein Attribut der Rastafaris, das ungekämmt getragene Haar, entstammt direkt dem antikolonialen Kampf der »Land and Freedom Army (Mau-Mau)« in Kenia, und betont eine antikoloniale »Natürlichkeit« der Haartracht (Campbell 1985, S. 95–96). Die soziale Identität formte sich also an Symbolen des erfolgreichen Widerstands.

Natürlich stammten die meisten Afrikaner, die nach Amerika verschleppt wurden, aus Westafrika und nicht aus Äthiopien (Martin 1985). Historische Genauigkeit ist aber nicht das Ziel der sozialen Konstruktion. Gegen die Entwertung aller afrikanischen Traditionen setzte sie den gezielten Rückgriff auf Symbole und Praktiken, die Würde und den erfolgreichen Kampf um Anerkennung als gleichberechtigte Menschen verkörperten.

Turners Begriff der »Performance« kann hier zum Verständnis des Vorgangs beitragen. Auch in weniger antagonistischen Gesellschaften als im Kolonialismus kommt es laut Turner (1987) zu Konflikten, die in »sozialen Dramen« (social dramas) repräsentiert und reflektiert werden können. Turner wählt das Beispiel des brasilianischen Kultes »Umbanda«, der bewusst auf afrikanische Elemente zurückgreift, die die »reine Natur« im Gegensatz zur bedrohlichen urbanen Realität verkörpern sollen. In der Durchführung der Rituale spiegeln sich die sozialen Konflikte zwischen den Teilnehmern. Ihre Inszenierung im Verlauf des sozialen Dramas kann dann die verletze soziale Ordnung wie die im städtischen Alltag bedrohte Identität wiederherstellen. Dabei ist der Rückgriff auf die vermeintlich natürlichen afrikanischen und indianischen Traditionen ein synkretistischer, der katholische Heilige, Geister der Indianer und die afrikanischen Götter (Orishas) der Yoruba mit einander verschmilzt. In der Parallelgesellschaft der Umbanda-Kulte organisieren sich im Alltag benachteiligte Klassen und Gruppen in fiktiven Hierarchien und stärken ihre Identität durch den ritualisierten Ausdruck ihrer Gefühle und Konflikte. Entscheidend ist wieder nicht der vermeintlich authentische Rückgriff auf afrikanische Traditionen, sondern die selbstbewusste Identifikation mit dem – auch im postkolonialen herrschenden Diskurs – angeblich minderwertigen afrikanischen Erbe.

❗ Identität ist also nicht als unverrückbarer und unveränderlicher Fels in der Brandung der Ereignisse, Wahrnehmungen und Gefühle zu verstehen. Sie manifestiert sich vielmehr in jedem präreflexiven Zugriff auf das Gedachte und Gefühlte. Der bewusste Selbstbezug konstruiert und perpetuiert sich dagegen durch Identifikation mit sozial und kulturell vorgegebenen Bildern und Ereignissen, die in ihrer Konflikthaftigkeit dechiffriert werden können.

Entscheidend hierfür erscheint aber nicht das lexikalische Wissen über die jeweilige Kultur, sondern die interessierte Auseinandersetzung mit der je individuellen Synthese, die der Einzelne aus dem vorgegebenen kulturellen, sozialen und autobiographischen Material geschaffen hat und die sein Selbstbild und -verständnis kennzeichnet.

Literatur

Adityanjee R, Khandelwal SK (1989) Current status of multiple personality disorder in India. American Journal of Psychiatry 146: 1607–1610
Aristoteles (1970) Metaphysik. Reclam, Stuttgart
Aristoteles (1993) De anima. Routledge, London
Campbell H (1985) Rasta and resistance. Hansib, London
Castillo RJ (1949a) Spirit posession in South Asia, dissociation or hysteria? Part 1: Theoretical background. Culture, Medicine and Psychiatry 18: 1–21
Castillo RJ (1994b) Spirit posession in South Asia, dissociation or hysteria? Part 2: Case histories. Culture, Medicine and Psychiatry 18: 141–162
Fortes M, Mayer DY (1969) Psychosis and social change among the Tallensi of Northern Ghana. In: Foulkes SH, Prince GS (eds) Psychiatry in a changing society. Tavistock Publications, London, pp 33–73
Freud S (1909-1913), Gesammelte Werke, Bd VIII,. Fischer, Frankfurt/M
Freud S (1912/13) Totem und Tabu. Einige Übereinstimmungen im Seelenleben der Wilden und der Neurotiker. GW, Bd IX
Freud S (1913-1917) Werke aus den Jahren 1913-1917. GW, Bd X, S 142
Freud S (1916) Vorlesungen zur Einführung in die Psychoanalyse. GW Bd XI, S 364
Freud S (1923) Das Ich und das Es. GW Bd XIII
Frank M (1991) Selbstbewußtsein und Selbsterkenntnis. Reclam, Stuttgart
Heinz A (2002) Anthropologische und evolutionäre Modelle in der Schizophrenieforschung. Verlag für Bildung und Wissenschaft, Berlin
Heinz A, Payne-Jackson A (1998) Blood terms and concepts in Jamaicans and Jamaican Americans – acculturation of explanatory models. MACLAS Latin American Essays XI: 19–28
Heise T, Pfefferer-Wolf H, Leferink K, Wulff E, Heinz A (2001) Geschichte und Perspektiven der transkulturellen Psychiatrie und Psychotherapie. Der Nervenarzt 72: 231–233
Honneth A (1992) Kampf um Anerkennung. Suhrkamp, Frankfurt/M
Hume D (1978) A treatise of human nature. Clarendon Press, Oxford
Husserl E (1962) Phänomenologische Psychologie. In: Husserliana. Gesammelte Werke, Bd 9. Martinus Nijhoff, Den Haag
Jaspers K (1973) Allgemeine Psychopathologie. Springer, Berlin Heidelberg New York Tokio
Jung CG (1979) Über die Psychologie der Dementia praecox (Erstveröff. 1907). In: Bleuler M (Hrsg) Beiträge zur Schizophrenielehre der Züricher Universitätsklinik Burghölzli. Wissenschaftliche Buchgesellschaft, Darmstadt
Kant I (1966) Kritik der reinen Vernunft (1781). Reclam, Stuttgart

Klein M (1962) Das Seelenleben des Kleinkindes u. a. Beiträge zur Psychoanalyse. Klett, Stuttgart
Kohut H (1992) Narzißmus. Suhrkamp, Frankfurt/M
Laing RD (1983) Das geteilte Selbst. Kiepenheuer & Witsch, Köln
Leferink K, Heinz A (1999) Schizophrenie als Zeichenprozess. Sozial- und psycho-semiotische Aspekte der »Sprache der Schizophrenie«. Fundamenta Psychiatrica 13: 112–118
Lewis-Williams D, Dowson T (1989) Images of power. Southern Books, Johannesburg
Martin P (1985) Das rebellische Eigentum. Junius, Hamburg
Morris B (1994) Anthropology of the self. The individual in cultural perspective. Pluto Press, London
Müller W (1981) Sprache und Naturauffassung bei den Sioux. In: Duerr HP (Hrsg) Unter dem Pflaster liegt der Strand, Bd 4. Karin Kramer Verlag, Berlin, S 145–177
Reich W (1985) Charakteranalyse. Fischer, Frankfurt/M
Sartorius N et al. (1986) Early manifestation and first-contact incidence of schizophrenia in different cultures. Psychological Medicine 16: 909–928
Sass L (1992) Madness and Modernism. Basic Books, New York
Schneider K (1942) Psychischer Befund und psychiatrische Diagnose. Thieme, Leipzig
Sobo EJ (1993) One blood. The Jamaican body. State University of New York Press
Tugendhat E, Wolf U (1983) Logisch-semantische Propädeutik. Reclam, Stuttgart
Turner V Social dramas in Brazilian Umbanda. In: Anthropology of performance. Performing Arts Journal Publications, New York, pp 33–71
Varma VK, Bouri M, Wig NN (1981) Multiple personality in India: comparison with hysterical possession state. American Journal of Psychotherpy XXXV: 113–120
Watts AW (1981) Zen. Selbsterfahrungsmöglichkeiten? Zero, Rheinberg

Trauma und Verarbeitung in den USA nach dem 11. September 2001

Ein anthropologischer Blick auf virtuelle Traumata und Resilienz

Allan Young

25.1	Einleitung	– 392

25.2	Die innere Logik der PTBS	– 392
25.2.1	Logik der Erinnerung	– 393
25.2.2	Die Logik des allostatischen Körpers	– 395
25.2.3	Partielle PTBS	– 396

25.3	PTBS der virtuellen Form	– 397
25.3.1	Die traumatisierende Macht der Bilder	– 401
25.3.2	PTBS der virtuellen Form	– 403

25.4	Der Weg zur Resilienz	– 404
25.4.1	Messung der Resilienz	– 405
25.4.2	Das Ende des Weges	– 407

25.5	Schlussfolgerung	– 408
	Literatur	**– 408**

25.1 Einleitung

Epidemiologische Untersuchungen in den 90er Jahren des letzten Jahrhunderts ergaben, dass in den Vereinigten Staaten nahezu 60% der Erwachsenen traumatische Ereignisse erlebt haben, die zu PTBS (postraumatischer Belastungsstörung) führen können. »Die Daten legen umgekehrt jedoch auch nahe, dass über 90% der Männer und fast 80% der Frauen trotz lebensbedrohlicher Traumata keine PTBS entwickeln. Einige Individuen sind hinsichtlich PTBS eindeutig invulnerabel, andere dagegen eher resilient« (Yehuda 2004). Mehrere epidemiologische Untersuchungen nach den Anschlägen vom 11. September 2001 legen nahe, dass von höheren Prozentsätzen von Personen mit traumatischen Lebensereignissen und Reaktionen ausgegangen werden muss – nicht nur in den unmittelbar von den Anschlägen betroffenen Gegenden (südliches Manhattan und um das Pentagon), sondern in den gesamten Vereinigten Staaten. Politiker befürchten für die Zukunft weitere Terroranschläge mit womöglich noch mehr Opfern als bei den Anschlägen vom 11. September. Vor diesem Hintergrund halten es Psychiater und Psychologen für unabdinglich, die Risikofaktoren für die Entwicklung der PTBS besser zu verstehen. Mehr Kenntnisse über psychologische, biologische und soziale Ursachen der Resilienz und Invulnerabilität sind nötig. In diesem Kapitel werden die Entwicklungen in der Folge des 11. September 2001 betrachtet, insbesondere im Hinblick auf die Forschung und auf forschungsrelevante politische Vorhaben.

Das Kapitel ist dreiteilig gegliedert. Der 1. Teil beschreibt die innere Logik der PTBS, wie sie von Forschern und Klinikern gewöhnlich interpretiert wird. Dieser Teil ist abstrakt und weist keinen offensichtlichen Bezug zu den Ereignissen des 11. September auf. Er ist jedoch notwendig zum Verständnis der folgenden Teile. Teil 2 befasst sich mit der Epidemiologie der PTBS nach dem 11. September. Der Schwerpunkt liegt dabei auf dem Auftreten einer neuen Variante, der »PTBS der virtuellen Art«. Teil 3 beschreibt Konzeptualisierungsversuche der Resilienz sowie Versuche, finanzielle und institutionelle Unterstützung für die Erforschung und Förderung der Resilienz zu gewinnen. Es wird ein analytischer und ethnographischer, nichtpräskriptiver Ansatz verfolgt.

25.2 Die innere Logik der PTBS

Im DSM-System wird jede psychiatrische diagnostische Kategorie durch ein spezifisches Set von Kriterien dargestellt, die zur Unterscheidung von anderen diagnostischen Kategorien notwendig und hinreichend sind. Die Beziehungen zwischen den jeweiligen Kriterien sind bei den meisten diagnostischen Kategorien von untergeordneter Bedeutung: sie treten zuverlässig zusammen oder in einem Muster (Syndrom) auf, es besteht jedoch kein wissenschaftlicher Konsens über die Mechanismen, die die Kriterien untereinander verbinden. PTBS ist in dieser Hinsicht eine Ausnahme: ihre Kriterien sind durch eine innere Logik verknüpft.

> Die innere Logik einer Störung erklärt ihren Beginn, ihren Verlauf, ihre Prävalenz und ihr Ansprechen auf Behandlung durch kausale Mechanismen. Man setzt die Existenz dieser Mechanismen als wahr und gegeben voraus, so dass jede weitere Begründung für unnötig und unproduktiv gehalten wird. Die innere Logik einer diagnostischen Kategorie kann sich zugleich mit deren Erstellung herausbilden, es gibt jedoch auch Fälle, in denen die innere Logik einer diagnostischen Kategorie sich bereits herausgebildet hat, d. h. anerkanntes Wissen wurde, bevor die entsprechende Kategorie überhaupt als solche existierte.

PTBS hat, wie einige wenige andere DSM-Kategorien auch, eine innere Logik, genauer, eine PTBS-spezifische Logik der Erinnerung, sowie eine evolutionäre Logik, die auch andere Angststörungen haben. Die innere Logik der PTBS stammt aus dem 19. Jahrhundert und ist damit älter als die diagnostische Kategorie PTBS.

25.2.1 Logik der Erinnerung

> **Die 4 diagnostischen Kriterien der Posttraumatischen Belastungsstörung nach DSM IV**
>
> — A. Die Person erlebte, beobachtete oder war mit einem oder mehreren Ereignissen konfrontiert, die tatsächlichen oder drohenden Tod oder ernsthafte Verletzung oder eine Gefahr der körperlichen Unversehrtheit der eigenen Person oder anderer Personen beinhalteten. Die Reaktion der Person umfasste intensive Furcht, Hilflosigkeit oder Entsetzen.
> — B. Das traumatische Ereignis wird beharrlich in Form von wiederkehrenden belastenden Erinnerungen, Flashbackepisoden, Träumen und mimetischem Verhalten wiedererlebt.
> — C. Die Person reagiert mit anhaltender Vermeidung von Reizen, die Erinnerungen an das Trauma wachrufen. Vermindertes Interesse an wichtigen Aktivitäten und eine eingeschränkte Bandbreite des Affekts (numbing) können auftreten. Vermeidung und Affekteinschränkung werden direkt oder durch ihre Kollateraleffekte (wie Gefühle der Losgelöstheit und Entfremdung von anderen) beobachtet.
> — D. Der Patient leidet zusätzlich unter Symptomen erhöhten körperlichen Arousals (Ein- und Durchschlafstörungen, Reizbarkeit, Schreckhaftigkeit etc.).

Das Syndrom PTBS besteht aus den Kriterien B, C und D. Das Syndrom wird weniger von A (Ereignis, Erfahrung), als vielmehr von B (Erinnerung) angetrieben. C und D erhalten erst durch B ihre spezifische Bedeutung. Fehlt die Verbindung zur Erinnerung, sind die C- und D-Symptome »nicht diagnostisch spezifisch. Die meisten sind für andere psychische Störungen charakteristisch (so für Depression und andere Angststörungen) und werden zur Definition dieser Störungen herangezogen ...« (Breslau et al. 2002, S. 575).

Die Beziehung zwischen B und C ist offenkundig: die Erinnerung (B) ist schmerzhaft, so dass sich der Patient vor ihren Auswirkungen schützt (C). Die Beziehung zwischen B und D ist ein wenig komplizierter. Das betroffene Individuum erlebt B oder erwartet bewusst oder unbewusst die Wiederkehr von B. Dadurch werden das autonome Nervensystem (ANS) und die Hypothalamus-Hypophysen-Nebennieren-Achse aktiviert. Die Symptome der Gruppe D sind Marker oder Nebeneffekte dieser Reaktion.

Diese Logik der Erinnerung geht auf das 18. Jahrhundert und auf frühe Experimente mit posthypnotischer Suggestion zurück (Young 1995, Kap. 1). Im Ersten Weltkrieg wurde diese in den Heeren Großbritanniens, Deutschlands und Österreich-Ungarns bei der Diagnose von traumatischen Kriegsneurosen angewandt. Dennoch haben selbst Ärzte, die im Nachhinein für ihre Erinnerungsarbeit berühmt wurden, wie W.H.R. Rivers, nicht behauptet, alle posttraumatischen »Nerven«-Fälle seien von Erinnerungen angetrieben. Freud behauptet in *Jenseits des Lustprinzips* (1920) jedoch eben dies – das posttraumatische Syndrom werde notwendigerweise von der traumatischen Erinnerung angetrieben – und seine Konzeption bildet die innere Logik der PTBS (Young 2001).

Die Logik der Erinnerung der PTBS ist strukturell perfekt. Sie ist kohärent (alle Kriterien sind durch Ursache und Wirkung verbunden) und spezifisch (PTBS unterscheidet sich von anderen diagnostischen Kategorien). Empirisch jedoch tritt das Problem der falschen Positivbefunde auf, denn es ist schwierig oder oft unmöglich herauszufinden, bei welchen Patienten die klinischen Symptome tatsächlich authentische, d. h. ikonische traumatische Erinnerungen nachahmen. Vor der Einführung des DSM-III war das Problem augenfällig. Heute wird es weitgehend ignoriert (Young 2004).

Traumatischen Erinnerungen werden vier Nachahmungsformen (Mimikry) zugeschrieben:
1. künstlich,
2. falsch (simuliert),
3. zugeschrieben,
4. verzögert.

Die Erinnerungen sind strategisch in dem Sinne, dass sie bewusst oder unbewusst zur Befriedigung eines Wunsches oder Begehrens benutzt werden. (»Unbewusst« heißt lediglich, dass die Person sich ihrer Motive nicht vollständig bewusst ist). Zum Verständnis der Wirkungsweise solcher Erinnerungen ist es sinnvoll, zunächst auf das Wesen episodischer Erinnerungen einzugehen. Erinnern ist ein rekonstruktiver Prozess. Über das ganze Gehirn verteilte Erinnerungsbestandteile werden aktiviert, verknüpft und als deklarativer Gehalt neu dargelegt. Jeder Erinnerungsvorgang stellt einen »Entwurf« dar. Die Entstehung und der Inhalt dieses Entwurfs werden vom jeweiligen mentalen und emotionalen Zustand einer Person sowie von ihren Intentionen und Prioritäten beeinflusst, wie auch von ihrer »Sinnsuche« (reflektierende Verarbeitung), ihren Wechselbeziehungen mit Gesprächspartnern während des Erinnerns und von Informationen, die seit dem letzten Erinnerungsentwurf erworben wurden. Episodische Erinnerungen sind also formbar und somit revidierbar.

Die Prävalenz diagnostizierter Fälle von PTBS ist seit 1980 weltweit stark gestiegen. Es kann angenommen werden, dass ein bedeutender und zunehmender Anteil der diagnostizierten Fälle auf zugeschriebenen oder verzögerten Erinnerungen beruht. Der Grund dafür liegt in einem psychosozialen Prozess namens »looping«, wie er bei Ian Hacking (1998, 1999) beschrieben ist.

◘ Erläuterung der vier Nachahmungsformen der traumatischen Erinnerung

1. Künstliche und falsche Erinnerungen sind Versuche, die Vergangenheit durch Erinnerungsarbeit zu rekonstruieren. Künstliche Erinnerungen basieren auf imaginierten oder geborgten autobiographischen Ereignissen. Durch einen Prozess, der früher als »Autosuggestion« bezeichnet wurde, glaubt das Individuum, dass solche Erinnerungen wahre Repräsentationen seiner eigenen Erfahrungen sind. Dieser Ursprung, der gelegentlich als »Quellenamnesie« bezeichnet wird, unterscheidet künstliche Erinnerungen von falschen Erinnerungen.
2. Die Erzeugung falscher Erinnerungen ist ein bewusster Prozess, bei dem eine psychologische Distanz zur erinnerten Vergangenheit bestehen bleibt. Es gibt jedoch Fälle, in denen diese Unterscheidung keinen Unterschied macht. Erfolgreiche Simulanten sind mehr als nur Lügner: Sie leben ihre Lügen und stellen dadurch möglicherweise eine starke, wenngleich vorübergehende Identifikation mit einer erfundenen Vergangenheit her.
3. Zugeschriebene Erinnerungen sind die Spiegelbilder der ikonischen traumatischen Erinnerung. Die Logik der ikonischen Erinnerung verläuft vom Ereignis zur Erinnerung und von dieser Erinnerung zum charakteristischen Syndrom. Zugeschriebene Erinnerung verläuft in die entgegengesetzte Richtung. Ausgehend von einer psychiatrischen oder medizinischen Störung wird eine reale Erinnerung ausgewählt und post hoc als traumatische Ursache der Störung qualifiziert.
4. Verzögerte Erinnerungen verlaufen nach demselben Schema wie zugeschriebene Erinnerungen, es kommt jedoch zu einer weiteren Entwicklung. Der Patient erfüllt die ausgewählte Erinnerung mit starken Gefühlen (Angst, Schrecken etc.), die in der ursprünglichen Erfahrung nicht enthalten waren. Die verzögerte Erinnerung und das Leiden daran gewinnen nun eine neue Bedeutung. So werden bspw. syndromale Verhaltensweisen, die ursprünglich einer Depression oder Persönlichkeitsstörung zugeschrieben worden waren, nun auf das Trauma zurückgeführt. Auf ähnliche Weise werden bislang unerklärte körperliche Symptome als Folgen eines verborgenen Traumas umdefiniert. Verzögerte Erinnerungen sind nicht das Gleiche wie »verzögerte PTBS«. Bei letzterer entsteht zum Zeitpunkt des traumatischen Ereignisses eine ikonische Erinnerung, danach tritt eine lange symptomfreie Phase ein, während der die Aktivierung der traumatischen Erinnerung durch Vermeidungsverhalten und eingeschränkte Affektbandbreite (numbing) kontrolliert wird.

❗ Looping beruht auf der Annahme, dass Personen spontan auf ihnen zugeschriebene medizinische Klassifikationen reagieren. Solche Reaktionen sind z. B. Adaption, Formen des Widerstands, aber auch Bemühungen, sich neue Möglichkeiten zu verschaffen. Hacking zeigt, dass diese Reaktionen auch die Wahrnehmungen, Erwartungen und das Verhalten der mit den Patienten interagierenden Fachleute beeinflussen. Damit entsteht ein Loop, eine Schleife. Solange das Looping andauert, werden Wissen, Praxis und Subjektivität im Laufe der Zeit selektiv bestätigt und modifiziert. Looping beinhaltet biologische Veränderungen, entweder exogen (durch Medikation) oder endogen (durch Autosuggestion hervorgerufene physiologische Erregung).

Für den Benutzer sind diagnostische Instrumente wie standardisierte, präkalibrierte Protokolle und Skalen lediglich black boxes, die es gestatten, die beobachteten Symptome mit diagnostischen Kriterien abzugleichen. Die Formbarkeit der Erinnerung ist im anerkannten System der intellektuellen Arbeitsteilung nicht das Problem des Benutzers dieser Instrumente. Wenn falsche Positivbefunde sich zu einem Problem entwickeln, dann besteht die Lösung in verfeinerter Diagnosetechnik, nicht jedoch in epistemologischer Forschung (z. B. Foa et al. 2000, Young 2004a). Dieses Arrangement ist weder gut noch schlecht. Es verdeutlicht ganz einfach die Art und Weise, wie bestimmte Wissensarten zu Beginn des 21. Jahrhunderts erworben werden. Vor der Einführung des DSM-III wurden posttraumatische Syndrome anderen Epistemologien und Diagnose- und Behandlungssystemen zugeordnet. Diese anderen Systeme waren wie auch das heutige System empirisch, selbstbestätigend, selbstvalidierend und imstande, unerwartete Resultate zu erklären (Hacking 1999). Das gegenwärtige System ist jedoch im Gegensatz zu seinen Vorgängern standardisiert. Im Gefolge des DSM-III entstanden seit 1980 eine universelle und im Wesentlichen verbindliche Nosologie, ein universeller Bestand an diagnostischen Techniken (CIDI, DIS, Impact of Event Scale etc.) sowie ein umfangreiches Arsenal an statistischen Verfahren und Standards zur Aggregation und Analyse von Populationen. Diese Entwicklung erklärt oder rechtfertigt das mangelnde Interesse an der Logik der Erinnerung der PTBS und das Fehlen einer diesbezüglichen wissenschaftlichen Debatte (Young 2004). Es wird schlicht vorausgesetzt, dass Forscher mittels der genannten Techniken zwischen verschiedenen Arten von Erinnerungen und Erinnerungsprozessen unterscheiden können. (Zur Bestätigung siehe den Methodenteil der in den gängigen psychiatrischen Zeitschriften und Monographien erschienenen Artikel über PTBS.)

25.2.2 Die Logik des allostatischen Körpers

Das Konzept des traumatisierten Körpers geht auf Walter Cannon und Hans Selye zurück. Der erste Schritt dazu bestand in Cannons Konzeption der Homöostase als koordinierte physiologische Prozesse, die die meisten stabilen Zustände des Organismus kontrollieren. Ermöglicht werden diese durch »das Wirken nützlicher Vorrichtungen, die normalerweise ständig bereit sind, Katastrophen abzuwenden«. Der zweite Schritt war Cannons Erforschung einer dieser Vorrichtungen, nämlich der »Stressreaktion«. Diese Reaktion bildet eine Sequenz:
— Aktivierung des sympathetischen Nervensystems,
— Ausschüttung von Neurohormonen (Katecholaminen),
— Mobilisierung der Organsysteme für Kampf oder Flucht,
— Ausführung des überlebenssichernden Verhaltens,
— Rückkehr des Organismus zum Status quo ante.

Cannon zeigt in seinem Aufsatz über »Voodoo Death«, dass »ein dauerhaftes unkontrolliertes Besitzergreifen des Organismus durch eine traumatische Reaktion« zum Tode führt. Der dritte Schritt in der Geschichte der Konzeption bestand in Selyes Neuformulierung von Cannons Schlussfolgerung. Cannon hatte nur zwei Resultate berücksichtigt: der Organismus kehrt zur Homöostase zurück, oder der Organismus erschöpft sich und stirbt. Selye schlug eine dritte Möglichkeit vor: der Organismus passt sich mit einem alternativen stabilen Zustand, der Allostase, an anhaltende Stressoren an. Dies ist eine evolutionäre Anpassung wie die »Stressreaktion«, und sie kann für den Organismus zu Kosten führen, der allostatischen Last. Diese Kosten summieren sich für das einzelne Individuum im Laufe der Zeit und sind mögliche Quellen für Stress und Krankheit. Letztere resultieren sowohl aus der Pathophysiologie des Stresses, als auch aus den Verhaltensweisen, mit denen versucht wird, das Leiden zu kontrollieren, einschließlich »Selbstmedikation« mit Alkohol, Tabak und Drogen. Die Entdeckung der Allostase war Cannon entgangen, weil er sich ausschließlich auf das autonome Nervensystem und seine chemische Verlängerung, das Adrenalin, konzentrierte. Selye brachte die Stressreaktion über ein weiteres adrenales Sekret, das Cortisol, mit der Hypothalamus-Hypophysen-Nebennieren-Achse in Verbindung. Das grundlegende Konzept des allostatischen Körpers war um 1950 etabliert. Seine Anwendung wurde weiter ausgedehnt: in den 80er Jahren des letzten Jahrhunderts auf das Immunsystem, und in den Neunzigern auch auf den Hippocampus und andere mit der autobiographischen Erinnerung verbundene neurologische Strukturen.

Wie die Logik der Erinnerung der PTBS verbindet das Konzept des allostatischen Körpers die diagnostischen Kriterien des Syndroms durch eine Reihe von Ursachen und Wirkungen. B ist Ursache stressverursachender Angst, C ist eine verschlimmernde Bedingung, und D ist ein Verhaltensausdruck. Im Gegensatz zur Logik der Erinnerung bestätigt das Konzept jedoch verschiedene biologische Forschungsprogramme, die auf die Herzschlagreaktion, die hormonalen Ausschüttungen der Hypothalamus-Hypophysen-Nebennieren-Achse, das Hippocampusvolumen etc. abzielen. Es gibt einen weiteren konzeptuellen Unterschied zwischen den beiden Logiken. Die Logik der Erinnerung ist PTBS-spezifisch: Die Art, wie sie die diagnostischen Kriterien der PTBS verknüpft, unterscheidet letztere von anderen diagnostischen Kategorien. Die Logik des allostatischen Körpers ist hingegen unspezifisch, insoweit sie sich schlicht auf Angst bezieht, ungeachtet deren Ursache (z. B. Kriterium A). Daher greifen die beiden Logiken ineinander: die biologische PTBS-Forschung setzt unweigerlich voraus, dass ohne Schwierigkeiten zwischen ikonischen Fällen (echter PTBS) und anderen Formen von Angststörungen (falsche Positivbefunde) unterschieden werden kann.

25.2.3 Partielle PTBS

Meine These ist, dass die beiden Logiken der PTBS unhinterfragt integraler Bestandteil der in Forschung und klinischer Diagnose verwendeten Techniken sind. Sie tragen so zur weiteren Gewinnung von weiteren Nachweisen von PTBS bei. Diese Logiken, oder genauer gesagt, deren psychologische Effekte, erlauben es Autoren und Fachpublikum, sich mit Leichtigkeit und unreflektiert zwischen Phänomenen auf der individuellen und auf der Aggregatebene hin und her zu bewegen. Diese Leichtigkeit habe ich bereits an anderem Ort beschrieben (Young 2003). Mein Beispiel dort war ein Vergleich der Baseline-Kortisolwerte einer Gruppe von PTBS-diagnostizierten Teilnehmern und einer Vergleichsgruppe ohne psychiatrische Krankengeschichte. Die Autoren berichteten von einer statistisch signifikanten Differenz, die auf eine für PTBS charakteristische Abnormität oder Dysfunktion (Hypocorticolismus) der Hypothalamus-Hypophysen-Nebennieren-Achse hindeute. Dieser Befund beruhte auf einem Vergleich der Mittelwerte beider Gruppen. Es gab eine sehr große Überschneidung der individuellen Werte zwischen beiden Untersuchungsgruppen; Unterschiede zwischen den Gruppenmitteln könnten möglicherweise durch die kleine Ausreißergruppe in der Vergleichsgruppe erklärt werden; zudem hat die Kenntnis der Gruppenmittel keinerlei diagnostischen Nutzen. (Dies sei nicht als Kritik verstanden, sondern als Beobachtung.) Autoren und Leser bringen Hintergrundwissen (die beiden Logiken) ein und sind so imstande, unter die Oberfläche einer für PTBS charakteristischen pathophysiologischen Tendenz zu blicken. Was im Individuum nicht zu erkennen ist, wird in Aggregaten sichtbar. Diesen Effekt werde ich im Folgenden der Einfachheit halber als Aggregateffekt bezeichnen.

Die beiden Logiken ermöglichen darüber hinaus Schlussfolgerungen durch Synekdoche: ein sichtbarer Teil steht (und dient als Nachweis) für ein ansonsten unsichtbares Ganzes. Dieser Prozess ist in gewisser Weise zirkulär, denn er stellt die angenommene Verbindung zwischen Teil und Ganzem dar, die die Identität des Teils definiert. Auf diesem Prinzip beruht das diagnostische Konzept »partielle PTBS« oder »unterschwellige PTBS«. PTBS besteht aus 4 diagnostischen Kriterien – A, B,

C, D. Weitere Bedingung laut DSM-IV ist das Vorhandensein bestimmter Subkriterien:
- A (das traumatische Ereignis muss 2 Subkriterien erfüllen (tatsächliche Konfrontation mit dem Ereignis, intensive emotionale Reaktion);
- B (das Wiedererleben) muss eines von 5 genannten Subkriterien erfüllen;
- C (Reizvermeidung und Abflachung der Reagibilität) muss 3 oder mehr von 7 Subkriterien erfüllen;
- D (erhöhtes körperliches Arousal) muss mindestens 2 von 5 Subkriterien erfüllen.

❶ Partielle PTBS lässt sich auf zwei Arten konzipieren: als das Fehlen eines Kriteriums (A, B, C, D), oder, häufiger, als das Nichtvorhandensein der vorgegebenen Anzahl von Subkriterien.

Die beiden Ansätze unterscheiden sich weniger als man annehmen könnte, denn ein einzelnes nichtspezifisches Symptom kann ein spezifisches Kriterium erfüllen, bspw. stehen »Einschlafschwierigkeiten« für D.

Die duale Logik und die auf sie zurückzuführenden Arten der Schlussfolgerung (Aggregateffekt, Synekdoche) erlauben noch auf andere Weise die Verschmelzung von Aggregat- und Individualphänomenen. Üblicherweise schließen solche Forschungen breit angelegte epidemiologische Studien in der Bevölkerung mit ein, die auf kollektive Reaktionen in Zusammenhang mit kollektiven Traumata fokussiert sind. In den Aggregatresultaten werden auch die Daten von Versuchspersonen aufgenommen, die nur von einem einzelnen Kriterium berichten (B, C oder D). Diese Kriterien werden in den Aggregatresultaten als »Traumasymptome« betrachtet und in die Kriterien B, C und D unterteilt. Das Resultat sind nicht selten gewichtete Prozentsätze, die auf die Allgemeinbevölkerung anwendbar sind.

Das Interesse an partieller PTBS konzentrierte sich anfänglich auf Vietnamveteranen und auf Opfer sexuellen Missbrauchs. Die erste epidemiologische Studie zur partiellen PTBS in der Allgemeinbevölkerung wurde in den 90er Jahren von Murray Stein und Kollegen durchgeführt. Die Ergebnisse dieser Untersuchung deuteten darauf hin, dass partielle PTBS in der Allgemeinbevölkerung die gleiche Prävalenz wie PTBS hat, und dass sie durch Arbeitsunfähigkeit ebenso hohe Kosten für die Allgemeinheit verursacht. Daher »sind Kliniker gut beraten, ihren diagnostischen Rahmen zu erweitern und bei traumatisierten Patienten, die nicht sämtliche diagnostischen Kriterien erfüllen, eine Intervention in Betracht zu ziehen. Sollte es sich zudem herausstellen, dass Verbreitung und Arbeitsunfähigkeitsrisiko der partiellen PTBS ... so hoch sind wie unsere Daten nahe legen, dann steht die Gesundheitspolitik vor erheblich größeren Problemen als bisher angenommen wurde« (Stein et al. 1997, S. 1118).

25.3 PTBS der virtuellen Form

Nach den Terroranschlägen hat sich das Interesse an PTBS in den Vereinigten Staaten erhöht. Die empirische Forschung konzentrierte sich nun auf »indirekte traumatische Effekte« (distant traumatic effects). Die Bezeichnung wurde von Lenore Terr geprägt, in einem Aufsatz über die Reaktionen von Kindern auf die Liveberichterstattung im Fernsehen über das Challenger-Unglück (Terr et al. 1999).

❶ Heute wird der Terminus der indirekten traumatischen Effekte allgemein verwendet, um zwischen den Anschlägen direkt ausgesetzten Personen und jenen zu unterscheiden, die indirekt durch ein Medium – am häufigsten durch das Fernsehen – beeinträchtigt wurden (vgl. Lifton 2005: »unmittelbare Überlebende« und »Überlebende« des 11. September).

Ich habe insgesamt 27 empirische Studien ausfindig gemacht, die die »indirekten traumatischen Effekte« von Terroranschlägen in den Vereinigten Staaten beschreiben. Fünf Studien befassen sich mit gemessenen Veränderungen im Verbrauch von Anxiolytika, Tabak, Cannabis und Alkohol nach dem 11.9. (Boscarino et al. 2002, McCarter u. Goldman 2002, Vlahov et al. 2002, Perrine et al. 2004, Druss u. Marcus 2004). Vier Untersuchungen beschäftigen sich mit Veränderungen bei der Inanspruchnahme von psychologischen und psychiatrischen Einrichtungen nach den Anschlägen (Hoge et al. 2002, Weissman et al. 2003, Boscarino et al. 2004, Fairbrother et al. 2004). In 18 Studien werden symptomatische Reaktionen auf die Anschläge untersucht.

Im Folgenden beschränke ich mich auf die letzte Gruppe. Dreizehn dieser Studien behandeln Reaktionen auf die Anschläge vom 11.9. – die Vernichtung von 4 Passagierflugzeugen und ihrer Passagiere, des World Trade Center und eines Teils des Pentagon. Fast 3.000 Personen starben. Eine Untersuchung behandelt die psychiatrischen Effekte einer Serie von Milzbrand-Anschlägen im Oktober und November 2001. Vergiftete Briefe waren an Regierungs- und Medienbüros in New York, Washington und Florida geschickt worden und forderten 5 Todesopfer. Die letzte Studie betrifft die Reaktionen auf den Bombenanschlag von Oklahoma City 1995, bei dem 167 Menschen den Tod fanden, darunter zahlreiche Kinder.

Die Befunde der Autoren beruhen auf Selbstauskünften, die direkt von den Versuchspersonen abgefragt wurden, oder, bei Kindern, von deren Eltern. Als Instrumente wurden die *PTBS-Checkliste*, das *Diagnostic Interview Schedule for PTSD Revised for the National Women's Study*; das *Diagnostic Interview Schedule for Children*, der *UCLA Posttraumatic Stress Disorder Reaction Index, Child Revision*, die *Child PTSD Symptom Scale*, die *Impact of Event Scale* und in Studie 6 die *Diagnostic Predictive Scale* verwendet. Keine der besprochenen Studien beinhaltete qualitative Elemente. Hier nun eine

---

◘ **Zusammenfassung der 18 Studien**

Nach dem 11. September
1. Untersuchung auf der Grundlage einer repräsentativen landesweiten Erhebung unter 560 Erwachsenen, einschließlich Einwohnern von New York (Schuster et al. 2001): Die Teilnehmer wurden 3 bis 5 Tage nach den Anschlägen durch Anwählen zufälliger Telefonnummern angesprochen. Die Autoren sammelten Informationen über die Reaktionen der Teilnehmer und deren Beobachtungen über die Reaktionen ihrer Kinder.

2. Untersuchung auf der Grundlage einer repräsentativen Erhebung unter erwachsenen Einwohnern von Manhattan (Ahern et al. 2002, 2004, Galea et al. 2002, Galea et al. im Druck): Die Teilnehmer wurden zum Zwecke der Untersuchung anhand der Entfernung ihrer Wohnung zum World Trade Center in zwei Gruppen aufgeteilt (südlich der Canal Street/zwischen Canal Street und 110th Street). Die Teilnehmer wurden 6 bis 10 Wochen nach den Anschlägen durch Wählen zufälliger Telefonnummern angesprochen und einmalig interviewt.

3. Untersuchung auf der Grundlage einer landesweiten Wahrscheinlichkeitserhebung unter Ausschluss der Einwohner von New York City (Silver et al. 2002, Gil-Rivas et al. 2004): Diese Studie wurde in Zusammenarbeit mit der Firma »Knowledge Networks Inc.« durchgeführt, die auf internet-gestützte Untersuchungen spezialisiert ist und auf diese Weise über Zugang zu 60.000 amerikanischen Haushalten verfügt. Die Teilnahme an den Studien erfolgt dort über ein Gerät, das die Fernsehapparate der Teilnehmer mit dem Internet verbindet (Web-TV). Die Studie wurde in 3 Phasen jeweils 9 bis 23 Tage, 2 und dann noch einmal 6 Monate nach den Attentaten durchgeführt. Die erste Phase umfasste 2729 Teilnehmer, von denen 933 auch bei der zweite Phase und 787 in allen 3 Phasen teilnahmen.

4. Untersuchung auf der Grundlage einer landesweiten repräsentativen Erhebung unter 2273 Erwachsenen (Schlenger et al. 2002): Auch diese Studie erfolgte in Zusammenarbeit mit »Knowledge Networks Inc.« über das Internet. Die Teilnehmer wurden 1 bis 2 Monate nach den Anschlägen einmalig interviewt. Einwohner von New York City und Washington (in der näheren Umgebung des Pentagon) waren überrepräsentiert (777 bzw. 247 Erwachsene).

5. Untersuchung auf der Grundlage von 137 zufällig ausgewählten Teilnehmern einer weltweiten Erhebung (50 amerikanische Bundesstaaten, 26 Länder) unter 7.000 Erwachsenen (Butler et al. 2002, Spiegel u. Butler 2002). »Um aktuelle und aussagekräftige Daten zu erhalten, wurde inner-

▼

25.3 PTBS der virtuellen Form

halb von nur 17 Tagen nach den Anschlägen (des 11. September) ein umfangreiches Maßnahmenset entwickelt bzw. adaptiert, die nötige Bewilligung für Untersuchungen an menschlichen Subjekten beschafft und eine Forschungs-Website eingerichtet.« Die Autoren befragten die Teilnehmer in zwei Phasen, 3 bis 5 Wochen nach den Anschlägen sowie 5 Monate danach. Die Befunde sind noch nicht veröffentlicht.

6. Untersuchung auf der Grundlage einer repräsentativen Erhebung unter 8266 Schülern der 4. bis 12. Klassenstufe in New York City (Applied Research and Consulting et al. 2002). Die Stichprobe umfasste sowohl in der Nähe des World Trade Center als auch weiter entfernt gelegene Schulen. Schüler von Schulen in der Nähe des World Trade Centers waren überrepräsentiert. Die Daten wurden am 1. Oktober 2001 erhoben. Es wurde dabei auch erfasst, ob die Teilnehmer den physischen Auswirkungen der Zerstörung (Rauch, Staubwolken) ausgesetzt gewesen waren und/oder diese im Fernsehen gesehen hatten.

7. Untersuchung auf der Grundlage einer Erhebung unter 219 afro-amerikanischen Studenten einer nicht genannten Universität in einem der Südstaaten der USA (Murphy et al. 2003): Die Teilnehmer füllten 2 bis 3 Tage nach dem 11. September 2001 einen Fragebogen aus. Anhand der PTBS-Checkliste wurden Skalen der nach den Anschlägen auftretenden »Stresssymptome« zusammengestellt. Es wurde zudem eine Selbsteinschätzung des Unwohlseins erhoben, das die Teilnehmer den Fernsehbildern vom 11. September zuschrieben. Es wurde nicht der Versuch unternommen, beide Werte zu korrelieren.

8. Untersuchung auf der Grundlage der Auskünfte der Eltern von 434 Kindern aus New York City (Fairbrother et al. 2003). Zu näheren Details siehe Untersuchung 2.

9. Untersuchung auf der Grundlage der Auskünfte von 40 »ethnisch und sozioökonomisch diversen« Frauen im Bezug auf ihre Kinder im schulpflichtigen Alter (Kennedy et al. 2004): Bei den Frauen handelte es sich um Teilnehmerinnen einer laufenden Studie zur »Rolle des Fernsehens als vermittelnder Faktor in der Entwicklung des kindlichen Gesundheitsverhaltens«. Es wurden jeweils zwei Telefoninterviews durchgeführt und zwar innerhalb einer Woche nach den Terroranschlägen, und einen Monat später. Die Autoren beschreiben die Relevanz der veröffentlichten Forschung zu PTBS in der Kindheit für die Interpretation ihrer Befunde (auf der Grundlage der Perceived Stress Scale), jedoch wurden bei den Kindern der Informanten keinerlei diagnostische Instrumente zur Diagnose oder Erfassung von PTBS eingesetzt.

10. Untersuchung auf der Grundlage einer Erhebung unter 314 Studenten und Mitarbeitern der Northern Arizona University (Wayment 2004): Die Teilnehmer wurden zweimal interviewt, 3 bis 5 Wochen und 5 Monate nach den Anschlägen. Anhand der Impact of Event Scale wurden »Überlebensschuld«, »Vermeidungsverhalten« und »lästige Symptome« gemessen. Es wurden Vergleiche mit den Befunden aus Untersuchungen über PTBS nach Katastrophen angestellt. Wayment erwähnt nirgends in der Untersuchung PTBS, konzentriert sich jedoch auf die Messung der Symptome von Depression, Angst und Somatisierung.

11. Untersuchung von 171 Heranwachsenden in Orange County, Kalifornien. Die Teilnehmer wurden 2 bis 5 Monate nach den Anschlägen kontaktiert. Die Untersuchung war in eine laufende Studie zum Tabakkonsum eingebettet (Whalen et al. 2004). Die Daten wurden über zuvor ausgegebene Palm Pilots mit einem 14-Punkte-Fragebogen bezogen auf die Zeit nach dem 11. September erhoben.

12. Untersuchung auf der Grundlage einer landesweiten repräsentativen Erhebung unter Erwachsenen, aufgrund von Telefoninterviews in 2 Phasen (Stein et al. 2004a, 2004b). In der ersten Phase wurden 2 Wochen nach den Anschlägen 560 Erwachsene interviewt. Zwischen dem 9. und dem 28. November 2001 wurden 395 davon erneut interviewt.

▼

13. Untersuchung auf der Grundlage eines repräsentativen Samples von 8236 New Yorker Schülern der Klassenstufen 4 bis 11 (Hoven et al. 2004, 2005): Die nähere Umgebung des World Trade Centers war überrepräsentiert. Die Erhebung fand 6 Monate nach den Anschlägen statt.

14. Untersuchung von 255 jungen Erwachsenen in North Carolina. Diese Studie wurde in eine laufende Studie zur Aufdeckung und Verfolgung psychischer Probleme eingebettet (Costello et al. 2004). Die Reaktionen auf den 11. September werden als Nachweis von »zusätzlichem Stress« für Personen unter starkem Stress beschrieben.

15. Untersuchung von 362 Schülern im High-School-Alter aus verschiedenen Gegenden im Staat New York (Gould et al. 2004). Es wurden ein Jahr nach den Anschlägen Telefoninterviews durchgeführt. Die erhobenen Daten wurden mit Selbstauskünften verglichen, die eine Gruppe von Schülern vor den Anschlägen gegeben hatte.

16. Untersuchung auf der Grundlage eines repräsentativen Samples von 145 Kindern im Alter von 9 bis 13 Jahren und 151 Elternteilen aus Seattle (Lenqua 2005): Die Personen waren Teilnehmer einer Langzeitstudie über kontextuelle Einflüsse auf die kindliche psychologische Entwicklung und Symptomatologie. Zunächst wurden telefonisch Auskünfte der Eltern sowie Selbstauskünfte der Kinder nach dem 11. September eingeholt. Nach einem zwischen 1 bis 12 Monaten variierenden Intervall wurden Follow-Up-Interviews geführt.

Nach den Milzbrandanschlägen
17. Untersuchung auf der Grundlage einer stratifizierten Zufallsstichprobe unter 300 Erwachsenen aus West-Pennsylvania (Dougall et al. 2005): Die Teilnehmer wurden zweimal befragt, und zwar 2 bis 3 Monate und 8 Monate nach den Anschlägen. Die Kontaktaufnahme mit den Teilnehmern und die Beantwortung der Fragebögen wurden per Post durchgeführt.

Nach dem Bombenanschlag von Oklahoma City
18. Untersuchung von 69 Schülern der 6. Klassenstufe (Pfefferbaum et al. 2000): Die untersuchten Kinder stammten aus einer 150 km von Oklahoma City entfernt gelegenen Gemeinde. Sie wurden 2 Jahre nach dem Bombenanschlag jeweils einmal interviewt. Dabei wurden Selbstauskünfte über zwei verschiedene Zeiträume abgefragt, nämlich über den Untersuchungszeitraum (1997) sowie für die Tage unmittelbar nach dem Bombenanschlag (1995).

In 4 der geschilderten Studien (2, 4, 9 und 18) werden die symptomatischen Reaktionen von Teilnehmern als »PTBS« oder »wahrscheinliche PTBS« bezeichnet.

Vier der Studien bezeichnen Symptome von Teilnehmern als »PTBS-Symptome«, ohne diese Symptome näher zu beschreiben, (so zählt die Studie 6 »posttraumatische Stressreaktionen«).

Die übrigen Untersuchungen zählen vermeintliche Traumasymptome (z. B. »eingeschränkte Bandbreite des Affekts (numbing), die isoliert berichtet werden, d. h. von Personen, bei denen offensichtlich eine PTBS-Diagnose nicht in Frage kommt, da ein oder zwei der Diagnosekriterien B, C oder D nicht berichtet wurden.

Beispiel
Studie 3: Ein Achtel der Teilnehmer der ersten Phase wies Kriterien für PTBS oder akutes Stresssyndrom auf. Ein Drittel zeigte Vermeidungsverhalten und eingeschränkte Bandbreite des Affekts (Kriterium C), und drei Fünftel zeigten Symptome erhöhten Arousals (Kriterium D). Studie 6: Ein Fünftel der Teilnehmer entwickelte eine unmittelbar durch den 11. September ausgelöste PTBS. Drei Viertel der Teilnehmer gab an, »oft an die Anschläge auf das World Trade Center zu denken« (Kriterium B). Studie 15: 15% der Teilnehmer (Schüler) wiesen nach dem 11. September alle Symptome einer PTBS auf. Ein höherer Prozentsatz zeigte PTBS-Symptome aus der Child PTSD Symptom Scale, wie: »Aufregung durch Erinnerungen« (68%), »Versuche, nicht darüber zu sprechen« (48%), »übertriebene Vorsicht« (36%) und »körperliche Empfindungen« (26%).

25.3.1 Die traumatisierende Macht der Bilder

Das Erleben traumatischer Bilder fand überwiegend über das Fernsehen statt. (Studie 17 macht hier eine Ausnahme.) Fernsehbilder sind unter den im DSM-IV aufgeführten Erscheinungsformen des Stressors (Kriterium A) nicht aufgeführt. Die Forscher zeigen jedoch eine deutliche statistische Verbindung zwischen dem Beginn der Traumasymptome und dem Sehen bestimmter Fernsehbilder auf. Diese Verbindung bleibt auch bestehen, wenn andere reaktionsbeeinflussende Faktoren einbezogen werden, z. B. die Möglichkeit, dass die Teilnehmer durch Freunde oder Verwandte einen Bezug zu den im Fernsehen gezeigten Ereignissen hatten. Dieser Befund wird als Nachweis für das traumatische Potential des Fernsehens betrachtet.

Vier Studien (2, 4, 12 und 17) beschreiben eine Dosis-Wirkungs-Beziehung zwischen erhöhtem Konsum von Fernsehbildern der Terroranschläge und der Wahrscheinlichkeit einer PTBS und PTBS-Symptomen. Fernsehen war eine Informationsquelle, auch Quelle von Trauma-Schilderungen. Die Autoren konzentrierten sich jedoch auf den Effekt solcher Bilder, die gemeinhin mit ikonischer traumatischer Erinnerung assoziiert werden und die mit dissoziativen Flashback-Episoden, Flashbulb Memories (detaillierten Erinnerungsbildern), Unauslöschlichkeit (der Erinnerungsbilder) und Todesprägung (als Folge der Konfrontation mit eigenem und fremdem Tod, A. d. Ü.) einhergehen. In zwei dieser Studien (2 und 4) wurden die Teilnehmer aufgefordert zu quantifizieren, wie häufig sie bestimmte Fernsehbilder der Anschläge auf das World Trade Center gesehen hatten. Wieder andere Studien (7 und 8) verlangten von den Teilnehmern eine Bestimmung der Intensität ihrer Reaktionen während der Konfrontation mit bestimmten Fernsehbildern (ohne jedoch zu fragen, wie oft die Bilder jeweils gesehen wurden).

Zwei Bilder hielten die Autoren für mutmaßlich besonders verstörend: eines zeigt Menschen, die in den Tod springen oder fallen, das andere vor den Trümmern fliehende Menschen auf der Straße.

Die Autoren berichten von einer Dosis-Wirkungs-Beziehung: Fast 15% der Personen, die häufiger als 7 Mal Bilder von fallenden Menschen gesehen hatten, wiesen alle Symptome einer PTBS auf, während es bei Personen, die die Bilder seltener gesehen hatten, nur 6,2% waren (Ahern et al. 2002). Die Autoren von Studie 3 stellen die Hypothese auf, dass der Effekt der Fernsehbilder stärker ist, wenn diese »live« gesehen werden, also während das gezeigte Geschehen tatsächlich stattfindet (vgl. auch Norths Kommentare in Rosack 2002).

> ❗ Wie gelangt man zu der Annahme, Fernsehbilder besäßen traumatisierende Macht? Zum einen bieten die gezeigten Korrelationen dafür Evidenz. Man bringt uns bei, dass »aus Korrelation keine Kausalität folgt«, und auf abstrakter Ebene nehmen wir diesen Lehrsatz an. Wenn wir jedoch Wissen über das betreffende Thema haben, und (in der Forschung, beim Schreiben und Lesen von Studien) stillschweigende Annahmen über Ursachen und Mechanismen mitbringen, wird der warnende Lehrsatz leicht außer Acht gelassen.

Zum Verständnis der traumatisierenden Macht des Fernsehens bieten sich folgende Möglichkeiten an:
1. Die Bilder sind schockierend im klinischen Sinne, sie führen zu mentalen oder neurophysiologischen Störungen der von Freud in *Jenseits des Lustprinzips* beschriebenen Art.
2. Die Bilder erschüttern die ontologische Sicherheit des Zuschauers in ihren Grundfesten. Die Welt wird nun als gefährlich und unvorhersehbar erlebt. Der Zuschauer erlebt seine eigene Zukunft als perspektivisch verkürzt, da Anblicke und Geräusche, die an die Bilder und deren Bedeutung erinnern, vermieden werden, usw.
3. Die Einstellungen und Gefühlsausdrücke anderer Personen im sozialen Milieu des Zuschauers wie auch Worte und Gesten von Experten und Autoritätspersonen können die Auswirkungen von 1 und/oder 2 verstärken.
4. Die Auswirkungen von 1, 2 und 3 können sich weiter verstärken, wenn der Zuschauer durch die Anschläge einen erheblichen persönlichen Verlust erlitten hat, d. h. den Tod eines geliebten Verwandten oder Freundes. Diese These wird von einem sehr kleinen Teil der traumatisierten Personen gestützt.
5. Der letztlich entscheidende Faktor ist die Vulnerabilität – die Auswirkungen von Temperament, Disposition, Persönlichkeit, emotionaler

oder kognitiver Unreife oder kognitiver Defizite. Vorangegangene traumatische Ereignisse können hier relevant sein, insoweit sie diese weiteren Faktoren geprägt oder verzerrt haben.

Die unter 1. und 2. genannten Faktoren sind mögliche Ursachen für PTBS und deren ikonische Erinnerung. Faktoren 3, 4 und 5 sind keine Ursachen, sondern vielmehr stetige Variablen, die die unterschiedlichen Auswirkungen der Ursachen erklären sollen.

Faktor 1 ist als Ursache plausibel, jedoch nur, wenn der Zuschauer bereits hochgradig vulnerabel ist (Faktor 5). Andere Individuen reagieren anders. Die Fernsehbilder des World Trade Center sind schrecklich, aber nicht schrecklicher als andere Fernsehbilder, die die Zuschauer aller Wahrscheinlichkeit nach bereits gesehen haben. (Man lege selbst eine Liste aller »Zurschaustellungen von Leiden« an, die man in Film und Fernsehen gesehen hat, als da seien: sterbende Kinder, verstümmelte Leichen, verstümmelte Gesichter usw.) Charakteristischerweise werden solche schrecklichen Bilder halb vergessen, in der Erinnerung weichgezeichnet und sind nur noch mit Mühe zu erinnern. Einige Studien maßen den Faktor 5 vor und nach dem Anblick von Fernsehbildern. Offenbar entwickelte durch den Anblick kein Zuschauer eine starke Vulnerabilität. Das Betrachten von live gesendeten Bildern des 11. September mag in dieser Hinsicht geringfügig abweichen und stärkere Auswirkungen haben, in diese Kategorie würde jedoch nur eine winzige Teilgruppe der Studienteilnehmer fallen. Im Endeffekt kann man Faktor 1 ignorieren.

Faktor 2 ist eine mögliche Ursache, jedoch nur bei Verstärkung durch die Faktoren 3 und 5. Das Wissen über den Holocaust (einschließlich Bildern) hat die ontologische Sicherheit früherer Generationen nicht untergraben. Insofern erscheint es unwahrscheinlich, dass 3000 Tode heute dazu führen können. Faktor 3 kompliziert jedoch die Folgerungen, denn er bringt uns auf weitere Möglichkeiten, speziell auf die Empfänglichkeit der Zuschauer für Suggestion und auf deren bewussten und unbewussten Wunsch, sozial normative und ichsyntone Reaktionen zu zeigen (d. h. Beweise für das Einfühlungsvermögen und die Menschlichkeit des Zuschauers). Diese beiden Mechanismen – Suggestion und Wunsch – können selbst bei Fehlen von Faktor 2 traumatische Erinnerungen und Reaktionen herstellen. So finden wir uns in einer Situation, die an meine früher geäußerten Beobachtungen hinsichtlich der multiplen Quellen traumatischer Erinnerung (ikonisch, zugeschrieben, künstlich, falsch) erinnert und an die Schwierigkeiten, diese auseinander zu halten.

Wenn man meinen Argumenten zustimmen kann, weiß man auch eine außergewöhnlich interessante Auslassung zu würdigen, die allen 12 eben behandelten Studien gemeinsam ist. Deren Forschung konzentrierte sich ausschließlich darauf, wie das Fernsehen, andere Nachrichtenmedien sowie Gespräche zwischen Verwandten und Freunden eine einzige Sorte von Information vermittelten, nämlich Bilder und Berichte über die Terroranschläge. Eben diese Quellen waren jedoch zugleich Quellen für Informationen über PTBS, einschließlich Experteninterviews über die Ätiologie und Symptomatik der PTBS. Es war dies nicht das erste Mal, dass die Nachrichtenmedien der amerikanischen Öffentlichkeit Genaueres über PTBS vermittelten. Zum ersten Mal jedoch wurde eine Massenöffentlichkeit von den Medien dazu angeregt, sich selbst als Teilnehmer/Beobachter an einem traumatischen Ereignis zu sehen, wobei der Wortsinn von »traumatisch« dem des DSM entspricht. Man darf annehmen dass viele Studienteilnehmer bereits vor ihrem Kontakt mit den Forschern die Terroranschläge in einem Kontext mit PTBS gesehen hatten und dass die Fragen aus der *PTSD-Checklist*, dem *Diagnostic Interview Schedule for PTSD* etc. mit ihren vorausgesetzten Vorstellungen übereinstimmten.

Ein weiterer Punkt verdient beiläufige Erwähnung, und zwar die Dosis-Wirkungs-Beziehung. Das Bild der vom World Trade Center in den Tod stürzenden Menschen ist schrecklich. Warum sollte jemand dieses Bild ein zweites oder gar zehn oder mehr Male sehen wollen, wie in mehreren Studien berichtet? Die Dosis-Wirkungs-Beziehung kann nicht vollständig beschreiben, was hier vorliegt. Man fragt sich nach den Auswirkungen von Faktor 5, der Persönlichkeit, den psychologischen Bedürfnissen und der sittlichen Verfassung dieser Individuen. Führt die zehnfache Dosis zur Pathologie oder umgekehrt? Ähnliche Bedenken werden in den Studien 2 und 4 geäußert.

25.3.2 PTBS der virtuellen Form

Die erwähnten Anschläge wurden von Ausländern (11. September) wie auch von Amerikanern (Oklahoma City, Milzbrandanschläge) begangen. Nur die Anschläge vom 11. September jedoch, insbesondere die Zerstörung des World Trade Center, fesselten die Aufmerksamkeit des ganzen Landes, schürten dauerhafte Ängste, und dienten als Rechtfertigung für die als »War on Terrorism« bekannten politischen und militärischen Maßnahmen. Die Anschläge sind aus mehreren Gründen beispiellos in der Geschichte:

1. Die Attentäter vom 11. September wählten ihre Ziele aufgrund von deren symbolischer Wichtigkeit aus. (Das eigentliche Ziel des vierten, in Pennsylvania abgestürzten Flugzeuges war das Weiße Haus.) Die symbolische Bedeutung in ihrer Interpretation durch den Präsidenten, politische Meinungsmacher, die Massenmedien und Millionen von Bürgern definierte die Anschläge als ein landesweites Ereignis, als eine »Kriegshandlung«, vergleichbar dem japanischen Angriff auf Pearl Harbor (Rosack 2002).
2. Eine Standardinterpretation der Anschläge wurde Gemeingut:
   a) Die Attentäter gehörten zu einem unsichtbaren, aber überall präsenten internationalen Netzwerk.
   b) Zweck der Anschläge war es, das amerikanische Gemeinwesen und seine Bürger zu strafen und zu nötigen.
   c) Die Zerstörung der physischen Infrastruktur war nebensächlich. In erster Linie ging es den Attentätern um die Psyche des amerikanischen Volkes, und ihr dringlichster Wunsch bestand darin, das Gefühl von Hilflosigkeit zu verbreiten. (Die Anschläge stellen also eine Form von psychologischer Kriegsführung dar, vergleichbar mit der Bombardierung von Zivilbevölkerungen im Zweiten Weltkrieg: daher gelegentliche Vergleiche mit London während des »Blitz«.)
   d) Es gilt als sicher, dass künftig weitere tödliche Angriffe auf die USA versucht werden.
3. Die erklärte Rolle der Regierung besteht im Schutz der amerikanischen Bevölkerung und verwundbarer Infrastrukturen. Ein weiteres Ziel ist es, die Erinnerung an die Ereignisse des 11. September zur Ehrung der Toten und zur Mahnung der Lebenden an die bestehende Gefahr wach zu halten.

Die Regierung steht zu ihrer Verantwortung für die Überlebenden der Anschläge – in erster Linie nahe Verwandte der Todesopfer. Die Überlebenden erhalten psychiatrische Behandlung und werden, zum Schutz ihrer Privatsphäre und aus Angst vor einer Verlängerung ihrer Traumata, vor der Forschung abgeschirmt. Dieses Verfahren, so einige PTBS-Forscher, führt in der Praxis zu einem »Forschungsmoratorium«.

> Die Einrichtung des Ministeriums für Heimatschutz (Department of Homeland Security) impliziert die Bereitschaft, dem Terrorismus vorzubeugen und zu begegnen. Diese Bereitschaft sollte auf die Forschung im Bereich psychologischer Krankheiten ausgedehnt werden. … (Die) Öffentlichkeit muss über die Notwendigkeit weiterer Forschung aufgeklärt werden und auf die Vorgehensweise im Falle weiterer Terroranschläge vorbereitet sein. … Es muss eine neue Weiterbildungskultur entwickelt werden, die es der Wissenschaft ermöglicht, ungehindert zu veröffentlichen, was man weiß, und ebenso, was man noch nicht weiß, damit die Überlebenden des Terrorismus den Wert ihrer Teilnahme an der Forschung für die Gewinnung nutzbringenden Wissens erkennen. (Yehuda et al. 2005, S. 10)

Inzwischen hat die Forschung es verstanden, sich den Umständen anzupassen, und sich Ressourcen erschlossen, die zuvor nicht existierten, nämlich internetgestützte Techniken wie das Angebot der »Knowledge Networks Inc.« (Butler et al. 2002). Eine neue Variante der PTBS ist aufgetreten, die partielle PTBS und indirekte PTBS zu einem Massenphänomen vereint – eine Bedrohung, und gleichzeitig eine Chance für eine ganze Nation.

25.4 Der Weg zur Resilienz

Der demokratische Kongressabgeordnete Patrick Kennedy (Rhode Island) brachte im Juni 2003 im Repräsentantenhaus die Vorlage für ein »Gesetz zur Entwicklung der nationalen Resilienz« (National Resilience Development Act) ein. Der Vorlagentext betonte seine Dringlichkeit. »Laut New England Journal of Medicine (Galea et al. 2002) zeigen nach dem 11. September 2001 Amerikaner im ganzen Land, einschließlich Kindern, beträchtliche Stresssymptome. Selbst Kliniker in Gegenden weitab von den Schauplätzen der Anschläge sollten in der Lage sein, Patienten mit traumabezogenen Stresssymptomen zu behandeln.« Das medizinische Institut der National Academy of Sciences hatte zuvor empfohlen, »das Gesundheitsministerium (Department of Health and Human Services, A. d. Ü.) und das Ministerium für Heimatschutz (sollten) dafür Sorge tragen, dass die öffentliche Gesundheits-Infrastruktur imstande ist, auf die psychologischen Konsequenzen des Terrorismus zu reagieren.« (vgl. Institute of Medicine 2003). Die Gesetzesvorlage sollte dem Ministerium für Heimatschutz durch die Schaffung einer überbehördlichen Arbeitsgruppe die Arbeit erleichtern. Diese Arbeitsgruppe soll vierteljährlich zusammenkommen, um »die Zentren für die Kontrolle und Prävention von Krankheiten, das Nationale Institut für seelische Gesundheit, die Verwaltungsbehörde der Dienste gegen Drogenmissbrauch und für seelische Gesundheit, die Verwaltungsbehörde für die Gesundheits- und Erholungsdienste, das Amt für die Vorbereitung des Gesundheitswesens auf den Ernstfall und die Leitung des öffentlichen Gesundheitsdienstes bei ihren Bemühungen um die Entwicklung von Programmen und Protokollen zur Erhöhung der psychologischen Resilienz und zur Linderung von Leid und maladaptiven Verhaltensweisen des amerikanischen Volkes zu unterstützen …«. Die Finanzierung würde über den USA Patriot Act von 2001 erfolgen (National Resilience Development Act of 2003).

Die Vorlage ging an den »Rechts-Unterausschuss des Repräsentantenhauses für Verbrechen, Terrorismus und Heimatschutz« (House Judiciary Subcommittee on Crime, Terrorism and Homeland Security), wo sie heute noch liegt. In der Zwischenzeit hat der Abgeordnete Kennedy »eine Arbeitsgruppe geschaffen, die sich in den verschiedenen Behörden und Programmen umschaut, um zu sehen, was getan werden kann. Damit ist der Inhalt der Vorlage umgesetzt, obwohl der Gesetzgebungsprozess nicht vorankommt« (Millard 2005).

Die Amerikanische Psychologische Vereinigung (American Psychological Association – APA) reagierte weniger zögerlich als der Unterausschuss. 1999 hatte sie ein Informations- und Weiterbildungsprogramm unter dem Titel »Enhancing Resilience« (»Die Resilienz stärken«) begonnen. Dieses Programm diente der Förderung der Erforschung von Gewalt an und durch Jugendliche in Schulen, zu Hause und in der Gesellschaft (Fowler 1999). Nach den Terroranschlägen richtete die APA-Interessensvertretung der niedergelassenen Psychologen (Practice Directorate) ihre Aufmerksamkeit auf die Resilienz von Erwachsenen gegenüber traumatischem Stress (Newman 2002). »Wir veranstalteten Fokusgruppen in Los Angeles, Indianapolis und Baltimore, um die Stimmungslage nach dem 11. September zu erfassen. … Die Teilnehmer beschrieben ein deutliches Gefühl, ›das Schlimmste (sei) noch nicht ausgestanden.‹« Ihr Unbehagen »war umso stärker, denn aufgrund von Belastungen bei der Arbeit und in der Familie lebten sie bereits mit einem chronisch hohen Stresslevel.«

> Als ihr stärkstes Gefühl [jedoch] bezeichneten Teilnehmer der Fokusgruppen ihr Vertrauen und ihre Überzeugung, dass die Menschen nach den anfänglichen emotionalen und psychologischen Auswirkungen der Anschläge »wieder auf die Beine kommen« würden. Nach dem 11. September schien Resilienz einen höheren Stellenwert im Leben der Befragten einzunehmen. Wichtiger noch, die Teilnehmer äußerten den deutlichen Wunsch zu lernen, resilient zu werden. Es ging ihnen weniger darum, mit Veränderung, Stress und Unsicherheit »fertig zu werden« oder »umzugehen« oder einfach »zu leben«, sondern sie waren daran interessiert, angesichts solcher Probleme resilient zu sein. (Newman 2002, S. 62)

Als nächstes »begab sich die Interessensvertretung auf die Suche nach einem glaubwürdigen Medienpartner, um unsere Kampagne zu unterstützen. Der Fernsehsender Discovery Health

Channel passte recht gut zu unseren Vorstellungen: Er genießt das Ansehen einer glaubwürdigen Informationsquelle im Gesundheitsbereich und war daran interessiert, das Thema Resilienz aufzugreifen. Das Ergebnis dieser Partnerschaft war der Dokumentarfilm »Aftermath: The Road to Resilience« (etwa: Nach den Anschlägen: Der Weg zur Resilienz).« Mit den folgenden Ausstrahlungen »begann das Direktorat in Zusammenarbeit mit unseren Mitgliedern und anderen psychologischen Vereinigungen, sich direkt an die Bevölkerung zu wenden.« Die APA und Discovery Health erstellten eine Online-Broschüre mit einem 10-Schritte-Programm zum Aufbau von Resilienz. Es wurde für die Teilnahme an psychologisch geleiteten Foren, Workshops und Vorträgen geworben und die teilnehmenden Kliniker erhielten gratis einen Satz Materialien einschließlich einer Videokassette von »Aftermath: The Road to Resilience«. Die APA veranstaltete auch Foren für Journalisten zum Thema Resilienz (Martin 2002).

25.4.1 Messung der Resilienz

Das derzeit in Psychologie und Psychiatrie geläufige Konzept der »Resilienz« lässt sich in die 70er Jahre des 20. Jahrhunderts zurückverfolgen und entwickelte sich aus der Beschäftigung mit Kindern, die durch genetische und Erfahrungsfaktoren ein erhöhtes Risiko für Psychopathologien und Entwicklungsprobleme aufwiesen. Kinder, die sich trotz ungünstiger Faktoren gut entwickelten, wurden als »resilient« bezeichnet. Man hoffte, durch diese Kinder Hinweise auf Ätiologie, Interventionsstrategien und eine empirische Basis für politische Entscheidungen zu gewinnen. Zunächst galt Resilienz als ungewöhnliche, gar außergewöhnliche Eigenschaft. Heute betrachtet man Resilienz in der Regel als »allgemeines Phänomen, das in den meisten Fällen von grundlegenden menschlichen Anpassungssystemen bewirkt wird.«

Bei der Erforschung der Resilienz benutzte man u. a. Skalen, die auf Listen mit Eigenschaften basieren. Darunter waren Merkmale wie Selbstwirksamkeit, Selbstregulierung, Handlungsorientierung, Optimismus, Humor, emotionale Stabilität und Widerstandsfähigkeit (Kobasa 1979, Rutter 1985, Masten 2001).

Resilienz beinhaltet Prozesse und Eigenschaften, die für ein »gutes Überstehen« verantwortlich sind. Der der Resilienz zugrunde liegende Prozess wurde auf verschiedene Weise beschrieben. Ein Ansatz beschreibt Resilienz im Zusammenhang mit biologisch-psychisch-sozialer Homöostase. Wichtig Start

> ❗ Stresserzeugende Ereignisse bedrohen das Gleichgewicht; Resilienz ist die Fähigkeit, das Gleichgewicht wiederherzustellen. Stresserzeugende und verstörende Ereignisse können eine Chance sein zur Entwicklung eines höheren Homöostase-Niveaus (Selbstaktualisierung) und zur Verbesserung der Fähigkeit, nach Widrigkeiten wieder auf die Beine zu kommen.

Resilienz zeigt sich jedoch bereits in der Fähigkeit, zum Status quo ante zurückzukehren, oder, beim Scheitern besserer Möglichkeiten, auf einem niedrigeren Homöostase-Niveau weiterzuleben. Mangelnde Resilienz dagegen wird mit maladaptiven Reaktionen und selbstzerstörerischem Ausgang in Verbindung gebracht (Connor u. Davidson 2003, S. 77).

Die Ich-Psychologie bietet einen anderen Blickwinkel auf die der Resilienz zugrunde liegenden Prozesse an (Block u. Kremen 1996). Ausgangspunkt ist die Vorstellung, dass für ein Kind die Welt weniger beängstigend und eher kontrollierbar erscheint, sobald es die Fähigkeit zur Impulsmodulation erworben hat.

> ❗ Die Fähigkeit, auf Probleme zu reagieren, bedingt die »dynamische und erfinderische Regulierung und Ausbalancierung von Impulsen und Inhibitionen…« und verhindert sowohl übermäßige als auch mangelnde Kontrolle. Diese Fähigkeit definiert die »Ichresilienz«, eine Eigenschaft, die vor Ängsten schützt und zudem für ein »positives Verhältnis zur Welt prädisponiert, das sich in positivem Affekt und Offenheit für neue Erfahrungen ausdrückt«.

»Ichschwache« Personen dagegen erleben häufige Ängste, die »unweigerlich von existentiellen Unsicherheiten und Schwierigkeiten ausgelöst sind«. Negative Affekte (Traurigkeit, Wut etc.) sind unausweichlich. »So können ... sowohl positiver als auch negativer Affekt als charakterologische Konsequenzen von Ichresilienz oder Ichschwäche betrachtet werden.« (Block u. Kremen 1996)

Block und Kremen erstellten eine 14-Punkte-Skala (ER89) zur Messung der Ichresilienz: z. B. »die meisten Menschen, die ich treffe, sind liebenswert« (Punkt 9), »Ich mag neue und aufregende Dinge« (Punkt 11). Frederickson et al. (2003) benutzten diese Skala für die Untersuchung der Reaktionen nach dem 11. September. Zunächst wurde ein Sample von 133 Studenten untersucht, die vor dem 11. September an einer Studie teilgenommen hatten. ER89 war eines der dabei benutzten Instrumente. Ein Subsample von 47 Personen nahm an einer Follow-Up-Sitzung am 20. September 2001 teil. Daher waren die Autoren in der Lage, die Werte für Ichresilienz (angeblich eine stabile Eigenschaft) mit den Reaktionen der Teilnehmer in der Zeit nach dem 11. September zu vergleichen. Ihre Befunde wiesen eine breite Übereinstimmung mit den Voraussagen von Block und Kremen auf: Hohe Resilienzwerte gingen mit positivem Affekt einher, niedrige Resilienzwerte mit negativem Affekt und depressiven Symptomen. Die Studie enthielt keine Fragen über PTBS-Symptome.

Im selben Jahr (2003) veröffentlichen Connor und Davidson die *Connor-Davidson-Resilienzskala* (CD-RISC, 25 Punkte). Sie beruht auf dem Homöostasemodell und soll ausdrücklich für die PTBS-Forschung von Nutzen sein. Vor kurzem wurde die erste empirische Untersuchung auf der Grundlage dieses Instruments veröffentlicht (Davidson et al. 2005). Die Autoren schreiben, ihr Ausgangspunkt sei das wachsende Interesse in den USA am Konzept der Resilienz. »Es gibt keinen besseren Beweis für die Wichtigkeit der Resilienz als ... den (jüngst eingebrachten) National Resilience Development Act, der dazu dienen soll, die Amerikaner bei der Entwicklung einer größeren psychologischen Resilienz gegenüber Terrorismus zu unterstützen« (Davidson et al. 2005, S. 43). Und Resilienz ist eine psychologische Eigenschaft, die modifiziert werden kann. Dies war auch Ausgangspunkt für das Road-to-Resilience-Programm der APA. Der Unterschied besteht darin, dass die APA die Resilienz durch psychologische Fachkompetenz stärken will, während Davidson et al. darauf abzielen, dasselbe durch Psychopharmaka (mit oder ohne begleitende kognitive Verhaltenstherapie) zur erreichen.

Psychopharmaka könnten auf zweierlei Weise zur kollektiven Resilienz beitragen: als Prophylaxe für Personen mit erhöhtem Expositionsrisiko (zur Förderung eines guten Überstehens) und als Vehikel zur Untersuchung der Neurophysiologie der Resilienz. Die Studie von Davidson et al. beruht auf einer Untersuchung von 92 Personen mit chronischer PTBS. Die Teilnehmer wurden auf 3 Gruppen verteilt, von denen jede eine andere Medikation erhielt. Prozac (Fluoxetin; in Deutschland: Fluctin) und Zoloft (Setralin) sind selektive Serotonin-Wiederaufnahmehemmer (SSRI) und zur Behandlung von affektiven Störungen und Angststörungen einschließlich PTBS weit verbreitet. Das dritte Präparat war Gabitril (Tiagabin), ein selektiver GAMA-Wiederaufnahmehemmer (SGRI). Dieses Antikonvulsivum wird zur Behandlung der Epilepsie verwendet und findet gelegentlich auch Anwendung in der Behandlung von PTBS-Symptomen. Die Forscher maßen die Änderung der CD-RISC-Resilienzwerte und der Schwere der PTBS-Symptome nach der Behandlung. Die Untersuchung fand »offen« statt, d. h. sowohl Forscher als auch Teilnehmer wussten, welche Droge jeweils gegeben wurde.

In allen 3 Gruppen erhöhten sich die CD-RISC-Werte nach der Behandlung, d. h. die Teilnehmer tendierten bei Punkten wie »zur Anpassung an Veränderungen fähig«, »habe mein Leben im Griff«, »sehe Sinn im Leben« und »kann mit dem umgehen, was auf mich zukommt« zu einer höheren Selbsteinschätzung. Die Resilienzwerte vor der Behandlung (zu Beginn der Studie) erlaubten jedoch keine Voraussage über die Veränderung der PTBS-Werte nach der Behandlung. Die stärkste Voraussage erlaubte der Punkt »behalte bei Widrigkeiten den Humor«. (Therapien und Lebensgewohnheiten, die dem Sinn für Humor förderlich sind, sollten daher bei der Behandlung von PTBS und generell im Stressmanagement Berücksichtigung finden.) Was bedeuten diese Befunde? Verschiedene Interpretationen sind möglich. Man könnte argumentieren, dass die Teilnehmer vor der Behandlung objektivere Selbsteinschätzungen abgaben. Prozac führte lediglich dazu, dass sie sich besser fühlten, indem es die emotionale Gestimmtheit und Bereitschaft weg von Angst und Traurigkeit und hin zu Glücksgefühlen verschob (Harmer et al. 2003). Die Vertreter des Resilienzkonzeptes würden argumentieren, dass es »genau darum geht« (Davidson et al. 2005, S. 47). Die Selbstwerterhöhung ist belegt, wenn sich der Teilnehmer nun »selbst für stark hält« und »stolz auf Erreichtes ist«. Selbsteinschätzung ist ein Bestandteil der Resilienz: Wenn man sich selbst so einschätzt (verbesserte Selbstwirksamkeit), wird man resilienter, und dadurch erhöht sich die Wahrscheinlichkeit eines guten Überstehens.

In diesem Falle bestünde die nächste Aufgabe darin, die verbesserten Selbstauskünfte zu erhalten. Führen diese automatisch zu Erfolg und einem positiven Looping-Effekt? Verstärkt der Glaube (die Behauptung) einer Person, sie »könne mit unangenehmen Gefühlen umgehen«, natürlicherweise deren Fähigkeit, mit unangenehmen Gefühlen umzugehen? Oder sollte die Person weiterhin Prozac oder Zoloft einnehmen? Oder womöglich Gabitril, denn dieses hat den stärksten Einfluss auf die CD-RISC-Werte – »ein Befund, der nahe legt, dass die Wege, über die der GABA-Transport (Gamma-Aminobuttersäure, A. d. Ü.) stattfindet, auch eine wichtige Rolle bei der Vermittlung von Resilienz spielen könnten« (Davidson et al. 2005, S. 47). (Cephalon, der Hersteller des Präparats, hat noch nicht herausgefunden, über welchen Mechanismus Gabritil sein klinisches Therapieziel, nämlich die Behandlung fokaler epileptischer Anfälle, beeinflusst, die ein wesentlich einfacheres Phänomen als die PTBS-Symptome B und D darstellen (s. Berigan 2002).

Um die Implikationen dieser Befunde zu begreifen, muss man antiquierte Vorstellungen von Normalität und Charakter über Bord werfen (z. B. Wessely 2004, Sommers u. Patel 2005). Wenn der Weg in die Zukunft von der Normalität hin zur Resilienz führt und wir diesen Weg mitgehen wollen, dann müssen Prozac, Zoloft und Gabitril neu betrachtet werden.

> Typischerweise sehen wir Medikamente zur Behandlung von Depressionen und Angststörungen als »Anti«-Depressiva und »Anti«-Angst-Mittel«. Unsere Daten legen jedoch nahe, … dass dieselben Medikamente einen günstigen Effekt auf positive Gefühle, Verhaltensweisen und Überzeugungen haben. Wir verfügen vermehrt über Belege, dass diese Medikamente nicht nur einen »anti«-pathologischen, sondern auch einen »pro«-Gesundheits-Charakter haben. (Davidson et al. 2005, S. 47)

25.4.2 Das Ende des Weges

Es gibt noch eine weitere Möglichkeit, nämlich die, Pharmaka durch heroische Körper zu ersetzen. Wie wir gesehen haben, wurde Resilienz anfänglich mit außergewöhnlichen Personen in Verbindung gebracht – Kindern, die trotz großer Widrigkeiten so gut gedeihen, dass man sie als die »Unverwundbaren« bezeichnen. Im Laufe der Zeit hat sich der Lokus der Resilienz verschoben, seine heroische Qualität verloren, und wurde »gewöhnliche Magie« (Masten 2001). Im Laufe der Zeit (und vor dem 11. September) haben einige psychiatrische Forscher die ursprüngliche Konzeptualisierung neu überdacht (Morgan et al. 2000a, 2000b). Mit dem Unterschied, dass es sich bei den außergewöhnlichen Personen nun nicht mehr um Kinder handelte, und bei den Widrigkeiten (extremem Stress) nicht mehr um die Folgen von angeborenen oder milieuabhängigen »Risikofaktoren«. Die Forscher wendeten sich Personen zu, die kurz darauf zur Speerspitze im Kampf gegen den Terrorismus wurden, nämlich Soldaten einer Sondereinheit der U.S. Army, die im Zentrum für besondere Kriegsführung »Fort Bragg« an einem Überlebenstraining teilnahmen. Dieser Kurs wurde »ausgewählt, da er mit den Zielen dieser Studie kompatibel ist. … Er soll dazu dienen, Soldaten auf den Umgang mit Situationen vorzubereiten, die jenseits ihrer Routine sind, die jedoch zu den Risiken ihres Berufs gehören, konkret: Vermeidung der Gefangennahme durch den Feind sowie, im Falle der Gefangenschaft, das Überleben als Kriegsgefangene« (Morgan et al. 2000a, S. 892).

Die Untersuchung kam zu dem Ergebnis, dass Elitesoldaten signifikant höhere Neuropeptid-Y-Werte (NPY) als gewöhnliche Soldaten haben. Klinische Belege und Tierversuche deuten darauf hin, dass NPY als endogenes Anxiolytikum dient (es dämpft oder reduziert Angst). Niedrige NPY-Werte werden von depressiven Personen und Suizidopfern berichtet (Morgan et al. 200b, S. 902-903).

Der jetzige Befund von erhöhtem NPY in akuten Stresssituationen bei als »stressresistent« identifizierten Individuen ist vielleicht ein Schritt hin zu einem besseren Verständnis verschiedener Faktoren, die zur Stressresilienz und zur Stressvulnerabilität beitragen... (und) unterstreicht den möglichen Nutzen von NPY-Agonisten (Stimulantien) für den Menschen... (Morgan et al. 2000b, S. 908).

Das von den Autoren für den Elitesoldaten im Überlebenstraining beschriebene Szenarium ist ein genaues Gegenstück zu dem Szenarium, das Walter Cannon für die Überlebensantwort in »Voodoo Death« konstruierte (im ersten Teil beschrieben): Der Körper eines gewöhnlichen Menschen wird von Angst und einem noradrenergen Flucht-System buchstäblich verzehrt, welches im heroisch resilienten Körper durch NPY moduliert wird.

Ein kurzer Nachsatz für einen Blick auf die Zeit nach dem 11. September: Britische Elitesoldaten absolvieren ein ähnliches Trainingsprogramm namens »R2I«, d.i. »resistance to interrogation« (dt.: »Widerstand bei Verhören«). Nun werden sowohl britische als auch US-Soldaten beschuldigt, ihre eigenen R2I-Erfahrungen (die dem Erwerb von Resilienz dienen sollen) zum Vorbild zu nehmen, um Gefangene im Irak zu befragen und zu missbrauchen (um Resilienz zu brechen). »Wenn die Befragungstechniken zu Übungszwecken an britischen Soldaten eingesetzt werden, dann allerhöchstens für 48 Stunden und immer in Anwesenheit eines Supervisors und eines Psychologen. Es wird der Tatsache Rechnung getragen, dass Gefangene in unerfahrenen Händen in eine Psychose getrieben werden können (Leigh 2004).

25.5 Schlussfolgerung

In diesem Kapitel war es meine Absicht, zu beschreiben, wie Forscher, Kliniker, Patienten und die Öffentlichkeit nach dem 11. September Wissen und Überzeugungen über Trauma und Resilienz erlangt haben. Die Massenproduktion von PTBS der virtuellen Art ist neu, aber keine Aberration. Es ist ebenso wenig nützlich, dieses Phänomen als »Fass ohne Boden« abzutun, als ungerechtfertigte Erweiterung der ikonischen Klassifikation (»echte PTBS«).

Ganz im Gegenteil ist PTBS der virtuellen Art eine historische Entwicklungsform einer »Lebensform« – des posttraumatischen Syndroms – die gegen Ende des 19. Jahrhundert begann, Gestalt anzunehmen, stufenweise revidiert und ausgearbeitet wurde und ihre Gestalt mehrfach veränderte, sehr oft in Zusammenhang mit weltgeschichtlichen Episoden von Gewalt – der Erste Weltkrieg (Aufstieg und Fall der traumatischen Hysterie), der Vietnamkrieg (PTBS, eine Weiterentwicklung der traumatischen Neurose) und postkoloniale Verwerfungen (Trauma wird zu einer Matrix für weltweites Leiden) und nun der Krieg gegen den Terrorismus.

Literatur

Ahern J et al. (2004) Television images and probable posttraumatic stress disorder after September 11: the role of background characteristics, event exposures, and perievent panic. Journal of Nervous and Mental Disease 192: 217–226

Ahern J et al. (2002) Television images and psychological symptoms after September 11 terrorist attacks. Psychiatry 65: 289–300

Applied Research and Consulting, Columbia University Mailman School of Public Health, and the New York State Psychiatric Institute (2002) Effects of the World Trade Center attack on NYC public school students: Initial report to the New York City Board of Education. New York City Board of Education, New York

Berigan T (2002) Treatment of posttraumatic stress disorder with tiagabine. Canadian Journal of Psychiatry 47: 788

Block J, Kremen AM (1996) IQ and ego-resiliency: conceptual and empirical connections and separateness. Journal of Personality and Social Psychology 70: 349–361

Boscarino JA et al. (2003) Psychiatric medication use among Manhattan residents following the World Trade Center disaster. Journal of Traumatic Stress 16: 301–306

Boscarino JA et al. (2004) Mental health service and medication use in New York City after the September 11, 2001, terrorist attack. Psychiatric Services 55: 274–283

Butler LD et al. (2002) How to launch a national internet-based panel study quickly: lessons from studying how Americans are coping with the tragedy of September 11, 2001. CNS Spectrums 7: 597–603

Butler AS, Panzer AM, Goldfrank LR (2003) Preparing for the Psychological Consequences of Terrorism: A Public Health Strategy. National Academies Press, Washington

Connor KM, Davidson JRT (2003) Development of a new resilience scale: the Connor-Davidson Resilience Scale (CD-RISC). Depression and Anxiety 18: 76–82

Costello EJ, Erkanli A, Angold A (2004) Sistant trauma: a prospective study of the effects of September 11th on young adults in North Carolina. Applied Developmental Science 8: 211–220

Literatur

Davidson JRT et al. (2005) Trauma, resilience and saliostasis: effects of treatment in post-traumatic stress disorder. International Clinical Psychopharmacology 20: 43–48

Dougall AL, Hayward MC, Baum A (2005) Media exposure to bioterrorism: stress and the anthrax attacks. Psychiatry 68: 28–42

Druss BG, Marcus SC (2004) Use of psychotropic medications before and after September 11th, 2001. American Journal of Psychiatry 161: 1377–1383

Eth S (2002) Television viewing as a risk factor. Psychiatry 65: 301–303

Fairbrother G, Stuber J, Galea S, Fleischman AR, Pfefferbaum B (2003) Posttraumatic stress reactions in New York City children after the September 11th, 2001, terrorist attacks. Ambulatory Pediatrics 3: 304–311

Fowler RD (1999) The new Enhancing Resilience program (a letter). APA on-line: January. www.apa.org/ppo/issues/p99pibernieaRaOns.html (accessed 9th August 2005)

Fredrickson BL, Tugade MM, Waugh CE, Larkin GR (2003) What good are positive emotions in crises? A prospective study of resilience and emotions following the terrorist attacks on the United States on September 11th, 2001. Journal of Personality and Social Psychology 84: 365–376

Galea S, Ahern JS, Resnick H, Vlahov D (2006) Post-traumatic stress symptoms in the general population after a disaster: implications for public health. In: Neria Y et al. (eds) September 11, 2001: Treatment, research, and public health in the wake of a terrorist attack. Cambridge University Press

Galea S et al. (2002) Psychological sequelae of the September 11th terrorist attack in New York City. New England Journal of Medicine 346: 982–987

Gil-Rivas V, Holman EA, Silver RC (2004) Adolescent vulnerability following the September 11th terrorist attacks: a study of parents and their children. Applied Developmental Science 8: 130–142

Goldstein S, Brooks RB (2005) Why study resilience? In: Goldstein S, Brooks RB (eds) Handbook of Resilience in Children. Kluwer/Plenum, New York, pp 1–23

Gould MS (2004) Impact of the September 11th terrorist attacks on teenagers' mental health. Applied Developmental Science 8: 158–169

Harmer CJ et al. (2003) Toward a neuropsychological theory of antidepressant drug action: increase in positive emotional bias and potentiation of norepinephrine activity. American Journal of Psychiatry 160: 990–992

Hoge, CW, Pavlin JA, Milliken CS (2002) Psychological sequelae of September 11. New England Journal of Medicine 347: 443

Hoven, CW et al. (2004) Exposure to trauma and separation anxiety in children after the WTC attack. Applied Developmental Science 8: 172–183

Hoven CW et al. (2005) Psychopathology among New York City public school children 6 months after September 11. Archives of General Psychiatry 62: 545–552

Huxley A (1921) Crome Yellow: A Novel. Chatto and Windus, London

Kennedy C, Charlesworth A, Chen JL (2004) Journal of Pediatric Nursing 19: 329–339

Knowledge Networks. www.knowledgenetworks.com/index2.html

Kobasa SC (1979) Stressful life events, personality, and health: an inquiry into hardiness. Journal of Personality and Social Psychology 37: 1–11

Leigh D (2004) UK forces taught torture methods. Guardian, May 8th, 2004

Lengua LJ, Long AC, Smith KI, Meltzoff AN (2005) Pre-attack symptomatology and temperament as predictors of children's responses to the September 11 terrorist attacks. Journal of Child Psychology and Psychiatry 46: 631–645

Lifton RJ (2005) Americans as survivors. New England Journal of Medicine 352: 2263–2265

Maddi SR (2005) On hardiness and other pathways to resilience. American Psychologist 60: 261–272

Masten AS, Powell JL (2003) A resilience framework for research, policy, and practice. In: Luthar SS (ed) Resilience and Vulnerability: Adaptation in the Context of Childhood Adversities. Cambridge University Press, pp 1–25

Marshall RD, Galea S (2004) Science for the community: assessing mental health after 9/11. Journal of Clinical Psychiatry 65 (supplement 1): 37–43

Martin S (2002) Building resilience from the grassroots up. Monitor on Psychology 33: 52

Masten AS (2001) Ordinary magic: resilience processes in development. American Psychologist 56: 227–238

McCarter L, Goldman W (2002) Use of psychotropics in two employee groups directly affected by the events of September 11. Psychiatric Services 53: 1366–1368

Millard E (2004) Mental health legislation is pending. In: nePsy.com, November 2004 Issue (www.nepsy.com – official website of the New England Psychologist

Morgan CA et al. (2000a) Hormone profiles in humans experiencing military survival training. Biological Psychiatry 47: 891–901

Morgan CA et al. (2000b) Plasma neuropeptide-Y concentrations in humans exposed to military survival training. Biological Psychiatry 47: 902–909.

National Resilience Development Act of 2003. www.theorator.com/bills108/hr2370.html

Newman R (2002) The road to resilience. Monitor on Psychology 33: 62

Perrine MW et al. (2004) The impact of September 11, 2001, terrorist attacks on alcohol consumption and distress: reactions to national trauma 300 miles from Ground Zero. Journal of Studies on Alcohol 65: 5–15

Pfefferbaum B et al. (1999) Clinical needs assessment of middle and high school students following the 1995 Oklahoma City bombing. American Journal of Psychiatry 156: 1069–1074

Pfefferbaum B et al. (2000) Posttraumatic stress two years after the Oklahoma City bombing in youths geographically distant from the explosion Psychiatry 63: 358–370

Pfefferbaum B, Pfefferbaum RL, North CS, Neas BR (2002) Does television viewing satisfy criteria for exposure to posttraumatic stress disorder? Psychiatry 65: 306–309

Putnam F (2002) Televised trauma and viewer PTSD: implications for prevention. Psychiatry 65: 310–312

Rosack J (2002) Psychiatric symptoms tied to 9/11 resolving, but long-term impact still unclear. Psychiatric News 37(17): 1

Rutter, M (1985) Resilience in the face of adversity: protective factors and resistance to psychiatric disorders. British Journal of Psychiatry 147:598–611

Schlenger WE et al. (2002) Psychological reactions to terrorist attacks. JAMA 288: 581–588

Schuster MA et al. (2001) A national survey of stress reactions after the September 11, 2001 terrorist attack. New England Journal of Medicine 345: 1507–1512

Shalev AY (2004) Further lessons from 9/11: Does stress equal trauma? Psychiatry 67 :174–177

Silver RC, Holman EA, McIntosh DN, Poulin M, Gil-Rivas V (in press) Coping with a national trauma: a nationwide longitudinal study of responses to the terrorist attacks of September 11th. In: Neria Y, Gross R, Marshall R, Susser E (eds) September 11, 2001: Treatment, research, and public health in the wake of a terrorist attack. Cambridge University Press, Cambridge

Silver RC, Holman EA, McIntosh DN, Poulin M, Gil-Rivas V (2002) Nationwide longitudinal study of psychological responses to September 11. JAMA 288: 1235–1244

Spiegel D, Butler LD (2002) Acute stress in response to the September 11, 2001 terrorist attacks. Canadian Psychiatric Association Bulletin 34: 29–32

Stein BD et al. (2004a) A national longitudinal study of the psychological consequences of the September 11, 2001, terrorist attacks: reactions, impairment, and help-seeking. Psychiatry 67: 105–117

Stein BD et al. (2004b) The emotional and behavioral impact of terrorism on children: results from a national survey. Applied Developmental Science 8: 184–194

Terr LC (1999) Children's symptoms in the wake of the Challenger: a field study of distant-traumatic effects and an outline of related conditions. American Journal of Psychiatry 156: 1536–1544

Vasterman P, Yzermans CJ, Dirkzwager AJE (2005) The role of the media and media hypes in the aftermath of disasters. Epidemiologic Reviews 27: 107–114

Vlahov D et al. (2002) Increased use of cigarettes, alcohol, marijuana among Manhattan, New York, residents after the September 11th terrorist attacks. American Journal of Epidemiology 155: 988–996

Vineburgh NT (2004) The power of the pink ribbon: raising awareness of the mental health implications of terrorism. Psychiatry 67: 137–146

Wadsworth ME et al. (2004) Coping with terrorism: age and gender differences in effortful and involuntary responses to September 11th. Applied Developmental Science 8: 143–157

Wayment HA (2004) It could have been me: vicarious victims and disaster focused distress. Personality and Social Psychology Bulletin 30: 515–528

Weissman E, Kushner M, Marcus SM, Davis DF (2003) Volume of VA patients with posttraumatic stress disorder in the New York metropolitan area after September 11. Psychiatric Services 54: 1641–1643

Wessely S (2004) When being upset is not a mental health problem. Psychiatry 67: 153–157

Whalen C, Henker B, King PS, Jamner LD, Levine L (2004). Adolescents react to the events of September 11, 2001: focused versus ambient impact. Journal of Abnormal Child Psychology 32: 1–11

Widemeyer Research and Polling (2004) Public perspectives on the mental health effects of terrorism: a national poll. Widemeyer Research and Polling, New York
www.nmha.org/newsroom/mentalhealthterrorismexecsummary.pdf

Yehuda R, Bryant R, Marmar C, Zohar J (2005) Pathological responses to terrorism. Neuropsychopharmacology in press

Young A (2004a) When traumatic memory was a problem: On the antecedents of PTSD. In: Rosen G (ed) Posttraumatic Stress Disorder: issues and controversies. Wiley, London, pp 127–146

Young A (2004b) How narratives work in psychiatric science: An example from the biological psychiatry of PTSD. In: Hurwitz B, Greenhalgh T, Skultans V (eds) Narrative research in health and illness. Blackwell, Oxford, pp 382–396

Young A (2001) Our traumatic neurosis and its brain. Science in Context 14: 661–683

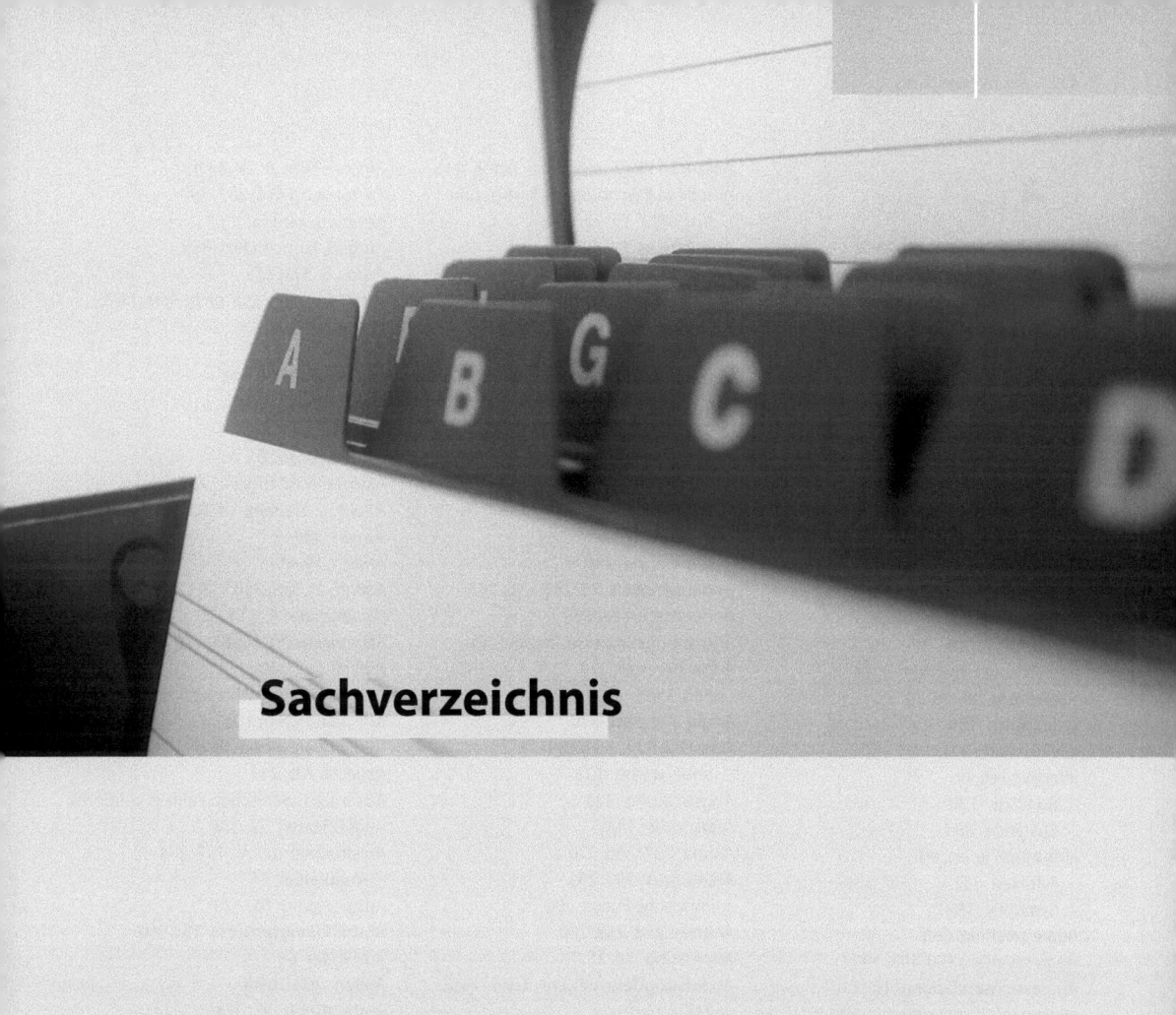

Sachverzeichnis

Sachverzeichnis

A

Abadan-Unat, N. 280, 284
Abdallah-Steinkopff, B 187, 198
Aberglauben 123 f.
Abgrenzungsidentitäten 71
Ablösungsprozess 98, 101, 105, 107
Abschiebung 202
Abstinenz 74
Abstraktion lebensweltlicher Prozesse 69, 146, 153
Abwehrleistungen 153
Abwehrmechanismen 83, 86, 108, 148, 150, 154, 194, 247
Acculturation (s.a. Akkulturation) 18
Ackermann, A. 52, 56
Adam, B 205, 211
Adityanjee, R. 386, 390
adoleszente Entwicklung 84
Adoleszenz 14, 20, 86
Adorzismus 133
affektisoliert 90 f.
affektiv(e, en, er)
– Konflikte 120
– Zustände 86 f.
afrikanisch (e, en, er)
– Familien 131
– Symbolik 162
Aggregateffekt 396
Aggression(en) 100, 103, 105
Aggressionsentladung 107 f.
aggressiv (s. a. mengamuk) 342
Ahem, J 398, 401, 408 f.
Ahnen 388
– kollektive 388
– Ruf d. 121
– -Geister 152
Akkomodation 192
– selbstreflexiv(e) 193
Akkulturation 18, 25, 34, 61, 69
Akkulturationserfahrungen 19, 35
Akkulturationsprozess 23, 61
Akkulturationsstress 18
Akzeptanz des eigenen Schicksals 43
Albrecht, GL. 20, 23, 45, 50
alexithymen 90
Alexithymie 364, 368
Allmer,H 36, 45
Allostase 395
allostatischer Körper 395 f.
Alptraum/Alpträume 121 f., 161
Alt(e, em, er, es)83, 102 f., 163, 356
Alter 13, 20 f.
Alteritätstheorie 240 f., 248, 264
Althaus, D 41, 45
Amalgamierungen 43
Ambivalenz(en) 64 f., 100

American Psychiatric Association 115
American Psychological Association (s.a. APA) 15, 22, 404
Ammensprache 88
Amok 332, 349 ff.
Analysand(en) 71, 73, 182, 240
Analytiker 71, 73, 173, 240
– unbewussten Reaktionen d. 182
Andere(n) (das, der, die) 6, 13, 25, 27, 45, 53, 55, 75, 83, 85, 93, 115, 246, 250, 256, 288, 293
– allmächtige 293
– Annäherung a. d. 192
– antithetische 8
– bedeutungsvolle 246
– irritierende 210
Andersartigkeit 76, 249, 256, 262
Anderskulturelle 260
Aneignungsprozesse, kreative 56
Angermeyer, MC 20, 45 ff., 146, 166, 333, 358 f.
Angin- Konzept 370
Angst 73, 82 f., 154, 189
– unbewusste 101
Angststörung 326
Anhedonie 154
Anima 257, 268, 270
Animismus 290, 294
animistische Praxis 290
Animus 258, 268, 270
Anpassung 18, 25
Anpassungsleistung(en) 188 f., 245, 247
Anpassungsmechanismen 83
Anpassungsmuster 170
Anpassungsproblematik 60
Anpassungsprozesse 34
Anpassungsstörung(en) 159, 164
Anpassungsstrategien 173
Anthropologie 288, 336
– analytische 288
– klinisch psychologische 20
– medizinische 5, 20, 23 f., 39
– psychiatrische 23, 336
– psychologische 12
anthropologisch(e) 200, 357
– Konstante 150
antikolonialer Kampf 389
APA (s.a. American Psychological Association) 22, 43, 404 f.
APA-Richtlinien 16 f.
Apometria 328
Appadurai, A 53 f., 56, 310 f.
Aptes (s.a. rituelle Reinigung) 301 f.
Arbeitsmigration (s.a. Migration) 60
archaische Struktur 86
Archetypen 241 ff., 257, 262, 295
– zweipolige 242, 262

Argenti-Pillen, A 27, 43 ff.
Aristoteles 378 f., 387, 390
Armut 6, 28, 353
Arousal, körperliches 393
Arslan, S 371, 375
Asemantisches (s.a. nicht-sprachlich; averbal) 73
Ashanti 387 f.
Assimilation 19, 192
Assimilationsprozess 61
Assmann, J 257
Assoziation 220 f.
Assoziationsfähigkeit 225
Ätiologie, traditionelle 225
Atman 380
Attila, I 19, 45
Aubrée, M 325, 330
Auckenthaler, A 21 f., 45
Auernheimer, G 62, 65, 176
Aufklärung 149 f.
Aufnahmegesellschaft 35, 60, 64
Aufspaltung(en) 108
– d. Außenwelten 86
Augé, M 205, 211
Ausdruck psychischen Leids (s. a. Idioms of Distress) 27, 336
Ausdrucksform(en) 195, 204
– kulturell(e) 75
Ausgrenzung 65, 179
Aushandlungsprozess 183, 192
Ausländer 61
Außen 262, 269 ff.
Authentizität 91, 374
– d. Selbsterlebens 374
Autoerotismus 384
Autonomie 8, 12, 14, 17, 26, 98, 100 f., 104, 106 ff., 252, 272 f., 334
Autonomieentwicklung 155
Autonomieerwerb 101, 107 f.
Autonomiekonflikt 184, 188
Autonomiestreben 150
Autorität 27
averbal 74

B

Bäärnhielm, S 373, 375
Bach, H 134, 136, 218, 225
Badura, B 37 f.
Baer, HA 39, 45, 353, 358
Baldwin, BA 280, 284
Barahona-Fernandes 151
Barlow, J. 36, 45
Baros, V 61, 65
Barret, RJ 20, 25, 45, 333, 359 f.
Barriere(n) 147
– kulturelle 146, 178
– sprachliche 146

Sachverzeichnis

A–C

Basaglia 326
Basch, L 310 f.
Bastide, R. 325
Battegay, R 280, 284
Baumann, G 210 f.
Bäuml, J 36, 45, 48
Bazzi, D 78 f.
Bebbington, P 34, 45
Bedorf, Th 184 f., 198
Beeman, WO 365, 375
Behandlung(en)
– medikamentöse 20
– psychoanalytische 82
– ethno-psychotherapeutische 139
Behandlungsansatz
– ethnopsychiatrischer 166
– interdisziplinärer 211
– transkultureller 211
Behandlungsmethode
– biomedizinische 326
– spiritistische 326
Behandlungsvorstellung 335
Behrend, H 207, 211
Bendick, C 334, 359
Benefit Finding 32, 35
Benz, E 314, 321
Beratung
– interkulturelle 19 f.
– multikulturelle 17
Berg, E 6, 45
Berger, H 36, 45
Bergold, J 21, 39, 45
Berigan, T 407 f.
Berry, JW 18, 35, 45
Beschämung 76, 251, 253, 255, 262, 265, 272 f.
Bescheidenheit 13
besessen 303 f., 306
Besessenheit 26, 139, 151f., 286, 288 ff., 293 ff., 300 f., 304, 306 ff., 326 f., 336, 385 f.
– Ambiguität d. 310
– v. Geistern 336
– i. kulturellen Kontext 158
Besessenheitsanfall 293, 296
Besessenheitskult 290, 292
Besessenheitsreligion 325
Besessenheitsrituale 115
Besessenheitszeremonie 287
Besessenheitszustände 154
Bewältigungsprozesse 32 ff.
Bewältigungsstrategien 280
Bewältigungsstressmodell 34 f.
Bewusstlosigkeit 122
Bewusstsein(s) 87, 90 f., 379 f.
– Einheit d. 380
Bewusstseinsfähigkeit 86 f.
Bewusstseinsinhalte 243

Beziehung(en) 11 ff.
– analytische 74 f., 182
– ethnopsychoanalytische 216
– Klient-Therapeuten 18
– prozesshafte 79
– soziale 8
– zwischen Person und Umgebung 18
Beziehungsdynamik(en) 180, 182
– i. Familien 336
Beziehungsgeschehen, inneres 73
Beziehungstriade 178, 181
Beziehungsverlust 101
Bhabha, H 53, 71f. , 174, 176, 183, 214, 217, 225
Bhatia, MS 369, 375
Bhugra, D 280, 284
Bielefeldt, H 31, 45
Bikulturalität 98 f., 260
bikulturell(e) 247, 260
– Eltern 85
– Erlebnissymbole 247
– geprägte Subjekte 108
– Identitäten 61
– Sozialisation 61, 101
– sozialisiert 96, 98
– Zugehörigkeit 100, 107
bilingual(e) 189
– Migranten 197
Bilokation 317
binäre Unterscheidung 53
binationale Paarbeziehungen 56
Bindung(en) 13, 98, 101 f. , 104, 106, 108, 116
– a. Gruppen 99
Bindungslosigkeit 102 f.
bindungsorientiert 100
Bindungssicherheit 13
Bindungstheorie 13
Biographie(n) 27, 37 f., 56, 61, 65, 333
– globalisierte 53
– wissenschaftliche 55
Biographiearbeit 37
biographisch(e, es)
– Brüche 64
– Hintergründe 180
– Körperschema 37
– Zeit 37
Biologie 4, 15
biologisch(es) 16, 52
– Erbe 21
Biologisierung 21, 39
Biomedizin 236, 374 f.
biomedizinisch(e, es) 229, 327
– Behandlung 327
– Methode 230
– Orientierung 29
– Praxis 236
– Wissen 236

Bion, WR 72 ff., 77, 79, 175 f., 183, 217, 243, 274
Bion'schen Container 73
bipolare Störung 164
Birman, J 325, 330
Bischkopf, J 38, 45, 47
Block, J 405 f., 408
Blos, P 86, 93
Bludrek 342, 345, 351
Boas 33
Boddy, J 301, 311
Boesen, E 210, 212
Bohleber, W 72, 79, 97, 107 ff.
Bolam, B et al. 20, 45
Boli, J 54 f., 57
Bollas, C 257, 275
Bond, MH 7, 46
Boos-Nünning, U 64 f.
Boratav, PN 304 f., 311
Borderline- Persönlichkeitsstörung 154
Bori-Kult 289, 292
Boscarino, JA 397, 408
Böser Blick (s.a. Nazar) 158, 250
Boszormenyi-Nagy, I 280, 284
Boubou (Tunika) 130, 133
Bourdieu, P 55 f., 70, 79
Bowlby, J 12 f., 46, 243
Brahman 380
Brain Fag 370
Brasilien 324 ff.
Bräuche 138
Braun, v. 301
Brauner, KD 136, 218, 225
Breslau, J 43, 46, 393
Brown, GW 34, 41, 6, 357, 359
Brown, BR 48
Brown, DDG 330
Browne, KO 335 f., 342, 350 f., 359
Bruijn, M de 210, 212
Bruner, J 32, 46
Buchholz, M 146, 167
Bucholz, ES 243, 275
Buchwald, D 33, 47, 49
Buddhismus 380 f.
Bühring, P 214, 225
Bullard, A 20, 46
Butler, AS 408
Butler, J 303, 311
Butler, LD 398, 403, 410

C

Callies, T 214, 225
Calnan, M 20, 50
Canetti, Elias 89
Campbell, H 388 ff.
Candomblé 289
Cannon, W 395 ff, 408

Captação (s. a. spirituelle Anamnese) 327 f.
Cardemil, EV 41, 46
Carvalho 325
Castillo, RJ 386, 390
Castles, S 60, 65
Cavalcanti, ML 325, 330
Centre Georges Devereux 116, 120, 124, 128, 130, 218
Centre Hospitalier Universitaire le Dantec 140
Centre Medico-Psychologique 129
Certeau, M 205, 212
Chakrabehandlung 328
Chancengleichheit 42
Chaos 74
Charismatiker 318 f.
charismatische Kirchen 119 f.
Chechia (Kappe) 130
Chronifizierung 358
chronisch(e, es)
– Krankheiten 30
– Kranksein 37
Chronizität 38, 333
Chronologie, Idee d. 27
Cin (s. a. Dämon) 300, 304 ff., 309
Cinci-Hoca 304, 308
Clifford, J 200, 210 ff.
Coburn, D 30, 46
Cohn-Bendit, D 62, 65
Collier, JF 303, 311
Collomb, H 142, 286, 297
Community 42
Community Psychology (s.a. Gemeindepsychologie) 6
Community Settings 41
Compliance 144
Connor-Davidson-Resilienzskala 406
Connor, KM 405 f, 408
Conrad, S 53, 56
Conservation of Resources (COR) 33
Container 72, 77, 183, 242, 259
Containing 73
Cook, DA 16, 47
Coping 33
– religiös, spirituelles 32
Copingforschung 31 f.
Copingmodell 37
– multiaxiales 33
Copingstrategien 33
Corbin, JM 37, 46, 340, 360
Core Symbols (s. a. Symbole) 303
Corin, E 32, 46
Corps- Miracle 293
Costa, JF 325, 360
Costello, EJ 400, 408
Countertransference (s.a. Gegenübertragung) 74

Crapanzano, V 125, 151 f., 158, 167
Cromotérapia 328
Cross-Cultural Psychology 5, 7
Csordas, TJ 366, 375
Cuéllar, I 15 f., 46, 48
Cultes Périphériques 292
Cultural-Bound Syndrom (s.a kulturgebundene Syndrome) 144 f., 153, 237
Cultural Bias (s.a. kulturelle Irrtümer; kulturelle Missverständnisse) 155, 180
Cultural Healing 229
Cultural Health Psychology (s.a. Klinische Kulturpsychologie) 15
Cultural Studies 53
Cultural Values Approach 12
Culture Assimilator Training 24
Cumhur, N 301, 311
Curing of Disease 232

D

Dalton, JH 39, 46
Dämon(en) 152, 300, 303 ff., 386
Dantzer, R 365, 375
Das, V 43, 46
Davidson, KP 39, 46
Davidson, JRT 405 ff.
Dazwischen (das) 73, 182 f., 197, 202
– räumliche 183
Definitionsmacht 235, 237
– d. Arztes 235
Defizit-Vorstellung 333
Degenerationstheorien 333
Dekompensation 69
– psychische 166
Dekontextualisierung d. sozialen Realitäten 209
Delaney, C 302 f., 310 f.
Demarkierung(en)
– d. Anderen, v. Kosmos, d. Selbst, 26
– geographische, nationale 12
Denkprüfungsfunktionen 86 f.
Deobsessionsséance 327
Depersonalisation 382
Deplatzieren (displacement) 71
Depression 19, 36, 41 f. , 300, 364, 369, 371 ff.
– körpernahe 371
– medikalisierte 375
– somatisierte 159
Deprivation 41
– soziale 28
Desjarlais, R 30, 46
Desobsessão (s.a. Obsessão) 327
Desomatisierung 368
Desorganisation 92, 246
Desorientierung 85, 172 f.

desymbolisiert 90 f.
deterritorialisiert(e, er)
– Raum 71
– Welten 200
Deutsche Gesellschaft für Psychologie 21
Deutschland 135, 160, 163, 178, 200, 274
Deutung(en) (Interpretation) 74, 188
Deutungsarbeit, psychoanalytische 93
Deutungssystem, symbolisches 19
Devereux, G 74 f., 79, 116, 120, 124, 127 f., 130, 136, 148, 167, 181, 198, 201, 212, 216, 218 f., 225 f., 247, 275
Dezentrierung 201, 321
Dhat 369
– Syndrom 237
Diagnosemanuale 144, 151
– psychiatrische 145
– standardisierte 153
– theoriefreie 166
– westliche 175
Diagnosen, traditionelle 222
Diagnosestellung 144, 146
– Prozess d. 175
Diagnostik 134, 215
– interkulturelle 17
diagnostisch(e) Instrumente 17, 155
Dialog(e) 4, 14 f., 40, 43, 72, 116, 237
– innerer 157
dialogisch(e, er)
– Prozess 201
– Verständigung 52
Diaspora(s) 200, 202, 207, 210
– Netzwerke d. 206
Diawara, M 207, 212
Dibelok (javanisch/holländisch) 349, 351
dichotomisierende Festschreibung 183
Dieckmann, H 273, 275
Differentialdiagnose 166
differentialdiagnostisch 159, 174
Differenz(en) (s.a. diversity) 19, 52, 72, 173, 179, 183, 193 f., 248, 303
– ethnische 195
– kulturelle 4, 11, 19, 45, 69, 73, 195
Disability Adjusted Life Year (DALY) 30
Disease 145, 231 ff., 235
Disease Management 37
Disease Manager 35
Diskriminierung 16, 64, 233, 236, 246
Diskriminierungserfahrung(en) 64, 260
Diskurs(e) 153
– Alltags- 179
– d. Anderen 289
– kulturell(e) 56
– medizinisch-psychologisch(er) 43, 44

Sachverzeichnis

– d. Mythos 297
– therapeutischer 44
Dislocation 30, 200
Displacement 71
Dissoziation 385
Dissoziationsstörung 315
dissoziativer Zustand 386
Diversität (s.a. Diversity; Universalität) 53, 155, 204, 210
– globale 54
– kulturelle 166
– kulturelle und ethnische 40
Diversity (s.a. Verschiedenheit; Differenzen; Diversität) 6, 16, 43, 184
Divination 287
Dolmetscher(in) (s.a. Sprach- und Kulturmittler; Übersetzer) 178 f., 182 f., 185 ff., 189, 191ff.
Dolmetschereinsatz 179, 195
Dörner, K 192, 198, 360
Dornes, M 243, 275
Dougall, AL 400, 409
Dowson, T 386, 390
Dreiersetting 178, 181, 184 ff., 188, 191, 196
Dritte (en, er, s) 116, 184, 249 ff., 259 f., 265, 273 f.
– imaginäre 251 f.
Dritte Welt 6, 10, 19, 37, 368
dritter Bereich 72, 170
Dritter Raum (s.a. Third Space) 71 ff., 77, 174, 183, 217
Druss, BG 397, 409
Dschinn(s) (s.a. Geister) 121, 132, 134 f., 158 f., 286, 290
Dschinnadon 134
DSM (s.a. Diagnosemanuale) 392
– DSM- III 393, 395
– DSM- IV 145
Dubovsky, SL 364, 375
Duffy, KG 39, 46
Dukun (s.a. Traditionelle Heiler) 338, 342, 349
Dyade 178, 185
Dynamik(en) 182
– d. Forschungsbeziehung 74
– i. d. Begegnung 73
– d. Globalisierung 200
– i. d. Gruppe 200
– kulturelle 52
– kulturspezifische 218
– v. Übertragung u. Gegenübertragung 214

E

Ebert, D 368, 375
Ebigbo, PO 368, 370 f., 375
Eckensberger, LH 10, 12, 21, 46f.
Egli, W 201, 212
egologische Haltung 192
Ehre (s.a. Namus) 27, 161, 222, 28 f., 282 f.
Eigen (e, en, es, er) (das, der, die) 52, 71, 73, 96, 99, 108, 173, 185, 210, 246, 252, 256
Eigenschaft(en) 23
– v. Individuen 11
– d. Person 32
Eikelmann, B 38, 46
Ekstase 295, 319
Ekstasezustand 316
ekstatischer Kult d. Dionysos 378
Elektrokrampftherapie 342
Elschenbroich, D 61, 65
Emanzipation 105, 107
Ember, CR u. Ember, M 20, 24, 45 f., 358
Emigration 60
emisch 17 f.
Emotion(en) 86 f., 97
– Ausdruck v. 165
– nicht-sprachliche 72
– Regulation v. 20
Empowerment 18, 31, 42 f.
– -prozess 42
– normatives 43
Energiebehandlung 328
Engel 256
Englisch, M 135 f., 167, 176, 217 f., 225
Eni, E 119, 125
Enkulturation 61, 171
– eines Individuums 97
Entpathologisierung 155, 166
Entwicklungsaufgabe 13
Entwicklungsbedingungen 93
Entwicklungsmodell 61
Entwicklungsprozess 88
Entwicklungspsychologie 14
Entwicklungspsychopathologie 12
Entwicklungszusammenarbeit 40, 42
Entwurzelung 102 f.
Epilepsie 326
Epistemologie d. Ethnopsychiatrie 116
Erdheim, M 97 f., 109,165, 167, 216, 225, 246, 275, 320 f.
Erikson, EH 84 f., , 92 f.
Erim, Y 214, 226
Erinnern 27, 207
Erinnerung(en) 27, 44, 76, 87, 122, 202, 393 ff.
– episodische 394

– kollektive 84
– künstliche und falsche 394
– Logik d. 393, 395 f.
Erinnerungsarbeit 394
Erinnerungsbilder 401
Erinnerungsraum 203
Erklären 192
Erleben 87
– subjektives 146
Erlebnis- und Ausdrucksform 372
– kulturabhängige 372
Ernährung 20
Erstsprachen 203
Erwachsenenalter 13
Es 85, 154, 385
eschatologisch 318
essentialistisch 52, 183
Essenzialismus 52
Esser, H 61, 65
Estroff, SE 25, 38, 46, 333, 345, 358 f.
Ethik 324
ethische Position
Ethnie(n) 62 f., 97
ethnisch(e) 16
– Charakteristika 12
– Gruppen 24, 179
– Identität(en) 18, 107 f.
– Minderheiten 62
– Minorität 281
– Unbewusste 247
– Vielfalt 52
Ethnisierung 63
Ethnizität 16, 55, 63
Ethno-theories 10, 13
ethnographisch(e, er) 324, 392
– Beschreibung 53
– Feldforschung 324
ethnoklinische Mediation
Ethnologen 5, 128, 139, 155, 201 f.
Ethnologie 4, 6, 72, 74 f., 200, 336, 386
ethnologisch(e, er, es) 288
– Blick 204
– Experten 148
– Forschung 183
– Methodik 200
– Perspektive 288
– Techniken 201
– Wissen 148, 202
Ethno Psy Afrique Antilles (IEPAA) 138
Ethnopsychiatrie 121, 125, 131, 135, 151, 214
– Begründer d. 128
– französische 201
– Praxis- und Theorieansatzes d. 214
ethnopsychiatrisch(e, es)
– Behandlung 154 f.
– Beratung 117, 120
– Diagnostik 154

- Erkenntnisse 151
- Exploration 159, 161
- Setting 159
- Therapien 75
Ethnopsychoanalyse 320
- Begründer d. 216
- klinische 215
ethnopsychoanalytisch(e, er) 350
- Gespräche 194
- Grundlagen 216
Ethnopsychologie, klinische 19
ethnopsychologisch 69, 77, 138
Ethnopsychologische Zentrum, Zürich (EPZ) 77
ethnozentrisch(e, er) 75, 76, 145, 288
- Illusion 151
- Irrtum 23
Ethnozentrismus/ Ethnozentrismen 14, 62
etisch 17
Europa 37, 39, 96, 138
eurozentrisch 17, 77
Eurozentrismus d. Schizophreniekonzeption 336
eurozentristisch 290
Evans, D 15 ff., 45, 47
Evans-Pritchard 152
Evidence Based Practice (EBP) 22
Evidenzbasierte Medizin 21, 22
Evidenzbasierung 5, 22
evolutionspsychologisch 11
Exegese 141
Exil 114
Exklusion 38, 337
Exorzismus 133, 151, 327
Exotische(s) 28, 145
exotische Psychiatrie 290
Exotismus 356
Expertenwissen 20, 233
Explorationssystem 13
explorative Erfahrungssuche 13
Export von Interventionsmethoden 39
exportieren 4
Expressed- Emotion- Konzept (EE) 34, 347, 357
external 8
Extraversion 155
extremes Leid 43 f.
Extremtraumatisierung 225

F

Fähigkeitserwerb 13 f.
Fairbrother, G 397, 399, 409
Fallreflexion 220
familiär(e, er) 281, 337, 356 ff.
- Ebene 281
- Integration 358

- Kommunikationsform 357
- Umgang 337
- Verpflichtung 14
Familie 138
Familienbeziehungen 224
Familienrituale 134
Familientherapie 34
Familienumgebungen 12
Familienverantwortlichkeit 98
Familienzugehörigkeit 130
family- nested 33
Fanon, F 18, 46
Fascinação (s. a. Faszination) 327
Federn, P 84, 93
Fehldiagnose(n) 144, 146, 179, 214, 370, 374
Felber-Villagra, N 201, 212
Feldforschung(en) 14, 74 f., 200 f., 203, 216
Fenichel, O 320 f.
Ferenczi, S 72, 79, 288
Ferzacca, S 39, 46, 336, 338, 342, 345, 351, 353, 357, 359
Feticheure 286
Fetisch(e) 119 f.
Feuer 257
Feuerkrankheit 367
Feyerabend 384
Fichte 382
Fiedler, FE 24, 46
Finzen 145
Fiske, AP 7 ff., 39, 46
Fixierung 64
Flashbackepisode 393
Flash Backs 44
Flick, U 29, 46, 360
Fluch 159
Flucht 6, 30
Flüchtlinge, politische 63
Fluidität 52
Fluktuation d. Konzepte 114
Folkman, S 32 f, 46, 48
Folk Theories 10
Fonagy, P 90, 93
Forschungstagebuch 74
Förster, T 208, 212
Fortes, M 383 f., 390
Foucault, M 149, 167
Fowler, RD 404, 409
fragmentiert 86
Fragmentierung 68, 202
Frank, M 382 f., 390
Franz von Assisi 315 f.
Fraser, N 31, 46
Frederickson 406
Freire, P 18, 46
fremd(e) 39, 55, 262, 269 ff.
- Kulturen 194

- Patienten 147
- Umwelt 83
Fremdbestimmtheit 155
Fremdbestimmung 26
Fremd (e, en, er, es) (das, der, die) 6, 61, 69, 71, 74, 78, 83, 91, 96, 98 f., 114, 131, 173, 240, 245 f., 248 ff., 252 f., 256, 259, 262, 273, 321, 356
Fremdheit 193, 196, 240, 294
- soziale Qualität v. 210
Fremdheitserfahrungen 240
Fremdkultur 61
Fremdreflexion (s.a. Selbstreflexion) 5, 23, 25
Fremdsein 83, 209
Fremdverstehen 191
Freud, S 12, 14, 71, 73 ff., 84, 93, 123, 151, 153 f., 167 241 ff., 248, 275, 285, 288, 291 f., 294 f., 297, 365, 384ff., 390, 393, 401
Freud, A 85 f., 93, 150, 167
Freudenmann, RW 369, 375
Fruchtbarkeit 303 f.
Frühidentifikation 41
frühkindlich(e)
- Entwicklung 185
- Konflikte 182
Fuchs, M 6, 45
Fundamentalismus 69
Funktion(en)
- kognitive 11
- soziale 87
Furchtkrankheit 10
Fürsorge (s. a. ngemong) 346

G

Gadamer, HG 191, 198
Gaitanides, S 214, 226
Galea, S 398, 404
Gauchet, M 121, 125
Gedächtnis 44
- d. Ahnen 76
- kollektives 85
Gedächtnisinhalte 85
Gedächtnissysteme 87
Geertz, C 179, 198, 226, 336, 359
Geertz, H 336, 347 f., 359
Gegenüber (das) 73, 248, 249, 250, 251, 252, 264, 265, 266, 267
Gegenübertragung(en) 74, 78, 93, 188, 195, 223, 259, 261, 268, 274, 280, 350
- Analyse d.188
Gegenübertragungsgefühle 78
Gegenübertragungsgeschehen 218, 224
Gegenübertragungsphänomene 196
Gegenübertragungsreaktionen 188

Sachverzeichnis

E–H

Gegenwart 72, 78, 154
Gehorsam 13 f. , 280
Geissler, H 62, 65
Geist(er) 132, 139, 141, 151, 157 f., 286 f. , 289 f., 292, 326 ff., 335, 379, 386
- böse(r) 132, 151
- d. Vorfahren 286 f., 289
- inkarnierende 326
- Konzeptionen v. 52
Geisterbesessenheitskult 324
Gemeindepsychiatrie 38
Gemeindepsychologie (s.a. Community Psychology; Public Mental Helath) 6, 31, 39 f., 43, 45
gemeindepsychologisch(e, er) 337
- Ansatz 40
- Perspektive 337
Gemeinschaften 54
- lokale 96
Gemeinwesenarbeit 31
Gender 55
Genderkonzepte 56
genealogische Abstammung 138
generalisierte Interaktionsrepräsentanz 243
Generation(en) 13, 26, 91, 97, 102, 241, 247
- zweite u. dritte 65, 82
Generationenkonflikt 246
generationsübergreifende Grundmatrix 85
Genesis 244
Genetik 15
Gerechtigkeit, soziale 42
Gergen, KJ u. Gergen, MM 14, 46
Gerichtsbarkeit, internationale 31
Gerst, T 22, 46
Geschichte
- abendländische, europäische 149
- d. Moderne 53
Geschichtsverständnis, linear sequentielles 27
Geschlecht(er) 4, 16, 43, 155, 183 f.
Geschlechterbeziehungen 52
Geschlechterdifferenz 256, 302
Geschlechterdifferenzierung 258
Geschlechterhierarchie 300, 310
Geschlechterrollen 56
Geschlechtersegregation 301
Geschlechterverhältnis 56, 291, 302 f., 308
- asymmetrisches 302
Geschlechtsunterschiede 8, 33
Geschwister 138
Geschwisterbeziehungen, soziokulturelle Ordnung d. 223

Gesellschaft(en) 68
- postindustrielle 20
- transkulturelle 98
Gesichtskontakt, System d. 13
Gestik 190
Gesundheitsförderung (s. a. Health Seeking Behavior) 29 ff., 41, 232
- setting-bezogene 37
Gesundheitsfürsorge (s. a. Health Care) 229, 232 ff.
- präventive 229
- westliche 234
Gesundheitspsychologie 29, 31
Gesundheitsselbsthilfebewegung 20
Gesundheitssystem 228, 232
Gesundheitsverhaltenstheorien 6, 29, 36, 41
Gesundheitsversorgung 229
Gesundheitswesen 229, 234
- plurales 229
Gewaltzyklen 27
Giddens, A 69, 79
Giegerich, W 268, 275
Giel, R 370, 375
Gil-Rivas, V 398, 409 f.
Gingrich, A XV, XVII, 153, 167, 209, 212, 299
Giumbelli, E 325, 330
Glaube 149
gleichschwebende Aufmerksamkeit 200
global(e, er) 56, 336, 372
- Austauschprozesse 200
- Elemente 53
- Elite 53
- Handlungsorientierungen 31
- Kontext 31
- Perspektive 43
- Veränderungsprozess 372
Global Burden of Disease (GBD) 30
Globales (s.a. Lokales, Glokales) 53, 56
globalisiert(e)
- Biographien 53
- Gesellschaften 96
- Welt 165
Globalisierung 6, 52, 54, 68, 96, 153, 170, 174, 217, 372 f.
Globalisierungsprozess(e) 53
Globalkultur 217
Global Players 56
Glokales 55
Glokalisierung 53, 55
Glotz, P 62, 65
Glück 33
Godelier, M 302, 311
Goldman, W 397, 409

Good, BJ u. Good, MJD 10 f., 20, 32, 46, 145, 167, 335 f., 355, 359, 365, 371, 373, 375 f.
Gott 255 f.
Gottesfülle 151
Gottheiten 116
göttlich(e)
- Ordnung 257
- Wesen 151
Gould, MS 400, 409
Grande Hystérie 290
Greenfield, PM 10 ff., 14, 47
Greenfield, S 330
Grenzexistenzen 71
Grinberg, L u. Grinberg, R 83, 85, 93, 167, 170, 172, 176, 217, 224, 226, 244, 246, 275
Gris-Gris 288
Groleau, D 364, 367 f., 372 f., 376
Großgruppe (s.a. Nation; Kultur) 97 f.
Großgruppenidentität 97
Grounded Theory von Glaser u. Strauss 340
Gruppe(n) 11, 16, 75 f., 84, 97 f., 108, 124, 133, 286, 295
- affektive Spannungen d. 150
- altershomogene 61
- antisoziale 124
- a. Behälter 224
- ethnische 15 f., 69
- kulturelle 5, 19, 63, 84, 131
- mehrkulturelle 76
- nationale 63, 65
- regionale 69
- Repräsentant d. 128
- soziale 26, 63
- soziokulturelle 89
- therapeutische 77, 128
Gruppenakkulturation 35
Gruppengespräch 164
Gruppenidentität 85
Gruppennorm(en) 84, 107
gruppenorientiert 264
Gruppentherapiesitzungen 202
Gruppenzugehörigkeit 85, 92
Güç, F 69, 240, 242, 244, 246 f., 258, 260, 264, 270, 275
Gudykunst, WB 7, 47
Guimon, J 20, 5, 47, 358
Gureje, O 364, 375
Guru 124 f.

H

Haase, H 167, 218, 226
habitualisierte Handlungsabläufe 74
Habitus 55 f., 70
Hacking 395 f.

Haenel, F 178, 182, 198
Hagemann-White, C 183
Haile Selassie 389
Hall, S 53, 56, 68, 79, 147, 167, 200, 212
Hall, P 79
Halluzinationen 158
– akustische 131, 135, 163, 195
– optische 163
– leibliche 159
Handlungen 14
– i. Kontext 11
handlungsfähig 183, 185
Handlungsfähigkeit 35
– eines Individuums 171
Handlungskompetenz 90
Handlungsschemata 87
Handlungsunfähigkeit 154, 160
Hannerz, U 52, 56, 200, 203 f., 212
Hannover, B 11, 47
Hansen, R 62, 65
Haraway, D 74, 79
Harmer, CJ 406, 409
Harmonie (s.a. Rukun) 13, 26, 43, 193, 368
– sozial(e) 151, 368
Harmonieethik 338
Harnischfeger, J 151 f., 167
Harris, GW 41, 46, 97, 109
Haufe, S 234
Hautfarbe 43, 184
Hays, PA 16, 47
Healing of Illness 232
Health Action Process Approach 36
Health Care (s. a. Gesundheitsfürsorge) 232 f.
Health Seeking 235 ff.
Health Seeking Behavior (s. a. Gesundheitsförderung) 232
Health Technology Assessment 21
Healthy Cities- Programm 30
Heckmann, F 60, 64 f.
Hegemann, Th 19, 47, 198
hegemoniale
– Diskurse 53
– Praktiken 204
Heidelberger Manifest 62
Heilen 332
Heiler 115, 120, 134, 140, 210, 231, 300, 303 f., 308, 338, 340, 342, 349, 353, 355
– religiöse(r) 131
– traditionelle(r) 39, 142, 338, 342, 349, 355
– traditionell javanische 340
Heilerin 287
heiliger Atem 158
Heilkundiger 158
Heilritual(e) 158
– Wirkung d. 152

Heilung 141, 308, 310, 317 f.
– aktive 155
– durch Reinigung 308
– passive 155
– v. Besessenheit 318
Heilungsaktivitäten 232
Heilungspraktik 308
Heilungsprozess(e) 200, 206, 228, 233, 237
Heilungsritual 286, 370
Heilungsvorstellungen 228
Heilungswissen 232, 236
Heilverfahren 116
Heimat 98
Heimatland 64, 160, 161
Heinrichs, HJ 218, 226
Heinz, A 167, 176, 198, 212, 384 ff., 390
Heinze, RG 39, 47
Heise, T 19, 47, 275, 383, 390
heiß/kalt- Dichotomie 342
Heldentum 27
Helman 231
Helms, JE 16, 47
Henninger, J 304 f., 311
Henrich, Dieter 382
Henseler 319
Hentschel, K 304 f., 308, 311
Herkunft/Herkünfte
– ethnische 107
– nicht-ethnische 107
– kulturelle 96
Herkunftsfamilie 162, 164
Herkunftsgesellschaft 35, 56
Herkunftsgruppe 100, 107, 166
Herkunftskultur 75, 105
Herkunftsland 64, 165
Hermeneutiker 141
Herzeleid 10
Herzlich, C 35, 47
Hess, DJ 324, 330
Heusch, L de 120, 125
Hexenkraft 156
Hexenprozess 119 f.
Hexer 119 f., 286
Hexerei 115, 117 ff., 124, 388
– kannibalische 118
Hexereipraktiken 119
– Wirksamkeit v. 121
Hexergruppen 118 f.
Hexer 119
Hilflosigkeit 146, 149
Hilfsorganisationen, internationale 43
Hinduismus 380
Hirsch, M 70, 79, 249
historische
– Elemente 68
– Erfahrung(en) 28, 54
Historizität 52, 144, 155
Hobfoll, SE 32 f., 47, 49

Hoca (s.a. Hodscha) 158, 300, 307 ff.
Hodscha 157 ff., 222
– Heilpraktiken d. 158
Hoffmann, K 373, 375
Höflichkeit 13
Hofstede, G 7, 46 f., 369, 375
Hoge, CW 397, 409
Holding (s.a. Container) 73, 76, 78
Hollingshead, AB 355, 360
Homfeldt, HG 62, 66
homogene Kultur 183, 281
Homogenisierung 54
Homogenität, innere 96
Homöopathie 328
Homöostase 395, 405
Homöostase-Niveau 405
Homöostasemodell 406
Honneth, A 31, 47, 381 f., 390
Hopper, K 337, 359
Hörning, KH 52, 57
Horwitz 29
Hotchpotch 8
Hoven, CW 400, 409
Hsu, H 366, 375
Hubble, MA 20, 48
Hultberg, P 263 f., 275
humanistische Ansätze 17
Hume, D 377, 379 f., 390
Hurrelmann 233, 237
Husserl, E 379, 390
Hwa-Byung (Feuerkrankheit) 367
Hwang, YH 280, 284
hybrid(e) 52, 353
– Bilder 68
– Komplexität 183
Hybrid-Identität 373
Hybridisierung 56, 69, 71, 73
Hybridität 54
– kulturelle 52, 54, 56
Hysterie (s.a. Grande Hystérie) 293, 301
Hysterieerkrankung 320
Hysterika 289
hysterische Anfälle (s.a. Grande Hystérie) 154

I

ICD-10 145, 333
Ich 73, 83 ff., 87, 89, 92, 96, 153, 171, 248, 263, 265, 378, 384 f., 387
– adoleszentes 85
– Äußerungsformen d. 89
– inneres 91
– instabiles 92
– integrativen Fähigkeiten d. 83
– kindliches 85
– kohärentes 150
– Segmentierungen d. 86

Sachverzeichnis

H–I

Ich-Aktivität 378
Ich-Artikulation 151
Ich-Bewusstsein 151, 154
Ich-Einschränkung 245
Ich-Entwicklung, individuelle 84
Ich-Fähigkeiten 173
– Verlust d. 171
Ich-Form 189
Ich-Funktionen 87
Ich-Gefühl 84
Ich-Ich 97
Ich-Ideal 84 f., 101, 151, 154, 240, 385
– kollektives 84
Ich-Identität 84 ff., 92, 171, 173
Ich-Identitätsbildung 84
Ich-Komplex 263, 387
Ich-Leistungen 82, 85, 172
– kindliche 85
– kognitive 85, 172
– steuernde 172
Ich-Psychologie 405
Ich-Regression 385
Ich-Resilienz 405, 406
Ich-Schwäche 92, 406
Ich-Segmentierungen 91 f.
Ich-Störung 151, 154, 382 ff.
Ich-Struktur 87
Ich-Substitution 151
Ich-syntone Reaktion
Idealbildung 108
Idealisierung 83, 103 f., 107 f., 251 f.
Idealität 259, 268
Identifikation(en) 56, 87, 89, 96 f., 102, 249, 253
– persönliche 107
– wechselseitige 185
Identifikations-Angebote 85
Identifikationsobjekte 185
identifikatorisch(e, er)
– Konflikt 85
– Prozess 87
Identifizierung(en) 84, 87, 108 f., 184, 248
Identität(en) 16, 19, 52, 63, 68, 72, 89, 92, 96, 99 f., 102 f., 105, 107, 217, 295, 310, 333, 380, 389
– archaische 295
– Doppel- 108
– erweiterte 108 f.
– ethnische 98, 105 f.
– individuelle 96, 333
– kulturelle 52, 84, 100, 105, 107 f.
– multiple 310
– nationale 63, 65
– ortsgebundene 96
– parallele 62
– persönliche 380
– soziale 156

– transkulturelle 96, 106
– virtuelle 96
Identitätsarbeit 96, 107
Identitätsbildung 82, 93, 96
– kulturelle 217
Identitätsbildungsprozesse 72
Identitätsdiffusion 92
Identitätsentwicklung 83, 96 f., 99, 107 f.
Identitätsfindung 100
Identitätskonflikt 161
Identitätskonfusion 163
Identitätskonstruktion, kulturelle 389
Identitätskonzept 96
Identitätsmanagement 25
Identitätsraum 175
Identitätsrepräsentation 103
Identitätsverlust 101, 153, 155, 160
Idiom(s) of Distress (s.a. Ausdruck v. Leid) 10, 27, 350, 367, 370
– kulturelle 367
– lokale 367
Ikonisierung d. Körpers 320
illiteral 11
Illness 145, 231 ff., 235
Imagination(en) 53 f., 171
Impact of Event Scale 395
imposed ethics 15
Impulskontrollstörung 156
Impulskontrollverluste 154
In-Between 175, 183
independent(e) (s.a. interdependent) 4, 8, 12
– Selbstkonstruktion 8, 11
Independenz (s.a. Interdependenz) 7, 12
indigen 11, 14
Indigene Psychologien 10 ff.
Indigenisierung(en) 53
Individual-Ich 388
individual-nested 33
Individualisierung 39, 252
Individualismus (s.a. Kollektivismus) 4 f., 7 f., 11, 29, 44
– -Forschung 39
– westlicher 39
individualistisch 11, 14, 42
Individualität (s.a. Kollektivität) 86, 96, 98, 257, 264, 273 f., 333, 388
Individuation 183, 280
– i. e. neuen kulturellen Umgebung 185
Individuationsprozess 88
individuell 92, 139
Individuen 40, 75, 96
– bikulturell sozialisierte 108
Individuierung 98

Individuum 11, 31, 36, 68, 84, 97, 123 f., 139, 150
– Dekompensation d. 144
– Fremdbestimmtheit d. 150
– handlungsmächtiges 36
– selbstbestimmtes 150
– Zentrierung a. d. 4 f.
Individuumszentrierung 39
Indonesien 56, 335
Inferiorität 304
Initiation 125
Initiationszeremonie 138
initiiert 119
Inkarnation 327
Innen (s.a. Außen) 262, 270 f.
innerpsychisch(e, es, en) 82, 86
– Geschehen 43
– Instanzen 86
Instanzenmodell v. Freud 153
Institution(en) 20, 75, 206
– Macht d. 78
– d. Mehrheitsgesellschaft 154
– psychiatrische 77
– psychologische 77
– soziale 84
– staatliche 157
– traditionelle 20
– westliche 135
Inszenierungen 93
Integration 108, 260, 332
– d. psychisch Kranken 38 f.
– kulturelle 92
Integrationsbemühung 337
Integrationsbereitschaft 35
Integrationskonzept 60
Integrationsprozess 247
Intelligenz
– soziale 14
– wissenschaftliche 13
Interaktionsraum 204
Interaktionswirklichkeit 333
interdependent(e) (s.a. independent) 4, 8, 11, 14, 96
– Konstruktion 7
– Selbstkonstruktion 8, 11
Interdependenz (s.a. Independenz) 12, 280
interdisziplinär(e, er) 15, 134
– Ansatz 200
– Austausch 200
– Forschung 144
Intergenerationsbeziehung(en) 13, 26
Interkulturalität 25, 52, 71, 240
Interkulturalitätsstrategien 25
interkulturell(e, er, es, en) 229, 233 f., 261, 280
– Ansätze 62
– Arbeit mit Sprach- und Kulturmittlern 195

- Aushandlung 55
- Begegnung(en) 5 f., 25 f., 55, 148, 149, 260
- Behandlungssituation 148 f.
- Beratung u. Therapie 15, 41
- Deutungsprozess 20
- Gruppe
  - v. Behandlern 201
- Handeln 24
- Kommunikation 52, 146, 233 ff.
- Kompetenz(en) 147f. , 149, 194, 214
- Kompetenzerweiterung 216
- Kontaktsituationen 25
- Kontext 175
- Konzepte 62, 280
- Öffnung 215, 229, 233 ff.
- Psychotherapie 214
  - m. Dolmetscherbeteiligung 190
- Ratgeber und Trainingsprogramme 53
- Setting 179, 190 f., 280 f.
  - m. Dolmetscherbeteiligung 186
- Situationen 71
- Supervision 214
- Therapie 41
- Verstehen 25

intermediärer Bereich (s.a. Intermediate Space; Übergangsraum) 72, 170 f., 173
intermediärer Raum (s.a. Intermediate Space) 78, 96, 170
Intermediate Space 72, 217
Internalisierung(en) 87, 89, 240, 242 f., 248, 253, 264
- d. ethischen Normen 84
Internalisierungsvorgänge 84, 264
Internal Locus of Control 18
international(e) 68
- Gerichtsbarkeit 31
- Klientel 144
- Konsensbildungsprozesse 30
- Migration 170
Internationalisierung 60, 144
International Pilot Study of Schizophrenia (IPSS) 145
interpersonal(e)
- Störungen 151
- Wirklichkeit 71
interpersonell(e) 367
- Dynamik 18
interprofessionelle Dynamik 20
intersubjektiv(e, er) 240, 260
- Beziehung 74, 260
- Container 240
- Psychoanalyse 243
- Wende 260
- Zwischenraum 274
Intersubjektivität 243, 260 f. , 274
- dyadisch verfasste 185

Interview 99, 180, 339, 340, 343
intrakulturell(e)
- Verschiedenheit 23
- Vielschichtigkeit 52
intrapsychisch(e, er) 97 f.
- Anforderungen 170
- Ätiologie 17
- Entlastungsfunktionen 150
- Konflikt(e) 98, 101, 183
- Konfliktdynamik 240
- Spannung 98
Introjektionen 85
Introspektionsfähigkeit 224
Introversion 155
Islam 241, 248, 255, 259, 269, 336, 338, 355
- javanischer 336
- fünf Säulen d. 302
islamisch(e) 301
- Religion 240

J

Jaede, W 19, 47
Jaeger, F 21. 47, 56
Jahoda, G 9, 47
Jamaika 388
Jameson, F 69, 79
Jaspers, K 152, 383, 390
Java 38 f., 42, 54, 334, 336 f., 352, 355
Jay, R 336, 359
Jenkins, JH 34, 47, 357, 359 f
Jodelet, D 357, 359
Jones, C 54, 57
Jugend 85
Jung, CG 239 ff., 248, 255, 259, 262 f. , 273, 275, 285, 295 f., 387, 390
Jungbauer, J 38 f., 47
Jungfernhäutchen 188
Jungfräulichkeit 105, 188
Jungfrau Maria 320

K

kabbalistische Wesen 125
Kabyle 135
Kagitcibasi, C 280, 284
Kaingeschichte 244
Kannibale 286
kannibalische Mahlzeit 118
Kant, I 377, 379 ff., 390
Kapfhammer, HP 368, 374 f.
Kapital, soziales 41
Kardec, A 323, 325, 328, 330
Kassim, N 179, 197 f.
Kategorie(n) 335 ff., 392
- indigene 335

- kulturelle 75
- lokale 337
- naturwissenschaftliche 150
- psychiatrische 337, 392
- universell gültige 144
- universell psychopathologische 336
- westliche 150
Katon, W 364, 375
Kaufmant, Yves 142
Kazarian, SS 15 ff., 45, 47
Keller, H 12 ff., 46 f.
Kennedy, C 399, 409
Kernberg, O 154, 167
Kernidentität 97 f.
Keupp, H 39, 47
Keyes, CLM 364, 368, 372 ff., 376
Kim, U 10, 47
Kimmerle, H XVI, XVII
Kind(er) 82 f., 85 f., 88, 90 f., 93, 96, 98
Kinder- und Jugendambulanz im Krankenhaus Avicenne, Paris 75
Kindheit 85
kindlich(e, es)
- Entwicklung 84
- Ich 92
Kindoki (Hexerei- Kongo) 118 ff.
Kirmayer, LJ 10, 47, 364 f., 367 ff., 372 ff., 376
Kitayama, S 7ff, 48
Klassifikation 21, 408
- d. Krankheiten 116
- d. pathologischen psychischen Phänomene 152
- ikonische 408
- kulturgebundener Syndrome 145
- mentaler Störungen 55
Klein, M 385, 390
Kleinman, A 10, 43, 46, 8, 145, 167, 229 ff., 236 f., 358 ff., 364, 368 f., 372 ff.
klinisch(e)
- Expertise 22
- Erzählung 44
Klinische Kulturpsychologie 5
Kloos, B 32, 48
Kluge, U 178, 195
Kobasa, SC 405, 409
Koch, E 19, 48, 366 ff., 371 f., 374 f.
Koch, DF 236 f.
kognitiv(e, er)
- Inhalt 87
- Leistung 86, 89
- Prozesse 87
- Zustände 86 f.
Kohlt 265
Kohte-Meyer, I 90, 92 f., 166 f., 173, 176
Kohut, H 385, 390
Kollektiv 29, 84, 139

Sachverzeichnis

kollektiv(e, es) 243, 249, 291, 337
- Erfahrung 68
- Formen d. Bewältigung 37
- Handeln 337
- Inszenierungen 27
- Motiv(e) 242 f.
- Prozesse 43
- Strukturen 29
- Unbewusste 242, 262 f., 295
- Vorstellung 291
- Werte u. Normen 249
Kollektiv-Ich 388
Kollektivismus (s.a. Individualismus) 4, 7 f., 11, 44
Kollektivismusforschung 39
Kollektivität (s.a. Individualität) 388
koloniale Ordnung 292
Kolonialisierung 53
Kolonialsprache 163
Kolonialzeit 6
Kolonisation 130
kommunal(e, er) 332, 337, 356 ff.
- Einheiten 31
- Integration 358
- Problembewältigung 332, 356
- Umgang 337
- Versorgungssettings 24
Kommunikation 78, 87, 147, 356, 381
- vorsprachliche 381
- familiäre 34
- interkulturelle 25, 52
- sprachliche 88
Kommunikationsbarrieren 147 f.
Kommunikationsmöglichkeit(en) 235
- m. d. Geistern 159
- mediale 165
Kommunikationsprobleme 25
kommunikativ 232
Kompetenz(en) (enablement) 52, 96, 203
- kognitiv und emotionale 149
- behandlungstechnische 214
- interkultureller Kommunikation 24
- kulturelle 214
- kulturspezifische 24
Komplementarität 201
Konfliktbewältigung 173
Konfliktgestaltung 240
Konfliktsituation(en), kulturspezifische 224
Konfliktvermeidung 338
Konformität 14, 273
Kongo 119 f., 124
Konjunktiv 192, 197
konsekutiv 187, 189
konsenstheoretisch 14
konstruktivistisch(e, er) 25
- Kulturbegriff 69
- Theorie 73

Kontext(en) 5, 29, 33, 40
- globale(r) 29
- historische(r) 10
- interdependente(r) 13 f.
- kulturelle(r) 8, 19, 23, 31
- lokale(r) 208
- soziale(r) 14
- sozio-ökonomische(r) 54
- soziokulturelle(r) 5 f., 21 f., 39
- translokale(r) 208
Kontextbedingungen 23
Kontextbegriff 6
- d. klinischen Psychologie 31
Kontextualisierung 74
Kontinuität
- v. Erinnerungen 44
- z. Vergangenheit
Kontrolle
- äußere 355
- physische 351
Kontrollinstanzen 205
Konversationsregeln 121
Konversion 293
Konversionssymptome 154
Konzentrationsstörungen 82
Konzession(en) 120, 130
Koran 158, 241, 269, 304 f., 308 f.
Koransure 309
Körper(s) 27, 303, 333, 387 f.
- Inbesitznahme d. 134
- Konzeptionen v. 52
- materielle 378
- a. Quelle d. Metaphorik 366
Körper-Selbst 92
Körpererfahrungen 52
Körperschema, biographisches 37
Körpertechniken 27, 44
Körperwunder 293
Korporal 237
kosmische Ordnung 26, 310
Kosmologie d. Kejawan 337
kosmologische Ordnung 300
Kotherapeuten(in) 197
- muttersprachliche 160
Kraepelin, E 10, 48, 149 f., 167, 333 ff., 359
Kraft/Kräfte 120, 286
- böse 158
- magische 156
- unheilvolle 286
- reelle 124
Kramer, F 207, 212
Krankheit 231
- chronische 31, 35, 37, 39, 128
- moderne 39
- psychische 20
Krankheitsbegriff, biomedizinischer 145

Krankheitsbewältigung 33, 35
Krankheitsbewältigungsmodell 35
Krankheitsbewältigungstheorien 36
Krankheitsmanagement 29
Krankheitsphänomene 231
Krankheitsverständnis 144
Krankheitsvorstellungen 37, 230
Kraus, M 366 ff., 375 f.
Kreativität 173
Kremen, AM 405 f., 408
Krewer, B 24 f., 48
Kriegsflüchtlinge 63
Krise 280 ff.
Kriseninterventionen 165, 280
kritisches Potential 75, 200
Kronsteiner, R 69
Kubik, G 201, 212
Kult
- peripherer 292
- dionysischer 292
Kultur(en) 5 ff., 11, 13 ff., 19, 23 f., 27, 45, 52 f., 55 f., 61, 63 f., 68 f., 72, 82 ff., 93, 96 ff., 101, 103 f., 107, 171, 179, 188, 247, 274, 281 f., 333, 336, 356, 368 ff.
- afrikanische 370
- akademische 55
- Dimensionen d. 16
- ethnisch differente 179
- eigene(n) 23 f., 105, 194
- fernöstliche 368
- fremde 74, 78
- d. Individuums 142
- d. klinischen Psychologie 20
- lokale 68
- d. Medizin 20
- u. Migration i. d. Psychotherapie 69
- d. Nahen Ostens 371
- nationale 7
- nichtwestliche 153, 368
- partikularistische 55
- d. Patienten 128
- a. Prozess 336
- a. Ressource 280, 282
- d. Schweigens 207
- i. Spannungsfeld d. 99, 172
- Süd- und Südostasiens 369
- d. südlichen Mittelmeerraums 371
- Tiefenstruktur d. 11
- traditionelle 128
- d. Umgangs mit psychischem Leid 20
- westliche 153
- zentraljavanische 356
- Zugehörigkeit z. einer 98
Kulturachse 144 f.
kulturalisieren 19, 23, 78
Kulturalisierung 25, 179, 184, 194 f.

Kulturanthropologie, klassische 61
kulturanthropologisch(e) 336
– Perspektive 23
– Analyse 53
– Forschung 68
Kulturbedingte Irrtümer (s.a. Cultural Bias) 23
Kulturbegriff(s) 19, 23, 33, 52 f., 145, 217, 230
– Definition d. 16
Kulturdimension(en) 7, 19
kulturell(e, er, es, en) 21, 23, 27, 56, 247, 280, 282 f., 291, 334, 350, 353, 364, 367, 375
– adäquates Verhalten 159
– Ängste 350
– Andere 4, 44
– Anpassung 18
– Antizipation 188
– Aspekte d. Krisenintervention 280
– Ausdrucksweisen 10
– Barrieren 144, 233
– bedeutsame Lebensereignisse 219
– Bedeutungen 75, 200
– Bedeutungssysteme 9
– Besonderheit(en) 5 f., 19, 23, 43
– Bewältigungsstrategie 247
– Bezugssystem 96
– Codes 79
– determinierte Beschwerdemuster 367
– determinierte Denksysteme 121
– Differenz(en) (s.a. Diversity) 53, 92, 173, 179, 183, 230
– Diversität 54
– Einflüsse 31, 36, 61, 107
– Eingebundenheit 175, 217
– Elemente 54 f., 68
– Erbe 72, 291
– Erfahrungen 83
– Faktoren 52
– Fremdes 6
– Globalisierungsprozesse 53
– Gruppen 11
– Homogenisierung 53
– Ideal(e) 334 f.
– Identität(en) 23, 53, 60 ff., 68, 98 f., 281
– Irrtümer (s.a. Cultural Bias) 155
– Kodierungen 75
– Konkretisierungen 55
– Konstellation 55
– konstituierte Krankenrolle 375
– Kontext 154
  – d. Medizinsystems 229
– Konstruktion v. Krankheit 232
– Lebensraum 83
– Legitimierung 135

– Logik 76
– Matrix 174
– Missverständnisse (s.a. Cultural Bias) 26, 180, 214
– Ordnungen 52
– Praktiken 55
– Realität 185
– Reproduktion 53
– Ressourcen 54, 56, 214
– Skripte 33
– Sphären 216
– Traditionen 54
– Umgebungen 6
– Unterschiede 5, 10, 28
– Unvereinbares 77
– Veränderungsprozesse 61
– Vermischung 54
– Vermittlungsprozess 179
– Vielfalt 93
  – d. Supervisionsgruppe 215
– Werte u. Normen 24
– Wissen 179
– Zeichen 171
– Zugehörigkeit 101
kulturessentialistisch 179
kulturfrei 5, 145
kulturgebundene(s) Syndrom(e) (s.a. Culture-Bound Syndroms) 144, 350
Kulturkonzepte 52, 54
Kulturpsychologie 4, 10 ff., 14 f.
– klinisch(e) 12, 16, 19, 32, 40
kulturpsychologisch 11, 43
Kulturraum 87, 89
Kulturschock 69
kultursensitiv(e) 280 ff.
– Einstellung 284
– Haltung 280
– Theorie 240
– Umdeutung 282 f.
kulturspezifisch(e, er, es) 33, 280
– Ansätze 17
– Ausdruck 195
– Behandlungstechnik 218
– Erklärungsmodelle 202
– Erklärungsmuster 159
– Konfliktverarbeitung 151
– Krankheits- und Bewältigungskonzepte 223
– Leiden 76
– Unterschiede 175
Kulturstandard(s) 24 f.
Kulturtheorie, postkoloniale 68
kulturübergreifend(e) 383
– Grundstörung 372
kulturvergleichend(e) 15, 33
– Forschung 9
– Psychologie 6, 10, 12, 44
Kulturwechsel 83, 92

Kulturwissenschaft(en) 21, 68
kulturwissenschaftlich(e)
– Disziplinen 52
– Forschung 7
– Perspektive 44
Kulturzentriertheit 194
Kürsat-Ahlers, E 170, 176

L

Lacan, J 185, 285, 289, 296 f.
Laderman, C 370, 376
Laie(n) 230 f., 334
Laienhilfe 39
Laienvorstellungen 20
Laienwissen 233, 236
Laing, RD 385 f., 390
Landweer, H 303, 311
Laplanche, J 70, 79, 87, 154, 167, 182, 184, 190, 198, 291, 297
Laplantine, F 325, 330
Laucken, U 21, 48
Lazarus, RS 32, 48
Lebensentwurf/Lebensentwürfe 54, 100 f., 104
– individuelle(r) 102
– plurale(r) 202
Lebensqualitätskonzept 31
Lebensspanne 12
Lebu 286
Lechner, FJ 54 f., 57
Lee, E 280, 284
Lee, RM 17 f., 48
Lee, S 145, 167
Leferink, K 50, 333, 345, 358 ff., 384, 390
Leff, J 34, 48, 347, 357, 359 f.
Legewie, H 30 f., 50
Leib-Seele-Dualismus 364
Leiblichkeit 364
Leidensmale Jesu 314
Leigh, D 408 f.
Leistungsstörungen 82
Leitbilder 30
Leitdifferenz 195
Lengua, LJ 400, 409
Lernprozess, unbewußter 97
Lesley, L 353, 359
Lester, D 280, 284
Lévi-Strauss 152
Levitation 317
Lévy-Brühl 295
Lewis, IM 291, 297
Lewis-Fernandez, R 145, 167
Lewis-Williams, D 386, 390
Libido 384
Liechti, J 281, 284
Lifton, RJ 397, 409
Linguisten 128

linguistisch(e) 131
– Barrieren 233
Link, BG 31, 48
Littlewood, R 10, 48
Loch, W 87, 94
Löchel 99
Lock, M 20, 46, 357, 359 f., 366
Lofland J. u. Lofland LH, 340, 359
lokal(e) 10, 53, 56, 336, 351
– Adaptionen 142
– Agenda 30
– Aktivitäten 31
– Betrachtungsweise 310
– Einbindung 310
– Spezifik 43
– Spezifisches 204
– Sprechgewohnheiten 207
Lokales 53, 55, 56
Lokalisierungen 53, 56
Lokalkulturen 204
lokaltypische Symptommuster 367
Looping 395
Lopez, SJ 33, 48 f.
Lorenzer, A 90, 94
Loyalität 13, 280 f., 284
Loyalitätskonflikt(e) 108, 223, 281 f.
Lupton, D 20, 48
Lüschen, G 36, 48
Lust-Ich 384
Lutz, C 333, 359
Lux, T 365, 375 f.

M

Mahler, M 88
Machado 325
Macht 123 f., 229, 302
– institutionelle 77
– Naturalisierung v. 302
– staatliche 229
– Verteilung v. 30
Machtdifferenzen 19
Machtkonstellation, therapeutische 193
Machtungleichheit 15, 45
Machtverhältnisse 4, 55
Magie 286
Magier 158
magisch(e) 336, 338
– Bedeutung 162
– Beeinflussung v. Alltagsproblemen 338
– Interpretation 336
– Kräfte 26
– Orte 26
Magnis-Suseno, F 337, 359
Mainstream-Psychologie, klinische 6
Mainstream Psychology 11

Makroebene 29
makrostrukturelle Dimensionen 53
Maleval, JC 290, 293, 297
Malik, SC 369, 375
Malinowski, B 180, 198
Malkki, LH 200, 212
Mandé 130
Marabut(s)/ Marabout(s) 131, 139, 142, 286
Marburger, H 60, 62, 65
Marcus, GE 211 f.
Marcus, SC 211 f.
Marginalisierung 6, 18
Markus, HR 7, 9, 48, 376
Marom, S 34, 48
Marsella, AJ 16, 46, 48
Martin, P 388 ff.
Martin, S 405, 409
Martus, B 368, 375
Massey, DB 71, 79
Masten, AS 405, 407, 409
Masturbationsphantasien 123
Matschinger, H 20, 45, 333, 358
Matsumoto, D 7, 48
Mayer, DY 383 f., 390
McCarter, L 397, 409
McGruder, JH 357, 360
Mead, M 150
Mead, GH 381
Meaning Centered Coping 32
Meaning Making 32
Meaning Making Settings 355
Mechanic, D 231
Mecheril, P 19, 48
Mediation, ethnoklinische 130
Mediator(en) (s.a. Sprach- und Kulturmittler) 116, 128, 130 f., 133 f., 191, 228 f., 234 ff.
Medical Anthropology 229, 231
Medical Pluralism 39
Medical Revivalism 353
Medien 53 f., 327 f.
Medikalisierung 5, 20 ff., 39, 334
– d. Geburt 20
– d. Schizophrenie 334
Medikament(e) 139 f., 161, 251, 407
medikamentös 157
Medikation 406
meditative Versenkung 44
Medizin 20, 77, 116, 300, 353
– abendländische 224
– a. sozialer Prozess 353
– westliche 128, 300
medizinalisieren 78
Medizinanthropologen 145
Medizinanthropologie 353
medizinanthropologisch 39, 353, 357

Medizinethnologie (s.a. Medical Anthropology) 229
medizinisch(e, er) 353, 357
– Deutungsweisen 20
– Pluralismus 357
– Pluralität 353
– Rationalität 20
– Technologie 20
Medizinsoziologie 29
Medizinsystem 228 f., 233
Mehrheitsgesellschaft 154
mehrsprachig 90
Mehrsprachigkeit 86
Menezes, B de 327
Mengamuk (javanisch) 342 f., 350
Mengobat (javanisch) 353
Menopause 20
Menschenrechte 31
Menschenrechtsverletzung 43
Menschenwürde 78
Mental Health 15
Mentalisierung 92
Mentzos, S 315, 321
Merleau-Ponty 366
Mertens, W 194, 198
metakulturelle Psychiatrie 218
Metapher(n) 118, 138, 140, 152, 186, 365 f.
– somatische 370
– soziale 366
Metapherbildung 365
metaphysische Ordnung 301
Metapsychologie 294
Methode(n)
– Auswertungs- 99
– d. freien Assoziation 153
– Erhebungs- 99
– ethnographische 12
– experimentelle 5
– prozessorientierte 73
methodologisch 69, 115
Metzinger 380 ff., 387
Mezzich, J 145, 358, 360
Michel, L 175 f.
Micksch, J 62, 65
Mielck, A 29, 48
Migrant(en) 60, 62 ff., 69, 75, 77, 79, 82, 85, 114, 116, 121, 138, 228, 233 f., 236 f., 240 f.
– illegale 229
– Typen v. 63
Migrantenfamilien 128, 131
Migrantenkulturen 204
Migrantenmedizin 234
Migrantenorganisation 236
Migrantenpatienten 121, 125, 135
migrantenspezifische Behandlungsstrategie 229

Migration 52, 60, 68, 71, 82 f., 92, 96 f., 102, 114, 118, 129, 146, 200, 204 f., 210, 228, 240, 244 ff.
- a. Belastungsfaktor 245
- Freiwilligkeit d. 35
- Kontext d. 61
- legale und illegale 228
- Phänomen d. 244
- Phasen d. 246
- Psychodynamik d. 247
- transnationale 63
Migrationsbewegungen 23
Migrationsforschung 63, 68
- amerikanische 61
- i. Deutschland 60
Migrationsgeschichte 243
Migrationsgesellschaft 60, 62
Migrationskarriere 63
Migrationskinder 82
Migrationsland 64
Migrationspolitik 230
Migrationsprozess 82, 85, 89, 92 f., 185, 280
Migrationssituation 183, 202
Migrationsstrategie 64
Migrationstheorie, kulturorientierte 63
Milgram, S 40, 48
Milieu(s) 70, 84
- kulturelles 175
- migratorische 217
Milkau-Kaufmann, B 167, 218, 226
Millard, E 404, 409
Miller, JG 9, 48
Miller, S 20, 48
Mimik 190
Minderheit(en) 23, 241
- ethnische 16 f.
- lokale, kulturelle 224
Minderheitenstress 246
Minoritäten 18
Mischung(en) 43, 55 f., 68, 71
Missbrauch 27
Missverständnis(se) 25, 27, 128, 134, 174, 179, 187
- kulturelle (s.a. Cultural Bias, Kulturelle Irrtümer) 147
Mitchell, AS 243, 275
Mittelmeersyndrom 153
mobil(e) 54, 68
- Patientenschaft 211
Mobilität 60, 210
- kulturelle Konzeption v. 210
modern(e) 336
- Gesellschaften 60
- Krankheit 336
- Menschen 122 ff.
Moderne 336, 338
Modernisasi (javanisch) 39

Modernisierung 20
Modernisierungsbewegung 353
Modernisierungsprozesse 39
Modernität 39, 54, 125
Möller, H 214 f., 226
monokulturell(e, es)
- Enge 185
- orientierte Theorien 62
- Setting 260
monotheistische Religionen 133, 269
Montangero, J 121, 126
Moore, H 53, 57
Moos, RH 40 f., 48
moralisch(e, es)
- Autorität 27
- Ordnung 27, 44
- Verfehlung 324
- Wohl 54
Moralismus 329
Moreira-Almeida, A 325, 330
Morgan, CA 407 ff.
Morgenthaler, F 74, 79 f., 167, 216, 226
Moro, R 75, 79 f., 201, 212, 321
Morris, B 378, 380, 387 f., 390
Moscovici, M 294, 297, 357, 360
Moura 325
Moyer, CA 375 f.
Müller, W 383, 390
Müller-Oerlinghausen, B 375 f.
Multi-Sited Fieldwork 211
Multi- und Interkulturalität 96
Multiculturalism 16
Multicultural Mental Health 15 f.
multidisziplinär 16
Multikulturalismus 62
multikulturelle 16, 71
- Gesellschaft 62, 281
- Therapie 18
- Welt 71
multiple
- Bindungen 116
- Zugehörigkeiten 202
Mumet (javanisch) 342, 345
Munoz, RF 42, 48
Murphy, HBM 145, 167
Murphy 399
Murray, CJL 30, 48
Muska (türkisch) 309
muslimischer Kontext 158
Mutismus 134
- hysterischer 129
- partielle 89
Mutter 96, 98, 101, 133 f.
Mutter-Kind-Dyade 184, 273
Mutterimago, böse 106
Muttersprache 82, 87 ff., 91, 116, 157, 159, 175, 188, 193
- Beratung i. d. 119

muttersprachlich(e, er)
- Behandlung 179
- Kotherapeuten 155, 157, 203
- Lautrhythmus 88
- Strukturen 88
- Therapeuten 180
Mutterübertragung 223
Mystik 294
mystisch(e, es) 294, 354
- Welt 354
- Objekt 294
Mystizismus 124
Mythos/Mythen 84, 242, 292, 296 f., 386
- religiös fundierte 150
mythisch(e, es) 304
- Feen 304
- Wesen 122

N

Nachbarschaften 40
Nadig, M XV, XVII, 67, 74, 79, 83, 94, 96, 149, 153, 167, 170, 194, 200 f., 204, 212, 214, 216 f., 226
Naher Osten 371
Naipaul, VS 83, 93
Namus (türkisch) (s. a. Ehre) 248
narrative Erhebungsmethoden 32
Narziss 265
Narzissmus 384
narzisstisch(e, es)
- Konflikte 92
- Kränkung 188
- Störung 157
Nathan, T 114 ff., 121 f., 124 ff., 128, 134, 136, 151 f., 167, , 201, 212, 214, 218, 226, 286, 297
national(e, es)
- Attribute 65
- geprägte Lebenswelten 60
- Grenzen 23
- Identität, doppelte 62
- Sein (nationness) 71
Nationalgesellschaft(en) 63, 65, 146
Nationalität 55, 64 f., 245
Nationalsprache 64
Nationalstaat(en) 62 f.
- periphere 60
- postkoloniale 52
Natur 27, 333
naturalistische Aussagen 115
natürliche Welt 231
naturwissenschaftliche Kenntnisse 230
Nazar (s.a. böser Blick) 158, 250
Ndoep (Heilungsritual - Senegal) 286 ff., 293, 295 ff.

Sachverzeichnis

Ndoepkat (Heilerin -Senegal) 287, 292 ff.
Ndoki (Hexer -Senegal) 119 f.
Negative Capability 74
Neighbourhood Disorder Model 40
Neu(e, en, er, es) (das, der, die) 83, 98, 102, 163, 185, 356
Neurasthenie 372
Neuroleptikum 157
neuropsychologisch 21
neurotischer Konflikt 154
Neusymbolisierung 175
neutral(e, er)
– Positionierung 178
– Raum 175
Neutralität 181, 191 f., 196
New Culture and Mental Health 16
Newman, R 36, 48
Newman, S 404, 409
Ngamuk (javanisch) (s.a. Amok) 332, 335, 346, 349 ff.
Nganga (Heiler -Senegal) 119 f.
Ngemong (javanisch) 342, 346 f., 349, 351 f., 356
Ngemong-Fürsorglichkeit 355
Ngemong-Konzept 332, 348, 356, 358
Nicht-Aussprechbares 73
Nicht-Ich 209
Nicht-Ort 205
nicht-sprachlich (e, es)
– Aspekte 72
– Verhalten 147
Nichter, M 367, 376
nichtsemantischer Kern d. Subjekts 72, 173
Nichtsprachliches 88, 90
nichtverbalisierbar 255
Nichtwissen 74, 259
Nieke, W 64 f.
Ninck Gbeassor, D 77, 79 f.
Nkisi (Fetisch -Senegal) 119 f.
nonverbal(e) 187
– Ausdrucksformen 186
– Botschaften 208
Nordstrom, C 200, 212
normativ(e) 17, 31, 116
– Anforderungen 11
Normen 98, 100, 103, 108, 138
– Internalisierung d. ethischen 84
– traditionelle, islamische 86
– westliche 86
Normüberschreitung 306
Normverletzung 309
Normvorstellungen 107
Nosologie 149, 395
– psychiatrischer/psychischer Erkrankungen 149
– universelle 395

nosologische Einheiten 115
Nostrismus 6, 14
Nrimo (javanisch) 43
Numbing 393, 400

O

Obeyesekere, G 74, 79, 367, 376
Objekt(e) 120, 182, 184, 248, 384
– äußeres 384
– christlichen Ursprungs 120
– getrenntes 170
– innere 73, 86
– d. Loslösung 101
– mütterliches 163
– passives 192
– therapeutische 115
– unsichtbare 120
Objektbeziehungen 84, 172
– innerpsychische 73
objektiv 14
Objektivierung 146
Objektivität 181, 263
Objektliebe 384
Objektwelt 170
Obsessão Simples (brasilianisch) (s. a. Besessenheit) 327
ödipale
– Entwicklung 184
– Konflikte 151
Ödipus 267
Öffnung, interkulturelle (s.a. interkulturell) 228
Ohnmacht 27
Ohnmachtsanfälle 154, 161
ökokulturelle Bedingungen 12
Okra (Konzept d. Person -Ghana) (s. a. Seele) 387 f.
ontologisierend 335
Opferzeremonie 138
Optimismus 33
Orang Pintar (javanisch) (s. a. Heiler, traditionelle) 338, 353
Orford, J 39, 48
Orientierungsverlust 69
Ort(e) 26, 28, 52, 116, 120, 205, 269
ortsbezogen 52
ortsunabhängige Identitäten 69
Ostermann 158
Oszillieren 74, 85, 170, 217, 224, 246, 251
Ottawa-Charta 30, 42
Oyserman, D 7, 29, 46, 48
Özbek, T 149, 167, 170, 173, 176, 198, 212, 226
ozeanisches Gefühl 294 f.
Özmen, E 373 f., 376
Öztürk, O 304, 306, 308, 311

P

Pädagogik 60
Pädophilie 141
Pagne (Stofftuch i. d. Kultur d. Soninke) 133
Pang, KYC 367, 376
Pangol (Wesenheiten - Senegal)140
Paniagua, FA 15 f., 46, 48
Parallelgesellschaften 91
Parenté à Plaisanterie ("Spaßverwandtschaft" i. d. Kultur d. Soninke) 131
Pargament K 32, 48
Parin, P 74, 79 f., 83, 94, 150, 152, 167, 170, 176, 194, 216, 226
Parin-Matthey, G 74, 79 f., 167, 216, 226
Parteinahme, unterstützende 43
Partikularismen 56
Partizipation 41 f.
Passageriten 218
Passe (Energiebehandlung) 328
Passivität 78
pathologisch(e) 151, 290
– Dimension 290
Pathologisierung 146, 159, 175, 314, 335, 351
patrilineare Deszendenzgruppe 303
Payne-Jackson, A 387, 390
Pedersen, PB 16, 48 f., 69, 80
Performance 389
Peri (s.a. Dämon) 304 ff., 309
peripherer Kult 291
Peripherienationen 60
Perlis, RH 21, 48
Perrine, MW 397, 409
Person 367, 388
– kulturelle Konzepte d. 367
– Status d. 388
Person-Umweltbeziehung 18
Persona 262 f.
Personeneigenschaften 34
Personenfaktoren 35
persönlich(e, es) 281
– Ebene 243, 281
– Ressource 281, 283
– Wachstum 33
Persönlichkeiten, multikulturelle 62
Persönlichkeitsentwicklung 82
Persönlichkeitskonzept 369, 370 ff.
– ganzheitliches 371
– kulturgeprägtes 372
Persönlichkeitsstörung 319, 386
– hysterische 319
– multiple 386
Persönlichkeitsstruktur, kulturelles Muster d. 375

Personsein 333 f.
- beschädigtes, defizitäres 334
Perspektive(n) 71
- gemeindepsychologische 43
- handlungstheoretische (selbstreflexive) 21
- indigene 14
- individuelle 45
- individuumszentrierte 29
- interkulturelle 20, 82
- internationale 30
- d. Klienten 17
- kollektivistische 29
- soziozentrische 29
- kulturelle 21
- kulturpsychologische 20
- d. Patienten 38
- physikalische 21
- d. selbstreflexiven Subjekts 21
- sozial- und kulturwissenschaftliche 44
- sozialwissenschaftliche 21
Perspektivität 4, 14, 23, 381
Peulh (nomadische Bevölkerungsgruppe i. Senegal) 130, 135
Pfefferbaum, B 400, 409
Pfeiffer, WM 150 f., 334 f., 360, 365, 370, 372, 374, 376
Phänomenologie, deskriptive 151
phänomenologisch(e, es)
- Ebene 152 f.
- Verstehen 153
phänotypische Charakteristika 16
Phantasie(n) 87, 122 f.
Phan, T 369, 376
Phelan, JC 31, 48
Phobie 326
Piaget, J 12 f., 192, 243
Pierret, J 35, 47
Pitschel-Walz, G 36, 48
Plänkers, T 73, 80
Plato 378
Pluralismus 69, 332
Pluralität, kulturelle 62
pluriethnische Gruppe 135
Poeck, K 371, 376
politisch(e, er)
- Bedingungen 54
- Dimensionen 20
- kollektiv 201
- Kontext 54, 350
Pollet, E 131, 136
Polyphonie 52
Polypragmasie 373
polytheistische Religion 133
Pontalis, JB 70, 79, 154, 167, 182, 184, 190, 198, 291, 297
Popay, J 20, 49

populärmedizinischer Sektor 230
Positioning (s.a. Verortung) 74
Postcolonial Studies 53
postkolonial(e)
- Gesellschaften 68
- Kulturwissenschaft 74
- Theorie 73
Postmoderne, Subjekte i. d. 69
postmoderne Welt 68
Posttraumatische Belastungsstörung (PTBS) 392
posttraumatisch(e, es)
- Syndrom 393, 395
- Belastungsstörung nach DSM IV 393
Potential Space (s.a. Intermediärer Bereich; Intermediate Space; Übergangsraum) 72, 170, 217
potentieller Raum (s.a. Potential Space) 72, 260
Poustka, F 82, 94
Praktik(en) 118, 153, 308, 335 f., 338, 353, 355
- asketische 336, 338
- islamische 336
- magische 353, 355
- medizinische 353
- mystische 336, 338
- mythische 355
- d. Reinigung 308
- spirituelle 162, 335
- traditionelle 353
- volksmedizinische 353
präödipal(e) 294 f.
- Phase 184, 294 f.
präpsychotisch 124
Prävention 29, 41
Präventionsansatz 42
Praxis 15, 17, 19 ff., 52, 115, 197, 325, 329, 355
- dialogische 201
- klinische 65
- kulturspezifische 153
- d. Paranormalen 355
- religiös-moralische 329
- religiöse 325
- symbolische 68
- translokale 52
Pries, L 63, 66
Primärbeziehungen, stützende 43
Primärgruppe 153 ff., 166
Priming 9, 11
primitive Gesellschaften 294
Prince, R 370, 376
Prinzip d. Gleichwertigkeit d. Kulturen 62
Privatheit 155, 162
Professionalisierung 15, 214, 216
Professionalisierungsbemühungen 21

professionelle
- Selbstverständnisse 20
- Unsicherheit 153
progressive Andersartigkeit 256
Prophetie 318
Prophezeiung 314
prozedurales Unbewußtes 243, 257
Prozess(e)
- analytischer 72 f.
- diagnostischer 145
- dynamische 67
- globale 68
- d. Globalisierung 96
- innerpsychische 87
- interkulturelle 56
- kultureller 56, 72 ff.
- transkulturelle(r) 56, 97
Prozesshaftigkeit 52, 71
Pseudohalluzination(en) 154, 159, 163
pseudoprogressiv 315
pseudoregressiv 315
Psychiater 139, 231, 335
Psychiater-Patient-Beziehung 334
Psychiatrie 20 ff., 149, 324 f., 330, 336, 357
- amerikanische 115
- i. Brasilien 325
- d. DSM-IV 115
- klinische/experimentelle 149
- Kultur d. 21
- kulturvergleichende 10, 336
- neurowissenschaftliche 324
- phänomenologische Richtung d. 152
- spiritistische 324, 330
- transkulturelle 96, 336
psychiatrisch(e) 334, 338
- Exploration 155
- Forschung, kulturbezogene 145
- Versorgung 15
- Versorgung i. Indonesien 334, 338
Psychiatrischer Dienst CHU-Fann in Dakar 140
psychisch(e, er, es)
- Apparat 154
- Entwicklung 86
- Geburt 88
- Integration 73
- Mechanismen 68
- Raum 73
- Stabilisierung 83
- Störungen 21
- Wohlbefinden 97
Psychoanalyse 17, 68, 73 ff., 81, 121, 123, 125, 182, 184, 209, 241, 264, 288, 292
Psychoanalytiker 139, 231

Sachverzeichnis

psychoanalytisch(e, er) 288
- Behandlung 71 f.
- Beziehung 93
- Diskurs 184
- Haltung 292
- Prozess 74
- Situation 93
- Technik 72
- Therapie 241
Psychodynamik 195
- kulturspezifische 216
- d. Migration 171
psychodynamisch 92
psychoedukativ(e) 36
- Trainingsprogramme 35
Psychologen 128, 139, 228
Psychological Sense of Community 41, 357
Psychologie 6, 15, 21, 26, 116, 326, 328, 357
- euroamerikanische 10
- indigene 12, 15
- d. interkulturellen Handelns 5, 23
- klinische 4 f., 19 f., 29, 31, 45
  - Gesundheits- 6
- kulturvergleichende 5, 12, 19, 44
  - klinische 33
- positive 33
- d. Sozialen 29
- theoretische 21
- transpersonale 326, 328
- westliche 5
psychologische
- Gesetzmäßigkeiten, allgemeine 5
- Theorie 11
- Verarbeitungsweisen 23
Psychologisierung 374
Psychopathologie 21, 114 f., 125, 152, 195
psychopathologisch(e, es) 34, 124
- Befunde 150
- Kategorien 6, 10, 17
- Phänomen(e) 16, 286
psychopharmakologisch 21
Psychophysiologie 121
Psychose(n) (s.a. Schizophrenie) 335
- atypische 145
- exotische 145
- paranoid- halluzinatorische 163
- a. d. schizophrenen Formenkreis 150, 157, 159
psychosozial(e, es)
- Arbeitsfeld 15, 20
- Handeln 19
- Identität 83
- Versorgung 30 f.
Psychotherapeuten m. Migrationserfahrung 242

psychotherapeutische 21, 77
- Interventionen 22
- Prinzipien 197
- Sprache 190
Psychotherapie 20, 28, 115, 121, 328
- dolmetscherbegleitete 178
- interkulturelle 19
- multikulturelle 17
- psychoanalytische 181
- psychologische 21
- spiritistisch geprägte 328
- tiefenpsychologische 181
- tiefenpsychologisch/ethnopsychoanalytisch 188
- traditionelle 17
- transkulturelle 96
Psychotherapie- und Versorgungsforschung 21
Psychotherapie bzw. Beratung, multikulturelle 16
psychotisch(e, es)
- Strukturen 69
- Strukturniveau 154
PTBS (s. a. posttraumatische Belastungsstörung) 392 f., 396 f., 403, 406, 408
- a. diagnostische Kategorie 392
- echte 408
- indirekte 403
- innere Logik 392
- Logik der 396
- partielle 396 f.
- - Syndrom 393
- unterschwellige 396
- virtuelle 408
- virtuelle Form d. 397, 403
Public Mental Health
  (s.a. Gemeindepsychologie) 6, 29
Pury, S de 117 f., 121, 126, 136
Putnam, RD 41, 49, 357, 360
Pythagoras 378

Q

qualitative
- Analyse 98
- Forschung 180
- Forschungsmethode 216
quantitative Wissenschaft 116
Quekelberghe, R van 19, 49, 145, 167
Quellenamnesie 394

R

Rab (s.a. Geister) 140, 286 ff., 290 ff., 296
Rache 27
Radtke, FO 63, 66
Ramazan 302

Randeria 53
Rappaport, J 39, 42, 49 f.
Rasse 16, 245
Rassebegriff, biologischer 16
rassisch(e, es)
- Diskriminierung 18
- Erbe 16
- Identität 18
Rassismen 62
Rassismus 69
Rastafaris 389
Räthzel, N 216, 226
Rationalisierung 148
Ratner, C 7, 49
Raum/ Räume 27, 78, 101, 114, 173
- dritter 71
- intermediärer 104
- kreativer 75
- kulturelle 210
- nichtöffentlicher 208
- öffentlicher 28, 155, 208
- potentieller 217
- psychische 73
- psychoanalytischer 74, 92
- ritualisierter 208
- sozialer 102
- symbolischer 175
- territorialer 63
- transitorische 71
Raum-Zeit-Dimension 257
Raumbegriff
- psychoanalytischer 79
- transkultureller 79
Raumkonzept(e) 68, 71,73
Raummetapher 71 ff.
Raumstruktur, dreidimensionale 73
Real-Ich 384
Realität(en) 171
- äußere 73, 170
- innere 98, 170 f.
- innere und äußere 72, 183
- natürliche 116
- transkulturelle 82
Realitätsbezug 150, 164
Realitätsprüfung 248
Realitätsprüfungsfunktionen 86 f.
Realitätsverlust 154
Rechtsempfinden, subjektives 43
Rechtsordnung, moralische 43
Reflektieren (s. a. Reflexion) 93
- kultureller Diversität 155
Reflektionsarbeit 197
Reflektionsraum 173
Reflexion 17, 19 f., 28, 43, 74, 87, 149, 155, 174, 208, 211, 218, 223 f., 236, 288
- d. Differenzen 193
- d. historischen Eingebundenseins 149

- v. interkulturellen Prozessen 216
- d. kontextuellen Bedingungen 16
- v. Übertragungs- und Gegenübertragungsprozessen 216

reflexive
- Ethnologie 201
- Haltung 175

Reflexivität 248, 264, 266 ff., 274, 382
Reforma Intima (moralische Reform) 327
Regeln
- kulturelle 135
- kulturspezifische 84

Regionalisierung 153
Regner, F 43, 49
Regress 378 f.
Regression 246, 291, 293, 295
regressive Übereinstimmung 256
Reich, W 375, 387, 390
Reichelt, EM 226
Reichmayr, J 194, 198, 201, 212, 321
Reinheit 300 ff., 309 f.
- d. Körpers 302

Reinheitsvorstellung 336
Reinigungsritual 301, 304 f., 307, 310
Reiter, L 280, 284
Religion 44, 77, 144, 171, 240, 248, 286
- muslimische 132
- traditionelle 20

religionstheoretisch 314
religionswissenschaftlich 318
Religionszugehörigkeit 245
religiös(e, er) 242, 294, 318, 328
- Disziplin 328
- Kontext 318
- Motive 242
- Praktiken 203

religiös-spirituell(e) Heiler 158
religiöse Besessenheit 289
Religiosität 155, 274
Remigrierende 210
Repräsentant(en)
- d. Aufnahmekultur 183
- d. Fremden 256
- d. Herkunftskultur 183

Repräsentanzen, innere psychische 87
Repräsentation(en) 68, 71
- kulturelle 210
- soziale 20, 29, 357
- d. symbolischen Gegenwart 175

Repression 78
Repressorkonzept 33
resilient 405
Resilienz 404 ff.
Resilienzkonzept 407
Respekt 38, 280
Respektbezeugung 338
Respekt v. Älteren 13

Respiritualisierung 326
Ressource(n) 26, 31 ff., 142, 165, 281, 284, 358
- indigene 18
- ökonomische 10
- soziale 40, 358
- i. d. traditionellen Ätiologien 219
- ungleicher Zugang z. 42
- -verlust 33
- Verteilung v. 42
- Zugang z. 30, 33

Ressourcenerhaltung 33
Restrukturierung 69
Resymbolisierungen 201
Retraumatisierung 163
Reuter, J 52 ff., 56 f.
Rief, W 365, 376
Rieger, S 180, 198
Ries, R 364, 375
Riger, S 42, 49
Ritual(e) 20, 27, 74, 84, 134, 140, 150, 152, 219, 286 f., 302 f., 309, 386
- sinnstiftende 151
- spannungsreduzierende 153
- spirituelle 161
- traditionelle 144, 152

Ritualtheorien 207
rituell(e, es) 301 f., 306, 310
- Anlässe 133
- Besessenheit 289, 290, 291
- große Reinigung 310
- große Unreinheit 310
- Handeln 301 f.
- Handhabung 76
- Handlung 302
- Praktiken 19
- Reinigung 301f.
- Übergänge 310
- Unreinheit 302, 306

Rivers, WHR 393
Road-to-Resilience-Programm 406
Robertson, R 53, 57
Roder, V 36, 49
Roelcke, V 150 f., 167
Rogler, LH 355, 360
Roheim, G 288, 294, 297
Rohner, R 19, 49
Röhrle, B 34, 39, 49
Rolf, I 375 f.
Rolland, Romain 294
Rosack, J 401, 403, 410
Rosenfeld, R 91, 94
Rothbaum, F 12, 49
Rückübersetzung(en) 180, 188 f., 339
Rudkin, JK 39, 49
Rukun (javanisch) (s.a. Harmonie) 43
Rutter, M 405, 410
Ryff, CD 364, 368, 372 ff., 376

S

Sabbioni 230
Sacket, DL 22, 49
Sagen 242
sakrale Erfahrungen 27
säkularisierte Beziehung 27
Salan, R 338, 360
Salis Gross 230, 238
Saller, V 136, 212, 218, 226
Salman, R 47, 178, 195, 198
Sampling, theoretisches 339, 349
Sarason, S 34, 41, 49, 357, 360
Sartorius, N 45, 383, 390
Sass, L 384, 390
Saß, H 145, 167
Scham (s.a. Schuld) 27, 152, 154, 189, 240 f., 248, 250 ff., 255 ff., 262 ff., 267 ff., 272 ff., 344 ff.
Scham-Kultur 274
Schamaffekt 240, 248, 255, 257, 261 f., 264, 272, 274
Schamanen 115, 231
Schamangst 252, 274
Schamanismus 19
schamanistische Heilverfahren 152
Schamdynamik 262
Schamgefühl(e) 253, 267, 280, 344 f.
Schamgrenze 252 f.
schamhaft-zerstörende Erneuerungskraft 259
Schär Sall, H 78, 80
Schatten 259, 262 f.
Scheid, TL 29, 47 f.
Schemata
- kognitiv u. begriffliche 192
- sensomotorische 243

Scheper-Hughes, N 357, 360, 367, 376
Schirippa, P 236, 238
schizophren(e) 156, 383 f.
- Psychose 383, 384

Schizophrenie 19, 34, 36, 41, 115, 195, 326, 332 ff., 336 ff., 357, 378, 383 f.
- i. Entwicklungsländern 337, 357
- Prävalenz 338
- Symptomlehre d. 151

Schizophreniekonzept 333
Schlangenbiss 203
Schlehe, J 55 ff., 198, 337 f., 355, 360
Schlenger, WE 398, 10
Schlirf, H 216, 226
Schneider, G 249, 275
Schneider, K 383, 390
Schönfeldt-Lecuona, C 369, 375
schöpfend/männlich 303
Schott-Billmann, F 293, 297
Schrader, A 61, 66

Sachverzeichnis

Schreyögg, A 215, 226
Schuld (s.a. Scham) 152, 240, 251 f.,
   255 ff., 262, 264 f., 267 ff., 272 ff., 326
Schuld-Kultur 274
Schuld-Scham 271
Schuld-Scham-Affekte 273
Schuld-Scham-Dynamik 255
Schuld-Scham-Einheit 240 f., 251, 256,
   258 f., 261 f., 266, 268, 271 f.
Schuldabwehr 266
Schuldexternalisierung 267
Schuldfähigkeit 273
Schuldgefühl(e) 106, 108, 249, 267,
   271, 280
schuldig-rebellische Erneuerungs-
   kraft 259
Schuldigkeit 249 ff., 255, 257 f., 262 f.,
   265, 270 ff.
Schulze, S 236 f.
Schur, M 368, 376
Schuster, MA 398, 410
Schwarze Magie 308
Scileppi, JA 39, 49
Séance 291
Seed-Field Theory of Procreation 303
Seele 123 f., 161, 171, 268, 304, 325 f.,
   328, 378 ff., 388
– Konzeptionen v. d. 52
– Langeweile d. 304
– Unsterblichkeit d. 325, 378
Seelenraub 124
Seelenverlust 161, 173
Seelenwanderung 378
Segmentierungen 86
– innerseelische 90
– transkulturelle 85
Seidler, GH 239 ff., 248, 250, 257 f.,
   263 ff., 271 ff., 275
Sekte(n) 123 f.
Sekundärprozess 86 f.
Sekundärsozialisation 98
Selbst 13, 44, 73, 97, 210, 248, 250,
   252 f., 263, 265, 335, 378 ff., 385 ff.
– Abgrenzung d. 378
– authentisches 86
– eigenes 78
– erlebtes 381
– Erschütterung d. 171
– falsches 386
– Grenzen d. 184
– identisches 379
– independentem vs. interdependentem 5
– individuelles 380
– innere Einheit d. 108
– javanisches 335
– reales 252
– soziale Konstitution d. 381
– stabiles 154
– virtuelles 381
– werdendes 184
Selbst-Modell, psychoanalytisches 384
Selbst-Repräsentanzen 108
Selbstachtung 38
Selbstaktualisierung 405
Selbstanteil(e) 108, 250 ff., 266
selbstbestimmt(e) 97, 150
– Sexualität 100
Selbstbestimmung 26, 99, 107, 330
– ü. Gesundheit 30
Selbstbewusstsein 379, 382
Selbstbezug 381 f., 384
– beziehungsfreier 381
– kulturell unterschiedliche Form
   d. 384
– vorbewusster 382
Selbstbild 86
Selbstdefinition 8
Selbsteinschätzung 407
Selbstempfinden, beziehungshaf-
   tes 368
Selbstentwürfe 217
Selbsthilfe 31, 37
Selbsthilfeaktivitäten 39
Selbsthilfegruppen 41
Selbstkonstruktion
– independente 9
– interdependente 11
Selbstkontinuitätssinn 154
Selbstkontrolle 280
Selbstkonzept(e) 378
– anderer Kulturkreise 378
– antike 378
– soziale Funktion d. 378
– d. westlichen Tradition 378
Selbstmanagement 35, 37, 39
Selbstmedikation 396
Selbstmodell, phänomenales 380 f.,
   383, 387
Selbstobjekt 265, 270, 272
Selbstreflexion (s.a. Fremdreflexion) 5,
   23, 25, 214, 216, 224, 273, 336, 384
selbstreflexiv(e, es, en) 21, 26, 40, 45,
   252
– Instanz 252
– Position 267
– Potential 28
– Wendung 6, 28
Selbstreflexivität 248, 251, 255, 257,
   259, 261 ff., 267 f., 272
Selbstrepräsentanz 385
Selbstverantwortung 98
Selbstverlust 102, 173
Selbstvertrautheit, präreflektive 381 f.
Selbstwahrnehmung 18,
– moderne, europäische 384
Selbstwerdung 108
Selbstwerterhöhung 407
Selbstwirksamkeitserwartung 36
Selbstwirksamkeitsüberzeugung 34, 35
Self-in-Process 68
Self-Management interventions 36
Self-Management 36
Self Construal Scale 7
Self Disclosure 28
Seligman, MEP 33, 49
Semantisch Prozeduralen Interface Mo-
   dell 11
Sencer, M 244, 275
Senegal 129 f., 134, 140, 286, 290 f.
Serra, A 326, 330
Setting(s) 134
– einkulturelle(s) 198
– ethnopsychiatrische(s) 128, 130
– ethnopsychoanalytisches 187, 189
– interkulturelles 180, 189
– klinische(s) 25, 128
– kulturelles 14, 33
– machtvolle 41
– mikrosoziales 34
– monokulturelles 224
– religiöse 41
– soziokulturelles 6
– therapeutische 41
– tiefenpsychologisches 189
Settingansatz 30, 41
Sexualität 20, 105
sexuelle
– Bedürfnisse 141
– Beziehung 123
– Orientierung 16, 184
Shadish, WR 40, 49
Sharkey, WF 368, 376
Shinn, M 40, 49
Sickness 231
Signer, D 77 f., 80
Silove, D 369, 376
Silver, RC 398, 409 f.
Simon 365, 374 ff.
Simon, F 68
simultan 187, 189
Singelis, TM 7, 49, 368, 376
Sinnfindung 33, 355
Sinngebung 32
Sinngebungsprozess 355
Sinn, kulturgebunder 219
Sinnstiftungen 68
Sklaverei 388
Small, R 365, 368 f., 376
Snyder, CR 33, 48 f.
Sobo, EJ 387 f., 390
Social Capital 41, 357
Social Dramas 389

Sociology of Mental Health (s.a. Mental Health; Public Mental Health) 29
Soekarto, A 331, 357, 360
Solidarität 138, 261
somatische
– Analogie 365
– Metapher 364
Somatisierung 27, 364, 367 f., 374 f.
Soninke 130 f., 133 f.
Sonneck, G 280, 284
sozial(e, er) 280 ff., 300, 310, 314, 317, 357
– Belastungen 35
– Beziehungen 13, 26, 34 f., 280
– Bezogenheit 12, 14
– Deprivation 28
– Gerechtigkeit 31
– Identität 97
– Interaktionen 75
– Isolation 64
– Konstruktion 12
– Kontext 36, 38, 40
– Kontrolle 20, 160
– Netzwerk(e) 34 f.
– Ordnung 44, 52, 300, 310
– Pathologien 30
– Positionen 55
– Rahmenbedingungen 19
– Raum 79, 303
– Raumkonzepte 71
– Repräsentationen 29
– Ressource 283
– Rolle(n) 26, 61, 97, 280 f.
– Stellung 314, 317
– Sterben 83
– Tod 246
– Übertretungen 131
– Umgebung 34, 38, 54
– Ungleichheit 29 f., 45
– Unterstützung 32, 34 ff., 357
– Verantwortung 16
– Verbundenheit 29
– Verunsicherung 60
Sozial- bzw. Gemeindepsychiatrie (s.a. Gemeindepsychiatrie) 31
Sozialanthropologie 211
Sozialarbeiter 128, 228, 235
Sozialforschung, qualitative 11, 32, 181
Sozialisation 14, 25, 97, 100, 174, 247
– kulturell bestimmte 23
– kulturspezifische 98
Sozialisationseinflüsse 61
Sozialisationspraktiken 12
Sozialisationsprozess 98
sozialisiert 24, 26, 28
Sozialmedizin 230
Sozialphilosophie 31
Sozialpsychiatrie 138

sozialpsychiatrisch 358
Sozialpsychologie 12, 29, 40
Sozialwissenschaften 7, 52
soziokulturell(e, es) 43
– Bedingungen 31
– Feld (s.a. community) 40
– Milieu 155
Soziologie 23, 60, 357
Sozioökonomisch(e, er)
– Bedingungen 54
– Einflüsse 36
– Status 184
soziosanitäre Ansätze
Soziosomatik 369
soziosomatisch 371
Spaltung(en) 91, 148
Spaltungen 91
Spaltungsvorgänge 83, 86
Spannung 79, 152, 175
– innere 175, 183
– Spannungsreduktion 153
Spannungszustand 224
Spaßverwandtschaft (parenté à plaisanterie) 131
Spätadoleszenz 96, 98, 108
Sphinx 122
Spiegel, D 398, 410
Spielerleben 72
Spiritismus 324 ff.
– brasilianischer 325, 327
– nach Alan Kardec 325
Spiritist 324, 327
spiritistisch(e, es) 324 f., 327, 329
– Behandlung 327
– Ideologie 329
– Moralvorstellung 325
– Psychiatrie 329
– psychiatrisches Krankenhaus 324
– Séance 324
Spiritualität 33, 149, 155
spirituell(e)
– Anamnese 327 f.
– Dimension 26, 44
– Erbfolge 76
– Gemeinschaft 162
spirituell-religiöse Bereiche 52
Spirituelle, das 138
Sprach- und Kulturmittler (s.a. Dolmetscher; Übersetzer) 144, 177, 180, 181, 193, 195, 229, 234 f.
– Einflüsse d. 178, 186 f.
Sprachaufbau 87
Sprachdifferenz(en) 179, 185
Sprache(n) 28, 82, 84, 87 ff., 97, 114, 116, 118 f., 147, 188, 245, 255, 268, 310, 339, 346, 365
– Bedeutungen d. 52
– eigene 165, 189

– emotionale 204
– fremde 75, 78, 165
– javanische (lokal) 339, 346
– d. Körpers 310
– medizinische 186
– d. Therapeuten 190
Sprachentwicklung 88 f.
Spracherwerb 88, 91
Sprachfähige, das 183
Sprachformen 68
Sprachgewohnheiten 92
Sprachkompetenz 91, 148
sprachlich(e, er) 83, 87
– Ausdruck 91
– Austausch 132
– Code 185
– Differenzen 186
– Entwicklung 86
– Erfahrungen 83
– Interaktionen 187
– Interventionen 190
– Muster 190
– Transfers 189
– Verständigung 178, 180, 236
– Verständigungsschwierigkeiten 191, 228
Sprachraum/ Sprachräume 82, 90, 130
Sprachverbindungen 87, 89
Sprachverweigerung 82
Sprachwechsel 86 f., 89, 91, 93
Sprachwissen 88
Spruit, IP 236, 238
Stammesgötter, vormuslimische 132
standardisierbar 22
statistisch 68, 115
Stavemann, HH 282, 284
Steiner-Khamsi, G 61, 66
Stein, BD 399, 410
Stein, M 397
Stengers, I 116, 124, 126, 136
Stenzel, A 62, 66
Stepan, N 325, 330
Stereotype(n) 16, 153, 236 f.
stereotype ethnische Zuordnung 155
Stereotypisierung 180, 194, 372
Stern 243
Stierlin, H 281, 284
Stigma 329, 352
Stigmata, mystische 315 f., 318 ff.
Stigmatisation 314 ff.
Stigmatisationsprozess 316
Stigmatisationswunde 316
Stigmatisierung 16, 38, 179, 203, 318, 332 f., 352, 356
– v. psychisch Kranken 332
Stigmatisierungsprozesse 31, 317
Stillen 20
Stirling, P 301, 311

Sachverzeichnis

Stone, W 41, 49
Storck 84
Störung
- bipolare 326
- depressive 326
- obsessiv- zwanghafte 326
- somatoforme 364

Strasser, S 167, 301, 311
Straub, J 6, 9, 14 f., 21, 47, 49, 191 f., 198
Strauss, AL 37, 46, 340, 359 f.
Stress 20, 33, 35, 41, 54, 246
Stress-Bewältigungsmodell 6, 18
Stress- Copingmodell 31, 34
Stress- und Bewältigungstheorien 29
Stressbewältigungsansatz 34
Stressbewältigungskonzept 31
Stressbewältigungsprozess 32
Stresserzeugende Ereignisse 405
Stressforschung 31 f.
Stressor(en) 33 f.
Stressreaktion 395 f.
- emotional-physiologische 34
Stressresilienz 408
Stresstheorie 33
- appraisal-basierte 32
- ressourcenbasierte 37
Stressvulnerabilität 408
Stummheit 129
Sturm, G 76, 80, 201, 203, 212
Subandi, MA 335 f., 355, 359
Subjekt(e) 74, 96, 98 f., 123, 248 ff., 261, 263 ff., 289 ff., 379
- Einbindung d. 96
Subjekthaftigkeit 103
subjektiv(e, er, es)
- Krankheitstheorie 174
- Rechtsvorstellung 26
- Repräsentationen 32
- Sinn 54, 65
- Wohlbefinden 31
Subjektivität 146, 194, 252, 258, 263, 271, 274
subjugação (brasilianisch) 327
Sue, D u. Sue, DW 16 f., 49
Suizid/Selbsttötung 155
suizidale Krise 280, 283
Suizidtendenzen 156
Suizidwünsche 78
Supervision 19, 78, 130, 214, 216, 218, 225
- ethnopsychoanalytisch orientierte 214
- interkulturelle 214, 216, 219
- klinisch- ethnopsychoanalytische 214
- transkulturelle 17
Supervisionsansatz 214, 224
Supervisionsarbeit 197

Supervisionsgruppe(n) 187, 214, 217, 221
- Interkulturelle 197
Supervisionskonzept, interkulturelles 215
Supervisionssitzung(en) 214, 220
Supervisor(en) 215, 221 f.
Sure 305, 353
Symbiose, kulturelle 185
Symbol(e) 73, 84, 87, 103, 120, 157, 173, 201, 303, 318, 320
- Genese v. 73
- konfligierende 185
- religiöses 320
Symbolbildung 170, 175
Symbolik d. Symptomatik 161
symbolisch(e, es) 153, 286, 320
- Bedeutungen 74
- Darstellung unbewusster Vorgänge 152
- Kapital 24
- Ordnung 27, 44, 320
- Praxis 27
- Resozialisierung 286
- Universum 98
Symbolisierung(en) 43, 74, 76, 287, 292
- d. Beziehungserfahrung 73
- Neu- 98
Symbolisierungsfähigkeit 172, 258
Symbolisierungsprozess(e) 87
- kulturelle 69
Symbolismus, lokaler 55
Symbolwelten 43, 56
Symptom 115, 139, 141 f.
- kulturspezifisches 130
Symptomwahl 386
Syndrom(e) 392
- kulturabhängige(s) 145
- kulturgebundene(s) 19
Synekdoche 396
synkretistisch 389
Synthese 83, 90, 92, 389
- beider Kulturen 101
Syntheseleistungen 89
- innerpsychische 87
Syzygie 268
syzygisch 269

T

Tabu 223
Tabubruch 152
Tanenbaum, SJ 22, 49
technologisch-positivistische Orientierung 374
teilnehmende Beobachtung 74, 77, 180, 202
Teiresias 266

Terr, LC 397, 410
territoriale
- Grenzen 23
- Raumkonzepte 71
Terrorismus 404
Terzioglu, P 38, 49, 334, 358, 360
Teufel 255 ff.
Teufelsneurose d. Christoph Haizmann 151
Text 205
Theorie(n)
- allumfassende 69
- psychologische 116
- universalistische 11
Theory of Mind 14
Therapeuten (s. a. Psychotherapie)
- lokale 77
- muttersprachliche 185
- traditionelle 140
Therapeutengruppe 135, 224
- interdisziplinäre 128
- kulturell gemischte 217
therapeutisch(e, er, es) 374
- Begegnung 175
- Beziehung 17
- Dispositive 116
- Dyade 181
- Implikation 374
- Interaktion 180
- Praxis 273
- Prinzipien 187, 197
- Raum 200
- Sprache 190
Therapie(n)
- moderne 142
- traditionelle 115, 142
therapiefähig 17
Therapieformen, historisch ursprüngliche 133
Therapieprozess 65
therapieresistent 77
Therese von Konnersreuth 314
Thomas, A 9, 15, 24, 47 ff.
Ticket Behavior 374
Tiefenhermeneutische Auswertungsmethode 99
Todesangst 369
Toleranz 280
Tong, D 338, 360
Tongu, IH 249, 275
Tonkin, E 207, 212
Toohey, SM 40, 49
Totengebet 222
Tradition 39, 97, 104, 336, 338, 353, 357, 379
- authentische 353
- jüdisch-christliche 150
- Revitalisierung d. 338

- zen-buddhistische 379
traditionell(e, es) 122, 292, 338, 383
- Ätiologie 219
- Denk- und Verhaltensweisen 97
- Erkenntnisse 230
- Gesetz 20
- Heilen 19
- Heiler 119
- Heilkunde 10
- Ordnung 292
- Praktiken d. Heilung 151
- Spezialisten 141
- Symptom 383
- Therapie 286
- Werte 105
- westliche Kultur 280
- westliche Therapie 280
- Wirklichkeitsverständnis 338
Traditionen 101, 138
Trajectory Concept 37
Trance 26, 155, 287, 288 f., 292, 294 f., 370, 386
- kontrollierte 133
Tranceerfahrung 386
Trancezustand 163, 293
- d. Besessenheit 288
Transcultural Psychology 4
Transference (s. a. Übertragung) 74
Transformation, kulturelle 74
Transformationsprozess 183, 193
transgenerativ 138
Transitraum/ Transiträume 200, 204
transkontinentale Netzwerke 211
Transkulturalität 52, 71, 99, 144, 170, 217, 241, 273
transkulturell(e, er, es) 4, 68, 93, 96, 240, 242, 260, 262, 364, 367
- Autonomiekonflikte 157, 159
- Begegnung 69, 364, 367
- Behandlungsansätze 144
- Behandlungssituationen 205
- Beratung 75
- Bewegungen 68, 170
- Denkansatzes 154
- Denken und Handeln 149
- Durchdringung 103
- Dynamik 56, 68
- entstandene Unbewusstheit 90
- Entwicklung 92
- Erfahrungen 82, 93
- Erleben 92
- Forschung 68
- geprägte Subjekte 108
- Gesellschaften 96 f.
- Identität(en) 69, 109
- Konflikt(e) 92, 100, 108
- Kultur 96
- Phänomen 240

- Prozess(e) 68, 91, 96
- Psychiatrie 75
- Psychoanalyse 241
- Psychologie 6
- Räume 75
- Segmentierungen 93
- Situationen 68
- Sozialisation 97
- Spannungsfeld 85
- Therapie 68, 75
- Therapieansätze 200
- Übergange 97
- Übergangsbereiche 52
- Übergangsraum 149, 173 f., 183, 204
- Umfeld 82
- Verständigung 71
- Verstehen 178
- Welt 165
Translation 180
translationswissenschaftlich 190
translokal(e) 300, 310
- Bewegungen 210
- Räume 204
- Strategie 300
Transmigranten 63
transmenschlicher Raum 290
transnational(e) 68, 310
- Forschung 310
transpersonale Ebene 17
Trauer 83, 102, 172
Trauerreaktion, pathologische 163
Traum/Träume 121 f., 133, 140, 161, 163, 287
Trauma 43, 85, 130
Traumakonzeption, exportierte 43
Traumata 392, 397
- kollektive 397
traumatisch(e, er, es) 392 ff., 401
- Bilder 401
- Charakter 102
- Ereignis 130, 392 f.
- Erfahrung(en) 43, 172, 228
- Erinnerung 393 f.
- Gedächtnis 4
- ikonische Erinnerung 393 f.
- Kriegsneurose 393
traumatisierende Macht d. Bilder 401
traumatisierter Körper 395
Traumatisierung 43, 202
Traumdeutung 74
Trauminterpretation 133
Travelling Cultures 210
Trennung 98, 104, 107, 241 f., 247, 249 ff., 257, 266 f., 333
- v. d. Heimat 173
- v. Körper u. Psyche 194
- v. d. Mutter 170
- v. Mutterland 175
- zwischen Körper u. Psyche 155

Trennungsaggression 101, 107
Trennungsangst 97, 241
Trennungserfahrung 242
Trennungskonflikt 164
Triade 180, 184 ff., 188, 272
- therapeutische 184
triadisch(e, es)
- Beziehung 182
- Struktur 184
- System 196
Triandis, HC 10 f., 46, 49, 368, 374, 376
Triangulierung 258, 273
- frühe 184, 273
- Prozess d. 184
tribe- nested 33
Triebkonflikte 150
Triebregungen 86
Triebunterdrückung 151
Triebwünsche 84
Trimborn, W 84, 94, 97, 109
Trojan, A 30 f., 39, 49 f.
Trugbilder 161
Trugwahrnehmung 159
Tschernokoshewa, E 183, 198
Tugendhat, E 378, 390
Türkei 221, 274, 300, 307
türkische Kultur 240, 248
Turner, V 207, 389, 390
Tuur (Initiationszeremonie- Afrika) 138

U

Über-Ich 85 ff., 97, 154, 240, 267, 385
- kollektives soziales 84
- reifendes 86
- soziales 85, 92, 97
- strenges 86
Über-Ich-Anforderungen 92
- konkurrierend 86
Über-Ich-Entwicklung 97
Über-Ich-Forderung 151, 154
Über-Ich-Funktionen 151
Über-Ich-Ideal 165
Über-Ich-Instanzen, soziale 85
Über-Ich-Konflikt, sozialer 89
Über-Ich-Segmente 86
Überanpassung 246
Übergang/Übergänge 108, 170, 172, 183
- gesellschaftliche 97
- v. Innen n. Außen 175
- v. Individuum u. Kultur 183
Übergangsbereich 173
Übergangsfähigkeit, transkulturelle 96
Übergangskultur 281
Übergangsobjekt 170 f.
Übergangsort 217
Übergangsphänomene 171

Übergangsphase 306
Übergangsraum (s.a. intermediärer Bereich; Intermediate Space) 72 ff., 79, 104, 108, 170 f., 185, 217, 224, 260
Übermoderne 205
übernatürliche
– Bereiche 52
– Erklärung d. Krankheit 152
– Welt 231
– Wesenheiten 134
Übernatürliches 354
Übersetzer (s.a. Sprach- und Kulturmittler) 116
Übersetzung(en) 116 f., 135, 180, 187 f., 190 f., 209
– d. unbewussten Vorgänge 187
– d. verschiedenen Ebenen 186
– v. Vorsprachlichen ins Sprachliche 186
– wörtliche 128, 135
Übersetzungsinhalte 186
Übersetzungsvorgänge, intrapsychische 186
Übersetzungswege 186
Übertragung(en) 73 f., 181, 184, 186, 195, 259, 293
– Analyse d. 188
Übertragungs-Gegenübertragungs-Beziehung 243, 260 f.
Übertragungs- und Gegenübertragungsprozesse, Analyse d. 216
Übertragungsgeschehen 218, 224
Übertragungsreaktionen 188
ubiquitär 68
Umbanda 389
Umwelt 15, 31, 36
– soziale 86
Unaussprechliche, das 183
unbewusst(e, es) 75, 90 f., 98, 200, 243, 288 f.
– Bedeutungen 99
– Matrix d. Gesellschaft 154
– Wissen 243
– Wünsche 182
Unbewusstheit
– d. Konfliktes 91
– transkulturell entstandene 91
Ungleichheit(en) 4, 19
– gesellschaftliche 19
– soziale 6
Ungleichheitsprinzip 131
Universalien 15
universalisierende 335
– Ansätze 115
Universalismus 15, 286
– kultureller 54
universalistisch 22, 55

Universalität (s.a. Diversität) 10, 14, 53, 237, 242, 334
– d. diagnostischen Kategorien 334
– transkulturelle 10
Universalitätsanspruch 144
universell(e) 5, 23, 115, 142
– Ansätze 17
– Differenzen 11
– Eigenschaften 11
– Gültigkeit 12, 31
unreflektierte Position 248, 265
Unreinheit 300, 302 ff., 308, 310
– große 302
– körperliche 308, 310
– d. Körpers 304
– unkontrollierbare 304
– weibliche 303
Unreinheitsvorstellung 336
unsymbolisierte Erfahrungen 93
Ursprungskultur 16
Ursprungsland 118
Urteilsprüfungsfunktionen 86 f.
USA 15, 37, 39, 403, 406

V

Vaillant, GE 31, 50
Validierung, dialogische 356
Varela, C 19, 50
Varma, VK 386, 390
Vater 184 f.
Vaughn, CE 358 ff.
verbaler Austausch 17
verbal/narrativ 27
verbalisierbar 255
Vereinigung d. Symbole 170
Verfolgungsideen 78
Vergangenheit 72, 78, 122, 125, 154
Vergeltung, stellvertretende 27
Vergessen 27, 44
– individuelles 27
– kollektives 27
– soziales 207
Verhaltensautonomie 14
Verhaltensmuster, konkurrierende 61
Verhaltensprävention 37
Verhaltenstherapie 17
Verhexung 336
Verlaufskurvenkonzept 37
Verleugnung 83
Verlust 173, 373
– d. emotionalen Anbindung 102
– v. Herkunft 107
– d. persönlichen Integrität 102
– d. Selbst 100
– d. sozialen Gruppe 175
Verlustängste 107
Vermischung(en) 62, 71, 208
Vernetzung, mediale 52

Vernunft, Ideologie d. 123
Verortung (s.a. Positioning) 74
– d. eigenen Identität 103
Verschiedenheit(en) (s.a. Diversity) 20, 23, 43, 210
– kulturelle 23
Versorgung, psychosoziale 39
Verständigung 52, 180, 191
Verständigungsprobleme 146
Verständigungsprozess, interdisziplinärer 209
Verständigungsstrategien 147
Verstehen 11, 73 ff., 79, 183, 192 f.
– akkomodierendes 192
– assimilierendes 192
– dynamische Ebene d. 152
– psychoanalytisches 82
– transkulturelles 75, 193, 225
– d. unbewussten Bedeutungen 74
– d. Wirklichkeit d. Anderen 192
Verstehenskategorien 209
Verstehensprozesse 98, 191, 194, 201
Vertrauen 197
Vertrauensbasis 78
vertraut 262, 269, 270, 271
Vertraute, das 91, 157
Vertrautheit 240, 382
Vertreibung 6, 30
Verunreinigung 302 f.
Verwandtschaft 77, 222, 303
Verwandtschaftsbeziehung(en) 52, 303
Verwandtschaftsverhältnis 343
Verweißung 325
Verwestlichung 39
Vielfalt 55, 202
– v. Bedeutungen 56
– kultureller Zugehörigkeiten 71
Viktimisierung 44
virtuelle Identitäten 69
Vision 315 ff.
– Gabe d. 318
– d. heiligen Jungfrau Maria 316
Vitalität 371
Vitalitätsverlust 369
Vlahov, D 397, 409
Vogd, W 21, 50
Volkan, V 97, 109
Völkerpsychologie 9 f.
Voodoo Death 395, 408
Vor- und/oder Nachgespräche 184, 187 f., 197
Vorfahren 116
Vorstellung 379 ff.
Vorverständnis 191
Vorverstehen 164
Vulnerabilität(en) 33 f., 401

W

Wadensjö, C 178, 198
Wahn 315, 335
Wahrheit(en) 153
- absolute 69, 153
- partielle 69, 153
- universelle 142
Wahrnehmung(en) (s. a. impressions) 381
Wahrnehmungs-Handlungs-Affekt-Muster 243
Wampold, BE 22, 50
Wanderbewegung 372
Wandersman, A 40, 46, 50
Wanderung (s.a. Migration) 153, 245
Wanderungsbewegungen 60
Watts, AW 380 f., 390
Watzlawick, P 282, 284
weibliche 302, 306
- Fruchtbarkeit 302, 306
- Öffentlichkeit, Räume d. 207
- Unreinheit 302
Weissenborn, J 88, 94
Weissman, MM 365, 376
Weissman, E 397, 410
Welsch, W 96, 107, 109
Welt(en) 152
- d. Geister 152
- therapeutische 142
Weltkultur 53 f.
- universale 55
Weltökonomie 60
Weltreligion, lokal relevante 44
Wertkonflikte 108
Wesen 122, 124 f., 132, 304, 378, 386
- d. Besessenheit 289
- externe 304
- übernatürlich(e, es) 304, 386
- unsichtbare(s) 123 f., 158
Wesenheit(en) 121, 124 f., 134, 290, 296
- manifestierende 133
- d. modernen Menschen 121
- teuflisch qualifizierte 133
- übernatürliche 115, 121
- unsichtbare 115, 123
Wesselmann, E 178, 185, 198
Wessely, S 407, 410
Westernisasi (javanisch) 39
westlich(e, es) 333
- Denken 43
- Institutionen 128
- Medizin 229, 230, 237
- Medizinsystem 228, 233, 235
- Moderne 333
- Psychiatrie 237
- Selbst 53
- therapeutische Konzepte 280

Wetli, E 78, 80
Whalen, C 399, 410
White, D 42, 50
WHO 6, 30 f., 333, 337, 358, 364
Wicker 231
Widerstand 189 f., 283
Widerstandsfähigkeit 34, 35
Wienberg, G 36, 50
Wilde, fremde 150
Wilkinson, RG 30, 50
Williams, SJ 20, 50
Winnicott, DW 72, 74, 80, 104, 109, 167, 169 ff., 173, 176, 217, 226, 260, 265, 275
Winter, G 131, 136
Wir 96, 210
Wir-Anteile 97
Wir-Ich 97
Wirklichkeiten 53
Wirklichkeitsentwurf, soziokulturelle akzeptabler 344
Wissen 12 f., 29, 40, 55, 87, 119, 230, 232 f., 353, 382, 389
- ü. andere Kulturen 148, 153
- explizites 8
- gesundheitsbezogenes 35
- ü. d. Herkunftskultur 188
- kulturspezifisches 224
- medizinisches 353
- objektivierbares 148 f.
- professorales 232
- propositionales 382
- theoretisches 188
- Zugang z. 54
Wissenkonstruktion 234
Wissensarten 395
Wissensbestände 230
- kulturelle 142
Wissenschaftsdifferenzen 209
Wissenshierarchie 233
Wissenskategorien, vorgefasste 149
Wissensordnung 233
Wissenssektor(en) 230, 232
- d. Medizinsystems 230
Wissenstransfer, translokaler 211
Wittchen, HU 21, 50
Witzel, A 180, 198
Wodu (s.a. Zauber) 162, 289, 292
Wohlfart, E 167, 170, 173 f., 176, 183, 189, 198, 204, 212, 214, 226
Wolf, U 378, 390
Wolof 286
world-culture Ansatz 55
World Mental Health 6
Worte 87f., 118
Wortvorstellungen 87
Wulff, E V, 96 f., 107 ff., 150 f., 167, 171, 176, 383, 390

Wundmal 314
Wundt, Wilhelm 9
Wurmser, L 108 f.
Wygotsky, Leo 9

Y

Yamada, AM 16, 48
Yanagisako, SJ 302 f., 310 f.
Yarom, N 315 f., 321
Yehuda, R 392, 403, 410
Yen, S 368, 376
Yilmaz, AT 280, 284
Young, A 43 f., 364 f., 367 f., 373 f., 376, 393, 395 f., 410

Z

Zauber s.a. Wodu 162
Zaumseil, M 24, 35, 46, 50, 146, 166, 333 f., 345, 358ff.
Zeit 27, 72, 269, 271, 290, 292
- heilige 292
- sakrale 290
- Umgang m. d. 204, 206
Zeitdisziplin 205
Zeiterleben 165
Zeitmaß, standardisiertes 205
Zeitvorstellungen 205
Zelnick, L 243, 275
Zempleni, A 287 f., 297
Zen-Buddhismus 380
Zentraljava/Indonesien 332
Zentrum für Interkulturelle Psychiatrie und Psychotherapie (ZIPP) 314
Zimmerman, MA 42, 50
zirkuläre Fragen 281
Zivilisationen, Zusammenprall v. 53
Zugehörigkeit(en) 19, 23, 86, 89, 92, 257, 303, 310
- z. e. Abstammungstradition 97
- ethnische 16
- z. e. Gruppe 84, 97
- kollektive 91
  - kulturelle 85
- kulturelle 99, 100
- nationale 52, 64 f.
Zweiersetting 190, 196
- therapeutisches 185
zweisprachig 77
Zweisprachigkeit 62
zweite Öffentlichkeit 208
Zwischen-Raum/Räume 71, 75, 128
Zwischen-Wirklichkeit 71
Zwischen-Zeitlichkeit 71
Zwischenbereich 171, 264

If you have any concerns about our products,
you can contact us on
ProductSafety@springernature.com

In case Publisher is established outside the EU,
the EU authorized representative is:
Springer Nature Customer Service Center GmbH
Europaplatz 3, 69115 Heidelberg, Germany

Printed by Libri Plureos GmbH
in Hamburg, Germany

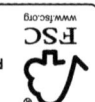

MIX
Papier aus verantwortungsvollen Quellen
Paper from responsible sources
FSC® C105338